儿科妇产科
常见病与危重症护理常规

主　编　刘新文　肖翠萍　王海勤　万　媛
副主编　方　琼　李建平　李　娜(大)张卫红　范　丽　孙灵丽
　　　　周　蕊　陈娅娟
编　委　（按姓氏笔画排序）
　　　　万　玲　万　媛　王　芳　王　波　王　曼　王启红
　　　　王海勤　方　琼　甘　慧　申　微　代　莉　冯　欢
　　　　冯　丽　皮小芹　吕　杨　朱　静　向　星　刘　念
　　　　刘　婷　刘　磊　刘思景　刘新文　许　欣　许　静
　　　　孙　丹　孙灵丽　李　君　李　珍　李　轶　李　娜(大)
　　　　李　娜(小)李天红　李文清　李文婷　李建平　杨　君
　　　　杨　晶　杨湘妹　肖翠萍　吴轶璇　何　琼　何小琼
　　　　何兰芬　何艳霞　沈湘云　宋　庆　宋俪婵　张　勇
　　　　张　倪　张　琴　张卫红　陈　丽　陈　君　陈　思
　　　　陈小茜　陈娅娟　陈艳霞　陈晶晶　范　丽　范　璟
　　　　周　琴　周　蕊　胡　苑　胡　玲　胡　敏　胡超群
　　　　钟菊芳　姜汉兰　姚　莉　姚文艳　袁芷君　袁丽芬
　　　　夏　雪　徐　乔　徐小凤　徐平平　唐葶婷　陶　利
　　　　黄　晶　黄丹妮　黄玉芳　黄砚屏　黄慧芬　章月潇
　　　　董蔼玲　曾小燕　谢　进　雷凤琼　蔡　玮　戴凌雁
　　　　魏　洁　魏文琼

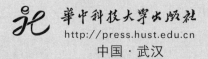
华中科技大学出版社
http://press.hust.edu.cn
中国·武汉

内 容 简 介

本书分为六篇,分别是儿内科部分、儿外科部分、新生儿部分、急诊危重症部分、手术室部分和妇产科部分。儿内科部分共十二章,列举了呼吸内科、消化内科等科室疾病的护理常规;儿外科部分共十一章,列举了整形颌面外科、泌尿外科等科室疾病的护理常规;新生儿部分共两章,列举了新生儿内科和新生儿外科疾病的护理常规;急诊危重症部分共两章,列举了急诊科疾病和重症医学科的护理常规;手术室部分共十三章,列举了普外科、泌尿外科等科室的手术配合;妇产科部分共三章,列举了妇科、产科、乳腺外科等科室疾病的护理常规。

本书可为临床一线护理工作者实施高质量专科护理提供循证依据。

图书在版编目(CIP)数据

儿科妇产科常见病与危重症护理常规/刘新文等主编. —武汉:华中科技大学出版社,2024.3
ISBN 978-7-5772-0703-2

Ⅰ. ①儿… Ⅱ. ①刘… Ⅲ. ①儿科学-护理学 ②妇产科学-护理学 Ⅳ. ①R473.72 ②R473.71

中国国家版本馆 CIP 数据核字(2024)第 063838 号

儿科妇产科常见病与危重症护理常规
Erke Fuchanke Changjianbing yu Weizhongzheng Huli Changgui

刘新文 肖翠萍 王海勤 万 媛 主编

策划编辑:黄晓宇 周 琳
责任编辑:马梦雪 丁 平
封面设计:廖亚萍
责任校对:朱 霞
责任监印:周治超
出版发行:华中科技大学出版社(中国·武汉)　　电话:(027)81321913
　　　　　武汉市东湖新技术开发区华工科技园　　邮编:430223
录　　排:华中科技大学惠友文印中心
印　　刷:湖北新华印务有限公司
开　　本:889mm×1194mm　1/16
印　　张:42
字　　数:1323千字
版　　次:2024 年 3 月第 1 版第 1 次印刷
定　　价:199.00 元

前言

Qianyan

护理常规作为临床护理实践的重要指导依据,其制订过程及质量应向制度化、规范化、科学化的方向发展。护理常规可以有效指导临床决策,对改善患者治疗结局、降低病死率具有重要意义,在促进护理规范化和同质化发展的同时,也能够启迪未来的临床护理发展方向。护理常规的更新与证据的更新和临床需要密切相关,应优先更新有争议的领域或出现新证据的领域。

妇女、儿童健康是全民健康的重要基础,随着中国城市化进程的快速推进,妇女、儿童健康状况得到显著改善,疾病谱也随之发生变化。华中科技大学同济医学院附属武汉儿童医院组织临床相关领域护理专家,以《护士条例》《"健康中国 2030"规划纲要》《全国护理事业发展规划(2021—2025 年)》等相关文件为指导,在 2018 年版儿科、妇产科《临床护理常规》的基础上,参考近三年专业指南、专家共识、证据总结,与医疗、护理、医技、药学等多学科专家进行讨论,完成本书的编写,为临床一线护理工作者实施高质量专科护理提供循证依据。

为保障编写质量,我院专门成立了修订工作委员会,使本书在编写体例、形式、内容等方面保持科学性、规范性、时代性。本书具有以下特点:①成立多学科专家组编写团队,充分发挥我院专家资源优势和学科优势,对更新内容进行全面和客观的讨论与论证,对常规的制订起到积极的推动作用。②护理措施的编写是在充分征求临床一线护士和患者意愿的基础上,结合临床各专科实践需求,力求细化、量化和规范化,指导性强,能提高护士和患者执行护理措施的依从性,提高同质化专科护理效能。③危重症患者护理常规注重风险评估,实施早期预警。根据评估结果评价其病情恶化风险,指导护士加强病情监测,推动病情恶化风险早期预警管理工作的开展。④以 Donabedian 的"结构-过程-结果"质量管理理论为基础,遴选专科护理质量指标,围绕薄弱指标中突出的难点护理问题进行重点分析,制订护理措施。

本书在编写过程中,得到了相关领域专家的积极参与和大力支持,在本书出版之际,谨致以诚挚的谢意!鉴于循证依据的时效性,本书所含信息可能与今后的学术进展不符,请读者们保持对最新护理进展的关注。书中难免有错漏之处,敬请同仁、专家、读者不吝赐教。

华中科技大学同济医学院附属武汉儿童医院
护理部编写组

目录
Mulu

第一篇 儿内科部分

第二篇　儿外科部分

第三篇　新生儿部分

第四篇　急诊危重症部分

第五篇　手术室部分

第六篇　妇产科部分

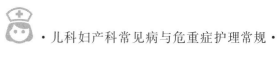

第一篇　儿内科部分

第一章　呼吸内科疾病护理常规

▎第一节　一般护理常规▎

1. 环境与休息　保持室内安静、整洁舒适,室温 18～22 ℃,相对湿度 50%～60%。定时开窗通风,每日 2 次,每次 15～30 分钟,通风时避免对流,注意患者保暖。指导急性期患者卧床休息,治疗护理尽量集中进行。

2. 饮食护理　合理喂养,少量多餐,防止呛水、呛奶;较大患者给予清淡、易消化、高热量、高蛋白、富含维生素饮食。每天保证足够饮水量,以利于痰液的稀释。

3. 体位管理　婴儿喂奶后宜取左侧卧位,以促进胃排空,减少反流物误吸。咳嗽无力的患者宜经常变换体位,使呼吸道分泌物易于排出。

4. 皮肤护理　保持皮肤清洁,发热患者及时更换汗湿的衣服,防止着凉。

5. 排泄护理　保持大便通畅,便秘患者多进食粗纤维食物、多饮水;腹泻患者用温水清洗臀部,防止臀红。注意观察患者精神状态、皮肤弹性及全身情况,记录患者大便次数、性状和量。

6. 发热护理　卧床休息,保持皮肤清洁,及时更换被汗湿的衣服。每 4 小时测量一次体温,并准确记录,如为超高热或有惊厥史者,则需 1～2 小时测量一次体温。腋温达到 38.5 ℃ 及以上者给予药物降温,37.5～38.4 ℃者给予物理降温,寒战期注意保暖。有高热惊厥史的患者,应密切监测其体温变化,遵医嘱及早给予处理,并及时评估退热效果。

7. 背部叩击　用手叩击背部,借助振动使分泌物松脱而排出体外。适用于长期卧床、久病体弱和排痰无力的患者。叩击的手法:患者取坐位或侧卧位,操作者将手固定成背隆掌空状,即手背隆起,手掌中空,手指弯曲,拇指紧靠食指,有节奏地从肺底自下而上、由外向内轻轻叩击。叩击时发出空而深的叩击音,表示叩击手法正确,边叩边鼓励患者咳嗽。注意不可在裸露的皮肤、肋骨上下、脊柱、乳房等部位叩击。叩击时间以 5～15 分钟为宜,餐前 30 分钟或餐后 2 小时完成。

8. 有效咳嗽　咳嗽是一种防御性呼吸反射,可排出呼吸道内的异物、分泌物,具有清洁、保护和维持呼吸道通畅的作用。有效咳嗽的步骤:患者取坐位或半坐卧位,屈膝,上身前倾,双手抱膝或在胸部和膝盖上置一枕头,并用两肋夹紧,深深吸气后屏气 3 秒(有伤口者,护士应将双手压在伤口的两侧),然后患者腹肌用力,两手抓紧支持物(脚和枕),用力做爆破性咳嗽,将痰液咳出。

9. 体位引流　置患者于特殊体位,借助重力作用使肺与支气管所存积的分泌物流入大气管并咳出体外,称体位引流。心力衰竭、极度衰弱、意识不清等患者应禁止做体位引流。其实施要点如下:

（1）患者体位要求是患肺处于高位，其引流的支气管开口向下，便于分泌物顺体位引流而咳出。临床上应根据病变部位不同，采取相应的体位进行引流。如病变位于上叶，取坐位或健侧卧位；如病变位于中叶，取仰卧位稍偏向左侧等。

（2）嘱患者间歇深呼吸并尽力咳痰，护士轻叩相应部位，提高引流效果。

（3）痰液黏稠不易引流时，可给予雾化吸入，以利于痰液排出。

（4）宜选择在空腹时进行体位引流，每日 2～4 次，每次 15～30 分钟。

（5）体位引流时应监测：①患者的反应，如出现头晕、面色苍白、出冷汗、血压下降等症状，应停止引流；②观察并记录引流液的色、质、量，如引流液大量涌出，应注意防止窒息；③引流量每日小于 30 mL 时，可停止引流。

10. 雾化吸入　遵医嘱执行雾化吸入治疗，注意观察雾化吸入治疗的效果及不良反应。雾化吸入的要点如下。

（1）雾化吸入治疗前 30 分钟尽量不要进食，避免雾化吸入过程中因哭闹导致恶心、呕吐等症状；雾化吸入治疗前需洗脸，不要涂抹油性面霜或膏，以减少面部药物吸附；雾化吸入治疗前充分清除呼吸道分泌物，呼吸道分泌物过多时，先拍背咳痰，必要时吸痰。

（2）正确组装管路、喷雾器及面罩，手持喷雾器应保持与地面垂直，避免药液倾斜外溢。

（3）雾化吸入时采取舒适的坐位，以利于吸入的药物沉积到终末支气管及肺泡，对于不能采取坐位者，应抬高其头部并取头部与胸部成 30°角的半坐卧位，婴幼儿可取半坐卧位。

（4）密切关注患者雾化吸入过程中的不良反应。若出现急剧频繁咳嗽及喘息加重，应放缓雾化吸入的速度并进行观察；若出现手足抖动、震颤等不适，一般停药后可恢复；若出现呼吸急促或突然胸痛，应立即停止治疗并处理。

（5）雾化结束后及时洗脸、漱口，减少药物在脸部、口腔和咽部的沉积，预防念珠菌感染。

（6）雾化器专人专用，使用后保持清洁、干燥，并定期更换。

11. 正确留取各种标本　取样应新鲜，送检及时，装标本的容器应清洁、干燥。

12. 心理护理　针对不同年龄阶段患者心理特点，评估患者及其家属需求，邀请家属共同参与，实施以家庭为中心的个体化心理干预措施。

第二节　肺　炎

【定义】　肺炎是指不同病原体及其他因素（如吸入羊水、过敏等）所引起的肺部炎症。临床上以发热、咳嗽、气促、呼吸困难和肺部固定湿啰音为主要表现。

分类：按病理特征分为支气管肺炎、大叶性肺炎和间质性肺炎；按病原体分为感染性肺炎（病毒性肺炎、细菌性肺炎、支原体肺炎、衣原体肺炎、原虫性肺炎、真菌性肺炎等）和非感染因素引起的肺炎（吸入性肺炎、坠积性肺炎、嗜酸性粒细胞肺炎等）；按病程分为急性肺炎、迁延性肺炎、慢性肺炎；按病情可分为轻症肺炎、重症肺炎。

【护理措施】

1. 改善呼吸功能

（1）休息。被褥宜轻软，穿衣不要过多，以免影响呼吸；勤换纸尿裤，保持皮肤清洁，促进患者舒适，以利于休息。治疗护理应集中进行，尽量使患者安静，减小机体的耗氧量。

（2）氧疗。根据临床表现（发绀程度、吸气三凹征、呼吸困难程度）及血气分析结果进行缺氧程度判断。烦躁、口唇发绀等缺氧表现的患者应及早给氧，以改善低氧血症。采用鼻导管给氧时，氧流量为每分钟 0.5～1 L，浓度不超过 40%，至少每 4 小时监测一次血氧饱和度，吸氧过程中应保持导管通畅，告知家属氧疗的目的、方法及注意事项。

2. 保持呼吸道通畅 及时清除患者口鼻分泌物。根据病情采用相应的体位,呼吸困难时取半坐卧位,婴儿睡觉时将床头抬高30°,以利于肺的扩张。指导患者进行有效咳嗽,经常变换体位,遵医嘱进行雾化吸入,使痰液变稀薄而容易咳出。不能有效咳出痰液者,可用吸引器吸出痰液,但吸痰不能过频,否则可刺激机体产生过多黏液。

3. 降低体温 密切监测体温变化,采取相应的护理措施(详见本章第一节一般护理常规)。

4. 补充营养及水分 母乳喂养时,可采取食指、中指轻夹乳晕两旁的"剪刀式"喂哺姿势。人工喂养时选用大小适宜的奶嘴,以奶瓶倒置时液体呈滴状连续滴出为宜。喂哺婴儿时应将其头部抬高或抱起,以免奶呛入气管而导致窒息;呛咳重者用滴管或小勺喂食;进食困难者给予鼻饲喂养,必要时可遵医嘱静脉补充营养。鼓励患者多饮水使呼吸道黏膜湿润,以利于痰液咳出,并帮助黏膜病变的修复,同时防止发热导致的缺水。对于重症患者,应准确记录24小时出入量,严格控制静脉滴注速度,滴注速度应控制在每小时5 mL/kg以下,以免发生心力衰竭。

5. 病情观察重点

(1)注意观察患者神志、面色、呼吸、心音、心率等变化。患者出现烦躁不安、面色苍白、呼吸加快(呼吸频率＞60次/分)、心率加快(心率＞180次/分)、心音低钝、奔马律、肝在短时间内急剧增大,提示心力衰竭;患者咳粉红色泡沫样痰,为急性肺水肿的表现,均应及时报告医生,并减慢输液速度,为患者摇高床头,给予吸氧,准备强心剂、利尿剂,做好抢救准备。

(2)密切观察患者意识、瞳孔、囟门及肌张力等变化,若有烦躁或嗜睡、惊厥、昏迷、呼吸不规则、肌张力增高等颅内高压表现,应立即报告医生,共同抢救。

(3)观察有无腹胀、肠鸣音是否减弱或消失、呕吐物的性状、是否有血便等,以便及时发现中毒性肠麻痹及胃肠道出血等情况。

(4)如患者病情突然加重,出现剧烈咳嗽、呼吸困难、烦躁不安、面色青紫、胸痛及一侧呼吸运动受限等,提示出现脓胸、脓气胸,应及时报告医生并配合进行胸膜腔穿刺或胸腔闭式引流。

6. 用药护理 遵医嘱早期、足量应用抗感染药物,并注意观察疗效及毒副作用。使用洋地黄类药物前要双人核对,严格三查七对。测量心率,婴幼儿心率＜90次/分,年长儿心率＜60次/分,或有脉律紊乱者,应停用洋地黄类药物并立即上报。

7. 出院指导

(1)应少去人多的公共场所,尽可能避免接触呼吸道感染患者。

(2)指导家属加强患者的营养,鼓励母乳喂养至少6个月,及时添加辅食。

(3)增强体质,多晒太阳,防止佝偻病及营养不良。

(4)定期进行健康检查,按时进行预防接种,年龄在6个月以上者可接种流感疫苗。

【主要护理问题】

1. 气体交换受损 与肺部炎症有关。

2. 清理呼吸道无效 与呼吸道分泌物多、黏稠,患者体弱、无力排痰有关。

3. 体温过高 与肺部感染有关。

4. 营养失调:低于机体需要量 与摄入不足、消耗增加有关。

5. 潜在并发症 心力衰竭、中毒性脑病、中毒性肠麻痹。

第三节　急性支气管炎

【定义】 急性支气管炎是指各种病原体引起的支气管黏膜感染,因气管常同时受累,故称为急性支气管炎。婴幼儿多见,常并发或继发于呼吸道其他部位的感染,或为麻疹、百日咳等急性传染病的一种临床表现。

【护理措施】

1. 休息与饮食 鼓励患者少量多餐,给予营养丰富、易消化的食物;注意休息,避免剧烈的活动及游戏,以防咳嗽加重;保持口腔卫生,以提高舒适感。

2. 发热护理 详见一般护理常规。

3. 保护呼吸道通畅 观察咳嗽、咳痰的性质,指导并鼓励患者有效咳嗽;对咳嗽无力的患者,经常更换体位,拍背,促进呼吸道分泌物的排出;痰液黏稠者可采用雾化吸入治疗;分泌物多影响呼吸时,给予吸痰护理。

4. 病情观察 注意观察患者的精神状态、食欲、体温和呼吸变化。若有呼吸困难、发绀,应给予吸氧,并协助医生积极处理。

5. 用药护理 注意观察药物的疗效及不良反应。口服止咳糖浆后不要立即大量饮水,以使药物更好地发挥疗效。

6. 出院指导

(1)加强营养,增强体质。

(2)积极参加户外活动,进行体格锻炼。

(3)定期进行健康检查,按时进行预防接种。

【主要护理问题】

1. 体温过高 与病毒或细菌感染有关。

2. 清理呼吸道无效 与痰液黏稠不易咳出有关。

3. 舒适度减弱:咳嗽、胸痛 与支气管炎症有关。

第四节 毛细支气管炎

【定义】 毛细支气管炎是一种婴幼儿较常见的下呼吸道感染,多见于2~6个月的小婴儿,以喘息、三凹征和气促为主要临床特点。若累及直径75~300 μm 的细支气管,则出现急性炎症、黏液性水肿、上皮细胞坏死、黏液分泌增多,导致细支气管狭窄与阻塞,这是该病的病理基础。毛细支气管炎最常见的病因是病毒感染,尤其是呼吸道合胞病毒感染。6月龄以下者和高危婴儿有较高的病死率。本病高峰期在呼吸困难发生后的48~72小时,病程一般为1~2周。

【护理措施】

1. 环境与休息 此病发病急,患者缺氧时会烦躁不安,家属有不同程度的紧张及焦虑,应予以心理护理。保持室内空气清新,维持适宜温湿度。各项护理工作尽可能集中进行,以减少打扰,保证患者休息。

2. 保持呼吸道通畅

(1)及时清除患者口鼻分泌物,根据病情采取相应的体位,呼吸困难时采取半坐卧位,床头抬高15°~30°,以利于肺的扩张,并经常更换体位,减少肺部淤血,促进炎症吸收。

(2)遵医嘱给予支气管扩张剂及糖皮质激素等驱动雾化吸入,以促进分泌物的排出,不能有效咳出痰液者,及时吸痰。

3. 氧疗护理 观察病情变化,如出现喘憋明显、呼吸急促、面色发绀等病情变化,立即报告医生,给予吸氧,根据血氧饱和度及血气分析结果及时调整氧流量。

4. 饮食护理,保证营养及水分 若患者能正常吸吮母乳,应鼓励继续母乳喂养,若患者呼吸频率>60次/分,且呼吸道分泌物多,容易发生吐奶呛奶导致误吸时,可考虑鼻饲,必要时予以静脉营养。

5. 病情观察重点

(1)呼吸衰竭的观察重点:观察呼吸频率、节律及心率、心律、血压、血氧饱和度、意识、皮肤颜色、末梢循环情况等。

(2)心力衰竭的观察重点:详见肺炎心力衰竭的观察重点。

6. 用药护理 使用强心剂前监测患者心率,婴幼儿心率<90次/分,年长儿心率<60次/分时,不得使用强心剂,并观察药物反应,做好记录。静脉输液时严格控制输液速度,防止发生急性肺水肿。

7. 出院指导

(1)加强家属对疾病认识的宣教,提倡母乳喂养,及时添加辅食。

(2)尽量不去人口密集的公共场所,避免接触呼吸道感染的患者。

(3)避免被动吸烟。

(4)在气温骤变时,应及时增减衣服。

(5)增强体质,多晒太阳,定期体检,按时进行预防接种。

【主要护理问题】

1. 气体交换受损 与肺部炎症有关。

2. 清理呼吸道无效 与呼吸道分泌物过多、痰液黏稠、体弱、无力排痰有关。

3. 营养失调:低于机体需要量 与摄入不足、消耗增加有关。

4. 潜在并发症 心力衰竭、呼吸衰竭等。

第五节　闭塞性细支气管炎

【定义】 闭塞性细支气管炎(BO)是指直径不足2 mm的小气道损伤后炎症及纤维化引起的慢性气流阻塞的临床综合征,可由多种原因引起,可能是各种损伤的终末途径。儿童BO主要由感染导致,主要表现为反复或慢性持续性咳喘及呼吸困难、运动耐量降低及对支气管扩张剂不敏感等。

【护理措施】

1. 感染期护理

(1)气道管理:安置患者于舒适体位,并将床头抬高15°～30°,使膈肌下降,减轻对心肺的压迫,改善呼吸困难。遵医嘱行雾化吸入,雾化后叩背,以利于痰液排出。

(2)氧疗护理:一般采用鼻导管给氧,氧流量为每分钟0.5～1 L,氧浓度不超过40%。根据患者呼吸困难程度选择经鼻持续气道正压通气(NCPAP)吸氧。

(3)发热护理:详见本章第一节一般护理常规。

(4)电子纤维支气管镜检查治疗的护理:详见本章第十三节电子纤维支气管镜术的相关内容。

2. 恢复期护理

(1)加强呼吸运动:鼓励患者做吹口哨或吹气球动作,教会患者缩唇呼吸和腹式呼吸,以利于充分排出残留的气体。

(2)日常生活护理:协助家属为患者制订日常生活及训练计划,使计划内容具有可行性且包含具体时间,如起床、进餐、游戏、锻炼、睡眠等的时间。

(3)随访管理:建立随访档案,通过长期随访了解患者用药情况、呼吸道症状及运动耐受情况,及时调整治疗方案。

3. 用药护理 遵医嘱正确应用激素类药物治疗,观察疗效,及时处理不良反应。

4. 出院指导

(1)加强体格锻炼,改善呼吸功能。

(2)加强营养,增加抵抗力,避免交叉感染。

(3)提高用药的依从性。

(4)教会家属掌握家庭雾化吸入的方式和方法。

(5)定期进行健康检查,不适随诊。

【主要护理问题】

1. 低效性呼吸型态 与呼吸困难、运动耐力降低有关。

2. 清理呼吸道无效 与呼吸道分泌物多、黏稠,患者体弱、无力排痰有关。

3. 焦虑 与病程时间长有关。

4. 营养失调:低于机体需要量 与摄入不足、消耗增加有关。

第六节 支气管哮喘

【定义】 支气管哮喘简称哮喘,是一种以慢性气道炎症和高反应性为特征的异质性疾病,以反复发作的喘息、咳嗽、气促、胸闷为主要临床表现,常在夜间和(或)凌晨发作或加剧。

【护理措施】

1. 环境与休息 保持室内空气清新,温湿度适宜,脱离过敏原,避免有害气体及强光的刺激。护理操作应尽可能集中进行。

2. 饮食 进清淡、易消化的高热量食物,避免进刺激性以及易致敏食物。

3. 维持气道通畅与缓解呼吸困难

(1)患者采取坐位或半坐卧位,以利于呼吸;遵医嘱给予吸氧,定时进行血气分析,及时调整氧流量,保持动脉血氧分压(PaO_2)在 70~90 mmHg(9.3~12.0 kPa)。

(2)遵医嘱给予支气管扩张剂和糖皮质激素,观察其效果和副作用。

(3)给予雾化吸入,以促进分泌物的排出;对痰液多而无力咳出者,及时吸痰。

(4)保证患者摄入足够的水分,以降低分泌物的黏度,防止痰栓形成。

(5)有感染者,遵医嘱给予抗生素。

(6)教会并鼓励患者做深而慢的呼吸运动。

4. 密切观察病情变化 监测生命体征,注意呼吸困难的表现及病情变化,若出现意识障碍、呼吸衰竭等,及时给予机械呼吸。若患者出现发绀、大汗、心率增快、血压下降、呼吸音减弱等表现,应及时报告医生并共同抢救。

5. 心理护理 哮喘发作时鼓励并安抚患者,尽量满足患者合理要求。向家属解释哮喘诱因、治疗过程及预后,采取措施缓解患者及其家属的恐惧心理。

6. 用药护理 慢性期使用支气管扩张剂,观察药物的作用及有无心悸、骨骼肌震颤等不良反应;对于茶碱类药物,静脉输液速度不宜过快,浓度不宜过高,以免引起恶心、呕吐、心律失常、血压下降及多尿等不良反应;对于糖皮质激素类药物,部分患者吸入后出现声音嘶哑、口咽部念珠菌感染等症状,长期使用会导致骨质疏松、高血压、感染等。

7. 出院指导

(1)加强营养和锻炼,增强体质。

(2)避免接触过敏原,去除诱因。

(3)教会患者及其家属对病情进行监测,辨认哮喘发作的早期征象、发作表现,掌握适当的处理方法。

(4)教会患者及其家属选用长期预防与快速缓解的药物,正确、安全用药(特别是吸入技术),掌握不良反应的预防和处理对策,如发生不适,及时就医,以控制哮喘严重发作。

【主要护理问题】

1. 低效性呼吸型态 与支气管痉挛、气道阻力增加有关。

2. 清理呼吸道无效 与痰液较多、黏稠不易咳出有关。

3. 焦虑 与担心疾病预后相关。

4. 知识缺乏 缺乏有关哮喘防护的知识。

知识拓展

吸入型药物装置的选择

吸入型药物装置的正确选择可使吸入药物以较高浓度迅速到达病变部位,因此起效迅速,且因所用药物剂量较小,即使有极少量药物进入血液循环,也可在肝脏被迅速灭活,全身不良反应较轻,适用于任何年龄患者。其治疗效果与吸入器的选择和儿童能否正确使用有关。吸入方法因年龄而异,医护人员应依据患者的年龄选择合适的吸入器具,并训练和指导患者正确的吸入技术,以确保药效。

2岁以下:用每分钟气流量≥6 L的氧气或压缩空气作为动力,通过雾化器吸入雾化溶液。

2~5岁:除应用雾化吸入外,亦可采用带有活瓣的面罩储雾罐或气雾吸入器辅助吸入压力定量气雾剂。

6~7岁:可用旋碟式吸入器、涡流式吸入器或旋转吸入器吸入干粉。

7岁以上:已能使用压力定量气雾吸入器(pMDI)但常有技术错误,用时指导吸入方法十分重要。

哮喘患者使用pMDI、pMDI+储雾罐的正确方法如下。

(1)使用pMDI吸入药物的具体步骤:①吸入前摇晃pMDI 5~6次,使储药罐内药物均匀溶解,取下气雾剂口上的密封盖;如果初次使用或已经超过1周未用此药,需对外空喷2~3次再使用。②口部远离pMDI,用力深呼气,将pMDI喷嘴放入口中上下唇之间(置于舌上),闭紧双唇,稍用力吸气,在吸气过程撤动阀门,喷出药液。③最好缓慢吸气5秒以上,随之吸足气后屏气10秒,使药物充分到达下气道,正常呼气。④如需吸入第2剂,可在休息30秒后再重复上述步骤。⑤盖上密封盖,并漱口。⑥将储药罐拔出,用温水彻底清洗吸入器,晾干,然后将储药罐放回原位,每周至少清洗1次。

(2)使用pMDI+储雾罐吸入药物的具体步骤:①使用前摇晃pMDI 5~6次,取下气雾剂口上的密封盖。②将储雾罐与面罩或咬嘴连接,将pMDI喷嘴插入储雾罐的连接环。③将面罩轻轻按于面部,覆盖全部口鼻部,或用牙齿轻轻咬住咬嘴,并用嘴唇包紧。④按压pMDI喷药,同时缓慢呼吸5~6次,如需连续使用第2剂,需要等待至少30秒再重复上述步骤。⑤使用结束后,盖好气雾剂密封盖,将储雾罐底部连接环、面罩或咬嘴取下,用清水洗净,再用家庭或医院专用消毒液(酒精)浸泡消毒15分钟,最后晾干,存储在无尘、干燥处。

(3)即使是正确使用pMDI,每次用药仍有80%的药物沉积在口咽部,因此每次用药后,应用清水漱口。

(4)定期进行健康检查,不适随诊。

第七节　急性上呼吸道感染

【定义】　急性上呼吸道感染是指由各种病原体引起的各种上呼吸道的急性感染,俗称"感冒",是儿童时期最常见的急性呼吸道感染性疾病,常被诊断为急性鼻炎、急性咽炎、急性扁桃体炎等。主要传播途径是空气飞沫传播。一次患病后产生的免疫力不足,故可反复患病。

【护理措施】

1. 呼吸道隔离　采取分室居住和佩戴口罩等方式进行呼吸道隔离。

2. 促进舒适　及时清除鼻腔及咽喉部的分泌物及干痂,保持鼻孔周围的清洁。嘱患者不要用力擤鼻,咽部不适时可给予雾化吸入。

3. 发热护理　详见本章第一节一般护理常规。

4. 保证充足的营养和水分　婴儿哺乳时取头高位或抱起,呛咳重者用滴管或小勺慢慢喂,保证充足的水分摄入,摄入量不足者,必要时可进行静脉补液。

5. 皮肤护理　详见本章第一节一般护理常规。

6. 用药护理　使用退热药后注意多饮水,以免大量出汗引起虚脱。高热惊厥的患者使用镇静剂时,应注意观察止惊的效果以及药物的不良反应。

7. 病情观察　密切观察病情变化,注意观察咳嗽的性质、口腔黏膜改变,咽部充血、水肿、化脓等情况。对于有可能发生惊厥的患者,应加强巡视,密切监测体温变化,床边设置床挡,以防坠床。

8. 出院指导

(1)保持室内的空气新鲜,避免有人在室内吸烟。

(2)合理喂养,增强体质。

(3)在上呼吸道感染的高发季节,避免去人口密集的公共场所。

(4)定期进行健康检查,不适随诊。

【主要护理问题】

1. 舒适度减弱:咽痛、鼻塞　与上呼吸道炎症有关。

2. 体温过高　与上呼吸道感染有关。

3. 潜在并发症　热性惊厥。

第八节　急性喉炎

【定义】　急性喉炎是指喉部黏膜的急性弥漫性炎症反应,好发于6个月～3岁的婴幼儿,是引起儿童上呼吸道阻塞最常见的原因。临床上主要表现为声音嘶哑、犬吠样咳嗽和吸气性喉喘鸣伴吸气性呼吸困难。该病起病急、病情进展快,易并发喉梗阻引起窒息,处理不当时可危及生命。

【护理措施】

1. 环境与休息　为减少耗氧量,避免加重呼吸困难,使声带充分休息,应减少说话及哭闹,减少噪声,防止加重病情。各项护理操作尽量集中进行,动作轻柔,消除患者恐惧、紧张心理。

2. 保持呼吸道通畅　备好各种抢救物品及药品、气管切开包、吸痰器、氧气,及时清除患者喉部分泌物,必要时给予吸痰,以保证呼吸道通畅。

3. 病情观察重点

(1)缺氧的观察重点:观察口唇、面色、甲床有无发绀情况;观察呼吸频率、节律、深度,有无三凹征,喉鸣音高低,有无烦躁等。

(2)窒息的观察重点:患者表情恐怖、张口瞪目、两手乱抓、抽搐、唇指发绀、大汗淋漓、牙关紧闭、大小便失禁、意识突然丧失。出现异常情况时,及时配合处理。

4. 用药护理 遵医嘱合理使用抗菌药物、激素类药物治疗。对于喉头水肿的患者,予以糖皮质激素雾化吸入,以减轻喉头水肿。使用镇静剂,注意观察呼吸情况。

5. 出院指导

(1)尽量不去人口密集的公共场所,避免交叉感染。

(2)积极治疗原发病,预防感冒和病毒感染。

(3)定期进行健康检查,不适随诊。

【主要护理问题】

1. 低效性呼吸型态 与喉头水肿有关。

2. 体温过高 与感染有关。

3. 有窒息的危险 与喉头水肿致喉梗阻有关。

第九节 呼吸衰竭

【定义】 呼吸衰竭是指各种原因引起的肺通气和(或)换气功能严重障碍,以致不能进行有效的气体交换,导致缺氧和(或)二氧化碳潴留,从而引起一系列生理功能和代谢紊乱的临床综合征。

呼吸衰竭按动脉血气分析结果可分为以下几类:① Ⅰ 型呼吸衰竭:低氧血症型,即 $PaO_2 < 8$ kPa(60 mmHg),$PaCO_2$ 正常或降低。② Ⅱ 型呼吸衰竭:高碳酸血症型,缺氧伴二氧化碳潴留,$PaO_2 < 8$ kPa (60 mmHg),$PaCO_2 > 6.65$ kPa(50 mmHg)。呼吸衰竭按照发病急缓分为急性呼吸衰竭和慢性呼吸衰竭。呼吸衰竭按照发病机理分为通气性呼吸衰竭和换气性呼吸衰竭。

【护理措施】

1. 保持呼吸道通畅与改善通气 指导并协助患者有效咳嗽、咳痰,对痰液黏稠者,予以雾化吸入,稀释痰液;对咳嗽无力者,定时翻身,协助拍背,必要时进行吸痰。

2. 合理氧疗 根据动脉血气分析结果和患者的临床表现,遵医嘱及时调整吸氧流量或浓度,注意吸入氧气的湿化。必要时行机械通气。

3. 指导患者有效呼吸 患者取半坐卧位或坐位,增加辅助呼吸肌的效能,促进肺膨胀;指导患者进行呼吸肌功能锻炼,教会患者腹式呼吸及缩唇呼吸方法,以改善通气。

4. 用药的护理 使用呼吸兴奋剂时,密切观察用药反应,如血压增高、心悸、心动过速、颜面潮红和发热等不良反应。对于烦躁不安的患者,如使用镇静催眠药,观察呼吸情况。

5. 无创正压通气应用与护理 详见本节后的知识拓展。

6. 病情观察要点 观察呼吸频率和节律、心率、心律、血压、血氧饱和度、意识、皮肤颜色、末梢循环等。

7. 加强心理护理 关注患者心理状况,教会患者自我放松方法,消除恐惧心理,以缓解呼吸困难,改善通气。

8. 出院指导

(1)向患者及其家属解释本病的护理要点及预防知识。积极预防感染,避免呼吸道感染的可能。

(2)加强营养支持,增强机体免疫力,加强体能锻炼,保证充足的睡眠。根据患者的耐受情况进行渐进性呼吸肌锻炼,改善肺功能。

(3)遵医嘱按时服药,如有异常,及时到医院就诊,定期复查。

【主要护理问题】

1. 低效性呼吸型态 与肺顺应性降低、呼吸肌疲劳、气道阻力增加等有关。

2. 清理呼吸道低效或无效 与呼吸道感染、分泌物过多或黏稠、呼吸肌疲劳、无效咳嗽或咳嗽无力有关。

3. 自理能力缺陷 与长期患病、反复急性发作致身体衰弱有关。

4. 营养失调:低于机体需要量 与摄入不足、消耗增加和呼吸道感染致能量消耗增多有关。

5. 潜在并发症 继发感染、多器官功能衰竭等。

知识拓展

无创正压通气应用与护理

1.定义 无创正压通气是指通过鼻罩、口鼻罩、全面罩、鼻塞与呼吸机管道连接而进行的辅助机械通气,可保留患者的语言、吞咽及咳嗽功能。

2.护理措施

(1)医护人员准备。掌握适应证,准备仪器设备,根据病情合理设置通气模式及参数,取得患者及其家属的配合。

(2)心理护理。鼻面罩的使用可使患者出现焦虑、恐惧,使用前耐心沟通和解释,消除其顾虑;对于不能配合的患者,合理使用镇静剂。

(3)体位的合理安置。患者应取仰卧位,床头抬高15°~30°,将厚度为1~1.5 cm的肩垫放置在患者肩下,保持颈肩部轻微伸展,开放呼吸道。

(4)根据患者病情合理设置通气模式及参数。按操作要点正确连接管道,确保患者可耐受。

(5)保持呼吸道通畅。将患者头偏向一侧,及时清除其口、鼻、咽部的分泌物,遵医嘱行吸痰护理。

(6)确保吸入的气体具有适宜的温度和湿度。湿化器内及时添加无菌蒸馏水,湿化器温度设定在34~36 ℃,集水杯应位于最低处,并及时倾倒管道积水,防止逆流。

(7)病情监测。密切观察患者的意识、生命体征、血氧饱和度,监测血气分析结果及不良反应。

(8)监测无创通气状况。监测人机协调性、潮气量、漏气量等。

(9)基础护理。做好口腔护理,协助患者翻身,拍背,做好压疮的预防及护理。

(10)营养支持。给予高热量、高蛋白、富含维生素、易消化的饮食,必要时鼻饲。

(11)使用无创正压通气过程中重点观察:①持续心电监护及血氧饱和度监测,定时记录监测结果;②病情不稳定时,随时进行动脉血气分析;③对氧浓度要求高时,要随时监测氧浓度,长时间吸氧而未改善者,应查找原因;④病情改善后应及时调整参数、氧浓度或停止使用。

(12)严格遵守无菌操作原则、落实消毒隔离制度及做好呼吸机终末消毒。

3.并发症

(1)气压伤:根据肺部病变情况及肺顺应性变化,及时调整压力,预防和减少气压伤的发生。

(2)腹胀:为防止腹胀,可置胃管排气。

(3)鼻黏膜损伤:为减少鼻黏膜损伤,应做好精心护理,注意鼻塞不要固定过紧。

(4)二氧化碳潴留:由于无创正压通气会增大呼吸道阻力,二氧化碳排出困难,可能会发生二氧化碳潴留,故应给予吸痰以保持呼吸道通畅。

(5)对心血管功能的影响:如无创机械通气压力过高,胸腔内压力增大,可使血流淤积在肺的毛细血管床中;肺的过度膨胀也可以使肺血回流到右心室减少,肺血管阻力增大,引起心输出量减少。

(6)对肾功能的影响:循环血液发生重新分配,使肾脏血流量减少,对肾功能造成影响。

第十节 咯 血

【定义】 咯血是指喉及喉以下呼吸道任何部位的出血,经口腔排出的一种临床症状,可表现为咯鲜血或痰中带血。目前对于儿童咯血量的界定尚无统一标准。一般认为,24 小时咯血量在 8 mL/kg 以上或 200 mL 以上为大咯血,需积极处理。

【护理措施】

1. 环境与休息 保持安静,卧床休息,避免剧烈活动、咳嗽及哭闹,对呼吸困难者给予吸氧。维持病室适宜温湿度,保持床单位整洁。

2. 饮食护理 大咯血者暂禁食,咯血停止后、小量咯血者可摄入高热量、高蛋白、富含纤维素的温凉流质、半流质食物,保持口腔清洁,避免摄入刺激性及易导致便秘的食物,保持大便通畅。便秘时可给予缓泻剂以防诱发咯血。

3. 体位 患者取仰卧位头偏向一侧或患侧卧位,避免血液因重力作用流入健侧肺组织影响健侧肺通气或结核分枝杆菌的肺内播散。

4. 咯血护理 密切观察生命体征,有无发热、胸痛、咳嗽、咳痰、血尿、鼻衄、皮疹、乏力、消瘦等症状,注意有无贫血貌、发绀、呼吸困难、三凹征等。常规行血常规、凝血功能检查,根据病情严重程度,每 1~2 天复查 1 次。无贫血或轻度贫血(血红蛋白水平≥90 g/L)患者通常为小量咯血。患者小量咯血时,让患者静卧休息,一般咯血能自行停止。中度贫血(血红蛋白水平为 60~90 g/L)或重度贫血(血红蛋白水平<60 g/L)伴咯血,或咯血前后血红蛋白水平降低 20%以上,伴有面色苍白、心率增快、呼吸急促等情况,均提示出血量较大,通知医生及时处理,做好抢救准备。

5. 急救护理 备齐急救药品及器械,做好抢救配合。

(1)保持呼吸道通畅,吸氧,给予患侧卧位,头偏向一侧,清理口鼻积血。对 3 岁以上、意识清醒的患者,鼓励其自行将血液咯出,避免憋气、情绪紧张而加重出血;年幼儿遵医嘱给予气道吸引,吸痰管型号选择 8~10 Fr,吸痰压力<40 kPa,每次吸痰动作应轻柔,时间不超过 15 秒。

(2)合并中度或重度贫血的急性咯血患者感染风险较高,护理时严格遵循无菌原则,加强保护性隔离。

(3)建立 2 条静脉通道,遵医嘱积极止血、镇静、抗休克治疗。予垂体后叶素静脉推注及滴注,配合应用 5%水合氯醛 1 mL/kg 保留灌肠或咪达唑仑注射液 0.1~0.2 mg/kg 静脉注射,必要时输入悬浮红细胞,辅助给予血管活性药物。

(4)若以上措施仍不能使血块排出,则应立即用吸引器吸出淤血及血块,必要时立即行气管插管或气管镜直视下吸取血块。

(5)呼吸道通畅后,若患者自主呼吸未恢复,则应行辅助呼吸,给予高流量吸氧或遵医嘱应用呼吸中枢兴奋剂。

(6)抢救过程中密切观察有无窒息先兆的表现,如咯血突然中断、呼吸微弱或者停止,若有,应立即予心肺复苏。

6. 心理护理 根据患者及其家属年龄、性格和认知水平,采取个体化的心理护理措施。

7. 用药护理

(1)收缩血管药物:临床常用垂体后叶素,其可直接作用于血管平滑肌,具有强烈的血管收缩作用,用药过程中,需密切观察患者是否出现头痛、面色苍白、出汗、心悸、胸闷、腹痛、有便意及血压升高等副作用。

(2)扩血管药物:常用扩血管药物有酚妥拉明、硝酸甘油、硝普钠等。以上扩血管药物可以单独使用或与垂体后叶素联合使用。用药期间需密切观察患者的生命体征,尤其是血压,防止直立性低血压的发生。

(3)镇静剂、镇咳药物:使用镇静剂时,应密切观察患者的神志及意识状态;咳嗽频繁者可根据医嘱使用镇咳药物,但应注意观察患者能否有效将血液咯出。保持呼吸道通畅。

8. 选择性支气管动脉栓塞术的护理

(1)术前准备。向患者及其家属讲解手术方法、目的、效果,以减轻患者的紧张感,取得配合。术前禁饮禁食4～6小时、进行碘过敏试验、备皮及于左上肢建立静脉通道。完善相关检查,包括血常规、肝肾功能、出凝血时间及血型、心电图等。根据患者体重备0.5 kg重的沙袋2～4袋。

(2)术中配合。①体位:取仰卧位,头偏向一侧以利于血液咯出。②保持呼吸道通畅,吸氧,每分钟3～5 L。③心电监护,密切观察和记录生命体征。④密切观察患者神志、面色等,随时询问患者的感受,尤其是医生注入栓塞剂时,如患者主诉胸闷、胸痛、下肢麻木,应暂停注入;术中输血者要警惕输血反应的发生。

(3)术后护理。①呼吸道护理与饮食:保持呼吸道通畅,必要时给予吸氧。给予高蛋白、高热量、富含维生素、营养丰富且易消化的食物。②有效制动:先在股动脉穿刺点处有效按压15～20分钟,再使用弹力绷带适度加压包扎,根据患者年龄选择不同重量的沙袋压迫2小时,1岁以下患者使用1 kg沙袋,1～3岁使用1.5 kg沙袋,3岁以上可选用2 kg沙袋,术肢制动6小时,卧床休息24小时。护士采用柔软约束带固定患者双下肢,15分钟观察1次,2小时放松1次,6小时后仰卧位与侧卧位交替,每2小时协助患者变换体位1次。③病情观察:严密观察穿刺处敷料有无渗血及皮下血肿、穿刺侧肢体温度、足背动脉搏动及足趾活动情况,至少每2小时监测1次;观察咯血的量、颜色及性状,监测生命体征。④并发症观察与处理:a.栓塞反应综合征:临床表现为胸闷、肋间痛、胸骨后烧灼感、吞咽疼痛及发热等,主要是由于纵隔、食管及胸壁组织栓塞后缺血。1周后可逐步缓解。b.异位栓塞:患者出现剧烈的胸痛或止血未成功提示发生了异位栓塞。一旦发现异位栓塞,应立即取出栓塞材料。c.脊髓损伤:支气管动脉栓塞术最严重的并发症,表现为感觉障碍、剧烈背痛、尿潴留、偏瘫等,发生后应立即通知医生进行相关处理。d.再咯血:其发生与众多因素有关,如栓塞剂选择不当、栓塞不够彻底、吸收性明胶海绵短期内吸收造成部分血管再通、病变部位侧支循环建立、迷走支气管动脉供血等。嘱患者术后尽量避免剧烈咳嗽,对于频繁咳嗽患者,积极给予镇咳治疗,同时应密切观察患者痰液的颜色,合并感染者给予抗炎治疗。术后继续应用止血药,待病情稳定后停用。

9. 电子纤维支气管镜术的护理 详见本章第十三节电子纤维支气管镜术的相关内容。

10. 出院指导

(1)向患者及其家属讲解咯血相关知识和出现咯血时的注意事项。

(2)饮食指导:给予患者高热量、富含维生素、高蛋白食物,避免进生冷硬的刺激性食物而引起消化道出血。

(3)休息与活动:指导患者卧床休息,待病情好转后逐渐增加活动量,避免去人多拥挤的公共场所。

(4)用药指导:严格遵医嘱用药,正确指导用药方法,告知注意事项,不可自行停药或更改剂量,做好家属的健康宣教工作。若患者长期服用激素,易发生神经兴奋和骨质疏松,可适当补充钙剂,并且在日常生活中避免剧烈活动,以免磕碰。

(5)疾病相关知识:①教会家属疾病的相关知识,正确观察患者是否有贫血征象,注意观察患者口唇、甲床颜色、咳嗽咳痰情况、痰液性状及是否有痰中带血的表现,大便颜色,定期监测血液指标。②若患者发生咯血,将其头偏向一侧,取头低脚高位,保持呼吸道通畅,避免窒息。

(6)积极治疗原发病。

【**主要护理问题**】

1. 焦虑/恐惧 与患者对大咯血的恐惧、担心预后有关。

2. 有窒息的危险 与大量咯血所致呼吸道血液潴留有关。

3. 体液不足 与大量咯血所致循环血量不足有关。

4. 舒适度改变 与限制活动及使用垂体后叶素致腹痛有关。

5. 有感染的危险 与支气管内血液潴留有关。

6. 活动无耐力 与血容量减少有关。

第十一节　多导睡眠监测技术

【定义】　睡眠监测是通过采集患者在睡眠过程中的身体和生理数据,包括心率、胸腹运动、鼾声、脉搏、血氧饱和度、体位和鼻气流等睡眠呼吸参数,经过综合分析和判断睡眠呼吸参数以了解患者夜间睡眠结构,睡眠呼吸及觉醒等情况的发生频率和严重程度,指导临床治疗和随访治疗效果的一种技术。

【护理措施】

1. 监测前护理

(1)检查前对患者及其家属进行健康指导,减轻其心理压力。

(2)检查当天中午开始禁饮含咖啡因的饮料。

(3)检查当天不可午睡。

(4)自带睡衣,睡衣必须是前扣式,以便于检查。

(5)检查当晚洗头发后按照约定时间准时到达医院。

2. 监测中护理　正确安放各个电极和连接各导线是确保多导睡眠监测成功的前提条件。患者熟睡后通过计算机系统仔细观察波形变化,如有导线脱落、干扰,应及时调整并进行监测记录。加强巡视,如出现呼吸暂停、血氧饱和度下降、打鼾、呼吸异常等情况,及时通知医生,进行相应处理。

3. 监测后护理　正确的全程监测时间为7～9小时,监测结束后从患者身上摘除电极,动作要轻柔,避免直接牵拉造成损伤,对电极进行消毒处理,干燥备用并记录监测过程进行存档。

4. 监测中观察重点　密切观察患者生命体征,嘱患者安静休息,勿紧张;保持室内温湿度适中,不能有强烈的光线和巨大的噪声,必须定时观察儿童及睡眠监测信号的情况,必要时及时调整。

【主要护理问题】

1. 焦虑、恐惧　与缺乏此项检查相关知识有关。

2. 舒适度改变　与环境改变有关。

3. 有窒息的危险　与头部导线过多有关。

第十二节　儿童肺功能检查

【定义】　肺功能检查是指运用特定的手段和仪器对受检者的呼吸功能进行检测、评价,经过一定的测试和计算机计算后,用比较简单的方式,回答临床问题。肺功能检查对于判断呼吸系统疾病,尤其是在喘息性疾病的诊断、鉴别诊断、治疗及预后评估方面均有重要意义。

【注意事项】

(1)检查前需详细了解患者的病史,掌握检查的禁忌证,签署知情同意书。

(2)肺功能室应配备相关的监护设备、急救物品和吸氧装置。

【检查前护理】

(1)做好肺功能检查相关知识健康宣教,减轻家属顾虑。

(2)准确测量患者身高及体重,身高精确至 0.5 cm,体重精确至 0.1 kg。

(3)测试一般在进食 30 分钟后进行,以防止胃食管反流。

(4)检查前须关注患者用药情况,检查前 4 小时内禁止行支气管扩张剂雾化。

(5)做好镇静剂用药护理。①婴幼儿检查前 30 分钟,遵医嘱使用镇静剂;②口服镇静剂时,应少量多次喂服,避免呛咳或呕吐引起的误吸;③观察用药反应。

(6)年长儿测试前应详细讲解检测方法和要求,缓解患者的恐惧心理。并应注意避免:①30分钟内剧烈运动、哭闹;②穿戴严重限制胸部和腹部运动的衣服;③测试前2小时内大量进食。

(7)备齐抢救设备,如发生意外,配合医生进行处理。

(8)提高感染性呼吸道疾病流行期间肺功能检查的防护,建立完善的感染控制制度。

【检查后护理】

(1)使用镇静剂患者未苏醒时,加强巡视并做好宣教,观察苏醒时间并及时完善相关记录。

(2)行支气管舒张、激发试验的患者,应注意试验后的不良反应,如有无胸闷、气促、喘息等哮喘急性发作的症状,应及时按照哮喘急性发作救治流程进行处理。

【主要护理问题】

1. 误吸的危险　与服药后咳嗽、呕吐有关。

2. 低效性呼吸型态　与气管痉挛、平滑肌水肿有关。

3. 焦虑/恐惧　与对检查过程的未知和使用镇静剂有关。

第十三节　电子纤维支气管镜术

【定义】　电子纤维支气管镜术是在麻醉下经喉插入金属镜,在直视下观察病变,进行活检或刷检,钳取异物,吸引或清除阻塞物,并可做支气管肺灌洗、细胞学分析或液体成分分析的一种技术,广泛应用于呼吸系统疾病的诊断和治疗。

【护理措施】

1. 术前评估

(1)评估患者的年龄、性别、病情、生命体征、意识状态、心理状态,对手术的耐受程度及配合程度,询问有无麻醉药过敏史。

(2)完善术前常规检查:胸部X线检查或CT检查、心电图及血液检查(如检查血常规、凝血常规、乙型肝炎和丙型肝炎血清学指标、血型、肝肾功能、人类免疫缺陷病毒、梅毒)。

2. 术前护理

(1)护士准备。向患者及其家属详细介绍检查的目的、方法、注意事项和可能出现的不适,让其做好心理准备,取得配合。

(2)患者准备。检查前局麻手术患者禁饮禁食4～6小时,全身麻醉(简称全麻)手术患者禁饮禁食6～8小时;佩戴手术腕带标识,建立至少1条有效静脉通道,术前常规补液;术前行2%利多卡因雾化吸入3～5 mL,必要时应用阿托品0.01～0.02 mg/kg,给药过程中密切关注有无不良反应。

(3)药品准备。常规药品,如生理盐水、2%利多卡因等;急救药品,如肾上腺素、支气管扩张剂、糖皮质激素、止血药等。

(4)急救设备。负压吸引器、心电监护仪等。

(5)术前由责任护士与手术室护士、患者家属三方核查患者手腕带信息及手术项目,嘱患者家属备好所需物品(影像学资料及所需专科用物等),无误后方可进入手术室。

3. 术后护理

(1)体位。铺好麻醉床,安置患者上床,局麻患者取去枕仰卧位2小时,全麻患者取去枕仰卧位4小时,头偏向一侧。

(2)饮食。术后局麻手术患者禁饮禁食2～3小时,全麻手术患者禁饮禁食4～6小时,24小时内不可进过热及刺激性食物。给予鼻导管吸氧(每分钟1～2 L),妥善固定,保持导管及呼吸道通畅。

(3)一般护理。①遵医嘱予鼻导管吸氧(每分钟1～2 L),妥善固定,保持导管及呼吸道通畅;②遵医嘱给予雾化吸入,以减轻喉头水肿等不适;③术后注意休息,尽量少说话,避免用力咳嗽、咳痰及剧烈哭闹;④根据医嘱进行术后各项治疗及护理,做好各项记录。

4. 病情观察重点 密切观察患者生命体征变化及有无咯血、呼吸困难等。如出现咽部不适、声音嘶哑、胸闷、吞咽不畅,行经支气管镜活检术后痰中带血或有少量血痰属正常现象,可遵医嘱给予相应处理,若出现大量咯血不止,及时报告医生给予紧急处理。

【主要护理问题】

1. 焦虑、恐惧 与缺乏此项检查相关知识有关。

2. 舒适度改变 与损伤咽喉部有关。

3. 潜在并发症 感染、误吸、咯血、气胸等。

第十四节 重症肺炎

【定义】 重症肺炎是因肺组织(细支气管、肺泡、间质)炎症发展到一定阶段,恶化加重而形成的危重症,可引起器官功能障碍,甚至危及生命。符合下列 1 项主要标准或不少于 3 项次要标准者即可诊断。主要标准:①气管插管需要机械通气;②感染性休克积极液体复苏后仍需要使用血管活性药物。次要标准:①呼吸频率≥30 次/分;②动脉血氧分压(PaO_2)/吸入氧浓度(FiO_2)≤250 mmHg;③多肺叶浸润;④意识障碍和(或)定向障碍;⑤血尿素氮≥ 20 mg/dL;⑥白细胞减少症(白细胞计数<4×10⁹/L);⑦血小板减少症(血小板计数<100×10⁹/L);⑧体温降低(中心体温<36 ℃);⑨低血压需要液体复苏。

【风险评估】

1. 病情严重程度评估 肺炎危重症患儿病情严重程度需根据年龄、临床和影像学表现等进行评估,出现下胸壁吸气性凹陷、鼻翼扇动或呻吟中的一种表现者为重症肺炎,见表 1-1。

表 1-1 重症肺炎病情严重程度评估

评估项目	轻 度	重 度
一般情况	好	差
意识障碍	无	有
低氧血症	无	发绀;呼吸增快,婴儿呼吸频率>70 次/分,年龄>1 岁者呼吸频率>50 次/分,辅助呼吸(呻吟、鼻翼扇动、三凹征);间歇性呼吸暂停;血氧饱和度<92%
发热	未达重度标准	超高热,持续高热 5 天以上
脱水征/拒食	无	有
胸片或胸部 CT	未达重度标准	一侧肺 2/3 及以上浸润、多叶肺浸润、胸腔积液、气胸、肺不张、肺坏死、肺脓肿
肺外并发症	无	有
标准	上述所有情况都存在	出现以上任何一种情况

注:炎症指标可以作为评估严重程度的参考指标。

2. 护理并发症的风险评估 各类护理并发症风险评估表:Humpty Dumpty 跌倒/坠床评估量表;儿童疼痛行为评估量表;压疮风险评估表(Braden-Q 量表);儿童静脉血栓风险因素评估表;住院患者营养风险筛查与测评表;Barthel 指数评定量表;护理安全评估表。

【护理常规及安全防范措施】

1. 改善呼吸功能

(1)休息。治疗护理应集中进行,尽量使患者安静,减少机体耗氧量。

(2)氧疗。采用鼻导管给氧,氧流量为每分钟 0.5～1 L,浓度不超过 40%,至少每 4 小时监测 1 次血氧饱和度(SpO_2)。

2. 保持呼吸道通畅 根据病情采用相应的体位,保持颈部适度伸展,呼吸困难时取半坐卧位,婴儿睡眠时将床头抬高 30°,以利于肺的扩张。指导患者进行有效咳嗽,经常变换体位,不能有效咳出痰液者,可用吸引器吸出痰液。

3. 降低体温 密切监测体温变化,询问患者是否有高热惊厥史,如患者有高热惊厥史,及时采取降温措施,同时密切观察瞳孔及意识,警惕脑水肿的发生。

4. 补充营养及水分 鼓励患者多饮水,防止发热导致的脱水。进食确有困难者,可遵医嘱静脉补充营养。对重症患者应准确记录 24 小时出入量,严格控制静脉滴注速度,滴速应控制在每小时 5 mL/kg 以下,以免发生心力衰竭。

5. 病情观察重点

(1)密切监测患者血气分析结果,pH<7.35、PaO_2<50 mmHg、$PaCO_2$>50 mmHg、SpO_2<92%时,应警惕低氧血症、呼吸衰竭的发生。

(2)若患者出现烦躁不安、面色苍白、呼吸>60 次/分、心率>180 次/分、心音低钝、奔马律、肝在短时间内急剧增大,提示心力衰竭;若患者咳粉红色泡沫样痰,为急性肺水肿的表现,应及时报告医生,并减慢输液速度,取端坐位,给予吸氧,准备强心剂、利尿剂,做好抢救准备。

(3)如患者病情突然加重,出现剧烈咳嗽、呼吸困难、烦躁不安、面色青紫、胸痛及一侧呼吸运动受限等,提示出现了脓胸、脓气胸,应及时报告医生并配合进行胸腔穿刺或胸腔闭式引流。

6. 用药护理 注意观察药物疗效及毒副作用。使用洋地黄类药物前要双人核对,严格"三查七对"。测量心率,婴幼儿心率<90 次/分,年长儿心率<60 次/分,或有脉律紊乱时,应停用洋地黄类药物并立即上报。

7. 健康指导 婴幼儿应少去人多的公共场所,尽可能避免接触呼吸道感染患者。增强体质,改善呼吸功能。定期进行健康检查,按时预防接种。

8. 安全防范措施

(1)防止患儿发生误吸。母乳喂养时,可采取食、中指轻夹乳晕两旁的"剪刀式"喂哺姿势。人工喂养时选用大小适宜的奶嘴,以奶瓶倒置时液体呈滴状连续滴出为宜。

(2)防止患儿发生跌倒/坠床。根据 Humpty Dumpty 跌倒/坠床评估量表结果落实预防措施,床头放置防跌落警示标识,正确使用护栏,做好安全宣教。

【应急预案】

(1)床旁备吸引器,以免发生痰液潴留而致窒息。

(2)对意识清楚者,予以叩背、雾化吸入,协助患者自主咳出痰液。

(3)若患者发生窒息,立即让患者仰卧,清理呼吸道分泌物,并将其头偏向一侧,并通知医生。

(4)使用负压吸引器吸出呼吸道分泌物,给予吸氧和心电监护。

(5)当患者神志不清,呼吸、心搏停止时,应立即行心肺复苏,必要时行气管插管。

(6)密切观察患者生命体征及病情变化,应重点观察痰液性状、量、气味、颜色。

【技术规范】

1. 肺康复技术操作要点

(1)改善肺部通气的肺康复技术。①缩唇呼吸锻炼法:专科护士指导患者缓慢用鼻深吸气,然后让患者撅起嘴唇轻松地做吹笛式呼气,吸气与吹气时间比为 1∶2 或 1∶3,每次 10 分钟,3～4 次/天。②胸肺物理治疗和非药物性气道廓清技术:确定排痰部位,根据病情及患者耐受程度确定排痰部位。做好排痰前准备,如放松训练。叩击排痰部位,鼓励患者咳痰。通过触诊和听诊确认痰是否排出。记录排痰的部位和痰液的量、颜色、性状、气味等。

(2)促进肺部清洁的肺康复技术——体位引流。根据病变部位选择合适的体位,将肺部化脓性病灶置于高位,清晨和入睡前引流为佳。体位引流的次数取决于引流物的量及患者主观症状改善的程度;通常2~4次/天,一个引流部位每次引流5~10分钟。体位引流管理见表1-2。

表 1-2 体位引流管理

肺　　叶	肺　　段	引　流　体　位
右上叶	尖段	端坐位
	前段	仰卧位,右侧垫高
	后段	左侧卧位,面部向下转45°,以枕支持体位
左上叶	尖后段	端坐位,微向前或右倾斜,或俯卧,头高脚低位
	舌段	仰卧,向右转体45°,头低脚高位
右中叶	—	仰卧,向左转体45°
肺下叶	背段	俯卧,腹部垫枕
	前基底段	仰卧,大腿下方垫枕,双膝屈曲,头低脚高位
	外侧基底段	侧卧,患侧在上,腰部垫枕,头低脚高位
	后基底段	俯卧,腹部垫枕,头低脚高位

(3)运动训练:①选择适合的运动训练场所;②在专科护士的帮助下,进行上肢训练,如举重物、对抗阻力等;③在专科护士的帮助下,进行下肢训练,如行走、爬楼梯等;④在专科护士的帮助下,进行全身运动,如使用弹力带、做康复操等。

2. 肺康复护理技术的风险点

(1)需根据患者的意愿、耐受性和反应来确定。若患者不会主动咳嗽排痰,则不推荐气道廓清技术。

(2)体位引流需要在空腹时进行。病变部位置于高位,引流支气管口向下,以便于呼吸道内脓液排出。

(3)每次引流5~10分钟,体位引流期间协助患者叩击相应病变部位,以助脓液排出;如果需要采取不同体位引流多个部位,总体操作时间不超过45分钟,以免患者不适和疲劳。

(4)操作过程中密切观察患者病情变化及不适反应,如有变化,应立即停止操作并通知管床医生。

(5)对居家肺康复患者,必要时进行1次家庭随访,帮助患者建立运动目标,学习吸入装置的使用方法,评价居家肺康复的正确性,并监督运动,每周电话随访1次,共随访8次。

▎参 考 文 献▎

[1] 崔焱,张玉侠.儿科护理学[M].7版.北京:人民卫生出版社,2021.

[2] 李小寒,尚少梅.基础护理学[M].6版.北京:人民卫生出版社,2017.

[3] 江载芳,申昆玲,沈颖.诸福棠实用儿科学[M].8版.北京:人民卫生出版社,2015.

[4] 北京儿童医院.护理诊疗常规[M].北京:人民卫生出版社,2016.

[5] 王霞,李渠北.闭塞性细支气管炎发病机制研究进展[J].中国实用儿科杂志,2020,35(6):485-489.

[6] 唐艳姣,黄寒,钟礼立.儿童闭塞性细支气管炎研究进展[J].临床儿科杂志,2018,36(7):563-568.

[7] 龚永书,刘继军.合并急性喉梗阻的小儿急性喉炎的临床急救与护理对策分析[J].重庆医学,2017,46(28):4026-4027.

[8] 国家卫生健康委员会人才交流服务中心儿科呼吸内镜诊疗技术专家组,中国医师协会儿科医师

分会内镜专业委员会,中国医师协会内镜医师分会儿科呼吸内镜专业委员会,等.中国儿科可弯曲支气管镜术指南(2018 年版)[J].中华实用儿科临床杂志,2018,33(13):983-989.

[9] 中华医学会呼吸病学分会介入呼吸病学学组,中国医师协会内镜医师分会.支气管镜操作围手术期雾化治疗专家共识[J].中华结核和呼吸杂志,2021,44(12):1045-1053.

[10] 国家呼吸系统疾病临床医学研究中心,中华医学会儿科学分会呼吸学组,中国医师协会呼吸医师分会儿科呼吸工作委员会,等. 解热镇痛药在儿童发热对症治疗中的合理用药专家共识[J].中华实用儿科临床杂志,2020,35(3):161-169.

[11] 刘瀚旻,符州,张晓波,等.儿童呼吸系统疾病雾化治疗合理应用专家共识[J].中华儿科杂志,2022,60(4):283-290.

[12] 王卫平,孙锟,常立文.儿科学[M].9 版.北京:人民卫生出版社,2018.

[13] 《中华儿科杂志》编辑委员会,中华医学会儿科学分会呼吸学组.毛细支气管炎诊断、治疗与预防专家共识(2014 年版)[J].中华儿科杂志,2015,53(3):168-171.

[14] 上海市医学会儿科分会呼吸学组,上海儿童医学中心儿科医疗联合体(浦东).儿童哮喘常用吸入装置使用方法及质控专家共识[J].中华实用儿科临床杂志,2020,35(14):1041-1050.

[15] 中华医学会儿科学分会呼吸学组,《中华实用儿科临床杂志》编辑委员会.儿童咯血诊断与治疗专家共识[J].中华实用儿科临床杂志,2016,31(20):1525-1530.

[16] 吴惠平,付方雪.现代临床护理常规[M].北京:人民卫生出版社,2018.

[17] 刘婷,韩晓蓉,刘文静,等.支气管动脉栓塞术治疗咯血患儿的围手术期护理[J].中华护理杂志,2019,54(5):686-689.

[18] 中国儿童 OSA 诊断与治疗指南制订工作组,中华医学会耳鼻咽喉头颈外科学分会小儿学组,中华医学会儿科学分会呼吸学组,等.中国儿童阻塞性睡眠呼吸暂停诊断与治疗指南[J].中华耳鼻咽喉头颈外科杂志,2020,55(8):729-747.

[19] 朱蕾.临床肺功能[M].2 版.北京:人民卫生出版社,2014.

[20] 朱蕾,刘又宁,于润江.临床肺功能[M].北京:人民卫生出版社,2004.

[21] 中国中西医结合学会儿科分会呼吸学组肺功能协作组.儿童肺功能检查相关感染的预防与控制专家共识[J].中华实用儿科临床杂志,2020,35(10):778-792.

[22] 中华医学会儿科学分会呼吸学组肺功能协作组,《中华实用儿科临床杂志》编辑委员会.儿童肺功能系列指南(四):潮气呼吸肺功能[J].中华实用儿科临床杂志,2016,31(21):1617-1621.

[23] 中华医学会儿科学分会呼吸学组肺功能协作组,《中华实用儿科临床杂志》编辑委员会.儿童肺功能系列指南(五):支气管舒张试验[J].中华实用儿科临床杂志,2017,32(1):17-21.

[24] 中华医学会儿科学分会呼吸学组肺功能协作组,《中华实用儿科临床杂志》编辑委员会.儿童肺功能系列指南(六):支气管激发试验[J].中华实用儿科临床杂志,2017,32(4):263-269.

[25] 中华人民共和国国家健康委员会.儿童社区获得性肺炎诊疗规范(2019 年版)[J].中国实用乡村医生杂志,2019,26(4):6-13.

[26] 朱丽辉,陈朔晖.儿科专科护理[M].北京:人民卫生出版社,2021.

[27] 邵小平,杨丽娟,叶向红,等.实用急危重症护理技术规范[M].2 版.上海:上海科学技术出版社,2020.

[28] 王雪菲,彭淑华,沈雄山.临床危重患者风险评估要点及安全防范措施[M].武汉:华中科技大学出版社,2022.

第二章 消化内科疾病护理常规

第一节 一般护理常规

1. 环境与休息 定时开窗通风,每日2次,每次15～30分钟,通风时避免对流,注意患儿保暖。室温18～22 ℃,相对湿度50％～60％。急性期卧床休息,治疗护理尽量集中进行。

2. 饮食护理 饮食管理对消化系统疾病患儿尤为重要,须依据病情、遵医嘱选择饮食种类,保证足够的营养供给,以利于患儿疾病恢复和生长发育。对于无法进食者,遵医嘱给予鼻饲喂养或补充静脉营养。注意饮食卫生,保持餐具清洁,严格执行消毒隔离制度,避免交叉感染。

3. 体位管理 行无痛电子胃镜、结肠镜检查的患儿术后取去枕仰卧位,头偏向一侧,防止呕吐、误吸。

4. 皮肤护理 对腹泻患儿,选用柔软纸尿裤,勤更换。每次便后用温水清洗臀部并吸干。局部皮肤发红者涂氧化锌油并按摩片刻,促进局部血液循环。对于肝硬化患儿,注意保持床单位干燥、平整,受压局部经常热敷和按摩,预防压疮的形成。避免患儿挠抓皮肤,注意保持皮肤清洁卫生。

5. 排泄护理 保持大便通畅。指导便秘患儿进富含粗纤维的食物、多饮水;对于腹泻患儿,用温水清洗其臀部,防止臀红。注意精神状态、皮肤弹性及全身情况,记录大便次数、性状和量。

6. 发热护理 腋温达到38.5 ℃及以上者给予药物降温,37.5～38.4 ℃者给予物理降温,寒战期间注意保暖。对于有高热惊厥史的患儿,应密切监测体温变化,遵医嘱给予处理,退热1小时后复测体温。

7. 正确留取各种标本 取样应新鲜,送检应及时,标本容器应清洁、干燥。

8. 心理护理 针对不同年龄阶段患儿心理特点,评估患儿及其家庭需求,邀请其家属共同参与,实施以家庭为中心的个体化心理干预措施。

第二节 腹 泻 病

【定义】 腹泻病是一组由多种病原体、多种因素引起的,以大便次数增多和性状改变为特点的消化道综合征,严重者可引起水、电解质紊乱和酸碱平衡失调。腹泻病是儿科常见疾病之一。临床以大便次数增多、量增加、性状改变,恶心,呕吐,脱水及代谢性酸中毒等为特征。

【护理措施】 腹泻治疗原则为调整饮食,预防和纠正脱水;合理用药,控制感染,预防并发症的发生。

1. 饮食护理 指导合理喂养,调整饮食。若为母乳喂养,则继续哺乳,但暂停辅食。若为人工喂养,则予以米汤、白米粥、牛奶,少量多餐。对于呕吐严重者,可暂禁食4～6小时,待好转后继续进食,由少到多,由稀到稠。

2. 纠正水、电解质紊乱及酸碱平衡失调 口服补液盐(ORS)用于预防脱水及纠正轻、中度脱水,中度脱水伴周围循环衰竭者需静脉补液。重度酸中毒或经补液后仍有酸中毒症状者,给予5％碳酸氢钠纠正酸中毒;有低钾血症者遵循"见尿补钾"的原则,可口服或静脉补充钾,但静脉补钾浓度不应超过0.3％,且不可推注。

3. 控制感染 病毒是急性感染性腹泻病的主要病原体。对于细菌性腹泻,根据粪便培养结果和药敏试验结果以及患儿临床情况选择抗生素。严格执行消毒隔离措施,避免交叉感染,做好手卫生。对于发热患儿,根据体温变化予以物理降温或药物降温。

4. 密切观察病情变化

(1)监测生命体征:如体温、脉搏、呼吸、血压等。

(2)观察有无脱水征:如意识状态改变、体重减轻、皮肤弹性下降、前囟和眼窝凹陷、尿量减少等。

(3)观察有无酸中毒症状:如发热、精神萎靡、嗜睡、烦躁等,轻度酸中毒者症状不明显,较重酸中毒者表现为呼吸深而有力、唇呈樱桃红色、精神萎靡、嗜睡等。

(4)观察有无低钾血症症状:如全身乏力、哭声低、腹胀、肠鸣音减弱或消失、吃奶无力等。

(5)观察有无低钙血症症状:如抽搐,遵医嘱补充钙剂。

5. 尿布皮炎的护理 婴幼儿选用柔软纸尿裤,勤更换。每次便后用温水清洗并吸干,保持皮肤清洁、干燥;臀红者可用氧化锌油涂擦并按摩片刻,促进血液循环。

6. 用药护理 判断脱水程度,遵循补液疗法。口服补液用于轻度脱水患儿,宜少量多次喂饮。静脉补液用于中、重度脱水患儿。输液速度主要取决于脱水程度和继续损失的量和速度,遵循先浓后淡、先盐后糖、先快后慢、见尿给钾的原则。蒙脱石散应在餐前半小时口服,目的是使其更好地吸附于肠道黏膜发挥作用;益生菌类宜餐后半小时冲服,温水送服。

7. 健康指导

(1)注意饮食卫生,食物应新鲜、清洁,食具应消毒。教育患儿饭前便后洗手,勤剪指甲。

(2)加强体格锻炼,适当进行户外活动。根据天气变化适当增减衣服。

(3)宣传母乳喂养的优点,指导合理喂养。

【主要护理问题】

1. 腹泻 与感染、喂养不当、肠道功能紊乱等有关。

2. 体液不足 与腹泻、呕吐致体液丢失过多和摄入不足有关。

3. 体温过高 与肠道感染有关。

4. 营养失调:低于机体需要量 与腹泻、呕吐、丢失过多和摄入不足有关。

5. 有皮肤完整性受损的危险 与大便刺激臀部皮肤有关。

6. 知识缺乏 缺乏合理喂养知识、卫生知识以及腹泻护理知识。

第三节 急 性 胃 炎

【定义】 急性胃炎(acute gastritis)是指由各种外在和内在因素引起的急性广泛性或局限性的胃黏膜急性炎性病变,若合并有肠道炎症,则称为急性胃肠炎。发病急骤,轻者仅有食欲缺乏、嗳气、上腹饱胀、腹痛、恶心、呕吐;严重者可出现呕血、黑便、脱水、电解质紊乱及酸碱平衡失调,有细菌感染者常伴有全身中毒症状。在应激性因素、药物因素引起的急性胃黏膜损伤患儿中,呕血及黑便甚至是首发表现。失血多的患儿可致休克。

【护理措施】

1. 注意休息与减少活动 学龄儿童适当减少作业量,避免玩刺激性游戏。急性应激者应卧床休息,以减少机体能量的消耗。呕吐后及时更换清洁衣被,做好口腔护理,减少不良刺激。

2. 心理疏导 耐心解答患儿及其家属提出的问题,保持情绪稳定。

3. 应用放松技术 利用深呼吸、转移注意力等放松技术,减少呕吐的发生。

4. 饮食护理 给予无渣、半流质的温热食物。指导患儿少量多餐,规律进食,避免进辛辣、粗糙食物和油炸类食品。

5. 呕吐严重者暂禁食 予以静脉输液,详细记录出入量,合理安排输液顺序和输液速度。

6. 上腹部疼痛者予调整卧位 按摩局部,提高舒适度。采取各种方式转移患儿注意力以缓解其疼痛。对于疼痛剧烈者,暂禁食,明确诊断后遵医嘱应用解痉镇痛药。

7. 对高热患儿应行物理降温 如头置冰袋或用冰水冷敷或温水擦浴。效果不理想者,遵医嘱给予退热药。对畏寒患儿,应注意保暖。

8. 病情观察重点 上消化道出血:起病较急,上腹部不适、疼痛,甚至出现剧烈的腹部绞痛、厌食、恶心、突发性呕咖啡样渣或鲜血,大量出血可引起晕厥或休克。

9. 用药护理 奥美拉唑是质子泵抑制剂,主要作用为抑制胃酸分泌,每日清晨空腹口服。抗生素类药物多于餐后服用。应用止泻药时应注意观察排便情况,观察大便的颜色、性状、次数及量,腹泻控制后应及时停药。保护胃黏膜的药物大多数宜餐前服用。应用解痉镇痛药如消旋山莨菪碱(654-2)或阿托品时,会出现口干等不良反应。

10. 出院指导

(1)生活规律,放松心情,避免应激因素。加强锻炼,增强体质。

(2)养成良好的饮食习惯,注意饮食卫生,进食要有规律,避免进食生、冷、硬及刺激性食物和饮料。

(3)慎用水杨酸盐类药物。

(4)遵医嘱按时用药,如有不适,及时就医。

【主要护理问题】

1. 营养失调:低于机体需要量 与厌食、消化不良等有关。

2. 疼痛、腹痛 与胃黏膜炎性病变有关。

3. 电解质紊乱 与频繁呕吐、进食少有关。

4. 进食困难 与呕吐有关。

5. 知识缺乏 缺乏胃炎防治的相关知识。

第四节 消化道出血

【定义】 消化道出血按部位分为上消化道出血和下消化道出血。上消化道出血指屈氏韧带以上消化道出血,包括食管、胃、十二指肠、胰腺、胆及胃空肠吻合术后的空肠出血。下消化道出血指屈氏韧带以下的肠道出血,包括小肠、结肠、直肠、肛门的出血。临床以呕血和(或)黑便等为特征。

【护理措施】

1. 活动与安全 轻症患儿可以起身稍做活动,指导患儿坐起、站起时动作缓慢;若出现头晕、心慌、出汗,立即卧床休息,用床挡加以保护。多巡视,注意保暖,治疗护理工作应有计划地集中进行。

2. 体位与保持呼吸道通畅 大出血时患儿取仰卧位并将下肢略抬高,以保证脑部供血。呕吐时头偏向一侧,防止窒息或误吸;必要时用负压吸引器清除呼吸道内的分泌物、血液或呕吐物,保持呼吸道通畅,给予吸氧。

3. 建立静脉通道 患儿出现烦躁、面色苍白、大汗淋漓、血压下降等休克症状时,应迅速建立 2 条以上静脉通道,快速补充血容量,备血,准备输血。同时,积极纠正酸碱平衡失调;输液开始宜快,可用生理盐水、右旋糖酐或其他血浆代用品。

4. 病情观察重点 失血性周围循环衰竭观察重点:患儿可有头昏、乏力、心悸、口渴、出汗,突然站起可产生晕厥,可见皮肤、口唇、甲床苍白,烦躁不安,四肢厥冷,脉搏细速,血压下降,少尿或无尿,严重者出现休克或意识障碍。

5. 用药护理 使用垂体后叶素止血的患者应注意静脉输注速度以及有无恶心、腹痛、腹泻、心悸、面色苍白等不良反应,加强巡视,防止药物外渗。

6. 出院指导

(1)生活规律,劳逸结合,学龄儿童合理安排学习与休息,避免压力过大及玩刺激性游戏,家属不要打骂孩子。

(2)勿暴饮暴食,禁食辛辣、刺激性食物,食物宜软、烂、温凉,避免粗糙及带刺。

(3)遵医嘱服用保护胃黏膜、抑酸及降低门静脉压的药物,如发现呕吐物及大便颜色异常,应及时就诊。

【主要护理问题】

1. 体液不足　与呕血、黑便引起体液丢失过多,液体摄入不足有关。

2. 活动无耐力　与血容量减少有关。

3. 排便异常　与上消化道出血有关。

4. 焦虑　与环境陌生、健康受到威胁、担心疾病预后有关。

第五节　消化性溃疡

【定义】　消化性溃疡是指发生在与酸性胃液接触的胃肠道的溃疡。临床以腹痛、呕吐、消化道出血等为特征。

【护理措施】

(1)缓解躯体不适,观察患儿腹痛的部位及性质,注意与进食的关系;观察患儿有无恶心、呕吐、反酸、嗳气等症状。

(2)改善患儿饮食习惯,以软食或易消化食物为主,忌食刺激性食物,食物温度应适宜,过冷过热均可刺激胃黏膜。进餐应规律,少量多餐,饥饱适宜,勿暴饮暴食。睡前不宜进食,以免夜间胃酸分泌过多而诱发溃疡。

(3)心理护理。帮助患儿解除思想负担,缓解精神紧张、焦虑、恐惧,合理安排生活与学习,保证足够的休息和睡眠。

(4)无痛胃肠镜检查。

①检查前:a.检查前至少2周无呼吸道感染,休温正常,无严重的或不能耐受麻醉的其他系统疾病。b.检查前1天进无渣或流质食物,检查前禁食6～8小时,禁饮4小时。c.检查前行胸部X线、心电图、血常规、乙肝检查,结果正常方可行无痛胃肠镜检查。检查前口服去泡剂,如西甲硅油。

②检查后:a.检查后患儿取侧卧位或去枕仰卧位,头偏向一侧,防止呕吐物进入气管引起窒息。b.检查后密切观察面色、口唇颜色及血氧饱和度变化,行心电监护或吸氧,直至生命体征完全平稳。c.检查后需在内镜室观察至麻醉完全清醒,生命体征平稳,未见不适后方可离开,当天一切活动需有家属陪伴,禁止高空活动、游泳、骑自行车等。d.麻醉完全清醒2小时后可饮少量温水,无呛咳后方可进稀饭、面条类的软食,未见不适后第2天方可逐渐恢复正常饮食。

(5)病情观察重点。重点观察有无消化道出血;无痛胃肠镜检查后观察有无腹痛、腹胀、恶心、呕吐等腹部不适。临床上,下述症候与实验室检查结果均提示有活动性出血:①呕血或黑便次数增多,呕吐物呈鲜红色或排出暗红色血便,或伴有肠鸣音活跃;②经快速输液输血,周围循环衰竭的表现未见明显改善,或虽暂时好转但之后又恶化,中心静脉压仍有波动,稍稳定又下降;③红细胞计数、血红蛋白浓度和血细胞比容继续下降,网织红细胞计数持续升高;④补液和尿量足够的情况下,血尿素氮持续或再次增高;⑤胃管抽出物有较多新鲜血。内镜检查时如发现溃疡出血,可根据溃疡基底特征判断患者发生再出血的风险,见表2-1。

表 2-1 出血性消化性溃疡改良 Forrest 分级及再出血风险

Forrest 分级	溃 疡 病 变	再出血概率/(%)
Ⅰa	喷射样出血	55
Ⅰb	活动性出血	55
Ⅱa	血管裸露	43
Ⅱb	附着血凝块	22
Ⅱc	黑色基底	10
Ⅲ	基底洁净	5

（6）用药护理。遵医嘱用药,观察抑酸药、抗幽门螺杆菌（Hp）药物的疗效及不良反应。不宜长期服用阿司匹林类药物。

（7）出院指导。①生活要有规律,避免过劳或睡眠不足。②注意保暖。患儿要适时增减衣服,调节室温,避免受寒。③患儿宜少量多餐,进少渣、柔软且营养丰富的易消化食物,忌食坚硬、油煎类、辛辣、生冷食物。④Hp 感染者实行分餐制,避免交叉感染。⑤坚持遵医嘱按疗程服药,避免服用对胃有刺激作用的药物。

【主要护理问题】

1. 疼痛（上腹痛） 与消化道黏膜溃疡有关。

2. 营养不良:低于机体需要量 与疼痛导致摄入量减少、消化吸收障碍有关。

3. 知识缺乏 缺乏溃疡相关知识。

4. 焦虑与疼痛 与症状反复出现、病程迁延不愈有关。

5. 潜在并发症 上消化道出血、胃穿孔。

第六节 胃食管反流

【定义】 胃食管反流（gastroesophageal reflux,GER）是指胃内容物反流入食管,可分为生理性和病理性两种,两者间无绝对界线。婴儿最突出的表现是溢乳或呕吐;儿童常表现为反食、反酸、胸痛、胃灼热和进食困难,其中大龄儿童更容易描述胸骨后烧灼感。消化道外症状有慢性咳嗽、哮喘、肺炎和龋齿等。

【护理措施】

1. 心理护理 讲解疾病的相关知识,使患儿及其家属认识到不良情绪和不良生活习惯对疾病的影响,从而改变生活习惯,避免诱发因素,保持乐观情绪。

2. 体位护理 将床头抬高 15°～30°,新生儿和婴儿睡觉时宜采取仰卧位及左侧卧位;年长儿在清醒状态下采取直立位和坐位较佳,睡觉时宜采取左侧卧位,将床头抬高 20～30 cm,以促进胃排空,降低反流频率及减少反流物误吸。

3. 饮食护理 稠厚的婴儿饮食（人工喂养者可在牛奶中加入米粉或谷类食物）宜少量多次,避免过饱,睡前 2 小时不予进食,同时避免摄入能降低食管下括约肌（食管下段环状平滑肌形成的功能高压区是最主要的抗反流屏障）压力和增加胃酸分泌的食物,如巧克力、酸性饮料和辛辣刺激性食品。此外,应控制体重,避免被动吸烟。

4. 病情观察重点 观察患儿消化道症状,疼痛的性质、部位及持续时间,有无反流引起咳嗽、哮喘等消化道外症状,一旦发现,立即通知医生,并采取相应的护理措施。

5. 用药护理 遵医嘱给予抗酸或抑酸药、促胃动力药和胃黏膜保护剂等,注意观察药物疗效和药物副作用。

知识拓展

　　口服奥美拉唑时必须整片吞服,至少用半杯水送服。药片不可咀嚼或压碎,可将其分散于水中,分散液体必须在 30 分钟内服用。

　　6. 出院指导

(1)教育家属和患儿认识疾病,保持积极乐观的情绪和良好的生活习惯。

(2)告知家属体位护理及饮食护理的方法和重要性。

(3)指导家属或患儿遵医嘱按时服药,详细说明用药方法和注意事项,尤其是用药剂量和不良反应。

【主要护理问题】

1. 有窒息的危险　与溢奶和呕吐有关。

2. 营养失调:低于机体需要量　与反复呕吐致能量和各种营养素摄入不足有关。

3. 疼痛　与胃内容物反流致反流性食管炎有关。

4. 知识缺乏　患儿家属缺乏本病护理的相关知识。

第七节　消化道异物

　　【定义】　消化道异物是指消化道内不能被消化且未及时排出而滞留的各种物体,是消化科常见的危急症之一。消化道异物是消化科常见的危急症之一,在儿童中最为常见。儿童本性好奇、喜欢探索,安全防范意识较差,因而误吞异物在儿童中尤为常见。硬币为最常见的消化道异物,儿童消化道异物种类复杂多样,包括电池、磁性异物、毛发、别针、塑料笔帽、玩具、电动牙刷头、大头针、图钉、乳牙、笔头、枣核、鸡骨、螺丝钉等,其并发症发生风险及死亡风险较高。

　　【护理措施】

　　1. 心理护理　儿童误服异物时,家属往往是第一接触者,对于误服异物的患儿和家属来说,心理护理工作是一项十分重要的工作。因为患儿年龄小,在诊疗过程中配合度不高,要适当安抚患儿的情绪,避免患儿产生恐惧心理以及出现持续哭闹引发呛咳的情况。此时,护士可采取鼓励、激励等方法,使患儿消除误服异物后的恐惧,提高手术完成的效率和质量。

　　2. 术前护理　首先要叮嘱患儿家属,务必让患儿禁食和禁饮。患儿择期内镜术前建议禁食 6~8 小时,禁饮至少 2 小时,急诊内镜术前可酌情放宽禁食、禁饮时间。同时与家属进行沟通,初步了解吞入异物的种类、体积、形状和时间等情况。

　　3. 术后护理　异物取出后,即使患儿未出现消化道等部位的出血,也不建议患儿立刻出院,需要留院观察,护士应耐心向患儿家属讲解留院观察的必要性。同时告知患儿及其家属术后先不饮食,2 小时后可饮水,无不适后可先进容易消化的流质或半流质食物,逐步过渡到正常饮食。消化道黏膜有损伤者进食时间视情况而定。

　　4. 病情观察重点　对于误吞的硬币、纽扣电池和磁性异物等单一异物,患儿可以自行排出,排出时间一般为到达胃部后 4~6 天,极少数异物会在 4 周内排出,但直径≥2.5 cm 的异物无法通过幽门,长度≥6 cm 的异物无法通过十二指肠,因而难以自行排出。误吞后,应严密观察患儿是否出现发热、吞咽困难、流涎、呕吐等,严重时可出现气促、呼吸困难、腹膜刺激征(腹部压痛、反跳痛、肌紧张)等表现和穿孔、出血等临床症状,出现上述症状时,及时通知医生,应及时行外科手术。

　　5. 出院指导　给予患儿出院指导,避免异物阻塞消化道,对于年幼的患儿,要嘱咐其家属照顾好患儿,避免患儿吞食异物。日常生活中为有效降低患儿消化道异物的发生危险,需要对患儿及其家属进行宣教指导。对于好奇心强的婴幼儿,家属要将体积较小、坚硬、容易脱落的物品摆放在婴幼儿拿不到的位置,提高自己的责任感,提供良好的生活场所;教育儿童不要躺着吃东西,不要在看电视或者玩耍时吃东西,帮助儿童提高自我保护意识、能力并养成正确的饮食习惯和卫生习惯。

【主要护理问题】

1. 消化道出血 与异物损伤消化道黏膜有关。

2. 潜在并发症:肠梗阻 与异物引起肠腔狭窄有关。

3. 潜在并发症:肠穿孔 与异物穿透肌层有关。

4. 焦虑 与误服异物后认知不足有关。

第八节 炎症性肠病

【定义】 炎症性肠病(inflammatory bowel disease,IBD)是指原因不明的一组非特异性慢性胃肠道炎性疾病,包括溃疡性结肠炎(ulcerative colitis,UC)和克罗恩病(Crohn disease,CD)。UC 是一种慢性非特异性结肠炎症,临床主要表现为腹泻、黏液血便、腹痛。CD 为一种慢性肉芽肿炎症,临床主要表现为腹痛、腹泻、瘘管和肛门病变。两者均可合并不同程度的体重下降、生长迟缓和全身症状。

【护理措施】

1. 一般护理 控制人员探视,避免交叉感染。注意卧床休息,生活有规律,不可过于劳累。做好基础护理,腹泻次数多的患儿需做好肛周皮肤的护理。对于消瘦虚弱、卧床的患儿,应加强受压皮肤的按摩,定时翻身,协助采取舒适体位,预防压疮的形成。

2. 饮食与营养 炎症性肠病患儿可合并不同程度的体重下降、生长迟缓和全身症状,保持患儿的营养与水、电解质平衡是治疗护理的重要内容。

(1)饮食指导。重症者予以高热量、高蛋白、富含维生素与低脂肪、低渣饮食,补充多种微量元素,甚至给予要素饮食或静脉内全营养。病情稳定后指导患儿进质软、易消化、少纤维又富含营养,有足够热量的食物,避免生冷、多纤维的蔬菜、水果及辛辣刺激性食物。

(2)肠内外营养。营养支持治疗对 IBD 患儿的诱导缓解作用与糖皮质激素类药物相同,而营养指标的改善则优于糖皮质激素类药物,并可避免糖皮质激素类药物的不良反应。营养支持治疗包括肠内营养和肠外营养。一般 IBD 患儿采取肠内营养,予口服要素饮食,不能进食者鼻饲。若肠内营养摄入不足或患儿不能耐受,可加用部分肠外营养。

(3)补充维生素、微量元素及矿物质。长期使用激素、疾病活动可导致 IBD 患儿骨质疏松,应予钙剂口服,另外可补充维生素 D 以促进钙的吸收。观察患儿大便的次数、性状和量,及时补充静脉营养,防止水、电解质紊乱。

3. 病情观察重点

(1)消化道大出血观察重点。患儿可有呕血、黑便或鲜红色便、头昏、乏力、心悸、口渴、出汗,突然站起时可发生晕厥。可见皮肤、口唇、甲床苍白,烦躁不安,四肢厥冷,脉搏细速,血压下降,少尿或无尿。严重者可出现休克或意识障碍。

(2)观察患儿腹痛的部位、性质、持续时间以及与排便的关系。注意腹部体征的变化,及时发现和避免肠梗阻等并发症的发生。如患儿出现高热伴腹胀、腹部压痛、肠鸣音减弱或消失,或出现腹膜刺激征,应立即报告医生并协助抢救。

(3)观察患儿的进食情况。定期测量体征,评估患儿的营养状况,保证 24 小时机体需要量。观察有无皮肤黏膜干燥、弹性差、少尿等脱水症状和电解质紊乱的情况。

4. 用药护理　IBD 的用药时间比较长,而儿童的服药依从性差,向患儿及其家属讲解药物治疗的重要性、不规范用药的危害,提高其服药依从性,严格遵医嘱服药,注意药物副作用及注意事项。

(1)英夫利西单抗输注管理。将 21 号(0.8 mm)或更小的注射器针头插入药瓶胶盖,注入 10 mL 无菌注射用水,轻轻旋转药瓶,使药粉溶解,避免长时间或用力摇晃,严禁振荡。溶药过程中可能出现泡沫,放置 5 分钟后,溶液应为无色或淡黄色,泛乳白色光。用 0.9% 氯化钠注射液将本品的无菌注射用水溶液稀释至 250 mL;从 250 mL 0.9% 氯化钠注射液瓶或袋中抽出与本品的无菌注射用水溶液相同量的液体,将本品的无菌注射用水溶液全部注入该输液瓶或袋中,轻轻混合。为减少输液反应的发生,尤其是以前出现过输液反应的患儿,应将输液速度放慢;一旦发生输液反应,应立即停止输注,通知医生,根据患儿情况进行相应的处理。使用英夫利西单抗专用输液器、过滤器,不应与其他药物同时进行输液,输液时间不得短于 2 小时,严格按时调整输液速度,见表 2-2。

表 2-2　英夫利西单抗输液速度的调节

时间/分钟	输 液 速 度
0~15	每小时 10 mL
>15~30	每小时 20 mL
>30~45	每小时 40 mL
>45~60	每小时 80 mL
>60~90	每小时 150 mL
>90	每小时 250 mL
输注结束	0.9% 氯化钠注射液冲管

(2)其他用药。使用美沙拉嗪后应监测肝肾功能,服药时要整颗吞服,切不可嚼碎或压碎。糖皮质激素不可随意停用,需饭后 30 分钟服用,勿空腹服用。使用免疫抑制剂者可出现骨髓抑制表现,应注意监测白细胞计数,需饭后 30 分钟服用,勿空腹服用,以免诱发或加重消化性溃疡。某些抗菌药物如甲硝唑应用于本病有一定疗效,多在饭后 30 分钟服用,与调节肠道菌群药物间隔 2 小时服用,注意有无恶心、呕吐等消化道不良反应。

5. 内镜检查的护理　IBD 患儿行肠镜检查前的灌肠压力要低,动作要轻柔,必要时用吸痰管灌肠,避免肠穿孔。

6. 心理护理　情绪紧张、精神创伤往往是本病的起因和恶化诱因。应及时发现患儿的负性情绪并予以干预,在患儿的躯体症状得到改善的同时,其心理问题也可明显减轻,从而提高患儿的生活质量。

7. 出院指导

(1)本病为慢性疾病,病程较长,患儿及其家属应增强自我护理意识,学习疾病的一般知识和护理要点。

(2)对于长期小剂量激素维持治疗的患儿,应告知其激素使用的注意事项,避免停药和随意更改剂量造成不良后果。

(3)患儿出院后以休息为主,避免劳累。

(4)避免食用对肠道有刺激的食物,减少对肠道的刺激,减少大便次数,促进疾病愈合。

【主要护理问题】

1. 腹泻　与肠道炎性变化、肠道功能紊乱和肠吸收不良有关。

2. 体温过高　与肠道炎性变化及组织破坏后毒素吸收有关。

3. 营养失调:低于机体需要量　与肠吸收不良和肠道出血造成血清白蛋白和血红蛋白水平降低有关。

4. 潜在并发症:消化道出血　与溃疡浸润血管有关。

5. 潜在并发症:肠梗阻 与肠道炎症引起肠腔狭窄有关。

6. 潜在并发症:肠穿孔 与溃疡穿透肌层有关。

7. 潜在并发症:中毒性巨结肠 与炎症累及肠肌神经丛,造成肠壁张力低下有关。

8. 有感染的危险 与长期大量使用激素有关。

9. 活动无耐力 与腹泻、腹痛及营养不良有关。

10. 焦虑 与病情迁延不愈有关。

第九节 胆汁淤积性肝病

【定义】 胆汁淤积是指肝内外各种原因造成胆汁形成、分泌和排泄障碍,胆汁不能正常流入十二指肠而进入血液的病理状态,各种原因使肝病变导致以胆汁淤积为主要表现的肝胆疾病统称胆汁淤积性肝病。胆汁淤积本身也会进一步加重肝的损害,除引起胆汁淤积原发病相关临床症状外,还可引起相关临床症状以及因胆汁淤积而致的继发性改变。患者早期可无不适症状,也可有乏力、纳差、恶心、上腹不适等非特异性症状,胆汁淤积相关的临床表现主要有黄疸、皮肤瘙痒、疲劳、脂肪泻、黄色瘤和肝性骨营养不良等。

【护理措施】

1. 保护性隔离 同病种患儿可住在同一病室,有条件者安排单间病房,勿与感染性疾病患儿接触;医务人员及陪护人员严格执行手卫生,防止交叉感染;控制陪护人员人数,减少探视;病房早晚通风,定期进行物体表面、空气消毒;保持病室安静,各种护理操作尽量集中进行。

2. 皮肤护理 黄疸患儿可有皮肤瘙痒,保持皮肤清洁,病情许可时每日洗澡,避免使用碱性沐浴液,水温应适宜,沐浴后注意保湿,选择宽松、柔软、舒适、透气的棉布衣物,并经常修剪指甲,防止抓破皮肤加重感染;伴腹泻的患儿每次大便后用温水清洗臀部,涂护臀霜预防臀红。

3. 合理饮食 供给足够的水分、热量,母乳喂养者继续母乳喂养,人工喂养者增加高热量、富含维生素食物的摄入,鼓励多饮水。

4. 病情观察重点

(1)观察皮肤、巩膜黄染的情况,必要时遵医嘱经皮肤测黄疸,并及时记录。

(2)观察大小便的情况。除观察大便次数、性状,以及是否有脂肪泻外,还要着重观察黄疸患儿每次大便的颜色。如胆道完全阻塞,观察大便是否颜色逐渐变浅乃至呈白陶土色;有无脂肪泻,是否与黄疸深度成正比,有无大便量多、松软、油质过多,呈灰白色,有异味等表现;肝功能受损时,较多的尿胆原经肾脏排泄,小便颜色变深变黄。

(3)严密观察皮肤有无出血点,穿刺拔针后延长按压时间,并观察穿刺点有无出血,日常活动时避免碰撞,定期监测凝血指标;维生素A缺乏可导致夜盲症。

(4)观察患儿精神反应、神志变化,有无恶心、呕吐、腹胀、食欲欠佳等胃肠道症状,如有剧烈哭闹或嗜睡,应及时通知医生,对症处理。

5. 用药护理 遵医嘱正确应用护肝、利胆、抗炎、止血等药物,观察疗效并及时处理不良反应;更昔洛韦用于治疗巨细胞病毒感染,其主要不良反应有中性粒细胞、血小板减少以及胃肠道反应,治疗期间每周复查血常规和肝肾功能。更昔洛韦治疗时间较长,药物充分溶解后,溶液呈强碱性,应选择合适的血管穿刺静脉留置针,减轻穿刺痛苦,输液速度不宜过快,预防药液外渗,并指导家属配合医护人员维护好患儿的输液通道。

6. 手术治疗的相关护理 须行胆汁分流术、腹腔镜探查、胆道造影、胆道冲洗术的患儿做好术前、术后宣教。

7. 出院指导

(1)平时注意观察患儿的精神、食欲、面色及粪便、尿液的颜色,如有异常,及早就医。

(2)合理喂养,合理添加辅食。

(3)定期随诊,监测凝血功能、肝功能等指标。

(4)指导家属做好患儿皮肤护理,预防感染。

【主要护理问题】

1. 舒适度改变:皮肤瘙痒　与血清胆红素排泄障碍、血中胆盐水平增高刺激皮肤有关。

2. 有皮肤完整性受损的危险　与皮肤瘙痒、皮肤黏膜下出血有关。

3. 生长发育迟缓　与肝功能受损致消化吸收功能障碍有关。

4. 有感染的危险　与肝功能受损、吸收障碍致机体抵抗力下降有关。

5. 潜在并发症:胆红素脑病　与胆红素通过血脑屏障有关。

6. 知识缺乏　患儿家属缺乏疾病相关知识。

第十节　儿童功能性胃肠病

【定义】　功能性胃肠病原指与年龄相关的、慢性或反复发作的,无法用器质性病变或生化异常来解释的一类胃肠功能性疾病,又称脑-肠互动异常。该定义强调其症状的产生与胃肠动力紊乱、内脏高度敏感、黏膜和免疫功能改变、肠道菌群变化及中枢神经系统调节功能异常有关。儿童时期的胃肠道症状可伴随正常的发育过程,或是对内、外刺激不适应的行为反应。不同年龄儿童临床表现不同。

【护理措施】

1. 环境与休息　保持空气清新流通,减少刺激,保证采光良好,光线柔和,保证休息睡眠,保持床单位干燥、整洁,护理操作集中进行,保证患儿休息。

2. 饮食护理

(1)婴幼儿采取斜抱式喂养,少量多餐,防止误吸,进食后予以竖抱,睡觉时予以斜坡位,床头抬高 $15°\sim30°$。

(2)对年长儿提供足够的热量和水分,进清淡、易消化的食物,避免进辛辣、油腻、刺激性食物,少量多餐。

(3)严重频繁呕吐者禁食,予以静脉补液。有低钾血症者遵循"见尿补钾"的原则,可口服或静脉补充钾,但静脉补钾浓度不应超过 0.3%,且不可推注。

(4)便秘患儿增加粗纤维的摄入量,多饮水,适当活动,促进肠蠕动。

3. 病情观察

(1)观察并记录呕吐的时间、次数、方式,呕吐物的颜色、性状、气味、量及成分等,注意防止误吸。

(2)观察患儿有无腹痛,腹痛的部位、频率、时间、性质等,根据疼痛评估结果给予适当的处理。

(3)观察患儿大便次数、性状、量,便秘患儿协助使用开塞露,注意有无大便带血现象。

(4)观察患儿有无意识、皮肤弹性、前囟和眼窝改变,有无大便次数、颜色、性状及量的改变,有无尿量改变等。

4. 心理护理　充分解释,对患儿进行心理疏导,消除患儿恐惧心理,树立长期治疗的信心。

(1)了解病情,避免诱因。

(2)保持良好的精神状态,建立良好的生活方式。

5. 出院指导

(1)调整饮食结构,保证营养均衡。

（2）做好患儿的心理疏导，消除焦虑，安抚情绪，避免诱因。

（3）积极配合治疗，严格遵医嘱用药。

（4）防止并发症，处理紧急情况。

（5）定期随访，如有病情变化，及时就诊。

【主要护理问题】

1. 营养失调：低于机体需要量　与反复呕吐、摄入量不足有关。

2. 有窒息的危险　与呕吐物吸入有关。

3. 有体液不足的危险　与反复呕吐、摄入量不足有关。

4. 知识缺乏　患儿及其家属缺乏疾病相关知识。

5. 活动无耐力　与频繁呕吐导致水、电解质丢失有关。

6. 焦虑　与腹痛或者频繁呕吐而不能进食有关。

第十一节　消化道化学性烧伤

【定义】　幼儿及学龄前儿童常因误服强酸、强碱或其他腐蚀性药物而引起消化道化学性烧伤。此外，还可因误喝刚煮沸的开水而烫伤食管。碱性物质能溶解蛋白质、胶原和脂肪，引起液化坏死，并渗入深部组织引起广泛性损害。酸性物质可使接触面发生凝固性坏死，食管鳞状上皮外附黏液能耐酸并能阻止酸向深部组织渗透而使酸性物质到达胃内。烧伤早期发生局部水肿和组织坏死，后脱落形成溃疡。周围组织增生，肉芽长入，胶原聚集，粘连和瘢痕形成，深部溃疡可引起穿孔。化学性烧伤早期表现为中毒性休克、喉水肿、出血、食管穿孔、纵隔炎、胃穿孔和腹膜炎，晚期表现为口咽及各烧伤部狭窄。

【护理措施】

1. 急救护理　快速评估病情，尽快确定误服物的性质、量、灼烧的部位和程度及是否中毒，紧急采取急救措施。强酸、强碱中毒时，一般禁止催吐及洗胃，以免加重食管和胃壁的损伤，引起胃穿孔。如有剧烈呕吐、呼吸窘迫或休克，应紧急处理。喉头水肿可给予气管插管。同时应补液、供给适当能量、纠正脱水性酸中毒及保持电解质平衡。

2. 尽早应用中和剂　如吞服酸性腐蚀剂，给予碱性药物中和，如服入 2%～3% 氢氧化铝和镁乳等；如吞服碱性腐蚀剂，给予稀醋酸等中和，随后给予牛奶、蛋清等保护创面。根据病情的不同，给予氢氧化铝凝胶、洛赛克（奥美拉唑）等药物保护消化道黏膜。

3. 尽早留置胃管　留置胃管可防止管腔粘连、狭窄的发生，利于创面修复，减少因进食、服药等对食管创面的摩擦，增加患儿的营养。选择合适的胃管，并指导家属防止胃管拔出的注意事项。

4. 口腔护理和饮食护理　根据不同病情选择合适的溶液进行口腔护理，予 0.9% 氯化钠溶液每天清洗口腔 3 次，帮助清除有害化学物质成分，动作应轻柔，避免出血、伤口疼痛，并予布地奈德混悬液和蒙脱石散剂涂口、重组人表皮生长因子外用溶液（Ⅰ）喷口，适当口服布地奈德混悬液（布地奈德混悬液 1 支加入少量藕粉混合），控制炎症反应，促进黏膜修复。按机体需要量通过留置胃管注食，维持营养，温度以 37～38 ℃ 为宜，注入量不大于 150 mL，以利于胃部的修复，好转后逐渐过渡到经口进食。

5. 密切观察病情及加强监护　对于咽喉部水肿的患者，密切观察呼吸变化，注意潜在梗阻的问题，防止窒息的发生，并备好急救用品。对于服入高浓度、量大的患儿，应注意有无中毒、灼伤后消化道穿孔及结痂脱落后出血的发生。当痰液、口腔分泌物多时，可予吸痰。

6. 食管狭窄的预防和治疗　遵医嘱早期应用抗生素控制感染，适量应用肾上腺皮质激素，减少肉芽和瘢痕形成。对于烧伤后食管狭窄患儿，根据病情，选择适宜时间行食管扩张术。如数次扩张后狭窄无明显改善，应尽早手术处理。

7. 健康指导

(1)做好家属的心理疏导,消除焦虑,安抚患儿的情绪。

(2)积极配合治疗,严格遵医嘱配合用药。

(3)做好出院的护理指导,并定期随访,如有病情变化,及时就诊。

【主要护理问题】

1. 疼痛　与化学物质致消化道黏膜糜烂、溃疡有关。

2. 营养失调:低于机体需要量　与消化道化学性烧伤致无法进食有关。

3. 有误吸的危险　与化学物质致口咽分泌物过多、黏稠,不易排出有关。

4. 有窒息的危险　与喉头水肿的发生有关。

5. 潜在并发症　喉头水肿、出血、食管穿孔和胃穿孔。

6. 知识缺乏　患儿及其家属缺乏安全意识。

第十二节　肝豆状核变性

【定义】　肝豆状核变性(hepatolenticular degeneration)又称威尔逊病(Wilson disease),是一种常染色体隐性遗传的铜代谢障碍性疾病,其致病基因 ATP7B 编码一种铜转运 P 型 ATP 酶,该基因的致病突变导致 ATP 酶的功能缺陷或丧失,造成胆道排铜障碍,大量铜蓄积于肝、脑、肾、骨关节、角膜等组织和脏器,患者出现肝损害、神经精神表现、肾损害、骨关节病及角膜色素环(Kayser-Fleischer ring,K-F 环)等表现。

【护理措施】

1. 低铜饮食　低铜饮食联合锌剂单药治疗可以有效控制铜蓄积对靶器官的损害。低铜饮食应遵循以下原则。

(1)避免食用含铜量高的食物:如各种动物内脏及血,贝壳类,软体动物(乌贼、鱿鱼),螺类,虾蟹类,坚果类(花生、核桃、莲子、板栗、芝麻),各种豆类及其制品,香菇及其他菇菌类,腊肉、鸭肉、鹅肉、燕麦、荞麦、小米、紫菜、蒜、芋头、山药、百合、猕猴桃,巧克力,可可、咖啡、茶叶等。

(2)尽量少食含铜量较高的食物:牛羊肉、马铃薯、糙米、黑米、海带、竹笋、芦荟、菠菜、茄子、香蕉等。

(3)适宜进含铜量较低的食物:橄榄油、鱼类、鸡肉、瘦猪肉、精白米面、颜色浅的蔬菜、苹果、桃子、梨、银耳、葱等。

(4)建议进高氨基酸或高蛋白食物:如牛奶等。

(5)勿用铜制的食具等。

2. 病情观察重点

(1)严密监测患儿的生命体征变化,特别要加强对中晚期阶段患儿的监护,由于患儿肝功能大幅减弱,易出现多种并发症,因而,要加强血压、呼吸、体温等监测,如发现异常情况,需及时报告医生并有效处理。

(2)严密监测患儿神经系统变化,需要加强对患儿神志、意识、性格等变化的监测,如患儿有躁动、神志不清等情况,应考虑肝性脑病,积极预防意外伤害。

(3)密切注意肝脏情况,在治疗过程中,护理人员需要密切注意患儿的肤色、巩膜颜色,观察是否出现黄疸,并要注意患儿的精神状态、食欲等,需对患儿进行体格检查,若发现异常,及时报告。

3. 用药护理　临床治疗中需长时间服用青霉胺、锌制剂等药物,严格遵医嘱科学合理用药,控制好给药时间,服用青霉胺前须进行相关皮试,过敏者禁用;青霉胺服用时间应在早餐前 1 小时和晚餐前 1.5 小时,该药会引起发热、白细胞减少、骨髓抑制等副作用,所以治疗过程中须定期进行血常规、尿常规及肝肾功能检查,必要时还须进行骨髓穿刺。锌制剂对该病疗效确切,不良反应少,药源广且价廉,已成为治疗该病的首选药物之一。为避免食物影响锌的吸收,最好在餐后 1 小时服药,尽量少食富含纤维素及植物酸的食物,锌制剂和排铜药的服用时间间隔为 2 小时。

4. 心理护理 患者一旦确诊,需终身低铜饮食,做好患者家属的心理支持,帮助其建立治疗信心,加强对患者的生活护理。指导患者进行各种技能训练,以利于改善睡眠与精力,创造舒适的住院环境和提供丰富的训练活动,以利于缓解精神紧张,减轻焦虑、抑郁等负性情绪。

5. 出院指导

(1)提高患儿及其家属对于此病的认识,早期诊断及有效的终身治疗对于改善预后极为重要。

(2)严格遵守低铜饮食要求,提高患儿依从性。

(3)定期专科门诊复查,坚持长期性治疗,定期进行尿铜、肝功能、血常规、尿常规等检查。

【主要护理问题】

1. 活动无耐力 与乏力、纳差有关。

2. 营养失调:低于机体需要量 与患者食欲下降、吸收功能障碍有关。

3. 体液过多 与肝功能减退、门静脉高压引起的水钠潴留有关。

4. 有皮肤完整性受损的危险 与机体抵抗力下降有关。

5. 有受伤的危险 与肢体活动障碍及精神、智能障碍有关。

第十三节 急性胰腺炎

【定义】 急性胰腺炎(acute pancreatitis)是由多种病因引起的胰酶激活导致胰腺组织的自身消化、水肿、出血甚至坏死,继以胰腺局部炎症反应为主要特征,伴或不伴其他器官功能改变的疾病。临床表现以急性上腹痛为特征,可伴有恶心、呕吐。

【护理措施】

1. 禁食 常规禁食,减少胃肠分泌,减轻对胰腺及周围组织的刺激,做好口腔护理。

2. 胃肠减压护理 妥善固定胃肠减压管,保持管道通畅,密切观察胃液的性状、颜色及量并准确记录。

3. 疼痛护理 遵医嘱给予抗胰酶药、解痉药或镇痛药;疼痛加剧时协助患儿取弯腰屈膝侧卧位,以减轻疼痛,按摩背部,教会患儿分散注意力的方法等。

4. 肠内营养的护理 重症患儿常先施行肠外营养,待患儿胃肠能够耐受后,尽早使用空肠营养管进行肠内营养。自行配制营养液,每次仅配制当日用量,4 ℃保存。输注时营养液的温度应接近体温,配好的营养液在容器中悬挂的时间不应超过 8 小时。连续输注营养液者应每 4～6 小时用无菌生理盐水或温水冲洗导管一次。禁止经该导管输注颗粒或粉末状药物,以防止堵管。保持管道通畅,避免压迫管道。每班交接时检查营养管的位置,测量外露部分的长度,做好记录,做到班班交接。不要牵拉、折叠管道。

5. 心理护理 病初患儿因疼痛、禁食而紧张哭闹,被迫采取前倾前屈卧位,拒绝交流。护士应协助其保持卧位,执行各项操作前耐心解释,鼓励患儿表达内心感受,讲解有关疾病治疗和康复的知识,取得其配合,帮助患儿树立战胜疾病的信心。

6. 饮食护理 病情好转恢复饮食后,要指导患儿及其家属正确选择饮食种类,避免操之过急。逐步从低脂肪流质饮食过渡到低脂肪、低胆固醇、优质低蛋白、易消化饮食,饮食规律,少量多餐,勿暴饮暴食。

7. 病情观察重点 密切观察生命体征、意识状态、皮肤黏膜温度和色泽,准确记录 24 小时出入量和水、电解质状况;观察腹痛的性质、范围、持续时间,呕吐后腹痛有无缓解,腹部体征变化。如患儿出现频繁呕吐、高热不退、剧烈腹痛、腹胀等情况,提示病情恶化,应立即报告医生处理。

8. 用药护理 禁食期间合理安排补液顺序和速度,根据医嘱合理应用抗生素,皮下注射奥曲肽注射液能抑制胰酶的分泌。

9. 出院指导

(1)讲解本病的预后,强调预防复发的重要性。出院后 4～6 周,避免提重物和过度疲劳,避免情绪激动,保持良好的精神状态。

(2)指导规律饮食,少量多餐,每日可进餐 5～6 次,减少对胰腺的刺激,使炎症趋于稳定。避免辛辣、油炸、高脂肪饮食。

(3)指导患儿及其家属遵医嘱服药,加强观察,定期随访,胰腺炎渗出物往往需要 3～6 个月才能完全吸收,出院后如出现腹痛、腹胀、呕吐等症状,需及时就医。

【主要护理问题】

1. 疼痛 与胰腺及其周围组织炎症、水肿或出血坏死有关。

2. 有体液不足的危险 与呕吐、禁食、胃肠减压或出血有关。

3. 体温过高 与胰腺炎症、坏死、继发感染有关。

4. 恐惧 与腹痛剧烈及病情进展急骤有关。

5. 潜在并发症:休克 与低血压或呕吐丢失体液或消化道出血有关。

6. 潜在并发症:低血糖/高血糖 与胰腺炎破坏胰岛细胞有关。

第十四节 波伊茨-耶格综合征

【定义】 波伊茨-耶格综合征即 PJS 或 PJ 综合征或黑斑息肉综合征,是一种罕见的以口唇黏膜、四肢末端皮肤色素沉着和全胃肠道多发息肉为特征的常染色体显性遗传病。

【护理措施】

1. 加强基础护理 保持口腔清洁,给予清淡易消化的软食,少量多餐,呕吐时头偏向一边,防止误吸,及时清除呕吐物,保持口腔清洁,避免不良刺激引起再次呕吐。积极查找贫血的原因,遵医嘱给予相应的处理。

2. 皮肤护理 黑斑处避免摩擦等机械性刺激,避免碱性肥皂擦洗以防破溃。

3. 饮食护理 饮食上注意避免刺激性强、粗糙的食物,少量多餐,多进高蛋白、富含维生素、细软、易消化的食物,进食后如有腹痛、腹胀,应及时处理。养成定时定量进食的好习惯,切忌暴饮暴食。

4. 术前护理 评估患儿的全身情况,做好胃肠镜检查前的各项检查及肠道准备,向患儿及其家属说明整个诊疗过程及目的,解除其疑虑,取得配合。应做好禁食、补液、抗感染和充分的胃肠道术前准备工作。

5. 术后护理 患儿多颗息肉摘除的手术范围大,术后第 1 天禁食,以减少肠蠕动及并发症的发生,第 2 天予流质饮食,第 2 周予无渣半流质饮食,禁食期间注意营养支持。术后 3 天内卧床休息,避免剧烈活动。严密观察病情变化,防止并发症发生。术后去枕仰卧,头偏向一侧,待清醒、血压平稳后取舒适体位。密切监测生命体征变化,观察神志、面色,观察有无腹痛、腹胀、便血等不适情况,如有异常情况,及时报告医生,防止并发症发生。

6. 病情观察重点 保守治疗时给予禁食、胃肠减压,遵医嘱使用抗生素抗感染及补液支持,注意休息,腹痛发作时注意观察腹痛部位、持续时间、性质,可取屈膝卧位,转移患儿注意力以减轻不适感。

7. 心理护理 因本病为少见遗传病,且病程长、病情复杂,长期不能明确诊断。患儿及其家属对其不了解,加之息肉很难根治,患儿胃肠道症状明显,易使患儿及其家属产生紧张、焦虑情绪,入院时有悲观、恐惧、多疑等情绪,应积极向患儿及其家属宣教该病的临床特点及治疗方案,指导患儿及其家属学会观察病情变化,并建立良好的护患关系,增强战胜疾病的信心,以期达到良好的治疗效果。

8. 出院指导 指导患儿注意饮食卫生,选用易消化食物,避免暴饮暴食,避免饭后剧烈运动,同时保持大便通畅。坚持长期随访,如有腹痛、便血等不适,及时就诊。出院时再次指导患儿及其家属学会观察病情变化,并做好定期随访复查。

【主要护理问题】

1. 潜在并发症:出血 与息肉及胃肠镜检查有关。

2. 潜在并发症:肠梗阻 与肠道息肉引起肠腔狭窄有关。

3. 潜在并发症:肠穿孔 与肠道病变及肠镜检查有关。

4. 有皮肤完整性受损的危险 与黑斑有关。

5. 知识缺乏 患儿家属缺乏疾病的相关知识。

第十五节 急性重型感染性腹泻病

【定义】 腹泻病是指多种病原体、多种因素引起的以大便次数增多和大便性状改变为特点的一组疾病。急性感染性腹泻病是指病程在 2 周以内、由病原体感染引起的腹泻病。急性重型感染性腹泻病发病率高、流行广泛,严重危害儿童健康。

【风险评估】

1. 病情变化 低血容量性休克、脱水、代谢性酸中毒、低血糖、低钾血症和低钙血症风险评估。

(1)低血容量性休克:主要表现为组织低灌注。①外周动脉搏动细弱,心率和脉搏增快。②面色苍白或苍灰、皮肤湿冷或有大理石花纹。③皮肤毛细血管充盈时间(CRT)延长(皮肤 CRT>3 秒)。④液体复苏后尿量仍少于每小时 0.5 mL/kg,持续至少 2 小时。⑤休克早期患儿可出现烦躁不安或萎靡、表情淡漠,晚期出现意识模糊甚至昏迷、惊厥。

患儿出现上述 3 条或以上组织低灌注表现,若血压正常则可诊断为休克代偿期。各年龄组儿童心率变量及不同年龄儿童低血压标准见表 2-3。

表 2-3　各年龄组儿童心率变量及低血压标准

年 龄 组	心率/(次/分)		年 龄 组	收缩压/mmHg
	心动过速	心动过缓		
>1 个月~1 岁	>180	<90	>1 个月~1 岁	<70
>1~6 岁	>140	<60	>1~9 岁	<[70+2×年龄(岁)]
>6~12 岁	>130	<60	≥10 岁	<90
>12~18 岁	>110	<60		

(2)脱水程度的分度与评估见表 2-4。

表 2-4　急性腹泻病患儿在不同脱水程度时的表现

脱水表现	轻 度	中 度	重 度
丢失体液占体重比例/(%)	3~5	>5~10	>10
精神状态	稍差	烦躁、易激动	萎靡、昏迷
皮肤弹性	尚可	差	极差、捏起皮肤恢复时间≥2 秒
口唇	稍干、口渴	干燥	明显干燥
前囟、眼窝	稍凹陷	凹陷	明显凹陷

续表

脱水表现	轻 度	中 度	重 度
肢端温度	正常	稍凉	四肢厥冷
尿量	稍少	明显减少	无尿
脉搏	正常	增快	明显增快
血压	正常	正常或稍降	降低或休克

(3)代谢性酸中毒。评估患儿有无呼吸深快、频繁呕吐、精神萎靡、嗜睡、昏迷等表现,血 pH≤7.35,碱剩余≤-3 mmol/L,提示有代谢性酸中毒。

(4)低血糖。评估患儿有无进食差、精神不振、无力等症状,末梢血糖是否不超过 3.9 mmol/L。

(5)低钾血症。评估患儿有无精神不振、无力、腹胀、心律紊乱等症状,血清钾是否不超过 3.5 mmol/L。

(6)低钙血症。评估患儿有无手足搐搦和惊厥,血清钙是否不超过 2.1 mmol/L。

2. 护理相关并发症的风险评估

(1)特殊药物外渗引起静脉炎。

(2)腹泻导致尿布皮炎的发生。

(3)各种护理风险评估:压疮风险评估量表(Braden-Q 量表)、儿童疼痛行为评估量表、Humpty Dumpty 跌倒/坠床评估量表、住院患者营养风险筛查与测评表、护理安全评估表。

【护理常规及安全防范措施】 急性重型感染性腹泻病治疗原则:预防和纠正低血容量性休克、代谢性酸中毒、脱水、电解质紊乱等,维持内环境稳定,预防并发症的发生。

1. 纠正水、电解质紊乱及酸碱平衡失调 迅速建立 2 条静脉通道,予吸氧、心电监护。联系临检室床边急查血气,遵医嘱给予扩容纠酸补液治疗。

2. 密切观察病情变化

(1)监测生命体征:如体温、脉搏、呼吸、血压等。

(2)观察脱水征:意识状态、体重、皮肤弹性、前囟、眼窝、眼泪及大便次数、颜色、性状、量等。

(3)观察酸中毒症状:如发热、精神萎靡、嗜睡、烦躁等。轻度酸中毒者症状不明显,较重的酸中毒表现为呼吸深而有力,唇呈樱桃红色,精神萎靡,嗜睡等。

(4)监测血糖:出现低血糖者,遵医嘱用药,根据病情监测血糖的变化。

(5)观察低钾血症:全身乏力、哭声低下、腹胀、肠鸣音减弱或消失、吃奶无力等。

(6)观察低钙血症:观察有无抽搐,发生抽搐者立即予以抢救,误吸者予以吸痰处理,遵医嘱予以葡萄糖酸钙静脉滴注。

3. 控制感染 病毒是急性感染性腹泻病的主要病原体。对于细菌性腹泻,根据粪便培养结果和药敏试验结果以及患儿临床情况选择相应抗生素。严格执行消毒隔离措施,避免交叉感染,做好手卫生。对于发热患儿,根据体温变化予以物理降温或药物降温。

4. 用药护理 判断脱水程度,遵循补液疗法。输液速度主要取决于脱水程度和继续损失的量和速度,遵循"先浓后淡、先盐后糖、先快后慢、见尿给钾、抽搐补钙"的原则。蒙脱石散应在餐前半小时口服,目的是使其更好地吸附于肠道黏膜而发挥作用,益生菌类宜餐后半小时冲服,温水送服。

5. 饮食护理 指导合理喂养,调整饮食。母乳喂养者继续哺乳,暂停辅食。人工喂养者予以米汤、白米粥、牛奶,少量多餐。对于呕吐严重者,可暂禁食 4~6 小时,待好转后继续进食,由少到多,由稀到稠。

6. 尿布皮炎的护理 婴幼儿选用柔软纸尿裤,勤更换。每次便后用温水清洗并吸干,保持皮肤清洁、干燥;臀红者可用氧化锌油涂擦并按摩片刻,促进血液循环。

7. 健康指导

(1)注意饮食卫生、食物新鲜、食具清洁。教育小儿饭前便后洗手,勤剪指甲。

(2)加强体格锻炼,适当进行户外活动。根据天气变化适当增减衣服。

(3)宣传母乳喂养的优点,指导合理喂养。

8. 安全防范措施

(1)营养的供给。根据住院患儿营养风险筛查的结果予以干预,根据医嘱给予合适的饮食。

(2)预防患儿误吸。少量多餐,避免呛咳,呕吐严重时头偏向一侧,防止误吸。

(3)预防压疮的形成。若病情允许,可以协助患儿改变体位,防止压疮。

(4)预防跌倒/坠床。根据 Humpty Dumpty 跌倒/坠床评估量表结果落实预防措施,床头放置防跌落警示标识,正确使用护栏,穿防滑的鞋子,做好安全宣教。

【应急预案】

(1)评估患儿脱水程度、精神状态。

(2)立即通知医生,同时建立 2 条静脉通道,遵医嘱给药,采集急查血标本。

(3)予以心电监护、吸氧。

(4)观察生命体征、神志、尿量、微循环改变。

(5)做好抢救及护理记录。

【技术规范】

1. 静脉留置针输液中需注意的护理风险

(1)选择粗、直血管,避开关节和静脉瓣,注意保护和合理使用静脉。

(2)防止空气栓塞,注意及时更换输液袋。

(3)不应在输液侧的肢体采集血标本,以免影响血标本的质量,导致结果错误。

(4)根据患者的年龄、病情、药物性质调整输液速度。

(5)加强输液巡视,严防输液外渗。

2. 心电监护仪使用中需注意的护理风险

(1)密切观察心电图波形,及时处理干扰及电极片脱落问题。

(2)正确设定报警界线,不能关闭报警声音。

(3)定期观察患者粘贴电极片处的皮肤,定时更换电极片,防止局部皮肤受损。

3. 吸氧过程中需注意的护理风险

(1)根据医嘱调节氧流量,做好患儿及其家属的健康教育。

(2)保持呼吸道通畅,注意湿化呼吸道。

(3)持续吸氧的患者注意保持管道通畅、无弯折、分泌物堵塞或扭曲,防止吸氧导管滑脱。

4. 输液泵使用过程中需注意的护理风险

(1)正确设定输液速度及其他参数,防止设定错误而延误治疗。

(2)护士随时查看输液泵的工作状态,及时排除报警故障,防止液体输入失控。

(3)注意观察穿刺部位皮肤的情况,防止发生液体外渗,若出现外渗,给予相应的处理。

第十六节 消化道大出血

【定义】 小儿消化道大出血(massive hemorrhage of gastrointestinal tract)并不罕见,从新生儿到儿童,任何年龄都可能发生,表现为呕血或便血,且多呕血及便血同时发生或先后发生,大量出血常导致休克与急性贫血。一般突然发生大出血者常无其他全身或局部症状,称无痛性大出血,少数继发于某些疾病者可有腹痛或高热等相应症状。

【风险评估】

诊断:具有典型呕血、黑便或便血表现的患者,容易诊断。胃液、呕吐物或大便潜血阳性,提示可能为出血患者。对于因头晕、乏力、晕厥等不典型症状就诊的患者,特别是生命体征不稳定、面色苍白及无法解释的急性血红蛋白(Hb)水平降低的患者,应警惕上消化道出血的可能性。存在活动性出血、循环衰竭、呼吸衰竭、意识障碍、误吸或格拉斯哥-布拉奇福德评分(GBS)>1分中任意一项,应考虑为危险性急性上消化道出血。严重贫血貌、持续性呕血或便血、晕厥、血压过低或Hb水平过低,均提示严重失血。当呕血、黑便量与贫血程度不相符时,应警惕隐匿的上消化道大出血。呕鲜血与咖啡色液,均提示病情危重。

1. 首先应评估患者意识、气道、呼吸和循环　在对急性上消化道出血进行初步诊断与鉴别后,结合GBS判断病情危险程度(证据水平:高;一致率:100%)。

意识评估:首先判断意识,意识障碍既提示严重失血,也是误吸的高危因素。

气道评估:评估气道通畅性及梗阻的风险。

呼吸评估:评估呼吸频率、节律、血氧饱和度。

循环评估:监测心率、血压、尿量及末梢灌注情况,条件允许时行有创血流动力学监测。

2. 出血程度的评估和周围循环状态的判断　病情严重程度与失血量呈正相关,每日消化道出血量>5 mL,大便潜血试验阳性;每日出血量超过50 mL,可出现黑便;胃内积血量>250 mL可引起呕血。一次出血量<400 mL时,因轻度血容量减少可由组织液及脾储血所补充,多不引起全身症状。一次出血量>400 mL,可出现头晕、心悸、乏力等症状。短时间内出血量>1000 mL,可有休克表现。

当患者消化道出血未及时排出,可通过观察其循环状态判断出血程度。早期循环血容量不足,可有直立性低血压,即由仰卧位改为坐位时,血压下降幅度>15 mmHg、心率增快超过10次/分。当收缩压<90 mmHg、心率>120次/分、面色苍白、四肢湿冷、烦躁不安或神志不清,则表明有严重大出血及休克。

3. 判断出血是否停止　由于肠道内积血需经约3日才能排尽,故黑便不提示继续出血。下列情况应考虑有消化道活动性出血:①反复呕血或黑便(血便)次数增多,肠鸣音亢进;②周围循环状态经充分补液及输血后未见明显改善,或虽暂时好转但又恶化;③Hb水平、红细胞计数与血细胞比容继续下降;④补液与尿量足够的情况下,血尿素氮持续或再次升高。

【护理常规及安全防范措施】

(1)活动与安全:出现头晕、心慌、出汗时立即卧床休息,用床栏加以保护,多巡视,注意保暖,治疗护理工作应有计划地集中进行。

(2)体位与保持呼吸道通畅。大出血时患儿取仰卧位并将下肢略抬高,以保证脑部供血。呕吐时头偏向一侧,防止窒息或误吸;必要时用负压吸引器清除气道内的分泌物、血液或呕吐物,保持呼吸道通畅,给予吸氧。

(3)严密监测血压、呼吸、脉搏、血氧饱和度等,定期复查Hb水平的变化。对于中等量及以上出血的患儿,应严格禁食,必要时留置胃管吸出含有胃酸的胃液,以保护食管、胃及十二指肠黏膜,也可通过胃管用冰盐水洗胃并注入止血药如凝血酶、云南白药等。

(4)患儿出现烦躁、面色苍白、大汗淋漓、血压下降等休克症状时,应迅速建立2条以上静脉通道,快速补充血容量,备血,准备输血。同时,积极纠正酸碱平衡失调,输液开始时宜快,可用生理盐水、右旋糖酐或其他血浆代用品。

(5)药物治疗:使用垂体后叶素止血的患者应注意静脉输注速度以及有无恶心、腹痛、便意、腹泻、心悸、面色苍白等不良反应,加强巡视,防止药物外渗。

(6)发热:消化道大出血后,部分患者在24小时内出现低热,持续3～5天后降至正常。发热机制可能与循环衰竭影响体温调节中枢有关。

【应急预案】

(1)询问病史,快速进行体格检查,患者出现呕血、便血、黑便(头晕、晕厥、乏力等)时,查胃内容物和大便潜血试验。诊断:急性消化道出血。

(2)有任意一项时,判断为有出血危险:意识障碍、崩溃气道、呼吸衰竭、循环衰竭、活动性出血、GBS>1分。

（3）抢救与分层救治：监护、紧急处置、气道保护、机械通气、液体复苏、输血、经验性联合用药（生长抑素＋质子泵抑制剂；疑似食管-胃底静脉曲张破裂出血,加用抗菌药物）。

（4）全面评估：推测出血原因,动态监测病情变化,是否存在活动性出血,判断病情严重程度及预后。

（5）积极复苏后血流动力学不稳定/稳定,无胃镜禁忌,必要时可24小时内紧急行内镜或介入检查治疗,明确病因,有效止血。如无效果,多学科（急诊科、消化科、介入科、外科等）诊治,选择合适的药物治疗,必要时手术探查。

（6）评估多器官功能及再出血和死亡风险,积极治疗原发病及随访。

知识拓展

肠内营养输注技术规范

1. 名词定义　肠内营养（enteral nutrition,EN）是经胃肠道提供代谢需要的营养物质及其他各种营养素的营养支持方式。

2. 适应证

（1）饮食摄取量不足：先天性胃肠道畸形、吸吮和吞咽功能障碍、头部创伤和大面积烧伤、肿瘤、厌食及抑郁症。

（2）消化道疾病：急慢性胰腺炎、慢性腹泻病、肝胆疾病、IBD、严重的胃食管反流病、短肠综合征（SBS）、自身免疫性肠病、消化道动力障碍、消化道病变导致营养摄入不足或营养吸收不良。

（3）危重病或术后营养不良。

（4）慢性病导致生长发育迟缓或高代谢状态：心肺疾病、肾衰竭、肿瘤、烧伤、代谢性疾病及神经系统疾病。

（5）需营养支持治疗的其他疾病。

3. 禁忌证

（1）绝对禁忌证：麻痹性或机械性肠梗阻、小肠梗阻、穿孔及坏死性小肠结肠炎（necrotizing enterocolitis,NEC）。

（2）相对禁忌证：中毒性巨结肠、肠道动力功能障碍、腹膜炎、消化道出血、高输出的肠瘘、严重呕吐及顽固性腹泻。因肠道内少量的营养物质（营养喂养）仍可促进肠道灌注、释放肠道激素并改善肠道屏障功能。在这些疾病状况下,可提供少量肠内营养,最大限度提高患儿对肠内营养的耐受性,并给予肠外营养以纠正营养缺失。

4. 目的

（1）供给细胞代谢所需要的能量与营养底物。

（2）维持组织器官结构与功能。

（3）通过营养素的药理作用调理代谢紊乱。

（4）调节免疫功能,增强机体抗病能力。

5. 准备

（1）用物准备：治疗单、一次性无菌治疗巾、一次性20 mL注射器、无菌纱布、营养液、温开水、橡皮筋、别针、加温器、营养泵、鼻饲警示牌,检查用物的有效期,保证物品处于备用状态。

（2）环境准备：病室安静整洁,光线充足,适宜操作。

（3）护士准备：衣帽整洁,洗手,戴口罩。

（4）患者准备：患者处于安静状态,配合操作。

6. 操作流程　操作顺序及要点见表2-5。

表 2-5　操作顺序及要点

顺　　序	操　作　要　点
1.素质准备	着装整洁
2.评估	①评估患儿的病情及配合程度 ②评估患儿腹部情况:腹胀、腹痛、腹泻 ③评估胃管在位情况(胃部听"气过水声")
3.洗手,戴口罩	七步洗手法正确洗手
4.准备用物	治疗单、一次性无菌治疗巾、一次性 20 mL 注射器、无菌纱布、营养液、温开水、橡皮筋、别针、加温器、营养泵、鼻饲警示牌
5.解释、核对	采用两种身份识别的方法进行患者身份确认(腕带、反问式)
6.体位准备	①根据患儿病情给予半坐卧位 ②有效防止反流、误吸的发生
7.放置营养泵	护士将肠内营养泵置于床头输液架上
8.开启营养泵	①连接肠内营养泵电源线 ②打开营养泵
9.悬挂营养液	①进行患儿信息核对 ②将肠内营养液挂置于输液架上
10.安装管路	将管路安装于肠内营养泵凹槽内
11.排气	进行机器内排气
12.悬挂警示牌	警示牌与营养液悬挂在同一个挂钩上
13.放置治疗巾	手不触及无菌治疗巾内侧
14.打开接头纱布	打开橡皮筋,暴露胃管接头处
15.放置无菌纱布	打开无菌纱布放置于无菌治疗巾内
16.抽吸温开水	抽吸温开水进行胃管冲洗
17.冲洗胃管	温开水脉冲式冲洗胃管
18.连接管路	将肠内营养泵管与胃管连接
19.固定	肠内营养泵管与胃管连接处用无菌纱布包裹,并用橡皮筋固定,使用别针将管路固定于床单位上
20.调节输注速度	根据患儿的病情及胃肠功能调节适当的输注速度
21.开启泵管	确定输注速度,开启营养泵进行喂养
22.核对、宣教	①操作完成后进行第三次核对 ②开始喂养时注意观察患者的反应 ③告知喂养期间的相关注意点
23.洗手、记录	记录喂养时间、速度

7.注意事项

(1)选择恰当:正确估算患儿营养需要量,选择合适的肠内营养设备、喂养途径及给予方式。

(2)细心观察:滴注时要注意观察胃肠道是否通畅,是否有胃潴留,以免引起食物反流,导致吸入性肺炎。

(3)适当体位:胃内喂养应采取坐位、半坐卧位或床头抬高 30°仰卧位以防反流或误吸,输注结束后应维持此体位 30 分钟。

(4)管道通畅:每次管饲结束后,均需用温开水冲洗管道,同时用手指轻揉管壁,以便彻底清洗,保持管道通畅。

(5)加强护理:准确记录出入量,观察皮肤弹性、脉搏、血压等症状及体征。

(6)温度适宜:营养液温度为 37~42 ℃,过冷或过热均会引起患儿不适。

(7)渐增浓度:营养液浓度应从低浓度逐渐增至所需浓度,以防止腹胀、腹泻等消化系统症状出现;浓度可从 5% 开始,逐渐增加至 25%,最高可达 30%。

(8)注意速度:注意营养液输注速度,滴速应逐渐增加,使消化道有适应过程。

(9)安全卫生:配制营养液时要保证卫生,输注前应检查营养液是否变质。配好的营养液应放在 4 ℃冰箱中保存,保存期不超过 24 小时。

(10)防止便秘:可选用含食物纤维营养制剂,以增加粪便体积,或给予短链脂肪酸,以增强结肠的运动功能。

参 考 文 献

[1] 江载芳,申昆玲,沈颖.诸福棠实用儿科学[M].8 版.北京:人民卫生出版社,2015.

[2] 崔焱,张玉侠.儿科护理学[M].7 版.北京:人民卫生出版社,2021.

[3] 北京儿童医院.护理诊疗常规[M].北京:人民卫生出版社,2016.

[4] 张芳.实用小儿消化系统疾病护理手册[M].南京:东南大学出版社,2011.

[5] 吴欣娟,张晓静.临床护理常规[M].北京:人民卫生出版社,2012.

[6] 李小寒,尚少梅.基础护理学[M].6 版.北京:人民卫生出版社,2017.

[7] 陆伦根,曾民德.胆汁淤积和自身免疫性肝病[M].2 版.北京:人民卫生出版社,2014.

[8] 董蒨.小儿肝胆外科学[M].北京:人民卫生出版社,2005.

[9] 王庸晋.急救护理学[M].上海:上海科学技术出版社,2001.

[10] 张抒扬,赵玉沛.罕见病学[M].北京:人民卫生出版社,2020.

[11] 邵小平,杨丽娟,叶向红,等.实用急危重症护理技术规范[M].2 版.上海:上海科学技术出版社,2020.

[12] Reintam B A,Starkopf J,Alhazzani W,et al. Early enteral nutrition in critically ill patients:ESICM clinical practice guidelines[J]. Intensive Care Med,2017,43(3):380-398.

[13] 屈花珍.1 例 Caroli 病并食管胃底静脉曲张破裂出血病人的护理[J].全科护理,2014,12(22):2110-2111.

[14] 蔡威.儿科临床营养支持[M].上海:上海交通大学出版社,2019.

[15] 张春燕,郑文洁.15 例系统性红斑狼疮合并蛋白丢失性肠病患者的观察与护理[J].中华护理杂志,2008,43(7):615-616.

[16] 邱群,张晓云.黑斑息肉综合征致肠套叠患儿的护理[J].中华护理杂志,2011,46(11):1131-1132.

[17] 中华医学会消化病学分会炎症性肠病学组儿科协作组.抗肿瘤坏死因子-α 单克隆抗体治疗儿童克罗恩病的专家共识[J].中华炎性肠病杂志,2021,5(2):114-124.

[18] 风湿免疫疾病慢病管理全国护理协作组.英夫利西单抗输注护理专家共识(2014 版)[J].中华风湿病学杂志,2016,20(3):193-196.

［19］　中华医学会消化内镜学分会儿科协作组,中国医师协会内镜医师分会儿科消化内镜专业委员会.中国儿童消化内镜诊疗相关肠道准备快速指南(2020,西安)[J].中国循证医学杂志,2021,21(3):249-259.

　［20］　中华医学会消化内镜学分会儿科协作组,中国医师协会内镜医师分会儿科消化内镜专业委员会.中国儿童消化道异物管理指南(2021)[J].中华消化内镜杂志,2022,39(1):19-34.

　［21］　张宝玲.急诊电子胃镜治疗儿童消化道异物的护理体会[J].当代医学,2016,22(23):105-106.

　［22］　赵会.一例经胃镜取异物中转剖腹探查患儿的护理体会[J].特别健康,2020(33):241.

　［23］　李明珍.小儿消化道异物经胃镜下取出术的护理方法研究[J].中外医疗,2019,38(35):120-122.

　［24］　刘登辉,向强兴,唐湘莲,等.儿童毛发性胃石症的外科治疗[J].中华普通外科杂志,2021,36(6):472-473.

　［25］　中华医学会神经病学分会神经遗传学组.中国肝豆状核变性诊治指南2021[J].中华神经科杂志,2021,54(4):310-319.

　［26］　中华医学会肝病学分会,中华医学会消化病学分会,中华医学会感染病学分会.胆汁淤积性肝病诊断和治疗共识(2015)[J].中华肝脏病杂志,2015,23(12):924-933.

　［27］　国家卫生健康委员会,国家中医药管理局.儿童急性感染性腹泻病诊疗规范(2020年版)[J].传染病信息,2021,34(1):1-8.

　［28］　中华医学会儿科学分会消化学组,《中华儿科杂志》编辑委员会.中国儿童急性感染性腹泻病临床实践指南[J].中华儿科杂志,2016,54(7):483-488.

　［29］　《中华内科杂志》编辑委员会,《中华医学杂志》编辑委员会,《中华消化杂志》编辑委员会,等.急性非静脉曲张性上消化道出血诊治指南(2018年,杭州)[J].中华内科杂志,2019,58(3):173-180.

　［30］　中国医师协会急诊医师分会,中华医学会急诊医学分会,全军急救医学专业委员会,等.急性上消化道出血急诊诊治流程专家共识[J].中国急救医学,2021,41(1):1-10.

　［31］　中国医疗保健国际交流促进会胃食管反流多学科分会.中国胃食管反流病多学科诊疗共识[J].中国医学前沿杂志(电子版),2019,11(9):30-56.

　［32］　席栋,郑玉花.小儿急慢性胰腺炎的研究进展[J].发育医学电子杂志,2020,8(1):92-96.

　［33］　中华医学会消化内镜学分会小肠镜和胶囊镜学组,国家消化系统疾病临床医学研究中心(上海).中国小肠镜诊治Peutz-Jeghers综合征的专家共识意见(2022年)[J].中华消化内镜杂志,2022,39(7):505-515.

　［34］　葛均波,徐永健,王辰.内科学[M].9版.北京:人民卫生出版社,2018.

第三章 心血管内科疾病护理常规

第一节 一般护理常规

1. 环境与休息 病室开窗通风,每次 30 分钟,室温 18~22 ℃,相对湿度 50%~60%,注意患儿保暖。根据活动耐力决定日常活动量,心力衰竭严重者绝对卧床休息,护理操作集中进行。

2. 饮食护理 选择高能量、富含维生素、高蛋白、易消化饮食,少量多餐,防止过饱。心力衰竭患儿遵医嘱给予低盐或无盐饮食,每日食盐量低于 2 g。

3. 体位管理 床头抬高 30°~45°,心力衰竭患儿取半坐卧位或端坐位,以减轻肺淤血,利于气体交换,改善呼吸困难。

4. 皮肤护理 保持患儿皮肤清洁、干燥,着宽松舒适的棉质内衣。多汗患儿应定时用温水清洁皮肤,及时更换汗湿的被服。

5. 排泄护理 保持大便通畅,便秘时遵医嘱给予通便剂,准确记录 24 小时出入量。

6. 发热护理 腋下温度达到 38.5 ℃ 及以上者遵医嘱给予药物降温,37.5~38.4 ℃者给予物理降温;寒战期间注意保暖。

7. 密切观察生命体征的变化 遵医嘱给予心电、血压、血氧监测,并记录。

8. 吸氧 患儿如有呼吸急促及发绀,应给予持续低流量吸氧,改善呼吸困难。

9. 保持呼吸道通畅 心脏疾病患儿合并呼吸道感染时,有大量气道分泌物而致通气困难,有效吸痰可及时清除呼吸道分泌物,保证呼吸道通畅。

10. 严格控制液体入量 应用输液泵控制输液速度,限制输液量及液体入量,避免短时间内大量液体进入体内增加心脏负担,加重心力衰竭。

11. 预防感染 给予保护性隔离,减少家属探视,预防感染的发生。

12. 心理护理 针对不同年龄阶段患儿的心理特点,评估患儿及其家庭需求,邀请家属共同参与,实施以家庭为中心的个体化心理干预措施。

第二节 心 肌 炎

【定义】 心肌炎是指由感染或其他原因引起的弥漫性或局灶性心肌间质的炎症细胞浸润和邻近的心肌纤维坏死或退行性变,从而导致不同程度的心功能障碍和其他系统损害的疾病。

【护理措施】

1. 休息 急性期应卧床休息,至体温稳定 3~4 周,基本恢复正常时逐渐增加活动量,恢复期继续限制活动量,一般总休息时间不短于 6 个月,重症患儿心脏扩大、有心力衰竭时,应延长卧床休息时间,待心力衰竭控制、心脏情况好转后再逐渐开始活动。

2. 饮食 指导患儿摄入高热量、高蛋白、富含维生素、清淡易消化食物,少量多餐,多食新鲜蔬菜和水果,如出现心功能不全,应限制钠盐摄入量。

3. 密切观察病情变化 遵医嘱给予持续心电监测、吸氧。严重者准备好抢救药品、复苏气囊、除颤仪、心脏临时起搏器等抢救用物,以备患儿病情突变时抢救急用。有心力衰竭时协助患儿取半坐卧位,尽量使其安静,治疗护理操作尽量集中进行,对于烦躁不安的患儿,遵医嘱给予镇静剂。静脉给药应注意滴注速度不宜过快,以免加重心脏负担。

4. 病情观察重点 暴发性心肌炎:小儿暴发性心肌炎是一种危及生命的心肌感染性疾病,临床少见,起病急、进展快、死亡率高(约 25%),新生儿尤高(75%)。发病人群以学龄儿童为主。因消化道疾病引起的心肌炎多可诱发心源性休克,进展迅速,尤其要引起重视。起病急骤,呈暴发性,在起病 24~48 小时可出现急性心功能不全、阿-斯综合征或严重心律失常。暴发性心肌炎主要临床表现为胸闷、乏力、面色苍白、呕吐、腹痛以及恶性心律失常等。如药物治疗无效,仍反复出现严重心律失常如病态窦房结综合征,三度房室传导阻滞合并室速、室扑交替出现时,需及时安装临时心脏起搏器,维持每搏输出量,保障有效血液循环,如循环功能仍不能恢复,行体外膜肺氧合(ECMO)治疗。

5. 严格控制液体入量 应用输液泵控制静脉输液速度,避免短时间内大量液体进入体内而增加心脏负担。

6. 用药护理

(1)使用洋地黄类药物时应密切观察疗效、副作用及毒性反应。给药前数心率或脉搏,年长儿心率<60 次/分,幼儿心率<80 次/分,婴儿心率<100 次/分或患儿出现恶心、呕吐、心律失常等症状时,应及时与医生联系停药。钙剂可增加地高辛的毒性作用,故地高辛应用时间应与钙剂间隔 6 小时。

(2)使用利尿剂时应注意观察尿量及有无乏力、精神萎靡、表情淡漠等水、电解质紊乱的表现。

(3)心源性休克使用血管活性药物和扩血管药时,使用输液泵控制速度,注意观察血压改变,若血压过低,应立即报告医生。密切观察输液局部有无红肿,防止药物外渗。

7. 出院指导

(1)强调休息对心肌炎恢复的重要性,预防呼吸道和消化道感染。

(2)对于携带抗心律失常药物出院的患儿,向其家属讲解药物名称、剂量、方法、作用及副作用,定期复诊。

【主要护理问题】

1. 活动无耐力 与心肌收缩力下降、组织供氧不足有关。

2. 舒适度改变 与心前区不适、胸痛有关。

3. 有坠床的危险 与精神萎靡、疲乏无力有关。

4. 有皮肤完整性受损的危险 与长期卧床有关。

5. 潜在并发症 心律失常、心力衰竭、心源性休克。

第三节 心律失常

【定义】 心律失常是指心脏冲动的频率、节律、起源部位、传导速度与激动次序的异常。心律失常按其发生原理可分为冲动起源异常和冲动传导异常两大类。

【护理措施】

1. 休息 急性期卧床休息,降低心肌耗氧量,取舒适卧位,保持病房安静、整洁,保证患儿充足的休息和睡眠。

2. 饮食 给予富含维生素、营养丰富、易消化、低盐饮食,进食不宜过饱,保持大便通畅。

3. 密切观察病情变化 遵医嘱给予持续心电、血压、血氧监测,若患儿出现呼吸困难、发绀等缺氧表现,应遵医嘱给予吸氧。密切观察生命体征变化,特别是心率、心律变化,一旦发现严重心律失常,立即报告医生,紧急处理。

4. 急救处理 备好抗心律失常药物及其他抢救药物、除颤仪等,一旦发生心搏、呼吸骤停,应立即进行心肺复苏,及时遵医嘱给予药物治疗。

5. 用药护理

(1)用药前严格执行"三查七对"制度,抢救及使用特殊抗心律失常药时须经双人核对无误后方可执行。

(2)遵医嘱严格维持静脉药量及静脉推注的速度,推注过程中密切观察患儿生命体征及心率、心律变化,观察穿刺部位皮肤,如发红、苍白、疼痛明显,必须立即更换穿刺部位,防止药物外渗致皮肤坏死。

(3)口服用药前严格遵守医嘱的心率限制要求,不符合医嘱心率限制的必须请示医生后再执行。

(4)观察用药的反应:①胃肠道反应为恶心、呕吐、食欲缺乏、腹痛;②神经系统表现为头痛、头晕、色视、复视、晕厥、抽搐、嗜睡;③心血管方面表现为窦性停搏、窦性心动过缓、胸闷、面部潮红。

知识拓展

(1)治疗小儿快速型心律失常常用药物:普罗帕酮、胺碘酮、美托洛尔、盐酸维拉帕米、利多卡因、地高辛等。非药物治疗方法:食道调搏、小儿射频导管消融术、体外电除颤和电复律。

(2)治疗小儿缓慢型心律失常常用药物:异丙基肾上腺素、肾上腺素、阿托品。非药物治疗方法:安装小儿永久心脏起搏器、临时心脏起搏器。

6. 兴奋迷走神经以复律 阵发性室上性心动过速的患儿可应用兴奋迷走神经的方法复律。刺激咽部使之产生恶心、呕吐;采用单侧压迫颈动脉窦法;采用潜水反射法,即用 4 ℃冰水毛巾捂面鼻,每次 10~15 秒,若一次无效,可隔 3~5 分钟再用,一般不超过 3 次。

7. 安全护理 评估患儿跌倒、坠床的风险因素,观察有无头晕、晕厥发生。床头放置防跌倒警示标识,指导家属拉起床栏,指导患儿穿防滑鞋,护士加强巡视。

8. 出院指导

(1)积极防治原发病,注意天气变化,及时增减衣物,少去公共场所,预防感染。适当休息与活动,保持患儿情绪稳定,避免剧烈活动及哭闹。

(2)按时服用抗心律失常药物,勿自行减量或停药,教会患儿及其家属自测脉搏和心率的方法,每次测量时间不短于 1 分钟并记录。如有不良反应,及时就诊。

(3)定期随访,监测心电图,及早发现病情变化,随时调整治疗方案。

(4)安装人工心脏起搏器的患儿应随身携带识别卡。

【主要护理问题】

1. 潜在并发症:猝死 与严重心律失常有关。

2. 心输出量减少 与心律失常有关。

3. 活动无耐力 与心律失常导致心输出量减少、组织缺血缺氧有关。

4. 焦虑 与心律失常反复发作、对治疗缺乏信心有关。

5. 知识缺乏 缺乏特定信息。

第四节 先天性心脏病合并肺炎

【定义】 先天性心脏病简称先心病,是胎儿时期心脏血管发育异常而导致的心血管畸形。根据左右心腔或大血管有无分流和临床有无青紫,可分为左向右分流型(潜伏青紫型)、右向左分流型(青紫型)、无分流型(无青紫型)。其中左向右分流型易合并肺炎。

【护理措施】

1. 建立合理生活制度 根据病情安排适当活动量,减少心肺负担。治疗护理操作尽量集中进行,减少搬动和刺激患儿,必要时遵医嘱给予镇静药物。有心功能不全的患儿应绝对卧床休息。

2. 供给充足营养 注意营养搭配,供给充足能量、蛋白和维生素,少量多餐。小婴儿采取斜抱式间歇喂乳,避免呛咳和呼吸困难,呛咳症状重时给予鼻饲喂养。心功能不全有水钠潴留者,采用无盐饮食或低盐饮食。保持大便通畅,必要时给予开塞露塞肛或灌肠。

3. 保持呼吸道通畅 有大量呼吸道分泌物而致通气困难时,有效吸痰可及时清除呼吸道分泌物,保持呼吸道通畅。

4. 严格控制输液速度和量 使用输液泵控制输液速度,防止发生心力衰竭或加重心力衰竭。

5. 密切观察病情变化

(1)观察有无心率增快、呼吸困难、端坐呼吸、咳泡沫样痰、水肿、肝大等心力衰竭的表现,如出现上述表现,立即置患儿于半坐卧位,给予吸氧,及时联系医生。对于缺氧或呼吸困难者,必要时于喂奶前后吸氧。对于肺水肿患儿,向氧气湿化瓶中加入 20%～30% 酒精。酒精湿化可以降低肺泡内泡沫的张力,使泡沫破裂,改善通气状态。心力衰竭者详细记录出入量,水肿者每周测体重 2 次。

(2)及时发现法洛四联症患儿因活动、哭闹、便秘引起的缺氧发作。一旦发生,应立即置患儿于膝胸位,吸氧,遵医嘱给予纠酸、应用吗啡等抢救治疗。

6. 用药护理

(1)洋地黄:应密切观察疗效、副作用及毒性反应。给药前数心率或脉搏,年长儿心率<60 次/分,幼儿心率<80 次/分,婴儿心率<100 次/分或患儿出现恶心、呕吐、心律失常等症状时,应及时与医生联系停药。钙剂可增加地高辛的毒性作用,服用两药时应间隔 6 小时。

(2)利尿剂:应注意观察尿量及有无乏力、精神萎靡、表情淡漠等水、电解质紊乱的表现。

(3)使用血管活性药物时,使用输液泵控制速度,注意观察血压改变,若出现血压过低,应立即报告医生。密切观察输液局部有无红肿,防止药物外渗。

7. 健康教育 指导家属掌握先天性心脏病的日常护理,建立合理的生活制度,预防感染和其他并发症,定期复查,调整心功能到最佳状态,使患儿安全到达可手术年龄。

【主要护理问题】

1. 气体交换受损 与肺组织弹性减低、通气功能障碍有关。

2. 活动无耐力 与体循环血量减少或血氧浓度下降影响生长发育有关。

3. 营养失调:低于机体需要量 与喂养困难及体循环血量减少、组织缺氧有关。

4. 有感染的危险 与肺血流量增多及心内缺损易致心内膜损伤有关。

5. 焦虑(家属) 与疾病的威胁、担忧手术有关。

第五节 心 肌 病

【定义】 心肌病是指心肌构造和解剖异常,且无足以引起上述心肌异常的冠状动脉疾病、高血压、心脏瓣膜病和先天性心脏病。按形态功能分为扩张型心肌病、肥厚型心肌病、限制性心肌病、致心律失常性右心室心肌病和未分类心肌病五种类型。

【护理措施】

1. 休息与活动 根据患儿心功能状况,限制或避免体力活动,有心力衰竭及心脏明显扩大者,需卧床休息,避免激烈运动。养成定时排便的习惯,病情许可时可协助患儿使用便器,同时注意观察患儿的心率、血压,嘱排便时不可用力,必要时遵医嘱使用开塞露。

2. 饮食 给予高蛋白、富含维生素、富含纤维素的清淡饮食,心力衰竭时应给予低盐饮食,限制含钠高的食物的摄入量。

3. 严格控制输液速度和量 使用输液泵控制输液速度,防止发生心力衰竭或加重心力衰竭。

4. 环境 保持环境安静,各种护理操作集中进行,减少刺激,必要时遵医嘱给予镇静药物。

5. 病情观察

(1)监测生命体征变化,对危重患儿给予心电监护。

(2)观察有无心率增快、呼吸困难、端坐呼吸、咳泡沫样痰、水肿、肝大等心力衰竭的表现。

(3)每日早晨测体重,准确记录 24 小时出入量。

6. 用药护理

(1)洋地黄:应密切观察疗效、副作用及毒性反应。给药前数心率或脉搏,年长儿心率<60 次/分,幼儿心率<80 次/分,婴儿心率<100 次/分,或患儿出现恶心、呕吐、心律失常等症状时,应及时与医生联系停药。钙剂可增加地高辛的毒性作用,服用两药时应间隔 6 小时。

(2)利尿剂:应注意观察尿量及有无乏力、精神萎靡、表情淡漠等水、电解质紊乱的表现。

(3)使用血管活性药物时,使用输液泵控制速度,注意观察血压变化,若出现血压过低,应立即报告医生。密切观察输液局部有无红肿,防止药物外渗。

7. 密切观察患儿有无血栓栓塞 若发现患儿偏瘫、失语、腰痛、突然胸痛、气促、发绀或咳红色黏稠血痰、肢端苍白、皮肤温度降低、脉搏消失或有肉眼血尿等,及时报告医生,给予相应处理。

8. 心理护理 对于年长儿,由于病程长、病情复杂、预后差,患儿易产生焦虑、恐惧心理,故在护理过程中应多关心体贴患儿,帮助其消除悲观情绪,增强治疗信心。

9. 出院指导

(1)积极防治原发病,注意天气变化,及时增减衣物,少去公共场所,预防感染。适当休息与活动,保持患儿情绪稳定,避免剧烈活动及哭闹。

(2)给予高蛋白、富含维生素、富含纤维素的清淡饮食,少量多餐。保持大小便通畅。

(3)按时服用抗心力衰竭、纠正心律失常的药物,勿自行减量或停药,教会患儿及其家属自测脉搏和心率的方法,每次测量时间不少于 1 分钟并记录。如有不良反应,及时就诊。

(4)定期随访,及早发现病情变化,随时调整治疗方案。

【主要护理问题】

1. 活动无耐力 与心肌收缩力下降、组织供氧不足有关。

2. 潜在并发症 心力衰竭、血栓栓塞、心律失常、心源性休克。

3. 焦虑(家属) 与疾病的威胁有关。

第六节 感染性心内膜炎

【定义】 感染性心内膜炎是由病原体引起的心内膜、瓣膜的感染性疾病。

【护理措施】

1. 休息与活动 超声心动图检查确诊有心内赘生物形成的患儿应绝对卧床休息,防止赘生物脱落。急性期限制活动,病情好转后逐渐增加活动量。

2. 饮食 给予高蛋白、富含维生素、营养丰富的食物,鼓励多饮水。

3. 发热护理 遵医嘱抽血培养,采取物理降温措施,体温≥38.5 ℃者遵医嘱使用退热药。

知识拓展

　　血细菌培养阳性是诊断感染性心内膜炎的重要依据。严格遵守操作规程,正确采集血标本,每次采血时尽量多采一些,并保持血液与培养液的比例为1∶10。分别采用需氧和厌氧培养基培养,必要时加做真菌培养,标本于2小时内送检。

　　4. 用药护理　遵医嘱早期、足量应用抗生素,疗程一般为4～6周或更长,注意保护血管。加强口腔护理,预防真菌感染。

　　5. 密切观察生命体征　遵医嘱给予吸氧和心电、血压、血氧监测。

　　6. 并发症的观察　密切观察病情变化,每班交接时评估患儿有无意识改变、胸闷、胸痛、呼吸困难、心律失常、肢端疼痛、抽搐、血尿等栓塞症状。

　　7. 生活护理　满足患儿生理需求。保持床单位清洁、干净,及时更换汗湿的被服,注意皮肤护理。

　　8. 出院指导

　　(1)注意天气变化,及时增减衣物,少去公共场所,预防感染。

　　(2)给予高蛋白、富含维生素、富含纤维素的食物。

　　(3)指导家属按时完成足够剂量和足够疗程的抗生素治疗,密切监测体温变化、药物不良反应及用药效果。

　　(4)定期随访,及早发现病情变化,随时调整治疗方案。

　　【主要护理问题】

　　1. 潜在并发症　心力衰竭、栓塞。

　　2. 自理能力缺陷　与医疗限制、长期输液有关。

　　3. 发热　与感染有关。

　　4. 活动无耐力　与心肌及心脏瓣膜受损有关。

　　5. 焦虑　与对疾病不了解、担心预后有关。

第七节　先天性心脏病导管介入治疗

　　【定义】　通过非开胸途径,将特制的导管及装置由外周血管插入所需治疗的心血管腔内,以替代外科手术治疗,称为导管介入治疗。

　　【护理措施】

　　1. 术前护理

　　(1)遵医嘱完善各项术前检查,向家属解释手术目的、方法及注意事项。

　　(2)给予保护性隔离,防止感染的发生,若发现体温波动、咳嗽等不适,及时报告医生。

　　(3)术前禁饮2小时,母乳喂养者禁食4小时,配方奶喂养者禁食6小时,固体食物喂养者禁食8小时。

　　(4)术前1天清洁手术区皮肤,年长儿需备皮,术前1晚排大便,着开襟宽松棉质衣物,备一次性护理垫、尿盆、盐(砂)袋等。指导并训练年长儿床上排大小便。

　　(5)护士应检查患儿足背动脉搏动情况以便于术中、术后观察下肢血供情况。

　　(6)建立静脉通道,术前遵医嘱使用抗生素,避免穿刺下肢血管。

　　(7)保证术前1晚良好的休息和睡眠,做好患儿及其家属的心理护理,避免焦虑。

2. 术后护理

(1)返病房,去枕仰卧 6 小时,股静脉穿刺者应卧床 12 小时,股动脉穿刺者需卧床 24 小时以上。

(2)遵医嘱给予吸氧和心电、血压、血氧饱和度监测,密切监测生命体征的变化,如发现异常,及时报告医生。

(3)指导家属在敷料外点式压迫伤口 2～4 小时,观察伤口有无渗血、红肿、疼痛等情况。保持伤口敷料清洁、干燥,敷料污染时及时更换。如果穿刺处出现包块,应警惕假性动脉瘤的发生,及时就医。

(4)观察穿刺侧肢体足背动脉搏动情况、皮肤颜色及温度变化,如发现动脉搏动消失、皮肤苍白、发凉或肢体肿胀,及时报告医生进行处理。

(5)术后禁食 6 小时,或麻醉完全清醒后才能进食。清醒后给予少量饮水,无呛咳、呕吐后给予流质饮食。

(6)观察小便的颜色,如出现酱油样小便,提示机械性溶血,应立即报告医生。如排尿困难且膀胱充盈,可热敷膀胱或按摩膀胱区以协助排尿,必要时导尿。

(7)室间隔、房间隔缺损封堵术后遵医嘱口服阿司匹林 6 个月至封堵器完全内膜化。密切观察患儿有无出血倾向,如有无牙龈出血、皮肤黏膜瘀斑及消化道出血等症状。

3. 出院指导

(1)注意天气变化,及时增减衣物,少去公共场所,预防感染。

(2)遵医嘱按时、准确服药,定期复诊,术后 1 个月、3 个月、6 个月和 1 年复查超声心动图、心电图及胸部 X 线检查。

(3)术后 3 个月内避免剧烈活动和胸骨撞击,半年后患儿可以完全和正常人一样运动。

【主要护理问题】

1. 潜在并发症:伤口出血、动静脉血栓形成 与手术操作有关。

2. 舒适度改变 与术后肢体制动、腹部胀气有关。

3. 体温过高 与伤口感染、手术有关。

4. 焦虑(家属) 与疾病的威胁、担忧检查和手术有关。

第八节 心脏电生理检查射频消融术

【定义】 心脏电生理检查是通过记录心内心电图、标测心电图和应用各种特定的电脉冲刺激,借以诊断和研究心律失常的一种方法。射频消融术是将电极导管经静脉或动脉血管送入心腔特定部位,释放射频电流导致局部心内膜及心内膜下心肌凝固性坏死,达到阻断快速型心律失常异常传导束和起点的介入技术。

【护理措施】

1. 术前护理

(1)遵医嘱完善各项术前检查,向家属解释手术目的、方法及注意事项。

(2)给予保护性隔离,防止感染的发生,发现体温波动、咳嗽等不适时,及时报告医生。

(3)术前禁饮 2 小时,母乳喂养者禁食 4 小时,配方奶喂养者禁食 6 小时,固体食物喂养者禁食 8 小时。

(4)术前 1 天清洁手术区皮肤,年长儿需备皮,术前 1 晚排大便,着开襟宽松棉质衣物,备一次性护理垫、尿盆、盐(砂)袋等。指导并训练年长儿床上排大小便。

(5)护士应检查患儿足背动脉搏动情况以便于术中、术后观察下肢血供情况。

(6)建立静脉通道,术前遵医嘱使用抗生素,避免穿刺下肢血管。

(7)术前遵医嘱停用抗心律失常药物,以降低术中不能诱发心律失常的可能性。

(8)保证术前1晚良好的休息和睡眠,做好患儿及其家属的心理护理,避免焦虑。

2.术后护理

(1)返病房后,去枕仰卧6小时,股静脉穿刺者应卧床12小时,股动脉穿刺者需卧床24小时以上。

(2)遵医嘱给予吸氧及心电、血压、血氧饱和度监测,密切监测生命体征的变化,如发现异常,及时报告医生。

(3)指导家属在敷料外点式压迫伤口2~4小时,观察伤口有无渗血、红肿、疼痛等情况。保持伤口敷料清洁、干燥,敷料污染时及时更换。如果穿刺处出现包块,应警惕假性动脉瘤的发生,及时就医。

(4)观察穿刺侧肢体足背动脉搏动、皮肤颜色及温度变化,如发现动脉搏动消失,皮肤苍白、发凉或肢体肿胀,及时报告医生进行处理。

(5)术后禁食6小时,或麻醉完全清醒后再进食。清醒后给予少量饮水,无呛咳、呕吐后给予流质饮食。

(6)左旁道,左侧室早、室速,左侧房速、房扑等动脉系统消融者,术后给予阿司匹林(3~5 mg/(kg·d)口服,最大剂量100 mg)口服2个月。密切观察患儿有无牙龈出血、皮肤黏膜瘀斑及消化道出血等症状。

3.出院指导

(1)注意天气变化,及时增减衣物,少去公共场所,预防感染。

(2)遵医嘱按时、准确服药,定期复诊,术后1个月、3个月、6个月和1年复查超声心动图、心电图。

(3)指导患儿及其家属自行观察心律及心率变化,如有变化,应及时在就近医疗机构做十二导联心电图,以备复诊参考。

【主要护理问题】

1.潜在并发症:伤口出血、动静脉血栓形成 与手术操作有关。

2.舒适度改变 与术后肢体制动、腹部胀气有关。

3.体温过高 与伤口感染、手术有关。

4.焦虑(家属) 与疾病的威胁、担忧检查和手术有关。

第九节 儿童永久心脏起搏器植入术

【定义】 心脏起搏器是一种植入于体内的电子治疗仪器,应用脉冲发生器发放人工脉冲电流,刺激心脏使之激动和收缩,以模拟心脏的冲动发生和传导等电生理功能,用于治疗某些由心律失常所致心脏功能障碍。

【护理措施】

1.术前护理

(1)遵医嘱完善各项术前检查,向家属解释手术目的、方法及注意事项。

(2)给予保护性隔离,防止感染的发生,发现体温波动、咳嗽等不适时,及时报告医生。

(3)术前禁饮2小时,母乳喂养者禁食4小时,配方奶喂养者禁食6小时,固体食物喂养者禁食8小时。

(4)评估手术部位皮肤完整性,有无结痂、瘢痕、皮疹,术前1天清洁手术区皮肤,术前1晚排大便,着开襟宽松棉质衣物,备一次性护理垫、尿盆、盐(砂)袋等。指导并训练年长儿在床上排大小便。

(5)建立静脉通道,术前遵医嘱使用抗生素。

(6)保证术前1晚良好的休息和睡眠,做好患儿及其家属的心理护理,避免焦虑。

2. 术后护理

(1)术后 24 小时需绝对卧床休息,必须搬动时应注意平稳,避免植入侧上肢外展及颈部过度牵拉。

(2)伤口护理:手术侧肩及上臂伤口用盐(砂)袋压迫 24 小时,制动 1 周。密切观察伤口敷料有无渗血、囊袋处皮肤有无血肿及波动感、盐(砂)袋压迫位置是否正确,保持伤口处皮肤清洁、干燥。

(3)病情观察:持续心电监测,观察心率、心律的变化。如发现心律不齐、心率低于起搏心率、起搏器感知功能异常等,应及时通知医生处理。

(4)密切监测术后体温变化,遵医嘱应用抗生素预防感染。

(5)术后宜进营养丰富、清淡、易消化的食物。进食时注意保护切口,避免污染切口。

(6)嘱患儿避免用力咳嗽,咳嗽时注意用手按压切口,防止电极脱位。保持大小便通畅,必要时给予开塞露,防止因用力排便而发生意外。

3. 出院指导

(1)术后早期植入侧肢体避免进行伸展、提举和突然的提拉活动,以后逐渐增加手臂的活动。

(2)着宽松衣服,防止摩擦,洗澡时不要用力揉搓切口处,不要抚摸、移动植入皮下的起搏器,避免打击与撞击。

(3)教会患儿及其家属自测脉搏,如出现明显高于或低于起搏器所设定的频率或心律不齐,甚至出现头晕、黑蒙、乏力、晕厥等,及时就诊。

(4)远离大型电器设备、无线电发射塔、磁铁、医疗机构的磁共振仪器、手术电凝刀等。移动电话放置在距离起搏器至少 15 cm 的口袋内,拨打或接听电话时采用对侧。一旦接触某种环境或电器后出现胸闷、头晕等不适,应立即离开现场或不再使用该种电器。

(5)随身携带"心脏起搏器身份识别卡",如乘飞机出示此卡可免安检。

(6)定期复诊,术后 1 个月、3 个月、6 个月随访一次,以后每半年随访一次。如电池电量将近耗尽,随访间期应缩短。

【主要护理问题】

1. 潜在并发症 伤口出血、起搏电极移位。

2. 舒适度改变 与术后肢体制动、腹部胀气有关。

3. 体温过高 与切口感染、手术有关。

4. 焦虑(家属) 与疾病的威胁、担忧检查和手术有关。

第十节 川崎病冠状动脉病变

【定义】 川崎病又称皮肤黏膜淋巴结综合征,是一种以全身血管炎为主要病变的急性发热出疹性小儿疾病,其并发症为冠状动脉扩张或冠状动脉瘤的形成。

【护理措施】

1. 发热 监测体温变化,观察热型及伴随症状,及时采取必要的护理措施。

2. 休息与活动 急性期患儿应绝对卧床休息,冠状动脉正常及轻度扩张者,限制活动 6~8 周;小型及中型冠状动脉瘤者,小于 11 岁患儿限制活动 6~8 周,11~20 岁患儿依据负荷试验结果或心肌灌注显像指导活动;巨大冠状动脉瘤患儿,依据负荷试验结果或心肌灌注显像指导活动。

3. 饮食 发热期间能量消耗较大,可以给予高热量、高蛋白、富含维生素的流质或半流质饮食,鼓励患儿多喝水,避免摄入生、硬、过热、辛辣、刺激性食物。

4. 皮肤黏膜护理 保持皮肤清洁,剪短指甲,对半脱的痂皮,用干净剪刀剪除,切忌强行撕脱导致出血和继发感染。观察口腔黏膜病损情况,保持口腔清洁,口唇干裂者可涂护唇油,禁食生、硬、辛辣的食物,必要时遵医嘱给予药物涂擦口腔创面。婴幼儿避免长期纸尿裤包裹而加重肛周破损,可外用润肤霜及护臀膏。

5. 病情观察重点 密切监测患儿有无心血管损害的表现,如面色、精神状态、心率、心律,一旦发现异常,立即进行心电监护,根据心血管损害程度采取相应的护理措施。

6. 用药护理 密切观察是否有消化道出血表现,静脉注射丙种球蛋白后有无过敏反应,一旦发生异常,及时处理。

7. 心理护理 家属因患儿心血管受损可能产生不安心理,应及时向家属交代病情,给予其心理支持。

8. 出院指导

(1)口服抗血小板药物及抗凝剂的患儿应避免竞争性及冲撞性运动,常规限制活动 6～8 周,冠状动脉瘤形成者限制剧烈运动直至冠状动脉瘤消退。

(2)遵医嘱服药,不得自行更改药量或停药。

(3)定期复诊,出院后 2 周、1 个月、2 个月、6 个月、1 年复查一次,视病情完善相关检查,如血常规、凝血功能、生化指标检测及心电图、心脏超声等。

(4)输注免疫球蛋白后 11 个月内避免接种麻疹、腮腺炎、风疹、水痘疫苗,出院后半年内避免接种灭活疫苗。

【主要护理问题】

1. 体温过高 与感染、免疫反应等因素有关。

2. 皮肤黏膜完整性受损 与小血管炎有关。

3. 潜在并发症 冠状动脉瘤破裂。

第十一节 儿童高血压

【定义】 高血压是以体循环动脉压增高为主要表现的临床综合征。儿童高血压多见于青少年,以继发性高血压为主。儿童高血压诊断标准:新生儿血压>90/60 mmHg,婴幼儿血压>100/60 mmHg,学龄前儿童血压>110/70 mmHg,学龄儿童血压>120/80 mmHg。下肢血压较上肢血压高 10～20 mmHg。

【护理措施】

1. 休息与活动 患儿出现症状时应立即卧床休息,减少活动,科学地安排治疗、检查时间,避免干扰患儿休息。

2. 监测血压的动态变化 严密观察患儿神志及意识状态,有无头晕、头痛、恶心、呕吐等症状,及早发现高血压危象和心、脑、肾等靶器官受累的现象。对需密切观察血压者应做到"四定",即定时间、定部位、定体位、定血压计。

3. 皮肤护理 保持床单位平整、清洁,避免皮肤破溃引发感染。对于出现水肿的患者,观察水肿出现的部位、严重程度及消退情况。对于双下肢水肿患者,可抬高双下肢以促进静脉回流。

4. 饮食 减少脂肪摄入量,补充适量优质蛋白,遵医嘱进低盐、低脂肪饮食,维持足够的钾、钙摄入。

5. 用药护理 向患儿及其家属讲解服用药物的种类、方法、剂量和服用时间、药物不良反应等。告知患儿及其家属在服用降压药物期间,定时测量血压、脉搏,不可擅自增减或停药。

6. 高血压危象护理

(1)绝对卧床休息,选择合适卧位,避免一切不良刺激,保证良好的休息环境,做好心理护理。

(2)遵医嘱给予吸氧、心电监护、降压治疗,使用药物降压过程中密切观察患儿神志、心率、呼吸、血压及尿量的变化,防止血压过度降低引起肾、脑及冠状动脉缺血。

(3)生活护理:如患儿头晕严重,协助其床上排大小便,实施预防跌倒的护理措施。保持口腔清洁,及时清理呕吐物。

7. 出院指导

(1)保持规律的生活方式和稳定的情绪,控制体重,增加蔬菜、水果等富含纤维素食物的摄入量,养成每天排便的习惯。

(2)指导患儿家属做好患儿血压监测,不可擅自增减或停药,避免血压出现大幅度的波动,定期门诊复查。

【主要护理问题】

1. 疼痛(头疼) 与血压增高有关。

2. 潜在并发症 高血压危象。

3. 家属知识缺乏 缺乏特定信息。

第十二节 心力衰竭

【定义】 心力衰竭是指多种原因导致的心脏结构和(或)功能异常改变,使心室收缩和(或)舒张功能发生障碍,心输出量不能满足机体的需求,同时引起神经内分泌调节障碍,对心脏及全身各器官造成影响的一组复杂临床综合征。

【风险评估】

1. 病情风险评估

(1)呼吸急促:婴儿呼吸频率>60次/分,幼儿呼吸频率>50次/分,年长儿呼吸频率>30次/分。

(2)心动过速:婴儿心率>160次/分,幼儿心率>140次/分,年长儿心率>120次/分,不能用发热或缺氧解释。

(3)心脏扩大。

(4)烦躁、喂养困难、体重增加、少尿、水肿、多汗、发绀、呛咳、阵发性呼吸困难(2项以上)。

(5)肝大:婴幼儿肋下1cm及以上,年长儿肋下1cm以上;进行性肝大或伴触痛更有意义。

(6)肺水肿。

(7)奔马律。

以上7条中,满足(1)~(4)项可考虑心力衰竭,满足(1)~(4)项加(5)~(7)项中的1项;或(1)~(4)项中2项加(5)~(7)项中2项即可确诊心力衰竭。儿童心力衰竭严重程度分级见表3-1。

表3-1 儿童心力衰竭严重程度分级

分 级	NYHA分级	ROSS分级
Ⅰ	体力活动不受限制	体力活动不受限制或无症状
Ⅱ	休息时无不适,但一般活动后疲乏、心悸、呼吸困难或胸痛	婴幼儿:轻度呼吸急促,喂养时多汗 年长儿:活动时轻、中度呼吸困难
Ⅲ	轻微活动即产生症状,影响日常活动	婴幼儿:明显呼吸急促,喂养时多汗,生长障碍 年长儿:活动后明显呼吸困难
Ⅳ	不能从事任何体力活动,休息时亦有心力衰竭症状,且活动后加重	休息时出现症状,如呼吸急促、呻吟、吸气凹陷、多汗

注:NYHA分级指的是纽约心脏协会的心功能分级。

2. 护理风险评估 选择合适的风险评估工具,并结合患儿病情,当班内完成压疮风险评估(Braden-Q量表)、儿童静脉血栓风险因素评估、Humpty Dumpty跌倒/坠床评估、护理安全评估。根据评估的风险等级,制订相关护理措施,若病情变化,则需再次评估。

【护理常规及安全防范措施】

1.改善心脏功能 遵医嘱使用洋地黄类药物改善心肌收缩力,观察药物疗效及副作用。保持环境安静,护理操作集中进行,避免患儿烦躁、哭闹。床头抬高30°～45°,呼吸困难和发绀时予吸氧,每分钟1～2 L。每2～4小时或按需评估血压、心律、心率、心音、呼吸、血氧饱和度、皮肤颜色、末梢循环情况等。

2.维持体液平衡 控制水钠入量,给予低盐饮食,钠盐每日摄入不超过0.5 g。每日液体及钠盐摄入量不超过生理需要量的80%。使用输液泵控制滴速,每小时输液速度<5 mL/kg。准确记录24小时出入量,每日清晨同一时间,空腹排空大小便后使用同一体重秤监测体重。

3.维持活动耐力 根据活动耐力决定日常活动量。心力衰竭严重者绝对卧床休息,心力衰竭控制后根据病情逐渐增加活动量,制订个体化的康复方案。向患儿及其家属介绍心力衰竭的病因、诱因及防治措施,指导患儿及其家属根据病情适当安排休息,避免情绪激动和过度活动。

4.营养支持 少量多餐,避免呛咳。给予高热量、富含维生素、易消化饮食。婴儿每日热量为130～140 kcal/kg,可给予高热量的浓缩配方奶,吸吮困难者采用滴管或鼻饲。年长儿多吃蔬菜和水果,避免便秘及用力排便。

5.用药护理

(1)洋地黄:每次使用洋地黄前测量脉搏,必要时测心率。新生儿心率<100次/分,婴幼儿心率<90次/分,年长儿心率<60次/分时需暂停用药一次并报告医生。洋地黄中毒时最常见心律失常,其次为恶心、呕吐等胃肠道反应。洋地黄中毒时应立即停用洋地黄和利尿剂,同时补充钾盐。

(2)利尿剂:根据利尿剂的作用时间安排给药,尽量在清晨或上午给药,以免夜间多次排尿影响睡眠。定时测体重及记录尿量,观察水肿变化。用药期间进含钾丰富的食物,如柑橘、牛奶、菠菜、豆类等。观察患儿有无乏力、精神萎靡、表情淡漠等水、电解质紊乱的表现。

(3)磷酸二酯酶抑制剂:合用强利尿剂时,易引起水、电解质紊乱;与呋塞米混合时立即产生沉淀,应避免与呋塞米在同一静脉通道应用。

6.心理护理 应关心爱护患儿,建立良好的护患关系,消除患儿的紧张心理,避免患儿情绪激动、烦躁。由于用药繁多且经常更换,应设法提高患儿及其家属的治疗依从性。

7.预防深静脉血栓形成 不论静脉血栓栓塞(VTE)风险程度如何,所有患儿均应采取基本预防措施。对患儿及其家属加强健康宣教,术后麻醉未醒或制动者尽早开始下肢主动或被动运动,如踝泵运动、下肢按摩等;尽早下床活动;避免脱水,保证有效循环血量;有创操作时动作轻柔、精细,尽量微创。

8.预防压疮的形成 病情允许时可协助患儿改变体位,指导家属按摩患儿骨隆突处,防止压疮的形成。

9.防止患儿发生误吸 少量多餐,避免呛咳。喂奶时应注意观察患儿吸吮力、面色、呼吸状态,有无呛咳、恶心、呕吐等。喂奶后协助患儿取右侧卧位,并将床头抬高30°,防止发生误吸。

10.预防患儿发生跌倒/坠床 评估患儿跌倒/坠床的风险因素,观察患儿有无头晕、晕厥发生。床头放置防跌倒警示标识,指导家属拉起床栏,指导患儿穿防滑的鞋子,护士加强巡视。

11.基础护理 根据患儿病情及自理能力,确定护理级别,协助患儿及陪护做好生活护理,保持床单位整洁。

12.防管道滑脱 妥善固定各类管道。加强导管护理,妥善固定,保持引流通畅,一旦发生导管脱落,应保持镇静,根据导管种类,立即采取相应的应急程序。

【应急预案】

(1)观察患儿生命体征变化,是否有心率增快、呼吸困难、端坐呼吸、咳泡沫样痰、水肿、肝大等心力衰竭的表现。

(2)如出现上述表现,立即置患儿于半坐卧位,给予吸氧、心电监护,及时通知医生,配合抢救。

（3）肺水肿患儿氧气湿化瓶中加入 20%～30% 酒精。建立至少 2 条静脉通道。

（4）遵医嘱使用强心、利尿剂,使用血管活性药物和扩血管药物时,要使用输液泵准确控制滴速。

（5）稳定患儿情绪,烦躁不安者根据医嘱给予镇静剂。

（6）每小时监测患儿尿量,必要时遵医嘱行导尿术。

（7）观察患儿在吸氧情况下能否维持有效呼吸,如患儿存在呼吸衰竭表现,应尽早进行无创或有创辅助机械通气。

【技术规范】

（一）VTE 风险评估技术规范

（1）根据评估时机完成评估,若患儿出现病情变化,随时评估,如卧床、呕吐、中重度腹泻、下肢水肿等。

（2）低风险、中风险患儿每周复评一次,高风险患儿至少每 3 天评估一次,转科、风险因素变化时当天完成评估。

（3）在患儿住院的全过程中,需动态评估 VTE 可能性,争取早预警、早识别、早发现、早报告、早诊断。

（4）一旦发生 VTE 事件,应尽快请专科会诊,尽早给予规范治疗,进行个体化和精细化管理。

（5）VTE 的药物预防措施存在着一些不可预期的风险,包括皮下出血和淤血,手术部位和切口出血,肝素诱导血小板减少症（HIT）,脑出血和消化道出血,甚至死亡。

（6）机械预防过程中可能会出现肢体的变化,应该关注肢体的颜色、温度、供血等情况。

（二）心电监护仪使用技术规范

1. 心电监护时的注意事项

（1）放置电极片时,应避开伤口、瘢痕、中心静脉导管、起搏器及电除颤时电极板放置的部位。

（2）电极片长期应用易脱落,影响准确性及监测质量。要定期更换电极片及粘贴部位,并注意皮肤的清洁。

（3）密切监测患儿异常心电波形,排除各种干扰和电极片脱落,及时通知医生处理;要区分带有起搏器的患者的正常心律与起搏心律。

（4）躁动者适当约束或应用镇静剂。

2. 血氧饱和度（SpO_2）监护时的注意事项

（1）把传感器安放在患儿手指的适当位置上,探头线应该置于手背。

（2）患儿指甲不能过长,不能有任何染色物、污垢或灰指甲。

（3）在连续监测中每 4 小时更换一次 SpO_2 传感器位置,每 2 小时评估一次患儿皮肤的完整性。

（4）血氧探头放置位置应与测血压手臂分开,因为在测血压时,血流被阻断,此时测不出血氧浓度或测出的血氧浓度不准确。

3. 血压监护时的注意事项

（1）根据患者肢体情况选择尺寸适合的袖带,保证记号"φ"正好位于适当的动脉之上。袖带松紧适宜,在肢体和袖带之间可以插入一个手指,确保袖带缠绕肢体不是太紧,否则可能引起肢体远端变色甚至缺血。

（2）测量部位应与心脏（右心房）保持水平并外展 45°。

（3）对于连续监测者,应定时更换测量部位,避免引起疼痛、上臂瘀点和瘀斑、上肢水肿、静脉淤血等并发症。

（4）处于严重休克或体温过低时,测得的血压将不准确,因为流向外周的血流量减少会导致动脉搏动减弱。最好监测动脉血压,避免误差。严重高血压患儿因测量时间较长,甚至可能测不出血压,应选择监测动脉血压。

（5）禁止在静脉输液或有动脉导管的肢体端测量血压,因为在袖带充气期间,可能导致导管周围的组织损伤。

（6）偏瘫、肢体外伤或手术的患者应选择在健侧肢体监测血压。

（三）血管活性药物静脉输注技术规范

（1）应双人核对医嘱，确认药物的用量、用法、速度，若有疑问，及时与医生核实。

（2）应评估患者血压、心率、心律、末梢循环情况、尿量、血管通路、注射泵功能和蓄电池电量是否满足输注要求。

（3）宜使用注射泵输注血管活性药物。选择中心静脉通道输注，紧急情况下可选择外周大静脉输注。

（4）应使用标签标识溶液，标签上应注明患者姓名、床号，药物名称、剂量、配制时间、输注速度，将标签粘贴于注射器上；输注多种血管活性药物时，应在输注管路头端和尾端分别做标识。

（5）连接输注管路或静脉导管通路时，应确保药液排至输注管路接口处。血管通路内有回血时，应先抽吸回血，确认通畅时，可用0.9%氯化钠溶液5～10 mL冲管。输注管路中有回血时应及时更换。

（6）初次使用或剂量调整时，应每5～15分钟监测一次血压、心率、心律、呼吸、血氧饱和度；稳定后宜每60分钟监测一次血压、心率、心律、呼吸、血氧饱和度、末梢循环情况、尿量、药物不良反应等。初次使用注射泵或更换另外一种药物时，应将累积输注量清零。

（7）输注过程中应观察注射泵的给药速度和剩余药量。

（8）停止药物输注时，应先撤除注射器及输注管路，用空注射器抽吸输液端口直到抽出血液后再封管。

（9）调整药液或剂量时，均应记录药物的名称、剂量、浓度、速度、更换时间及血压、心率、心律等。

（10）应严密观察穿刺部位皮肤情况。出现药液渗出或外渗时，应遵循《静脉治疗护理技术操作标准》（WS/T 433—2023）的规定进行处置。

第十三节　室上性心动过速

【定义】　室上性心动过速（SVT）定义为静息状态下，由希氏束或以上组织参与的除心房颤动（AF）外，引起心房率和（或）心室率＞100次/分的心动过速。

【风险评估】

1. 病情风险评估　①观察患儿有无面色苍白、烦躁不安、拒食、气促、发绀、四肢肌张力下降、手足冷、出汗等充血性心力衰竭表现。②观察患儿有无意识突然丧失、抽搐、大动脉搏动消失、呼吸停止、心电图示QRS波群与T波完全消失，是否出现大小各异、不规则的颤动波等心室颤动表现。

2. 护理风险评估　选择合适的风险评估工具，并结合患儿病情，当班内完成压疮风险评估（Braden-Q量表）、儿童静脉血栓风险因素评估、儿童疼痛行为评估、Humpty Dumpty跌倒/坠床评估、护理安全评估。根据评估的风险等级，制订相关护理措施，病情变化时需再次评估。

【护理常规及安全防范措施】

1. 病情观察　给予心电监护、血氧饱和度监护，评估患儿神志、面色、心率、心律、呼吸、血压及血氧饱和度情况，观察患儿有无面色苍白、烦躁不安、拒食、气促、发绀、手足冷、出汗等充血性心力衰竭的表现。

2. 休息　指导家属置患儿于舒适卧位，如半坐卧位，避免左侧卧位，并保持病房安静，治疗护理操作宜集中进行，避免刺激患儿，患儿哭闹不易安抚时应遵医嘱给予镇静剂。

3. 吸氧　若患儿出现呼吸困难、发绀等缺氧表现，遵医嘱给予持续低流量吸氧，每分钟1 L。

4. 兴奋迷走神经以终止发作　对于血流动力学稳定的患儿，可以采取兴奋迷走神经的方式终止室上性心动过速发作。

5. 药物及电复律　建立静脉通道，对于无意识障碍、血压稳定、无休克表现的循环稳定型室上性心动过速者，静脉推注普罗帕酮治疗；对于出现意识障碍、血压不稳定或有休克表现的循环不稳定型室上性心动过速者，首选电复律治疗。

6. 指导用药 观察患儿心率、心律及血压变化。心律平易引起眩晕、头痛、房室传导阻滞等,宜饭后服用,长期服用心律平或洋地黄类药物者应定期进行心电图检查。婴幼儿服用心律平时应保证剂量准确。

7. 预防患儿发生跌倒/坠床 评估患儿跌倒/坠床的风险因素,观察患儿有无头晕、晕厥发生。床头放置防跌落警示标识,指导家属拉起床栏,指导患儿穿防滑的鞋子,护士加强巡视。

8. 预防深静脉血栓形成 不论 VTE 风险程度如何,所有患儿均应采取基本预防措施。对患儿及其家属加强健康宣教,制动者尽早开始下肢主动或被动运动,如踝泵运动、下肢按摩等;有创操作时动作轻柔、精细,尽量微创。

9. 疼痛 使用疼痛量表正确评估疼痛程度,年龄较小的患儿可给予拥抱、摇晃和轻拍;让幼儿或学龄患儿听音乐;对于青春期患儿,可通过放松训练、冥想等分散患儿注意力。使用药物控制疼痛时,监测患儿呼吸频率、SpO_2 和是否出现呕吐等,保证疼痛治疗的有效性和安全性。

10. 预防压疮的形成 病情允许时可协助患儿改变体位,指导家属按摩患儿骨隆突处,防止压疮的形成。

【应急预案】

(1)立即报告医生,给予持续心电、血氧饱和度监护,必要时备除颤仪。

(2)根据患儿情况,遵医嘱给予持续低流量吸氧,每分钟 1 L。

(3)对于血流动力学稳定的阵发性室上性心动过速,首选兴奋迷走神经以终止发作。

①冰毛巾敷面法:适用于较小的患儿,对 6 个月以下的婴儿效果较为明显,每次 10~15 秒。

②刺激咽部:以压舌板或手指刺激患儿咽部使患儿产生恶心、呕吐反应。

③按摩颈动脉窦法:协助患儿取仰卧位,先右侧,无效后左侧,每次 5~10 秒,切忌两侧同时按摩。

④改良 Valsalva 动作:取半坐卧位,准备一支 10 mL 注射器,去掉针头后,嘱患儿用力吹注射器,使活塞移动,持续吹气 15 秒,吹气结束后立即改为平卧位,由他人协助抬高双下肢至 45°~90°,维持 15 秒后回到半坐卧位保持 30 秒,再复查心电图。适用于较大儿童。

(4)建立静脉通道,遵医嘱在心电监护下使用抗心律失常药,使用过程中注意观察患儿心率、心律变化。

(5)对心室率过快而导致血流动力学不稳定的室上性心动过速患儿,可立即进行直流电转复治疗,正在使用洋地黄类药物者禁用。

(6)药物治疗无效者,可采用经食道心房起搏以有效终止心动过速。

【技术规范】

同步直流电复律技术规范如下。

(1)保持患儿皮肤清洁、干燥。尽量避免在潮湿环境下操作。

(2)如果患儿有植入性起搏器,应注意避开起搏器部位至少 10 cm。

(3)复律前确保周围人员未直接或间接与患儿接触。操作者本身不能与患儿接触,不能与金属类物品接触。

(4)按要求放置除颤板,紧急情况下使用盐水纱布,以浸湿不滴水为宜。

(5)选择能量:首次能量 0.5~1 J/kg,如无效,酌情增加至 2 J/kg。

(6)放置电极板:①标有"APEX"电极板上缘置于左腋中线第四肋间;②标有"STERNUM"电极板上缘放于胸骨右侧第二肋间;③操作时除颤板要与患儿胸壁紧密接触,操作者的双手同时按下放电按钮,在放电结束之前不能松动,以保证低阻抗。

(7)操作过程中严密监护和观察患儿生命体征,并给予吸氧。

(8)操作结束后注意检查除颤部位皮肤有无红肿、灼伤。

(9)定期监测,保持仪器完好备用。

▎参 考 文 献▎

［1］ 中华医学会儿科学分会.儿科心血管系统疾病诊疗规范［M］.北京:人民卫生出版社,2015.

［2］ 周爱卿.先天性心脏病心导管术［M］.上海:上海科学技术出版社,2009.

［3］ 李少寒,尚少梅.基础护理学［M］.6 版.北京:人民卫生出版社,2017.

［4］ 杨思源,陈树宝.小儿心脏病学［M］.北京:人民卫生出版社,2012.

［5］ 中华医学会儿科学分会心血管学组,中华儿科杂志编辑委员会.川崎病冠状动脉病变的临床处理建议(2020 年修订版)［J］.中华儿科杂志,2020,58(9):718-724.

［6］ 崔焱,张玉侠.儿科护理学［M］.7 版.北京:人民卫生出版社,2021.

［7］ 朱丽辉,陈朔晖.儿科专科护理［M］.北京:人民卫生出版社,2021.

［8］ 中华医学会儿科学分会心血管学组,中国医师协会心血管内科医师分会儿童心血管专业委员会,中华儿科杂志编辑委员会.儿童心力衰竭诊断和治疗建议专家共识(2020 年修订版)［J］.中华儿科杂志,2021,59(2):84-94.

［9］ 中华医学会心电生理和起搏分会,中国医师协会心律学专业委员会.室上性心动过速诊断及治疗中国专家共识(2021)［J］.中华心律失常学杂志,2022,26(3):202-262.

［10］ 邵小平,杨丽娟,叶向红,等.实用急危重症护理技术规范［M］.2 版.上海:上海科学技术出版社,2020.

第四章 风湿免疫内科疾病护理常规

第一节 一般护理常规

1. 环境与休息 病室定时开窗通风,每日 2 次,每次 15～30 分钟,通风时避免对流,注意患儿保暖,室温 18～22 ℃,相对湿度 50%～60%。急性期患儿应卧床休息,保持关节于功能位。急性期后鼓励患儿及早下床活动,加强关节的功能锻炼,由被动运动逐渐转变为主动运动。

2. 饮食护理 给予高热量、高蛋白、富含维生素的易消化饮食,每周监测体重,以便评估患儿营养状况。皮疹患儿饮食宜清淡,勿食致敏性食物和辛辣刺激性食物,添加食物应循序渐进。

3. 保证患儿安全 由于关节疼痛或肿胀,患儿活动能力受限,需协助患儿进行基础生活活动,注意安全行走,避免受伤。

4. 皮肤护理 保持皮肤清洁、干燥,着柔软的纯棉内衣;保持床单位整洁;勤剪指甲,防止抓伤皮肤继发感染,对皮损严重患儿,给予保护性隔离。

5. 排泄护理 保持大便通畅,3 天无大便时遵医嘱予以开塞露塞肛处理。

6. 发热护理 腋下温度达到 38.5 ℃及以上时给予药物降温,达 37.5～38.4 ℃时给予物理降温。寒战期间注意保暖,出汗后及时更换衣服,鼓励患儿多饮水。

7. 心理护理 针对不同年龄阶段患儿心理特点,评估患儿及其家庭需求,邀请家属共同参与,实施以家庭为中心的个体化心理干预措施。

第二节 过敏性紫癜

【定义】 过敏性紫癜是儿童时期最常见的小血管炎,以皮肤紫癜、关节炎或关节痛、腹痛、胃肠道出血及肾炎为主要临床表现。

【护理措施】

1. 皮肤护理 着柔软棉质内衣,勤剪指甲,避免抓挠。

2. 饮食管理

(1)急性期控制易致敏食物的摄入,如牛奶、鸡蛋、鱼、虾等食物。

(2)腹型紫癜,尤其大便潜血试验阳性者,应禁食,待症状好转后先过渡至流质饮食再至普通饮食。

(3)发生肾损害时给予低盐、低脂肪饮食。

3. 病情观察重点

(1)皮疹:观察皮疹的形状、颜色、分布、数量和有无反复出现,急性期严格卧床休息,避免下肢下垂,以免增加新发皮疹并做好记录。

(2)消化道出血:观察有无恶心、呕吐、腹痛、便血等情况。腹痛时禁止热敷腹部,防止出现肠出血。

(3)肠穿孔和肠套叠:观察腹痛性质、排便次数及有无血便,腹痛者遵医嘱给予解痉剂、糖皮质激素并观察疗效。

(4)关节症状:观察关节疼痛及肿胀程度,协助患肢采取不同的功能位置。

（5）肾损害：观察小便的颜色、性状及量，指导家属正确及时留取尿标本。准确记录 24 小时出入量。

4. 用药护理

（1）糖皮质激素：泼尼松 1～2 mg/(kg·d)，分次口服，遵医嘱减量或停用。

（2）抗凝治疗：应用阻止血小板凝集和血栓形成的药物，如阿司匹林 3～5 mg/(kg·d)，双嘧达莫 3～5 mg/(kg·d)，分次服用。

（3）应用钙剂等时应每 30～60 分钟巡视 1 次，注意观察注射部位有无渗漏及不良反应。

5. 出院指导

（1）本病春、秋两季高发，向家属宣教预防感染的重要性，避免去人群聚集的公共场合。

（2）避免接触过敏原。

（3）过敏性紫癜易复发，需定期复查。

【主要护理问题】

1. 皮肤完整性受损　与血管炎有关。

2. 疼痛　与关节肿痛、肠道炎症有关。

3. 潜在并发症　消化道出血、紫癜性肾炎。

第三节　川　崎　病

【定义】　川崎病又称皮肤黏膜淋巴结综合征，是一种以全身血管炎为主要病变的急性发热出疹性小儿疾病，其最严重的危害是冠状动脉损害。

【护理措施】

1. 发热　监测患儿体温变化并及时记录，腋下温度达 38.5 ℃ 及以上时给予药物降温，达 37.5～38.4 ℃ 时给予物理降温。

2. 休息和饮食　急性期患儿应绝对卧床休息，给予清淡的流质或半流质饮食。鼓励患儿多饮水，必要时静脉补液。

3. 皮肤　保持皮肤清洁，剪短指甲，以免抓伤和擦伤；每次排便后清洗臀部；对半脱的痂皮，用干净剪刀剪除，切忌强行撕脱，防止出血和继发感染。

4. 黏膜　观察口腔黏膜病损情况，保持口腔清洁。口唇干裂者可涂护唇油；禁食生、硬、辛辣的食物，必要时遵医嘱给予药物涂擦口腔创面；保持眼部清洁，每日用生理盐水洗眼 1～2 次，预防感染。

5. 病情观察重点　密切监测患儿有无心血管损害的表现，观察面色、精神状态、心率、心律，根据心血管损害程度采取相应的护理措施。

6. 用药护理

（1）丙种球蛋白：输注丙种球蛋白时应注意观察有无过敏反应。输注中每 30～60 分钟巡视一次输液部位，并询问患儿主观感受，预防和减少输液渗漏的发生。密切关注患儿体温，超过 38.3 ℃ 时及时停止输注，并遵医嘱给予降温处理，复测体温≤38.3 ℃ 后再行输注。

（2）阿司匹林：阿司匹林宜在饭后服用，以防药物刺激胃黏膜。观察患儿有无出血情况，如鼻出血、皮肤出血点等，避免磕碰。

7. 心理护理　家属因对疾病缺乏认识而易产生焦虑情绪，应及时向家属交代患儿病情，给予心理支持。

8. 出院指导

（1）预防感冒，避免剧烈活动。

（2）遵医嘱服药，不得自行更改药量或停药。

(3)定期复诊,不适随诊。

(4)出院后半年内避免接种疫苗,1年内避免接种活疫苗。

【主要护理问题】

1. 体温过高 与感染、免疫反应等因素有关。

2. 皮肤完整性受损 与小血管炎有关。

3. 口腔黏膜受损 与小血管炎有关。

4. 潜在并发症 心脏受损。

第四节 幼年特发性关节炎

【定义】 幼年特发性关节炎是16岁以前起病,持续6周或6周以上的单关节炎或多关节炎,并排除其他已知原因。幼年特发性关节炎是儿童时期常见的结缔组织病,也是造成小儿残疾和失明的首要原因。

【护理措施】

1. 发热 监测患儿体温变化并及时记录,腋下温度达38.5 ℃及以上时给予药物降温,达37.5～38.4 ℃时给予物理降温。降温过程中注意观察患儿有无脱水表现,及时擦干汗液,更换衣服,防止受凉,摄入充足水分及热量。

2. 受损关节的护理

(1)急性期应卧床休息,并注意观察关节炎症状,协助患儿取舒适体位,尽量保持关节处于功能位。

(2)关节疼痛者可进行温水浴或局部热敷,采用放松、分散注意力的方法缓解疼痛。

(3)急性期过后尽早开始关节的康复治疗,指导家属帮助患儿做关节的被动运动和按摩,遵循循序渐进的原则。

3. 病情观察重点

(1)关节炎症状:有无晨僵、疼痛、肿胀、热感、运动障碍及畸形。

(2)危急症观察重点(巨噬细胞活化综合征):详见本章第十四节"巨噬细胞活化综合征"相关内容。

4. 用药护理

(1)非甾体抗炎药:需注意胃肠道反应,应饭后服用。

(2)免疫抑制剂:监测血压,注意有无腹痛、恶心、呕吐、食欲减退等。用药期间应定期监测血常规、尿常规、肝肾功能,鼓励患儿多饮水,促进药物代谢产物排泄。

(3)糖皮质激素:长期应用糖皮质激素者不良反应较为严重,应遵医嘱坚持按时、按量服用,不可擅自更改药物剂量和突然停药,以免引起病情加重或反复。

(4)生物制剂:用药前应评估患儿有无呼吸道感染、近期有无预防接种史、药物过敏史并排除结核分枝杆菌感染。药物宜现配现用,密切观察患儿生命体征,遵医嘱严格控制输液速度,密切观察患儿有无头痛、皮肤瘙痒、皮疹等不适反应。

5. 心理护理 关心患儿,多与患儿及其家属沟通,了解患儿及其家属的心理感受,并及时给予精神安慰,进行有针对性的心理支持。指导患儿及其家属做好受损关节的功能锻炼,帮助患儿克服因慢性病或残疾造成的自卑心理。

6. 出院指导

(1)注意防止感冒,避免劳累。

(2)定期门诊复查,遵医嘱服药,不得自行更改药量或停药。

(3)指导患儿及其家属做好受损关节的功能锻炼,帮助患儿克服因慢性病或残疾造成的自卑心理。

【主要护理问题】

1. 体温过高 与非化脓性炎症有关。

2. 疼痛　与关节炎症和肿胀有关。

3. 躯体活动障碍　与关节疼痛、畸形有关。

4. 潜在并发症　药物副作用。

5. 焦虑　与关节发生强直畸形有关。

第五节　系统性红斑狼疮

【**定义**】　系统性红斑狼疮是一种侵犯多系统和多脏器的全身结缔组织自身免疫性疾病。患儿体内存在多种自身抗体和其他免疫学改变。临床表现多样,除发热、皮疹等共同表现外,因受累脏器不同而表现不同。

【**护理措施**】

1. 休息　急性期卧床休息,缓解期适当活动,避免重体力劳动。

2. 饮食　避免进刺激性和增强光敏感作用的食物(芹菜、香菜、香菇等),肾受损时给予低蛋白、低盐饮食,消化系统受损时给予低脂肪无渣饮食。

3. 皮肤　穿棉质宽松内衣,忌用对皮肤有刺激性的碱性肥皂、化妆品等,避免日照,户外活动时戴宽边帽,推荐穿防晒衣裤。

4. 关节指导　患儿保持正常的姿势及功能位,避免关节畸形,采取放松疗法,让患儿听音乐、看书、看电视等,以转移其注意力,缓解关节疼痛。

5. 病情观察重点

(1)皮肤损害情况:观察有无口腔溃疡、光敏感、关节肿痛及各系统损害情况。

(2)监测血压的变化,准确记录 24 小时出入量,及早发现有无剧烈头痛、呕吐、高血压、肺出血等系统性红斑狼疮危象的症状。

(3)危急症观察重点(巨噬细胞活化综合征):详见本章第十四节"巨噬细胞活化综合征"相关内容。

6. 用药护理

(1)糖皮质激素:需监测血压,注意观察有无消化道出血症状,与感染患儿分室居住,预防交叉感染。

(2)免疫抑制剂:监测血压,注意有无腹痛、恶心、呕吐、食欲减退等。用药期间应定期监测血常规、尿常规、肝肾功能,鼓励患儿多饮水,促进药物代谢产物排泄。

(3)避免服用诱发系统性红斑狼疮的药物,如磺胺类药、肼屈嗪、保泰松等。

7. 出院指导

(1)注意休息,生活规律,避免紫外线直射,预防感染。

(2)避免进刺激性和增强光敏感作用的食物(芹菜、香菜、香菇等)。

(3)监测血压的变化。

(4)遵医嘱服药,不得自行更改药量或停药。

(5)定期复诊,不适随诊。

【**主要护理问题**】

1. 皮肤黏膜完整性受损　与血管炎症反应有关。

2. 体温过高　与病情活动或感染有关。

3. 有感染的危险　与大量使用激素及免疫抑制剂有关。

4. 焦虑　与疾病久治不愈、自我形象紊乱有关。

第六节 传染性单核细胞增多症

【定义】 传染性单核细胞增多症是由 Epstein-Barr 病毒感染所致的急性单核吞噬细胞系统增生性疾病,病程具有自限性。本病是一种以乏力、头痛、发热、咽峡炎、淋巴结肿大、非典型性淋巴细胞增多、异嗜性抗体及轻度一过性肝炎为特征的综合征。

【护理措施】

1. 活动 急性期卧床休息,肝大、脾大患儿应限制或避免运动。

2. 饮食 给予营养丰富、富含维生素、易消化食物,咽痛时给予流质或半流质饮食。

3. 病情观察

(1)监测患儿体温变化并及时记录,腋下温度达 38.5 ℃ 及以上时给予药物降温,达 37.5～38.4 ℃ 时给予物理降温。

(2)密切观察患儿意识、面色、呼吸、四肢末梢循环情况。对于咽部肿胀的患儿,应注意有无呼吸及吞咽困难。

4. 用药护理 遵医嘱应用更昔洛韦等抗病毒药物,注意用药期间复查血常规,合理使用静脉,防止静脉炎的发生。

5. 出院指导

(1)加强营养。

(2)适当参加体育锻炼,增强体质。

(3)定期复诊,不适随诊。

【主要护理问题】

1. 体温过高 与病毒感染有关。

2. 有窒息的危险 与咽部肿胀、误吸有关。

3. 舒适度改变 与发热、乏力有关。

4. 活动无耐力 与体温异常、代谢消耗有关。

第七节 葡萄球菌性烫伤样皮肤综合征

【定义】 葡萄球菌性烫伤样皮肤综合征是一种由金黄色葡萄球菌引起的水疱性疾病,是在全身泛发红斑基础上,发生的以松弛性烫伤样大疱及大片表皮剥脱为特征的疾病。主要发生于新生儿及 6 岁以下婴幼儿,偶见于患有慢性肾功能不全或免疫抑制的成人。

【护理措施】

1. 营养及休息 加强营养,提高机体抵抗力。注意床单位及衣物的清洁,防止感染,有化脓性皮肤病的医护人员或家属不能与患儿接触。

2. 黏膜护理 合理使用滴眼液,眼部分泌物多者每日用无菌生理盐水清洗眼睛 2～3 次,保护眼部黏膜。保持口腔清洁,每日口腔护理 1～2 次,食用易消化流质或半流质食物,避免过热或过冷,减少口腔黏膜刺激。

3. 皮肤护理

(1)大面积皮损有渗出时,每日用无菌生理盐水轻轻擦拭清洁 2 次,充分暴露皮损,遵医嘱使用皮肤外用药。

(2)尽量减少搂抱,避免摩擦,以减轻疼痛,利于皮损恢复。

4. 用药护理

(1)早期使用足量有效的抗生素,观察用药后效果。

(2)使用糖皮质激素或免疫抑制剂时,注意观察药物副作用,不可随意减药、停药。

5. 出院指导

(1)加强营养。

(2)保持良好的卫生习惯,注意皮肤护理。

(3)定期复诊,不适随诊。

【主要护理问题】

1. 皮肤完整性受损 与皮肤大面积糜烂有关。

2. 有感染的危险 与皮肤大面积糜烂有关。

3. 疼痛 与皮肤大面积糜烂或继发感染有关。

4. 焦虑 与担心疾病预后有关。

第八节 先天性无丙种球蛋白血症

【定义】 先天性无丙种球蛋白血症是一种 B 细胞早期发育障碍所致的外周血 B 细胞缺乏和血清各种免疫球蛋白水平极为低下的原发性免疫缺陷病。

【护理措施】

1. 采用多种措施预防感染

(1)保护性隔离,不与感染性疾病患儿接触。

(2)医护人员严格执行手卫生,防止交叉感染。

(3)定时测量体温,及时发现感染征象。

2. 饮食 摄入易消化、营养丰富的食物。

3. 用药护理 输注丙种球蛋白时应注意观察有无过敏反应。输注中每 30～60 分钟巡视一次输液部位,并询问患儿主观感受,预防和减少输液渗漏的发生。密切关注患儿体温情况,超过 38.3 ℃时及时停止输注,并遵医嘱给予降温治疗,复测体温≤38.3 ℃时再行输注。

4. 心理护理 此病需要终身进行丙种球蛋白替代治疗,故应加强与患儿及其家属的沟通,取得其配合。

5. 出院指导

(1)预防感染。

(2)加强营养,适当锻炼,增强体质。

(3)对严重免疫缺陷患儿,禁忌接种活疫苗。

(4)定期复诊,按时进行丙种球蛋白替代治疗。

【主要护理问题】

1. 有感染的危险 与免疫功能缺陷有关。

2. 焦虑 与易反复发生感染有关。

第九节 渗出性多形红斑

【定义】 渗出性多形红斑严重者称为斯-琼综合征,是一种与免疫有关的急性非化脓性炎症,以皮肤、黏膜多样化表现为特征。

【护理措施】

1. 隔离患儿 将患儿安置在单间,采取保护性隔离措施。

2. 皮肤及黏膜护理

(1)皮肤:遵医嘱用生理盐水清洗皮肤后外涂抗生素软膏,如莫匹罗星等。

(2)眼部:每日用生理盐水清洗眼部 2~3 次,定期清除眼部伪膜,外用抗生素软膏,如红霉素眼膏等。

(3)口腔:保持口腔清洁,每日口腔护理 1~2 次,必要时遵医嘱给予外用药治疗。口腔黏膜损伤严重者,可静脉补充营养及液体。

(4)泌尿道:鼓励患儿多饮水(儿童每日饮水量≥1500 mL),勤排尿以自然冲洗尿道,防止尿路感染。

3. 饮食护理

(1)给予高热量、营养丰富、易消化的温凉流质或半流质饮食,禁食刺激性食物。

(2)禁食鱼、虾、蛋、奶等易致敏的食物。

(3)进食困难者遵医嘱给予静脉补液,必要时鼻饲。

4. 病情观察重点 观察患儿生命体征的变化,及早发现各脏器损害症状。

5. 用药护理

(1)丙种球蛋白:输注时应注意观察有无过敏反应。输注中每 30~60 分钟巡视一次输液部位,并询问患儿主观感受,预防和减少输液渗漏的发生。密切关注患儿体温情况,超过 38.3 ℃时及时停止输注,并遵医嘱给予降温治疗,复测体温≤38.3 ℃时再行输注。

(2)皮质激素:注意监测患儿血压,观察有无腹痛、呕血、黑便等消化道出血症状。

6. 出院指导

(1)加强营养,促进恢复。

(2)保持良好的卫生习惯。

(3)定期复查,不适随诊。

【主要护理问题】

1. 有感染的危险 与皮肤黏膜受损有关。

2. 舒适度改变 与皮肤瘙痒有关。

3. 焦虑 与疾病影响生活和担心预后有关。

第十节 多发性肌炎和皮肌炎

【定义】 多发性肌炎(polymyositis,PM)和皮肌炎(dermatomyositis,DM)是横纹肌非化脓性炎性肌病。PM 指无皮肤损害的肌炎,伴皮疹的肌炎称 DM。

【护理措施】

1. 活动

(1)急性期卧床休息,进行简单的关节和肌肉的被动活动,不鼓励主动活动。

(2)恢复期可以适量活动,动作不宜过快,幅度不宜过大。

(3)根据肌力恢复程度,逐渐增加活动量,每日进行温水浴,按摩肌肉。

2. 饮食 给予清淡、易消化、高热量、高蛋白、富含维生素的软食。吞咽困难患儿进食时宜取半坐卧位或坐位,给予半流质饮食,宜少量多餐,进食速度不可过快,必要时给予鼻饲。

3. 病情观察重点 严密观察患儿呼吸频率、节律和面色,监测血氧饱和度,及早发现呼吸肌麻痹的先兆,及时给予吸氧或呼吸支持。

4. 用药护理

(1)糖皮质激素:需监测血压,注意观察有无消化道出血症状,与感染患儿分室居住,预防交叉感染。

(2)免疫抑制剂:监测血压,注意有无腹痛、恶心、呕吐、食欲减退等。用药期间应定期监测血常规、尿常规、肝肾功能,鼓励患儿多饮水,促进药物代谢产物排泄。

5. 出院指导

(1)加强营养。

(2)进行肢体功能锻炼。

(3)遵医嘱用药,不得随意更改药量或停药。

(4)定期复诊,不适随诊。

【主要护理问题】

1. 肌痛、肌无力 与原发病有关。

2. 自理能力缺陷 与肌无力有关。

3. 皮肤完整性受损 与皮疹有关。

4. 限制性通气功能障碍 与呼吸肌受累有关。

| 第十一节 荨 麻 疹 |

【定义】 荨麻疹是指某些具有过敏体质的人由于食物、药物、各种感染、内脏疾病、昆虫叮咬等多种原因引起的变态反应和非变态反应,表现为皮肤黏膜血管扩张、通透性增高、血清渗出而形成局部水肿(即风团)。

【护理措施】

1. 心理护理 加强与患儿的沟通,取得配合。

2. 皮肤护理

(1)皮肤瘙痒处涂抹炉甘石洗剂,涂药时注意保暖。

(2)对于瘙痒严重的患儿,适当给予镇静剂,嘱患儿不要抓挠,防止感染。

3. 病情观察重点 密切观察皮疹性状、数量、部位。注意观察有无呕吐、腹痛、腹泻等消化道症状;观察有无胸闷、声音嘶哑、喉部不适、呼吸困难和窒息症状。

4. 用药护理 使用糖皮质激素者需监测血压,注意观察有无消化道出血症状,与感染患儿分室居住,预防交叉感染。

5. 出院指导

(1)避免接触过敏原。

(2)加强营养。

(3)注意培养良好的卫生习惯。

(4)不适随诊。

【主要护理问题】

1. 瘙痒 与荨麻疹、血管性水肿导致的皮肤风团有关。

2. 睡眠型态紊乱 与皮肤瘙痒有关。

3. 焦虑 与疾病有关。

第十二节 风 湿 热

【定义】 风湿热是继发于 A 族 β 溶血性链球菌性咽峡炎的迟发免疫性炎症反应。病变主要累及心脏和关节,脑、皮肤、浆膜、血管等均可受累,以心脏损害最为严重且多见。

【护理措施】

1. 活动 急性期卧床休息,心力衰竭者应绝对卧床休息至病情控制后 2 周,限制活动量。

2. 饮食 给予易消化、高蛋白、富含维生素饮食;心力衰竭者给予低盐饮食,少量多餐。

3. 病情观察重点

(1)心力衰竭:注意监测心率、心律,观察患儿有无烦躁不安、面色苍白、多汗、气急等心力衰竭表现。

(2)意外损伤:加强安全警示,对患有舞蹈病的患儿做好安全防护。

4. 用药护理

(1)阿司匹林:指导饭后服用以减少对胃肠道的刺激。

(2)泼尼松:密切观察,避免感染。

5. 出院指导

(1)预防感染,避免受凉。

(2)遵医嘱服药,不得自行更改药量或停药。

(3)定期复查,不适随诊。

【主要护理问题】

1. 心输出量减少 与心肌受损有关。

2. 疼痛 与关节受累有关。

3. 体温过高 与感染有关。

4. 焦虑 与发生心脏损害有关。

第十三节 白 塞 病

【定义】 白塞病是一种累及多系统的慢性炎症性疾病,其可侵害人体多个器官,包括口腔、皮肤、关节、肌肉、眼睛、血管、心脏、肺和神经系统等。

【护理措施】

1. 休息 疾病活动期,尤其是重要脏器受累时,应卧床休息。

2. 饮食 给予患儿高热量、高蛋白、富含维生素、易消化的饮食,忌食辛辣刺激性食物;口腔溃疡严重时,给予患儿流质或半流质饮食。

3. 症状护理

(1)口腔溃疡:做好口腔护理,保持口腔清洁,指导患儿饭后漱口;遵医嘱局部用药。

(2)外生殖器溃疡:做好会阴护理,排便后清洗局部,遵医嘱用药。

(3)眼部病变:注意避免强光刺激,嘱患儿少看电子设备。

(4)皮肤损害:保持皮肤清洁,切忌挤压,局部皮肤可热敷或遵医嘱外敷药物,以促进炎症消散吸收;皮肤有破溃时,按外科换药处理;白塞病患儿皮肤有针刺样反应,故对注射治疗患儿要注意更换注射部位,避免引起感染。

(5)关节病变:合并关节痛及关节炎患者应卧床休息,将痛肢垫高,采取舒适体位,以减轻疼痛。病情稳定,疼痛减轻后可适当增加活动。

(6)消化道溃疡:观察患儿有无腹痛、黑便等症状,一旦发现,及时通知医生处理。

4. 用药的护理　遵医嘱用药,观察药物的不良反应和疗效。应用糖皮质激素的患儿,需监测血压,并与感染患儿分室居住,预防交叉感染;免疫抑制剂治疗过程中可能出现肝肾功能损害、口腔溃疡、骨髓抑制等不良反应,也可引起口腔真菌感染,应注意口腔护理,同时监测血常规、尿常规、肝肾功能。

5. 心理护理　此病目前尚无特效疗法,故需加强与患儿及其家属的沟通,取得他们的配合。

6. 出院指导

(1)指导家属适当安排患儿参加体育锻炼,增强体质,注意保暖。

(2)定期门诊复查,遵医嘱服药,不得自行减量或停药。

【主要护理问题】

1. 皮肤、黏膜完整性受损　与疾病发生有关。

2. 有感染的危险　与皮肤黏膜受损有关。

3. 有出血的危险　与黏膜溃疡有关。

4. 焦虑　与对疾病相关知识缺乏及担心预后等因素有关。

第十四节　巨噬细胞活化综合征

【定义】　巨噬细胞活化综合征(MAS)是一种严重的有潜在致命危险的风湿性疾病并发症,可以并发于各种风湿性疾病,但最常并发于幼年特发性关节炎(全身型)。

【风险评估】

1. 发热　常以发热为首发症状,多为稽留热。

2. 贫血　多为轻至中度贫血,可伴肝、脾、淋巴结肿大。

3. 出血倾向　表现为出血性皮疹、鼻衄、消化道出血等。

4. 消化系统受累　主要表现为恶心、呕吐,也可以出现腹痛、腹泻等症状。

5. 中枢神经系统受累　表现为头痛、嗜睡、精神症状、惊厥、昏迷等。

6. 呼吸系统受累　肺部病变可表现为肺间质病变及肺泡病变等,并发肺部病变时应警惕 MAS 的发生。

7. 心血管系统受累　表现为心悸、胸闷、胸痛、心率增快,直至出现少尿、水肿等心力衰竭表现;较少累及大血管,较少出现恶性心律失常。

8. 肾脏受累　可出现少尿、无尿、水肿,直至肾衰竭。

【护理常规及安全防范措施】

1. 休息与饮食　急性期绝对卧床休息,避免运动。给予高热量、富含维生素、易消化饮食;婴儿每日热量为 130～140 kcal/kg,年长儿鼓励进食,必要时给予静脉营养。

2. 皮肤黏膜护理　着柔软的棉质衣物;对高热出汗的皮疹患儿,每日用温水擦拭皮肤;及时修剪指甲,避免抓伤皮肤;保持口唇湿润,用生理盐水清洁口腔,口腔黏膜有溃烂时,遵医嘱涂药。

3. 病情观察重点

(1)观察体温波动情况,监测患儿体温变化并及时记录,腋下温度达 37.5～38.4 ℃时给予物理降温;腋下温度达 38.5 ℃及以上时遵医嘱行药物降温,预防高热惊厥等并发症的发生。

(2)观察患儿有无出血倾向,有皮疹者观察皮疹的颜色及面积有无变化,观察骨髓穿刺及静脉采血处有无出血倾向,避免因凝血功能障碍导致局部血肿的发生。

(3)观察有无中枢神经系统异常,如易激惹、定向障碍、头痛、抽搐甚至昏迷;或有无颈项强直、肌张力增高或降低、失明、偏瘫、颅内压增高等。有中枢神经系统症状者,向家属讲解引起症状的原因及诱发加重的因素,给予心理疏导,并加强安全防护指导。

(4)观察有无肝脾明显增大:婴幼儿肝肋下 1 cm 及以上,年长儿肝肋下 1 cm 以上;进行性肝大或伴触痛;黄疸、肝区疼痛、腹痛、食欲减退、呕吐等消化系统损害表现。

(5)观察患儿呼吸频率或节律的变化,有无呼吸急促(婴儿呼吸频率>60 次/分,幼儿呼吸频率>50 次/分,年长儿呼吸频率>30 次/分),当血氧饱和度<92%,警惕出现吸气性凹陷、阵发性呼吸困难、呻吟等呼吸衰竭征象。

(6)观察有无少尿(每天尿量<250 mL)、无尿(每天尿量<50 mL)、血尿、蛋白尿症状。

(7)观察有无肤色苍白、肤色发灰、皮肤湿冷;有无心动过速(婴儿心率>160 次/分,幼儿心率>140 次/分,年长儿心率>120 次/分,不能用发热或缺氧解释);是否出现间歇脉、脉搏短绌等心血管系统危重症状。

4. 用药护理

(1)糖皮质激素:需监测血压,注意有无腹痛、呕血、黑便等消化道出血症状,并与感染患儿分室居住,预防交叉感染。

(2)环孢素 A:使用环孢素 A 者可出现胃肠道反应、牙龈增生伴出血、肾毒性等不良反应,需注意监测血压,根据肾功能调整剂量,同时需监测血药浓度。

(3)输注红细胞或新鲜冰冻血浆时注意规范操作,避免发生输血不良反应。

5. 健康指导

(1)向患儿及其家属讲解疾病相关知识,介绍治疗的重要性,争取患儿及其家属对治疗护理的配合。

(2)强调糖皮质激素规范应用的重要性,说明不规则用药或突然停药对病程和预后的影响,指导其规范用药。

(3)指导家属适当协助患儿进行肢体运动,动静结合,主动运动与被动运动结合,以主动运动为主,防止肌萎缩,同时也应避免过度劳累。

(4)避免交叉感染,少去公共场合。

(5)定期复查,遵医嘱服药,不得随意更改药量或停药。

【主要护理问题】

1. 体温过高 与感染、免疫反应等因素有关。

2. 皮肤黏膜受损 与血小板减少、皮肤皮疹有关。

3. 营养失调:低于机体需要量 与疾病消耗增多、摄入量不足及化疗后食欲下降有关。

4. 有感染的危险 与疾病导致粒细胞减少,使用激素及化疗药物导致免疫力低下有关。

【应急预案】

(1)患儿出现出血倾向、易激惹、头痛、抽搐、呼吸困难、发绀等情况时,立即通知医生。

(2)迅速评估患儿病情,尽量保持病室安静,协助患儿取合适体位。

(3)呼叫其他医护人员,给予患儿吸氧、测血压,进行心电监护。

(4)建立静脉通道,遵医嘱给药。

(5)遵医嘱急查血标本。

(6)密切观察患儿病情及生命体征变化,如有异常,及时通知医生,配合医生做好抢救工作。

(7)抢救结束后,据实补齐急救药品及物品,及时做好护理记录。

【技术规范】

1. 吸氧护理过程中需注意的护理风险

(1)用氧前,检查氧气装置有无漏气,是否通畅。

(2)根据医嘱正确调节氧流量。使用氧气时,应先调节氧流量后再应用,停用氧气时,先拔除导管,再关闭氧气开关。若中途改变氧流量，应先分离鼻导管与湿化瓶连接处，调节好氧流量再接上。以免一旦开关出错，大量氧气进入呼吸道而损伤肺组织。

（3）持续吸氧的患儿，应当保持管道通畅，无弯折、分泌物堵塞或扭曲。

（4）面罩吸氧时，检查面部、耳廓皮肤受压情况。

（5）保持呼吸道通畅，注意呼吸道湿化，应加强监测，观察、评估患儿吸氧效果。做好患儿及其家属的健康教育。

（6）氧气装置一人一用，湿化瓶使用时应保持竖直，倾斜角度不得超过30°。当湿化液液面下降至最低液位线时须更换。

2. 输液泵使用过程中需注意的护理风险

（1）熟悉输液泵的性能及操作程序，掌握不同用药剂量及速度换算。

（2）使用输液泵时先检查各功能状态，确保各功能正常后，方可使用。

（3）输液前应仔细检查各管路及连接部位是否紧密连接。

（4）设置各参数后及时将面板锁定，以防患儿随意触摸输液泵面板而改变输液速度。

（5）当输液泵报警时，应及时处理报警故障。使用过程中加强巡视，严格床边交接班。

3. 心电监护仪使用过程中需注意的护理风险

（1）使用心电监护仪时先检查各功能状态，确保各功能正常后，方可使用。

（2）密切观察心电图波形，及时处理干扰及电极片脱落。

（3）正确设置各报警参数，不能关闭报警声音。

（4）定期观察患儿粘贴电极片处的皮肤，定时更换电极片，防止局部皮肤受损。

参 考 文 献

［1］ 北京儿童医院.护理诊疗常规［M］.北京：人民卫生出版社，2016.

［2］ 李小寒，尚少梅.基础护理学［M］.6版.北京：人民卫生出版社，2017.

［3］ 张琳琪，王天有.实用儿科护理学［M］.北京：人民卫生出版社，2018.

［4］ 李彩凤，李小青.儿童健康好帮手儿童风湿免疫性疾病分册［M］.北京：人民卫生出版社，2020.

［5］ 中国医师协会儿科医师分会风湿免疫学组，中国儿童免疫与健康联盟，《中国实用儿科杂志》编辑委员会.儿童风湿性疾病相关巨噬细胞活化综合征诊断与治疗专家共识之一——总论篇［J］.中国实用儿科临床杂志，2020，35(11)：825-831.

［6］ 中国医师协会儿科医师分会风湿免疫学组，中国儿童免疫与健康联盟，《中国实用儿科杂志》编辑委员会.儿童风湿性疾病相关巨噬细胞活化综合征诊断与治疗专家共识之二——全身型幼年特发性关节炎篇［J］.中国实用儿科临床杂志，2020，35(11)：831-834.

［7］ 邵小平，杨丽娟，叶向红，等.实用急危重症护理技术规范［M］.上海：上海科学技术出版社，2020.

［8］ 崔焱，张玉侠.儿科护理学［M］.7版.北京：人民卫生出版社，2021.

［9］ 李小红，邵启民，杨丽平，等.川崎病休克综合征成功救治七例［J］.中华危重症医学杂志（电子版），2021，14(6)：500-501.

［10］ 高微微，邹映雪.川崎病休克综合征早期识别与诊治研究进展［J］.临床儿科杂志，2021，39(3)：237-240.

［11］ 王天有，申昆玲，沈颖.诸福棠实用儿科学［M］.9版.北京：人民卫生出版社，2022.

第五章 神经内科疾病护理常规

第一节 一般护理常规

1. 环境与休息 病室定时开窗通风,每日 2 次,每次 15～30 分钟,通风时避免对流,注意患儿保暖,室温 18～22 ℃,相对湿度 50％～60％。治疗护理尽量集中进行,避免声、光等一切刺激,急性期卧床休息。

2. 饮食护理 根据患儿体重和营养状态,以及所需热量,制订合理的饮食计划。对于无法进食者,遵医嘱给予鼻饲喂养或补充静脉营养物质。每周监测体重,以便评估患儿营养状况。

3. 体位管理 颅内高压患儿绝对卧床并将床头抬高 15°～30°,以利于颅内静脉回流,减轻脑水肿,昏迷患儿取仰卧位,头偏向一侧。

4. 皮肤护理 神经系统疾病患儿多伴有肢体运动和感觉障碍甚至瘫痪,使用压疮风险评估量表(Braden-Q 量表)进行评估,对患儿提供个体化护理。如评估为压疮中高风险患儿,护理要点如下。

(1)保持床单位平整、清洁、干燥,穿棉质衣服、无皱褶,建议使用气垫床。

(2)每班交接皮肤情况,特别是容易发生压疮的部位。婴儿压疮的高发部位为枕后,年龄较大的患儿为骶尾部。其他好发部位包括足跟、脚踝等。

(3)患儿的翻身频率应个体化,需根据个人的活动水平、灵活性和独立进行体位变化的能力,皮肤和组织耐受性,舒适感和疼痛感来确定。

(4)对于卧床患儿,30°侧卧位优于90°侧卧位,且尽可能保持患儿床头平放,鼓励可以自主进行体位变换的患儿以 20°～30°的侧卧位睡觉,必须抬高床头时,保持 30°或更低的高度。同时鼓励长期卧床的患儿在合适的椅子或轮椅上就坐,但时间不宜过长。

(5)骨隆突处给予液体敷料保护,减轻局部皮肤压力。

(6)多汗患儿应定时用温水清洁皮肤,及时更换汗湿的衣被,皮肤涂润肤油。

5. 排泄护理 大便失禁患儿建议使用纸尿裤(年幼儿)或便器(年长儿),并及时用温水清洗臀部。尿潴留者的护理如下。

(1)防止泌尿系统逆行感染的措施。

①保持尿道口清洁:每天常规清洁 1～2 次,洗澡或使用清水/生理盐水清洗尿道口周围区域和导尿管表面,遵循从会阴部向直肠方向擦洗(从前向后)的原则。排便后及时清洗肛门及会阴部皮肤。

②导尿管的更换:具体更换频率可根据产品说明书决定,一般为每 1～4 周更换 1 次。

③集尿袋放尿:尿液达集尿袋 3/4 容积或转运前应排空集尿袋,避免集尿袋的出口触碰收集容器。

④集尿袋的更换:通常每周更换 1～2 次,若有尿液性状改变,需及时更换。

⑤维持密闭、通畅的引流系统,一旦无菌状态被打破、接头(连接)处断开或尿液漏出,应使用无菌方法更换导尿管和引流装置。

(2)保持尿液引流通畅,避免导尿管及引流管扭曲,集尿袋始终低于膀胱水平,高于地面 10 cm。患儿体位改变时,须调整集尿袋位置,以防其移位、牵拉、弯折、受压等。

(3)若病情允许,应鼓励患儿多饮水。儿童年龄越小,水的需要量相对越大。每天水的需要量:婴儿 120～160 mL/kg,幼儿 100～140 mL/kg,年长儿 70～110 mL/kg。每天摄入的水量包括口服水量和静脉输液量等,摄入充足的水量可达到冲洗尿道的目的。

(4)对患儿家属实施导尿管的维护和管理方面的健康教育,鼓励其主动参与护理。

（5）不推荐在拔除导尿管前夹闭导尿管进行膀胱功能锻炼。

6. 发热护理　退热治疗的主要目标是减轻发热所致的不适，即提高舒适度，而非单纯恢复正常体温。

（1）药物退热：2月龄以下的婴儿禁用任何解热镇痛药；2月龄以上儿童体温≥38.2 ℃伴明显不适和情绪低落时，应给予退热药。

（2）提高舒适度的护理措施：如温水外敷患儿额头、温水浴、减少穿着的衣物、贴退热贴和降低室内温度等，这些方法均可使发热患儿感到舒适。

（3）注意区分感染性发热和中枢性发热：中枢性发热给予退热药效果不佳，物理降温效果较好。

（4）观察发热趋势：发热的峰值是否下降，发热的间隔时间是否延长。

7. 心理护理　针对不同年龄阶段患儿心理特点，评估患儿及其家庭需求，邀请家属共同参与，实施以家庭为中心的个体化心理干预措施。

第二节　癫　痫

【定义】　癫痫发作是指脑神经元异常放电活动引起的一过性临床症状和（或）体征，表现为意识障碍、抽搐、精神行为异常等，多数癫痫发作持续时间短暂且呈自限性。癫痫是一种以具有持久性的癫痫发作倾向为特征的慢性脑疾病，临床表现为意识、运动、感觉、精神或自主神经运动障碍，患病率为5‰～10‰，儿童是癫痫的高发人群，18岁以下癫痫患者占全部癫痫患者的60%以上。婴儿痉挛症为婴幼儿期特有的一种癫痫综合征，为常见癫痫性脑病之一，是国际公认的一种难治性癫痫，婴幼儿发病率高达0.25‰～0.4‰。

【护理措施】

1. 呼吸道管理

（1）发作时立即仰卧、头偏向一侧或取侧卧位，及时清理呼吸道分泌物及呕吐物，避免窒息。

（2）保持呼吸道通畅，必要时吸痰、吸氧。

2. 安全防护

（1）保持环境安全，避免强光、强音等刺激因素，预防癫痫发作。

（2）床栏一直竖起，防止突然发作时坠床。

（3）癫痫发作时要保护患儿肢体，移开患儿周围可能导致其受伤的物品，勿强行按压其肢体，以免引起骨折或脱臼，不可将物品塞入患儿口中或撬开紧闭的牙关，以免导致进一步损害。

3. 病情观察

（1）观察癫痫发作的状态：发作时伴随症状，持续时间；患儿神志、瞳孔大小、对光反射及生命体征改变。

（2）观察呼吸变化：有无呼吸急促、点头呼吸，面色及唇周发绀。呼吸急促指婴儿呼吸频率＞60次/分，幼儿呼吸频率＞50次/分，年长儿呼吸频率＞40次/分；出现呼吸频率减慢或呼吸节律不规则也是危险征象，需特别注意。

（3）观察循环衰竭的征象：定时监测患儿心率、血压，备好抢救物品、药品。

危急症观察重点——癫痫持续状态。传统定义：癫痫一次发作持续30分钟以上，或反复发作间歇期意识不能完全恢复达30分钟以上者。临床实际：全面性惊厥性发作持续时间超过5分钟，或者非惊厥性发作或部分性发作持续时间超过15分钟，即可以考虑为早期癫痫持续状态。

4. 用药护理

（1）指导用药：指导家属抗癫痫药的使用方法、副作用观察方法，保证服药依从性。

（2）应用促肾上腺皮质激素（ACTH）的护理：ACTH为婴儿痉挛症的首选一线用药。

①使用 ACTH 肌内注射,注射部位可选择臀中肌、臀小肌或股外侧肌,左右交替注射,注意观察有无硬结、红肿及药物不良反应。

②禁止在硬结或红肿部位注射,如发生硬结或红肿,使用多磺酸粘多糖软膏外涂。

③肌内注射后,用多磺酸粘多糖软膏涂抹注射部位(避开针眼处),打圈按摩 10 分钟,预防硬结发生。

④遵医嘱测血压,做好动态病情观察及记录。

5. 生活指导 指导家属合理安排患儿的日常生活,保证睡眠充足、规律作息,避免过度劳累和运动,避免情绪激动。饮食宜清淡,防止过饥过饱,忌食辛辣、刺激性食物,禁饮兴奋性饮料。

6. 心理支持 结合不同年龄患儿的心理状态,有针对性地进行心理疏导,使其建立战胜疾病的信心,鼓励其克服自卑、孤独、退缩等心理行为障碍。

7. 出院指导

(1)教会家属癫痫发作时的紧急处理,防止患儿受伤、窒息及其他意外伤害。

(2)告知家属记录病情的方法(发作视频录像或日志)。

(3)告知家属长期坚持规律服药及生酮饮食的重要性。

(4)预防接种:癫痫发作完全控制半年以上,或原发病情稳定后再恢复正常疫苗接种程序。

【主要护理问题】

1. 有窒息的危险 与喉痉挛、呼吸道分泌物增多有关。

2. 有受伤的危险 与抽搐、意识丧失有关。

3. 潜在并发症 脑水肿、酸中毒、呼吸衰竭、循环衰竭。

4. 家属焦虑 与缺乏疾病相关知识有关。

第三节 热性惊厥

【定义】 热性惊厥为发热状态下(肛温 ≥ 38.5 ℃,腋温 ≥ 38 ℃)出现的惊厥发作,无中枢神经系统感染证据及导致惊厥的其他原因,既往也没有无热惊厥史。热性惊厥通常发生于发热 24 小时内,如发热 3 天及以上才出现惊厥发作,应注意寻找其他导致惊厥发作的原因。

【护理措施】

1. 发热护理 详见本章第一节一般护理常规。

2. 呼吸道管理

(1)惊厥发作时使患儿仰卧,头偏向一侧,呕吐者可侧卧,解开衣领,及时清除呼吸道分泌物及呕吐物,避免窒息。

(2)保持呼吸道通畅,必要时吸氧。

3. 安全防护

(1)就地抢救,专人守护,防止受伤。

(2)保持床栏拉起,防止惊厥发作时跌落或受伤。

(3)惊厥发作时勿刺激患儿,切忌掐人中、撬开牙关、按压或摇晃患儿导致其进一步受伤害。

4. 心理支持

(1)进行疾病相关知识宣教,减轻患儿家属对发作的焦虑、恐惧,避免患儿家属寻求不必要甚至不恰当的过度医疗。

(2)指导患儿家属惊厥发作的急救处理。

5. 出院指导

(1)指导患儿家属发热的护理,转变其观念,退热药不能阻止热性惊厥发作,对其无预防作用,患儿出现发热时应常规使用退热药。

(2)惊厥发作期的家庭处理:惊厥发作多为短暂的自限性发作,家属应镇定,将患儿置于侧卧位平躺以防止意外伤害,不应刺激患儿,应清除患儿口腔异物或分泌物防止误吸;若发作超过5分钟或发作后意识不清,需尽快就医。

(3)预防接种:原则上无预防接种禁忌。

【主要护理问题】

1. 有误吸的危险　与意识障碍、喉痉挛有关。

2. 有受伤的危险　与意识障碍、惊厥导致不能自主控制有关。

3. 潜在并发症　脑水肿、颅内压增高。

4. 体温过高　与感染或非感染性的发热疾病有关。

第四节　病毒性脑炎

【定义】　病毒性脑炎是指由多种病毒引起的颅内脑实质炎症。若病变主要累及脑膜,则称为病毒性脑膜炎;若病变主要影响大脑实质,则称为病毒性脑炎。大多数病毒性脑炎患儿病程具有自限性。

【护理措施】

1. 发热护理　监测患儿的体温、热型及伴随症状,给予物理降温,必要时遵医嘱给予药物降温。

2. 饮食护理　评估患儿有无脱水症状,保证摄入足够的液体量,必要时给予鼻饲或静脉输液。

3. 安全防护

(1)就地抢救,专人守护,防止受伤。

(2)保持床栏拉起,防止惊厥发作时跌落或受伤。

(3)惊厥发作时勿刺激患儿,切忌掐人中、撬开牙关、按压或摇晃患儿导致其进一步受伤害。

4. 病情观察重点

(1)观察呼吸变化,保持呼吸道通畅,必要时吸氧。呼吸急促指婴儿呼吸频率>60次/分,幼儿呼吸频率>50次/分,年长儿呼吸频率>40次/分。出现呼吸频率减慢或呼吸节律不规则也是危险征象,需特别注意。

(2)观察意识与瞳孔变化。如患儿出现烦躁不安、意识障碍,应警惕是否存在脑水肿。双侧瞳孔不等大、对光反射迟钝,多提示有脑疝发生。

5. 用药护理　甘露醇具有脱水及渗透性利尿作用,遇冷易结晶,故应用前应仔细检查,如有结晶,可置热水中或用力振荡待结晶完全溶解后再使用,静脉滴注30～60分钟。其为高渗性溶液,渗透压为1098 mOsm/L,应严防外渗,一旦发现外渗,应立即停止输液,并采取相应措施。药物外渗分级及临床表现见表5-1。

表 5-1　药物外渗分级及临床表现

级　别	临 床 表 现
0	无症状
1	皮肤发白,水肿范围的最大处直径<2.5 cm,皮肤发凉,伴有或不伴有疼痛
2	皮肤发白,水肿范围的最大处直径为2.5～15 cm,皮肤发凉,伴有或不伴有疼痛
3	皮肤发白,半透明状,水肿范围的最大处直径>15 cm,皮肤发凉,轻到中度疼痛,可能伴有麻木感
4	皮肤发白,半透明状,皮肤紧绷,有渗漏,皮肤变色,有瘀斑、肿胀,较深的凹陷性水肿,水肿范围的最大处直径>15 cm,有循环障碍,中到重度疼痛

6. 唤醒干预 对昏迷患儿给予综合感知水平的唤醒干预(视觉刺激、听觉刺激、味觉刺激、嗅觉刺激、触觉刺激、肢体语言),鼓励患儿家属参与,共同促进患儿的早期觉醒。

7. 出院指导

(1)保证休息和睡眠,注意劳逸结合,加强锻炼,提高机体抵抗力。

(2)加强营养,以增强机体抵抗力。昏迷或吞咽困难者应行鼻饲进流质饮食。

(3)告知康复训练的重要性,指导并鼓励家属坚持对患儿进行智力训练和肢体功能锻炼。

(4)出院后要遵医嘱服药,定期复查,如发生病情变化及时就诊。

【主要护理问题】

1. 体温过高 与感染有关。

2. 有窒息的危险 与意识障碍、呕吐有关。

3. 营养失调:低于机体需要量 与摄入不足、机体消耗量增多有关。

4. 有受伤的危险 与行为异常、惊厥发作有关。

5. 有皮肤完整性受损的危险 与意识障碍有关。

6. 躯体活动障碍 与昏迷、瘫痪有关。

7. 潜在并发症 颅内压增高。

8. 家属焦虑 与疾病预后不良有关。

第五节 化脓性脑膜炎

【定义】 化脓性脑膜炎即细菌性脑膜炎,是严重的中枢神经系统感染性疾病,是化脓性细菌所致的软脑膜、蛛网膜、脑脊液及脑室的炎症反应。

【护理措施】 详见病毒性脑炎的护理。

第六节 自身免疫性脑炎

【定义】 自身免疫性脑炎泛指一类由自身免疫机制介导的脑炎。抗 NMDA 受体(NMDAR)脑炎患儿约占自身免疫性脑炎患儿的80%。主要症状包括精神行为异常、认知障碍、近事记忆力下降、癫痫发作、言语障碍、运动障碍、不自主运动、意识水平下降与昏迷、自主神经功能障碍等。

【护理措施】

1. 饮食护理 患儿自主运动减少导致进食困难,表现为不张嘴或无咀嚼动作、吞咽慢。给予易消化咀嚼的半流质饮食,少量多餐,必要时给予鼻饲喂养。

2. 行为异常的护理 加强看护,使患儿远离刀具等尖锐物品,防止意外伤害的发生,如出现过激行为或暴力先兆,应及时通知医生,适当遵医嘱给予药物治疗。

3. 防止意外伤害 患儿会出现肢体不自主扭动,张口、咀嚼动作或磨牙等症状,要适当进行保护,防止擦伤、挫伤的发生。必要时给予保护性约束,小幅度的不自主运动可不用干预。

4. 癫痫症状的护理 详见癫痫的护理。

5. 自主神经功能紊乱的护理

(1)对小便失禁、排尿困难的患儿,予以导尿。

(2)对大便失禁的患儿,及时清洁肛周皮肤。

(3)对于便秘患儿,予以富含纤维素饮食,适当增加其饮水量。

(4)对多汗、面色潮红患儿,及时擦拭汗液,更换衣裤。

(5)对血压异常患儿,注意严密监测血压。血压正常值:1岁时收缩压平均为70~80 mmHg,2岁以后收缩压可按公式计算,收缩压(mmHg)=年龄×2+80 mmHg,收缩压的2/3为舒张压,收缩压高于此标准20 mmHg为高血压,低于此标准20 mmHg为低血压。

6. 病情观察重点 危急症观察重点(中枢性通气不足):应严密观察患儿呼吸频率、节律和面色,监测血氧饱和度,及早发现中枢性通气不足的表现(呼吸深浅不一、节律不齐,可有呼吸暂停),及时给予吸氧或呼吸支持。

7. 出院指导

(1)在服用激素类药物期间,不得随意更改药量和停药。

(2)继续进行肢体功能锻炼。

(3)定期复诊,不适随诊。

【主要护理问题】

1. 营养失调:低于机体需要量 与意识障碍、发热有关。

2. 有坠床的危险 与行为异常、癫痫发作有关。

3. 有皮肤完整性受损的危险 与意识障碍、生活不能自理有关。

第七节 急性播散性脑脊髓炎

【定义】 急性播散性脑脊髓炎是一种免疫介导、临床表现多样、广泛累及中枢神经系统白质的特发性炎症脱髓鞘疾病。

【护理措施】

1. 生命体征的监测 持续心电监测,监测患儿心率、呼吸、血氧饱和度。

2. 头痛的护理 观察并记录患儿头痛的部位、时间、性质。必要时可遵医嘱应用镇痛药或脱水剂。

3. 肢体无力的护理 早期进行肢体被动活动及按摩,部分肌力恢复时应鼓励患儿进行主动运动,以防肌萎缩。

4. 用药护理

(1)注射用甲泼尼龙琥珀酸钠。

①患儿机体抵抗力下降,采取保护性隔离措施,避免交叉感染。

②由于用药后会引起高血压,用药前后应测量血压。血压正常值:1岁时收缩压平均为70~80 mmHg,2岁以后收缩压可按公式计算,收缩压(mmHg)=年龄×2+80 mmHg,收缩压的2/3为舒张压,收缩压高于此标准20 mmHg为高血压。

③应用胃黏膜保护剂,及时补钙,观察大便颜色。

(2)静脉注射人免疫球蛋白。

①完善输血前化验检查(乙肝、丙肝、戊肝、艾滋病、梅毒等)。

②严格控制输液速度,开始滴注速度为每分钟1.0 mL(约20滴/分),持续15分钟后若无不良反应,可调至正常速度,输注前后用生理盐水冲管。

③在输注过程每30分钟巡视一次,观察静脉通道是否通畅,避免渗出,积极预防静脉炎的发生。

④注意观察患儿的一般情况和生命体征,如患儿在输注过程中出现一过性头痛、心慌、恶心等不良反应,可能与输注速度过快或个体差异有关。上述反应大多轻微且常发生在输液开始1小时内,必要时减慢或暂停输注,一般无需特殊处理即可自行恢复。

(3)重症患儿或容易复发者可同时应用环磷酰胺、硫唑嘌呤等免疫抑制剂。

5. 出院指导

(1)在服用激素类药物期间注意补钙,不得随意更改激素类药物的用量和随意停用激素类药物。

(2)继续进行肢体功能锻炼。

(3)定期复诊,不适随诊。

【主要护理问题】

1. 自理能力受限 与瘫痪有关。

2. 排尿异常 与括约肌功能障碍有关。

3. 感/知觉异常 与脊髓疾病有关。

第八节 急性脊髓炎

【定义】 急性脊髓炎是指各种感染后变态反应引起的急性横贯性脊髓炎性病变,又称为急性横贯性脊髓炎,是临床上最常见的一种脊髓炎。

【护理措施】

1. 病情观察 密切观察体温、脉搏、呼吸、血压及神志的变化。注意有无上升性脊髓炎的征象,如吞咽困难、饮水呛咳、声音嘶哑等。

2. 饮食护理 便秘患儿予以高纤维饮食,适当增加饮水量。

3. 排泄护理 详见一般护理常规。

4. 皮肤护理 详见一般护理常规。

5. 安全护理 患儿双下肢存在感觉障碍,床上禁放硬物及利器,以防意外刺伤;避免使用热水袋,以防烫伤;擦浴水温应以皮肤温度为基准,夏季可略低于体温,冬季可略高于体温。

6. 预防足下垂 足部放硬枕或直角夹板使足背和小腿成90°角,保持功能位。

7. 出院指导

(1)坚持肢体功能锻炼。

(2)定期复诊,不适随诊。

【主要护理问题】

1. 自理能力受限 与瘫痪有关。

2. 排尿异常 与括约肌功能障碍有关。

3. 感/知觉异常 与脊髓疾病有关。

第九节 吉兰-巴雷综合征

【定义】 吉兰-巴雷综合征又称急性炎症性脱髓鞘性多发性神经病,是儿童最常见的急性周围神经病。主要临床特征为急性进行性对称性弛缓性肢体瘫痪,伴有周围感觉障碍,病程呈自限性,大多在数周内完全恢复,但严重者可引起呼吸肌麻痹而危及生命。

【护理措施】

1. 安全护理 患儿双下肢存在感觉障碍,床上禁放硬物及利器,以防意外刺伤;避免使用热水袋,以防烫伤;擦浴水温应以皮肤温度为基准,夏季可略低于体温,冬季可略高于体温。

2. 改善呼吸功能 保持室内空气清新,温湿度适宜,鼓励患儿咳嗽、深呼吸,帮助患儿翻身、拍背,及时排出呼吸道分泌物,必要时吸痰,保持呼吸道通畅。

3. 康复指导 早期进行肢体被动运动及按摩,部分肌力恢复时应鼓励进行主动运动,如吹气球、手握笔、持物、抬腿等,以防肌萎缩。

4. 病情观察 危急症观察重点(呼吸肌麻痹):若出现呼吸无力、进食饮水呛咳、声音嘶哑等呼吸肌麻痹症状,应及时通知医生,配合抢救。呼吸肌麻痹是本病的主要死亡原因。

5. 皮肤护理 详见一般护理常规。

6. 出院指导

(1)坚持肢体功能锻炼。

(2)定期复诊,不适随诊。

【主要护理问题】

1. 躯体活动障碍 与肢体瘫痪、感觉障碍有关。

2. 低效性呼吸型态 与呼吸肌麻痹、咳嗽反射消失有关。

3. 营养失调:低于机体需要量 与吞咽困难影响进食有关。

4. 有皮肤完整性受损的危险 与肢体瘫痪、感觉障碍、长期卧床有关。

5. 家属焦虑 与对疾病的恐惧、担心预后有关。

第十节 重症肌无力

【定义】 重症肌无力是由自身抗体介导的获得性神经-肌肉接头传递障碍,是一种自身免疫性疾病。

【护理措施】

1. 心理护理 关注患儿心理状态,根据患儿病情实施相关的护理干预,缓解其焦虑、抑郁等不良情绪,从而改善患儿的自我感受,增加治疗信心,缓解心理压力。

2. 生活护理 清晨、休息后或肌无力症状较轻时适当活动。预防跌倒,专人看护,穿防滑鞋。

3. 全身型肌无力 患儿取半坐卧位和端坐位能改善呼吸困难的症状。床旁备吸痰、吸氧装置。

4. 病情观察 危急重症观察重点(肌无力危象):出现呼吸困难,因二氧化碳潴留可引起头痛,甚至神志改变,应维持呼吸功能,预防感染,调整治疗,如并发呼吸肌麻痹,应立即气管插管,使用人工呼吸机辅助呼吸,注意呼吸道的管理,预防肺部感染或肺不张。

5. 出院指导

(1)认识长期规律服药的重要性,不可随意停药或减量。

(2)注意休息、保暖;避免劳累、受凉、感冒、情绪波动等。

【主要护理问题】

1. 家属焦虑 与对疾病的恐惧、担心预后有关。

2. 生活自理缺陷 与眼外肌麻痹、上睑下垂或四肢无力有关。

3. 清理呼吸道无效 与咳嗽无力有关。

4. 气体交换受损 与呼吸肌无力有关。

5. 有皮肤完整性受损的危险 与长期卧床有关。

第十一节 脊髓性肌萎缩

【定义】 脊髓性肌萎缩是由脊髓前角及延髓运动神经元变性,导致近端肢体和躯干进行性、对称性肌无力和肌萎缩的常染色体隐性遗传病,患儿智力发育及感觉均正常。脊髓性肌萎缩是婴幼儿期最常见的致死性神经遗传性疾病。

【护理措施】

1. 保持呼吸道通畅 患儿呼吸肌无力,肺通气功能差,采取体位引流、翻身、拍背、吸痰等,必要时,可进行雾化吸入。

2. 饮食指导 少量多餐,给予低脂肪、高膳食纤维、高蛋白、高钙饮食,对存在吞咽障碍的患儿可给予流质饮食,必要时鼻饲喂养。

3. 康复指导 早期进行肢体被动运动及按摩,部分肌力恢复时应鼓励患儿进行主动运动,以防肌萎缩。

4. 诺西那生钠鞘内注射的护理

(1)术前遵医嘱完成相关检查,备急救车。

(2)术中播放患儿平时喜欢的动画片,缓解其紧张情绪,腰椎穿刺术成功后,密切观察患儿反应,见有脑脊液流出,将诺西那生钠复温到 25 ℃,戴无菌手套,协助医生用 5 mL 注射器抽取药物。

(3)术后安置患儿体位,允许患儿家属同卧于床上。家属侧卧怀抱患儿,给予其安全感;鼓励家属抚摸患儿,并对患儿的勇敢表现给予肯定。指导术后去枕仰卧,禁饮、禁食至少 2 小时,建议通过观看动画片、听故事或音乐等方法提高患儿的依从性,观察患儿有无头痛、呕吐、腰背痛等相关并发症的发生,腰背痛时可用利多卡因软膏外涂。

5. 病情观察

(1)夜间和日间低通气:低通气是患儿最早表现出的呼吸问题。密切观察患儿是否有晨间头痛、疲劳、日间困倦、食欲下降等症状。

(2)危急症观察重点(呼吸衰竭):有无呼吸急促,婴儿呼吸频率>60 次/分,幼儿呼吸频率>50 次/分,年长儿呼吸频率>40 次/分表明存在呼吸急促;呼吸频率减慢或呼吸节律不规则也是危险征象,需特别注意;发绀;血氧饱和度<92%,需及时通知医生,呼吸衰竭是脊髓性肌萎缩最危急的并发症。

6. 出院指导

(1)避免受凉,降低上呼吸道感染的概率。

(2)保证营养的摄入,进食宜慢,防呛咳。

(3)坚持肢体功能锻炼。

(4)定期复诊,不适随诊。

【主要护理问题】

1. 有误吸的危险 与呼吸肌无力、吞咽困难有关。

2. 营养失调:低于机体需要量 与吞咽困难影响进食有关。

3. 有皮肤完整性受损的危险 与肢体瘫痪、长期卧床有关。

4. 有肺部感染的危险 与肢体瘫痪、长期卧床有关。

5. 气体交换受损 与呼吸肌无力、肺通气功能差有关。

第十二节 周围性面神经麻痹

【定义】 周围性面神经麻痹通常也被称为周围性面瘫或周围性面神经炎,是以面部表情肌突然瘫痪为主要临床症状的一种疾病,临床特征为急性起病,多在 3 天左右达到高峰,表现为单侧周围性面瘫,无其他可识别的继发原因。该病具有自限性,但早期合理的治疗可以加快恢复速度,减少并发症的发生。

【护理措施】

1. 饮食指导 忌食生冷、辛辣、刺激性食物,给予营养丰富饮食,以增强抵抗力。

2. 口腔护理 神经功能开始恢复时,指导患儿进食时将食物放在患侧颊部,细嚼慢咽,以促进患侧肌肉群被动训练。

3. 眼部护理 注意用眼卫生,避免用手揉眼,同时应适当减少用眼时间。当患儿存在眼睑闭合不全时,根据情况选择滴眼液或膏剂防止眼部干燥,合理使用眼罩保护,特别是在睡眠中眼睑闭合不全时尤为重要。

4. 面部护理 尽量避免冷风直接吹到面部以及吹空调,注意保暖。

5. 康复治疗 尽早开展面部肌肉康复治疗。

6. 心理护理 对患儿当前的心理状态进行全面评估,以便制订针对性的护理干预策略。与患儿保持良好的沟通,以便缓解其紧张和恐惧情绪,增强患儿的诊治依从性及提高患儿的配合度。

7. 出院指导 坚持康复治疗,加强面肌的主动和被动运动,指导患儿注意保暖,避免感染。

【主要护理问题】

1. 焦虑/恐惧 与突然起病、担心预后有关。

2. 自我形象紊乱 与面部表情肌瘫痪有关。

3. 舒适度改变 与口角歪斜、眼睑闭合不全等有关。

4. 潜在并发症 角膜、结膜炎等。

第十三节 热性感染相关性癫痫综合征

【定义】 热性感染相关性癫痫综合征(FIRES)是一种罕见的灾难性癫痫性脑病,常影响既往健康且发育正常的学龄儿童,前驱非特异性感染数天后出现惊厥发作,迅速进展为惊厥持续状态,急性期病死率高达30%,常遗留药物难治性癫痫,幸存者中66%~100%遗留认知障碍。

【护理措施】

1. 发热护理 详见一般护理常规。

2. 用药护理

(1)咪达唑仑:该药物有抑制呼吸的副作用,使用期间严密观察呼吸频率及节律的变化。持续静脉泵入咪达唑仑时,应2~3小时交替更换注射部位,每30分钟巡视一次,观察静脉通道是否通畅,避免静脉炎的发生;观察药物副作用及不良反应。美国静脉输液护理学会静脉炎分级标准量表见表5-2。

表5-2 美国静脉输液护理学会(INS)静脉炎分级标准量表

分 级	临 床 标 准
0级	无症状
1级	输液部位发红,伴有或不伴有疼痛
2级	输液部位疼痛,伴有发红和(或)水肿
3级	输液部位疼痛,伴有发红和(或)水肿,有条索状物形成,可触及条索状的静脉
4级	输液部位疼痛,伴有发红和(或)水肿,可触及条索状的静脉,长度>2.5 cm,并有脓液渗出

(2)托珠单抗:主要不良反应为过敏或超敏反应,血压升高。输注前30分钟口服西替利嗪、静脉输注地塞米松,监测生命体征,备好急救车、负压吸引器及吸氧装置。每30分钟测量血压、血氧饱和度、体温,并将数值记录在护理记录单上,如发现异常及时通知医生。

3. 生酮饮食护理

(1)嗜睡和乏力是生酮饮食启动期常见的不良反应,一般持续1~2周可自行缓解。指导家属学会血酮与血糖的检测方法,发现低血糖与酸中毒应及时处理。

（2）观察患儿有无呕吐、便秘、腹泻和腹痛等胃肠道不良反应,可通过适当添加益生菌、富含膳食纤维的蔬菜,调整饮食比例和增加饮水量等来缓解。

（3）血糖浓度＜2.8 mmol/L,可口服橙汁 30 mL 或适量 10％葡萄糖,0.5 小时后复测血糖。

【主要护理问题】

1. 发热 与感染有关。

2. 有受伤的危险 与抽搐、意识丧失有关。

3. 低血糖 与生酮饮食有关。

4. 焦虑(家属) 与疾病相关知识缺乏有关。

第十四节 惊厥持续状态

【定义】 惊厥持续状态的传统定义:持续惊厥发作超过 30 分钟,或反复发作 2 次以上且发作间歇期意识无法恢复正常。2015 年国际抗癫痫联盟制定了新定义,即持久的癫痫发作且可能造成长期损伤的状态:①强直阵挛发作超过 5 分钟;②伴意识障碍的局灶性发作超过 10 分钟;③失神发作超过 15 分钟。

【风险评估】

1. 风险评估量表 Barthel 指数评定量表,Humpty Dumpty 跌倒/坠床评估量表,压疮风险评估量表(Braden-Q 量表),儿童静脉血栓风险因素评估表等。

2. 观察低氧血症的表现 呼吸急促,即婴儿呼吸频率＞60 次/分,幼儿呼吸频率＞50 次/分,年长儿呼吸频率＞40 次/分;呼吸频率减慢或呼吸节律不规则;发绀;血氧饱和度＜92％。

3. 观察循环衰竭的征象 监测患儿心率及血压。若婴儿心率＞160 次/分,幼儿心率＞140 次/分,年长儿心率＞120 次/分,不能用发热或缺氧解释时即表明存在循环衰竭;1 岁时收缩压平均为 70～80 mmHg,2 岁以后收缩压可按公式计算,收缩压(mmHg)＝年龄×2＋80 mmHg,收缩压的 2/3 为舒张压,收缩压高于此标准 20 mmHg 为高血压,低于此标准 20 mmHg 为低血压,高血压或低血压的出现均表明可能存在循环衰竭。

4. 观察意识与瞳孔的变化 瞳孔的变化往往可显示危重患儿的昏迷状态和脑损伤的程度。瞳孔缩小是指瞳孔直径＜2 mm,单侧瞳孔缩小常提示同侧小脑幕裂孔疝早期;瞳孔散大是指瞳孔直径＞5 mm,一侧瞳孔扩大、固定,常提示同侧颅内病变(如颅内血肿、脑肿瘤等)所致的小脑幕裂孔疝的发生,双侧瞳孔散大,常见于颅内压增高、颅脑损伤及濒死状态。正常瞳孔对光反射灵敏,当瞳孔大小不随光线刺激而变化时,称为瞳孔对光反射消失,常见于危重或深昏迷患儿。

【护理常规及安全防范措施】

1. 气道管理 仰卧、头偏向一侧(呕吐者可侧卧),解开衣领,及时清除呼吸道分泌物及呕吐物,防止误吸。床边备吸痰及吸氧装置,必要时吸痰,给予吸氧。无自主呼吸者,应实施人工呼吸。

2. 安全防护 床栏一直竖起,专人守护,防止坠床。勿刺激患儿,移开周围可能伤害患儿的物品,不可强力按压及约束肢体,切忌掐人中,不可将物品塞入患儿口中或撬开紧闭的牙关,以免导致其进一步受伤害。保持病房安静,避免外界刺激。

3. 用药安全 推注地西泮时速度宜慢不宜快,3 分钟内推注量不超过每千克体重 0.25 mg,间隔 15～30 分钟可重复推注;持续静脉泵入咪达唑仑时,应 2～3 小时交替更换注射部位,每 30 分钟巡视一次,观察静脉通道是否通畅,避免静脉炎的发生;观察药物副作用及不良反应;观察药物疗效,以便医生及时调整治疗方案;根据医嘱定期复查肝功能、肾功能及血药浓度。

4. 健康教育

（1）讲解惊厥的病因、治疗、预后及急救处理。

（2）预防受伤：体位恰当，预防坠床、窒息及其他意外伤害。

（3）告知记录病情的方法（发作时进行视频录像或写日志）。

（4）指导患儿及其家属避免诱发惊厥的因素，如闪烁的灯光、睡眠不足、活动过度等。

（5）定期复查，坚持长期规律服药，注意用药后的副作用。

5．心理护理　评估患儿家属焦虑及恐惧的程度，指导减轻焦虑的方法、获取支持和资源的方法。

【应急预案】

惊厥持续状态的应急预案见图 5-1。

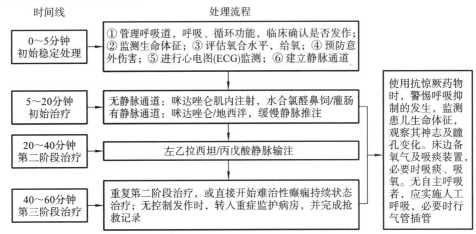

图 5-1　惊厥持续状态的应急预案

【技术规范】

1．心电监护仪使用技术中需注意的护理风险

（1）心电监护时需注意的护理风险。

①放置电极片时，应避开伤口、瘢痕、中心静脉插管及电除颤时电极板放置的部位。

②电极片长期应用易脱落，影响准确性及监测质量。要定期更换电极片及粘贴部位，并注意皮肤的清洁。

③密切监测患儿异常心电波形，排除各种干扰和电极片脱落的情况，及时通知医生处理。

④躁动者适当约束或应用镇静剂。

（2）血氧饱和度（SpO_2）监护时需注意的护理风险。

①把传感器安放在患儿的适当位置上，探头线应该置于手背。

②要求患儿指甲不能过长，不能有任何染色物、污垢或是灰指甲。

③在连续监测中每 4 小时更换一次 SpO_2 传感器位置，每 2 小时评估一次患儿皮肤的完整性。

④血氧饱和度探头放置位置应与测血压手臂分开，因为在测血压时，血流阻断，此时测不出血氧饱和度或测出的血氧饱和度不准确。

（3）血压监护时需注意的护理风险。

①根据患儿肢体情况选择尺寸适当的袖带。袖带松紧适宜，在肢体和袖带之间应可以插入一个手指，确保袖带缠绕肢体不是太紧，否则可能引起肢体远端变色甚至缺血。

②测量部位应与心脏（右心房）保持水平并外展 45°。

③对于连续监测者应定时更换测量部位，避免引起疼痛、上臂瘀点和瘀斑、上肢水肿、静脉淤血等并发症。

④患儿处于严重休克或体温过低时，测得的血压不准确，因为外周的血流量减少会导致动脉搏动减弱。此时最好监测动脉血压，避免误差。严重高血压患儿因测量时间较长甚至测不出血压，也应选择动脉血压监测。

⑤禁止在静脉输液的肢体端测量血压,因为在袖带充气期间,可能导致导管周围的组织损伤。

⑥偏瘫、肢体外伤或手术的患儿应选择健侧肢体。

2. 留置针静脉输液技术中需注意的护理风险

(1)选择粗直、弹性好、易于固定的静脉,避开关节和静脉瓣。

(2)不应在穿刺肢体一侧上端使用血压袖带和止血带。

(3)根据病情需要、药物配伍禁忌合理安排输液顺序。

(4)严格控制输液速度。

(5)加强输液巡视,发现异常及时处理。

(6)用药后应正压封管,根据使用说明定期更换透明敷贴和留置针,敷贴如有潮湿、渗血应及时更换,若发生留置针相关并发症,应拔管。

3. 输液泵使用技术中需注意的护理风险

(1)特殊用药需有特殊标记,避光药物需用避光输液管道。

(2)泵管:24 小时常规更换一次,若有血渍或疑有污染立即更换。

(3)正确设定输液速度及其他必须参数,防止设定错误延误治疗。

(4)不能依赖输液泵的报警系统来发现药物渗出,应加强巡视,观察穿刺部位皮肤情况。

(5)注意维护保养:一级保养(日常维护保养)时要特别注意推进器和导轨摩擦处的清洁,以免影响速度的准确性。

4. 吸氧护理技术中需注意的护理风险

(1)严格遵守操作规程,注意用氧安全,切实做好"四防",即防火、防热、防油、防震。

(2)用氧过程中,应加强监测,观察、评估患儿吸氧效果。

(3)持续吸氧的患儿,应当保持管道通畅,无弯折、分泌物堵塞或扭曲。

(4)使用氧气时,应先调节流量再应用,停止吸氧时,先拔除导管,再关闭氧气开关。中途改变流量,先分离鼻导管与湿化瓶连接处,调节好流量再接上。以免一旦开关出错,大量氧气进入呼吸道而损伤肺组织。

(5)湿化瓶使用时应保持竖直,倾斜不得超过 30°。当湿化液液面下降至最低液位线时须更换。

┃ 参 考 文 献 ┃

［1］ 崔焱,张玉侠.儿科护理学［M］.7 版.北京:人民卫生出版社,2021.

［2］ 李小寒,尚少梅.基础护理学［M］.7 版.北京:人民卫生出版社,2022.

［3］ 朱丽辉,陈朔晖.儿科专科护理［M］.北京:人民卫生出版社,2021.

［4］ 蔡虻,高凤莉.导管相关感染防控最佳护理实践专家共识［M］.北京:人民卫生出版社,2018.

［5］ 国家呼吸系统疾病临床医学研究中心,中华医学会儿科学分会呼吸学组,中国医师协会呼吸医师分会儿科呼吸工作委员会,等.解热镇痛药在儿童发热对症治疗中的合理用药专家共识［J］.中华实用儿科临床杂志,2020,35(3):161-169.

［6］ 陈丽娟,孙林利,刘丽红,等.2019 版《压疮/压力性损伤的预防和治疗:临床实践指南》解读［J］.护理学杂志,2020,35(13):41-43,51.

［7］ 中华医学会儿科学分会神经学组.热性惊厥诊断治疗与管理专家共识(2017 实用版)［J］.中华实用儿科临床杂志,2017,32(18):1379-1382.

［8］ 包新华,姜玉武,张月华.儿童神经病学［M］.3 版.北京:人民卫生出版社,2021.

［9］ 中国医师协会神经修复专业委员会医师障碍与促醒学组.慢性意识障碍诊断与治疗中国专家共识［J］.中华神经医学杂志,2020,19(10):977-982.

［10］　章毅,陈朔晖,罗飞翔,等.脊髓性肌萎缩症患儿鞘内注射诺西那生钠注射液的护理[J].中华护理杂志,2020,55(9):1409-1412.

［11］　刘冰,刘雅莉,彭晓霞,等.儿童诊断性腰椎穿刺术后管理循证实践指南[J].中国循证儿科杂志,2020,15(4):241-246.

［12］　中国医师协会儿科医师分会,中国医师协会儿科医师分会儿童呼吸学组.脊髓性肌萎缩症呼吸管理专家共识(2022 版)[J].中华实用儿科临床杂志,2022,37(6):401-411.

［13］　中华医学会神经病学分会.中国自身免疫性脑炎诊治专家共识[J].中华神经科杂志,2017,50(2):91-98.

［14］　中国免疫学会神经免疫分会.中国重症肌无力诊断和治疗指南(2020 版)[J].中国神经免疫学和神经病学杂志,2021,28(1):1-12.

［15］　中华医学会神经病学分会,中华医学会神经病学分会神经肌肉病学组,中华医学会神经病学分会肌电图与临床神经电生理学组.中国特发性面神经麻痹诊治指南[J].中华神经科杂志,2016(2):84-86.

［16］　毛丹丹,胡文广.发热感染相关性癫痫综合征研究进展[J].中华实用儿科临床杂志,2022,37(1):70-73.

［17］　儿童癫痫持续状态协作组.儿童癫痫持续状态诊断治疗的中国专家共识(2022)[J].癫痫杂志,2022,8(5):383-389.

［18］　邵小平,杨丽娟,叶向红,等.实用急危重症护理技术规范[M].2 版.上海:上海科学技术出版社,2020.

第六章 遗传代谢内分泌科疾病护理常规

第一节 一般护理常规

1. 环境与休息 病室定时开窗通风,每日 2 次,每次至少 30 分钟,通风时避免患儿着凉,室温 18~22 ℃,相对湿度 50%~60%。避免高声交谈,保持病室安静。治疗护理集中进行,保证患儿作息规律和睡眠充足。

2. 饮食护理 根据患儿疾病特点和营养状态,制订合理的饮食计划。对于无法进食者,遵医嘱给予鼻饲喂养或静脉营养。每周监测体重以便评估患儿营养状况。

3. 体位管理 根据患儿病情采取让患儿舒适的卧位。

4. 皮肤护理 糖尿病患儿注意观察末梢采血部位及胰岛素注射部位皮肤完整情况,保持清洁,注意有无并发症发生。皮肤干燥者可使用无刺激性的润肤霜,保持皮肤滋润。

5. 排泄护理 正确留取大小便标本。观察大小便颜色、性状及量,必要时记录大小便量。

6. 心理护理 针对不同年龄阶段患儿心理特点,评估患儿及其家庭需求,邀请患儿家属共同参与,实施以家庭为中心的个体化心理干预措施。

第二节 1 型糖尿病

【定义】 1 型糖尿病是在遗传易感因素的基础上,在外界环境因素的作用下,机体自身免疫功能紊乱导致胰岛 β 细胞损伤和破坏,胰岛素分泌绝对不足所致碳水化合物、脂肪和蛋白代谢异常的全身性慢性疾病。

【护理措施】

1. 饮食护理

(1)原则上保证患儿正常生长发育,参考患儿饮食习惯而定。

(2)每日总热量=1000+年龄×(80~100)kcal,营养素热量分配:蛋白质占 15%~20%,脂肪占 25%~30%,碳水化合物占 50%~55%。三餐热量分配:1/5、2/5、2/5 或各 1/3。

(3)饮食应定时定量,控制脂肪的摄入,忌摄入胆固醇高的食物。

(4)进餐前检查膳食结构是否合理,遵医嘱饮食定量供应,记录实际进食情况。

(5)饮食治疗期间,防止患儿觅食,限制糖果、甜食及水果等含糖量高的食物。

(6)若餐后仍有饥饿感应报告医生,并将食物做适当调整,增加粗纤维食物的摄入,如绿叶蔬菜、西红柿等。

2. 血糖监测 根据医嘱监测血糖变化,胰岛素治疗过程中,观察患儿有无面色苍白、软弱无力、多汗、呕吐、腹痛或呼吸深快、口内有酮臭味等酮症酸中毒症状,若有异常及时报告医生处理。

3. 皮肤护理

(1)加强皮肤护理,保持皮肤清洁,预防毛囊炎及阴道炎的发生。

(2)测血糖及注射胰岛素部位皮肤的护理:保持皮肤清洁,避免感染;避免皮肤干燥,必要时使用润肤油护肤;暂时不注射的皮肤可每日用热水湿敷,避免脂肪增生影响胰岛素吸收。

4. 休息与运动的护理

(1)休息护理:一般不限制活动,有并发症患儿卧床休息。

(2)运动指导:在血糖控制良好的情况下,根据患儿年龄、运动能力,安排适当的项目,每日定时定量进行运动。运动时注意监测血糖,调整胰岛素用量和饮食,预防低血糖的发生。

5. 病情观察重点

(1)酮症酸中毒的观察和护理:若出现呕吐、腹泻、腹痛等酮症酸中毒症状,应立即建立两条静脉通道,一条用胰岛素泵准确给予胰岛素,另一条遵医嘱纠正酸中毒(补液、扩容、纠酸治疗)。密切观察生命体征的变化并做好记录。

(2)低血糖的护理:若患儿突然精神不振、面色苍白、出冷汗、心慌或惊厥,及时监测血糖并处理,轻症时给予饼干、水果糖(3～4颗糖)、糖水(30 mL 水＋1 匙白砂糖约 15 g)。低血糖不能纠正时立即送医院治疗。

知识拓展

凡符合以下条件任何一条,即可诊断为糖尿病。

(1)随机血糖≥ 11.1 mol/L(≥ 200 mg/dL),并有糖尿病症状(多饮、多尿、多食及体重减轻)。

(2)空腹血糖≥ 7.0 mol/L(≥ 126 mg/dL)。

(3)口服葡萄糖耐量试验(OGTT):2 小时血糖≥11.1 mol/L(≥ 200 mg/dL)。

6. 用药护理

(1)正确储存胰岛素:未开封的胰岛素于 2～8 ℃冰箱冷藏,使用中的胰岛素可在室温(30 ℃以内)直接保存,如果放入冰箱冷藏,提前复温至常温后方可注射。

(2)胰岛素的注射:严格遵医嘱按时注射胰岛素,不可随意更改时间,注射速效胰岛素时必须提前准备好食物,以免因不能及时进食导致低血糖的发生。有计划、有次序地更换注射部位,注射间距纵横间隔1～1.5 cm,使用胰岛素专用注射器、胰岛素笔或胰岛素泵,针头不可重复使用,注射剂量需精确。

7. 出院指导

(1)对即将出院的患儿及其家属进行糖尿病相关基础知识的考核,不正确的认识要在出院前予以纠正并讲解。

(2)嘱患儿按时复诊,出院后 2 周第一次复诊,出院后 4 周第二次复诊,之后每 3 个月复查一次血、尿常规及糖化血红蛋白,复诊时携带血糖记录本(包括每日的饮食、血糖记录、胰岛素注射时间和剂量,以及病情相关的问题等)。

【主要护理问题】

1. 电解质紊乱　与酮症酸中毒有关。

2. 焦虑　与长期控制饮食、注射胰岛素和担心疾病预后有关。

3. 知识缺乏　缺乏糖尿病自我管理知识。

4. 有低血糖的危险　与糖代谢异常及胰岛素的使用有关。

5. 有感染的危险　与免疫力下降有关。

第三节　单纯性肥胖

【定义】　单纯性肥胖是由于长期能量摄入超过人体的消耗,使体内脂肪过度积累、体重超过一定范围的一种营养障碍性疾病。一般认为体重超过同性别、同身高参照人群均值20%即可称为肥胖。

【护理措施】

1. 饮食管理 推荐进低脂肪、低糖、高蛋白食物,避免摄入高热量食物如巧克力、奶油、糖果,增加低热量、高纤维食物如水果、蔬菜、谷物的摄入。

2. 运动管理 患儿家属与患儿共同制订运动计划,鼓励和选择患儿喜欢的易坚持的运动,如跑步、跳绳、做操等。

3. 控制体重 减重宜循序渐进,不宜骤减。

4. 病情观察重点 定期计算体重指数(BMI),监测肥胖程度;疾病初期,预防肥胖并发症;在减重的过程中,预防减重过快带来的不良后果。

知识拓展

体重指数(BMI)＝体重(kg)/身高^2(m^2)。

5. 用药护理 目前开始用二甲双胍治疗严重肥胖儿童和青少年。二甲双胍可抑制食欲,延长胃肠道对葡萄糖的吸收时间,有减少胰岛素抵抗的作用。

6. 心理护理 患儿家属要避免过于忧虑,不要过度干预指责患儿的进食习惯,避免引起患儿精神紧张,甚至产生对抗心理。教育青春期肥胖者不要过分关注自身体态而盲目减肥,甚至服用减肥药物。

7. 出院指导 教会患儿及其家属行为管理方法,年长儿应学会自我监测,记录体重、活动、摄食及环境的影响因素等情况并定期总结。遵医嘱复查。

【主要护理问题】

1. 体重过重 与摄入过量和缺乏运动有关。

2. 饮食控制差 与家属知识缺乏有关。

3. 运动不足 与家属知识缺乏有关。

第四节 儿童青少年2型糖尿病

【定义】 2型糖尿病(type 2 diabetes mellitus,T2DM)是指胰岛素抵抗为主伴有胰岛素分泌不足,或胰岛素分泌不足为主伴有或不伴有胰岛素抵抗所致的糖尿病,在儿童期发病较少,近年因生活方式变化,肥胖儿童2型糖尿病发病率明显增高,儿童和青少年2型糖尿病发病率有逐年增高的趋势。

【护理措施】

1. 用药护理 原则上可先用饮食和运动治疗,观察2~3个月,血糖未达标者,可使用口服降糖药或胰岛素治疗以保证儿童的正常发育。儿童和青少年常用的药物有胰岛素和二甲双胍。

(1)胰岛素注射:严格遵医嘱注射,不可随意更改时间,注射速效胰岛素时必须提前准备好食物后再注射,以免因不能及时进食导致低血糖的发生。注射部位要注意有次序地更换,使用一次性注射针头,注射间距纵横间隔1~1.5 cm,采用胰岛素专用注射笔或泵,注射剂量要准确。

(2)胰岛素储存:未开封的胰岛素在2~8 ℃冰箱冷藏,使用中的胰岛素可在室温(30 ℃以下)保存,如果放入冰箱冷藏,需要提前取出复温至常温后再注射。

(3)二甲双胍:随餐服用二甲双胍,观察有无胃肠道反应,建议从小剂量开始,直到达到有效剂量或最大剂量2000 mg。出现以下情况不能服用该药:肾功能异常、肝脏疾病、心脏或呼吸功能不全、使用放射造影剂、有胃肠道疾病。

2. 生活方式的干预

(1)饮食管理:饮食控制以维持正常生长发育和标准体重、纠正已发生的代谢紊乱和减轻胰岛 β 细胞的负担为原则,肥胖儿童的减重要因人而异。

①饮食须能维持小儿正常生长发育和活动消耗所需热量。每日至少 4 餐,最好除早、中、晚餐外另加 2 次点心,做到定时、定量,饮食内容少变动。

②忌食高糖、高脂肪食物;多食富含纤维素食物(粗粮、蔬菜),注意选择没有热量的饮料(牛奶除外)。

③不要在看电视、电脑时进餐。

(2)运动管理:运动治疗有利于 2 型糖尿病患儿减重、增加胰岛素敏感性、控制血糖和促进生长发育。运动方式和运动量应个体化。

①饮食的控制必须与运动相结合才能获得成效,每日至少 60 分钟中等至剧烈强度的运动可以达到降低 BMI 和改善血糖的目的,60 分钟的运动可以一次完成,也可分次完成,每次不少于 15 分钟。

②对于使用胰岛素治疗的患儿,运动前后均须监测血糖,运动前后血糖小于 5.0 mmol/L 时进食含 15～20 g 碳水化合物的食物,动态观察运动后血糖下降的趋势,尤其是夜间血糖,注意避免低血糖的发生。

知识拓展

根据患儿的喜好和家庭环境,选择个体化的运动方式。中等强度至剧烈运动的定义为呼吸加快、心率加快、流汗的运动。进行中等强度运动后,通常可以说话但不能唱歌,进行剧烈运动后,则不能说话。运动的方式应根据患儿的喜好和家庭环境进行个体化的选择,简单易行最好。

3. 血糖监测　血糖监测包括毛细血管血糖监测、连续血糖监测(CGM)、糖化血红蛋白监测。

(1)新诊断的患儿,要求监测空腹、餐前、睡前血糖。在达到血糖控制目标后,根据治疗药物、治疗强度等适当调整血糖监测频率。对于易发生低血糖或高血糖的患儿或接受容易发生低血糖的治疗方式者,需要持续严密监测血糖。

(2)多次胰岛素注射或用胰岛素泵治疗的患儿,每日监测血糖 3 次以上。

(3)睡前注射 1 次长效胰岛素的患儿,需要监测空腹血糖,尤其要注意监测夜间和空腹时的低血糖。

(4)口服药物患儿,如果糖化血红蛋白(HbA1c)在理想水平,每周数次间断监测血糖即可。

(5)糖化血红蛋白应 3 个月监测 1 次,控制目标为小于 7%。

4. 并发症和合并症的筛查　2 型糖尿病患儿在诊断初期及疾病早期即有合并症的存在,每次就诊都应测血压,其他并发症如蛋白尿、视网膜病、血脂障碍、多囊卵巢综合征在诊断糖尿病时和以后每年都应检查。确定有高血压、高血脂或蛋白尿时要及时遵医嘱进行药物治疗。

5. 建立以家庭为中心的糖尿病自我管理模式　根据医生的治疗方案,综合考虑患儿的家庭结构、教育背景及父母和患儿对治疗的倾向性,给予多方面的指导,定期随访,提高患儿及其家属的依从性和自我管理的能力。

6. 出院指导　对出院患儿及其家属进行糖尿病相关基础知识的考核,不正确的认识要在出院前予以纠正并讲解。嘱患儿及其家属要做到定期复查,做好糖尿病日记的记录。

【主要护理问题】

1. 高血糖　与机体胰岛素抵抗和自身胰岛素分泌不足有关。

2. 肥胖　与不良的生活方式和疾病导致代谢异常有关。

3. 知识缺乏　缺乏糖尿病自我管理知识。

4. 焦虑　与饮食的控制、药物的使用、担心疾病预后有关。

第五节 矮 小 症

【定义】 矮小症是指在相似生活环境下,同种族、同性别和年龄的个体身高低于正常人群平均身高2个标准差者(−2SD),或低于第3百分位数(−1.88SD)者,其中部分属于正常生理变异。

【护理措施】

1. 注意事项 告知患儿及其家属生长激素释放激素兴奋试验注意事项。试验前晚20:00禁食(体重低于20 kg者可22:00禁食),22:00禁饮,静卧休息直至试验完毕方可进食进水、下床活动。

(1)B超、血气分析、磁共振等检查项目在试验以外的时间检查。

(2)试验前晚20:00选择粗直的大血管置入静脉留置针,采集无需空腹的血标本。次日晨每间隔30分钟经留置针分别采集0分钟、30分钟、60分钟、90分钟及120分钟血标本。每次采血前,与家属共同核对患儿信息、标本信息,确认无误后方可采集。

(3)采血过程中遵守无菌技术原则,每次采血后,用生理盐水正压封管维持静脉通道的通畅。如采血不顺利,尤其是肥胖的患儿,不可强行挤血,必须重新穿刺留置针采血。

(4)静脉推注药物后要彻底冲洗管道,确保试验药物剂量精确进入患儿血液。

2. 病情观察重点 试验过程中观察患儿有无药物不良反应。

(1)胰岛素副作用:血糖过低、惊厥、昏迷。如发现患儿出冷汗、发抖、心慌、恶心、呕吐、面色苍白等严重低血糖反应,及时通知医生进行处理,遵医嘱给予10%葡萄糖注射液静脉推注,并注意血糖变化。

(2)可乐定副作用:口干、昏睡、头晕、镇静等反应,无需特殊处理,可自行消退。

知识拓展

　　根据病史、体格检查等资料比较容易识别营养不良性、精神心理性、家族性特发性矮小症,慢性系统性疾病等因素造成的非生长激素缺乏的矮小症。对常见的导致矮小症的病因应予以鉴别,如软骨发育不良、甲状腺功能减退、体质性青春发育延迟等。临床还须注意某些综合征的可能,如Prader-Willi综合征、Russell-Silver综合征、Noonan综合征等。

3. 药物指导

(1)生长激素(GH)治疗:每晚临睡前皮下注射,注射部位可选择上臂,大腿中部外、前侧和腹壁、脐周等部位,每次注射注意更换注射点,避免短期内重复注射引起皮下组织变性。

(2)GH治疗并发症:观察有无局部反应、抗体产生、甲状腺功能减退、胰岛素抵抗。

4. 出院指导 告知随访注意事项,加强行为指导,合理饮食、运动,坚持用药,不适随访。

【主要护理问题】

1. 恐惧 与害怕抽血有关。

2. 有低血糖的危险 与使用胰岛素有关。

第六节 先天性甲状腺功能减退症

【定义】 先天性甲状腺功能减退症,是因甲状腺激素产生不足或其受体缺陷所致的先天性疾病,如果出生后未及时治疗,先天性甲状腺功能减退症将导致生长迟缓和智力低下。

【护理措施】

1. 饮食指导

(1)指导正确喂养方法,对吸吮困难、吞咽缓慢的患儿要耐心喂养,必要时给予鼻饲喂养。

(2)给予高蛋白、富含维生素、富含钙及铁剂的易消化食物,保证生长发育需要。

2. 病情观察重点

(1)观察排便情况,保持大便通畅。指导患儿每日顺肠蠕动方向按摩腹部数次,增加肠蠕动;养成定时排便的习惯,必要时遵医嘱用缓泻剂或开塞露通便。

(2)注意患儿智力、体力情况,加强相关训练以促进生长发育,使其掌握基本生活技能,提高自理能力。

(3)定时测量身高、体重并记录,观察患儿生长发育情况。

知识拓展

　　严重先天性甲状腺功能减退症患儿出生时体重往往正常,甚至因有黏液性水肿而可在正常体重范围上限,但身长则偏短;嗜睡,少哭,哭声低且声音粗而嘶哑;少动,吸吮力差,进食差,便秘,生理性黄疸消退时间延迟。严重者面容臃肿,皮肤干,有粗糙增厚感,可伴片状脱屑;体温低,前囟大,腹胀,常有脐疝;心率缓慢,心音低钝。部分甲状腺素轻度缺乏的先天性甲状腺功能减退症患儿出生后数月甚至一岁以后才有症状,表现为黏液性水肿的相关症状、生长迟缓、神经系统功能障碍、代谢低所致其他器官功能减退及甲状腺肿大。

3. 用药护理　　注意观察药物的疗效和不良反应,告知患儿及其家属终身用药的必要性,以坚持用药治疗。

(1)左甲状腺素钠(L-T4)为首选药物,需定期根据血清中的游离甲状腺素(FT_4)、促甲状腺激素(TSH)浓度调节药物剂量。

(2)观察药物的不良反应,药物过量患儿可有颅缝早闭和甲状腺功能亢进临床表现,如烦躁、多汗等,需及时减量,定期复查。

4. 出院指导

(1)向患儿家属讲解疾病预后护理,患儿出院后应注意休息,避免剧烈运动,根据气候增减衣物,防止受凉感冒,避免感染。

(2)指导患儿家属准时、准确地协助患儿服药,定期复查,1岁内患儿每3个月复查一次,以后可半年复查一次。

(3)告知患儿家属,如患儿不适,及时就诊。

【主要护理问题】

1. 有感染的危险　　与机体抵抗力低有关。

2. 体温过低　　与机体代谢低有关。

3. 营养失调:低于机体需要量　　与喂养困难有关。

4. 便秘　　与机体代谢低有关。

5. 潜在并发症　　智力障碍。

第七节　甲状腺功能亢进症

【定义】　甲状腺功能亢进症(简称甲亢),是由于甲状腺激素分泌过多,导致全身各系统代谢率增高的一种综合征,临床表现主要有基础代谢率增高、甲状腺肿大、眼球突出。

【护理措施】

1. 饮食护理 宜以高热量、富含维生素和蛋白质、糖类食物为主食。

(1)摄入富含蛋白质的食物,多摄入新鲜蔬菜、水果,以及富含钙的奶类、鱼虾等食品。

(2)尽量少吃或不吃含碘食物,如海带、紫菜等。

(3)禁饮咖啡、浓茶,须戒烟忌酒,禁止摄入各种刺激性食品(可促使患者兴奋、激动,甚至烦躁,心跳加快的食品,以免加重病情)。

(4)多饮水,每日宜饮水 1500~3000 mL,及时补充因多汗而丢失的水分。

2. 病情观察重点

(1)注意患儿基础代谢率变化,在绝对安静状态下(晨起时)测量基础代谢率。基础代谢率=(脉率+脉压差)-111。

(2)观察患儿心率、呼吸情况;适当卧床休息,病轻者可下床轻微活动,以不感到疲劳为度,不宜过于劳累。

(3)眼球突出者,注意有无眼睛干涩等症状。外出应戴墨镜,避免强光、风沙、灰尘的刺激。睡眠时抬高头部,适量涂眼膏保护突眼,防止眼部出现严重并发症。

知识拓展

甲状腺危象表现为高热、大汗淋漓、心动过速、频繁呕吐及腹泻、谵妄,甚至昏迷,最后多因休克、呼吸及循环衰竭以及电解质紊乱而死亡。

3. 用药护理

(1)遵医嘱按时、按量服药,不可随意停药或改变药物剂量,需要减量或增加药量及服用其他药物时应征得医生的同意。

(2)抗甲状腺药物主要有两大类,即咪唑类和硫脲类,需定期复查血常规、肝功能、肾功能,如有皮肤过敏反应,酌情更换药物。

(3)口服普萘洛尔者,指导服药前正确的心率或脉搏计数方法,根据不同年龄段心率正常范围判断是否需要停药,防止心动过缓的发生。

4. 心理护理 忧虑、不安、精神紧张可加重疾病症状。鼓励患儿做感兴趣的事情(如听喜欢的音乐、阅读等)以安定情绪。告知患儿家属应了解关心患儿的心理需求,避免冲突。

5. 出院指导 低碘饮食,避免剧烈运动。病情稳定后,定期到门诊复查。指导用药。

【主要护理问题】

1. 焦虑 与神经系统症状有关。

2. 营养失调:低于机体需要量 与基础代谢率增高、蛋白质分解加速有关。

3. 自我形象紊乱 与甲亢所致突眼、甲状腺肿大等形体改变有关。

4. 潜在并发症 甲状腺危象。

第八节 甲状旁腺功能减退症

【定义】 甲状旁腺功能减退症,简称甲旁减,是因甲状旁腺激素(PTH)产生和分泌的不足或作用缺陷或外周靶细胞对 PTH 的作用不敏感而引起的钙、磷代谢异常,是以手足搐搦、癫痫发作、低钙血症和高磷血症为主要特征的疾病。

【护理措施】

1. 饮食护理 给予高钙、低磷饮食。尽量避免应用能加重低钙血症的药物,如糖皮质激素、地西泮、苯妥英钠、苯巴比妥(苯巴比妥钠)等制剂。

2. 病情观察重点

(1)观察有无输液渗漏。输注钙剂时有计划地选择较粗直的血管,必须确定静脉通道通畅后方可输注。密切观察注射部位有无红、硬、液体渗漏等。如发生外渗立即停止输注,做好处理及交接班。

(2)注意有无癫痫发作。患儿出现癫痫大发作或癫痫持续状态时,予去枕仰卧位,头偏向一侧,及时清除口鼻咽喉分泌物,保持呼吸道通畅,防止窒息。牙关紧闭者,上下齿之间放置用纱布包裹的压舌板,防止舌咬伤。

(3)癫痫发作时,密切观察患儿心率、血压、呼吸变化,同时观察精神状态的改变。做好安全防护,避免强行制动引起骨折或脱臼,专人守护,防止摔倒坠床。及时正确采集血标本送检,各种操作动作宜轻柔,避免不良刺激。

知识拓展

一般当血清游离钙浓度≤0.95 mmol/L(3.8 mg/dL),或血清总钙浓度≤1.88 mmol/L(7.5 mg/dL)时可出现神经肌肉应激性增加症状,初期表现为麻木、刺痛和蚁走感,严重者手足抽搐,手足呈鹰爪状或助产士手形,腕、手掌和掌指关节屈曲,拇指内收,更甚者全身肌肉收缩而有惊厥发作,也可有副交感神经功能紊乱,如出汗、声门痉挛、气管呼吸肌痉挛,以及肝、肠和膀胱平滑肌痉挛等。

3. 用药护理

(1)钙剂:应长期口服。低钙血症严重者可以立即静脉滴注或缓慢推注10%葡萄糖酸钙1~2 mL/kg,静脉滴注加入等量或2倍5%葡萄糖,严防渗漏,必要时6~8小时重复给药。

(2)临睡前服用钙剂有利于钙剂的吸收和利用。

(3)钙剂和维生素D制剂的剂量应个体化。必须定期检测血钙、血磷及尿钙浓度,避免高钙血症/尿症。

(4)高钙血症使心脏对洋地黄敏感性增强,易发生心律不齐甚至猝死,故近期使用洋地黄制剂者静脉输注钙剂时要格外警惕。

4. 出院指导

(1)向患儿家属详细说明饮食调节和药物治疗的重要性。

(2)坚持长期服药,定期门诊复查。

(3)定期检测血钙浓度。

(4)观察药物不良反应:注意有无厌食、烦躁不安、呕吐、便秘等高钙血症表现,发现异常及时到医院就诊。

【主要护理问题】

1. 电解质紊乱 与钙、磷代谢异常有关。

2. 有受伤的危险 与搐搦有关。

3. 有缺氧的危险 与低钙致喉肌痉挛有关。

4. 知识缺乏 缺乏疾病相关知识。

第九节 甲状旁腺功能亢进症

【定义】 甲状旁腺功能亢进症是由于甲状旁腺激素合成和释放过多,导致高钙血症、低磷血症及骨发生病变的疾病。

【护理措施】

1. 病情观察重点 高钙血症护理,具体如下。

(1)心电监护,观察生命体征、心电图变化。观察神志变化,如有性格改变、淡漠、嗜睡甚至昏迷等,及时通知医生。

(2)有恶心、呕吐者,可少量多餐。腹胀、便秘患者保持大便通畅,必要时使用开塞露。

(3)根据患儿心、肾功能,鼓励患儿适当饮水,促进尿钙排泄,减少钙盐沉积。

(4)观察患儿皮肤弹性,如弹性差及时通知医生处理,防止脱水的发生。

(5)皮肤钙盐沉积引起皮肤瘙痒时,选择合适的衣裤和鞋袜,保持身体和肢体舒适,剪短磨平指甲,避免抓挠引起皮肤损伤。

知识拓展

血钙浓度高出现危象时,予输液、静脉滴注氢化可的松或降钙素,并口服磷酸盐。当血清钙浓度>3.5 mmol/L 以及有神经精神症状时,可以透析治疗迅速纠正高钙血症,争取尽早手术。

2. 用药护理

(1)扩容、促尿钙排泄:高钙血症因多尿、恶心、呕吐引起脱水时,输注 0.9%氯化钠注射液可以同时纠正脱水并促进尿钙排泄。心、肾功能不全的患儿使用时需慎重。

(2)充分补液后,可使用呋塞米(速尿)利尿,促进尿钙排泄。当给予大剂量呋塞米加强治疗时需警惕水、电解质紊乱。噻嗪类利尿剂可减少肾脏钙的排泄,加重高钙血症,严禁使用。

(3)双膦酸盐已用于原发性甲状旁腺功能亢进症所致高钙血症的急症处理,用药期间要经常监测患儿血钙及血磷浓度。

3. 心理护理 介绍疾病相关知识及成功的案例,鼓励患儿病愈之后正常生活、上学,树立治疗疾病的信心。

4. 安全护理 每日进行跌倒/坠床的风险评估,拉好床栏,防止坠床。操作动作要轻柔,避免发生碰撞,防止骨折的发生。保持地面干燥,避免滑倒。嘱患儿不可用力提物或高举物品,尽量避免病变部位承受重量以免发生骨折。

5. 出院指导

(1)合理饮食,加强营养,给予高热量、高蛋白,富含钙、磷及维生素 D 的饮食;坚持每日 1～2 小时户外活动,尽量暴露皮肤,促进维生素 D 合成,避免久站和长时间行走。

(2)注意安全,定期门诊随访。

【主要护理问题】

1. 电解质紊乱 与甲状旁腺分泌激素过多引起血钙浓度增高或手术有关。

2. 有骨折的危险 与骨质疏松有关。

第十节　中枢性尿崩症

【定义】　尿崩症(diabetes insipidus,DI)是由于患儿完全或部分丧失尿液浓缩功能,主要表现为多尿、排出稀释性尿和多饮。因抗利尿激素分泌或释放不足引起的尿崩症称中枢性尿崩症(CDI)。

【护理措施】

1. 休息护理　患儿夜间尿多影响睡眠,易疲倦,保持环境安静,以利于患儿休息。

2. 饮食指导　鼓励多饮水,进营养丰富的低盐、富含钾的饮食,如香蕉、橙汁等。可适量摄入营养丰富的汤水,既补充水分又增加营养,增进患儿食欲。药物治疗后尿量迅速减少、烦渴症状消失者,应限制饮水量,防止发生低血钠。

3. 病情观察重点

(1)准确记录 24 小时出入量、尿比重及饮水量,每日监测体重及血压,称体重前排便排尿。

(2)观察患儿有无脱水症状,积极纠正脱水。

(3)禁水试验(用于鉴别真性尿崩症与精神性烦渴):试验前一日晚上遵医嘱开始禁饮,试验当日 8:00 先排空膀胱,测体重、量血压、采血测血钠浓度及渗透压;然后每小时排尿一次,测尿量、尿渗透压(或尿比重)、体重及血压,直至连续两次尿渗透压之差<30 mmol/L,或体重下降达 5%,或尿渗透压≥800 mmol/L,可以终止禁水试验。

试验期间密切观察患儿有无脱水症状,是否体重下降超过 5%,是否血压明显下降,一般情况恶化时,必须立即终止试验并给予饮水。

(4)加压素试验(鉴别中枢性尿崩症和肾性尿崩症):禁水试验结束后,皮下注射垂体后叶素 5 IU,然后 2 小时内每 30 分钟留尿一次,共 4 次,测尿量和尿渗透压。

4. 用药观察　弥凝片每次 100 μg,每日 1～2 次,不可随意停药及减量,治疗期间注意观察患儿饮水量及尿量变化,发现异常立即通知医生并配合处理。

5. 心理护理　评估患儿及其家属对疾病的认识及心理状态,做好患儿家属的心理疏导,增强其信心。

6. 出院指导

(1)严格遵医嘱服药,注意休息,适当活动。

(2)定时记录尿量及体重变化,以了解病情变化。

(3)定期门诊随访。

【主要护理问题】

1. 脱水的危险　与多尿有关。

2. 有电解质紊乱的危险　与多尿有关。

3. 疲乏　与多尿引起睡眠不足有关。

第十一节　中枢性性早熟

【定义】　中枢性性早熟是指由于下丘脑-垂体-性腺轴功能提前激活而导致女孩在 8 岁以前,男孩在 9 岁以前出现内外生殖器官快速发育及第二性征呈现的一种常见内分泌疾病。

【护理措施】

1. 饮食护理

(1)选择清淡、易消化饮食,避免食用含激素的食物或药物及进食补品。

（2）少吃反季节水果、油炸食品，处于生长期的孩子不随便服药，儿童不宜药物进补，人参、蜂王浆等滋补品也不宜服用。

2. 心理护理 给予患儿各方面的关心和爱护，消除其精神压力，并对其进行适当的心理疏导。鼓励父母多关心患儿生长发育情况，可以通过给患儿洗澡，发现患儿的性发育有无异常。

3. 介绍疾病的相关知识 让性早熟的患儿及其家属了解疾病相关知识，认识患儿在体型上与周围同龄小伙伴不同的原因，减轻焦虑。

4. 病情观察重点 介绍促性腺激素释放激素兴奋试验注意事项，观察静脉留置针是否通畅，确保试验用药精准。

知识拓展

中枢性性早熟诊断标准：女孩 8 岁前，男孩 9 岁前出现第二性征发育，以女孩出现乳房结节、男孩睾丸容积增大为首发表现；年生长速率高于正常儿童；骨龄超过实际年龄 1 岁或 1 岁以上；盆腔 B 超显示女孩子宫、卵巢容积增大，且卵巢内可见多个直径 ≥ 4 mm 的卵泡，男孩睾丸容积 ≥ 4 mL；血清促性腺激素及性激素达青春期水平。

5. 用药护理

（1）促性腺激素释放激素激动剂（GnRHa）的治疗：儿童常用制剂有曲普瑞林和亮丙瑞林的缓释剂。GnRHa 抑制作用是高度可逆的，病情较重、病程较长、子宫卵巢已显著增大的患儿在刚开始注射时往往会出现阴道出血，阴道出血的量及持续的时间取决于子宫内膜的增厚程度，大多经数天至十几天会自行停止。

（2）孕激素衍生物对垂体分泌促性腺激素的反馈抑制作用是高度可逆的，停药 2～3 个月，其抑制作用逐渐消失，故对患儿以后的青春发育无不良影响。

6. 出院指导

（1）注意饮食营养，每日摄入足够的蛋白质、脂肪、碳水化合物、维生素等，以保证营养均衡、满足身体增长需要，但是患儿不宜采用药物进补的方法。

（2）指导患儿按时用药和定期复查。

【主要护理问题】

1. 焦虑 与形象改变有关。

2. 生长发育异常 与疾病有关。

第十二节　21-羟化酶缺乏性先天性肾上腺皮质增生症

【定义】 先天性肾上腺皮质增生症（CAH）为常染色体隐性遗传代谢病。由于类固醇激素合成过程中某种酶（如 21-羟化酶、11β-羟化酶、3β-羟类固醇脱氢酶等）的先天性缺陷，导致肾上腺皮质功能减退，部分患儿伴有电解质紊乱及性腺发育异常。21-羟化酶缺乏症为 CAH 最常见的病因。部分患儿在新生儿期可因肾上腺皮质功能危象而危及生命。

【护理措施】

1. 饮食护理 合理喂养，加强营养，失盐型患儿在婴儿期对失盐耐受性差，另需每日补充氯化钠 1～2 g（可用生理盐水冲服奶粉）。

2. 呕吐护理 注意观察呕吐物的性状和量，患儿取去枕头高右侧卧位，呕吐时，可抱起患儿使其取坐位,头向前倾,用手扶其前额,使呕吐物吐出,以防吸入呼吸道引起窒息。

3. 病情观察重点

(1)ACTH、皮质醇血标本需在早晨 8:00、糖皮质激素服用前采集。

(2)观察患儿精神状态及进食情况,必要时鼻饲喂养,监测体重,保证营养需求。

(3)注意患儿意识、体温、脉搏、呼吸、血压变化,监测血电解质及酸碱平衡情况,尤其是血钾、血钠及血糖情况,必要时记录 24 小时出入量,防止肾上腺危象的发生。

(4)肾上腺危象的护理。

①避免诱因:积极控制感染,避免创伤、过度劳累和突然中断治疗。手术前应做好充分的准备。当患者出现恶心、呕吐、腹泻、大量出汗时应及时处理。

②病情监测:行心电监护,密切观察患儿神志、体温、脉搏、呼吸、血压变化,监测血电解质及酸碱平衡情况,尤其是血钾、血钠及血糖情况,记录 24 小时出入量。

③抢救配合:迅速建立 2 条静脉通道并保持静脉通道通畅,纠正脱水及电解质紊乱。

4. 用药护理 患儿需长期服用糖皮质激素和(或)盐皮质激素治疗,告知患儿及其家属服药的意义和重要性,切勿擅自调节药量,防止肾上腺危象的发生。

(1)氢化可的松有 5 mg、10 mg、20 mg 不同剂型,指导家属认清剂型,避免服用错剂量。若出现发热超过 38 ℃、腹泻等应激状态,氢化可的松剂量加至原剂量的一倍;发热超过 39 ℃或腹泻伴脱水,剂量加至原剂量的两倍。如服药后出现呕吐,在呕吐后 30 分钟补服药物。

(2)盐皮质激素(9α-氟氢化可的松)可以改善失盐状态。应激状态下不需要增加 9α-氟氢化可的松的剂量。

(3)婴幼儿服药时,为了保证剂量准确,可用温水 5～10 mL 充分溶解药片,摇匀后根据需要剂量用滴管或注射器喂服。

5. 出院指导

(1)向患儿家属讲解随访的重要性,告知治疗不当与治疗过度均可导致身材矮小及生理心理发育障碍等后遗症。关注患儿心理问题,正确引导。

(2)随访时间:新生儿筛查诊断后治疗初期,需密切随访,每 2 周～1 个月随访 1 次;代谢控制后,2 岁及以下:每 3 个月随访 1 次;2 岁以上:每 3～6 个月随访 1 次。

(3)注意药物剂量的准确性,不擅自调整药物剂量或停药,观察药物不良反应,注意应激状态下增加氢化可的松药物剂量,如无好转及时就诊。

【主要护理问题】

1. 电解质紊乱 与拒食、呕吐、腹泻有关。

2. 焦虑 与环境改变、自身疾病困扰、对预后缺乏信心有关。

3. 活动无耐力 与水钠潴留、肌萎缩有关。

4. 自我形象紊乱 与患者形象改变、性征改变有关。

5. 有感染的危险 与糖代谢紊乱、肾上腺功能不足、免疫功能低下、抵抗力下降有关。

6. 有皮肤破损和外伤的危险 与皮质功能亢进、皮质醇加速蛋白质分解作用、骨质脱钙有关。

第十三节　慢性肾上腺皮质功能减退症

【定义】 慢性肾上腺皮质功能减退症常见的病因为自身免疫、肾上腺结核,亦可由代谢异常或基因异常所致终末器官不敏感或先天性肾上腺发育不良等因素引起。

【护理措施】

1. 休息与运动 提供安全的环境,保证患儿充分休息,减少活动量,避免劳累。下床活动、改变体位时动作宜缓慢,防止发生直立性低血压。

2. 饮食护理 合理安排饮食以维持钠、钾平衡,进高钠、高碳水、高蛋白、富含维生素、易消化饮食,避免摄入含钾高的食物。摄取足够的盐,婴幼儿可用生理盐水冲服奶粉。如有大量出汗,腹泻时应酌情增加盐的摄入量。

3. 肾上腺危象的护理 详见第一篇第六章第十二节相关内容。

4. 病情观察重点

(1)观察患儿皮肤颜色、湿度及弹性,恶心、呕吐、腹泻情况,注意有无脱水表现,并做好记录。

(2)记录 24 小时出入量。

(3)监测有无低钠血症、高钾血症、高钙血症、低血糖;监测心电图,注意有无心律失常。

知识拓展

本病可以通过以下标准进行诊断:特征性皮肤色素沉着、全身虚弱、头晕、食欲减退、消瘦、直立性晕厥等;患儿有低钠血症、高钾血症、低血糖,口服葡萄糖耐量试验呈低平曲线;血浆皮质醇及 24 小时游离皮质醇降低;血浆 ACTH 明显增高。

5. 用药护理

(1)激素替代疗法,氢化可的松开始剂量 12～15 mg/m²,总量的 2/3 于早晨服用,总量的 1/3 于晚餐服用,根据需要可增加剂量到 20～25 mg/m²。必要时加用盐皮质激素。

(2)婴幼儿服药剂量小,为了保证剂量准确,片剂可用 5～10 mL 温水充分溶解,摇匀后根据需要剂量喂服。

(3)在感染、手术、创伤等应激情况下,应加大皮质激素用量,一般增加至原药量的 1～3 倍。

6. 出院指导

(1)预防感染,加强基础护理。

(2)注意休息,避免低血糖或低血压时发生跌倒等意外伤害。

(3)做好健康教育,向患者家属讲解激素疗法的必要性、不良反应及副作用,不能擅自停药。

(4)定期复查随诊。注意患儿有无肾上腺危象前兆,一旦发生及时就医。

【主要护理问题】

1. 体液不足 与醛固酮分泌减少引起水钠排泄增加,胃肠功能紊乱引起恶心、呕吐、腹泻有关。

2. 营养失调:低于机体需要量 与喂养困难有关。

3. 潜在并发症 肾上腺危象。

4. 有惊厥的危险 与低血糖有关。

第十四节 儿童低血糖

【定义】 低血糖不是一种孤立疾病,是指血糖浓度低于正常值低限并出现一系列临床症状的临床综合征。血糖 3.0～3.6 mmol/L 时脑葡萄糖利用受限,血糖<3.0 mmol/L 时出现神经源性症状,血糖<2.8 mmol/L 时出现认知功能受损。出生 6 个月内,尤其是新生儿期,反复发作低血糖或持续时间过长,常常影响脑的发育而导致严重的后遗症,故应早诊断,及时治疗。

【护理措施】

1. 病情观察重点 观察低血糖出现的时间与进餐的关系及低血糖症状。轻度低血糖:仅有饥饿感,可伴有一过性出汗,心悸。中度低血糖:心悸,出汗,饥饿感明显,有时可发生手抖、头晕。重度低血糖:在中度低血糖症状的基础上出现中枢神经系统功能障碍的症状,如嗜睡、意识(认人、认方向)障碍、胡言乱语、昏迷甚至死亡。

2. 监测血糖变化 初期进行 24 小时动态血糖监测。根据血糖情况逐渐改为每 2 小时、每 4 小时、每 6 小时监测,发现低血糖症状时及时测指血,通知医生,给予口服糖水/静脉注射葡萄糖溶液升糖,并于处理后 15 分钟复测血糖,观察血糖情况,直至血糖恢复至正常水平。持续低血糖反复发生不能纠正时,需持续静脉输注葡萄糖溶液维持血糖。

3. 建立有效静脉通道 建立有效静脉通道,选择粗、直、大血管预留留置针,以保障低血糖发作时,能及时静脉输注葡萄糖溶液。持续输注高浓度含糖液时,应加强巡视,及时更换输注部位,必要时行外周中心静脉导管(PICC)置管或深静脉置管,避免静脉炎的发生。

4. 用药护理 静脉泵入 10％葡萄糖溶液,根据血糖水平调整输注速度,使血糖维持在 5.5 mmol/L 以上。血糖稳定后逐渐减量至停药。高胰岛素血症患儿的用药护理如下:

(1)口服二氮嗪常见的副作用有水钠潴留等,可加入氢氯噻嗪口服,注意补钾。

(2)二氮嗪治疗无效者可进一步选用生长抑素类似物(奥曲肽)皮下注射治疗。

(3)当患儿血糖水平极低,但不能进食时,可选用胰高血糖素快速提升血糖水平。

5. 饮食护理 增加进食次数,进食不佳的患儿可予以鼻饲,以预防低血糖发生。

6. 防止意外 低血糖时容易发生摔倒、碰伤等意外情况,加强对患儿及其家属的安全宣教。

7. 出院指导

(1)指导合理喂养,避免饥饿诱发低血糖。

(2)指导低血糖的识别和紧急处理方法,外出时随身携带病情卡片和糖果,以便紧急情况时使用。

(3)门诊复查,定期随访。

【主要护理问题】

1. 有低血糖的危险 与糖原代谢异常有关。

2. 有跌倒的危险 与低血糖发作有关。

3. 有感染的危险 与患儿营养不良、抵抗力降低有关。

4. 焦虑 与担心疾病预后有关。

5. 知识缺乏 缺乏疾病相关知识。

第十五节 糖原贮积病

【定义】 糖原贮积病(GSD)是由于糖原合成和分解所需的酶有遗传性缺陷而引起的一类临床上比较少见的遗传代谢病,不同酶缺陷引起不同类型疾病,共分为 12 种,其中Ⅰ、Ⅲ、Ⅳ、Ⅵ、Ⅸ型以肝脏病变为主,Ⅱ、Ⅴ、Ⅶ型以肌肉组织受损为主。以Ⅰ型最多见。

【护理措施】

1. 饮食护理 控制低血糖发作,多次进食,一般每 2～3 小时进食一次。白天,尤其是临睡前和午夜应给予玉米淀粉加酸奶酪,以维持血糖为 4～5 mmol/L。生玉米淀粉 2 g/kg,每天 4 次,或夜间鼻饲管滴注葡萄糖或高碳水化合物流质食物。忌高脂肪、高嘌呤饮食。

2. 低血糖的护理

(1)早期低血糖仅有出汗、心慌、乏力、饥饿等症状,患儿神志清楚时,可饮用糖水,或进食含糖较多的饼干或点心等。如同时有头晕、烦躁、焦虑、注意力不集中和精神错乱等神经症状,遵医嘱静脉注射葡萄糖。

(2)加强巡视,进行动态血糖监测,发现低血糖症状时,遵医嘱及时给予对症处理。

3. 病情观察重点 监测血糖变化,防止低血糖的发生。观察患儿有无头痛、头晕、乏力、恶心、呕吐和呼吸频率改变,如出现上述情况,应警惕出现酸中毒,遵医嘱行血气分析。如有酸中毒,遵医嘱给予5%碳酸氢钠纠正酸中毒。

知识拓展

反复低血糖是该病主要特征,低血糖易发生在清晨、禁食后,通常餐后3~4小时肝脏开始向血中释放葡萄糖,释放出的葡萄糖70%~80%源于糖原分解。存在糖原合成或分解障碍的患儿,短时的禁食即可出现低血糖症状。

4. 用药护理

(1)使用 B 族维生素及维生素 C(该病主要的治疗药物)期间,禁止食用影响其吸收和作用的食物及药物,指导患儿餐后服用以提高吸收率。

(2)使用氯贝丁酯控制血脂,其间要定期复查患儿血脂指标。

(3)使用别嘌醇(别嘌呤醇)治疗高尿酸血症时,避免与维生素 C 同时服用(与维生素 C 合用可增加肾脏中黄嘌呤结晶的形成),同时必须监测患儿肾功能。

(4)激素治疗期间不可随意调节激素剂量或停用激素。

5. 各项生化指标监测 除常规床边微量血糖监测外,还应定期监测肝功能、血脂、血尿酸及肾功能。

6. 心理护理

(1)目前该病无法治愈,只能通过长期服药和饮食配合治疗,加上患儿发育迟缓,体型明显小于同龄幼儿,易导致患儿及其家属情绪低落、思想负担重、心情烦躁,甚至对疾病的治疗失去信心,这对患儿的身体恢复不利。

(2)树立患儿及其家属战胜疾病的信心,关心体贴患儿。对较年长患儿,加强交流,及时了解患儿思想变化,给予积极的鼓励。

(3)介绍疾病相关知识,说明患儿如能安全度过婴儿期,4 岁后机体会逐步适应其他代偿途经,临床症状可以减轻,预后较好;指导家属更多参与护理过程,让患儿得到情感上的满足,为今后的生活奠定良好的心理基础,使患儿及其家属均能积极地配合治疗护理。

7. 出院指导

(1)适当锻炼身体,预防感染,避免诱发低血糖。

(2)指导合理饮食方法。

(3)指导低血糖先兆观察方法及处理。

(4)门诊复查,定期随访。

【主要护理问题】

1. 有感染的危险 与患儿营养不良、抵抗力降低有关。

2. 有低血糖的危险 与糖代谢异常有关。

3. 焦虑 与担心疾病预后有关。

4. 知识缺乏 缺乏疾病相关知识。

第十六节 高苯丙氨酸血症

【定义】 高苯丙氨酸血症(HPA)是由苯丙氨酸羟化酶缺乏(PAH)或其辅酶四氢生物蝶呤(BH4)

缺乏,而导致血苯丙氨酸增高的一种常见的氨基酸代谢病。

【护理措施】

1. 饮食控制 采用低苯丙氨酸饮食的原则是使摄入苯丙氨酸的量既能保证生长发育和体内代谢的最低需要,又能使血中苯丙氨酸浓度控制在理想范围。协助家属制订饮食治疗方案,制订周密计划,应尽早在 3 个月以前开始治疗,饮食控制应至少持续到青春期后。提供遗传咨询,提高家庭支持力。一旦发生癫痫,及早给予抗癫痫药进行治疗。

2. 病情观察重点 观察神经精神症状,注意有无癫痫发作。注意患儿运动的安全性,防止摔伤或跌伤。

知识拓展

测血苯丙氨酸浓度时,建议在喂奶后 2～3 小时(婴儿期)或空腹(婴儿期后)时采血测定。

3. 用药护理 需严格遵医嘱服抗癫痫药,不可擅自减药、加药、停药,定期门诊复查。

4. 出院指导 低苯丙氨酸饮食(包括摄入低苯丙氨酸奶粉)须持续到成年甚至终身坚持,定期随访,不适随诊。

【主要护理问题】

1. 生长发育改变 与高浓度的苯丙氨酸导致脑细胞受损有关。

2. 有皮肤完整性受损的危险 与尿液和汗液的刺激有关。

第十七节　甲基丙二酸血症

【定义】 甲基丙二酸血症(MMA),也称甲基丙二酸尿症,属常染色体隐性遗传病。临床主要表现为早期起病,严重的间歇性酮症酸中毒,血和尿中甲基丙二酸增多,常伴中枢神经系统症状。

【护理措施】

1. 饮食护理 低蛋白饮食,保证热量及各种营养素的供给,以淀粉、碳水化合物为主要能量。选择去除异亮氨酸、缬氨酸、蛋氨酸、苏氨酸的奶粉。

2. 病情观察重点 注意患儿意识状态、呼吸频率、呼吸深浅及呼气气味,观察患儿有无酮症酸中毒表现;观察呕吐次数、量及性状;观察皮肤弹性及尿量。

知识拓展

低蛋白饮食:蛋白质摄入量婴幼儿期保证在 2.5～3.0 g/(kg·d),儿童每天 30～40 g,成人每天 50～65 g,以奶、蛋、肉类动物蛋白质为主。少食牛肉、羊肉、豆制品等蛋白质含量较高的食物。

3. 用药护理 治疗期间,避免同时服用苯巴比妥、苯妥英钠、氨基糖苷类药物、氨基水杨酸类药物,以避免与维生素 B_{12} 作用产生大量维生素 C,引起皮疹、泌尿系统结石及深静脉血栓形成等。用药期间,指导家属协助患儿准确服药,不可随意停药。注意观察药物疗效,重点观察临床症状的改善,特别是神经系统症状的改善。

(1)维生素 B_{12}:用于对维生素 B_{12} 有效患者的长期维持治疗,遵医嘱肌内注射羟钴胺或者氰钴胺。

(2)左旋肉碱(左卡尼汀):口服或静脉滴注,可调节细胞内辅酶 A 的稳态,促进甲基丙二酸和丙酰肉碱排泄,增加机体对天然蛋白的耐受性。

(3)甜菜碱:口服甜菜碱用于 MMA 合并同型半胱氨酸血症患者。

(4)叶酸:口服叶酸用于合并贫血或同型半胱氨酸血症患者。

(5)维生素 B_6:每日 10～30 mg,口服。

(6)甲硝唑或新霉素可减少肠道细菌产生的丙酸,间歇给药,但长期应用可引起肠道菌群紊乱。

(7)苯甲酸钠,可改善高氨血症。

(8)应激时使用胰岛素或生长激素,增加蛋白合成并改善体内代谢。

(9)抗氧化剂:近来研究发现抗氧化剂对治疗有益,辅酶 Q_{10} 及维生素 E 可预防 MMA 患者急性视神经损伤。

(10)生长激素:对于 MMA 引起的生长发育迟缓患者,可以试用生长激素。

4. 心理护理 做好家属的心理疏导,增强患儿父母的治疗信心,积极改善患儿生活质量。

5. 出院指导

(1)向患儿家属宣教,此病为遗传代谢性疾病,饮食及药物治疗需终身坚持,避免不当饮食导致患儿反复发病,加重病情。

(2)定期到医院复查,做血、尿常规及生长发育指标的检查。

(3)预防感染,若病情加重及时住院治疗。

【主要护理问题】

1. 代谢性酸中毒 与机体代谢异常有关。

2. 肌张力低下 与神经肌肉病变有关。

3. 营养失调:低于机体需要量 与喂养困难有关。

第十八节 普拉德-威利综合征

【定义】 普拉德-威利综合征(Prader-Willi syndrome,PWS),又称肌张力低下-智力障碍-性腺发育滞后-肥胖综合征,是一种罕见的先天性疾病,病因为 15 号染色体长臂(15q11～q13)部分缺失、单亲二倍体或印迹中心缺陷,是最早被证实涉及基因组印记的遗传性疾病。

【护理措施】

1. 饮食营养与行为管理

(1)对于肌张力低下伴进食困难的婴幼儿,尽量保证基本热量摄入。对于吸吮无力者,给予鼻胃管注食或特殊奶嘴喂养,做好鼻胃管的护理,避免意外脱管。

(2)对于年长儿,需严格管理摄入的食物,让其严格遵循饮食规律。制订三餐计划,不允许给患儿计划外食物。

2. 对肥胖的护理 建立良好的饮食习惯,给予均衡、低热量饮食,避免摄入高糖、高脂肪食物,经常运动。

3. 病情观察重点 观察患儿饮食情况,保障合理喂养。注意患儿精神、活动情况,适当运动。

知识拓展

PWS 患儿典型面容为双额径小、杏仁样眼睛、外眼角上斜、斜视、上唇薄、齿裂异常、小下颌、耳畸形。部分病例有小头、指(趾)弯曲、并指(趾)、白内障、脊柱侧凸等。

4. 用药护理

(1)使用生长激素治疗的患儿,注意观察有无糖尿病和阻塞性睡眠呼吸暂停低通气综合征的发生,一旦发现应考虑停止使用生长激素。

(2)合并甲状腺功能减退的患儿,建议使用左甲状腺素钠治疗。

(3)合并中枢性肾上腺皮质功能低下者,考虑使用氢化可的松行替代治疗。

5. 心理护理　患儿需要终身在监管下生活,指导患儿家属培养患儿生活自理能力,正确面对疾病。

6. 出院指导

(1)注意锻炼身体,均衡饮食,以增强机体抵抗力。

(2)出现高热不退或伴有呕吐、抽搐等神经系统症状时,要及时到医院就医,以尽量减少后遗症的发生。

(3)告知康复训练的重要性,建议康复治疗。

【主要护理问题】

1. 营养失衡:低于机体需要量　与进食困难有关。

2. 知识缺乏　缺乏疾病相关知识。

3. 焦虑　与担心预后有关。

第十九节　小　阴　茎

【定义】　小阴茎(micropenis)是指外观正常的阴茎伸展时,阴茎体的长度小于同年龄或同一发育状态人群平均值的 2.5 个标准差。

【护理措施】

1. 病情观察重点　告知患儿及其家属促性腺激素释放激素类似物激发试验和人绒毛膜促性腺激素(HCG)兴奋试验检查注意事项,告知患儿及其家属检查中需要多次抽取血标本的原因,取得家属的配合。

2. 用药护理

(1)HCG 治疗:针对促性腺激素分泌不足者,首选 HCG 肌内注射,可直接作用于睾丸,使体内雄激素合成分泌增多。

(2)GnRH 治疗:针对 GnRH 分泌不足者,给予促黄体素释放激素(LHRH)喷鼻治疗,或脉冲泵皮下注射治疗。

(3)雄激素治疗:伴生长激素缺乏者,先用生长激素治疗获满意身高后,给予雄激素治疗。

3. 心理护理　年龄偏大的患儿,可因阴茎短小产生自卑等情绪,查看患儿时注意保护患儿隐私,主动与患儿沟通,结合图片、典型病例等给患儿讲解疾病的治疗方法、预后等,使患儿放松。鼓励患儿家属多与患儿沟通交流,鼓励患儿家属多带患儿参加学校、社区的亲子活动,多在日常生活中以积极的生活态度感染患儿,激发患儿的生活积极性。

4. 健康宣教　早诊断,早治疗。一经确诊,立即结合患儿的病因、健康认知水平、年龄、性格爱好等制订系统多样的健康宣教方案,提高治疗依从性以改善成年后的阴茎发育情况。

【主要护理问题】

1. 焦虑　与担心疾病的预后有关。

2. 自我形象紊乱　与阴茎短小有关。

第二十节 颅咽管瘤术后激素替代治疗

【定义】 颅咽管瘤(craniopharyngioma,CP)为起源于拉特克囊残存细胞的鞍区良性肿瘤。主要治疗方式为手术切除。由于肿瘤位置的特殊性,患儿术后易出现垂体功能减退,严重影响患儿长期生活质量。

【护理措施】

1. 用药护理

(1)糖皮质激素:目前氢化可的松是治疗肾上腺皮质激素分泌不足的首选药物,需终身替代治疗。术后短期内的替代治疗多采用静脉注射方式,长期替代治疗则必须应用口服制剂。

(2)甲状腺激素:左旋甲状腺素钠片为首选药物,需要通过定期检测血浆促甲状腺激素(TSH)和游离T4浓度调整血药浓度到理想水平。注意:必须在使用糖皮质激素1周以后才可使用该药。

(3)抗利尿激素(ADH):对轻度尿崩症患儿,根据体液丢失量补液即可;对中度尿崩症患儿,补充体液丢失量的同时应给予ADH治疗。

常用药物:醋酸去氨加压素(弥凝片):首选药物,应小剂量开始,根据尿量逐步增加剂量,长期过量所致的并发症是稀释性低钠血症,应定期复查电解质。

(4)生长激素(GH):颅咽管瘤术后常伴有生长激素水平下降,术后1年若无肿瘤复发或进展,可进行GH替代治疗来维持正常的生长和发育。

2. 病情观察重点

(1)生长激素释放激素兴奋试验的护理:注意监测患儿生命体征,必要时行心电监护,准备10%葡萄糖(GS)溶液备用,监测血糖变化防止低血糖的发生,一旦发生低血糖,予10%GS溶液静推。

(2)高热护理:高热主要是由下丘脑所引起的中枢性高热。可采用物理降温,必要时给予药物降温,同时做好癫痫的预防工作。

(3)尿崩的护理:术后常见的并发症之一,通常与抗利尿激素分泌异常有关,若尿比重<1.005,鼓励多饮水(加盐的开水),多食用高钾高钠食物,禁止摄入高糖食物,以免加重尿崩症。对渴感缺乏的尿崩症,应积极调整液体摄入量并监测体重和血钠的水平,记录24小时尿量。

(4)电解质紊乱的护理:监测血电解质、血浆渗透压及尿比重。根据血钠情况,调节盐分的摄入。血钠增高时,鼓励患儿多饮水。

3. 出院指导

(1)注意锻炼身体,均衡饮食,以增强机体抵抗力。

(2)按时服药,监测出入量是否平衡。

(3)出现高热不退或伴有呕吐、抽搐等神经系统症状时,要及时到医院就医。

(4)定期复诊,不适随诊。

知识拓展

颅咽管瘤术后常见并发症如下。

(1)肿瘤复发。

(2)垂体功能低下。

(3)下丘脑综合征:体温失调、尿崩、饮食过度及肥胖等。

(4)视力损伤。

(5)癫痫。

(6)行为情感异常。

【主要护理问题】

1. 高热 与下丘脑体温调节功能受损有关。

2. 舒适度改变 与多尿有关。

3. 电解质紊乱 与疾病有关。

第二十一节 糖尿病酮症酸中毒

【定义】 糖尿病酮症酸中毒(diabetic ketoacidosis,DKA)是糖尿病常见的急性代谢性并发症之一，是以高血糖、高血酮、尿酮、电解质紊乱、代谢性酸中毒为特征的一组症候群。

【风险评估】

1. 病情变化(脱水、代谢性酸中毒、低血容量性休克、脑水肿)风险评估

(1)脱水程度的评估。

①脱水3%:临床上刚可以分辨出。

②轻度脱水5%:皮肤黏膜干燥。

③中度脱水7.5%:皮肤黏膜干燥,眼睛凹陷,毛细血管充盈时间延长。

④重度脱水10%:皮肤黏膜干燥,眼睛凹陷,毛细血管充盈时间延长,循环灌注存在严重异常,脉搏细弱,休克。

(2)DKA分类。

①轻度:pH<7.30,HCO_3^-<15 mmol/L。

②中度:pH<7.20,HCO_3^-<10 mmol/L。

③重度:pH<7.10,HCO_3^-<5 mmol/L。

(3)低血容量性休克。低血容量性休克主要表现为组织低灌注,组织低灌注表现如下。

①外周动脉搏动细弱、心率和脉搏增快。

②面色苍白或苍灰、皮肤湿冷或有大理石花纹。

③皮肤毛细血管充盈时间(CRT)延长(>3秒)。

④液体复苏后每小时尿量仍少于0.5 mL/kg,持续至少2小时。

⑤休克早期患儿可出现烦躁不安或萎靡、表情淡漠,晚期意识模糊甚至昏迷、惊厥。

患儿出现上述3条或以上组织低灌注表现,若血压正常则可诊断为休克代偿期。各年龄组儿童心率变量及各年龄组儿童低血压标准见表6-1。

表6-1 各年龄组儿童心率变量及低血压标准

年 龄 组	心率/(次/分)		年 龄 组	收缩压/mmHg
	心动过速	心动过缓		
>1月~1岁	>180	<90	>1个月~1岁	<70
>1~6岁	>140	<60	>1~9岁	<[70+2×年龄(岁)]
>6~12岁	>130	<60	≥10岁	<90
>12~18岁	>110	<60		

(4)脑水肿。

主要标准:①意识改变;②神经源性呼吸异常(如打呼噜、呼吸急促、潮式呼吸、呼吸暂停);③与年龄不相称的大小便失禁;④不是由于睡眠或复苏引起的心率持续下降超过20次/分。

次要标准:①呕吐;②头痛;③嗜睡(不容易唤醒)。

(5)实验室检查:血糖浓度>11.1 mmol/L、血气 pH<7.30,HCO$_3^-$<15 mmol/L;动态监测电解质、肾功能、尿酮体变化。

2. 护理并发症风险评估

(1)药物外渗/静脉炎的风险。

(2)快速大量补液引起肺水肿/急性右心衰竭的风险。

(3)神志不清患儿有吸入性肺炎的风险。

3. 评估量表

(1)生活自理能力评估量表。

(2)Humpty Dumpty 跌倒/坠床评估量表。

(3)静脉炎分级标准(0级:没有症状;1级:穿刺部位发红,伴有或不伴有疼痛;2级:穿刺部位疼痛伴有发红和(或)水肿;3级:穿刺部位疼痛伴有发红,条索状物形成,可触摸到条索状的静脉;4级:穿刺部位疼痛伴有发红,条索状物形成,可触摸到条索状的静脉,其长度>2.54 cm,脓液流出)。

【护理常规及安全防范措施】

1. 观察要点

(1)紧急评估:立即评估生命体征、意识状态,观察有无脱水征、深大呼吸、面色潮红、呼气酮味、昏睡或嗜睡、呕吐等。

(2)紧急静脉采血进行血糖、血酮、电解质检查和血气分析。血清胰岛素血标本需在使用胰岛素前抽取。

(3)保持气道通畅,予以心电监护、吸氧。

(4)建立两条静脉通道,遵医嘱给予补液治疗及使用胰岛素。

(5)准确记录出入量。

(6)轻度脱水可耐受口服液者,予以皮下注射胰岛素治疗及口服补液。

2. 护理措施 治疗过程中注意监测,再次评估,遵医嘱调整治疗方案。

(1)补液治疗。

①及时扩容、补液,遵医嘱根据脱水纠正情况及能否经口自主进食情况调整补液速度,防止输液过快过多,观察有无躁动、激惹、嗜睡、头痛、血压升高、心率减慢等脑水肿的表现。

②选择粗、直,避开关节和静脉瓣的血管放置留置针,按时巡视,严防静脉炎的发生。

③根据血钾浓度确定补钾量,当无尿或血钾浓度>5.5 mmol/L 时停止补钾。

(2)胰岛素治疗。

①胰岛素的使用:补液1小时后开始使用胰岛素。将所需剂量的普通胰岛素(1 IU/kg)加入用50 mL注射器抽吸的生理盐水中,持续泵入。根据血糖变化,遵医嘱及时调节胰岛素泵入速度。将血糖维持在8~12 mmol/L,血糖降低速度以 2~5 mmol/(L·h)为宜,如血糖降低速度>5 mmol/(L·h)或血糖降至14~17 mmol/L 时,需改用含糖液体进行补液。

②小剂量胰岛素静脉输注应持续到酮症酸中毒纠正后(连续2次尿酮阴性,pH>7.3,血糖下降至12 mmol/L 以下)。当临床状况稳定后,口服液体可耐受时可减少静脉输液,改用皮下胰岛素注射。

(3)每小时观察患儿神志情况,有无大小便失禁,因睡眠或复苏引起的心率持续下降是否超过20次/分,有无呕吐、头痛、嗜睡(不易唤醒)。

(4)监测血糖,适时调整监测频率,避免反复在同一部位采血。

(5)扩容开始后2小时复查血气、电解质,后至少每4小时复查一次。

(6)根据患儿食欲情况鼓励患儿正常进食。

(7)了解患儿及其家属心理需求,介绍疾病相关知识及预后,以解除患儿及其家属焦虑的情绪,树立信心,积极配合治疗护理。

【应急预案】

(1)评估患儿有无多饮、多尿、多食、夜尿、体重减轻、腹痛、疲劳、恶心呕吐、精神萎靡甚至昏迷。

(2)体格检查：评估呼吸、循环灌注、血压、酮体气味、神志、呕吐情况。

(3)判断患儿脱水情况。

(4)急行血生化检查及查血清胰岛素水平。

(5)保持气道通畅，氧气吸入。

(6)行心电监护。

(7)迅速建立两条静脉通道，根据休克程度予扩容治疗。

(8)补液治疗。微量泵泵入胰岛素 0.05～0.1 IU/(kg·h)＋生理盐水 50 mL。

(9)每小时监测血糖，动态调整胰岛素剂量。

(10)观察神经系统情况，如有脑水肿表现，根据医嘱给予甘露醇脱水治疗。

【技术规范】 静脉留置针输液技术、心电监护仪使用技术、氧气吸入护理技术、输液泵使用技术、微量血糖测定技术规范如下所示。

1. 静脉留置针输液技术中需注意的护理风险

(1)同时建立两条静脉通道，选择粗、直血管，避开关节和静脉瓣，注意保护和合理使用静脉。

(2)防止空气栓塞，注意及时更换输液袋。

(3)不应在输液侧的肢体取血标本。

(4)遵医嘱，根据患儿的年龄、病情、药物性质调节输液速度及静脉输注胰岛素速度。

(5)加强输液巡视，严防液体外渗。

2. 心电监护仪使用技术中需注意的护理风险

(1)指导家属心电监护时各项监测指标的意义及正常范围，发现异常及时告知。

(2)密切观察心电图波形(高钾时 T 波高尖)，及时处理干扰及电极片脱落。

(3)正确设定报警界限，不能关闭报警声音。

(4)定期观察患儿粘贴电极片处的皮肤，定时更换电极片和电极片的位置，防止局部皮肤的损害。

3. 氧气吸入护理技术中需注意的护理风险

(1)根据医嘱调节氧流量，强调用氧安全(注意防火、防热、防油)。

(2)保持呼吸道通畅，避免分泌物堵塞，注意气道湿化。

(3)保持管道通畅，无弯折、扭曲，妥善固定避免脱出。

4. 输液泵使用技术中需注意的护理风险

(1)正确设定输液速度(滴速、流速不能混淆)及其他必需参数，避免设定错误影响治疗。

(2)定时查看输液泵的工作状态，及时排除报警等故障，防止液体输入失控。

(3)确保静脉通道通畅后方可使用输液泵输液，输注过程中密切观察穿刺部位皮肤的情况，防止液体外渗。

5. 微量血糖测定技术需注意的护理风险

(1)皮肤消毒后充分待干，将采血针紧靠手指侧面采血，避免在指尖或指腹采血，避免过深，用棉签拭去第一滴血，取第二滴血测量。

(2)采血过程中避免用力挤压，采血后避免按摩采血部位。

| 参 考 文 献 |

[1] 颜纯,王慕逖.小儿内分泌学[M].2 版.北京:人民卫生出版社,2006.

[2] 李小寒,尚少梅.基础护理学[M].5版.北京:人民卫生出版社,2012.

[3] 顾学范.临床遗传代谢病[M].北京:人民卫生出版社,2015.

[4] 姚辉.给糖尿病孩子的父母[M].武汉:湖北科学技术出版社,2022.

[5] 中华医学会儿科学分会.儿科内分泌与代谢性疾病诊疗规范[M].北京:人民卫生出版社,2016.

[6] 沈素卿,袁桂芝,刘洪松.1例口服醋酸去氨加压素治疗中枢性尿崩症所致尿潴留的护理[J].中华护理杂志,2008,43(6):563-564.

[7] 叶娟,何朗朗,陈红,等.儿童甲状旁腺腺瘤合并维生素D缺乏症一例护理分析[J].中华危重症医学杂志(电子版),2018,11(2):143-144.

[8] 中华医学会骨质疏松和骨矿盐疾病分会,中华医学会内分泌会代谢性骨病学组.原发性甲状旁腺功能亢进症诊疗指南[J].中华骨质疏松和骨矿盐疾病杂志,2014,7(3):187-198.

[9] 卢逢娣,朱玮,阙凯,等.一例婴幼儿持续性高胰岛素血症性低血糖症的护理[J].护士进修杂志,2010,25(17):1605-1606.

[10] 颅咽管瘤治疗专家共识编写委员会,中华医学会神经外科学分会小儿神经外科学组.颅咽管瘤治疗专家共识编写委员会.颅咽管瘤患者长期内分泌治疗专家共识(2017)[J].中华医学杂志,2018,98(1):11-18.

[11] 魏宜功.颅咽管瘤的诊治现状[J].中国临床神经外科杂志,2020,25(12):890-893.

[12] 朱丽辉,陈朔晖.儿科专科护理[M].北京:人民卫生出版社,2021.

[13] 中华医学会儿科学分会内分泌遗传代谢学组,中华儿科杂志编辑委员会.中国儿童1型糖尿病标准化诊断与治疗专家共识(2020版)[J].中华儿科杂志,2020,58(6):447-454.

[14] Griffiths V. Midline catheters:indications,complications and maintenance [J]. Nurs Stand,2007,22(11):48-57.

[15] 崔焱,张玉侠.儿科护理学[M].7版.北京:人民卫生出版社,2021.

[16] 中华医学会儿科学分会消化学组,《中华儿科杂志》编辑委员会.中国儿童急性感染性腹泻病临床实践指南[J].中华儿科杂志,2016,54(7):483-488.

第七章　肾病内科疾病护理常规

第一节　一般护理常规

1. 环境与休息　病室定时开窗通风,每日2次,每次15～30分钟,通风时避免对流,注意患儿保暖,室温维持在18～20 ℃,相对湿度维持在50%～60%。急性期卧床休息,待临床症状消失、尿常规正常后方可适当活动。

2. 饮食护理　给予水肿、高血压、少尿的患儿低盐饮食,食盐每日摄入量不超过2 g,水肿特别严重者每日食盐摄入量应少于1 g,或者给予无盐饮食(除食物自然含钠量外,烹调时不放食盐,每日饮食中钠摄入量少于0.7 g)。水肿严重伴少尿时,应控制水分的摄入,应根据患儿每日的尿量来计算入液量,本着"宁少勿多"的原则,每日入液量为不显性失水量加上前一日尿量,入液量包括饮食、饮水、服药、输液等所含水的总量。

3. 体位管理　有水肿的患儿可抬高水肿部位,颜面部水肿时可将床头抬高15°～30°,会阴部水肿时可抬高臀部或将阴囊托起,双下肢水肿时可将下肢抬高30°～40°,以利于静脉回流,减轻水肿。

4. 皮肤护理　有皮疹和水肿的患儿应穿棉质内衣裤,保持皮肤清洁,避免使用碱性肥皂,勤剪指甲,不可抓伤皮肤,预防皮肤感染的发生。

5. 排泄护理　勤换内衣裤,保持外阴清洁,正确留取尿标本并及时送检。保持大便通畅,大便干结时,遵医嘱予开塞露通便。

6. 预防感染　与感染性疾病的患儿分室居住,根据气温及时增减衣物,预防感染的发生。严格执行无菌操作,加强基础护理,防止交叉感染的发生。

7. 病情观察　按时测量生命体征,尤其注意血压的变化,准确记录出入量,同时注意尿色、尿量的变化及有无膀胱刺激征。

8. 发热护理　无惊厥史的患儿体温37.5～38.4 ℃时予以物理降温,体温达38.5 ℃时遵医嘱予以药物降温。应严密观察有惊厥史的患儿的体温变化,根据医嘱予以药物降温。用药后密切观察药物疗效,及时复测体温,注意补充水分,及时更换汗湿的衣物。

9. 心理护理　肾脏疾病的治疗时间一般较长,患儿及其家属容易出现焦虑、恐惧心理,应多与患儿及其家属沟通,做好健康教育,介绍成功病例,以增强其战胜疾病的信心。

10. 疫情防控　根据国家及医院疫情防控要求落实消毒隔离措施,做好陪护家属的管理,严防疫情的发生和扩散。

第二节　原发性肾病综合征

【定义】　肾病综合征(nephrotic syndrome,NS)是一组由多种原因所致肾小球基底膜通透性增高,导致大量血浆蛋白从尿中丢失而引起的一种临床综合征。该病在临床上具有4大特点:①大量蛋白尿;②低蛋白血症;③高胆固醇血症;④明显水肿。以上第①②两项为诊断必备条件。按病因本病可分为原发性、继发性和先天遗传性三种类型,原发性肾病综合征是儿童常见的肾小球疾病。

【护理措施】

1．生活护理 严重水肿和高血压患儿需卧床休息，以减轻心脏和肾脏的负担。腹水严重时，应取半坐卧位。高度水肿时协助患儿进食、排大小便，提供必要的生活护理。

2．居住环境 做好保护性隔离，与感染患儿分室居住，限制陪护、探视人员，经常开窗通风。

3．饮食护理

(1)肾病综合征患儿膳食总的原则是低盐、低脂肪、优质蛋白饮食。低盐饮食是指食盐摄入量每日不超过 2 g，水肿严重时每日摄入应少于 1 g 或暂时禁盐；低脂肪饮食是指摄入甘油三酯、胆固醇比例较少的食物，限制动物脂肪的摄入，尽量少吃或不吃油炸食品，如薯条、汉堡、鸡翅等；优质蛋白饮食是指食物中的蛋白氨基酸模式接近人体蛋白的氨基酸模式，这种蛋白容易被人体吸收利用，如蛋、奶、鱼、肉以及大豆蛋白等，大豆蛋白中含有非必需氨基酸，因此其摄入量不超过蛋白总量的 30%。

(2)限盐饮食不宜长期进行，待水肿明显好转后限盐措施应放宽，并根据病情逐渐增加食盐的摄入量。

(3)少尿、血钾高者应限制含钾高的食物摄入，如香蕉、橙子、蘑菇、冬菇、马铃薯等。

(4)注意饮食卫生，饮食种类要尽量多样化，以新鲜、清淡、易消化为主，保证维生素 A、维生素 D、维生素 C、钙及微量元素的摄入，应忌食虾、蟹、酱菜、甜面酱、腐乳、香肠、腊肉等食物。

4．皮肤护理

(1)保持床单清洁、干燥、平整，着棉质内衣，更换衣物时，动作宜轻柔。

(2)对眼睑及面部水肿的患儿可将床头抬高 15°～30°，双下肢水肿者可将下肢抬高 30°～40°，阴囊水肿者用棉垫或软毛巾托起，与两侧腹股沟隔开，减少摩擦，并观察阴囊处皮肤有无破损及血液循环情况，发现异常及时与医生联系。

(3)鼓励患儿经常更换卧位，腋窝及腹股沟处随时保持干燥，避免局部受压过久而致淤血、破损，防止感染发生。

(4)每日用温水清洗皮肤，保持皮肤清洁、干燥，清洗时动作轻柔，避免皮肤破损。并尽量避免肌内注射。

5．用药护理

(1)激素治疗期间注意每日尿量、尿蛋白变化及血浆蛋白恢复等情况，注意观察激素的副作用，如库欣综合征、高血压、消化道溃疡、骨质疏松等。遵医嘱及时补充维生素 D 及钙剂，以免发生手足搐搦症。

(2)应用利尿剂时注意观察尿量、体重、血压的变化，定期检查血电解质、肝肾功能，以评估药效及用药的影响。指导患儿在站立或起床时动作缓慢，预防直立性低血压，避免跌倒、坠床等意外发生，做好跌倒、坠床的评估及健康宣教。

(3)使用免疫抑制剂环磷酰胺治疗时，注意有无白细胞计数下降、脱发、胃肠道反应及出血性膀胱炎等，用药期间多饮水，定期查血常规。静脉穿刺时应尽量选择较粗的血管，至少 1 小时进行一次输液巡视，以免发生渗漏。使用他克莫司、霉酚酸酯时，遵医嘱定期复查药物浓度。

(4)抗凝和溶栓疗法能改善肾病的临床症状，改变患儿对激素的效应，从而达到理想的治疗效果。在使用肝素过程中注意有无出血倾向，如皮肤出血点、鼻腔及牙龈出血、月经量过多、呕血、便血等情况。

(5)利妥昔单克隆抗体的应用：该类药物的不良反应主要出现在使用后几小时，尤其在第 1 次静脉输注时明显，且与输液速度有关，主要表现为过敏反应(荨麻疹、气管痉挛、呼吸困难、喉头水肿等)、发热、寒战、恶心等，可引起高血压或直立性低血压，毒副作用大多为轻到中度，减慢输注速度，使用前给予盐酸异丙嗪、地塞米松及苯海拉明等能有效减少毒副作用的发生。

6．并发症的预防及护理

(1)感染：

①保持病室空气清新，经常开窗通风。

②与感染性疾病患儿隔离，并减少人员探视。

③注意个人卫生，勤洗手、勤洗澡，做好皮肤及口腔护理。

④防止受凉,预防感染。

(2)血栓形成:

①鼓励患儿适当下床活动,以促进血液循环。

②观察患儿肢体有无疼痛及皮肤颜色改变等血栓形成表现,发现异常及时通知医生处理。

(3)电解质紊乱与低血容量:

①卧床休息,密切观察生命体征,尤其是血压的变化,遵医嘱每3～6小时测一次血压。

②合理饮食,避免不恰当的长期无盐饮食。

③观察尿色、尿量变化,注意有无恶心、呕吐、腹泻、微循环差等表现,发现异常及时处理。

④加强健康宣教,告知家属服用激素类药物的重要性及随意停药的严重性,定期复诊。

(4)急性肾功能不全:

①密切观察患儿精神状态、生命体征、尿色、尿量变化,每日测空腹体重。

②定期复查尿常规、肾功能及电解质、尿素氮、血肌酐等变化。

③给予低盐、优质蛋白饮食,尽量避免食用含钾较多的食物(如香蕉、橙子、蘑菇、冬菇、马铃薯等)。

④加强口腔、皮肤护理。

⑤严格控制液体入量,量出为入。

(5)肾上腺危象:

①严格遵医嘱使用药物,防止滥用。

②不得随意更改用法、用量或者停药,也不能长时间不调整、不减量。

③需在专科医生的指导下根据病情需要及时调整药物的用法与疗程,应遵医嘱定期复诊。

7. 心理护理 关心、爱护患儿,多与患儿及其家属交谈,鼓励其说出内心的感受,如害怕、担心等,指导患儿家属多给予患儿心理支持,使其保持良好情绪;在恢复期可组织一些轻松的娱乐活动,适当安排学习,以增强患儿信心,积极配合治疗,争取早日康复;活动时注意安全,避免奔跑、打闹,以防摔伤、骨折等。

8. 出院指导

(1)出院后坚持遵医嘱服药,不可随意停药或减量,定期复查。

(2)避免劳累和感染,以防病情反复。

(3)患儿在应用糖皮质激素过程中,会食欲大增,会因过度摄食导致体重剧增,过度肥胖,故应适当限制热量的摄入。

(4)预防接种时避免使用活疫苗,在使用激素和免疫抑制剂治疗期间一般须暂停预防接种。

【主要护理问题】

1. 体液过多 与水钠潴留和血浆白蛋白降低有关。

2. 有感染的危险 与服用激素、免疫抑制剂引起抵抗力下降有关。

3. 有皮肤完整性受损的危险 与高度水肿有关。

4. 有水、电解质紊乱和酸碱平衡失调的危险 与限制饮食或肾功能损害有关。

5. 潜在并发症 血栓形成、急性肾功能不全、肾上腺危象。

第三节　紫癜性肾炎

【定义】 过敏性紫癜(Henoch-Schönlein purpura,HSP)是一种以小血管(包括毛细血管、小动脉、小静脉)炎和以IgA为主的免疫复合物沉积为主要病理改变的全身性疾病。通常累及皮肤、胃肠道、关节、肾脏等。伴肾脏损害者称为过敏性紫癜性肾炎(hypersensitive purpura nephritis,HSPN),简称紫癜性肾炎。

【护理措施】

1. 活动 血尿、关节肿痛、腹痛及胃肠道出血的患儿应在症状好转后下床活动。

2. 饮食护理 疾病初期须禁食动物蛋白,重点控制摄入诱发过敏性紫癜的一些食物,如鱼、虾、肉、蛋、奶、蟹等。对于肾功能损伤的患儿,应根据病情给予低盐、低脂肪、优质蛋白或低蛋白饮食。可进食易消化、少渣的软质饮食或流质饮食。胃肠道出血的患儿应禁食,防止出血加重。

3. 病情观察

(1)重点观察患儿尿量、尿色的变化及大便的性状与颜色。

(2)有皮肤改变者注意观察患儿皮肤紫癜的分布有无增多或消退。

(3)有疼痛表现者观察疼痛的部位、性质、严重程度、持续时间及伴随症状,并做好疼痛评估及护理记录。

4. 用药护理

(1)使用环磷酰胺治疗时,应预防感染,观察有无恶心、呕吐等胃肠道反应,在治疗期间多饮水,预防出血性膀胱炎的发生,静脉穿刺时应尽量选择较粗的血管,并且加强巡视和观察,以免发生渗漏。该药能抑制性腺发育,影响生育,应在使用前告知家属。

(2)西咪替丁作为腹型过敏性紫癜的辅助用药,一般分 2 次在激素治疗前后分别输入,以保证最佳疗效。

(3)给予静脉高营养的患儿应密切观察输液部位有无渗漏、肿胀,每小时进行一次输液巡视,每 2 小时更换输液部位,发生输液渗漏时及时处理。

5. 对症护理

(1)有关节肿痛时,保持患肢处于功能位,协助患儿取舒适体位,避免在患肢进行静脉输注。为减轻肿痛,可在膝下垫软枕使关节处于放松状态,适当的肌肉按摩也可减轻疼痛。

(2)腹痛时,切勿滥用镇痛药,勿行腹部热敷及强行按摩。有消化道出血时,正确应用止血药,应详细询问腹痛部位以及有无腹胀、腹泻,观察大便次数、性状、颜色的变化。

6. 皮肤护理 防止皮肤紫癜受磨损,局部勿受压,保持床铺洁净、平整、干燥,衣着宽松舒适,穿棉质服装。皮疹有痒感时,防擦伤及抓伤,如有破溃,应及时处理,防止出血和感染发生,避免使用碱性肥皂,勤剪指甲。做各项治疗及操作时动作应轻柔,尽量减少肌内注射;静脉输液时,止血带切勿扎得过紧,避免用力揉搓、拍打;穿刺时避开皮疹处,拔针后适当延长按压时间。

7. 心理护理

(1)向患儿及其家属讲解疾病相关知识,积极配合各项治疗及护理,指导合理饮食和避免过敏的方法,平时不可自行给患儿服用药物。

(2)护理患儿时动作应轻柔、准确,以赢得患儿及其家属的信任,解除他们的心理压力和恐惧心理,消除他们的陌生感,让他们保持乐观情绪,拉近护患之间的距离。应经常安慰和鼓励患儿,让他们树立战胜疾病的信心。

8. 出院指导

(1)注意劳逸结合,适当运动,避免受凉,预防感染。

(2)合理饮食,避免接触与发病有关的食物或药物,食物主要包括鱼、虾、蟹、蛋及乳类等,药物包括抗生素类、磺胺类、异烟肼、阿托品、解热镇痛类药物等。不慎接触时,应注意观察有无皮肤紫癜及腹痛等症状,有症状时立即就诊。

(3)坚持遵医嘱服药,不可擅自改变药物剂量或突然停药,定期复诊,保证治疗计划得到落实。

【主要护理问题】

1. 皮肤完整性受损 与过敏性紫癜引起的皮疹有关。

2. 疼痛 与过敏性紫癜引起的肠道黏膜改变有关。

3. 活动无耐力 与体内代谢产物积聚、肾功能损伤有关。

4. 营养失调：低于机体需要量 与食欲减退、恶心、呕吐、大量蛋白尿、饮食限制有关。

5. 有感染的危险 与自身免疫反应、长期使用激素有关。

第四节 狼疮性肾炎

【定义】 系统性红斑狼疮(systemic lupus erythematosus,SLE)是一种以多系统多脏器损害为主要特征的自身免疫性疾病。SLE临床表现多样,患者除了有发热、皮疹等共同表现外,还因受累器官不同而会出现不同表现,可以先后或同时累及泌尿、神经、心血管、血液、呼吸、消化、关节等多个器官系统。当系统性红斑狼疮并发肾脏损害时即为系统性红斑狼疮性肾炎,简称狼疮性肾炎(lupus nephritis,LN)。

【护理措施】

1. 饮食护理

(1)对于肾功能不全的患儿,应给予低盐、低脂肪、优质蛋白饮食,限制水、钠的摄入。

(2)某些含补骨脂素的食物(如芹菜、无花果等)可能增强狼疮患儿对紫外线的敏感性;含联胺基因的食物(如烟熏食物、蘑菇等)可引诱狼疮患儿发病;菠萝、香蕉、黄花菜、海鲜等易引起皮疹,甚至加重病情,尤其是有皮疹的患儿应忌食。刺激性食物如辣椒、生姜、生葱、生蒜、芥末等少吃或不吃。

2. 病情观察

(1)定时监测生命体征、体重,观察患儿水肿的程度及尿液情况,监测血清电解质、血肌酐和血尿素氮的动态改变。

(2)观察患儿有无发热、皮疹、关节肿痛、口腔或鼻腔溃疡等情况。

3. 用药护理

(1)糖皮质激素:有较强的抗炎、抗过敏和免疫抑制的作用,能迅速缓解症状,但可能引起继发感染,易导致向心性肥胖、血压升高、血糖升高、电解质紊乱、消化性溃疡、骨质疏松,也可诱发神经精神异常。在服药期间,应注意补充钙剂和活性维生素 D,定期测量血压,检测血糖、尿糖的变化。按时规律服药,不可擅自减量或停服。做好皮肤和口腔黏膜的护理。

(2)免疫抑制剂:主要不良反应有白细胞减少,应做好感染的预防工作。也可引起胃肠道反应、黏膜溃疡、皮疹、肝肾功能损伤、脱发等。环磷酰胺还可有使出血性膀胱炎、肿瘤发生率增高等不良反应,静脉应用环磷酰胺的患儿输液后应鼓励其多饮水,观察其尿液颜色。

4. 并发症的护理

(1)监测病情:狼疮脑病往往出现在急性期或终末期,少数作为首发症状出现,密切观察患儿有无躁动、幻觉、猜疑、妄想、强迫等精神异常的表现。中枢神经受累常见表现有颅内压升高,患儿表现为头痛、恶心、呕吐、颈强直等。

(2)狼疮脑病急性期护理:有间断癫痫发作史者,必要时给予保护性约束,备压舌板,避免癫痫发作时舌咬伤,加强巡视,避免一切不安全因素;癫痫大发作时,患儿可出现严重角弓反张、昏迷等状况,病情十分危急,需要多位护士与医生密切配合,合理分工,积极救治。抢救时首先要保持呼吸道通畅,应用开口器和舌钳,防止舌咬伤及舌后坠,并及时吸痰、吸氧,在最短时间内开放静脉通道,遵医嘱立即应用镇静剂和脱水剂,20％甘露醇必须快速输注或者静脉推注,以确保疗效。

5. 预防感染 患儿大多应用糖皮质激素加免疫抑制剂治疗,此种方式会增加患儿感染的风险,因此要预防感染的发生。遵医嘱定期复查 C 反应蛋白、红细胞沉降率、降钙素原、白细胞等感染监测指标。

6. 皮肤护理 保持皮肤清洁,尽量穿柔软宽松的清洁衣裤。勤剪指甲,蚊虫叮咬时应正确处理,避免抓伤皮肤。叮嘱患儿避免日光或紫外线照射,告知患儿外出时可戴宽边帽或打太阳伞,穿长袖及长裤。

7. 心理护理

(1)患儿多有面部蝶形红斑,且患儿多处于青春期,护士应告知皮疹不会长期存在,通过正规治疗护理,皮疹会消失,从而减轻患儿的心理压力,促进疾病的康复。

(2)鼓励患儿说出自身感受,护士应多与其沟通,可通过抚摸、讲故事、送爱心卡等方式,与其建立良好的关系,消除其紧张情绪,让其树立战胜疾病的信心。

8. 出院指导

(1)避免一切可能诱发本病的因素,如阳光照射、药物、感染及手术等。

(2)加强皮肤护理,注意避光,外出时穿长袖衣裤,戴宽边帽或打太阳伞,戴太阳镜,避免使用化妆品等化学刺激品。

(3)定期复诊,严格遵医嘱服药,绝不可擅自改变药物剂量或突然停药,保证治疗计划得到落实。

(4)合理饮食,对于肾功能不全的患儿应根据病情给予低盐、低脂肪、优质蛋白或低蛋白饮食,勿食易引起狼疮发病的食物。

(5)缓解期可逐步增加活动,适当参加社会活动和学习,劳逸结合,避免过度劳累。

【主要护理问题】

1. 排尿异常 与应用大量利尿剂、肾功能损害有关。

2. 口腔黏膜改变 与疾病引起的口腔溃疡有关。

3. 皮肤完整性受损 与疾病所致的血管炎症反应等因素有关。

4. 有感染的危险 与长期应用激素有关。

5. 焦虑 与缺乏疾病相关知识,治疗周期长有关。

第五节　IgA 肾病

【定义】 IgA 肾病(IgA nephropathy,IgAN)是免疫病理学诊断名称,指肾小球系膜区和(或)毛细血管祥单纯 IgA 或以 IgA 为主的免疫复合物沉积、伴不同程度的系膜细胞和基质增生的一组具有共同免疫病理特征的临床综合征。

【护理措施】

1. 饮食护理

(1)给予低盐、低脂肪、优质蛋白饮食,一般每日食盐摄入量以不超过 2 g 为宜,禁用腌制食品,少用味精及食用碱,宜每日摄入优质动物蛋白 0.6~1 g/kg。

(2)以清淡饮食为主,少食用辛辣、油腻食物,限制动物内脏、肥肉、某些海产品等食物摄入。

(3)血钾偏高者少摄入含钾过多的食物。

(4)可进食含维生素及微量元素丰富的蔬菜、水果、杂粮等。

2. 病情观察

(1)监测血压变化,遵医嘱每 3~6 小时测血压 1 次。

(2)注意尿量、尿色的变化,维持水、电解质平衡。

(3)观察水肿情况,做好皮肤护理。

3. 用药护理

(1)观察用药后患儿的反应,血尿、蛋白尿的进展情况。

(2)激素类药物或免疫抑制剂要根据医嘱服用,不可自行停药或减量。

(3)应用利尿剂时,注意观察药物的副作用及患儿血压、尿量的变化,做好跌倒/坠床风险的评估及健康宣教。

(4)避免使用对肾脏有毒性的药物。

4．休息和运动

(1)保证充足的睡眠,每日睡眠时间应在 8 小时以上,卧床休息至肉眼血尿消失。

(2)恢复期可适当参加力所能及的体育活动,但不可做剧烈运动。

5．预防感染

(1)预防上呼吸道感染,保持外阴及皮肤的清洁。

(2)病室经常开窗通风,与感染性疾病患儿分室而居,预防感染的发生。

6．心理护理　多与患儿及其家属沟通,告知疾病的相关知识、药物治疗重要性及药物的不良反应、日常的护理方法及要点,帮助患儿树立战胜疾病的信心。

7．出院指导

(1)严格遵医嘱按时服药,积极预防感染等诱发因素。

(2)养成良好的卫生习惯和生活方式,适当参加户外运动,以增强抵抗力。

(3)保持大便通畅,每日按时排便。

(4)根据病情和用药情况定期门诊复查随诊。

【主要护理问题】

1．体液过多　与水钠潴留和血浆白蛋白水平降低有关。

2．有感染的危险　与服用激素、免疫抑制剂引起抵抗力下降有关。

3．有皮肤完整性受损的危险　与高度水肿有关。

4．有水、电解质紊乱和酸碱平衡失调的危险　与限制饮食或肾功能损害有关。

第六节　泌尿道感染

【定义】　泌尿道感染(urinary tract infection,UTI)是指细菌、真菌等病原体在泌尿道异常繁殖,并侵犯泌尿道黏膜或组织而引起的泌尿道急性或慢性炎症。在儿科,泌尿道感染是常见的感染性疾病之一,可仅局限于下泌尿道,也可累及肾脏,导致持续性肾损伤和瘢痕化,尤其是在合并有膀胱输尿管反流等泌尿系统发育畸形时。

【护理措施】

1．饮食护理

(1)给予高蛋白、富含维生素和易消化的清淡饮食,多吃富含维生素 C 和胡萝卜素的食物,以利于炎症消退和泌尿道上皮细胞修复。

(2)鼓励患儿多饮水,增加尿量,以冲洗膀胱、尿道,促进细菌和炎性分泌物排出,减轻尿路刺激症状,缩短细菌在尿路停留的时间。

2．病情观察　观察患儿生命体征变化及尿液颜色、性状、量的改变,注意有无发热、腰痛和尿路刺激征表现等。

3．用药护理　遵医嘱按时足量、按疗程给予抗生素,注意观察用药后患儿体温变化、尿液变化及有无不良反应。

4．高热护理

(1)密切观察患儿的体温变化,体温在 38.5 ℃以下时可采用物理降温措施,如冰袋或温水擦浴等;体温在 38.5 ℃以上时可遵医嘱选用药物降温。

(2)注意休息,待体温恢复正常,症状明显减轻后可下床活动。

（3）高热者应注意在补充水分的同时做好口腔护理。

5．尿液检查　指导患儿家属正确留取中段尿行细菌培养,留取的时机应尽量选择在使用抗生素之前,并根据药敏结果遵医嘱使用抗生素。

6．皮肤护理

（1）加强会阴部清洁,便后应及时清洗,穿着棉质内裤,不宜过紧,应勤换内裤。

（2）小婴儿应勤换纸尿裤,便后冲洗外阴,从前向后擦洗,以防肠道细菌污染尿道引起逆行感染。

（3）尿路刺激征明显者,予以中药洗剂坐浴,以缓解症状。

7．休息和运动　嘱患儿保持规律生活,避免劳累,适度运动。急性期应卧床休息,嘱患儿少站立或弯腰,尿频者提供床边小便用具。

8．心理护理

（1）应向患儿家属讲解本病的特点及规律,告知紧张情绪不利于尿路刺激征的缓解,指导患儿及其家属放松心态、转移注意力,消除紧张情绪及恐惧心理。

（2）对反复发作、迁延不愈的患儿,应与家属分析原因,克服急躁情绪,保持良好心态,积极配合治疗。

9．出院指导

（1）向患儿及其家属讲解引起和加重尿路感染的相关因素,积极治疗并消除易感因素。

（2）勤换内衣裤,保持会阴清洁,便后由前向后擦拭,尽量减少肠道细菌侵入尿路而增加感染的机会。

（3）注意劳逸结合,饮食营养均衡,增强机体抵抗力。

（4）遵医嘱正确服药,学会观察药效和不良反应,不可随意停药或减量,避免复发。

（5）定期复诊,做尿常规检查和尿细菌培养。

【主要护理问题】

1．体温过高　与尿路感染有关。

2．排尿障碍　与膀胱刺激征、腰痛等尿路感染症状有关。

3．潜在并发症　感染、尿路结石。

4．焦虑　与疾病反复发作有关。

第七节　血　尿

【定义】　尿液中含有超过正常量的红细胞称为血尿（hematuria）,仅在显微镜下发现红细胞者称为镜下血尿;肉眼即能见尿呈"洗肉水"色或血样甚至有凝块者称为肉眼血尿;无明确的临床症状、实验室改变及肾功能异常者,称为无症状血尿或孤立性血尿。

【护理措施】

1．休息和运动　急性期卧床休息,病情好转后可适当活动。保持会阴部皮肤清洁,及时更换内衣裤。

2．饮食护理

（1）给予高蛋白、富含维生素和易消化的清淡饮食。

（2）合并有尿路感染者,应鼓励患儿多饮水,增加尿量,以冲洗膀胱、尿道,促进细菌和炎性分泌物排出,减轻尿路刺激症状。

（3）水肿伴血尿的患儿,需限制钠盐的摄入。

（4）少吃刺激性食物,如辣椒、蒜、香菜及狗肉等。

3. 病情观察

(1)观察出血性质及排尿情况,观察一次排尿中尿液颜色变化,区分初始血尿和终末血尿。对于年长儿,要注意区分血尿或阴道出血。

(2)关注有无尿路刺激征、腰痛等情况。

(3)血尿严重时应遵医嘱监测血压变化并使用止血药治疗。

(4)肉眼血尿严重时应按排尿顺序依次留取尿标本,以便进行比色,判断出血部位及发展情况。

(5)保持排尿通畅,观察尿液的量、颜色及有无浑浊,保证足够的液体入量,使大量液体冲洗尿道内血液,防止尿道堵塞。

4. 尿液检查

(1)尿标本应及时送检,尿液若放置时间过长,在酸性及低渗环境中红细胞易溶解,从而导致误诊。

(2)口服、肌内注射或静脉输注大量碱性药物后不宜马上留取尿标本,尿标本中不宜混入碱性物质。

(3)尿标本不宜在大量饮水后留取,因尿液稀释时尿比重降低,红细胞在低比重尿中易被破坏。

(4)运动后出现暂时性血尿,易误诊为病理性血尿,因此不宜在剧烈运动或长久站立后留取尿标本。

(5)不宜在月经期留取尿标本。

5. 心理护理

(1)向患儿家属解释本病的发病机制、特点,做好健康教育。

(2)指导患儿放松心情,转移注意力,消除紧张情绪及恐惧心理,积极配合治疗。

6. 出院指导

(1)避免剧烈运动、过度劳累、各种感染、使用肾毒性药物(详见第一篇第七章第十一节急性肾损伤中关于肾毒性药物的说明)等诱因,以延缓肾功能减退。

(2)选择高蛋白、富含维生素和易消化的清淡饮食,加强营养,增强抵抗力。

(3)定期复诊并定期监测尿常规、尿微量蛋白及肾功能等,指导患儿家属掌握常用检验项目的留取方法及意义。

(4)预防感染,保持皮肤清洁,如有上呼吸道感染(咽炎、扁桃体炎等)或皮肤感染时要及时治疗,密切观察尿常规变化。

(5)定期复诊,正确服用药物,避免漏服、多服,不可擅自加量或减量等。

【主要护理问题】

1. 排尿异常　与感染、肉眼血尿有关。

2. 潜在并发症　尿路结石、感染。

3. 焦虑　与缺乏疾病相关知识有关。

第八节　溶血尿毒综合征

【定义】　溶血尿毒综合征(hemolytic uremic syndrome,HUS)是一种以微血管性溶血性贫血、急性肾损伤和血小板减少三联症为主要临床特点的综合征,与血栓性血小板减少性紫癜同属于血栓性微血管病。本病婴幼儿和儿童多见,国内以春季及初夏为发病高峰。根据有无腹泻前驱症状,本病分为两种类型:典型 HUS 和非典型 HUS。

【护理措施】

1. 饮食护理　遵医嘱给予清淡、易消化、富含营养的饮食,保证摄入足够热量和水分,可多吃新鲜蔬菜及水果。忌辛辣、刺激性食物,勿进食过硬食物,防止消化道出血。

2. 病情观察 急性期应嘱患儿注意卧床休息;密切观察患儿生命体征及电解质的变化;观察患儿有无恶心、呕吐、腹痛、腹泻等症状,大便的颜色、性状、量;观察患儿口腔黏膜、皮肤有无新的出血点、瘀斑;观察患儿有无头晕、头痛、视物模糊等高血压危象表现。

3. 用药护理

(1)降压药:服药后 0.5 小时至 1 小时复查血压,观察有无颜面潮红、心悸等不良反应。

(2)利尿剂:注意观察尿量及精神反应,防止发生电解质紊乱、视物模糊、听力障碍等表现,做好跌倒/坠床的风险评估及健康宣教。

(3)扩管药:输注时监测血压,严格控制输注的速度。如血压下降应立即通知医生停药。加强巡视,注意避免渗漏,保护血管。

4. 发热护理

(1)患儿发热期间应注意休息,对于低、中热患儿,可通过改变环境温度、衣着、被褥厚薄以及腋下夹用干毛巾裹好的冰袋等方式进行缓解。

(2)对于高热的患儿,遵医嘱服用肾毒性小的解热镇痛药。

(3)密切观察体温变化,及时根据患儿的实际情况补充足够的水分,并做好口腔及皮肤护理。

5. 急性肾损伤的护理 见第一篇第七章第十一节相关内容。

6. 心理护理

(1)本病起病急骤且病情危重,发展迅猛,患儿家属往往没有思想准备,同时因为对疾病相关知识缺乏了解,容易出现焦虑、烦躁、紧张甚至恐惧情绪,担心疾病的恢复、预后及费用等问题,因此要做好解释和安抚工作。

(2)加强健康宣教,及时满足患儿需求,以热情的态度、精湛的技术取得家属的信任。

7. 出院指导

(1)注意休息,避免剧烈运动,培养良好的生活习惯,加强营养,合理调整饮食结构,增强机体抵抗力。

(2)尽量不去公共场所,防止发生感染。

(3)按时服药,避免使用肾毒性药物。

(4)定期复诊,监测肾功能、尿常规。

【主要护理问题】

1. 营养失调:低于机体需要量 与摄入不足,丢失过多有关。

2. 有感染的危险 与免疫力低下有关。

3. 皮肤完整性受损的危险 与腹泻、长期卧床有关。

4. 水、电解质紊乱和酸碱平衡失调 与限制饮食或肾功能损害有关。

5. 焦虑、恐惧 与知识缺乏、病情危重有关。

第九节 特发性高钙尿症

【定义】 高钙尿症(hypercalciuria)是指尿钙排出明显增高。每日尿钙≥0.1 mmol/kg(4 mg/kg)可定为高钙尿症;若无明确原发病因,且血钙正常者称为特发性高钙尿症(idiopathic hypercalciuria,IH)。

【护理措施】

1. 活动 一般不限制本病患儿活动,有血尿者避免剧烈运动。

2．饮食护理

(1)饮水:多饮水以维持较高尿流量,使患儿每日尿量维持在 50 mL/kg 或以上,尿量增加可使尿钙浓度降低,避免尿钙结晶形成,或使已形成的微小钙结晶排出。但睡前不宜过量饮水,以免夜尿增多或遗尿。

(2)避免高钠饮食:高钠食品有腌制品、火腿肠、咸干花生、牛肉干等。钠摄入过多可引起肾小球对钠滤过增加,钠滤过增加能够抑制肾小管对钙的重吸收而致尿钙排出增加。当钠摄入量每日限制在 2 g 以下时,高钙尿症可缓解。

(3)少摄入含草酸盐的食物:尿草酸钙能成为尿钙结晶的核心,如菠菜、花生、水果汁、茶和巧克力等富含草酸盐,应避免摄入过多。

(4)钙的摄入:含钙高的饮食如牛奶、奶制品、豆制品、芝麻及其制品、海带等,在未充分确定本病的发病原因前,不宜盲目采取限制措施,以免影响骨骼正常发育。确诊后将肠吸收型患儿的钙摄入量给予控制,保持饮食钙摄入量每日为 400～600 mg,使饮食中钙量不低于正常儿童生长发育需要量。肾漏型患儿低钙饮食对之并无帮助,所以钙摄入量不予限制。两型患儿均不摄入钙制剂,并须限制维生素 D 的摄入,因维生素 D 可以增加肠道钙的吸收而使高钙尿加重。

(5)补充钾剂及高钾食物:给予 10％枸橼酸钾溶液 5～10 mL,每日 2 次或 3 次口服。高钾食物可以抑制正常人尿钙排泄,并增加尿中枸橼酸浓度,可用于治疗特发性高钙尿症。

(6)特发性高钙尿症常伴随骨质疏松症。软饮料如可乐或咖啡与高钙尿排泄相关,尽管机制尚未明确,但包含的磷酸和咖啡因在内的可乐会破坏钙的平衡,增加骨骼的脆弱性,咖啡因又能减少骨矿物质,持续摄入咖啡因会增加尿中尿素的排泄,并成为诱发特发性高钙尿症的风险因素,因此患儿不可饮用可乐、咖啡等饮料。

3．尿液检查

(1)尿常规标本留取:均采用第一次晨尿,并取中段尿。为了避免饮食干扰,晨尿较浓缩和酸化,保证了化学成分测定的准确性。

(2)24 小时尿钙标本留取:要求患儿晨 9:00 排空尿弃去,开始计时,之后全部尿液盛放在清洁、干燥容器中,第 1 次尿后在容器中加防腐剂,到次日晨 9:00 排空膀胱尿为止。对不能配合的患儿,可使用一次性尿袋黏附于尿道口,收集 24 小时尿标本。若收集尿液仍有困难的患儿,可采集早餐后 2 小时随意尿标本测定随意 Ca/Cr 值,并持续 2 次,但 2 次随意尿标本不能为同一天留取。标本留取期间患儿饮水、饮食同平时一样,尿标本应于 30～60 分钟送检。

4．病情观察

(1)定期复查血生化、尿常规和 24 小时尿钙定量。

(2)观察血尿消失、尿钙恢复及泌尿系统结石情况。

5．尿道口护理

(1)保持患儿尿道口清洁,每日用温水清洗尿道口,男性患儿翻起包皮清洗,勤换内裤,不穿紧身裤,以棉质为佳。

(2)临床表现为尿频、尿急、尿痛等泌尿道感染症状时,予中药洗剂坐浴,以缓解尿路刺激症状。

6．用药护理

(1)用药期间饮足量的水。

(2)使用氢氯噻嗪需注意该药的副作用,如脱水、失钾、尿酸潴留、血糖增高以及血清脂蛋白成分的改变。

7．出院指导

(1)合理饮食,多饮水,避免高钠饮食,少食含草酸盐食物,根据病情限制钙的摄入,加强营养,增加抵抗力。

(2)正确服用药物,不可擅自加量或减量等。

(3)预防感染,保持良好的生活习惯,学会正确清洁外阴的方法,注意劳逸结合。

(4)按时复诊并定期监测尿常规、尿钙及肾功能等,正确采集各种尿标本。

【主要护理问题】

1. 排尿异常 与肾功能受损或结石引起的尿路刺激症状、血尿有关。

2. 潜在并发症 尿路结石。

3. 焦虑/恐惧 与担心预后有关。

4. 舒适度改变 与疼痛、排尿困难有关。

第十节 肾小管酸中毒

【定义】 肾小管酸中毒(renal tubular acidosis,RTA)是由远端肾小管排出氢离子障碍和(或)近端肾小球对 HCO_3^- 的重吸收障碍以致不能建立正常 pH 梯度而产生的一组以持续性、代谢性、高氯性酸中毒而其尿液却偏碱性为特征的临床病理生理综合征。

【护理措施】

1. 生活护理 病室应保持适宜的温湿度,定时通风换气,同时应注意保暖,避免受凉、感冒。

2. 饮食护理

(1)保持电解质、酸碱的平衡,加强营养物质的摄入。

(2)遵医嘱给予高热量、优质低蛋白、低钠、高钾、清淡、易消化饮食,如绿叶蔬菜、香蕉、橘子、海带等食物,避免大量摄入碳水化合物含量高的食物,忌暴饮暴食。

(3)患儿电解质紊乱纠正后,恶心、呕吐、腹胀缓解,食欲明显改善,应给患儿补充适量营养。

3. 病情观察

(1)观察低钙的表现,如骨痛、抽搐、骨发育不良等。如发生低血钙引起手足抽搐,在遵医嘱用药的同时,应严格卧床以免摔伤。

(2)观察低血钾表现,有无恶心、呕吐、肌无力和软瘫、腹胀等表现。

(3)观察尿量及尿酸碱度的变化。

(4)准确记录 24 小时尿量或出入量,为病情诊断提供正确依据。

4. 用药护理

(1)患儿需要用碱剂治疗,且必须坚持长期甚至终身治疗,切勿随意停药。在服用碱剂的过程中,要密切注意临床表现和血气分析、24 小时尿钙的检测结果,及时遵医嘱调整药物剂量。

(2)当枸橼酸钾钠剂量大(4 mmol/(kg·d))时会出现尿的异常,应预防肾结石的形成,嘱患儿多饮水,以达到冲洗尿路、防止尿路结石的目的。

(3)钙剂治疗时需注意加倍稀释后再缓慢滴注钙剂。

(4)有低血钾表现者,遵医嘱给予口服钾离子制剂或静脉注射钾,以提高血中钾离子含量。

5. 并发症的观察及护理

(1)酸中毒:

①密切观察患儿生命体征及神志改变。

②观察有无恶心、呕吐、深大呼吸、面色潮红及神志改变。若发现四肢无力加重,伴呼吸费力,脉搏过缓(<60 次/分),须报告医生及时处理。

③输入碱性药物时需严密观察病情变化,酸中毒时钾离子逸出细胞外,纠酸后又移入细胞内,此时易促发和加重低血钾,因此输入碱性药物的同时应注意补钾。

④输注高浓度碱性药物还应注意选择较大的血管,观察注射部位有无红肿,血管走向是否呈条索状,如发现有外渗,应及时更换注射部位。

（2）低钾血症：

①观察低血钾表现，有无恶心、呕吐、肌无力和软瘫等表现。

②严密观察心电图变化，监测血钾及补钾后症状改善情况。在补钾过程中如尿量＜30 mL/h应减慢补钾速度，并且注意避免过量补钾导致的心脏改变，严重高钾血症时可发生心搏骤停。

（3）低钙血症：

①严密观察脉搏、心率及心律的变化。

②观察有无手足抽搐的表现，有抽搐者应防止坠床及舌咬伤。

③输入碱性药物的同时注意补钙，根据医嘱静脉滴注10%葡萄糖酸钙溶液，注意输液巡视，避免药物外渗，必要时行心电监护。

6. 心理护理　由于本病的并发症较多，应主动与患儿及其家属沟通，详细讲解疾病的发病机制及预后情况，消除患儿及其家属的恐惧等不良情绪，以便能积极配合治疗护理。

7. 出院指导

（1）少量多餐，避免暴饮暴食；选择低盐、高热量、富含维生素、优质蛋白饮食。

（2）指导正确服药，坚持终身服药，避免使用肾毒性药物，并定期复查。

（3）出现恶心、呕吐、抽搐、四肢无力、软瘫等症状，应立即到医院就诊。

（4）指导正确留取尿标本的方法及对诊断的意义。

【主要护理问题】

1. 营养失调：低于机体需要量　与食欲减退、恶心、呕吐有关。

2. 水、电解质、酸碱平衡失调　与限制饮食、低血钙、低钾血症、酸中毒有关。

3. 焦虑/恐惧　与病情发作的频率高及担心预后有关。

4. 活动无耐力　与电解质紊乱有关。

第十一节　急性肾损伤

【定义】　急性肾损伤（acute kidney injury，AKI）是临床常见的危重症，是指不超过3个月的肾脏结构或功能异常，一般包括血、尿、组织检测以及影像学肾损伤标志物异常。AKI是影响肾脏结构和功能的疾病状态之一，特征为肾功能的急剧减退，涵盖急性肾衰竭（acute renal failure，ARF）的概念。

【护理措施】

1. 饮食护理　患儿处于高分解代谢过程，因此蛋白的摄入量不需严格限制，应重点避免营养不良的发生。对不同期AKI患儿制订个体化的营养治疗方案，避免加重肾脏损害，有助于改善AKI患儿的预后。少尿期应限制患儿水、电解质的摄入，给予低盐、低钾、优质蛋白饮食，严重者给予无盐饮食。多尿期和恢复期给予富含维生素、高热量、优质蛋白饮食，注意补液及补充电解质。

2. 病情观察　密切观察患儿的生命体征；观察有无出现意识淡漠、嗜睡或烦躁不安甚至昏迷等意识状态改变；观察有无恶心、呕吐、腹泻等消化道症状；观察有无水肿、呼吸困难、体液过多的症状和体征；观察有无心力衰竭表现；观察皮肤黏膜是否有淤血、瘀斑、瘀点、便血等出血征象；观察有无高钾血症、低钙血症的表现。

3. 用药护理　对症治疗的药物有高血压药物、改善心功能药物、改善贫血药物等，应用时密切关注用药后的不良反应。但在患儿存在AKI时有些药物会加剧对肾实质的损伤，如造影剂、各种肾毒性药物，尽量避免或慎用此类药物。肾毒性药物包括：①抗生素：如两性霉素B、多黏菌素、氨基糖苷类、妥布霉素等。②造影剂：包括各种含碘造影剂。③其他药物：如环孢素A、甘露醇等。

4. 个体化护理　由于造成AKI的因素有很多，但首发表现多为少尿，因此液体管理显得尤为重要。AKI可分为少尿期和多尿期。

（1）少尿期：此期患儿尿量显著减少，出现少尿（每日尿量＜250 mL/m²）或无尿（每日尿量＜50 mL/m²），应保持液体平衡,一般采用"量出为入"的原则,早期应严格限制水、钠、钾的摄入。准确记录 24 小时出入量,入量包括:口服摄入及静脉输注的液体量,尤其是口服液量要精确到毫升。出量包括:尿量、超滤量,异常丢失量如呕吐物中水分的量、渗出液、胃肠引流液、腹泻时粪便内水分的量等都需要准确称量。每日定时测量体重,观察体重的增减;观察患儿水肿的消长情况,每日体重减轻 0.5%～1% 表示液体控制满意,体重不减甚至增加表示有液体潴留。

(2)多尿期:此期患儿尿量明显增多,每日尿量可达 1000～2000 mL,甚至 3000～4000 mL,需特别注意水及电解质的变化;尿量过多可适当补液,补液量为尿量的 1/3～2/3,最好给予患儿血流动力学监测,评价心脏前负荷能力,指导补液量,发现异常及时通知医生,遵医嘱配合处理。

5. 并发症的护理 AKI 由综合因素联合致病。致死率高的并发症有:高钾血症、急性肺水肿、心力衰竭和感染等。

(1)高钾血症:急性致死的高危因素,密切监测患儿电解质变化,发现异常及时通知医生进行处理。停用含钾制剂、保钾利尿剂、库存血、含钾食物等。如血钾>6.5 mmol/L 或心电图出现 QRS 波增宽等高血钾图形时,应紧急实施肾替代疗法。

(2)急性肺水肿和心力衰竭:密切观察患儿的病情变化,如有无胸闷、憋气、咯血等肺水肿表现应及时通知医生,给予对症处理。准确记录 24 小时出入量,严格按照 AKI 少尿期液体管理要求给予相应护理。

(3)感染:常由免疫力低下或营养摄入不足引起,因此预防感染显得尤为重要。实行保护性隔离,减少人员探视,严格执行无菌操作。

6. 皮肤护理 卧床患儿应勤翻身,勤换内衣,并每日观察患儿皮肤有无压红、破溃等,防止压疮的发生。对于有出血倾向的患儿进行护理操作时动作要轻柔,避免磕碰,以免造成皮下出血。

7. 血液透析患儿的护理 见本章第十三节"血液净化"。

8. 心理护理 起病初期因病情重、发展快,易引起患儿家属的恐惧和焦虑。护士应关心和同情患儿,多与患儿及其家属沟通,建立良好的护患关系,提高患儿及其家属对疾病的认识,减轻他们的顾虑,以让他们配合治疗护理。

9. 出院指导

(1)注意休息,避免剧烈运动,根据气温增减衣物,防止感染的发生。

(2)应定期复查并密切监测肾功能、尿量的变化,以便指导医生用药。

(3)遵医嘱服药,避免使用肾毒性药物。

【主要护理问题】

1. 体液过多 与急性肾衰竭时所致的肾小球滤过功能受损有关。

2. 有感染的危险 与机体抵抗力降低、侵入性操作有关。

3. 潜在并发症 左心衰竭、高钾血症、代谢性酸中毒。

4. 焦虑、恐惧 与缺乏疾病知识、担心预后有关。

5. 营养失调:低于机体需要量 与食欲下降、蛋白质摄入限制、原发病影响有关。

第十二节 慢性肾脏病

【定义】 慢性肾脏病(chronic kidney diseases,CKD)是肾损害≥3 个月,表现为病理损伤,血、尿、电解质、pH 异常及影像学检查异常;肾小球滤过率(glomerular filtration rate,GFR)<60 mL/(min · 1.73 m²)不短于 3 个月,有或无肾损害。

【护理措施】

1. 饮食护理 CKD 患儿的饮食需根据其基础病因、肾功能水平、营养状况、摄食及消化能力、饮食习惯等个体化制订。应给予患儿高热量、富含维生素、优质低蛋白、低磷、高钙饮食,适当限制钠盐和钾盐的摄入。有少尿、水肿、高血压和心力衰竭者,应限制入量及盐的摄入。有高钾血症者,限制含钾高食物的摄入。有低钙血症者,应摄入含钙较高的食物如牛奶,或遵医嘱使用活性维生素 D 及钙剂。

2. 病情观察 密切观察患儿生命体征及意识状态;观察有无恶心、呕吐、腹泻等消化道症状;观察有无水肿、呼吸困难、液体量过多的症状和体征;观察有无乏力、头晕、面色苍白等贫血表现;观察有无心力衰竭表现;观察皮肤黏膜是否有淤血、瘀斑、瘀点,以及便血等出血征象;观察患儿呼出气体有无尿味、有无皮肤瘙痒和抓痕、有无面色晦暗等终末期肾病的表现;观察有无高钾血症、低钙血症的征象。

3. 用药护理 CKD患儿常服用多种药物,应注意药物配伍禁忌。使用促红细胞生成素时,注意观察有无头痛、高血压、癫痫发作等不良反应,定期检查血常规。应用降压药时,保证准确及时给药,加强对血压的监测,嘱患儿在服药期间注意缓慢坐起和站立,避免迅速改变体位,防止因血压下降而造成意外受伤。少尿时应慎用血管紧张素转换酶抑制剂,以免诱发高血钾。

4. 并发症的护理

(1)高血压脑病:指导患儿按时按量正确服用降压药,控制高血压以预防高血压脑病。严密观察血压、心律、神志变化,观察有无头晕、头痛等血压升高表现,发生颅内压增高时,及时告知医生,遵医嘱给予对症处理。

(2)水、电解质及酸碱平衡失调:

①准确记录 24 小时出入量,坚持"量出为入"的原则,每日晨测体重一次。无感染征象者出现心率快、呼吸加速和血压增高,提示体液过多,应告知医生并配合处理,指导患儿及其家属限制患儿水的摄入。

②严密监测血电解质变化,观察患儿有无心律失常、肌无力、心电图改变等高血钾症的表现,患儿如有血钾升高,应限制钾的摄入,少食含钾高的食物,禁止输入库存血。

③观察患儿有无手指麻木、抽搐、易激惹、腱反射亢进等低钙血症表现,有无皮肤瘙痒、骨痛等高磷血症表现,如有异常及时通知医生进行处理,并指导患儿摄入含钙高的食物,少食含磷高的食物,遵医嘱使用钙剂、活性维生素 D 及磷结合剂等,必要时静脉输注药物治疗,注意观察药物疗效及不良反应。

④观察患儿有无咳嗽、胸闷等表现,若出现深大呼吸伴嗜睡,提示代谢性酸中毒,应及时通知医生进行处理。

(3)肾性骨病:

①严密监测血清中钙、磷及血清甲状旁腺激素变化。

②透析患儿遵医嘱调整透析方案,增加透析频率和透析时间以降低血磷水平。

③使用含钙磷结合剂如碳酸钙、醋酸钙及活性维生素 D,以纠正低钙血症,必要时静脉输注降磷补钙药物。

④指导患儿活动时注意安全,避免磕碰、跌倒或骨折。

5. 对症护理

(1)有皮肤干燥、瘙痒症状,应使用无刺激性的香皂或沐浴液清洗皮肤,用温水洗浴,皮肤干燥者涂润肤露,如患儿皮肤瘙痒严重应遵医嘱给予止痒药,如炉甘石洗剂等。指导患儿勤换内衣裤,穿棉质宽松的内衣。

(2)有恶心、呕吐、口腔异味等消化道症状者应进行口腔护理、饭后漱口等,以保持口腔清洁,并注意观察呕吐物及粪便颜色。

(3)应将有头痛、失眠、躁动等神经系统症状的患儿安置在光线较暗的病室,保持安静,注意安全,必要时遵医嘱使用镇静剂。

6. 休息和运动 应根据病情和活动耐力进行适当的活动。

(1)病情较重或心力衰竭者,应绝对卧床休息,并提供安静的休息环境。

(2)严重贫血、有出血倾向及骨质疏松者,应卧床休息,并告知患儿坐起、下床时动作宜缓慢,以免发生头晕,同时注意安全,避免骨折等意外发生。

(3)能起床活动的患儿鼓励其进行适当活动(如散步),做力所能及的生活自理活动等。

7. 预防感染 注意患儿体温变化,观察有无咳嗽、咳痰、尿路刺激征和尿液改变及白细胞增高等感染征象。正确做好痰液、尿液和血液等标本的采集。注意保暖,减少探视,避免与呼吸道感染者接触以防交叉感染。加强基础护理,指导卧床患儿有效排痰,严格执行无菌操作。

8. 血液净化护理 见本章第十三节"血液净化"。

9. 心理护理 本病病程长,预后差,患儿家属常有心理负担,情绪低落。护士应主动与患儿及其家属沟通,帮助患儿及其家属正确面对现实,将一些治疗效果较好的病例与患儿及其家属分享,使患儿及其家属建立战胜疾病的信心。

10. 出院指导

(1)给予优质低蛋白、充足热量、富含维生素、高钙及低磷、清淡、易消化的饮食,并通过合理摄入水及电解质来维持体液平衡。

(2)指导患儿家属准确测量患儿体温、血压及体重,CKD儿童每年使用动态血压监测(ABPM)方法进行血压监测一次,每3~6个月用标准化的诊室听诊方法监测血压一次。警惕感染、高血压、水肿、少尿、腹泻、腹水、高血钾、脱水的发生。

(3)注意防寒保暖,避免过劳,防止骨折、跌伤。

(4)严格遵医嘱按时服药,定期随诊,至少应每2~3个月到门诊复查一次。

(5)养成良好的卫生习惯和生活方式,适当参加户外运动,以增强抵抗力。

(6)保持大便通畅,每日按时排便,以减少毒素的吸收。

(7)腹膜透析患儿应做好腹膜透析管的护理,若疑有感染应及时就诊。

【主要护理问题】

1. 营养失调:低于机体需要量 与血浆蛋白水平低、消化功能紊乱有关。

2. 有感染的危险 与机体抵抗力降低、侵入性操作有关。

3. 潜在并发症 贫血、肾性骨病、高血压。

4. 焦虑、恐惧 与疾病预后不良有关。

5. 活动无耐力 与多系统功能受损有关。

第十三节 血液净化

一、血液透析

【定义】 血液透析(hemodialysis,HD)采用弥散和对流原理清除血液中代谢废物、有害物质和过多水分,是最常用的终末期肾病患者的肾脏替代治疗方法之一,也可用于治疗药物或毒物中毒等。

【护理措施】

(一)操作前准备

1. 做好心理护理及健康教育 透析前进行术前谈话,向患儿家属讲解血液透析的原理、目的、作用、注意事项及护理要点。了解患儿及其家属的心理状态,经常与患儿及其家属交流,消除他们的紧张心理,使他们建立战胜疾病的信心,更好地配合治疗护理。

2. 评估患儿 了解患儿的饮食、体重、尿量情况及有无出血倾向等,透析前测体重及生命体征。

3. 建立血管通路 建立临时血管通路可使用双腔静脉留置管进行股静脉或颈静脉置管,股静脉置管前训练患儿在床上大小便,并指导患儿家属正确的护理方法。治疗前检查置管处皮肤有无出血、红肿、溃烂、感染,置管固定是否妥善。建立长期血管通路可选择动静脉内瘘,治疗前检查内瘘的通畅情况,使用听诊器听诊内瘘杂音。

4. 术前检查 尿常规、血常规、血型、凝血功能、肾功能、内生肌酐清除率、电解质、心肌酶谱、肝功能等检查。

（二）操作中护理

1. 透析导管的连接　连接导管时应严格执行无菌操作规程,对置管部位进行严格消毒以防感染,对中心静脉导管进行评估,仔细查看有无凝血块、管路堵塞等情况的发生。各个管路应连接紧密,静脉壶的液面不可过低,防止空气栓塞的发生。妥善固定好透析导管,避免透析导管受压、扭曲、折叠。

2. 血流量　血流量由 20～50 mL/min 开始,30 分钟后若生命体征稳定可逐渐增加血流量至患儿常规透析血流量为 3～5 mL/(kg·min)。

3. 生命体征的监测　透析过程中每 30～60 分钟测量脉搏、呼吸、血压一次,必要时持续行心电监护,以便及时发现并发症并进行及时处理。

4. 机器参数的观察　观察机器各项参数是否在正常范围并记录,正确排除报警故障,密切注意动脉压、静脉压、跨膜压的变化以及血液颜色等,及早发现凝血情况。血液颜色变深或动、静脉壶的滤网内出现血凝块,说明发生凝血,可用生理盐水冲洗透析器,同时追加肝素。

5. 出血的观察　观察置管处有无出血、渗出,观察皮肤、黏膜、牙龈等处有无出血,以及呕吐物、排泄物的颜色及量的变化。

6. 血管通路的观察　巡视患儿血管通路是否通畅、固定胶布有无松动、穿刺针和导管有无脱落、穿刺部位或置管口部位有无渗血等。

7. 并发症的观察及护理

（1）低血压:低血压是血液透析常见并发症之一,与血容量不足、体外循环血量过多、血液流速过快、超滤量过大等有关。临床表现为头晕、胸闷、出冷汗、恶心、呕吐等。

①处理:发现低血压应立即处理,减慢血流量,减少或停止超滤,遵医嘱给予吸氧,静脉滴注生理盐水或葡萄糖,严重者可停止血液透析。

②预防:治疗前若患儿血容量不足,则须补充血容量,停用降压药,避免在透析期间进食。治疗过程中制订合理计划,选择合适的血流量及超滤量,超滤脱水不超过体重的 5%,保持血流量为 3～5 mL/(kg·min),监测患儿生命体征的变化,观察患儿有无恶心、呕吐、头晕、头痛等症状,同时了解患儿透析间期体重增加情况、透析时间以及服用的降压药等。

（2）肌痉挛:多出现在每次透析的中后期,透析中低血压、低血容量、超滤速度过快及应用低钠透析液治疗等导致肌肉血流灌注量降低是引起透析中肌痉挛最常见的原因,血电解质紊乱和酸碱平衡失调也可引起肌痉挛,如低镁血症、低钙血症、低钾血症等。

①处理:根据诱发原因酌情采取措施,包括快速输注生理盐水(0.9%氯化钠溶液 100 mL,可酌情重复)、50%葡萄糖溶液或 20%甘露醇溶液,对痉挛肌肉进行外力挤压按摩也有一定疗效。

②预防:防止透析低血压发生及透析间期体重增长过多,每次透析间期体重增长不超过干体重的 5%,积极纠正低镁血症、低钙血症和低钾血症等电解质紊乱。

（3）头痛、恶心和呕吐:常见原因有透析低血压、透析失衡综合征、透析器反应。

①处理:a. 对低血压导致者采取相应处理措施。b. 在针对病因处理基础上采取对症处理,如应用止吐剂。c. 加强对患儿的观察及护理,避免发生误吸事件,尤其是神志不清者。

②预防:针对诱因采取相应预防措施是避免出现恶心、呕吐的关键,如采取措施避免透析中低血压发生。

（4）失衡综合征:发生于透析中或透析后早期,是以脑电图异常及全身和神经系统症状为特征的一组病症,轻者可表现为头痛、恶心、呕吐及躁动,重者出现抽搐、意识障碍甚至昏迷。发病机制是由于血液透析快速清除溶质,导致患儿血液溶质浓度快速下降,血浆渗透压下降,血液和脑组织液渗透压差增大,水向脑组织转移,从而引起颅内压增高、颅内 pH 改变。失衡综合征可以发生在任何一次透析过程中,但多见于首次透析、透析前血肌酐和血尿素氮高、快速清除毒素(如高效透析)等情况。

①处理:轻者仅须减慢血流速度,以减少溶质清除,降低血浆渗透压和减轻 pH 的变化。对伴肌痉挛者可同时输注 4%碳酸氢钠、10%氯化钠或 50%葡萄糖溶液,并予相应对症处理。如经上述处理仍无缓解,则提前终止透析。重者(出现抽搐、意识障碍和昏迷)建议立即终止透析,同时予以输注 20%甘露醇。

②预防：避免短时间内快速清除大量溶质。首次透析时血清尿素氮下降控制在30%～40%。建议采用低效透析方法，包括减慢血流速度、缩短每次透析时间(每次透析时间控制在2～3小时)、应用膜面积小的透析器等。

(5)透析器反应：既往又名"首次使用综合征"，但也见于透析器复用患者。临床分为两类：A型反应(过敏反应型)和B型反应。其防治程序分别如下。

①A型反应：主要发病机制为快速的变态反应，常于透析开始后5分钟内发生，少数迟至透析开始后30分钟。依据反应轻重可表现为皮肤瘙痒、荨麻疹、咳嗽、打喷嚏、流清涕、腹痛、腹泻，甚至呼吸困难、休克、死亡等。

a. 紧急处理：立即停止透析，夹闭血路管，丢弃管路和透析器中血液。予抗组胺药、激素或肾上腺素药物治疗。如出现呼吸循环障碍，立即予心脏呼吸支持治疗。

b. 预防：透析前充分冲洗透析器和血路管，对于高危人群可于透析前应用抗组胺药物。

②B型反应：常于透析开始后20～60分钟出现，其发作程度常较轻，多表现为胸痛和背痛。B型反应多认为是补体激活所致，与应用新的透析器及生物相容性差的透析器有关。

a. 处理：B型透析器反应多较轻，予鼻导管吸氧及对症处理即可，常无须终止透析。

b. 预防：选择生物相容性好的透析器可预防部分B型透析器反应。

(6)空气栓塞：与任何可能导致空气进入血路管的因素有关，如与动脉穿刺针脱落、血路管接口松开或脱落等有关，也可能与血路管或透析器破损开裂等有关。表现为胸闷、气急、呼吸困难、发绀，甚至昏迷。

①处理：立即夹闭静脉血路管，停止血泵。采取左侧卧位，头低脚高位，予心肺支持，包括吸纯氧、采用面罩或气管导管等。

②预防：上机前严格检查血路管和透析器有无破损，做好内瘘穿刺针或深静脉插管的固定，以及透析血路管之间、血路管与透析器之间的连接。透析过程中密切观察内瘘穿刺针或中心静脉导管、透析血路管连接等有无松动或脱落，透析结束时严禁空气回血。注意透析机空气报警装置的维护。

(7)发热：透析相关发热可出现在透析中，常在透析开始后1～2小时出现；也可出现在透析结束后。多由致热原进入血液引起，如透析血路管和透析器预冲不规范、透析液受污染等。透析时无菌操作不严，可引起病原体进入血液；原有感染也可因透析而扩散，引起发热。

①处理：对于出现高热的患者，首先予对症处理，包括物理降温、口服退热药等，并适当调低透析液温度。考虑细菌感染时做血培养，并予抗生素治疗，考虑非感染引起者，可以应用小剂量糖皮质激素治疗。

②预防：透析操作时应严格无菌操作，避免因操作引起致热原污染，透析前应充分冲洗透析血路管和透析器。加强透析用水及透析液监测，避免使用受污染的透析液进行透析。

(8)体外循环凝血：凝血发生常与不用抗凝剂或抗凝剂用量不足等有关。另外如下因素易促发凝血，包括：血流速度过慢、超滤率过高，透析中输注血液、血制品或脂肪乳剂，透析血路管再循环过大，各种原因引起动脉壶、静脉壶气泡增多、液面过高。

①处理：a. 轻度凝血常可通过追加抗凝剂用量，调高血流速度来解决。在治疗中应严密监测患儿体外循环凝血情况，一旦凝血程度加重，应立即回血，更换透析器和血路管。b. 重度凝血常需立即回血。如凝血重而不能回血，则建议直接丢弃体外循环血路管和透析器，不主张强行回血，以免凝血块进入体内发生栓塞事件。

②预防：a. 透析治疗前全面评估患儿凝血状态、合理选择和应用抗凝剂是预防关键。b. 加强透析中凝血状况的监测，并早期采取措施进行防治。包括：压力参数改变(动脉压力和静脉压力快速升高、静脉压力快速降低)、血路管和透析器血液颜色变暗、透析器中空纤维凝血、血路管的动脉壶或静脉壶内出现小凝血块等。c. 避免透析中输注血液、血制品和脂肪乳等，特别是输注凝血因子。d. 避免透析时血流速度过低。如需调低血流速度，且透析时间较长，应加大抗凝剂用量。

(三)操作后护理

1. 体位

(1)股静脉置管的患儿取仰卧位或取未置管侧侧卧位，应尽量避免下床活动，置管侧下肢不可过度弯曲,避免股静脉置管受压、脱落或堵塞。

（2）颈静脉置管的患儿应减少颈部的活动,以防导管滑脱。头偏向一侧,颈部肌肉持续疲劳可引起头痛,可根据情况给予按摩,以减轻长期插管带来的不适。

（3）躁动不安的患儿,可使用约束带,注意松紧应适宜,并密切观察肢端的颜色及温度,避免造成伤害。

2. 饮食护理　准确记录 24 小时出入量,给予低盐、低脂肪、优质蛋白饮食,适当控制水分的摄入。少尿期避免钾的摄入及水分的过多摄入,多尿期注意保持水、电解质的平衡。

3. 中心静脉导管的护理　每日用肝素正压封管一次,封管时首先回抽血液,检查有无血凝块,再用生理盐水冲干净导管内的血液,最后再用肝素正压封管。置管处敷料 1～2 日更换一次,观察穿刺部位有无出血、红肿,导管有无脱落、扭曲、受压,管腔内有无血液等情况。如发现管腔内有血液,应再次封管。

4. 动静脉内瘘的护理　透析前后检查内瘘是否通畅,透析后应加压止血 10 分钟以上,也可用弹力绷带加压包扎止血。不可在内瘘侧肢体测血压、抽血、输血或输液。

5. 病情观察

（1）密切观察生命体征变化及尿量、尿色情况,有异常及时通知医生并配合处理。

（2）由于透析过程中使用抗凝剂,因此应严密观察有无皮肤出血点、鼻部及牙龈出血等出血倾向,发现问题及时报告医生并配合处理。透析结束后 24 小时内尽量避免进行侵入性操作,预防跌倒、坠床等意外损伤,以免引起出血。

（3）注意观察患儿有无肢体疼痛、肿胀、发硬、皮肤潮红、皮肤温度升高、浅静脉曲张等血栓形成的表现。血液净化治疗当日 8 小时内完成儿童静脉血栓风险因素评估表,根据评估结果的风险等级给予相应的预防措施,并进行必要的复评。

6. 基础护理　加强基础护理,防止各种并发症的发生。

7. 预防感染　严格执行无菌操作规程,经常开窗通风。

8. 拔管的护理　拔管后立即用无菌纱布压迫 20～30 分钟,穿刺部位每 1～2 日更换敷料一次,注意观察有无出血、红肿等情况。

（四）健康教育

（1）告知患儿家属血液透析的原理、作用、护理措施及注意事项,取得患儿及其家属的信任,增强治疗的依从性。

（2）告知患儿家属血液透析管道的护理方法,保障管道的通畅,以免影响治疗。

（3）预防感染的发生,防止受凉、感冒,不可与患感染性疾病的患儿接触,加强皮肤护理,保持皮肤清洁,勤换内衣裤。

【主要护理问题】

1. 有导管滑脱的危险　与导管固定不正确、患儿好动有关。

2. 有感染的危险　与机体抵抗力降低、侵入性操作有关。

3. 潜在并发症　导管相关性血流感染、深静脉血栓形成、导管堵塞。

二、腹膜透析

【定义】　腹膜透析（peritoneal dialysis,PD）是利用患者自身腹膜的半透膜特性,通过弥散和对流的原理,规律、定时地向腹腔内灌入透析液并将废液排出体外,以清除体内潴留的代谢产物、纠正电解质和酸碱失衡、超滤过多水分的肾脏替代治疗方法。

【护理措施】

（一）术前准备

1. 心理护理及健康教育　置管前进行术前谈话,向患儿家属讲解腹膜透析的原理、目的、作用、注意事项及护理要点。了解患儿及其家属的心理状态及受教育程度,经常与患儿及其家属交流,确定腹膜透析居家照顾者,消除患儿紧张心理,让其树立战胜疾病的信心,以更好地配合治疗与护理。

2. 评估患儿 了解患儿的饮食、体重、尿量情况,以及有无出血倾向等,停用抗凝剂,术前 24 小时内腹膜透析者采用无肝素透析。保持置管部位皮肤清洁,术前当日清洁肠道,必要时行清洁灌肠。

3. 腹透导管选择 目前广泛使用的是双 cuff Tenckhoff 直管。为减少注入腹膜透析液疼痛及腹膜透析液流出梗阻等问题,可选用弯曲 Tenckhoff 腹膜透析导管。婴幼儿可使用鹅颈导管并使导管外出口定位在胸前,以降低婴幼儿导管相关感染的发生率。

4. 术前检查 血常规、血型、出凝血功能、感染筛查、肾功能、内生肌酐清除率、电解质、心肌酶谱、肝功能等,同时检测患儿/看护者的鼻腔、咽部是否有金黄色葡萄球菌携带。

(二)术后护理

(1)术后如无特殊情况,在置管 2~6 周开始透析。

(2)术后保持腹膜透析导管固定妥当,建议使用腹膜透析专用腹带固定,防止牵拉,以利于导管出口处的愈合,降低渗漏、功能不良及导管相关感染的发生率。

(3)充分镇痛,降低腹压,第 2 天可以轻微活动,以减少腹膜透析液引流不畅的情况。

(4)出口处由数层吸收性好的透气纱布覆盖,1 周内避免频繁更换敷料,观察出口情况,伤口敷料有无渗血、渗液,5~7 日更换一次;如有渗血、渗液,应及时更换。术后第一次换药时做出口拭子培养,检测有无致病菌定植。术后 2 周拆线,拆线后 3 日换药。出口处用无菌生理盐水清洁直到定植完成(3 周),3 周后,每日更换敷料直到出口处完全愈合(6 周)。6 周后,出口处每日用生理盐水或无刺激的消毒剂如碘伏清洁出口,然后用无菌纱布覆盖。

(5)早期清洁换药应由受过训练的专业人员严格按照无菌要求进行。每日检查导管出口处,保持出口处干燥。不要强行去除痂皮以免损伤出口,增加感染机会(痂皮用生理盐水湿化后,可自然脱落)。

(6)未行透析时每周用肝素生理盐水(生理盐水 20 mL+肝素钠 1 mg)封管 1 次。

(7)导管与外接短管应紧密连接,避免脱落;外接短管使用 6 个月必须更换,如破损或开关失灵应立即更换。

(8)术后 6 周内不推荐使用碘伏或进行淋浴,6 周后可定期淋浴(在造瘘袋保护下)。

(9)鼻腔携带金黄色葡萄球菌者在鼻内涂莫匹罗星或口服敏感抗生素。

(10)对患儿的居家照顾者进行腹膜透析相关理论知识及腹透机操作培训,并经考核合格后方可独立进行腹膜透析操作及护理。

(11)对于居家腹膜透析照顾者应定期再培训和考核,可有效降低腹膜炎的发生率。

(三)常见并发症及护理

1. 血性透析液 在腹膜透析患者中发生率约 6.1%。

(1)原因:主要有外科或女性月经期方面的原因。

(2)处理:手术后第一次透析常见淡血性透析液,一般不需特殊处理;颜色较深时也可进行腹腔冲洗,颜色会逐渐变淡。手术中因腹腔脏器损伤引起活动性出血少见,若持续出现鲜红透析液,应及时报告医生并配合处理。女性月经期或排卵期前后出现的血性透析液,不用特殊处理。

2. 腹痛

(1)原因:术后最常见的腹痛多位于导管尖端附近,通常 1 周后疼痛减轻或消失。此外,腹痛的常见原因还有导管及腹膜透析液(低 pH、高糖、温度高、加入药物)的刺激。

(2)处理:减慢液体进出速度(减少高度差、关小短管开关),尤其是开始入液和引流将结束时;对于症状明显的患者,可于腹腔存留少量液体;也可在透析液中加入利多卡因。还须除外腹腔感染引起的疼痛。

3. 引流液出现纤维蛋白 引流液中出现纤维蛋白较常见,一般这样的引流液为白色或灰色,呈絮状、条索状或块状,量小且不影响入液及出液速度时,可以不用处理;当量大或怀疑是纤维蛋白导致管路堵塞时应遵医嘱使用肝素钠封管(1 mL 肝素钠加 9 mL 生理盐水推入腹膜透析管)或将 0.2 mL 肝素钠加入每袋透析液(2 L)中。还可用尿激酶封管(尿激酶 5 万 U 加 9 mL 生理盐水)。

4. 引流不畅 引流速度减慢甚至提前停止,透析液引流量可正常或减少。

(1)原因:腹膜透析管被肠管或充盈膀胱压迫、纤维蛋白堵塞,或移位等。

(2)处理:更换体位、通便、导尿;仍然无效,遵医嘱使用肝素钠 1 mL 加 9 mL 生理盐水封管,并增加活动,1 小时后引流,并在 24 小时内每 2 L 透析液中加入肝素钠 0.2 mL。必要时需进行立位腹部平片 X 线检查,以排除导管移位。

5.腹膜炎

(1)原因。

①接触污染:包括透析液交换时污染、加药过程污染、碘伏帽重复使用、透析液袋破损、腹膜透析管或连接导管破损或脱落及透析液过期等。

②腹膜透析管出口处和隧道感染:仔细检查导管出口处和隧道,留取出口处分泌物进行病原体培养。如果出口处和透出液培养是同一种细菌,腹膜炎可能源于导管感染。

③便秘、腹泻或肠道感染、尿路感染等。

④诊疗操作:肠镜等内镜检查、口腔科手术或女性患者妇科宫腔镜检查等侵入性检查和治疗。

⑤其他原因:如腹膜透析管生物膜形成、接触宠物等。

(2)处理。

①出现典型腹膜炎表现的患者,如腹痛、透出液浑浊,一经发现,在留取透出液标本和更换连接短管后,应尽早开始经验性抗生素治疗,无须等待腹水常规及培养结果。

②严重腹膜炎患者如合并以下情况:发热(体温超过 38.5 ℃)、血培养阳性、肺炎、感染性休克等,建议静脉联合使用抗生素及对症治疗。

③腹膜透析液浑浊明显者,需在透析液中加入肝素 4 mg/L 预防纤维蛋白凝块堵塞腹膜透析管;如纤维蛋白凝块阻塞腹膜透析管,出现出入液不畅者,予生理盐水加压进水,并予尿激酶(5000～20000 U 加入生理盐水20 mL)注入腹膜透析管,1～2 小时放出,并继续加含 4 mg/L 肝素的透析液留腹治疗。

④密切观察治疗反应:包括腹痛严重程度、透出液浑浊程度、透出液白细胞计数等。检查有无合并导管出口处及隧道感染,是否存在肠梗阻、肠穿孔等外科情况等。

⑤不管是何种病原体引起的腹膜炎,合适的抗生素治疗无效时,均应及时、尽早拔除腹膜透析管。

6.腹膜透析管出口处/隧道感染

(1)原因。

①腹膜透析管出口方向不正确。

②皮下隧道太短、涤纶套外露。

③腹膜透析管周围渗漏或血肿。

④腹膜透析管经常受到牵拉。

⑤污染或未注意局部卫生。

⑥全身性因素,如营养不良、糖尿病、长期使用糖皮质激素等。

(2)处理。

①加强局部护理,每日进行局部清洁。若出口处无脓性分泌物时可局部使用抗生素软膏(如莫匹罗星软膏);若有脓性分泌物应进行出口处分泌物涂片革兰染色和分泌物病原体培养,并立即开始经验性口服抗生素治疗,局部用 0.5％碘伏清洗后再用生理盐水清洗,但应避免碘伏直接接触导管。

②抗感染治疗应持续至腹膜透析管出口处完全恢复正常,通常至少需要 2 周,铜绿假单胞菌出口处感染治疗通常需要 3 周。金黄色葡萄球菌和铜绿假单胞菌导致的出口处感染易复发,需遵医嘱规律随访。

③经局部处理及全身用药规范治疗2～3周,腹膜透析管出口处感染仍难以控制者,应考虑拔除腹膜透析管。拔除的腹膜透析管须剪取末端进行病原体培养。

(四)出院指导

(1)遵医嘱按时服药,积极预防感染、高血压、出血等诱发因素。记录每日透析超滤量和饮水量,定时测量血压、体重等。

（2）养成良好的卫生习惯和生活方式,适当参加户外活动,以增强抵抗力。

（3）告知患儿家属腹膜透析的原理、作用、护理措施及注意事项,以及合理饮食对疾病治疗的重要性。

（4）保护好腹膜透析管,怀疑有感染时应及时联系腹膜透析医护人员及时进行处理。

（5）保持大便通畅,每日按时排便,以减少毒素的吸收。

（6）定期随诊复查,评估腹膜功能,调整腹透处方。

【主要护理问题】

1. 有导管滑脱的危险 与导管固定不正确、患儿好动有关。

2. 有感染的危险 与机体抵抗力降低、侵入性操作有关。

3. 潜在并发症 腹膜透析相关性腹膜炎、腹膜透析管出口处和(或)隧道感染。

第十四节 急性肾衰竭

【定义】 急性肾衰竭(acute renal failure,ARF)是指由多种原因导致肾小球滤过率突然和持续性下降,尿素氮和其他代谢产物在血液中蓄积而出现的临床综合征,临床表现为水、电解质紊乱,酸中毒和氮质血症等,少尿、无尿及氮质血症是急性肾衰竭的主要表现。

【风险评估】

1. 容量评估 每日监测患儿体重(体重增长<7%为轻度水肿,体重增长8%~15%为中度水肿,体重增长15%以上为重度水肿)、出入量等,以评估患儿的血容量水平。

2. 心肺功能评估 进行血气分析,监测血氧饱和度水平(正常值95%~98%,低于92%时提示缺氧);监测脉搏及心脏节律变化;观察患儿呼吸频率、节律,有无咳嗽、胸闷、胸痛、心前区不适、憋气、气喘、气促、咳泡沫样痰等症状;评估患儿是否有呼吸衰竭、心力衰竭、心律失常或其他心肺功能异常的危险。各年龄段患儿呼吸、脉搏及血气分析正常值详见表7-1和表7-2。

表7-1 各年龄小儿呼吸、脉搏正常值

年 龄	呼吸正常值	呼吸急促	脉搏正常值	呼吸∶脉搏正常值
新生儿	40~45	≥60次/分	120~140	1∶3
<1岁	30~40	≥50次/分	110~130	1∶4~1∶3
1~<3岁	25~30	≥40次/分	100~120	1∶4~1∶3
3~<7岁	20~25		80~100	1∶4
7~14岁	18~20		70~90	1∶4

表7-2 小儿血气分析正常值

项 目	新生儿	2岁以内	2岁及2岁以后
pH	7.35~7.45	7.35~7.45	7.35~7.45
PaO_2/kPa	8~12	10.6~13.3	10.6~13.3
$PaCO_2$/kPa	4.00~4.67	4.00~4.67	4.67~6.00
HCO_3^-/(mmol/L)	20~22	20~22	22~24
BE/(mmol/L)	−6~+2	−6~+2	−4~+2
SaO_2/(%)	90~97	95~97	96~98

当动脉血氧分压(PaO_2)<60 mmHg(8.0 kPa),动脉二氧化碳分压($PaCO_2$)>50 mmHg(6.67 kPa),动脉血氧饱和度(SaO_2)<85%时为呼吸衰竭。

3. 电解质及肝肾功能的评估 遵医嘱监测患儿的电解质,尤其是钾(血清钾正常值3.5~5.0 mmol/L,低于3.5 mmol/L时称为低钾血症,高于或等于5.5 mmol/L时称为高钾血症)、钠(血清钠正常值135~145 mmol/L,低于130 mmol/L为低钠血症,高于150 mmol/L为高钠血症)、钙(血清总钙正常值为2.25~2.75 mmol/L,总钙低于2.25 mmol/L为低钙血症)、镁(正常值为0.7~1.0 mmol/L)的水平。肝肾功能应重点关注转氨酶、胆红素、血肌酐、血尿素氮(儿童正常值:1.8~6.5 mmol/L)、血清白蛋白(小于等于25 g/L为低蛋白血症)和血红蛋白水平的变化,评估患儿疾病的进展及恢复情况。各年龄段患儿血清肌酐、血红蛋白参考值及贫血分度见表7-3和表7-4。

表7-3 儿童血清肌酐参考值

年龄/岁	血 清 肌 酐	
<2	35~40 μmol/L	0.4~0.5 mg/dL
2~<9	40~60 μmol/L	0.5~0.7 mg/dL
9~18	50~80 μmol/L	0.6~0.9 mg/dL

表7-4 血红蛋白参考值及贫血的分度

年 龄	正常值	轻度贫血	中度贫血	重度贫血	极重度贫血
新生儿	180~190 g/L	120~144 g/L	90~<120 g/L	60~<90 g/L	<60 g/L
婴儿	110~120 g/L	90~<110 g/L	60~<90 g/L	30~<60 g/L	<30 g/L
儿童(年龄>1岁)	120~140 g/L	90~<120 g/L	60~<90 g/L	30~<60 g/L	<30 g/L

4. 感染评估 每日监测患儿体温、心率、呼吸变化,观察有无体温升高、心率加快、呼吸急促、咳嗽、咳痰等呼吸道感染征象,有无尿频、尿急、尿痛等尿路感染表现;评估患儿皮肤完整性,有无皮肤破溃或红肿热痛等皮肤感染表现。

5. 管路的评估 有透析管路的患儿定期评估管路是否固定良好、通畅、有无外出口的皮肤感染征象(红肿热痛、分泌物等),以及有无全身感染征象、管路滑脱风险等。

【护理常规及安全防范措施】

(1)绝对卧床休息,有水肿时,可抬高水肿部位,以利于血液回流。

(2)监测患儿生命体征,准确记录24小时出入量,每日晨起空腹测体重。

(3)饮食护理。少尿期(尿量<250 mL/m^2)按"量出为入"的原则,控制水、钠摄入,每日液量=尿量+不显性失水量-内生水量。无发热患儿不显性失水量为300 mL/($m^2 \cdot d$),体温每升高1 ℃增加75 mL/($m^2 \cdot d$)水分摄入。内生水量在非高分解代谢状态约为100 mL/($m^2 \cdot d$)。所用液体均为非电解质液。给予低盐、低钾、优质蛋白饮食,严重者给予无盐饮食。多尿期(尿量超过250 mL/($m^2 \cdot d$))和恢复期给予富含维生素、高热量(210~250 J/(kg·d))、优质蛋白(0.5 g/(kg·d))饮食,以优质动物蛋白(如鸡蛋、肉类、奶类蛋白)为主,注意补液及补充电解质。

小儿体表面积计算公式:

如体重≤30 kg,小儿的体表面积(m^2)=体重(kg)×0.035+0.1;

如体重>30 kg,小儿的体表面积(m^2)=[体重(kg)-30]×0.02+1.05。

(4)病情观察。观察有无出现意识淡漠、嗜睡或烦躁不安甚至昏迷等意识状态改变;观察有无恶心、呕吐、腹泻等消化道症状;观察有无水肿、呼吸困难、体液过多的症状和体征;观察有无心力衰竭表现;观察皮肤黏膜是否有淤血、瘀斑、瘀点、便血等出血征象;观察有无高钾血症、低钙血症的表现。

(5)并发症的护理。

①高钾血症:急性致死的高危因素,密切监测患儿电解质变化,发现异常及时通知医生进行处理。停用保钾利尿剂、库存血、含钾食物等。如血钾>6.5 mmol/L 或心电图出现 QRS 波增宽等高血钾图形时,应紧急实施肾替代疗法。

②急性肺水肿和心力衰竭:密切观察患儿的病情变化,如有无胸闷、憋气、咯血等肺水肿表现,如有异常及时通知医生,给予对症处理。准确记录 24 小时出入量,严格按照少尿期液体管理给予相应护理。

③感染:常由免疫力低下或营养摄入不足引起,因此预防感染显得尤为重要。实行保护性隔离,减少人员探视,严格执行无菌操作。

(6)用药护理。对症治疗的药物有抗高血压药物、改善心功能药物、改善贫血药物等,应用时密切关注用药后的不良反应。有些药物会加剧对肾实质的损伤如造影剂、各种肾毒性药物,尽量避免或慎用此类药物。肾毒性药物包括:①抗生素:如两性霉素 B、多黏菌素、氨基糖苷类、妥布霉素等。②造影剂:包括各种含碘造影剂。③其他药物:如环孢素 A、甘露醇等。

(7)皮肤护理。卧床患儿应勤翻身,勤换内衣,并每日观察患儿皮肤有无压红、破溃等,防止压疮的发生。对于有出血倾向的患儿进行护理操作时动作要轻柔,避免磕碰,以免造成皮下出血。

(8)血液透析患儿的护理。详见本章第十三节"血液净化"。

(9)心理护理。起病初期因病情重、发展快,易引起患儿家属的恐惧和焦虑。护士应关心和同情患儿,多与患儿及其家属沟通,建立良好的护患关系,提高家属对疾病的认识水平,减轻顾虑,配合治疗护理。

(10)出院指导。

①注意休息,避免剧烈运动,根据气温增减衣物,防止感染的发生。

②应定期复查并密切监测肾功能、尿量的变化,以便指导医生用药。

③遵医嘱服药,避免使用有肾毒性的药物。

(11)安全防范措施。

①行血液透析的患儿,妥善固定血路管,告知患儿及其家属做好血路管的护理,不可过度牵拉血路管,防止滑脱。

②使用降压药、利尿剂的患儿,容易发生直立性低血压,下床时应缓慢坐起,并有人搀扶,防止跌倒坠床的发生。

③卧床的患儿应注意皮肤的护理,勤翻身、勤换内衣,保持皮肤清洁,防止压疮的发生。

【应急预案】

1. 合并高钾血症的应急预案

(1)患儿发生高钾血症时,立即告知医生并配合处理。

(2)迅速建立静脉通道,遵医嘱予碳酸氢钠、葡萄糖酸钙、胰岛素等静脉滴注。

(3)持续心电监护,监测心率及心律的变化并做好记录。

(4)密切观察患儿病情变化,遵医嘱查血电解质。

(5)经处理后血钾仍不低于 6.5 mmol/L,并同时伴有容量负荷过重时,应采取血液透析治疗。

2. 合并急性肺水肿的应急预案

(1)患儿发生急性肺水肿时,立即告知医生并配合处理。

(2)保持呼吸道通畅,呼吸困难时,取半坐卧位或端坐位,必要时遵医嘱给予吸氧。

(3)迅速建立静脉通道,遵医嘱予降压、利尿、扩容药物。

(4)持续心电监护,监测生命体征的变化并做好记录。

(5)密切观察患儿病情变化。

(6)经处理后症状仍未缓解,应采取血液透析治疗。

【血液透析技术规范】

1. 血液透析技术中应注意的护理风险

(1)严格执行无菌操作技术,防止感染的发生。

(2)引血上机时起始血流量不可过快,注意观察患儿的反应及生命体征,防止突然的血容量变化导致的低血压或心律失常的发生。

(3)治疗过程中,严密监测静脉压及跨膜压的变化,观察血路管和透析器血液颜色有无变暗、透析器中是否有中空纤维凝血、血路管的动脉壶或静脉壶内是否有小凝血块等,防止凝血的发生。

(4)严格遵医嘱使用抗凝剂,防止凝血和出血的发生。

(5)循环负荷过重的患儿,注意一次透析超滤量不能超过干体重的5%,超滤率不能过大,避免心脑血管并发症的发生。

(6)血液透析治疗过程中,应30～60分钟测量一次血压、脉搏,观察穿刺部位有无渗血、穿刺针有无脱出移位,并准确记录。

(7)各个管路应连接紧密,静脉壶的液面不可过低,严禁空气回血,防止空气栓塞的发生。

(8)妥善固定透析血路管,避免受压、扭曲、折叠。

2. 中心静脉导管维护技术中应注意的护理风险

(1)操作时注意严格无菌操作,避免导管端口过长时间的暴露。

(2)不可使用留置导管输血、输液或采血。

(3)导管端口连接紧密,防止空气进入管路。

(4)根据导管容积准确抽取封管液进行封管,封管液可使用浓度 10 g/L 的普通肝素溶液。

3. 动静脉内瘘穿刺技术中应注意的护理风险

(1)严格执行无菌操作技术,防止感染的发生。

(2)穿刺前摸清血管走向和搏动,听诊瘘体杂音。先穿刺静脉,再穿刺动脉,妥善固定穿刺针。

(3)透析结束后先拔出动脉内瘘穿刺针,再拔出静脉内瘘穿刺针,然后加压止血30分钟以上,也可用弹力绷带加压包扎止血,透析后检查内瘘是否通畅。

(4)拔针时确保穿刺针斜面向上,避免斜面侧位,划伤血管及皮肤。

(5)不可在内瘘侧肢体测血压、抽血、输血或输液。

4. 心电监护仪使用技术中应注意的护埋风险

(1)密切观察心电图波形,及时处理干扰及电极片脱落。

(2)正确设定报警界限,不能关闭报警声音。

(3)定期观察患者粘贴电极片处的皮肤,定时更换电极片,防止局部皮肤受损。

5. 吸氧护理技术中应注意的护理风险

(1)根据医嘱调节氧流量,做好患儿及其家属的健康教育。

(2)保持呼吸道通畅,注意气道湿化。

(3)持续吸氧的患者应注意保持氧管通畅,防止氧管弯折、分泌物堵塞或扭曲,防止氧管滑脱。

参 考 文 献

[1] 易著文,何庆南.小儿临床肾脏病学[M].2 版.北京:人民卫生出版社,2016.

[2] 徐虹,丁洁,易著文.儿童肾脏病学[M].北京:人民卫生出版社,2018.

[3] 高建军,蔡广研.肾性贫血的负担[J].中国血液净化,2020,19(6):361-363.

[4] 江载芳,申昆玲,沈颖.诸福棠实用儿科学[M].8 版.北京:人民卫生出版社,2015.

［5］ 崔焱,张玉侠.儿科护理学[M].7 版.北京:人民卫生出版社,2021.

［6］ 李小寒,尚少梅.基础护理学[M].6 版.北京:人民卫生出版社,2017.

［7］ 王兰,曹立云.肾脏病内科护理工作指南[M].北京:人民卫生出版社,2015.

［8］ 张沛,高春林,高远赋,等.2020 年国际儿科肾脏病学会儿童激素耐药型肾病综合征的诊断和管理指南与 2016 年国内指南比较[J].中华肾脏病杂志,2021,37(6):522-527.

［9］ 张沛,高春林,夏正坤.KDIGO 2021 慢性肾脏病儿童血压管理临床实践指南解读[J].临床儿科杂志,2022,40(6):469-474.

［10］ 国家儿童医学中心(北京),北京儿童医院集团慢性肾脏病贫血管理协作组,《中国实用儿科杂志》编辑委员会.儿童慢性肾脏病贫血诊断与治疗专家共识[J].中国实用儿科杂志,2018,33(7):493-497.

［11］ 陈香美.血液净化标准操作规程[M].北京:人民军医出版社,2010.

［12］ 沈颖,吴玉斌.儿童血液净化标准操作规程[M].2 版.北京:人民卫生出版社,2020.

［13］ 刘小荣.儿童血液净化手册[M].北京:人民卫生出版社,2019.

［14］ 蔡虻,高凤莉.导管相关感染防控最佳护理实践专家共识[M].北京:人民卫生出版社,2018.

［15］ 陈植,刘小荣.儿童腹膜透析治疗的技术特点[J].中国血液净化,2019,18(11):763-765.

［16］ 李莲叶,张琳琪,曲斌.儿童急性肾功能衰竭行腹膜透析的护理进展[J].中华护理杂志,2016,51(5):618-621.

［17］ 中华护理学会静脉输液治疗专业委员会.临床静脉导管维护操作专家共识[J].中华护理杂志,2019,54(9):1334-1342.

［18］ 石鑫淼,刘贝妮,钟旭辉,等.儿童慢性肾脏病流行病学研究进展[J].中华儿科杂志,2019,57(9):721-724.

［19］ 危重症儿童营养评估及支持治疗指南(中国)工作组,钱素云,陆国平,等.危重症儿童营养评估及支持治疗指南(2018,中国,标准版)[J].中国循证儿科杂志,2018,13(1):1-29.

［20］ 上海市肾内科临床质量控制中心专家组.慢性肾脏病早期筛查、诊断及防治指南(2022 年版)[J].中华肾脏病杂志,2022,38(5):453-464.

［21］ 中华医学会儿科学分会肾脏学组,中华儿科杂志编辑委员会.中国儿童慢性肾脏病早期筛查临床实践指南(2021 版)[J].中华儿科杂志,2022,60(9):858-868.

［22］ 邵小平,杨丽娟,叶向红,等.实用急危重症护理技术规范[M].2 版.上海:上海科学技术出版社,2020.

［23］ 王芳,徐可.儿童肾病综合征水肿的管理[J].中国小儿急救医学,2021,28(7):571-575.

［24］ 王卫平,孙锟,常立文.儿科学[M].9 版.北京:人民卫生出版社,2018.

［25］ 孙玉梅,张立力.健康评估[M].4 版.北京:人民卫生出版社,2017.

［26］ 儿童危重症连续性血液净化应用共识工作组.连续性血液净化在儿童危重症应用的专家共识[J].中华儿科杂志,2021,59(5):352-360.

第八章 小儿血液科疾病护理常规

第一节 一般护理常规

1. 环境与休息 病室定时开窗通风,每日 2 次,每次 15～30 分钟,通风时避免对流,注意要对患儿进行保暖,室温维持在 18～20 ℃,相对湿度维持在 50%～60%。说话语言柔和,操作动作柔软,避免声、光等一切刺激,治疗护理尽量集中进行,保证患儿作息规律和睡眠充足,急性期卧床休息。

2. 保护性隔离 关注患儿查血结果,白细胞低的患儿给予保护性隔离,入住层流病房。患儿出院后,避免到人群拥挤的公共场所,注意个人卫生,注意保暖,预防感冒。

3. 适当活动 当血小板(PLT)$<50×10^9$/L 时应减少活动,增加卧床休息时间,防止身体外伤,如跌倒、碰撞。PLT$<20×10^9$/L 时嘱患儿绝对卧床,避免情绪激动。白细胞低的患儿保证足够的休息时间,适当运动,增强免疫力,避免感染的发生。

4. 管道护理 每日观察患儿外周中心静脉导管(PICC)的维护情况及穿刺点的皮肤情况,有异常及时处理。

5. 基础护理 对有出血倾向的患儿做皮肤护理和口腔护理指导。指导患儿使用软毛牙刷,口腔黏膜有溃疡时增加漱口次数,每日局部可涂擦促进溃疡面愈合的药物。

6. 饮食护理 注意均衡饮食,禁食过硬、粗糙的食物,避免煎炸、带刺或含骨头的食物,避免食用带壳的坚果类以及硬质的硕果(如甘蔗)等;进食时细嚼慢咽,避免口腔黏膜损伤。给予高蛋白、富含维生素、富含纤维素、易消化饮食,忌食辛辣、刺激性食物;化疗期间清淡饮食,少量多餐。

7. 体位管理 化疗药物鞘内注射后,应去枕仰卧 4～6 小时,防止脑脊液外漏引起的低压性头痛,同时严密观察有无头痛、发热、肢体瘫痪等注射后并发症。

8. 皮肤护理 加强皮肤护理,保持床单位干净整洁、无渣屑,经常擦浴,着柔软的棉质内衣。

9. 排泄护理 保持大小便通畅,防止肛裂引起肛周感染,便后及时用温水清洗臀部,每日用日舒安稀释溶液坐浴 2～3 次;注意观察有无血尿及腰痛的发生。对于留置导尿管的患儿做好泌尿道护理,预防感染。

10. 发热护理 腋下体温达到 38.5 ℃ 及以上给予药物降温。37.5～38.4 ℃ 给予物理降温。寒战期注意保暖。降温过程中要注意观察患儿的临床症状,避免体温骤降引起虚脱。

11. 心理护理 加强情感支持及心理疏导,针对不同年龄阶段患儿心理特点,评估患儿及其家庭需求,邀请患儿家属共同参与,实施以家庭为中心的个体化心理干预措施。为患儿及其家属提供交流平台,相互交流成功的护理经验和教训,缓解不良情绪,让他们积极投入治疗,鼓励他们树立战胜疾病的信心。

第二节 白 血 病

【定义】 白血病是一类造血干细胞的恶性克隆性疾病。其特点是在骨髓和其他造血组织中白血病细胞广泛无控制地增生,并浸润、破坏全身各组织器官,产生各种症状和体征,而正常造血功能受抑制,外周血中出现幼稚细胞。主要表现为贫血、出血、感染及白血病细胞增殖浸润。

【护理措施】

1. 保证休息与睡眠 详见本章第一节一般护理常规中的环境与休息相关内容。

2. 饮食护理 保证饮食清洁、干净、卫生,给予高蛋白、富含维生素、清淡、易消化饮食。

3. 预防感染 严密监测患儿的白细胞计数及体温变化,尤其是对患儿穿刺点、伤口、创面应进行评估。做好口腔及肛周护理,保持患儿皮肤、口腔及肛门等部位的清洁。注意手卫生,保持病房环境清洁,谢绝探视,避免接触动植物,采取保护性隔离。

4. 预防出血 严密监测患儿血小板计数变化情况,评估全身有无出血症状,观察两便颜色。保持患儿情绪平稳,大便通畅。尽量减少侵入性操作,延长各种穿刺点压迫止血时间。避免受伤碰撞,使用软毛牙刷刷牙,勿挖鼻孔,避免进坚硬、粗糙、带刺的食物。密切观察患儿意识变化、警惕颅内出血。

5. 心理护理

(1)向患儿家属讲解疾病的有关知识和护理重点,安慰患儿及其家属,鼓励他们树立战胜疾病的信心,积极配合治疗。

(2)为患儿及其家属提供交流的机会,相互交流成功的护理经验和教训。

(3)关心安慰患儿,教会患儿家属及年长儿采取积极的应对措施渡过难关。

(4)各项操作时注意保护患儿隐私。

6. 病情观察要点

(1)高白细胞患儿水化碱化治疗期间,应及时评估患儿尿量,观察患儿有无少尿、无尿及全身水肿等表现,并准确记录24小时尿量。

(2)监测体温:注意观察热型及热度。遵医嘱给予退热处理,观察降温效果,防止脱水。

(3)观察有无出血倾向:患儿 PLT$<50\times10^9$/L 时会有出血倾向,PLT$<20\times10^9$/L 时会有自发性出血。注意观察患儿意识、行为等变化,紧惕弥散性血管内凝血的发生。

(4)长期严重贫血患儿须控制输液速度及液体摄入量,谨防充血性心力衰竭的发生。

(5)观察化疗药物的毒副作用:大剂量甲氨蝶呤,可引起口腔、肛周黏膜溃烂;使用长春地辛可出现口唇、手脚发麻等末梢神经炎表现;柔红霉素可引起静脉炎及心率的改变。阿糖胞苷可引起恶心、呕吐、食欲差等胃肠道反应;环磷酰胺可引起出血性膀胱炎。

(6)观察口腔黏膜情况:依据世界卫生组织(WHO)口腔黏膜炎分级标准,评估口腔黏膜炎的风险因素,分为0、Ⅰ、Ⅱ、Ⅲ、Ⅳ五个等级。0级为无症状;Ⅰ级为口腔黏膜出现红斑,伴有疼痛,但不影响进食;Ⅱ级为口腔黏膜出现红斑、溃疡,但能进食固体食物;Ⅲ级为口腔黏膜出现红斑和溃疡,不能进食固体食物;Ⅳ级为溃疡融合成片,有坏死,不能进食。

7. 化疗相关口腔黏膜炎护理

(1)Ⅰ、Ⅱ级护理措施:

①应指导患者在晨起、进食后和睡前使用软毛牙刷刷牙,至少每日2次;用生理盐水或3%～5%碳酸氢钠溶液漱口,至少每日6次。

②指导患儿用清水漱口后,再使用口腔黏膜保护剂或促进口腔黏膜修复的药物。

③指导患儿避免进易损伤或刺激口腔黏膜的食物;可指导患儿根据口腔炎影响进食的情况,调整食物的黏度、软硬度及摄入方法。

(2)Ⅲ、Ⅳ级护理措施:

①该在Ⅰ、Ⅱ级口腔黏膜炎护理措施基础上,进一步加强。

②对于张口困难者,可指导其使用口腔清洁专用海绵棒清洁口腔。

③对口腔黏膜炎引起口腔干燥的患者应指导:多饮水,并小口多次饮水;可使用润唇膏;使用生理盐水或3%～5%碳酸氢钠溶液喷雾;使用保持口腔湿润的漱口液、唾液替代品、黏液溶液等。

对于口腔溃疡引起继发感染的患者,应尽早识别口腔黏膜炎继发感染征象,按时给药,并观察药物不良反应。

8. 化疗药物的护理

(1)熟悉化疗药物的药理作用和特性,正确给药。

(2)使用化疗药物时首选中心静脉;选用外周静脉时应选择前臂粗、直、有弹性的上肢静脉,确认回血通畅再输注,输注过程中密切观察,发现渗漏,立即处理。

(3)化疗期间严密监测血常规,防治感染,观察有无出血倾向及贫血表现。培门冬酶使用期间直至使用3周内,给予低脂肪饮食。

(4)腰椎穿刺及鞘内注射化疗药物后,患儿应去枕仰卧4小时,仰卧期间忌暴饮暴食,保持敷料清洁、干燥,24小时后无异常可去除敷料。观察患儿有无头痛、呕吐、发热等不适,穿刺部位有无渗血、渗液。

9. 出院指导

(1)保持充足的休息和营养。

(2)根据医嘱按时服药,定期门诊复查血常规,如有不适,随时就诊。

(3)避免去人群密集的场所,预防感染和出血。

【主要护理问题】

1. 有感染的危险 与粒细胞减少、机体免疫力降低、化疗药物的毒副作用有关。

2. 有出血的危险 与血小板减少有关。

3. 活动无耐力 与贫血致组织缺氧有关。

4. 口腔黏膜完整性受损 与机体免疫力降低、化疗药物的毒副作用有关。

5. 潜在并发症(静脉炎) 与化疗药物刺激血管有关。

6. 潜在并发症:药物不良反应 与化疗药物毒性有关。

7. 焦虑 与不能承受疾病诊断,恐惧死亡有关。

第三节 再生障碍性贫血

【定义】 再生障碍性贫血(AA)是以骨髓有核细胞增生减低和外周血全血细胞减少为特征的骨髓衰竭性疾病,诊断时需排除骨髓纤维化、肿瘤细胞浸润等其他引起全血细胞减少的疾病。主要症状是贫血、出血和反复感染,全血细胞同时减少,无肝、脾大或淋巴结肿大。

【护理措施】

1. 发热护理 详见一般护理常规。

2. 活动与休息 轻度贫血、自觉疲乏时注意休息,避免剧烈运动;中度贫血增加卧床休息时间;重度及以上贫血时卧床休息,协助其进行自理活动。

3. 饮食护理 禁食过硬、粗糙的食物,鼓励患儿进高蛋白、高热量、富含维生素、营养丰富、易消化、无刺激性的半流质食物或软质饮食。

4. 防止感染 要保持病房环境清洁,注意个人卫生,勤洗澡、勤换内衣,保持患儿皮肤、口腔、肛门等部位的清洁。指导患者在晨起、进食后和睡前使用软毛牙刷刷牙,至少每日2次。

5. 出血护理 严密观察出血部位、量及范围,有无烦躁不安、嗜睡、头痛、呕吐,甚至昏迷等表现。

6. 病情观察重点

(1)感染情况:密切观察神志、生命体征、末梢循环、口腔黏膜是否完整,牙龈、肛周皮肤有无红肿热痛及全身感染的症状体征。

(2)贫血情况:评估睑结膜、甲床、口唇颜色及面色,有无胸闷、心悸、气急情况及活动前后生命体征的改变情况。

(3)出血情况:密切观察皮肤黏膜有无新增出血点或内脏出血倾向,如有无头痛、腹痛、血便、血尿等,特别警惕颅内出血征象,一旦发现异常,立即配合医生抢救。

7. 出院指导

(1)注意天气变化,及时增减衣物,少去公共场所,预防感染。

(2)适当进行身体锻炼,循序渐进地增加活动量,以恢复体力,增强抵抗力。

(3)给予营养丰富、富含造血物质的食物。

(4)注意个人卫生,勤换衣服,勤剪指甲,杜绝不良卫生习惯。

(5)遵医嘱定时服药,正确掌握服药方法,识别药物副作用征象。

(6)定期门诊随访、复查。

【**主要护理问题**】

1. 有感染的危险 与粒细胞减少、机体免疫功能低下有关。

2. 有出血的危险 与血小板减少有关。

3. 活动无耐力 与贫血致组织缺氧有关。

4. 体温过高 与感染有关。

5. 知识缺乏 对疾病相关知识了解不足。

6. 焦虑、恐惧 与治疗难度大、反复住院及经济负担过重有关。

第四节　噬血性淋巴组织细胞增生症

【**定义**】　噬血性淋巴组织细胞增生症(HLH)亦称噬血细胞综合征(HPS),是一种遗传性或获得性免疫调节功能异常导致的严重炎症反应综合征。主要临床表现为发热、全血细胞减少、脾大或肝功能异常三联征。

【**护理措施**】

1. 发热护理 详见一般护理常规。

2. 出血护理 详见免疫性血小板减少症护理常规。

3. 病情观察重点

(1)发热是最常见的症状,呈间歇性或者持续性发热,发热患儿要密切监测体温变化。

(2)出血情况:评估有无皮肤、黏膜、鼻、牙龈出血,观察大小便颜色,观察有无不明原因腹痛、哭闹等内出血先兆。

4. 用药的护理

(1)糖皮质激素:注意观察副作用,激素增减用量、改变用法必须严格遵守医嘱。

(2)依托泊苷(VP-16):不能静脉推注,控制输注速度,不宜过快,观察患儿有无过敏反应,使用化疗药物时首选中心静脉;选用外周静脉时应使用当日穿刺的静脉,确认回血通畅。输注过程中密切观察,发现渗漏,立即处理。

5. 出院指导

(1)教育患儿及其家属坚持正确用药,按时按量服药,不擅自减量或停用药物,定期复诊,病情变化应及时就诊。

(2)注意保暖,防治感冒,避免去人群密集的公共场所。

(3)指导患儿合理饮食,给予富含维生素及含钙类适合患儿口味的饮食,注意饮食卫生。

(4)适当锻炼,增强体质,保持心情舒畅,适当参加户外活动。

(5)定期门诊复查血常规,不适随诊。

【主要护理问题】

1. 体温过高　与感染、免疫反应等因素有关。

2. 有出血的危险　与血小板减少、凝血功能异常有关。

3. 焦虑　与不能承受疾病诊断、恐惧死亡有关。

4. 潜在并发症　与药物的毒性及炎症反应有关。

第五节　免疫性血小板减少症

【定义】　免疫性血小板减少症(ITP)是正常血小板被免疫性破坏的自身免疫性疾病,是小儿最常见的出血性疾病。主要临床特点为外周血中血小板计数$<50\times10^9/L$时可见自发性出血,血小板计数$<20\times10^9/L$时出血明显,血小板计数$<10\times10^9/L$时出血严重,束臂试验阳性、出血时间延长和血块收缩不良。

【护理措施】

1. 避免损伤

(1)急性期应减少活动,明显出血应卧床休息,禁忌玩锋利的玩具,限制剧烈运动。

(2)禁食坚硬、过热、油炸、多刺及刺激性的食物,防止损伤口腔黏膜及出现牙龈出血。

(3)不可用手挖鼻孔,以防鼻出血发生。

(4)保持大便通畅,防止用力时腹压增高而诱发颅内出血。

(5)各种穿刺后按压局部15分钟以上,并严密观察有无血肿。

2. 出血的护理

(1)消化道出血的护理:消化道少量出血患儿,可进温凉的流质饮食;大量出血患儿应禁食,待出血停止24小时后方可给予流质饮食。建立静脉通道,准确记录出血的量、性状、颜色。

(2)鼻出血的护理:少量出血时可用棉球或吸收性明胶海绵填塞,局部冷散。无效者,可请耳鼻喉科医生会诊。

3. 预防感染　严格无菌技术操作;保持出血部位清洁;注意个人卫生。

4. 心理护理　技术操作过程可使患儿产生恐惧心理,应做好解释工作,以取得患儿合作。

5. 病情观察重点

(1)观察全身皮肤黏膜瘀点(斑)、血小板数量变化,及时发现出血倾向。

(2)监测生命体征,观察有无鼻出血、血尿、血便、咯血及烦躁不安、头痛及神志改变。

6. 出院指导

(1)一旦发生严重出血倾向,及时就医就诊,及早治疗。

(2)注意预防出血并发症,嘱患儿避免感冒而诱发本病。

(3)不私自乱服药物,应在医生指导下使用药物,特别注意避免应用可能减少血小板的药物。

(4)按照医嘱坚持治疗,定期复查。

【主要护理问题】

1. 有出血的危险　与血小板减少、血管脆性增加有关。

2. 有感染的危险　与糖皮质激素和(或)免疫抑制剂应用致免疫功能下降有关。

3. 有皮肤黏膜完整性受损的危险 与血小板减少致皮肤黏膜出血有关。

4. 恐惧 与严重出血有关。

第六节 造血干细胞移植后出血性膀胱炎

【定义】 造血干细胞移植后出血性膀胱炎(HC)是造血干细胞移植后泌尿系统常见且重要的并发症,常导致患者生活质量下降、住院时间延长,严重者可引起梗阻性肾衰竭,甚至偶可危及生命。早发通常归因于预处理方案的毒性作用,包括使用环磷酰胺,而迟发被认为主要与病毒感染有关。本病主要表现为镜下或肉眼血尿,伴或不伴尿频、尿急、尿痛等膀胱刺激症状。膀胱镜检查表现为膀胱黏膜局部或弥漫出血及炎症性改变。根据血尿程度,HC临床分级如下:Ⅰ度,镜下血尿;Ⅱ度,肉眼血尿;Ⅲ度,肉眼血尿伴血块;Ⅳ度,血块梗阻尿道,需采取措施清除血块或需外科干预。

【护理措施】

1. 预防感染 在患者排尿后清洗消毒尿道口,避免感染症状的引发。

2. 疼痛护理 遵医嘱给予镇痛药,夜间给予镇静剂帮助睡眠。

3. 饮食护理 护理人员嘱患者进易消化、高热量、高蛋白的饮食,避免食用辛辣刺激性食物,化疗期间避免食用嘌呤含量高的食物,多食新鲜蔬菜,每日饮水2500 mL以上,可辅助进利尿的食物,促进排尿。

4. 心理护理 HC患者若伴有尿频、尿急、尿痛、血尿等,会影响患儿睡眠,让其焦虑不安。护理人员应及时安慰患者,讲解HC病程较长的原因,树立患儿治愈疾病的信心,提高患儿治疗积极性。

5. 病情观察重点

(1)Ⅰ、Ⅱ度HC:护理人员每日记录出入量,观察尿量、尿色,保持出入量平衡,遵医嘱定期查电解质及血常规情况。

(2)Ⅲ、Ⅳ度HC:在Ⅰ、Ⅱ度HC观察基础上,采用留置导尿管及膀胱冲洗,在冲洗过程中,要注意观察患儿意识、心率、血压情况,有无腹胀、恶心、呕吐等症状,观察引流液颜色和量的变化,观察导尿管是否通畅,做好记录。

6. 用药护理 遵医嘱正确应用水化、碱化、利尿剂和美司钠预防和治疗,观察疗效。

7. 出院指导

(1)出院居家期间,避免不必要外出,戴口罩,充分休息。

(2)饮食上忌辛辣刺激类食物。

(3)继续每日饮水量>2000 mL,观察尿色变化。

(4)按时服药,不随意增减药物剂量,按时复查药物浓度。

(5)定期复查、不适随诊。

【主要护理问题】

1. 疼痛 与出血性膀胱炎引起的膀胱黏膜及膀胱痉挛有关。

2. 电解质紊乱 与大量利尿剂的使用及水化、碱化有关。

3. 舒适度改变 与尿频、尿急、尿痛、血尿等影响睡眠有关。

4. 活动无耐力 与出血导致组织缺血缺氧有关。

5. 焦虑、恐惧 与不能承受疾病诊断、相关知识缺乏有关。

第七节　造血干细胞移植后移植物抗宿主病

【定义】　造血干细胞移植后移植物抗宿主病(GVHD)是造血干细胞移植后最常见的并发症,皮肤、肝脏、胃肠道是 GVHD 的主要靶器官,是由供体的免疫活性细胞与受体组织反应所引起的。可分为急性 GVHD(aGVHD)和慢性 GVHD(cGVHD)。aGVHD 一般发生在移植后 100 天以内,aGVHD 发生早,提示预后差。

（一）皮肤 aGVHD

【护理措施】

1. 保护性隔离　入住百级层流病房全环境保护,严格遵循手卫生制度和无菌操作原则,严格执行消毒隔离制度。

2. 基础护理　协助患儿生活护理,保持眼部、口腔、会阴部、肛周及全身皮肤清洁。

3. 饮食护理　患儿进清淡、营养、无菌饮食,食物必须煮熟煮透,餐具应消毒。

4. 病情观察重点

(1)皮肤 aGVHD 根据皮疹面积可分为四度:①Ⅰ度:斑丘疹体表面积<25%。②Ⅱ度:斑丘疹体表面积<50%。③Ⅲ度:全身广泛红斑丘疹体表面积>50%。④Ⅳ度:全身广泛红斑丘疹伴水疱或皮肤剥脱。

(2)保持皮肤的清洁,常规用 0.5%碘伏以温水稀释 10 倍给患儿洗脸、洗脚、全身擦浴、坐浴,每日 2 次。将洗脸、洗脚、坐浴、擦浴的毛巾分开使用,洗脸盆与坐浴盆分开使用。更换清洁柔软内衣,避免擦伤皮肤。

(3)注意观察皮疹出现的时间、面积、皮疹的颜色及有无水疱。损伤皮肤破损处有渗液时用红外线理疗仪照射,每日 2 次,每次 15 分钟,照射治疗时专人守护,避免烫伤。

(4)瘙痒患者不能用手抓皮肤,防止局部感染,并保持床单清洁。定时翻身,避免创面长时间的受压,加重受损。

(5)水疱较大时,在无菌操作下抽出疱液。

(6)大疱性表皮松解坏死时,应保持床单清洁、平整。大面积皮肤破溃后,用支被架,防止被单直接接触皮肤,引起不适。坏死皮肤结痂后有紧绷感时,嘱患者不要搔抓皮肤,让其自行脱落,防止感染。

5. 用药护理　遵医嘱正确应用激素、环孢素等抗排异药物,观察治疗效果,及时处理不良反应。

（二）肠道 aGVHD

【护理措施】

1. 保护性隔离　入住百级层流病房全环境保护,严格遵循手卫生制度和无菌操作原则,严格执行消毒隔离要求。

2. 基础护理　协助患儿生活护理,保持眼部、口腔、会阴部、肛周及全身其他部位皮肤清洁。

3. 饮食护理　进无刺激、清淡、无菌饮食。

4. 病情护理重点

(1)观察腹泻患者大便次数、量、性状、颜色改变,详细记录 24 小时大便量并向下交班,每次便后用碘伏液消毒,防止感染。

(2)监测生命体征:体温、脉搏、呼吸、血压,如有异常及时发现迅速报告,嘱咐患者适当减少活动。

(3)做好肛门周围护理,便后及时清洗,保持肛门周围清洁干燥,必要时使用红外线理疗仪照射及热敷等方法。

(4)患儿腹痛剧烈时应遵医嘱使用镇痛药,有肠梗阻者应给予胃肠减压。

(5)肠道排异依据腹泻量(mL/d)分为:Ⅰ度,500~＜1000 mL/d;Ⅱ度,1000~＜1500 mL;Ⅲ度,1500~2000 mL/d;Ⅳ度,＞2000 mL/d。

(6)肠道排异护理:①Ⅰ、Ⅱ度肠道的护理:腹泻为肠道 aGVHD 最常见的临床表现。严密观察大便情况,发现腹泻,立即告知医生做出判断。每次腹泻后及时对患者肛周皮肤进行清洗,同时涂抹相应药物,保持肛门周围皮肤清洁。建议进易消化的半流质食物,禁食水果。②Ⅲ、Ⅳ度肠道的护理:Ⅲ、Ⅳ度肠道 aGVHD 患者腹泻严重,常导致肛周皮肤红肿甚至糜烂,便后清洗肛周皮肤并用无菌柔巾轻轻擦干。对重度腹泻的患者,常规禁食,但相关文献报道,可鼓励 aGVHD 患者在腹泻发生 1 周内进食,不但不会加重腹泻,相反一定程度上可改善患者的营养状况。

5. 用药护理 遵医嘱正确应用激素、环孢素等抗排异药物,正确使用蒙脱石散等止泻药物,观察治疗效果,及时处理不良反应。

(三)肝脏 aGVHD

【护理措施】

1. 保护性隔离 入住百级层流病房全环境保护,严格遵循手卫生制度和无菌操作原则,严格执行消毒隔离。

2. 基础护理 协助患儿生活护理,保持眼部、口腔、会阴部、肛周及全身其他部位皮肤清洁。

3. 饮食护理 进无刺激、清淡、无菌饮食。

4. 病情观察重点

(1)注意观察有无恶心、呕吐等消化道症状,皮肤黄染程度及有无发生肝性脑病的征兆。

(2)每日定时监测体重、腹围,关注出入量。

(3)注意肝功能及其相关化验指标。

5. 用药护理 遵医嘱正确应用激素、环孢素等抗排异药物,观察治疗效果,及时处理不良反应。

【出院指导】

(1)出院居家期间,避免不必要的外出,戴口罩,充分休息。

(2)饮食上忌辛辣刺激类食物。

(3)按时服药,不随意增减药物剂量,按时复查药物浓度。

(4)定期复查、不适随诊。

【主要护理问题】

1. 有感染的危险 与造血干细胞移植后骨髓抑制有关。

2. 皮肤完整性受损的危险 与皮肤 aGVHD 有关。

3. 舒适度改变 与 GVHD 引起的皮肤、胃肠道反应有关。

4. 焦虑 与不能承受疾病诊断、恐惧有关。

5. 知识缺乏 对疾病相关知识了解不足。

第八节 肿瘤溶解综合征

【定义】 肿瘤溶解综合征(tumor lysis syndrome,TLS)是一种肿瘤代谢紊乱急症,严重者可危及生命,及早识别、规范诊断和积极防治可降低病死率。其是由肿瘤细胞大量破坏,细胞内的核酸、钾、磷等释放入血而引起的一种代谢综合征,常表现为高尿酸血症、高钾血症、高磷血症及低钙血症,可导致急性肾损伤、心律失常、癫痫发作,甚至死亡。

【风险评估】

1. 病情风险评估 肿瘤溶解综合征会出现高尿酸血症、高钾血症、高磷血症及低钙血症。

(1)高尿酸血症。当血尿酸≥476 μmol/L,注意高尿酸血症的可能,应评估患儿有无恶心、呕吐、胸闷、嗜睡、腹痛、肾绞痛、血尿等情况,观察小便中有无尿酸结晶。

(2)高钾血症。血钾≥6.0 mmol/L 可能出现心律失常或猝死,评估患儿精神状态、心率、心律、血压变化,发现异常立即报告医生,采取紧急处理。

(3)高磷血症和低钙血症。当 Ca<1.75 mmol/L(7.0 mg/dL)或离子 Ca<1.12 mmol/L(4.5 mg/dL)时,应评估患儿有无腹痛,口周、指尖麻木或针刺感,肌肉抽搐,手足抽搐,易激动等情况。

2. 护理风险评估 评估患儿生活自理能力,压疮、深静脉血栓形成、误吸、跌倒/坠床、疼痛、营养失调、管道滑脱等的风险。

【护理常规及安全防范措施】

1. 高尿酸血症护理 严密观察尿量,每日液体总量不少于 3000 mL。严密监测输液速度,保证液体 24 小时持续均匀输入。保持尿 pH 在 7.0 左右,动态监测肾功能,观察出入量、尿色、尿比重及患儿全身水肿情况。

2. 高钾血症护理 严密观察患儿生命体征及神志的改变,持续心电监护,及早发现病情变化,及早配合抢救。

3. 高磷血症及低钙血症的护理 出现恶心、呕吐、手足抽搐等表现,给予 10% 葡萄糖酸钙 20 mL 加 10% 葡萄糖 100 mL 缓慢静脉输注或缓慢静脉注射。密切观察患儿的小便情况,发现尿液浑浊或出现结晶时及时报告医生。抽搐时注意保护好抽搐关节和皮肤,避免强行按压肢体,同时要保护好舌头,可于齿间放置压舌板,防止舌咬伤。注意安全,避免坠床,必要时拉上床挡。

4. 代谢性酸中毒的护理 密切注意患者意识、呼吸节律和频率、脉搏、血压、口唇黏膜变化,及时进行血气分析,并及时处理。

5. 饮食护理 给予高蛋白、富含维生素、高热量、清淡、易消化的饮食,以半流质为主,少量多餐。鼓励患儿进食,不能进食者,可静脉补充营养。食物应清洁、卫生,食具应消毒。

6. 化疗药的护理

(1)熟悉化疗药物的药理作用和特性,正确给药。

(2)使用化疗药物时首选中心静脉,选用外周静脉时应使用当日穿刺的静脉,确认回血通畅。输注过程中密切观察,发现渗漏,立即处理。

7. 心理护理

(1)向患儿家属讲解疾病的有关知识和护理重点,安慰患儿及其家属,鼓励他们树立战胜疾病的信心,让他们积极配合治疗。

(2)为患儿及其家属提供交流的机会,相互交流成功的护理经验和教训。

(3)关心安慰患儿,教会患儿家属及年长儿采取积极的应对措施渡过难关。

(4)各项操作时注意保护患儿隐私。

8. 安全防范措施

(1)预防深静脉血栓形成。根据儿童静脉血栓发生的影响赋予分值对患儿进行血栓风险评分,所有因素分值累加总分可表示患儿发生静脉血栓的风险的大小,分为低风险(3~4 分)、中风险(5~6 分)、高风险(≥7 分)。不同的静脉血栓形成风险等级推荐使用不同的预防措施。

(2)预防压疮的形成。根据压疮风险评估量表(Braden-Q量表)评估患者存在的风险系数,为患儿制订护理干预策略。病情允许时可协助患儿改变体位,指导患儿家属按摩患儿骨隆突处,防止压疮形成。

(3)预防患儿发生误吸。少量多餐,避免呛咳。

(4)预防患儿发生跌倒/坠床。评估患儿跌倒/坠床的危险因素,向患儿及其家属介绍病区安全措施、呼叫铃的使用方法,指导患儿家属拉起床挡,床头放置防跌落警示标识。年长患儿改变体位时,做到醒后卧床1分钟再坐起、坐起1分钟再站立、站立1分钟再行走;使用镇静剂后立即卧床休息;地面保持干燥,擦拭地面时置警示牌,给予患儿防滑的鞋子,护士加强巡视。

(5)疼痛护理。准确评估患儿疼痛情况,根据儿童疼痛行为评估量表,选择有效的镇痛措施,切实缓解疼痛,如给患儿讲故事、局部热敷、口服镇痛剂以及静脉给镇痛剂等。

(6)防止管道滑脱,妥善固定各类管道。加强导管护理,导管要妥善固定牢固,保持引流通畅,一旦发生导管脱落,应保持镇静,根据导管种类立即采取相应的应急程序。

【应急预案】

(1)立即报告医生,给予吸氧,行心电监护,加床挡保护。

(2)密切监测生命体征、出入量、肾功能、电解质、尿pH。

(3)静脉给予充分的水化和利尿治疗。

(4)碱化尿液。

(5)处理电解质紊乱。

(6)控制尿酸。

(7)血液透析:经上述处理仍无尿,马上进行血液透析。

【技术规范】

1. 深静脉血栓形成风险评估技术中应注意的护理风险

(1)根据评估时机完成评估;患儿出现病情变化随时评估,如出现呕吐、中重度腹泻、下肢水肿等时。

(2)低风险、中风险患儿每周复评一次;高风险患儿至少每3日评估一次;转科、危险因素变化时当日完成评估。

(3)机械预防过程中可能会出现肢体的变化,应该关注肢体的颜色、温度、供血等情况。

2. 心电监护仪使用技术中应注意的护理风险　详见第一篇第七章第十四节相关内容。

3. 吸氧护理技术中应注意的护理风险

(1)根据医嘱调节氧流量,做好患儿及其家属的健康教育。

(2)保持呼吸道通畅,注意气道湿化。

(3)持续吸氧的患儿注意保持管道通畅,管道应无弯折、分泌物堵塞或扭曲,防止管道滑脱。

4. 输液泵使用技术中应注意的护理风险

(1)正确设定输液速度及其他必需参数,防止设定错误延误治疗。

(2)护士随时查看输液泵的工作状态,及时排除报警故障,防止液体输入失控。

(3)注意观察穿刺部位皮肤的情况,防止发生液体外渗,出现外渗时给予相应的处理。

第九节　粒细胞缺乏致感染性休克

【定义】　各种原因导致外周血白细胞数持续少于$3.5 \times 10^9 / L$,称为白细胞减少症;外周血中性粒细

胞绝对值低于 $2×10^9/L$,称为中性粒细胞减少症。当中性粒细胞绝对值低于 $0.5×10^9/L$ 时,称为粒细胞缺乏。粒细胞缺乏极易合并严重感染,导致感染性休克,死亡率高,需积极抢救。

【风险评估】

1. 病情风险评估

(1)粒细胞缺乏致感染性休克主要表现为"高排低阻"。

①动脉搏动细弱、心率和脉搏增快。

②面色苍白或苍灰、皮肤湿冷或有大理石花纹。

③皮肤毛细血管再充盈时间(CRT)延长(>3 秒)。

④液体复苏后尿量仍少于 $0.5 \text{ mL}/(kg \cdot h)$,持续至少 2 小时。

⑤休克早期患儿可出现烦躁不安或萎靡、表情淡漠,休克晚期患儿意识模糊甚至出现昏迷、惊厥。

(2)各年龄组儿童心率变量及不同年龄组儿童低血压标准见表 8-1。

表 8-1　各年龄组儿童心率变量及低血压标准

年　龄　组	心率/(次/分)		年　龄　组	收缩压/ mmHg
	心动过速	心动过缓		
>1 月~1 岁	>180	<90	>1 个月~1 岁	<70
>1~6 岁	>140	<60	>1~9 岁	< [70+2×年龄(岁)]
>6~12 岁	>130	<60	≥10 岁	< 90
>12~18 岁	>110	<60		

2. 护理风险评估　评估患儿生活自理能力,压疮、深静脉血栓形成、误吸、跌倒/坠床、疼痛、营养失调、管道滑脱等风险。

【护理常规及安全防范措施】

粒细胞缺乏致感染性休克治疗原则为:积极有效的液体复苏、及时应用血管活性药物、注意心功能、改善微循环、及时去除感染源、预防并发症的发生。

1. 初期复苏　早期识别、及时诊断、及早治疗是改善预后、降低病死率的关键。第一个 6 小时内应达到 CRT≤2 秒,血压正常(同等年龄),脉搏正常且外周脉搏与心率无差异,肢端温暖,尿量不少于 $1 \text{ mL}/(kg \cdot h)$,意识状态正常,中心静脉压(CVP)达到 8~12 mmHg。

2. 呼吸及循环支持　采用 ABC 治疗法则,即开放气道(A)、提供氧气(B)、改善循环(C)。

(1)呼吸支持,确保气道通畅。

(2)循环支持,迅速建立 2~3 条静脉通道,及时快速输血,补充血容量;积极液体复苏,依据中心静脉压和血压合理安排输液速度和液体输入量。

3. 血管活性药物　经液体复苏休克难以纠正,仍有低血压、明显灌注不良等表现时可使用血管活性药物。

4. 防治感染

(1)保护性隔离,与其他病种患儿分室居住,防止交叉感染。粒细胞数极低和免疫功能明显低下者应住单间,有条件者住层流病房或无菌单人层流床,房间每日消毒,限制探视者人数和次数,感染者禁止探视。接触患儿前认真洗手,必要时进行手消毒。

(2)注意患儿个人卫生,教会年长患儿及其家属正确的洗手方法,保持口腔清洁,进食前后用温开水或漱口液漱口,宜用软毛牙刷或海绵刷牙,以免损伤口腔黏膜及牙龈,导致出血和继发感染;有黏膜真菌感染者,可用氟康唑或依曲康唑涂擦患处。勤换衣裤,每日沐浴,以利于汗液排泄,减少皮肤感染。保持大便通畅,便后用温开水或日舒安洗液清洁肛周,保持会阴部清洁,预防和治疗肛周脓肿。

5. 营养支持 清醒患儿可进清淡的流质或半流质饮食,经口困难患儿采用鼻饲或静脉高营养治疗。

6. 体位管理 采取休克卧位,将患儿头和躯干抬高 20°～30°,下肢抬高 15°～20°,患儿如气急不能仰卧时,可采用半坐卧位。注意保暖和安静,尽量不要搬动患儿。

7. 氧疗护理 予以患儿吸氧并保持呼吸道通畅,采用面罩高流量(每分钟 6～8 L)吸氧,以改善组织器官缺氧。口鼻分泌物较多、意识模糊或昏迷患儿可将其头偏向一侧,床边备负压吸引器。

8. 发热护理 腋下体温达到 38.5 ℃ 及以上给予药物降温。37.5～38.4 ℃ 给予物理降温。寒战期注意保暖。降温过程中要注意观察患儿的临床症状,避免体温骤降引起虚脱。

9. 安全防范措施

(1)预防深静脉血栓形成。根据儿童静脉血栓发生的影响赋予分值对患儿进行血栓风险评分,所有因素分值累加总分可表示患儿发生静脉血栓的风险大小,分为低风险(3～4 分)、中风险(5～6 分)、高风险(≥7 分)。不同的静脉血栓风险等级推荐使用不同的预防措施。

(2)预防压疮的形成。根据压疮风险评估量表(Braden-Q 量表)评估患者存在的风险系数,为患儿制订护理干预策略。病情允许时可协助患儿改变体位,指导患儿家属按摩患儿骨隆突处,防止压疮形成。

(3)预防患儿发生误吸。少量多餐,避免呛咳。

(4)预防患儿发生跌倒/坠床。评估患儿跌倒/坠床的危险因素,向患儿及其家属介绍病区安全措施、呼叫铃的使用方法,指导患儿家属拉起床挡,床头放置防跌落警示标识。年长患儿改变体位时,做到醒后卧床 1 分钟再坐起、坐起 1 分钟再站立、站立 1 分钟再行走;使用镇静剂后立即卧床休息;地面保持干燥,擦拭地面时置警示牌,给予患儿防滑的鞋子,护士加强巡视。

(5)疼痛护理。准确评估患儿疼痛情况,根据儿童疼痛行为评估量表,选择有效的镇痛措施,切实缓解疼痛。如给患儿讲故事、局部热敷、口服镇痛剂以及静脉给镇痛剂等。

(6)防止管道滑脱,妥善固定各类管道。加强导管护理,导管要妥善固定牢固,保持引流通畅,一旦发生导管脱落,应保持镇静,根据导管种类立即采取相应的应急程序。

10. 心理护理 加强情感支持及心理疏导,针对不同年龄阶段患儿心理特点,评估患儿及家庭需求,邀请家属共同参与,实施以家庭为中心的个体化心理干预措施。为患儿及其家属提供交流平台,相互交流成功的护理经验和教训,缓解不良情绪,积极投入治疗,鼓励其树立战胜疾病的信心。

【应急预案】

(1)迅速安置患儿在急救室,立即建立静脉通道,给予吸氧,行心电监护,加床挡保护。

(2)当粒细胞数绝对值小于 0.5×10^9/L 时,应予以紧急处理,以减少由此导致的各脏器循环衰竭并发症。

(3)迅速建立 1～2 条静脉输液通道,遵医嘱静脉输液,合理补液积极控制感染;严密观察输液反应,嘱患儿多饮水,准确记录 24 小时出入量。

(4)必要时遵医嘱备血,输血过程中严密观察输血反应,防止出血。

(5)密切观察患儿生命体征、神志的变化,若有持续高热,应急查血常规及血培养,及时掌握各项指征,积极控制感染。

(6)做好抢救及护理记录。

【技术规范】

1. 中心静脉压监测技术中应注意的护理风险

(1)一般将仰卧位时第 4 肋间与腋中线交点定为零点,此定位要求在每次测量中心静脉压时均应使患儿仰卧,床头摇平,并将压力传感器置于与零点同一水平处;也可定位于胸骨角垂直向下 5 cm 处,此定位在半坐卧位(60°)时同样适用。

(2)每次测量前均应判断管道通畅程度。测量前进行方波试验,出现正确的衰减波形则表示导管通畅;测量时,观察是否出现正确的中心静脉压波形;如波形不满意,可先检查导管回血情况,并用生理盐水进行脉冲式冲洗后再次测量。

(3)应选择患儿平静时测量,躁动患儿应待其平静 10～15 分钟再次测量。

(4)测压过程注意预防中心静脉导管相关感染,保持管路密闭、无菌。

2. 心电监护仪使用技术中应注意的护理风险 详见第一篇第七章第十四节相关内容。

3. 吸氧护理技术中应注意的护理风险 详见第一篇第七章第十四节相关内容。

4. 输液泵使用技术中应注意的护理风险

(1)正确设定输液速度及其他必需参数,防止设定错误延误治疗。

(2)护士随时查看输液泵的工作状态,及时排除报警故障,防止液体输入失控。

(3)注意观察穿刺部位皮肤的情况,防止发生液体外渗,出现外渗给予相应的处理。

参 考 文 献

[1]　吴惠平,付方雪.现代临床护理常规[M].北京:人民卫生出版社,2018.

[2]　朱丽辉,陈朔晖.儿科专科护理[M].北京:人民卫生出版社,2021.

[3]　中国医师协会血液科医师分会,中华医学会儿科学会分会血液学组,嗜血细胞综合征中国专家联盟.中国噬血细胞综合征诊断与治疗指南(2022 年版)[J].中华医学杂志,2022,102(20):1492-1499.

[4]　崔焱,张玉侠.儿科护理学[M].7 版.北京:人民卫生出版社,2021.

[5]　黄晓军.造血干细胞移植问答[M].北京:人民卫生出版社,2021.

[6]　侯彩妍,王国权.造血干细胞移植护理手册[M].北京:军事医学科学出版社,2009.

[7]　北京儿童医院.护理诊疗常规[M].北京:人民卫生出版社,2016.

[8]　汤静燕,李志光.儿童肿瘤诊断治疗学[M].北京:人民军医出版社,2011.

[9]　王雪菲,彭淑华,邹永光.临床危重患者护理常规及应急抢救流程[M].武汉:华中科技大学出版社,2022.

[10]　邵小平,黄海燕,胡三莲.实用危重症护理学[M].上海:上海科学技术出版社,2021.

[11]　邵小平,杨丽娟,叶向红,等.实用急危重症护理技术规范[M].2 版.上海:上海科学技术出版社,2020.

[12]　中华护理学会静脉输液治疗专业委员会.静脉导管常见并发症临床护理实践指南[J].中华现代护理杂志,2022,28(18):2381-2395.

第九章　肿瘤科疾病护理常规

第一节　一般护理常规

1. 环境与休息　病室定时开窗通风,每日 2 次,每次 15~30 分钟,注意患儿保暖。室温控制在 18~20 ℃,相对湿度控制在 50%~60%。避免声、光等一切刺激,治疗护理尽量集中进行,保证患儿作息规律和睡眠充足,急性期卧床休息。

2. 适当活动　当血小板计数低于 $50×10^9/L$ 时应减少活动,增加卧床休息时间,防止身体外伤,如跌倒、碰撞。血小板计数低于 $20×10^9/L$ 时嘱患儿绝对卧床,避免情绪激动。白细胞计数低的患儿保证足够的休息时间,适当运动,增强免疫力,避免感染的发生。

3. 保护性隔离　关注患儿查血结果,白细胞计数低的患儿给予保护性隔离,入住层流病房。患儿出院后,避免到人群拥挤的公共场所,注意个人卫生,注意保暖,预防感冒。

4. 基础护理　对有出血倾向的患儿做皮肤护理和口腔护理指导。指导患儿使用软毛牙刷,口腔黏膜有溃疡时增加漱口次数,每日局部可应用促进溃疡面愈合的药物涂擦。

5. 饮食护理　注意均衡饮食,禁食过硬、粗糙的食物,避免食煎炸、带刺或含骨头的食物,避免食用带壳的坚果类等;进食时细嚼慢咽,避免口腔黏膜损伤。给予高蛋白、富含维生素、富含纤维素、易消化饮食,忌食辛辣、刺激性食物。

6. 体位管理　化疗药物鞘内注射后,应去枕仰卧 4~6 小时,防止脑脊液外漏引起的低压性头痛,同时严密观察有无头痛、发热、肢体瘫痪等注射后并发症。

7. 皮肤护理　加强皮肤护理,保持床单位干净整洁、无渣屑,经常擦浴,着柔软的棉质内衣。

8. 排泄护理　保持大小便通畅,防止肛裂引起肛周感染,便后及时用温水清洗臀部,每日用日舒安稀释溶液坐浴 2~3 次;注意观察有无血尿及腰痛。对于留置导尿管的患儿做好泌尿道护理,预防感染。

9. 管道护理　每日观察患儿外周中心静脉导管的维护情况及穿刺点的皮肤情况,有异常及时处理。

10. 疼痛护理　肿物较大时卧床休息,减少活动,置于左侧卧位,减轻不适感。观察疼痛部位、性质、程度及疼痛伴随症状,并进行疼痛评分。

11. 发热护理　腋下体温达到 38.5 ℃及以上者给予药物降温,37.5~38.4 ℃者给予物理降温。寒战期注意保暖。降温过程中要注意观察患儿的临床症状,避免体温骤降引起虚脱。

12. 心理护理　加强情感支持及心理疏导,针对不同年龄阶段患儿心理特点,评估患儿及其家庭需求,邀请家属共同参与,实施以家庭为中心的个体化心理干预措施。为患儿及其家属提供交流平台,相互交流成功的护理经验和教训,缓解不良情绪,积极投入治疗,鼓励他们树立战胜疾病的信心。

第二节　神经母细胞瘤

【定义】　神经母细胞瘤是起源于交感神经节和肾上腺髓质细胞的肿瘤,可发生于交感神经链的任何部位和任何有交感神经组织处,以腹部最常见,其次为盆腔、胸、颈,也可发生在鼻、下颌、小肠等特殊部位。

【护理措施】

1. 发热护理 详见本章第一节。

2. 饮食护理 详见本章第一节。

3. 伤口护理 观察伤口敷料有无渗血、脱落,伤口周围有无红肿及渗血。

4. 体位管理 给予半坐卧位,以利于腹腔引流,减轻伤口疼痛。

5. 预防下肢静脉血栓形成 长期卧床患儿观察双下肢有无水肿、疼痛,并教会患儿及其家属双下肢被动运动和按摩的方法。若出现下肢肿胀、疼痛,应立即给予制动,避免栓子脱落。

6. 管道护理 保持引流管通畅,定时挤压引流管,注意观察引流液的颜色、性状、量和引流速度。

7. 病情观察重点

(1)生命体征观察:监测生命体征变化,保持呼吸道通畅,注意血压的变化,定时测量血压并做好记录,必要时建立双静脉通道以更好地补充血容量。

(2)预防肿瘤溶解综合征的发生,化疗期间有大量的白细胞及肿瘤细胞被破坏,血液及尿酸浓度增高,会引起低钠血症、低镁血症、低钙血症等电解质紊乱症状,应鼓励患儿多饮水,记录 24 小时出入量,通过水化、碱化尿液的方法促进尿酸排泄。

(3)观察口腔黏膜情况:依据 WHO 口腔黏膜炎分级标准,评估口腔黏膜炎的风险因素,将其分为 0、Ⅰ、Ⅱ、Ⅲ、Ⅳ五个等级。0 级为无症状;Ⅰ级为口腔黏膜出现红斑,伴有疼痛,但不影响进食;Ⅱ级为口腔黏膜出现红斑、溃疡,但能进固体食物;Ⅲ级为口腔黏膜出现红斑和溃疡,不能进固体食物;Ⅳ级为溃疡融合成片,有坏死,不能进食。

8. 化疗相关口腔黏膜炎护理

(1)Ⅰ、Ⅱ级护理措施。

①应指导患儿在晨起、进食后和睡前使用软毛牙刷刷牙,至少每日 2 次;用生理盐水或 3%～5%碳酸氢钠溶液漱口,至少每日 6 次。

②指导患儿用清水漱口后,再使用口腔黏膜保护剂或促进口腔黏膜修复的药物。

③指导患儿避免进易损伤或刺激口腔黏膜的食物;可指导患儿根据口腔黏膜炎影响进食的情况,调整食物的黏度、软硬度及摄入方法。

(2)Ⅲ、Ⅳ级护理措施。

①在Ⅰ、Ⅱ级口腔黏膜炎护理措施基础上,进一步加强。

②对于张口困难者,可指导其使用口腔清洁专用海绵棒清洁口腔。

③对口腔黏膜炎引起口腔干燥的患儿,应指导其多饮水(小口多次饮水);可使用润唇膏;使用生理盐水或 3%～5%碳酸氢钠溶液喷雾;使用保持口腔湿润的漱口液、唾液替代品等。对口腔溃疡引起继发感染的患儿,应尽早识别口腔黏膜炎继发感染征象,按时给药,并观察药物不良反应。

9. 严密观察化疗药物的毒副反应

(1)铂类药物可引起听力损伤,故每次用药前应常规检测听力。

(2)亚砷酸可引起消化系统不良反应,应给予止吐、护胃对症处理。

(3)托泊替康可引起骨髓抑制,故用药时应给予保护性隔离,避免感染。

10. 出院指导

(1)出院后应注意休息,避免剧烈运动,要注意天气冷暖,根据气候增减衣物。

(2)适当进行身体锻炼,循序渐进地增加活动量,以恢复体力,增强抵抗力。

(3)饮食上注意膳食平衡,注意饮食卫生。

(4)定期进行血常规检查,及时掌握病情,有异常随时入院治疗。

【主要护理问题】

1. 电解质紊乱 与肿瘤细胞被破坏有关。

2. 有感染的危险 与药物治疗或骨髓抑制使中性粒细胞减少有关。

3. 活动无耐力 与贫血有关。

4. 有导管脱落的危险 与持续引流有关。

5. 有发生静脉血栓栓塞的危险 与长期卧床有关。

｜ 第三节 淋 巴 瘤 ｜

【定义】 淋巴瘤是一种原发于淋巴结或淋巴组织的恶性肿瘤。临床表现为无痛性淋巴结肿大,常伴肝、脾大,晚期有贫血、发热、恶病质表现。分为霍奇金淋巴瘤和非霍奇金淋巴瘤两种。

【护理措施】

1. 饮食护理 详见本章第一节。

2. 感染护理 严格执行无菌操作,粒细胞缺乏者,必要时给予保护性隔离,限制探视人数、次数,防止交叉感染。高热患儿可物理降温或遵医嘱给予药物降温。

3. 皮肤黏膜护理 保持大便通畅,便后及时用温水清洗臀部,每日用日舒安稀释溶液坐浴2～3次,预防肛周感染。

4. 疼痛护理 肝、脾大时,卧床休息,减少活动,置于左侧卧位,减轻不适感。观察疼痛部位、性质、程度及疼痛伴随症状,并进行疼痛评分。

5. 严密观察化疗药物的毒副反应

(1)甲氨蝶呤可引起口腔、肛周黏膜破溃。

(2)长春新碱可造成口唇、手、脚发麻等末梢神经炎表现。

(3)柔红霉素可引起静脉炎及心率、心律的改变。

(4)阿糖胞苷可引起恶心、呕吐、食欲差等胃肠道反应及脱发等。

(5)环磷酰胺可引起出血性膀胱炎,指导患儿多饮水,持续水化、碱化,监测尿 pH。

6. 病情观察重点

(1)如患儿出现口周、甲床青紫、胸闷、气促、喘憋等症状,遵医嘱给予吸氧,监测血氧饱和度。

(2)如患儿出现气道梗阻、纵隔压迫时,可取半坐卧位减轻症状;如出现心包积液、支气管受压迫时应采取端坐位,还可根据瘤灶部位给予患侧卧位。

(3)观察有无高尿酸、高钾、高磷和低钙血症的表现,一旦发现,立即给予心电监护,记录24小时出入量。

(4)观察口腔黏膜情况:依据 WHO 口腔黏膜炎分级标准,评估口腔黏膜炎的风险因素,将其分为0、Ⅰ、Ⅱ、Ⅲ、Ⅳ五个等级。0级为无症状;Ⅰ级为口腔黏膜出现红斑,伴有疼痛,但不影响进食;Ⅱ级为口腔黏膜出现红斑、溃疡,但能进固体食物;Ⅲ级为口腔黏膜出现红斑和溃疡,不能进固体食物;Ⅳ级为溃疡融合成片,有坏死,不能进食。

7. 化疗相关口腔黏膜炎护理

(1)Ⅰ、Ⅱ级护理措施。

①应指导患儿在晨起、进食后和睡前使用软毛牙刷刷牙,至少每日2次;用生理盐水或3%～5%碳酸氢钠溶液漱口,至少每日6次。

②指导患儿用清水漱口后,再使用口腔黏膜保护剂或促进口腔黏膜修复的药物。

③指导患儿避免进易损伤或刺激口腔黏膜的食物;可指导患儿根据口腔黏膜炎影响进食情况,调整食物的黏稠度、软硬度及摄入方法。

(2)Ⅲ、Ⅳ级护理措施。

①在Ⅰ、Ⅱ级口腔黏膜炎护理措施基础上,进一步加强。

②对于张口困难者,可指导其使用口腔清洁专用海绵棒清洁口腔。

③对口腔黏膜炎引起口腔干燥的患儿应指导其多饮水(小口多次饮水);可使用润唇膏;使用生理盐水或3‰～5‰碳酸氢钠溶液喷雾;使用保持口腔湿润的漱口液、唾液替代品等。对口腔溃疡引起继发感染的患儿,应尽早识别口腔黏膜炎继发感染征象,按时给药,并观察药物不良反应。

8. 出院指导

(1)患儿白细胞计数低于正常时,避免到人多的室内公共场合。

(2)加强营养,增加抵抗力,避免交叉感染。

(3)定期检查血常规,不适随诊。

【主要护理问题】

1. 体温过高　与粒细胞缺乏、感染有关。

2. 化疗的不良反应　与使用化疗药物有关。

3. 有皮肤完整性受损的危险　与机体免疫力降低、化疗药物的毒副作用有关。

4. 疼痛　与肝、脾大有关。

第四节　朗格汉斯细胞组织细胞增生症

【定义】　朗格汉斯细胞组织细胞增生症(LCH)是一组由朗格汉斯细胞为主的组织细胞在单核-巨噬细胞系统广泛增生浸润为基本病理特征的疾病。本病好发于骨、肺、肝、脾、骨髓、淋巴结和皮肤等部位。

【护理措施】

1. 骨缺损的护理　护士在操作中应动作轻柔,加强安全意识,患儿要避免剧烈活动。

2. 皮疹的护理　护士密切观察皮疹的颜色、范围、性质、数量的变化,加强皮肤护理。

3. 外耳道溢液的护理　观察外耳道溢液的性状及量并记录。

4. 多饮多尿的护理　严格记录24小时出入量,定期测量体重。

5. 病情观察的重点

(1)肺部浸润观察重点:年龄越小越容易受累,常表现为咳嗽、气促,重者发绀,极易发生肺炎或肺泡破裂,可形成大小不等的肺泡囊肿或出现气胸、皮下气肿。

(2)危急重症观察重点:呼吸困难、发绀、呼吸频率增快、呼吸节律不规整等。出现三凹征、昏迷甚至抽搐的表现时,应及时报告医生并配合抢救。

6. 用药的护理

(1)遵医嘱给药,并按要求、时间完成治疗计划。

(2)使用化疗药物时,应选择中心静脉通道,防止化疗药物渗漏,注意观察药物副作用。

(3)服用激素期间如发生呕吐应及时补服,注意补充钙剂、鱼肝油。

7. 出院指导

(1)教会患儿家属掌握疾病相关的知识、技能及家庭饮食护理要点等。

(2)指导患儿家属遵医嘱服药,不得擅自减量、停药。

(3)定期复查、不适随诊。

(4)鼓励恢复期患儿参加体格锻炼,增强抵抗力。

【主要护理问题】

1. 有感染的危险　与化疗后骨髓抑制有关。

2. 皮肤完整性受损　与皮疹有关。

3. 舒适度改变　与骨缺损有关。

4. 有呼吸衰竭的危险 与肺部浸润有关。

第五节 肝母细胞瘤

【定义】 肝母细胞瘤也称肝胚胎瘤。婴幼儿肝母细胞瘤,是儿童期较常见的原发性肝脏恶性肿瘤,占儿童原发性肝脏恶性肿瘤的50%～60%。该病起病隐匿,早期多无症状,约20%患儿在诊断时已发生远处转移。

【护理措施】

1. 发热护理 详见本章第一节。

2. 饮食护理 详见本章第一节。

3. 伤口护理 观察伤口敷料有无渗血、脱落,伤口周围有无红肿及渗血。

4. 体位管理 给予半坐卧位,以利于腹腔引流,减轻伤口疼痛。

5. 预防下肢静脉血栓形成 长期卧床患儿观察双下肢有无水肿、疼痛,并教会患儿及其家属双下肢被动运动和按摩的方法。若出现下肢肿胀、疼痛,应立即给予制动,避免栓子脱落。

6. 管道护理 保持引流管通畅,定时挤压引流管,注意观察引流液的颜色、性状、量和引流速度。

7. 疼痛护理 让患儿卧床休息,减少活动,将其置于左侧卧位,减轻不适感。观察疼痛部位、性质、程度及疼痛伴随症状,并进行疼痛评分。

8. 严密观察化疗药物的毒副反应

(1)铂类药物可引起听力损伤,故每次用药前应常规检测听力。

(2)长春新碱可造成口唇、手、脚发麻等末梢神经炎表现。

(3)阿霉素可引起静脉炎及心率、心律的改变。

(4)异环磷酰胺可引起出血性膀胱炎,应指导患儿多饮水,持续水化、碱化,监测尿pH。

9. 病情观察重点

(1)生命体征观察:监测生命体征变化,保持呼吸道通畅,注意有无发热、食欲减退、体重下降、恶心、呕吐等不良反应。

(2)肝大是最常见的症状:肿块较小时可无任何症状,当巨大肿瘤压迫腹腔脏器或占据腹腔空间,可出现气促、烦躁不安、食欲减退、消瘦等。晚期则出现黄疸、腹水、发热、贫血、体重下降,腹壁可见静脉怒张。

(3)观察口腔黏膜情况:依据WHO口腔黏膜炎分级标准,评估口腔黏膜炎的风险因素,将其分为0、Ⅰ、Ⅱ、Ⅲ、Ⅳ五个等级。0级为无症状;Ⅰ级为口腔黏膜出现红斑,伴有疼痛,但不影响进食;Ⅱ级为口腔黏膜出现红斑、溃疡,但能进固体食物;Ⅲ级为口腔黏膜出现红斑和溃疡,不能进固体食物;Ⅳ级为溃疡融合成片,有坏死,不能进食。

10. 化疗相关口腔黏膜炎护理

(1)Ⅰ、Ⅱ级护理措施。

①应指导患儿在晨起、进食后和睡前使用软毛牙刷刷牙,至少每日2次;用生理盐水或3%～5%碳酸氢钠溶液漱口,至少每日6次。

②指导患儿用清水漱口后,再使用口腔黏膜保护剂或促进口腔黏膜修复的药物。

③指导患儿避免进易损伤或刺激口腔黏膜的食物;可指导患儿根据口腔黏膜炎影响进食的情况,调整食物的黏度、软硬度及摄入方法。

(2)Ⅲ、Ⅳ级护理措施。

①在Ⅰ、Ⅱ级口腔黏膜炎护理措施基础上,进一步加强。

②对于张口困难者,可指导其使用口腔清洁专用海绵棒清洁口腔。

③对口腔黏膜炎引起口腔干燥的患儿,应指导其多饮水(小口多次饮水);可使用润唇膏;使用生理盐水或 3%～5%碳酸氢钠溶液喷雾;使用保持口腔湿润的漱口液、唾液替代品等。对口腔溃疡引起继发感染的患儿,应尽早识别口腔黏膜炎继发感染征象,按时给药,并观察药物不良反应。

11. 出院指导

(1)出院后应注意休息,避免剧烈运动,要注意天气冷暖,根据气候增减衣物。

(2)饮食上注意膳食平衡,注意饮食卫生。

(3)定期检查血常规,及时掌握病情,有异常随时入院治疗。

【主要护理问题】

1. 电解质紊乱 与肿瘤细胞被破坏有关。

2. 有感染的危险 与药物治疗或骨髓抑制使中性粒细胞减少有关。

3. 活动无耐力 与贫血有关。

4. 营养失调:低于机体需要量 与疾病过程中消耗增加,抗肿瘤治疗致恶心、呕吐、食欲减退以及摄入不足有关。

5. 有导管脱落的危险 与持续引流有关。

6. 有发生静脉血栓栓塞的危险 与长期卧床有关。

7. 潜在并发症 化疗、放疗的副作用,如骨髓抑制、胃肠道反应等。

第六节 肾母细胞瘤

【定义】 肾母细胞瘤又称肾胚胎瘤,是原发于肾脏的胚胎性恶性混合瘤,是婴幼儿常见的恶性实体瘤之一,约占儿童实体瘤的 8%,多发于 3 岁左右儿童。大多数为单侧肿瘤,5%～10%为双侧肿瘤。最常见的临床表现为无痛性腹部肿块。

【护理措施】

1. 发热护理 详见本章第一节。

2. 饮食护理 详见本章第一节。

3. 伤口护理 观察伤口敷料有无渗血、脱落、伤口周围有无红肿及渗血。

4. 体位管理 给予半坐卧位,以利于腹腔引流,减轻伤口疼痛。

5. 预防下肢静脉血栓形成 长期卧床患儿观察双下肢有无水肿、疼痛,并教会患儿及其家属双下肢被动运动和按摩的方法。若出现下肢肿胀、疼痛,应立即给予制动,避免栓子脱落。

6. 管道护理 保持引流管通畅,定时挤压引流管,注意观察引流液的颜色、性状、量和引流速度。

7. 疼痛护理 让患儿卧床休息,减少活动,将其置于左侧卧位,减轻不适感。观察疼痛部位、性质、程度及疼痛伴随症状,并进行疼痛评分。

8. 严密观察化疗药物的毒副反应

(1)铂类药物可引起听力损伤,故每次用药前应常规检测听力。

(2)长春新碱可造成口唇、手、脚发麻等末梢神经炎表现。

(3)依托泊苷可引起骨髓抑制,应给予保护性隔离,避免感染。

(4)阿霉素可引起静脉炎及心率、心律的改变。

9. 病情观察重点

(1)生命体征观察:监测生命体征变化,保持呼吸道通畅,注意血压的变化,定时测量血压并做好记录,注意有无发热、食欲减退、体重下降、恶心、呕吐等不良反应。

(2)腹部肿块是最常见的症状:肿块较小时可无任何症状,当巨大肿瘤压迫腹腔脏器或占据腹腔空间,可出现气促、烦躁不安、食欲减退、消瘦等。部分患儿可有腹痛、腹胀。少数患儿可有镜下血尿,肉眼血尿少见,25%～63%患儿有高血压。

(3)观察口腔黏膜情况:依据 WHO 口腔黏膜炎分级标准,评估口腔黏膜炎的风险因素,将其分为 0、Ⅰ、Ⅱ、Ⅲ、Ⅳ五个等级。0 级为无症状;Ⅰ级为口腔黏膜出现红斑,伴有疼痛,但不影响进食;Ⅱ级为口腔黏膜出现红斑、溃疡,但能进固体食物;Ⅲ级为口腔黏膜出现红斑和溃疡,不能进固体食物;Ⅳ级为溃疡融合成片,有坏死,不能进食。

10. 化疗相关口腔黏膜炎护理

(1)Ⅰ、Ⅱ级护理措施。

①应指导患儿在晨起、进食后和睡前使用软毛牙刷刷牙,至少每日 2 次;用生理盐水或 3%～5%碳酸氢钠溶液漱口,至少每日 6 次。

②指导患儿用清水漱口后,再使用口腔黏膜保护剂或促进口腔黏膜修复的药物。

③指导患儿避免进易损伤或刺激口腔黏膜的食物;可指导患儿根据口腔黏膜炎影响进食的情况,调整食物的黏度、软硬度及摄入方法。

(2)Ⅲ、Ⅳ级护理措施。

①在Ⅰ、Ⅱ级口腔黏膜炎护理措施基础上,进一步加强。

②对于张口困难者,可指导其使用口腔清洁专用海绵棒清洁口腔。

③对口腔黏膜炎引起口腔干燥的患儿,应指导其多饮水(小口多次饮水);可使用润唇膏;使用生理盐水或 3%～5%碳酸氢钠溶液喷雾;使用保持口腔湿润的漱口液、唾液替代品等。对口腔溃疡引起继发感染的患儿,应尽早识别口腔黏膜炎继发感染征象,按时给药,并观察药物不良反应。

11. 出院指导

(1)出院后应注意休息,避免剧烈运动,要注意天气冷暖,根据气候增减衣物。

(2)饮食上注意膳食平衡,注意饮食卫生。

(3)定期检查血常规,及时掌握病情,有异常随时入院治疗。

【主要护理问题】

1. 电解质紊乱 与肿瘤细胞被破坏有关。

2. 有感染的危险 与药物治疗或骨髓抑制使中性粒细胞减少有关。

3. 活动无耐力 与贫血有关。

4. 营养失调:低于机体需要量 与疾病过程中消耗增加,抗肿瘤治疗致恶心、呕吐、食欲减退以及摄入不足有关。

5. 有导管脱落的危险 与持续引流有关。

6. 有发生静脉血栓栓塞的危险 与长期卧床有关。

7. 潜在并发症 化疗、放疗的副作用,如骨髓抑制、胃肠道反应等。

第七节 化疗后Ⅳ度骨髓抑制

【定义】 化疗后骨髓抑制是指化疗导致的骨髓造血功能下降,使外周血血细胞或其产物数量低于正常参考值。化疗后Ⅳ度骨髓抑制是指化疗后外周血中白细胞(WBC)计数$\leq 1.0 \times 10^9$/L,粒细胞计数$\leq 0.5 \times 10^9$/L,血小板计数$\leq 25 \times 10^9$/L,血红蛋白含量≤ 65 g/L。

【风险评估】

1. 病情风险评估

(1)化疗后Ⅳ度骨髓抑制患儿会出现高热、浑身乏力、白细胞下降、血小板下降、血红蛋白下降、粒细胞下降。病情进一步恶化,则高热不退,全身皮肤及口腔黏膜有出血点或脑出血,血压下降。

(2)目前化疗后骨髓抑制的分级采用的是 WHO 抗癌药物急性及亚急性毒性反应分级标准,见表 9-1。

表 9-1　WHO 将骨髓抑制分为 0～Ⅳ级

分级标准	白细胞计数/(×10⁹/L)	粒细胞计数/(×10⁹/L)	血小板计数/(×10⁹/L)	血红蛋白含量/(g/L)
0 级	≥4	≥2	≥100	≥110
Ⅰ级	3.0～3.9	1.5～1.9	75～99	95～109
Ⅱ级	2.0～2.9	1.0～1.4	50～74	80～94
Ⅲ级	1.0～1.9	0.5～0.9	25～49	65～79
Ⅳ级	<1.0	<0.5	<25	<65

2. 护理风险评估　评估患儿生活自理能力,以及压疮、深静脉血栓形成、误吸、跌倒/坠床、疼痛、营养失调、管道滑脱等风险。

【护理常规及安全防范措施】

1. 高热的护理　密切监测患儿体温变化并记录,给予物理降温,遵医嘱予以补液,必要时给予退热处理。

2. 中性粒细胞减少的护理　观察患儿有无咳嗽、咳痰、口腔黏膜有无溃疡等,遵医嘱给予升白细胞药物,预防感染,告知患儿避免到公共场所。

3. 血红蛋白减少的护理　指导患儿适当休息,注意观察患儿面色、皮肤和黏膜情况。遵医嘱按时予以促红细胞生成素或输血治疗。

4. 血小板减少的护理　密切观察患儿有无出血倾向,当血小板计数<20×10⁹/L 应避免颅内压升高的诱因,避免用力呼吸,绝对卧床休息。

5. 白细胞减少的护理　限制探视,患儿及进入病室的所有人员应佩戴口罩,患感染性疾病者禁止接触患儿,并将患儿安置于层流病房或单间内,密切观察患儿有无感染征象,如发热、疼痛、咳嗽及口腔、腋下、肛周有无感染。

6. 饮食护理　进易消化、高热量、高蛋白、富含纤维素的食物,避免辛辣刺激性和腌制食物,不吃生冷水果,所有食物均应经过消毒处理。

7. 心理护理

(1)向患儿家属讲解疾病的有关知识和护理重点,安慰患儿及其家属,鼓励他们树立战胜疾病的信心,积极配合治疗。

(2)为患儿及其家属提供交流的机会,相互交流成功的护理经验和教训。

(3)关心安慰患儿,教会患儿家属及年长儿采取积极的应对措施渡过难关。

(4)各项操作时注意保护患儿隐私。

8. 安全防范措施

(1)预防深静脉血栓形成:根据儿童静脉血栓发生的影响赋予分值对患儿进行血栓风险评分,所有因素分值累加总分可表示患儿发生静脉血栓的风险大小,分为低风险(3～4 分)、中风险(5～6 分)、高风险(≥7 分)。不同的静脉血栓形成风险等级推荐使用不同的预防措施。

(2)预防压疮的形成:根据压疮风险评估量表(Braden-Q 量表)评估患儿存在的风险系数,为患儿制订护理干预策略。病情允许时可协助患儿改变体位,指导患儿家属按摩患儿骨隆突处,防止压疮形成。

(3)预防患儿发生误吸:少量多餐,避免呛咳。

(4)预防患儿发生跌倒/坠床:评估患儿跌倒/坠床的危险因素,向患儿及其家属介绍病区安全措施、呼叫铃的使用方法,指导患儿家属拉起床挡,床头放置防跌落警示标识。年长患儿改变体位时,做到醒后卧床 1 分钟再坐起、坐起 1 分钟再站立、站立 1 分钟再行走;使用镇静剂后立即卧床休息;地面保持干燥,擦拭地面时置警示牌,给予患儿防滑的鞋子,加强巡视。

(5)疼痛护理:准确评估患儿疼痛情况,根据儿童疼痛行为评估量表,选择有效的镇痛措施,切实缓解疼痛,如给患儿讲故事、局部热敷、口服镇痛药以及静脉给镇痛药等。

(6)防止管道滑脱,妥善固定各类管道。加强导管护理,导管要固定牢固,保持引流通畅,一旦发生导管脱落,应保持镇静,根据导管种类立即采取相应的应急程序。

【应急预案】

(1)迅速安置患儿在层流病房或单间,立即给予吸氧,行心电监护,必要时加床挡保护。

(2)遵医嘱抽血做生化分析、血常规检查,高热患儿急查血培养。

(3)迅速建立两条静脉通道,一条通道可用于补充液体,腹泻严重患儿须补充液体,纠正水、电解质紊乱及酸碱平衡失调,视末梢循环及心、肺、肾、神志状态调整补液量和速度;另一条通道为输血备用。

(4)昏迷者保持气道通畅,床旁备吸引器,必要时吸痰,留置导尿管。

(5)观察患儿全身皮肤及口腔黏膜有无出血,如有出血点,告知患儿绝对卧床休息。

【技术规范】

1. 心电监护仪使用技术规范

(1)密切观察心电图波形,及时处理干扰及电极片脱落。

(2)正确设定报警界限,不能关闭报警声音。

(3)定期观察患儿粘贴电极片处的皮肤,定时更换电极片,防止局部皮肤受损。

2. 吸氧护理技术规范

(1)根据医嘱调节氧流量,做好患儿及其家属的健康教育。

(2)保持呼吸道通畅,注意气道湿化。

(3)持续吸氧的患儿注意保持管道通畅,管道应无弯折、分泌物堵塞或扭曲,防止管道滑脱。

3. 吸痰护理技术规范

(1)吸痰前,应检查吸痰装置是否完好,连接是否正确。

(2)严格执行无菌操作,每吸一次更换一根吸痰管,其他相关用物每24小时更换一次。

(3)吸痰时动作应轻柔,防止呼吸道黏膜损伤。

(4)储液瓶内吸出液应及时倾倒,不得超过容量的三分之二。

(5)每次吸痰时间应少于15秒,持续吸引总时间应少于3分钟,以免造成缺氧。

(6)吸痰过程中应密切观察病情变化,重点观察心率、血压、呼吸、血氧饱和度,如这些指标发生变化,应立即停止吸痰,给予相应的处理。

4. 输液泵使用技术规范

(1)正确设定输液速度及其他必需参数,防止设定错误延误治疗。

(2)护士随时查看输液泵的工作状态,及时排除报警故障,防止液体输入失控。

(3)注意观察穿刺部位皮肤情况,防止发生液体外渗,出现外渗时给予相应的处理。

第八节 上腔静脉压迫综合征

【定义】 上腔静脉压迫综合征是由通过上腔静脉回流到右心房的血液受阻所致的一组症候群,为常见的肿瘤急症。临床症状有咳嗽、头痛、头胀、恶心、视力改变、声音嘶哑、下咽困难、抽搐等。体检可见颜面水肿,颈部粗,多血质,颈部以及胸部血管怒张。

【风险评估】

1. 病情风险评估 上腔静脉压迫综合征起病急且进展迅速,一旦上腔静脉受压或梗阻则会导致回流不充分,出现以下症状。

(1)颜面、颈部、双上肢及躯干水肿。

(2)颈静脉充盈,侧支循环建立时可见特征性胸壁浅静脉怒张、皮肤发绀。

(3)喉部、气管与支气管水肿引起咳嗽、呼吸困难、声音嘶哑和喘鸣,仰卧或屈曲时症状加剧。

(4)咽部水肿,吞咽困难。

(5)眶周水肿,结膜充血,可伴有眼球突出。

(6)脑水肿与颅内压增高,引起头痛、眩晕、惊厥、视觉与意识障碍。

(7)周围静脉压升高,双上肢静脉压高于双下肢,肘前静脉压常升至 30~50 cmH$_2$O。

(8)继发颅内压增高可并发脑水肿,典型表现为头痛、球结膜水肿、喷射性呕吐、意识障碍等。

2. 护理风险评估 评估患儿意识状态、生活自理能力,以及压疮、深静脉血栓形成、误吸、跌倒/坠床、疼痛、营养失调、管道滑脱等风险。

【护理常规及安全防范措施】

1. 呼吸困难、缺氧的护理 进行持续心电监护,嘱患儿绝对卧床休息,床头抬高30°~45°,予以持续低流量吸氧,建立下肢静脉通道,限制水、钠的摄入,减轻循环负荷。

2. 电解质、血气的护理 遵医嘱检测动脉血气,密切监测血压,同时开放两条静脉通道,予以生理盐水,先快后慢,见尿补钾,血钾低于 3.5 mmol/L 的患儿 24 小时补钾总量为 6~10 g,准确记录 24 小时尿量,依据尿量决定补液量。

3. 窒息的护理 观察呕吐物的颜色、性状及量,呕吐严重者头偏向一侧,床旁备吸引器,以免发生窒息。

4. 意识改变的护理 24 小时留陪,予以床挡保护,密切观察患儿神志、瞳孔变化。

5. 饮食护理 给予高蛋白、高热量、富含维生素、低盐、低脂肪、易消化饮食,如牛奶、豆制品、瘦肉、鱼、新鲜蔬菜和水果等。

6. 心理护理

(1)指导患儿及其家属正确认识上腔静脉压迫综合征,积极配合治疗。

(2)鼓励患儿及其家属说出或者写出引起焦虑的因素,教会患儿及其家属缓解焦虑的方法,减轻患儿及其家属的紧张情绪。

(3)做好健康宣教,使患儿及其家属了解仪器,认识到治疗护理的目的及意义,以缓解焦虑。

7. 安全防范措施

(1)预防深静脉血栓形成:根据儿童静脉血栓发生的影响赋予分值对患儿进行血栓风险评分,所有因素分值累加总分可表示患儿发生静脉血栓的风险大小,分为低风险(3~4 分)、中风险(5~6 分)、高风险(≥7 分)。不同的静脉血栓形成风险等级推荐使用不同的预防措施。

(2)预防压疮的形成:根据压疮风险评估量表(Braden-Q 量表)评估患儿存在的风险系数,为患儿制订护理干预策略。病情允许时可协助患儿改变体位,指导患儿家属按摩患儿骨隆突处,防止压疮形成。

(3)预防患儿发生误吸:少量多餐,避免呛咳。

(4)预防患儿发生跌倒/坠床:评估患儿跌倒/坠床的危险因素,向患儿及其家属介绍病区安全措施、呼叫铃的使用方法,指导患儿家属拉起床挡,床头放置防跌落警示标识。年长患儿改变体位时,做到醒后卧床 1 分钟再坐起、坐起 1 分钟再站立、站立 1 分钟再行走;使用镇静剂后立即卧床休息;地面保持干燥,擦拭地面时置警示牌,给予患儿防滑的鞋子,加强巡视。

(5)疼痛护理:准确评估患儿疼痛情况,根据儿童疼痛行为评估量表,选择有效的镇痛措施,切实缓解疼痛,如给患儿讲故事、局部热敷、口服镇痛药以及静脉给镇痛药等。

(6)防止管道滑脱,妥善固定各类管道。加强导管护理,导管要固定牢固,保持引流通畅,一旦发生导管脱落,应保持镇静,根据导管种类立即采取相应的应急程序。

【应急预案】

(1)嘱患儿绝对卧床休息,床头抬高 30°～45°。

(2)给予持续低流量吸氧和持续心电监护,密切观察生命体征变化,尤其是血压变化。

(3)建立两条下肢静脉通道,立即静脉输入生理盐水,先快后慢。

(4)准确记录 24 小时出入量,依据尿量决定补液量。

(5)遵医嘱及时补钾,按补钾原则进行(见尿补钾)。

(6)昏迷患儿保持气道通畅,床旁备吸引器,必要时吸痰,留置导尿管。

(7)必要时遵医嘱给予抗凝剂及镇静剂治疗。

(8)做好抢救及护理记录。

【技术规范】

1. 心电监护仪使用技术规范　详见本章第七节。

2. 吸氧护理技术规范　详见本章第七节。

3. 吸痰护理技术规范　详见本章第七节。

4. 输液泵使用技术规范　详见本章第七节。

┃ 参 考 文 献 ┃

[1]　吴惠平,付方雪.现代临床护理常规[M].北京:人民卫生出版社,2018.

[2]　朱丽辉,陈朔晖.儿科专科护理[M].北京:人民卫生出版社,2021.

[3]　崔焱,张玉侠.儿科护理学[M].7 版.北京:人民卫生出版社,2021.

[4]　汤静燕,李志光.儿童肿瘤诊断治疗学[M].北京:人民军医出版社,2011.

[5]　王雪菲,彭淑华,沈雄山.临床危重患者风险评估要点及安全防范措施[M].武汉:华中科技大学出版社,2022.

[6]　王雪菲,彭淑华,邹永光.临床危重患者护理常规及应急抢救流程[M].武汉:华中科技大学出版社,2022.

[7]　邵小平,黄海燕,胡三莲.实用危重症护理学[M].上海:上海科学技术出版社,2021.

[8]　邵小平,杨丽娟,叶向红,等.实用急危重症护理技术规范[M].2 版.上海:上海科学技术出版社,2020.

[9]　儿童肝母细胞瘤诊疗规范(2019 年版)编写审定专家组.儿童肝母细胞瘤诊疗规范(2019 年版)[J].临床肝胆病杂志,2019,35(11):2431-2434.

第十章 中西医结合科疾病护理常规

第一节 一般护理常规

1. 环境与休息 病室定时开窗通风,每日 2～3 次,每次至少 30 分钟,注意患儿保暖。室温控制在 18～22 ℃,相对湿度控制在 50％～65％。治疗护理尽量集中进行,保证患儿作息规律和睡眠充足,急性期卧床休息。

2. 饮食护理 辨证施食,合理调配,五味不偏,注意饮食禁忌。

(1)宜食性平和、易于消化、健脾开胃的食物,食物的品种宜多样化,粗细粮、荤素合理搭配,不可偏嗜,忌食滋腻峻补之品。

(2)养成良好的饮食习惯,避免偏食,饮食有节,按时进食,定时定量。

(3)严格控制冷饮,寒凉食物要适度。

(4)每周监测体重,以便评估患儿营养状况。

3. 体位管理 婴儿予右侧卧位,床头抬高 15°～30°,防止吐奶。

4. 皮肤护理

(1)保持床单位干净整洁、无渣屑,穿棉质衣服,衣服应无皱褶。

(2)多汗患儿应定时用温水清洁皮肤,及时更换汗湿的衣被,皮肤涂润肤油。不建议涂爽身粉,因为粉末聚集在皮肤皱褶,可引起额外的皮肤损伤。

(3)保持臀部皮肤清洁干燥,防止尿液、粪便等对皮肤长时间的刺激,预防尿布皮炎的发生或使原有的尿布皮炎逐步痊愈。

5. 排泄护理 婴幼儿建议使用纸尿裤,并及时用温水清洗臀部。

6. 发热护理 卧床休息,保持室内安静、温度适中、通风良好。衣被不可过厚,以免影响机体散热。保持皮肤清洁,及时更换被汗液浸湿的衣被。加强口腔护理。根据患儿的舒适度选择物理降温或遵医嘱给予药物降温,若有高热惊厥病史者则应及早给予处置。退热处置 30 分钟至 1 小时复温,并随时注意有无新的症状或体征出现,以防惊厥发生或体温骤降。

7. 用药护理 遵医嘱准确给药。根据病症性质在服药的时间、温度和方法上给予相关知识指导,注意观察服药后的效果及反应。一般中成药宜在进食前后 0.5～1 小时服用,一日 2～3 次。汤剂一般温服,高热有汗烦渴者可凉服。服解表药后,宜少量饮温热开水,以助汗出。口服的中药应与西药间隔 30 分钟再口服。

8. 情志护理 针对不同年龄阶段患儿的心理特点,评估患儿及其家庭需求,邀请患儿家属共同参与,实施以家庭为中心的个体化心理干预措施。以亲切和蔼的态度与患儿建立良好的关系,关心体贴患儿,消除其紧张、恐惧心理。

9. 安全管理 防止跌倒、烫伤,防止用药差错、误饮误服,认真执行各种安全防范措施,保证患儿免遭伤害。

第二节 肺风痰喘

【定义】 肺风痰喘是由于外邪犯肺,邪壅肺气而出现发热、咳嗽、痰壅、气促等主症的疾病。

【护理措施】

1. 临证施护

(1)风寒闭肺：病房应向阳,避免直接吹风;宜给予高营养、富含维生素、易消化的流质或半流质饮食,鼓励患儿多饮水;中药汤剂宜热服,用后以微汗为佳。

(2)风热闭肺：病房温度宜凉爽;多饮水或清凉饮料,如梨汁以生津止渴;中药汤剂宜温凉服,少量频服。

(3)痰热闭肺：少进过甜的食物和饮料,以免助湿生痰;中药汤剂宜凉服,少量频服。

(4)阴虚肺热：干咳可用川贝母粉蒸梨;配合食疗,如多食牛奶、鸡蛋、瘦肉以养阴生津止渴。

(5)肺脾气虚：多晒太阳和进行户外活动,以增强体质,提高抗病能力;宜定时定量食用高营养、易消化食物,配合黄芪、浮小麦熬粥常服。

(6)毒热闭肺：中药汤剂可凉服,多饮水或清凉饮料,如梨汁、藕汁、荸荠汁等以生津止渴。

2. 保持呼吸道通畅 及时清除患儿口鼻分泌物;经常变换体位,以减少肺部淤血,促进炎症吸收。根据病情采用相应的体位,以利于肺的扩张及呼吸道分泌物的排出。指导患儿进行有效咳嗽,排痰前协助转换体位。必要时,可进行雾化吸入使痰液变稀薄以利于咳出。

3. 氧气疗法 烦躁、口唇发绀等缺氧表现的患儿应及早给氧,以改善低氧血症。采用鼻前庭导管给氧,氧流量为每分钟 0.5~1 L,氧浓度不超过 40%。吸氧过程中应保持导管通畅,观察患儿缺氧症状是否改善,发现异常及时处理。

4. 用药护理 遵医嘱使用抗生素,注意观察用药效果和有无不良反应发生。使用洋地黄类药物时,严密观察患儿的心率。用药前测患儿心率,婴儿小于 100 次/分,幼儿小于 80 次/分,学龄儿童小于 60 次/分时,及时报告医生决定是否停药;用药期间密切观察洋地黄的毒性反应;钙剂与洋地黄制剂有协同作用,应避免同时使用。

5. 病情观察重点

(1)烦躁不安、面色苍白、呼吸加快(大于 60 次/分)、心率加快(大于 180 次/分)、心音低钝、奔马律、肝在短时间内急剧增大时,是心力衰竭(心阳虚衰)的表现;咳粉红色泡沫样痰为急性肺水肿的表现;均应立即报告医生,并减慢输液速度,为患儿摇高床头,给予吸氧,准备强心剂、利尿剂,做好抢救的准备。

(2)密切观察意识、瞳孔、囟门及肌张力等变化,若有烦躁、嗜睡、惊厥、昏迷、呼吸不规则、肌张力增高等颅内压增高表现,应立即报告医生并配合抢救。

(3)观察有无腹胀、肠鸣音是否减弱或消失、呕吐物的性状、是否有血便等,以便及时发现中毒性肠麻痹及胃肠道出血。

(4)如患儿病情突然加重,出现剧烈咳嗽、呼吸困难、烦躁不安、面色青紫、胸痛及一侧呼吸运动受限等,提示出现脓胸、脓气胸,应及时报告医生并配合胸膜腔穿刺或胸腔闭式引流。

6. 中医适宜技术 可行拔罐疗法、穴位敷贴疗法,用于肺炎后期迁延不愈或痰多、两肺湿啰音经久不消失者。常用穴位有肺腧、膻中、神阙、大椎,每日敷贴一次。

7. 出院指导

(1)积极锻炼身体,预防急性呼吸道感染。

(2)保持呼吸道通畅,咳嗽剧烈时可抱起患儿轻拍其背部,伴呕吐时应防止呕吐物吸入气管。

(3)有营养不良、佝偻病、贫血及先天性心脏病的患儿应积极治疗,增强抵抗力,降低呼吸道感染的发生率。

(4)保持病房空气流通,避免直接吹风。注意气候变化,随时增减衣物。

(5)冬春季节,疾病流行期间尽量避免带儿童去公共场所,防止交叉感染。

【主要护理问题】

1. 气体交换受损 与肺部炎症有关。

2. 清理呼吸道无效 与呼吸道分泌物过多、黏稠,患儿体弱、无力排痰有关。

3. 体温过高 与肺部感染有关。

4. 营养失调:低于机体需要量 与摄入不足、消耗增加有关。

5. 潜在并发症 心力衰竭、中毒性脑病、中毒性肠麻痹。

第三节 小儿泄泻

【定义】 小儿泄泻是以大便次数增多,粪质稀薄或如水样为主要临床表现的一种小儿常见脾胃病证。

【护理措施】

1. 临证施护

(1)伤食泻:进食少量稀饭,由稀到稠,禁多渣饮食;腹胀腹痛可按摩脐部及脐周,顺时针摩腹按压。

(2)风寒泻:饮食宜温热,禁生冷食物,选食清淡、易消化素食;可给生姜红糖茶饮服,汤药宜温服。

(3)湿热泻:口渴欲饮、少尿等津脱液伤时可饮荸荠汁,汤药可偏凉,宜饭前服。

(4)脾虚泻:重在饮食调养,采用热食、软食,少量多餐,不宜过饥过饱;给予薏苡仁、山药煨粥服用,汤药宜温服。

(5)脾肾阳虚泻:加强营养,进含高蛋白、低脂肪的食物,禁生冷性寒凉及油腻之物,汤药宜热服。

2. 饮食护理 合理控制饮食,减轻脾胃负担。有严重呕吐者可暂禁食4～6小时,但不禁饮,待病情好转,再由少到多、由稀到稠逐渐恢复至正常饮食;病毒性肠炎患儿可采用去乳糖饮食。

3. 防止尿路感染 保持皮肤清洁、干燥,勤换纸尿裤。每次大便后,都要用温水清洗臀部,肛周涂氧化锌油,防止上行引发尿路感染和尿布皮炎。

4. 避免交叉感染 指导患儿家属加强手卫生,并做好污染纸尿裤和衣物的处理。轮状病毒肠炎等传染性强的感染性腹泻流行时做好消毒隔离措施,避免交叉感染。

5. 病情观察重点

(1)观察患儿生命体征,如神志、体温、脉搏、呼吸、血压等,仔细观察大便的色、质、量、气味,评估患儿体重、前囟、眼窝、皮肤黏膜、循环状况和尿量。

(2)若久泻患儿出现面色苍白、四肢冰冷、大汗淋漓,为阴竭阳脱之变证,应立即报告医生,配合抢救。若排泄物为柏油样或伴有新鲜血液,为胃络损伤所致,应立即报告医生采取相应措施。

(3)观察全身中毒症状,如发热、精神萎靡、嗜睡、烦躁等。观察水、电解质紊乱和酸碱平衡失调症状,如脱水情况及其程度、代谢性酸中毒表现、低钾血症表现等。

6. 用药护理 口服补液盐(ORS)可用于预防脱水及纠正轻、中度脱水,中、重度脱水伴周围循环衰竭者需要静脉补液。静脉补液时,应遵循"见尿补钾"的原则,严格掌握补钾的浓度和速度。

7. 中医适宜技术

(1)穴位注射疗法:将药物注射在穴位内,通过针刺和药物对穴位的刺激和药理学作用,达到治疗疾病的目的。常用穴位有足三里、止泻穴。

(2)穴位敷贴疗法:取中脘、神阙、天枢、气海等穴,每日敷贴一次。

8. 出院指导

(1)平时加强体育锻炼,使脾旺而不受邪。

(2)注意饮食卫生和饮食有节,不吃变质的食物,教育患儿饭前、便后要洗手,勤剪指甲。

(3)提倡母乳喂养,不宜在夏季或小儿患病时断奶。添加辅食时,品种不宜过多,变换不宜过频,避免饮食结构突然改变。

(4)让患儿家属了解本病的性质,出院带药的服法,切勿滥用抗生素,避免肠道菌群失调。

【主要护理问题】

1. 腹泻 与感染、喂养不当、肠道功能紊乱等有关。

2. 体液不足 与腹泻、呕吐致体液丢失过多和摄入不足有关。

3. 营养失调:低于机体需要量 与腹泻、呕吐和摄入不足有关。

4. 体温过高 与肠道感染有关。

5. 有皮肤完整性受损的危险 与大便刺激臀部皮肤有关。

第四节 胎 黄

【定义】 胎黄是指婴儿期出现的以皮肤、面目、尿液发黄为特征的一组症候,西医称为黄疸。因与胎禀因素有关,故本病又称"胎疸"。

【护理措施】

1. 临证施护

(1)湿热熏蒸:温湿度适宜,衣被不宜过暖。保持皮肤清洁,大便通畅。服用中药汤剂宜少量频服。乳母可用茵陈、红糖,水煎代茶饮;赤小豆、粳米各等份,煮粥食之。

(2)寒湿阻滞:患儿四肢欠温,注意保暖,且不可过度包裹,中药应少量频服,温服。奶温勿过于寒凉,宜温服下。乳母可饮茵陈干姜茶。

(3)淤积发黄:衣被需保暖,促进婴儿舒适,减少哭闹。注意监测患儿黄疸的程度、进展情况及全身其他伴随症状。

2. 保持大便通畅 保持大便通畅,有助于退黄。腹胀者予腹部按摩或遵医嘱予以开塞露通便处理。

3. 保持皮肤清洁 患儿皮肤瘙痒时避免抓挠引起皮肤破损感染。如患儿出现脂肪泻,加强臀部护理。

4. 母乳喂养 若患儿为母乳性黄疸,可根据患儿情况继续母乳喂养、隔次母乳喂养逐步过渡到正常母乳喂养或暂停母乳喂养。

5. 光疗时注意保护患儿安全 光疗前给患儿佩戴合适眼罩、遮挡会阴部;光疗中注意患儿的全身情况,观察有无抽搐、呼吸暂停等现象发生;观察患儿皮肤情况,如出现大面积光疗皮疹或青铜症,应通知医生考虑暂停光疗。

6. 病情观察重点

(1)观察呕吐、腹胀、哭声改变及大小便情况。特别是皮肤和巩膜的色泽,大小便的颜色有无异常改变。

(2)胎黄动风:精神萎靡、嗜睡呕吐、吸吮困难、惊啼不安、两目斜视、四肢强直或抽搐,应及早发现,及时处理,以防核黄疸的发生。

(3)胎黄虚脱:密切观察黄疸进展情况,如出现气促、神昏、四肢厥冷等症,及时配合抢救。

7. 用药护理 更昔洛韦诱导期治疗 2~3 周,每日 5 mg/kg,一日两次;维持期治疗 5~7 日,每日 5 mg/kg,用药期间监测血常规、肝肾功能。

8. 中医适宜技术 中药灌肠法是将中药汤剂自肛门注入,保留在直肠或结肠内,通过肠黏膜吸收以达到治疗疾病的操作方法。口服中药不耐受者可采用此法。

9. 出院指导

(1)预防感染,避免到人群密集的场所,适当户外活动,增强抵抗力。

(2)注意观察黄染的情况、大小便的颜色,定期门诊复查。

(3)避免使用对肝脏有损伤的药物。

【主要护理问题】

1. 皮肤完整性受损 与胆红素的排泄不畅有关。

2. 知识缺乏 患儿家属缺乏黄疸的相关护理知识。

3. 潜在并发症 胆红素脑病。

4. 有感染的危险 与机体免疫功能下降有关。

5. 生长发育迟缓　与消化吸收功能障碍有关。

6. 营养失调：低于机体需要量　与肝功能受损有关。

第五节　哮　病

【定义】　哮病是一种发作性的痰鸣气喘病证，发作时以喉中哮鸣有声、呼吸气促困难，甚则喘息不能仰卧为主要表现。支气管哮喘属于中医学"哮喘"范畴，亦称"哮证"。

【护理措施】

1. 临证施护

1）急性发作期

(1)寒性哮喘：病房宜阳光充足，饮食宜温不宜凉，中药汤剂宜热服。

(2)热性哮喘：病房宜凉爽通风，宜食凉性食物，但不可过于生冷，中药汤剂宜偏凉服。

2）慢性持续期

(1) 痰邪恋肺，肺脾气虚：痰黏难咳者鼓励多饮温开水，食用新鲜水果。

(2) 痰邪恋肺，肾虚不纳：适当保暖，忌寒凉食物，保证充足睡眠。

3）临床缓解期

(1)肺脾气虚：宜食健脾补肺益气的食品，如南瓜、银耳、山药等。

(2)脾肾阳虚：宜食健脾温肾的食品，如核桃仁粥、羊肉汤等。

(3)肺肾阴虚：宜食补肺益肾的食品，如苦杏仁、黑豆、百合等。

2. 环境护理　保持病室干净、空气清新，注意气候变化，避免接触花粉、动物皮毛等致敏物质及烟尘、异味刺激。

3. 休息和运动　哮病发作时卧床休息。缓解期适当下床活动，循序渐进地加强身体锻炼。

4. 保持呼吸道通畅，缓解呼吸困难　使患儿采取坐位或半坐卧位，以利于呼吸，给予鼻导管吸氧，定时进行血气分析，及时调整氧流量，保持 PaO_2 在 70～90 mmHg(9.3～12.0 kPa)。

5. 病情观察重点

(1)观察哮病发作的持续时间、诱发因素，患儿生命体征、神志、面色，观察患儿有无恶寒、发热、汗出、咳嗽等伴随症状，尤其是呼吸频率、节律、强弱及呼吸道是否通畅。

(2)呼吸衰竭观察重点：观察呼吸频率和节律、心率、心律、血压、血氧饱和度、意识、皮肤颜色、末梢循环等。

(3)如哮病持续发作或痰阻气道咳吐不利，见胸部憋闷如窒、汗出肢冷、面青唇紫、烦躁不安或神昏嗜睡、脉大无根等"喘脱"危候，要立即报告医生配合抢救。

6. 用药护理　吸入 $β_2$ 受体激动剂时，注意观察有无心动过速、肌震颤等不良反应。茶碱类药物，静脉输注速度不宜过快，浓度不宜过高。服用含麻黄的汤药以后，注意观察心率、血压的变化及汗出情况。

7. 中医适宜技术　发作期，热哮患儿可采用拔罐疗法，以清热宣肺平喘。缓解期可艾灸，或根据"冬病夏治法"进行穴位敷贴。

8. 出院指导

(1)避免诱发哮病的各种因素。注意气候变化，防止外邪诱发。避免接触刺激性气体及易导致过敏的灰尘、花粉、食物、药物和其他可疑异物。平时饮食宜清淡而富有营养，忌食生冷、辛辣、肥腻、海腥发物及曾诱发哮病的食物，不宜过饱、过咸、过甜。

(2)保持心情舒畅，鼓励患儿根据个人状况，选择运动锻炼，增强体质，扶助正气，预防感冒。劳逸结合，防止过度疲劳。

(3)指导患儿及其家属认识长期防治哮病的重要性，做好哮病日记，记录发病的症状、发作规律、先兆症状、用药情况及用药后反应等。动员家属参与对哮病患儿的管理，提供躯体、心理及社会各方面的支持。

（4）指导患儿学会在急性发作时进行简单、及时的处理,掌握常用支气管扩张剂的用法、用量,以快速缓解支气管痉挛。

（5）在居家恢复期可进行相关呼吸训练及户外活动,如五禽戏、跑步、骑车及球类运动。

【主要护理问题】

1. 低效性呼吸型态　与支气管痉挛、气道阻力增加有关。

2. 清理呼吸道无效　与呼吸道分泌物黏稠、体弱无力排痰有关。

3. 焦虑　与哮病反复发作有关。

4. 知识缺乏　缺乏有关哮病的防护知识。

第六节 风 温 病

【定义】　传染性单核细胞增多症,是由 EB 病毒(Epstein-Barr virus,EBV)所致的急性感染性疾病。临床以发热、咽喉痛、淋巴结及肝、脾大,外周血液中淋巴细胞增多并出现单核样异型淋巴细胞为特征。患者、隐性感染者为传染源,通过口咽分泌物接触传染,偶可通过输血、粪便传染。本病属于中医学"温病""瘟疫"的范畴。

【护理措施】

1. 临证施护

（1）邪郁肺卫:宜食宣肺泄热之品,如薄荷茶、桑菊茶等。

（2）热炽气营:宜食清热生津之品,如西瓜汁、绿豆汤、梨汁等。

（3）热瘀肝胆:多食新鲜瓜果蔬菜,忌辛辣香燥之品。

（4）正虚邪恋:以卧床休息为主,减少体能消耗。宜给予高热量、富含维生素的饮食,可选山药、百合、银耳等食用。

2. 饮食护理　鼓励饮水,加强口腔护理,进高热量、高蛋白、清淡、富含维生素、易消化食物,少量多餐。

3. 休息和运动　急性期建议卧床休息,避免剧烈运动,以缓解症状,有脾大者 3 周内应避免进行与腹部接触的运动,以防发生脾破裂。

4. 病情观察重点

（1）严密观察体温变化,及时做好降温处理。定期监测肝功能,监测意识、面色、四肢末梢循环等情况。

（2）出现右上腹部疼痛、血压下降、呼吸急促、皮肤苍白、四肢冰冷,提示脾破裂。

（3）高热不退、精神萎靡,伴皮肤或消化道出血,可能出现噬血细胞综合征。

（4）咽部肿胀严重者可出现呼吸及吞咽困难,应密切观察呼吸、脉搏、血压等,及时发现病情变化,通知医生并配合吸痰,必要时行气管切开。

5. 用药护理　静脉滴注更昔洛韦时应选择粗直血管,速度要慢,每次滴注时间不少于 1 小时,因静脉滴注速度过快或剂量过大可引起尿结晶而致肾小管阻塞,血液尿素氮和血清肌酐值升高。同时应加强巡视,保证药液输注顺利,防止药液外渗。观察有无恶心、呕吐等胃肠道不良反应。

6. 中医适宜技术　金黄散外敷于淋巴结肿大处,时间为 6～8 小时。

7. 出院指导

（1）加强锻炼,增强体质,生活规律,加强营养,避免过度劳累、受寒。

（2）淋巴结肿大的要注意定期复查血常规,因淋巴结消退比较慢,可达数月之久。如发现颈部淋巴结肿痛、体温升高等情况,及时去医院就诊。

（3）对有肝肾功能、心肌受损的患儿,指导其遵医嘱服用护肝、保心药物,并定期复查。

【主要护理问题】

1. 体温过高　与病毒感染有关。

2. 疼痛　与咽部炎症,肝、脾大有关。

3. 舒适度减弱:淋巴结肿大,肝、脾大,眼睑水肿　与 EB 病毒感染有关。

4. 潜在并发症　肝功能受损。

第七节　小 儿 紫 癜

【定义】　免疫性血小板减少症(immune thrombocytopenia)是正常血小板被免疫性破坏的自身免疫性疾病,是小儿常见的出血性疾病,占儿童出血性疾病的 25%～30%。其主要临床特点为皮肤、黏膜自发性出血、血小板减少、束臂试验阳性、出血时间延长和血块收缩不良。本病属于中医学"紫癜"范畴。

【护理措施】

1. 临证施护

(1)风热伤络:疏风散邪,清热凉血。病房宜通风凉爽,但避免患儿直接吹风。积极防治上呼吸道感染。

(2)血热伤络:保持病房环境清洁、凉爽,勿燥热。宜食鲜藕、梨、鸭肉、冬瓜等凉血止血之品。呕血、便血者应进半流质饮食,忌硬食及粗纤维食物。

(3)气不摄血:饮食宜营养丰富,温热服用,宜食红枣、牛奶等健脾益气补血之品。

(4)阴虚火旺:饮食宜清淡,多食水果、蔬菜等,保持大便通畅。

2. 饮食护理　饮食上注意不要吃过硬、过热、油炸或刺激性食物。注意口腔卫生,用软毛牙刷刷牙或漱口水漱口,保护口腔黏膜不受损伤。

3. 休息和运动　当血小板较低和(或)出血较重时应减少活动,卧床休息,避免创伤,尤其是头部外伤。明显出血患儿应卧床休息,为患儿提供安全的环境,限制剧烈运动,尽量减少肌内注射或深静脉穿刺抽血,必要时应延长压迫时间。

4. 保持大便通畅　防止用力排便时腹压增高而诱发颅内出血。

5. 出血的护理

(1)消化道出血的护理:消化道少量出血患儿,可进温凉的流质饮食;大量出血患儿应禁食,待出血停止 24 小时后可给予流质饮食,应建立静脉通道,准确记录出血的量、性状、颜色。

(2)鼻出血时,可用棉球填塞,局部冷敷。

6. 病情观察重点

(1)密切关注患儿生命体征变化,观察全身皮肤黏膜瘀点(斑)、血小板变化,及时发现出血倾向。观察有无鼻出血、尿血、便血、咯血以及烦躁不安、头痛及神志改变。

(2)如面色苍白加重,呼吸、脉搏增快,出汗、血压下降,提示失血性休克。

(3)若有烦躁不安、嗜睡、头痛、呕吐甚至惊厥、颈抵抗,提示颅内出血。

7. 用药护理

(1)按时按量服用激素或免疫抑制剂,不可随意加减药量。

(2)丙种球蛋白:严格控制输液速度。输注过程中,按时巡视,合理使用静脉通道,避免药物外渗。

8. 出院指导

(1)指导预防损伤:不玩尖利的玩具;不使用锐利的工具;不做剧烈、有对抗性的运动;常剪指甲;选用软毛牙刷;饮食上不吃过硬、油炸、过热、刺激性强的食物,避免消化道黏膜损伤出血。

(2)指导进行自我保护:血小板偏低时需卧床休息,症状缓解后可进行适当运动,增强机体抵抗力。去公共场所时戴口罩,衣着适度,尽量避免感冒,以防加重病情或复发。

(3)告知患儿家属密切关注患儿病情变化,关注有无新发出血点,识别出血征象,学会压迫止血的方法,一旦发现出血,立即到医院复查或治疗。

【主要护理问题】

1. 皮肤黏膜完整性受损 与血小板减少致皮肤黏膜出血有关。

2. 潜在并发症 出血。

3. 有感染的危险 与应用糖皮质激素和(或)免疫抑制剂有关。

4. 恐惧 与严重出血有关。

参 考 文 献

[1] 崔焱,张玉侠.儿科护理学［M］.7 版.北京:人民卫生出版社,2021.

[2] 王雪峰,郑健.中西医结合儿科学［M］.4 版.北京:中国中医药出版社,2021.

[3] 肖洪玲,陈偶英.儿科护理学［M］.4 版.北京:中国中医药出版社,2021.

[4] 温茂兴.中医护理学［M］.4 版.北京:人民卫生出版社,2018.

[5] 王维宁,王玉玲,狄红月.中医科常见疾病护理常规［M］.北京:人民卫生出版社,2018.

[6] 徐桂华,张先庚.中医临床护理学［M］.2 版.北京:人民卫生出版社,2017.

[7] 张月娟,蒋谷芬,李木清.中医护理常规［M］.长沙:湖南科学技术出版社,2017.

[8] 陈佩仪.中医护理学基础［M］.2 版.北京:人民卫生出版社,2017.

[9] 李小寒,尚少梅.基础护理学［M］.6 版.北京:人民卫生出版社,2017.

[10] 国家中医药管理局医政司.19 个病种中医护理方案［M］.北京:中国中医药出版社,2015.

[11] 国家中医药管理局医政司.33 个病种中医护理方案［M］.北京:中国中医药出版社,2014.

[12] 中华中医药学会.中医儿科常见病诊疗指南［M］.北京:中国中医药出版社,2012.

[13] 汪受传,洪黛玲.儿科护理学［M］.北京:中国中医药出版社,2005.

[14] 中华医学会感染病学分会肝衰竭与人工肝学组,中华医学会肝病学分会重型肝病与人工肝学组.肝衰竭诊治指南(2018 年版)［J］.中华肝脏病杂志,2019,27(1):18-26.

[15] 赵煜.儿童急性肝衰竭［J］.中国实用儿科杂志,2022,37(7):508-511.

[16] 王雪菲,彭淑华,邹永光.临床危重患者护理常规及应急抢救流程［M］.武汉:华中科技大学出版社,2022.

[17] 王雪菲,彭淑华,沈雄山.临床危重患者风险评估要点及安全防范措施［M］.武汉:华中科技大学出版社,2022.

[18] 朱丽辉,陈朔晖.儿科专科护理［M］.北京:人民卫生出版社,2021.

[19] 北京儿童医院.内科诊疗常规［M］.2 版.北京:人民卫生出版社,2016.

[20] 邵小平,杨丽娟,叶向红,等.实用急危重症护理技术规范［M］.2 版.上海:上海科学技术出版社,2020.

第十一章　康复医学科护理常规

第一节　一般护理常规

1. 环境管理　保持室内空气新鲜、阳光充足、通风良好、温度适宜,定期用空气消毒机消毒,常用消毒液擦地,以预防和减少院内感染。康复环境应宽敞、整洁、舒适、安全。

2. 基础护理　加强患儿及其家属的入院宣教、清洁知识教育、用药指导等;完善相关入院检查、生命体征监测。

3. 病房康复护理

(1)开展辅助治疗,做好患儿家属培训。早期有效的功能训练是障碍患儿早日恢复正常功能、回归社会的关键。责任护士每隔 1～2 天对患儿家属予以指导、示范,并强调持之以恒(每天坚持训练 1～2 次,每次 20～30 分钟)的重要性,训练应与患儿的日常生活相结合。每周对患儿家属对家庭康复训练方法的掌握情况进行检查(2～3 次/周)。

(2)加强心理护理,做好沟通协调。建立良好的护患关系,创造和谐、轻松的护患交流氛围;在进行各项操作前说一些鼓励性的话语,尽量缩短操作时间,减轻患儿的恐惧感;用患儿能理解、能接受的语言进行交谈,对有语言障碍的患儿,交谈中不可急于求成,要善于理解对方情感表达的内容和方式。

(3)衣食住行护理。

①口腔护理:患儿咀嚼功能和舌活动功能差,食物残渣易存留,指导患儿家属监督患儿刷牙和保持牙齿的清洁,减少含糖食物的摄入量,并定期访问牙医。

②饮食护理:患儿由于体质较弱、牙齿发育不良、吸吮困难、胃肠功能障碍等因素导致营养失调,需要补充充足的营养,应给予患儿高热量、高蛋白、低脂肪、易消化的饮食,补充各种矿物质、维生素等。一般取面对面坐位的进食方法,患儿置于半坐卧位,头微微向前屈,身体两侧对称。选择食物种类应逐步过渡,从流质、半流质、软食到固体食物。对吞咽困难的患儿,喂食时要有耐心,给易于咽下的食物,吞咽训练、发音训练及吹气训练可改善咀嚼吞咽功能,对无力自行吞咽者应采取鼻饲喂养。进食用边缘平浅的、匙柄长而粗的汤匙,如患儿有不自主吐舌,可以用勺压舌,训练合唇;用勺饮水时将杯边放在患儿下唇上,勿放齿间,以防咬杯;若勺被咬住,不要用力拉出,应等患儿自行放松;对流口水的患儿,避免用力擦嘴,以减低唇部敏感度,行为疗法和口、舌的运动疗法可治疗流涎症。

③穿衣护理:可选择坐位或侧卧位,尽量使患儿的姿势保持左右对称;衣物应选择宽松、前开、纽扣大的衣物;应先穿患侧肢体的衣服,脱衣服时先脱健侧肢体的衣服;患儿肩后缩时应让其上身前倾,以便于手臂伸出,但不要强拉,因强拉会引起屈肘不便于穿脱衣;穿裤子、鞋、袜时要保持患儿髋、膝关节弯曲,应注意重心左右转移;必须避免向患儿头部、肩部施加向下的压力。

④抱姿护理:对于肌张力增高的患儿需采用特殊的抱姿。

⑤睡眠护理:正确的睡眠体位对抑制患儿的异常姿势、促进正常姿势的发育至关重要。

⑥大小便训练:约 19 月龄患儿能控制大便,21 月龄患儿能控制排尿。定时将患儿放在便盆或马桶上,加强局部清洁卫生,大小便后清洗会阴部。神经源性膀胱功能障碍患儿常须穿纸尿裤。推拿、摄入充足的水分、合理的饮食结构和运动可改善便秘。

⑦沐浴护理:对于缺乏坐位平衡的患儿,需使用婴儿浴缸或特殊的洗澡座椅。

⑧坐、站训练:坐位练习时,护士坐(跪)在患儿后面,用自己胸腹部顶住患儿腰背部,保持患儿的脊柱

正直,防止后凸;使患儿的髋部屈曲90°,减轻脊柱后凸,使用角椅训练患儿坐姿。站立练习时,护士在患儿后面,用双手扶住患儿骨盆两侧,让患儿尽可能双腿直立,骨盆保持在中立位,处于正确的静态站立姿势;在完成静态站立后,逐步在站立时进行头、躯干、四肢等随意活动,并保持相对平衡,体验正确的站立姿势。

(4)开展社会融合活动。安排护士或患儿家属有计划地组织活动,如做游戏、讲故事、唱歌等,在节日或患儿生日时,送上小礼物、贺卡等,丰富患儿的病房生活。

(5)做好发育指导,获得家庭支持。向患儿家属介绍疾病发生的原因、检查、治疗方案及预后情况,鼓励患儿家属参与制订护理计划,取得患儿家属的理解与支持,帮助患儿及其家属树立信心,以战胜疾病。

(6)做好记录。包括康复护理记录、康复护理评定,设计患儿满意度评价表,进一步提高护理与管理的质量。

(7)辅助器具的使用。患儿出现肌肉关节的挛缩和变形,出现各种异常的姿势和运动模式,除了应用康复功能训练和手法外,还可以使用辅助器具加以辅助。

4. 家庭康复护理

(1)融入日常生活活动:根据患儿生长发育规律将康复技能训练融入日常生活活动中,以增强患儿信心,促进功能改善,提高生活质量。

(2)做好安全宣教:患儿由于肌张力、感觉、平衡等的异常,易摔倒、跌伤;癫痫的发作也使患儿更易出现危险;如患儿独处,有可能发生坠床、撞伤、烫伤、自伤等意外,应当有家属看护,提高安全意识。

(3)注意环境改造:根据患儿的运动能力,及早对周围环境进行改造,保证患儿活动空间和生活环境的安全性。阳台、窗户应加设护栏防止患儿从高处坠落;避免患儿接触具有伤害性的玩具、用物,防止其受伤;室内各家具之间应该有足够的活动空间,以方便患儿360°旋转轮椅,满足各种生活需要;取消门槛,门的有效宽度至少为85 cm,以方便轮椅通过;在厕所及每个房间的墙壁上安装扶手,方便患儿站立和行走等。

(4)选择适当的辅助器具:如适合的坐便器、浴缸、改装座椅、助行器以及方便患儿穿脱的衣物。餐具应选择有吸盘的碗或有能固定盘碗的其他装置,杯子可选择宽底杯,防止杯子摔倒,也可以选择双耳杯,便于患儿双手抓握,保持在身体的中线内完成喝水动作,勺子应选择粗柄勺。

第二节 脑性瘫痪

【定义】 脑性瘫痪(简称脑瘫)是持续存在中枢性运动和姿势发育障碍、有活动受限的一组症候群,这种症候群是由发育中的胎儿或婴幼儿脑部非进行性损伤所致。脑瘫的运动障碍常伴有感觉、知觉、认知、交流和行为障碍,以及癫痫和继发性肌肉、骨骼问题。

【护理措施】

1. 皮肤护理 脑瘫患儿流涎容易导致皮肤发红、糜烂,应指导患儿家属用温水洗净,擦干并涂上护肤霜,或用清洁手帕或餐巾纸擦干,同时经常更换口水巾,尽量保持流涎处干燥。不要随便捏弄患儿的面颊部,以免刺激唾液腺而加重流涎。

2. 日常生活的护理 指导患儿家属监督患儿刷牙和保持牙齿的清洁,减少含糖食物的摄入量和定期访问牙医。脑瘫患儿穿脱衣裤应选择合适的体位,尽量选择宽松、前开、纽扣大的衣物。穿脱衣应将步骤分解,穿脱裤应注意重心,循序渐进。

3. 抱姿护理 痉挛型脑瘫患儿:护士一手托住患儿的臀部,另一手扶住患儿的肩背部,把患儿头部竖直,并将患儿侧抱在怀中,便于患儿与护士之间保持良好的视觉交流(或将患儿头部放在护士的肩部);将患儿痉挛的双腿分开放在护士身体两侧,轻度屈曲外展,达到缓解内收肌痉挛的目的。不随意运动型脑瘫患儿;让患儿呈"抱球"姿势,双手合在一起,双侧腿靠拢,关节屈曲,并尽量接近胸部,做好这一姿势后,护士再把患儿抱在胸前,主要是为了控制患儿不自主的动作,使患儿保持姿势和体位的稳定性。

4. 睡眠护理 痉挛型脑瘫患儿宜采用侧卧位,以利于降低肌张力,促进动作的对称性,使痉挛肌肉张力得到改善。屈曲痉挛严重的患儿,可取俯卧位睡眠;伸肌痉挛的患儿,可采用仰卧位,并将患儿置于恰当的悬吊床内,保持头部处于中线位置。

5. 坐姿护理 坐位应保持脊柱正直,以避免和减轻脊柱后凸及侧弯。

6. 预防并发症 有小便排泄问题的脑瘫患儿应加强局部清洁卫生,预防尿路感染。尿失禁者穿纸尿裤;便秘患儿应摄入充足的水分,饮食结构要合理,注意膳食纤维的摄入,推拿和运动有助于改善便秘。

7. 心理护理 脑瘫患儿由于自身肢体缺陷和运动功能障碍,常伴有少语、孤独、自卑感,缺乏自信心,甚至有自我否定的异常心理。护士要耐心倾听其诉说,帮助其树立信心,健康的心理更能促进其躯体功能、认知、智力、语言发展。

8. 出院指导 教育患儿家属正视疾病,认识家庭及社会因素对患儿康复的重要性,积极主动地进行家庭康复训练,定期到康复科门诊复查。

【主要护理问题】

1. 生长发育迟缓 与生理功能损害和依赖有关。

2. 有受伤的危险 与不能控制活动有关。

3. 自理能力缺陷 与感觉运动损害有关。

4. 语言沟通障碍 与面部肌肉受损不能说话有关。

5. 有体液不足的危险 与获取或吞咽液体困难有关。

6. 有营养失调的危险:低于机体需要量 与吞咽困难有关。

第三节 全面性发育迟缓

【定义】 全面性发育迟缓(global developmental delay,GDD)是指婴幼儿运动、语言或认知中有 2 项或 2 项以上标志性的发育指标/里程碑(如坐、站、走等)没有达到相应年龄段应有的水平。GDD 患儿在粗人动作/精细动作、认知能力、语言、交流、社会适应能力和日常生活能力等方面存在两种以上发育迟缓,GDD 是一种神经发育障碍性疾病。GDD 的诊断年龄小于 5 岁,是暂时性/过渡性、症状描述性诊断。

【护理措施】

1. 安全护理 患儿所在的居室及活动场所应安全、整洁,室内严禁存放危险物品,制止一切影响患儿安全的活动。

2. 生活护理 根据患儿实际情况,协助或者代替患儿料理个人生活,包括卫生、饮食等。

3. 饮食护理 为了保证患儿从饮食中得到足够营养,应为患儿创造良好的饮食环境,餐前应使患儿情绪稳定。对生活自理能力差的患儿要加强训练,必要时协助进餐,以保证进食量,防止发生营养不良;对不能控制食量的患儿要防止暴食,以免发生消化不良。还要纠正个别患儿的偏食行为。

4. 睡眠护理 为患儿创造舒适、安静的睡眠环境,房间应简单清雅、光线柔和、温度适宜,制订适宜的作息时间。

5. 康复护理

(1)以游戏为载体,让患儿在欢乐愉快的环境中主动接受训练:通过视觉、听觉、触觉、嗅觉等多感官刺激训练,让患儿在欢乐愉快的环境中主动接受认知、语言、运动、交流和行为等各种训练;同时让他们和其他患儿和老师,以及在外界环境的反复互动中学习,丰富他们的信息量,促进他们的脑发育和发育功能的提高。

(2)引导式教育法:通过娱乐性、节律性意向激发患儿的兴趣,引导诱发患儿的学习动机,鼓励和引导患儿主动思考、主动积极参与各种训练。引导式教育将教育训练与其他治疗相结合,要求在训练过程中,引导员不要过多地帮助患儿完成某个动作,而是诱发患儿自主地完成该项动作。

(3)活动观察训练:让患儿主动观察人(微笑、伸舌、点头和面部表情变化等)或物(玩具和特殊的仪器设备),进行反复主动的模仿训练。

(4)目标-活动-运动环境疗法:以家庭为中心的康复治疗方式,所有教授给家庭的信息及方法都是根据患儿家属的问题和要求,以及患儿所面临的问题而制订的。将运动训练、家属教育和丰富的患儿学习环境相结合。

6. 心理护理

(1)建立良好的护患关系。

(2)掌握病情,保证治疗护理的顺利实施。

(3)心理治疗和行为治疗时,对患儿只提简单的问题,并经常提示患儿重复练习。

7. 用药护理 使用营养神经药物时,尽量在 15:00 以前用药,以免影响睡眠。用药过程中注意观察有无不良反应。

8. 出院指导 教育患儿家属正视疾病,认识家庭及社会因素对患儿康复的重要性,积极主动地进行家庭康复训练,定期到康复科门诊复查。

【主要护理问题】

1. 生长发育迟缓 与疾病有关。

2. 语言沟通障碍 与说话能力障碍有关。

3. 有受伤的危险 与认知障碍有关。

4. 自理能力缺陷 与疾病有关。

第四节 颅脑损伤

【定义】 颅脑损伤是指因暴力直接或间接作用于头部引起颅脑组织的损伤,是严重危害人类健康和生命的疾病之一。一旦头部遭受暴力冲击或打击,将对人体的重要功能造成不同程度的伤害和影响,且恢复较为困难。因此,颅脑损伤是造成全球患儿死亡及伤残的一个重要原因。颅脑损伤的救治,在创伤救治及康复医学领域中都占有重要的地位。

【护理措施】

1. 病情观察 监测意识、生命体征及有无四肢活动障碍、面肌瘫痪及癫痫等症状出现,发现病情变化及时报告医生。

2. 体位护理 血压正常的情况下应采取头高脚低位,即床头抬高 15°～30°,以利于脑部静脉回流,减轻脑水肿、降低颅内压。肢体置于功能位,尤其应注意防止下肢屈曲挛缩和足下垂畸形。

3. 呼吸道护理 保持呼吸道通畅,对分泌物多或昏迷者应每 2 小时叩背排痰 1 次,必要时进行吸痰,及时清理呼吸道,维持有效的呼吸功能。神志清楚患儿必要时可进行呼吸功能训练。

4. 康复护理

(1)预防压疮:颅脑损伤患儿的皮肤保护包括两个方面,一是预防压疮,应用特殊的病床诸如气垫床、水垫床等,定时翻身,保持床单位清洁、平整、干燥,骨隆突和易受压部位要垫以垫圈,一旦发现皮肤发红或发生压疮,应及时处理和治疗;二是避免因躁动不安引起的皮肤擦伤,必要时踝部可应用压疮泡沫敷料进行保护。

(2)鼓励活动:除加强身体的支持治疗外,更重要的是对患儿进行适当刺激,鼓励其尽早参与自身照顾活动。

（3）患儿的促醒：应用药物促进脑细胞代谢、改善脑的血液循环，还可采用听觉刺激、视觉刺激、肢体运动刺激和皮肤感觉刺激、穴位刺激、正中神经电刺激、高压氧治疗等方法。

（4）日常生活活动练习：进行日常生活活动练习，以逐步达到生活自理的目的。

（5）预防并发症的康复护理：早期功能训练，被动运动和按摩肢体，预防关节挛缩、肩-手综合征、肩关节半脱位、直立性低血压、深静脉血栓形成、肺部感染等并发症。

5. 心理康复护理 颅脑损伤常因突然发生的意外所致，致残率高，患儿常表现为情绪低落、意志消沉、抑郁、悲观和焦虑，甚至会产生轻生的念头及其他异常的行为举止。护士应多与患儿交谈，在情感上给予支持，鼓励患儿积极面对现实，树立信心，以积极的态度配合治疗，共同努力恢复和（或）代偿其失去的功能，早日回归家庭和社会。

6. 出院指导 帮助患儿及其家属制订自我健康维护的计划和要求，指导患儿出院后继续加强功能锻炼，保持良好的心态，定期到医院评定、复查。

【主要护理问题】

1. 意识障碍 与大脑受损有关。

2. 有皮肤完整性受损的危险 与意识障碍、生活不能自理有关。

3. 焦虑 与担心疾病的进展及预后有关。

4. 自理能力缺陷 与疾病有关。

5. 废用综合征 与神经肌肉损伤有关。

6. 躯体移动障碍 与运动功能降低有关。

7. 感知改变 与缺氧及脑组织的受压或移位有关。

8. 吞咽能力受损 与疾病有关。

第五节　注意缺陷多动障碍

【定义】 注意缺陷多动障碍(attention deficit and hyperactive disorder，ADHD)是儿童时期常见的神经发育障碍性疾病，临床上以持续存在且与年龄不相称的注意力不集中、多动、冲动为核心症状，可造成患儿的学业成就、职业表现、情感、认知功能、社交等多方面损害。患儿智力可以正常或接近正常，男童发病率明显高于女童，约为3∶1，学龄期症状明显，随年龄增大逐渐好转，约60%的病例可延续至成年期。

【护理措施】

1. 安全护理 患儿所在的居室及活动场所应安全、整洁，室内严禁存放危险物品，制止一切影响患儿安全的活动。

2. 康复护理

（1）行为矫正疗法：行为矫正是指运用某些程序和方法，来帮助患儿改变他们的行为。行为治疗的目的，就是利用学习的原理，通过条件反射的形式来改变已经习得的行为。

（2）认知行为疗法：这种疗法的主旨是改变患儿的思维形式、信念态度和意见及达到其行为的改变。通过训练增强患儿的自我控制、自我指导、自我调节及勤思考能力，提高解决问题的能力。

（3）感觉统合训练：当大脑对感觉信息的统合发生问题时，就会使机体不能有效运作，称为感觉统合失调。对患儿前庭功能、触觉和本体觉进行针对性的强化训练，可以帮助其建立和恢复健康和正常的运动模式。

（4）对患儿家属和老师的培训：多数患儿家属和老师对ADHD认识不足，他们常为孩子的种种表现感到无奈、焦虑基至气愤，因此，应进行患儿家属和老师的培训，改进他们对ADHD的认识，这是患儿治疗效果得到保证必不可少的一部分。除了说教式教学为主的传统意义上的父母管理训练外,另一种管理训练则是将发展理论融入社会学习,将重点放在亲子互动上。

(5)运动疗法:通过拳击、柔道、举重、田径、球类运动、游泳、健身等体能训练,指导患儿控制冲动和攻击行为,形成良好的自我控制,增强患儿的自信心。

(6)合理安排作息时间:ADHD患儿做事没有头绪,应主动为他们合理安排休息、活动及学习时间,养成良好的生活习惯。

3. 心理护理 ADHD患儿存在不同程度的心理或情绪障碍,他们自控力差,注意力不集中,易受外界不良因素影响,易惹是生非,与同伴关系差,自尊心不足,因此加强ADHD患儿的心理护理至关重要。

(1)应帮助ADHD患儿树立战胜疾病的信心,积极参与治疗护理过程,使其发挥主观能动性,加强自制力。

(2)在护理过程中,采取疏泄、解释、鼓励、安慰、暗示等多种方法,帮助患儿解决问题和困难。

4. 饮食护理 注意培养患儿良好的饮食习惯,忌偏食,忌食含铅高的食物,避免使用含铅食具。

5. 用药护理 指导患儿遵医嘱服药,一般早餐后服,双休日、节假日、寒暑假不学习时应停服药物。15:00以后不应服药,以免影响睡眠。用药过程中定期检测患儿症状是否改善,注意观察有无不良反应。

6. 出院指导 教育患儿家属正视疾病,认识家庭及社会因素对患儿康复的重要性,积极主动地进行家庭康复训练,定期到康复科门诊复查。

【主要护理问题】

1. 自尊紊乱 与在学校不出色及同伴之间的负面影响有关。

2. 社交障碍 与行为模式异常有关。

3. 家属焦虑 与病情复杂和治疗周期长有关。

4. 有受伤的危险 与运动缺陷及过度活动有关。

第六节　面神经麻痹

【定义】 面神经麻痹(facial nerve paralysis)是以面部表情肌群运动功能障碍为主要特征的一种疾病。它是一种常见病、多发病,不受年龄限制。一般症状是口眼歪斜,患儿往往连最基本的抬眉、闭眼、鼓腮等动作都无法完成。

【护理措施】

1. 用药护理 急性期需控制炎症、水肿,改善局部血液循环,减轻神经根受压,可应用激素冲击治疗,然后逐渐减量至停药。B族维生素、甲钴胺、神经节苷脂等药物可促进受损神经修复。

2. 康复护理

(1)运动疗法:在康复治疗师的指导及家属的帮助下患儿可进行面部肌肉功能训练,可面对镜子练习皱眉、闭眼、鼓腮等动作。

(2)物理因子疗法:急性期可在茎乳孔附近行超短波透热治疗、局部热敷和红外线照射治疗等,以助于水肿减轻和炎症消退。

(3)中医治疗:急性期可应用针刺治疗控制病情发展,急性期过后可以针刺、艾灸、推拿联合治疗促进神经修复、肌力恢复,缩短病程。

3. 心理治疗 分散患儿的注意力,使患儿自主配合各种治疗,解除紧张情绪。年龄稍大的患儿常因面容突然改变,而感到恐惧、担心,需帮助其排除心理障碍,树立康复信心。

4. 饮食护理 因本病使味觉与咀嚼功能减退,影响患儿食欲。护理中尽量选用适合患儿口味,并且富有营养、清淡可口、易于消化的半流质或软质饮食。

5. 口腔护理 保持口腔清洁,预防口腔感染。饭后及时漱口,清除口腔患侧滞留的食物残渣。

6. 出院指导 帮助患儿及其家属掌握本病有关知识及自我护理方法,消除诱因及不利于康复的因素,定期到康复科门诊复查。

【主要护理问题】

1. 自我形象紊乱 与面肌瘫痪、口角歪斜有关。

2. 疼痛 与面神经病变有关。

3. 焦虑 与患儿家属担心治疗效果有关。

4. 潜在并发症 语言交流障碍、进食困难、口腔感染、角膜感染等。

第七节 吉兰-巴雷综合征

【定义】 吉兰-巴雷综合征(GBS)是神经系统由体液和细胞共同介导的单相性自身免疫性疾病。主要病变为神经根周围神经广泛的炎症性脱髓鞘,有时也累及脊膜、脊髓及脑部,临床特点以发展迅速的四肢对称性无力伴腱反射消失为主。病情严重者出现延髓和呼吸肌麻痹而危及生命。GBS是继小儿麻痹症消失后导致患儿急性弛缓性麻痹的主要疾病之一。

【护理措施】

1. 病情监测 给予心电监护和脉搏血氧饱和度监测,动态观察生命体征变化,注意有无气胸、气促、发绀、出汗、烦躁不安等症状,必要时监测血气分析。发现呼吸费力、口唇发绀、脉搏血氧饱和度和血氧分压降低时应立即报告医生,遵医嘱及早使用人工呼吸机。

2. 康复护理 GBS的康复治疗强调多学科综合治疗的原则,多学科康复是以患儿为中心、以功能为导向、具有时间依赖性并转变为生物-心理-社会模式的治疗方式,最终使患儿获得最大的功能活动。GBS的康复治疗,应早期介入,在患儿神志清楚,生命体征平稳,病情不再进展后即可进行。

(1)早期康复治疗。

①呼吸功能训练:根据病理生理学机制,对患儿针对性拟订和实施呼吸功能训练,从而达到有效呼吸,以增强肺通气功能,提高呼吸肌功能,纠正病理性呼吸模式,改善肺换气功能,促进血液循环和组织换气,减轻呼吸困难,预防呼吸肌疲劳,帮助患儿早日恢复日常生活活动能力。

②定时翻身:勤翻身,并用手掌在易形成压疮部位做按摩揉擦,改善局部血液循环,防止压疮形成。

③保持功能位:功能位的摆放应贯穿康复训练的始终,以防止关节变形。可以采用功能鞋,防止足下垂。

④被动运动和按摩:对瘫痪的肢体进行被动运动和按摩。按摩的手法要轻柔,主要对手、脚、腿等关节进行按摩。

⑤物理因子治疗:包括温热疗法、激光疗法、经络导平针治疗法、低频脉冲电刺激(肌兴奋)法、神经肌肉电刺激法等,这些方法均具有促进局部血液循环、细胞再生和缩短病程等作用,可根据病情选用。

需要注意的是:早期进行康复训练时应密切监测患儿意识、血压、心率和全身情况的变化,以保证康复训练程序得以安全进行。

(2)中期康复治疗。

①翻身、起坐及坐位平衡训练:教会患儿正确翻身、起坐的方法。同时进行坐位平衡训练。

②肌力训练:GBS患儿由于长期卧床,肌力训练应循序渐进。

③四肢体外反搏治疗:用四肢循环泵进行,可促进血液循环,起到消肿作用。

④斜床坐立:斜床倾斜度逐渐增加到直立位,直至患儿消除不适或直立性低血压。斜床坐立既可以建立血管运动调节机制,又可以防止压疮的发生,还能给患儿直立的感觉,可形成巨大的心理支持。

(3)后期康复治疗。

①肌力训练:肌力训练除徒手肌力训练外,还可利用沙袋、拉力器、哑铃、股四头肌训练器、腕关节训练器、手功能训练器等进行训练。应循序渐进,分步实施,防止过度疲劳。

②坐位到立位及立位平衡训练:平衡训练应在医生指导下进行,正确使用平衡仪并有规律地进行平衡训练。

③步态训练:站立台站立,将患儿固定住,可增加站立的耐力,防止跌倒,并进行作业疗法。

④水疗:可以浮动的水疗是非常好的治疗方式,患儿可以靠浮力支撑,还可以通过对抗水的阻力来锻炼。适合有足够体力的患儿,应注意保持体温。

⑤作业疗法:指导患儿进行日常生活的训练,坐、卧、使用轮椅、穿衣、如厕等,使患儿肢体的功能得到最大限度的恢复,以期生活达到完全自理。

(4)其他康复训练。对于合并吞咽障碍的 GBS 患儿,可采用吞咽功能训练及球囊扩张的方法。

3. 用药护理 进行大剂量丙种球蛋白或血浆置换等免疫治疗时,应注意观察患儿反应。静脉滴注开始时输注速度宜慢,观察 15 分钟,患儿若无不适症状和不良反应,方可调整输液速度,进行正常输注。

4. 饮食护理 协助进高蛋白、高热量、富含维生素且易消化的软食。延髓麻痹不能吞咽进食和气管切开、呼吸机辅助呼吸者应及时插胃管,给予鼻饲,以保证机体获得足够的营养,维持水、电解质平衡,预防营养失调。

5. 心理护理 由于急性起病、进行性加重、感觉及运动功能障碍,患儿情绪易不稳定,容易紧张、哭闹、烦躁,患儿家属则易出现焦虑、恐惧等表现,此时需加强沟通,向患儿家属讲解疾病知识,帮助他们战胜恐惧心理,树立战胜疾病的信心。

6. 出院指导 帮助患儿及其家属掌握本病有关知识及自我护理方法,消除诱因及不利于康复的因素,定期到康复科门诊复查。

【主要护理问题】

1. 有受伤的危险 与步态不稳、感觉丧失、虚弱或不能控制的运动有关。

2. 语言沟通障碍 与由语言肌肉的共济失调引起的构音障碍有关。

3. 营养失调:低于机体需要量 与由脑神经受损引起的吞咽或咀嚼困难有关。

4. 活动无耐力 与疲乏和很难从事日常活动有关。

5. 废用综合征 与神经肌肉损伤有关。

6. 躯体移动障碍 与肌肉僵硬、震颤和日常生活活动迟缓的影响有关。

7. 吞咽障碍 与小脑损伤有关。

第八节 脊髓损伤

【定义】 脊髓损伤(spinal cord injury,SCI)是由于各种原因引起的脊髓结构和功能的损害,造成损伤平面以下的运动、感觉及自主神经等功能障碍的疾病。

【护理措施】

1. 一般护理 保持室内空气流通,温湿度适宜。给予高热量、高蛋白、富含维生素的饮食,多吃酸性及纤维素丰富的食物,少食产气多的食物,鼓励多饮水。

2. 用药护理 急性期可给予甲泼尼龙等皮质类固醇、甲钴胺等 B 族维生素、营养神经及促神经再生药物及丹参、三七、川芎嗪等中药。

3. 康复护理

1)急性期的康复 患儿生命体征和病情基本平稳、脊柱稳定即可开始康复训练。急性期主要采取床边的一些训练方法。目的是防止急性期合并出现废用综合征,如骨质疏松、肌萎缩、关节挛缩等,为恢复期的康复治疗创造更有利的条件。

(1)体位摆放:患儿卧床时应注意让肢体保持于良好的功能位,防止关节挛缩和肌萎缩。

(2)卧床时体位变换:对于大年龄卧床患儿应定时变换体位,为了防止压疮的形成,每2小时需要翻身1次。体位转换中需注意避免操作不当对患儿造成继发性损伤;应尽可能发挥其病损肌肉的残存肌力。

(3)关节被动运动:对瘫痪的肢体进行关节被动运动训练,每一关节各轴向活动20次,每天1~2次即可,以防止关节挛缩和畸形的发生。

(4)早期坐起训练:对脊髓损伤后脊柱稳定性良好的患儿应尽早(伤后/术后1周左右)开始坐位训练,根据患儿病情及耐受情况不同每次30分钟至2小时,逐渐增加坐起时间,每天2次。具体训练方法:开始时将床头抬高或摇起30°,如无头晕、眼花、无力、心慌、恶心等不良反应,则每天升高15°,直到正常坐位90°,并维持训练。

(5)站立训练:站立训练时应保持脊柱的稳定性,佩戴腰围训练起立和站立活动。具体训练方法:患儿站在起立床(斜床),从倾斜20°开始,角度渐增,8周后达到90°,应注意观察患儿反应,防止直立性低血压的发生。

(6)呼吸及排痰训练:对颈髓损伤造成呼吸肌麻痹的患儿,应注意训练其腹式呼吸功能,训练患儿吸气时闭嘴,用鼻深吸气并用力鼓起腹部,满气后稍作停顿,缓慢张口呼气,呼气时腹部尽量回收,必要时可双手在患儿上腹向上、向后方用力,协助腹部回缩、膈肌上抬,呼吸节律宜缓慢而深,以不感觉憋气为标准,每次15~20分钟,每天3~4次。

(7)大小便功能障碍的处理。

①小便障碍的处理。

a.神经源性膀胱:留置导尿管,休克期结束后根据患儿病情即开始进行导尿管夹管训练,并逐渐增加夹管时间,以后采用间歇清洁导尿术。

b.配合个体化饮水计划进行排尿训练:采取定时按摩腹部耻骨上区,改变呼吸方式,屏息增加腹压,反复挤捏阴茎、牵拉阴毛等扳机点法,神经肌肉电刺激及磁刺激等膀胱训练法,促进尿液尽早正常排出。

c.尽早介入康复护理:尽早建立起排尿规律。

②神经源性肠道的处理:定时排便,尽可能采用蹲位等使肛门直肠角增大的体位排便,按摩腹部,手指直肠刺激促进直结肠反射的建立,避免摄入刺激性食物,增加糙米、蔬菜等膳食纤维含量高的食物,适量摄入亲水性食物。便秘可采用润滑剂、缓泻剂与灌肠等方法处理。

2)恢复期及后遗症期的康复 一般在伤后2~3个月,在早期康复训练的基础上开始进行此期的康复训练。加强残存肌力和全身耐力训练,根据损伤的平面制订合适的训练方案。

(1)转移训练:转移是脊髓损伤患儿为提高生活自理能力必须掌握的技能,完成转移需要相关关键肌的肌力达到2~3级。转移分为帮助转移、辅助转移和独立转移。转移训练中应在安全范围内减少帮助,尽可能使用辅助器具训练转移,让患儿通过各种方式获得主动移动的能力,尽早独立完成转移,使残存的功能发挥出最大作用,促进患儿早日参与社会活动。

(2)轮椅训练:坐位训练完成以后,可以独立坐15分钟以上,即开始进行轮椅训练。注意每次坐30分钟,必须侧倾躯干或用上肢撑起躯干,离开椅面减轻臀部压力,避免坐骨结节发生压疮。

(3)日常生活活动能力训练:脊髓损伤患儿,特别是四肢瘫患儿,训练日常生活活动能力尤其重要。

4. 物理因子治疗 功能性电刺激可降低肢体无法活动的一些危害,使肢体产生活动。电刺激下肢肌肉,使其被动收缩,促进血液回流,进而降低深静脉血栓形成发生率;超短波、紫外线等物理因子治疗可减轻局部的炎症反应,改善神经功能等。

5. 辅助器具的应用 确定使用矫形器的适应证、选择合适的矫形器具、适配合适的辅助器具,不仅能够提高脊髓损伤患儿的运动功能和生活自理能力,而且有益于他们身心全面的发育,促进患儿尽早回归家庭、回归学校、回归社会。脊髓损伤的程度不同、残存肌力不同,所需要的辅助器具也不相同。脊髓损伤患儿的年龄、体质、生活环境和家庭经济条件也是影响辅助器具选择的因素。

6. 心理支持与环境改造 帮助脊髓损伤患儿勇敢地面对损伤带来的残疾障碍,树立身残志坚的信念,促使他们早日获得独立生活的技能,指导家庭、学习环境的无障碍设施改造,创建患儿回归学校与社会的途径与渠道。

7. 常见的并发症及治疗原则 脊髓损伤会造成患儿多系统功能出现紊乱,且由于受伤机制不同,会合并多脏器受损,从而导致多种并发症的发生。这不仅会对脊髓损伤患儿功能恢复造成不利影响,也会增加家庭经济负担、影响康复训练效果。

8. 出院指导 帮助患儿及其家属掌握本病有关知识、训练技能及自我护理方法,防止二次残疾,制订长远的康复训练计划,定期随访,早期发现并发症,及时就诊。

【主要护理问题】

1. 自理能力缺陷 与瘫痪有关。

2. 排尿异常 与神经源性膀胱有关。

3. 排便失禁 与对括约肌缺乏随意控制有关。

4. 有皮肤完整性受损的危险 与长期卧床、大小便失禁有关。

5. 有尿路感染的危险 与排尿功能障碍有关。

6. 废用综合征 与疾病生理因素有关。

7. 有受伤的危险 与控制活动的能力障碍及感觉运动障碍有关。

8. 焦虑 与感知到损伤对生活方式的影响以及不确定预后有关。

第九节　孤独症谱系障碍

【定义】 孤独症谱系障碍(autism spectrum disorder,ASD)是一组以社会交往障碍、言语和非言语交流障碍、狭隘兴趣、刻板行为为主要特征的神经发育障碍性疾病。以往称为广泛性发育障碍。

【护理措施】

1. 环境护理 居室及活动场所应安全、整洁,室内严禁存放危险物品,制止一切影响患儿安全的活动。情感环境是重要的教育资源,应通过情感环境的创设、利用,有效地促进患儿的发展。周围的人给予患儿一个表扬、一个鼓励对患儿都十分重要,只要是行为意义积极的,给予适当的物质奖励,以此不断强化患儿积极向上的认同心理。

2. 生活护理 根据患儿实际情况,协助患儿料理个人生活,包括卫生、饮食、睡眠等。

3. 康复护理

(1)设定康复护理目标,教育训练内容充分细化,做到动作-言语-奖励有机结合,要改变或去除不利于训练的环境和不良因素。

(2)应用性行为分析疗法(applied behavior analysis,ABA):迄今为止最广为人知的综合干预模式之一。以正性强化、负性强化、区分强化、消退、分化训练、泛化训练、惩罚等技术为主,矫正孤独症患儿的各类异常行为,同时促进患儿各项能力的发展。强调高强度、个体化和系统化。经典 ABA 的核心是回合式教学(discrete trial training,DTT),其特点是具体和实用,主要步骤包括训练者发出指令、患儿反应、训练者对反应做出应答和停顿。其目前仍在使用。

(3)作业治疗法(occupational therapy,OT):目的是改善 ASD 患儿对感觉刺激的异常反应、运动协调能力及认知障碍,提高认知水平;培养 ASD 患儿兴趣,促进其社会交往。

(4)感觉统合训练(sensory integration training,SIT):利用儿童发育过程中神经系统的可塑性,通过听觉、视觉、基础感觉、平衡、空间知觉等方面的训练,刺激大脑功能,使儿童能够统合这些感觉,促进脑神经生理发展,并能做出适应性反应。

(5)日常生活活动指导训练:根据患儿日常生活活动能力评估结果,按计划将日常生活活动分解成若干简单的动作,逐一指导后再组合成完整的动作,并运用于日常生活,以提高患儿日常生活自理能力。

(6)社交技能训练(social skill training,SST):目的是提高 ASD 儿童的社会交往能力。可进行对视训练、面部表情训练、共享注意训练、模仿训练、用手与人交流训练、拥抱训练、游戏训练、轮流等待训练等。

(7)提供家庭训练的建议及指导,并可通过观摩、阅读指导手册等方法教会患儿家属训练的技术。并应定期检查和评价并调整训练课程及告知具体注意事项。

(8)教育训练中要特别注意患儿家属所起的作用,向患儿家属讲解疾病知识,帮助他们战胜恐惧心理,树立战胜疾病的信心,正确对待 ASD 预后。

4. 用药护理 合理使用药物治疗,注意观察药物不良反应。

5. 睡眠护理 为患儿创造舒适、安静的睡眠环境,房间应简单清雅、光线柔和、温度适宜,制订适宜的作息时间。

6. 出院指导

(1)帮助患儿家属尽可能多地了解疾病相关知识,对患儿可能带来的一系列影响,使患儿家属了解及时治疗、干预的必要性,让他们积极配合医生的治疗计划。

(2)指导患儿家属尽量保持生活环境、家庭生活常规化、单纯化。

(3)患儿要进行长期特殊教育学习,定期复查。

(4)提供家庭训练的建议及指导,指导患儿家属如何正确地与患儿有效沟通,改善患儿的精神心理状态。

(5)共同教育和管理是必需的,指导患儿家属要与老师和学校其他工作人员及时沟通,以监测疾病的进展和治疗的有效性。

(6)指导患儿家属要懂得管理好自己的情绪,学会舒缓心情的方法。

【主要护理问题】

1. 语言沟通障碍 与疾病有关。

2. 患儿家属焦虑 与治疗周期长有关。

3. 有受伤的危险 与疾病有关。

4. 社交障碍 与行为模式异常有关。

第十节 气管切开术后的康复护理

【定义】 气管切开术(tracheotomy)是切开颈段气管前壁,置入气管套管,使患者通过重新建立的通道进行呼吸的一种手术。

【风险评估】

1. 气道评估

(1)保持气道通畅:保持颈部适度伸展,清除口鼻咽分泌物。

(2)观察有无气道梗阻:面色及口唇有无青紫,有无吸气性三凹征。

(3)观察痰液性状、量:气管造瘘口可见痰液或可闻及痰鸣音。

2. 呼吸评估

(1)频率、节律、形态:呼吸频率增快标准如下。平静观察 1 分钟,小于 2 月龄呼吸频率≥60 次/分;2 月龄至 1 岁呼吸频率≥50 次/分;1～5 岁呼吸频率≥40 次/分;5 岁以上呼吸频率≥30 次/分。出现呼吸浅快、胸壁吸气性凹陷、鼻翼扇动、三凹征、发绀等。

(2)咳嗽咳痰能力:咳嗽乏力致气道分泌物不易排出影响通气。

(3)SpO_2、PaO_2、血气分析:$SpO_2<92\%$;$pH<7.35$;吸氧浓度$>50\%$,而 $PaO_2<50$ mmHg。

(4)双肺呼吸音:双肺听诊出现大量湿啰音或闻及痰鸣音。

【护理常规及安全防范措施】

(一)气道管理

1. 病室管理 严格控制人员流动,开窗通风,保持温度在 $22\sim24$ ℃,相对湿度在 $50\%\sim70\%$,保护性隔离,床旁备急救用物。

2. 医务人员管理 严格遵守消毒隔离制度,严格无菌操作,严格手卫生。

3. 保持气道通畅 按无菌操作规程随时吸出套管内分泌物,加强翻身、拍背,促进痰液排出。加强口腔护理。

4. 气道吸引护理

(1)气道吸引的时机。

①气管造瘘口可见痰液或闻及痰鸣音。

②SpO_2 下降至 95% 以下。

③双肺听诊出现大量湿啰音,怀疑是气道分泌物增多所致。

④怀疑胃内容物反流误吸或上气道分泌物误吸。

⑤咳嗽排痰无力。

⑥需要获取痰液标本。

⑦带气囊的气管套管放气时。

⑧其他经临床专业判断认为须行气道吸引。

(2)吸痰管的选择。管壁光滑、顶端圆润、软硬适中、直径不超过气管套管内径的 1/2。吸痰管直径为气管套管内径的 1/3 为宜,且应比气管套管长 $4\sim5$ cm。

(3)吸痰并发症。低氧血症、心律失常、肺不张、气道损伤、感染、出血、疼痛等。

(4)吸痰效果评价。呼吸音改善;吸气峰值降低;呼吸道阻力降低;潮气量增加;SpO_2 改善;呼吸情况改善。

(5)气道湿化方式。

①气道湿化方式分为持续气道湿化和间歇气道湿化,湿化方式的选择应根据病情、活动度、呼吸道功能,痰液的颜色、性状和量等因素综合考虑。

②术后早期卧床期间可采取持续气道湿化,能下床时可采取间歇气道湿化。

(6)气道湿化装置。

①可使用注射器、滴瓶、雾化器、喷瓶等间断湿化装置向患儿气道间歇滴入或喷入湿化液。

②持续气道湿化可采用微量泵、输液泵、输液装置、加温湿化系统、湿热交换器等将湿化液持续注入气道内。

③有明显血性痰液、痰液黏稠且痰液多的患儿不应使用湿热交换器。

(7)气道湿化液。

①气道湿化液可选用 0.45% 或 0.9% 氯化钠溶液;使用加温湿化系统时应选用灭菌注射用水。

②发生感染、痰液黏稠时,应遵医嘱使用黏液稀释剂、黏液促排剂等药物进行湿化。

(二)体位管理

1. 体位管理的目的

(1)预防长期制动对身体的不良影响,如压疮及深静脉血栓形成等。

(2)通过重力协助分泌物从支气管中引流出来,帮助主动排痰困难的患儿被动清除分泌物。

(3)改善心肺功能及氧转运功能。

(4)有效地增大肺泡容量、肺泡通气和改善呼吸动力学、黏液纤毛输送作用、清除分泌物的作用。

2．体位护理

(1)建立体位翻身卡,按时翻身,加强巡视,并指导患儿家属保持体位的方法。预防压疮,保持皮肤完整性。

(2)保持良肢位,选择合适的体位垫或辅助器具。

(3)定制个体化矫形鞋、手托。

(三)伤口护理

1．伤口护理的原则 气管切开是Ⅱ类伤口,感染率5%～10%,易被痰液污染。注意遵守无菌操作、严密观察、合理用药、感染监测的原则。

2．伤口护理的评估

(1)评估患儿生命体征、意识、活动能力、心理状况和是否能合作。

(2)评估患儿局部皮肤情况。

(3)观察呼吸道是否通畅。

(4)了解患儿行气管切开术的目的、切开时间、痰液情况。

(5)了解气管套管类型。

3．敷料选择与更换

(1) 应使用无菌纱布或医用气切泡沫敷料作为气管套管垫。

(2) 无菌纱布气管套管垫应每日更换,如有潮湿、污染应及时更换;泡沫敷料根据产品说明书使用。

(3) 应定时检查敷料及气管造瘘口周围皮肤,确保清洁、干燥。

4．清洁与消毒

(1)应每日用生理盐水清洁气管造瘘口,并消毒造瘘口皮肤。

(2)气管造瘘口清洁前宜进行气道吸引,保持气道通畅。

(3)气管造瘘口消毒宜采用含碘类或酒精类皮肤消毒剂,对消毒剂过敏者应采用生理盐水。

(4)不应使用含矿物油的产品进行气管造瘘口周围皮肤清洁。

(四)气管套管护理

(1)确认需要更换气管套管的型号及规格。

(2)备好更换气管套管所需物品,润滑新的气管套管备用。

(3)协助患儿取适当体位,经气管套管和口腔充分气道吸引。

(4)配合医生更换气管套管时,应同时观察患儿呼吸、面色及病情变化。

(5)气管套管更换后,应检查气管套管固定是否正确及患儿呼吸情况等,并做好记录。

(五)气囊的管理

带气囊的气管套管气囊压力应维持在25～30 cmH_2O,宜每4～6小时监测气囊压力。可每4～6小时放气1次,每次放气30分钟左右。对带有声门下吸引装置的套管,每次放气前应进行声门下分泌物吸引。

(六)康复治疗

体位训练、呼吸训练、咳嗽训练、气道廓清术、徒手肺康复、运动治疗、作业治疗、中医传统疗法、心理康复等。

【应急预案】

气管切开患儿套管脱出应急预案如下所示。

(1)套管意外脱出,应立即通知医生,打电话让耳鼻喉科医生配合紧急插管。

(2)应使用面罩高流量吸氧,同时做好重新置管的用物准备和急救护理。

（3）部分脱出：立即将套管沿切口正中线直行插入，观察患儿呼吸困难是否解除。插入困难时应将套管立即拔出。

（4）完全脱管时，患儿若有自主呼吸、意识清楚，应安慰患儿，密切观察其呼吸情况。

（5）呼吸困难者，用止血钳将气管切口撑开，将气管套管准确插入气管内。

（6）严密观察患儿生命体征、意识、血氧饱和度的变化，并做好护理记录。

（7）填写不良事件报告单上报护理部，分析发生的原因，做好质量追踪及整改工作。

【技术规范】 气管切开术后护理技术规范风险评估如下所示。

1. 评估要点

（1）评估患儿的身体状况，了解病情、意识、自理能力及合作程度（生命体征及用氧情况）。

（2）向患儿及其家属解释操作的目的，取得患儿及其家属的同意和配合。

（3）评估患儿颈部的皮肤，有无潮湿、湿疹、破损；气管切口处敷料有无渗血、渗液，切口有无红肿及异常分泌物。

（4）评估患儿呼吸道分泌物情况，使用套管的型号，系带的清洁度及松紧度，供氧面罩是否清洁，若有一次性胃管应评估气囊压力。

2. 指导要点

（1）告诉患儿操作中勿紧张，保持平稳呼吸，使颈部肌肉放松，便于操作。

（2）指导长期使用呼吸机的患儿加强自我呼吸锻炼，争取早日脱机，早日拔管。

3. 注意事项

（1）应严格遵守无菌原则。

（2）每日至少换药1次，保持伤口敷料及固定带的清洁、干燥。系带应妥善固定，松紧适宜，系带与皮肤之间以伸进一指为宜。

（3）操作时动作应尽量轻柔，防止牵拉，减少对患儿的刺激。

（4）经常翻身、拍背、促进排痰，同时防止气管套管脱出。

参 考 文 献

[1] 杜春萍，包芸，刘素珍.康复医学科护理手册[M].北京：科学出版社，2011.

[2] 崔焱.儿科护理学[M].5版.北京：人民卫生出版社，2012.

[3] 郑彩娥，李秀云.实用康复护理学[M].北京：人民卫生出版社，2012.

[4] 燕铁斌.康复护理学[M].3版.北京：人民卫生出版社，2012.

[5] 陈卓铭.特殊儿童的语言康复[M].北京：人民卫生出版社，2015.

[6] 北京儿童医院.护理诊疗常规[M].北京：人民卫生出版社，2016.

[7] 韦丙茹.护理风险评估及预防在心血管内科中的应用价值[J].临床医学研究与实践，2016，1(11):131-132.

[8] 李晓捷.儿童康复学[M].北京：人民卫生出版社，2018.

第十二章 感染性疾病护理常规

第一节 一般护理常规

1. 环境与休息 定时开窗通风,保持室内空气新鲜,注意患儿保暖。室温控制在 18～22 ℃,相对湿度控制在 50％～60％。急性期应绝对卧床休息,症状减轻后方可逐渐起床活动。

2. 饮食护理 给予水分充足、易消化、营养丰富的流质、半流质或软质饮食。鼓励患儿多饮水,维持水、电解质平衡和促进体内毒素的排泄。

3. 皮肤护理 保持皮肤清洁干燥。避免使用肥皂、沐浴露清洁皮肤,以免刺激皮肤,剪短指甲以免抓破皮疹。保持臀部清洁干燥。

4. 发热护理 2 月龄以上儿童体温≥38.2 ℃伴明显不适时,可根据医嘱使用退热药,并进行恰当的护理,改善患儿舒适度,如温水擦浴、减少穿着衣物、使用退热贴、降低室内温度等。不可使用酒精擦浴、冰水灌肠等物理降温措施,以免加重患儿不适感。

5. 消毒隔离 根据不同病原体的特征和传染病的传播途径,采取相应的消毒隔离措施。控制传染源,切断传播途径,保护易感人群。

6. 心理护理 传染病患儿常需要单独隔离,易产生孤独、紧张、恐惧心理,不良的心理反应可促使病情加重,护理人员应倍加关注,耐心劝导患儿安心休息、配合治疗。对恢复期患儿鼓励适量活动,保持良好情绪,促使疾病早日康复。

7. 健康教育 针对传染病的特点,采用个别交谈、墙报及宣传画等形式向患儿及其家属宣讲隔离消毒的意义及方法,传染病发生的原因、治疗、护理措施等,使患儿能配合消毒隔离及治疗,控制院内交叉感染。

第二节 手 足 口 病

【定义】 手足口病(hand-foot-mouth disease,HFMD)是由肠道病毒引起的急性传染病,主要症状表现为发热,手、足、口腔等部位的斑丘疹、疱疹,重者可出现脑膜炎、脑炎、脑脊髓炎、肺水肿、循环障碍等。致死原因主要为脑干脑炎及神经源性肺水肿。

【护理措施】

1. 维持正常体温 密切监测患儿体温,低热或中等热者不需特殊处理,鼓励患儿多饮水;体温超过 38.5 ℃者,遵医嘱使用退热药。加强监测有高热惊厥史患儿的病情,预防惊厥发作。

2. 病情观察 密切观察病情,尤其是重症患儿。若患儿出现烦躁不安、嗜睡、肢体抖动、呼吸及心率增快等表现时,提示有神经系统受累或心肺功能衰竭的表现,应立即通知医生,并积极配合治疗,给予相应护理。保持呼吸道通畅,积极控制颅内压;使用脱水剂等药物治疗时,应观察药物的作用及不良反应。

3. 皮肤护理 保持室内温湿度适宜,患儿衣被不宜过厚,及时更换汗湿衣被,保持衣被清洁。避免用肥皂、沐浴露清洁皮肤,以免刺激皮肤。剪短指甲以免抓破皮疹。手足部疱疹未破溃处涂炉甘石洗剂或 5％碳酸氢钠溶液;疱疹已破溃、有继发感染者,局部用抗生素软膏。臀部有皮疹的患儿,保持臀部清洁干燥,及时清理患儿的大小便。

4. 口腔护理 保持口腔清洁,进食前后用温水或生理盐水漱口。有口腔溃疡的患儿可将维生素 B_2 粉剂直接涂于口腔糜烂部位,或涂以碘甘油,以消炎镇痛,促进溃疡面愈合。

5. 饮食护理 给予患儿营养丰富、易消化、流质或半流质饮食,如牛奶、粥类等。饮食定时定量,少食零食,以减少对口腔黏膜的刺激。因口腔溃疡疼痛拒食、拒水造成脱水、酸中毒者,给予补液以纠正水、电解质紊乱。

6. 消毒隔离 住院患儿进行床边隔离。病房定时开窗通风,并消毒病房内空气。医护人员接触患儿前后均要消毒双手。患儿用具消毒处理,呕吐物及粪便用含氯消毒液处理。尽量减少陪护及探视人员,并做好陪护宣教,要求勤洗手、戴口罩等。

7. 健康教育 向患儿家属介绍手足口病的流行特点、临床表现及预防措施。指导患儿家属培养婴幼儿良好的卫生习惯,饭前、便后洗手;玩具、餐具定期清洗、消毒等。确诊的患儿需立即隔离,其中不需住院治疗的患儿可在家中隔离,教会患儿家属做好口腔护理、皮肤护理及病情观察,如有病情变化应及时到医院就诊。流行期间不要带患儿到公共场所。指导患儿加强锻炼,增强机体抵抗力。

【主要护理问题】

1. 体温过高 与病毒感染有关。

2. 皮肤完整性受损 与病毒引起的皮损有关。

3. 有感染传播的危险 与肠道病毒可经粪-口传播或直接接触传播有关。

4. 潜在并发症 脑膜炎、肺水肿、呼吸衰竭、心力衰竭。

第三节 流行性腮腺炎

【定义】 流行性腮腺炎(epidemic parotitis)是由腮腺炎病毒引起的急性呼吸道传染病,临床上以腮腺肿痛为特征,各种腺体及器官均可受累。本病传染性较强,常在幼儿园和学校中流行,以 5～15 岁患儿多见。一次感染后可获得终身免疫。

【护理措施】

1. 局部疼痛护理

(1)进行疼痛评估,及时发现疼痛症状,严重者及时采取措施缓解疼痛。

(2)给予清淡、易消化的半流质或软质饮食,忌酸、硬、辣等刺激性食物,以免因唾液分泌及咀嚼使疼痛加剧。注意保持口腔清洁,进食后用生理盐水或 4% 硼酸溶液漱口,鼓励患儿多饮水,防止继发感染。

(3)腮腺肿胀处局部冷敷,以减轻炎症充血及疼痛。亦可用中药湿敷。也可采用中成药金黄散局部外敷。发生睾丸炎时可用丁字带托起阴囊,局部间歇冷敷以减轻疼痛。

2. 维持正常体温 发热伴有并发症者建议卧床休息至体温正常。高热者遵医嘱用药物降温。

3. 观察病情变化

(1)有无出现持续发热、剧烈头痛、嗜睡、烦躁、呕吐、颈项强直或惊厥等症状,若有这些症状提示可能发生脑膜脑炎。

(2)有无上腹剧痛、压痛和腹肌紧张并伴发热、寒战、呕吐、腹胀、腹泻或便秘等症状,若有这些症状提示可能发生胰腺炎。

(3)注意有无脑膜炎、脑炎、睾丸炎、急性胰腺炎等临床征象,若有予以相应治疗护理。

4. 预防感染传播

(1)管理传染源:隔离患儿至腮腺肿大完全消退。易感儿接触后应隔离观察 3 周。

(2)切断传播途径:患儿居室定时通风并进行消毒;患儿物品暴晒 2 小时;限制探视;接触患儿前后应

洗手;流行期间不带易感儿去人多密集的公共场所;发生疫情的学校、幼托机构暂不接纳新生。

（3）保护易感儿:易感儿接种腮腺炎减毒活疫苗,可采用皮下接种、喷喉、喷鼻或气雾吸入等方法。接种麻疹-风疹-腮腺炎三联疫苗也具有良好的保护作用。流行期间应加强幼托机构的晨间检查。

5. 健康教育　流行性腮腺炎传染性较强,并发症较多,应向患儿家属说明隔离治疗的重要性,使其能积极配合。无并发症的患儿可在家中隔离治疗,指导患儿家属做好隔离、发热、饮食、清洁口腔、用药等护理,学会观察病情,若有并发症表现,应及时送医院就诊。做好患儿及其家属的心理护理,介绍减轻疼痛的方法,使患儿及其家属配合治疗。

【主要护理问题】

1. 疼痛　与腮腺及周围组织水肿有关。

2. 体温过高　与病毒感染有关。

3. 有感染传播的危险　与腮腺炎病毒可经呼吸道或直接接触传播有关。

4. 潜在并发症　脑膜炎、睾丸炎、胰腺炎。

第四节　流行性感冒

【定义】　流行性感冒(influenza)简称流感,是由流感病毒引起的一种常见的急性呼吸道传染病。潜伏期为数小时至4天,一般为1～3天。临床上以高热、头痛、乏力、全身酸痛等全身中毒症状较重而呼吸道卡他症状较轻为特征,流感病毒传染性强,容易发生变异,尤其是甲型流感病毒,曾多次引起大流行。

【护理措施】

1. 消毒与隔离　以飞沫隔离为主,至少隔离1周或隔离至症状消失。病房进行空气消毒。污染物品可经煮沸、紫外线照射、84消毒液或1‰漂白粉消毒。接触患儿后,及时洗手,避免污染的手接触口、眼、鼻。

2. 病情观察　严密观察病情变化,如有咳嗽、咳痰、呼吸困难、口唇发绀等,提示气体交换受损,应指导患儿有效咳嗽,采取半坐卧位,并及时报告医生,遵医嘱进行雾化、吸氧等进一步处理。

3. 治疗配合　鼻塞者给予局部热敷或麻黄素滴鼻液滴鼻;嘱咽痛、声音嘶哑患儿少讲话,含服护咽剂。

4. 心理护理　针对患儿及其家属的心理变化采用交谈、倾听、支持等方法,及时解除其心理负担,增强其战胜疾病的信心。

5. 健康教育

（1）在流行季节或流行区,宣传引起流感的诱因,加强体育锻炼,提高机体抵抗力;注意劳逸结合,避免受凉,注意保暖;保持室内空气新鲜、阳光充足。

（2）可进行预防接种。流感流行期间尽可能避免人群聚集,少去人群集中的公共场所,外出均应戴口罩进行防护。患儿应实施早期隔离治疗,接触患儿后应进行手卫生。

【主要护理问题】

1. 体温过高　与病毒感染有关。

2. 活动无耐力　与发热、毒血症有关。

3. 潜在并发症:气体交换受损　与并发肺炎致换气功能障碍有关。

第五节　水　　痘

【定义】　水痘(varicella)是由水痘-带状疱疹病毒引起的一种传染性极强的出疹性疾病。其临床特点为皮肤黏膜分批出现和同时存在斑疹、丘疹、疱疹等各类皮疹,全身症状轻微。

【护理措施】

1. 生活护理 保持室内空气新鲜,温湿度适宜。衣被清洁、平整,不宜过厚,以免患儿不适而增加皮肤瘙痒感。

2. 皮肤护理

(1)及时更换汗湿衣物,勤换内衣,保持皮肤清洁干燥。

(2)剪短指甲,小婴儿可戴连指手套,避免搔破皮疹,引起继发感染或留下瘢痕。

(3)为减少皮疹瘙痒,可在疱疹未破溃处涂炉甘石洗剂或5%碳酸氢钠溶液;疱疹已破溃、有继发感染者,局部用抗生素软膏,或遵医嘱口服抗生素控制感染。

3. 饮食及口腔护理 给予富含营养的清淡饮食,多饮水,保证机体有足够的营养。有口腔黏膜疹者每日用温盐水或复方硼砂溶液进行口腔护理2～3次,保持口腔清洁。

4. 降低体温 患儿中低度发热时,不必用药物降温。如有高热,可用物理降温或适量的退热药,忌用阿司匹林,以免增加瑞氏(Reye)综合征的发生风险。

5. 预防感染传播

(1)管理传染源:隔离患儿至皮疹全部结痂为止,注意休息。易感儿接触后应检疫3周。

(2)切断传播途径:患儿居室定时通风并进行消毒;患儿物品暴晒2小时;限制探视;病房保持通风并定时用紫外线照射消毒;接触患儿前后应洗手。

(3)保护易感儿:保持室内空气新鲜,幼托机构做好晨间检查、空气消毒。水痘减毒活疫苗能有效预防易感儿发生水痘,其保护率高,并可持续10年以上。对正在使用大剂量激素、免疫功能受损、恶性病患儿以及孕妇,在接触水痘患者72小时内肌内注射水痘-带状疱疹免疫球蛋白,可起到预防或减轻症状的作用。

6. 监测病情 水痘是自限性疾病,偶可发生播散性水痘,并发肺炎、心肌炎,应注意观察及早发现,并予以相应治疗护理。

7. 健康教育 水痘传染性强,皮疹瘙痒明显,需向患儿家属介绍水痘皮疹的特点、护理要点及隔离的重要性,以取得患儿家属的配合。对社区人群进行相关知识宣教,重点加强预防知识教育,如流行期间易感儿应避免去公共场所等。介绍水痘患儿隔离时间,使患儿家属有充分思想准备,以免引起焦虑。无并发症的患儿可在家中隔离治疗,指导患儿家属进行皮肤护理,防止继发感染,并给予患儿足够的水分和营养。

【主要护理问题】

1. 皮肤完整性受损 与水痘-带状疱疹病毒引起的皮疹、瘙痒及继发感染有关。

2. 有感染传播的危险 与水痘-带状疱疹病毒可经呼吸道或直接接触传播有关。

3. 潜在并发症 脑炎、肺炎、败血症。

第六节 麻 疹

【定义】 麻疹(measles)是由麻疹病毒引起的一种急性传染病,临床上以发热、上呼吸道感染、结膜炎、口腔麻疹黏膜斑[又称科氏斑(Koplik spot)]、全身斑丘疹及疹退后遗留色素沉着伴糠麸样脱屑为特征。本病传染性强。儿童是主要易感人群,病后大多可获得终身免疫。我国广泛使用麻疹减毒活疫苗后,麻疹的发病率及死亡率已显著下降。

【护理措施】

1. 高热护理 密切监测体温变化,处理高热时需兼顾透疹,不宜用药物及物理方法强行降温,尤其禁用冷敷及酒精擦浴,以免皮肤血管收缩、末梢循环障碍,使皮疹不易透发或突然隐退。如体温升至40℃以上时,可用小剂量退热药,使体温稍降以免发生惊厥。

2. 保持皮肤黏膜的完整性

(1)皮肤护理:勤换内衣,在保温的情况下温水擦浴(忌用肥皂),保持皮肤清洁干燥。剪短指甲,避免患儿抓伤皮肤引起继发感染。

(2)口、眼、耳、鼻的护理:常用生理盐水或漱口液洗漱口腔;眼部避免强光刺激;眼痂应用生理盐水洗净后,再使用抗生素滴眼液或眼膏,一天数次,可遵医嘱加服鱼肝油预防干眼症;防止眼泪及呕吐物流入耳道,引起中耳炎;鼻腔分泌物多时易形成鼻痂,可用生理盐水将棉签润湿后,轻轻拭除以保持鼻腔通畅。

3. 预防感染传播

(1)管理传染源:隔离患儿至出疹后5天,并发肺炎者延长至出疹后10天。对接触麻疹的易感儿应隔离观察3周,并给予被动免疫。

(2)切断传播途径:患儿居室定时通风,病房保持通风并用紫外线照射消毒;减少不必要的探视;医护人员接触患儿前后应洗手、更换隔离衣。

(3)保护易感儿:流行期间易感儿应避免去公共场所。8个月以上未患过麻疹者均应接种麻疹减毒活疫苗,18~24月龄时进行复种。此外,根据麻疹流行病学情况,在一定范围、短时间内对高发人群开展强化免疫接种。体弱易感儿接触麻疹患者后及早注射免疫血清球蛋白,以预防发病或减轻症状。

4. 监测病情 麻疹并发症较多,护理时应密切监测病情,及早发现并立即配合医生进行处理。监测患儿有无出现持续高热、咳嗽加剧、呼吸困难及肺部细湿啰音等并发肺炎的表现;有无出现声音嘶哑、犬吠样咳嗽、吸气性呼吸困难及三凹征等并发喉炎的表现;有无出现抽搐、意识障碍、脑膜刺激征等并发脑炎的表现。

5. 健康教育 麻疹传染性较强,应向患儿家属介绍麻疹的主要临床表现、治疗过程、常见并发症和预后,并向患儿家属说明隔离的重要性,使其能积极配合治疗。无并发症的轻症患儿可在家中隔离,居家隔离期间限制探视,指导患儿家属做好消毒隔离、皮肤护理等,防止继发感染。

【主要护理问题】

1. 体温过高 与病毒血症、继发感染有关。

2. 皮肤完整性受损 与麻疹病毒引起的皮疹有关。

3. 营养失调:低于机体需要量 与食欲下降、高热时消耗增加有关。

4. 有感染传播的危险 与麻疹病毒可经呼吸道或直接接触传播有关。

5. 潜在并发症 肺炎、喉炎、脑炎。

知识拓展

儿童出疹性疾病的鉴别要点见表12-1。

表 12-1 儿童出疹性疾病的鉴别要点

病　　名	病原体	全身症状及其他特征	皮 疹 特 点	发热与皮疹的关系
麻疹	麻疹病毒	呼吸道卡他性炎症,结膜炎,发热第2~3天口腔麻疹黏膜斑	红色斑丘疹,自耳后、发际→额面部→颈部→躯干→四肢,退疹后有色素沉着及细小脱屑	发热3~4天,出疹期热更高,热退疹清退
风疹	风疹病毒	全身症状轻,耳后、枕部淋巴结肿大伴触痛	斑丘疹,自面部→躯干→四肢,退疹后无色素沉着及脱屑	发热半天至1天后出疹
幼儿急疹	人疱疹病毒6型	全身症状轻,高热时可有惊厥。耳后枕部淋巴结亦可肿大	红色细小密集斑丘疹,颈及躯干多见,一天出齐,次日开始消退	高热3~5天,热退疹出

续表

病　名	病原体	全身症状及其他特征	皮疹特点	发热与皮疹的关系
猩红热	乙型溶血性链球菌	高热,中毒症状重,咽峡炎、杨梅舌、扁桃体炎,环口苍白圈	皮肤弥漫充血,上有密集针尖大小丘疹,持续2~3天退疹,退疹后全身大片脱皮	发热1~2天出疹,出疹时高热
肠道病毒感染	埃可病毒、柯萨奇病毒	发热、咽痛、流涕、结膜炎、腹泻,全身或颈、枕后淋巴结肿大	散在斑疹或斑丘疹,很少融合,1~3天消退,不脱屑,有时可呈紫癜样或水疱样皮疹	发热时或热退后出疹
药疹		有服药史,表现为原发病症状	皮疹痒感,摩擦及受压部位多,与用药有关,斑丘疹、疱疹、猩红热样皮疹、荨麻疹	发热多由原发病引起

参 考 文 献

[1] 崔焱,仰曙芬.儿科护理学[M].6版.北京:人民卫生出版社,2017.

[2] 曾志励.传染病护理[M].北京:科学出版社,2018.

[3] 国家呼吸系统疾病临床医学研究中心,中华医学会儿科学分会呼吸学组,中国医师协会呼吸医师分会儿科呼吸工作委员会,等.解热镇痛药在儿童发热对症治疗中的合理用药专家共识[J].中华实用儿科临床杂志,2020,35(3):161-169.

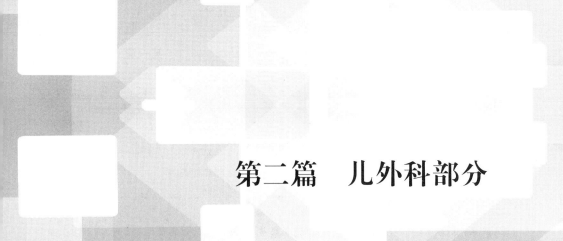

第二篇 儿外科部分

第十三章 整形颌面外科疾病护理常规

第一节 一般护理常规

【术前护理】

1. 环境与休息 病房定时开窗通风,每日2次,每次15~30分钟,以减少院内交叉感染。通风时避免空气对流,注意患儿保暖,室温保持在18~22 ℃,相对湿度保持在50%~60%,保证患儿作息规律和睡眠充足。

2. 辅助检查和治疗 全面体格检查(体重、营养状况、心肺功能、血常规等都应在正常范围内),以判定患儿对麻醉和手术的耐受能力。全身麻醉(简称全麻)手术术日晨输液和肌内注射阿托品,以减少呼吸道分泌物。

3. 饮食护理

(1)根据患儿疾病、体重、营养状况以及所需热量,制订合理的饮食计划,增强抵抗力。

(2)全麻手术前根据医嘱通知患儿禁食时间,以减少胃内食物,避免围手术期出现反流而导致误吸。

4. 皮肤护理

(1)保持床单位干净整洁、无渣屑,穿棉质无皱褶衣服。

(2)术前保持术区皮肤清洁、完整,无毛发及破损,修剪指(趾)甲,保证清洁。

5. 用物准备

(1)常规用物准备:全麻手术患儿术前准备浴巾1~2条,成人护理垫5片,纸尿裤1包、汗巾数条(3岁内患儿),开衫衣物2套,四肢手术者应着袖口/裤腿宽松的衣裤。

(2)特殊用物准备:口腔手术患儿另准备清洁汤匙、杯子和小棉签。先天性肌性斜颈患儿准备0.5 kg盐袋和干净毛巾1条。

6. 心理护理 针对不同年龄阶段患儿心理特点,评估患儿及其家庭需求,邀请家属共同参与,实施以家庭为中心的个体化心理干预措施。

【术后护理】

1. 呼吸道管理 麻醉清醒前取去枕仰卧位,头偏向一侧,防止呕吐、误吸。持续心电监护,监测血氧饱和度。保持呼吸道通畅,床边备好吸痰、吸氧等应急用物。

2. 饮食护理 一般术后4~6小时进食。婴儿可给予糖水,年长儿先饮水,20分钟后无呕吐可进少量流质饮食,再逐渐恢复正常饮食。对于进食少、因疾病限制摄入食物种类的患儿,遵医嘱给予鼻饲喂养或静脉补充营养物质。每周监测1次体重(鼻饲喂养患儿隔日监测1次体重),以评估患儿营养状况。

3. 伤口护理 保持伤口敷料清洁、干燥、包扎完好,避免碰撞。

4. 皮肤护理 保持伤口敷料周围皮肤清洁。婴幼儿皮肤薄嫩,易过敏或破损,可在换药清洁周围皮肤后外涂润肤霜,过敏部位可外用曲咪新乳膏。

5. 排泄护理 大小便不能自控的患儿建议使用纸尿裤,并及时用温水清洗臀部。需仰卧不能下床的较大患儿,可使用便器。若因麻醉引起尿潴留的患儿,可先行膀胱区按摩或热敷、听流水声等,必要时导尿。

6. 发热护理 腋下体温达到37.5~38.4 ℃者给予物理降温;38.5 ℃及以上者遵医嘱给予药物降温;寒战期注意保暖。发热时保证足够的水分摄入,防止大量出汗导致虚脱。

7. 疼痛护理 根据儿童疼痛行为评估量表对患儿进行疼痛评分,采取适宜的镇痛措施。

8. 心理护理 协助、指导患儿或患儿家属完成生活护理,减轻或消除患儿恐惧、焦虑的心理。向患儿家属讲解疾病相关护理知识,使其树立信心,鼓励患儿及其家属积极配合治疗。

第二节 颌面部软组织损伤

【定义】 颌面部软组织可因各种不同原因而致伤,可发生单纯性软组织损伤,也可同时出现合并伤。由于小儿的自控能力差,颌面部软组织损伤的发生率明显高于成人。整形美容缝合术已成为小儿颌面部软组织损伤的主要治疗方式之一。

【护理措施】

(一)术前护理

伤口如有活动性出血,先行止血清创处理;安抚患儿及其家属,交代注意事项,完善术前检查;遵医嘱行抗破伤风治疗。

(二)术后护理

1. 呼吸道管理 备好吸痰用物,及时清理口、鼻腔分泌物,防止呕吐物误入气管引起窒息。

2. 饮食护理 头面部意外伤患儿进高热量、高蛋白、富含维生素、易消化饮食;口腔意外伤患儿早期用汤匙或滴管进流质饮食(2周内进牛奶、豆浆等无渣流质饮食,2周后进半流质饮食),3周后可恢复术前的喂养方法。进食后用温水漱口,保持口腔清洁。

3. 伤口护理 颌面部伤口术后每日行氦氖激光照射,以减轻伤口肿胀,促进愈合。口内伤口患儿注意及时观察口腔情况,可选择合适的漱口液保持口腔清洁。

4. 病情观察 头部外伤患儿应注意观察是否合并颅脑外伤,如观察患儿意识、活动,有无外耳道及鼻腔分泌物,躁动不安、剧烈头痛、频繁喷射状呕吐等情况。发现异常,及时报告医生并配合处理。

(三)健康指导

1. 防护指导 由于儿童自控能力及自我保护意识较差,家属需注意做好防护,防止意外事故再次发生。

2. 饮食指导 术后1日开始给予高蛋白、富含维生素、易消化饮食,促进伤口愈合。口腔意外伤的患儿术后禁用奶嘴或吸管,避免吸吮动作,防止口腔内压力骤增,导致伤口裂开。

3. 氦氖激光照射治疗指导 氦氖激光直接照射伤口局部可促进患处组织修复,减轻伤口肿胀,促进愈合。照射时眼部需用干净小毛巾遮眼,避免激光照射眼睛。如患儿较小,不能配合,可待患儿熟睡后再行照射治疗。

4. 出院指导 术后7日伤口拆线,口内伤口缝线2周可自行脱落,出院后1个月于专科门诊复查。

【主要护理问题】

1. 焦虑 与担心预后及存在瘢痕有关。

2. 营养失调:低于机体需要量　与进食方式改变及伤口疼痛有关。

3. 有感染的危险　与创面污染有关。

4. 有伤口裂开的危险　与伤口张力过大有关。

5. 瘢痕　与患者体质、损伤的深度及创面感染有关。

第三节　颌骨骨折

【定义】　本病多为外伤所致,可分为上颌骨骨折、下颌骨骨折。

上颌骨骨折分为三型。临床中骨折可不典型,三型表现可互有交叉,也可同时伴有鼻骨、颧骨等骨折。

Ⅰ型:骨折线自梨状孔底部、牙槽突及上颌结节上方向两侧水平延伸至鼻翼突。

Ⅱ型:骨折线横过鼻骨,沿眶内侧壁斜向外下到眶底,再经上颌缝到翼突,还波及筛窦、额窦及颅前窝,并可出现脑脊液鼻漏。

Ⅲ型:骨折线横过鼻骨,经眶尖、额颧缝向后达翼突根部,形成颅面分离,常同时有颅脑损伤、颅底骨折或眼球创伤等。

下颌骨骨折按部位可分为颏部骨折、体部骨折、角部骨折、升支部骨折及髁突骨折;好发于正中联合、颏孔区、下颌角及髁突颈等部位;可单发、双发或为粉碎性骨折;可为闭合性骨折或开放性骨折。

【护理措施】

(一)非手术治疗护理

1. 手法复位　常用于单纯骨折的早期(一般10天内),骨折段具有明显的活动且移动幅度不大的患儿。例如:牙槽突、下颌骨线状骨折等,复位后,立即给予适当的固定,保持固定部位松紧适宜。

2. 牵引复位　利用弹性持续性拉力牵引的原理使骨折段复位,适用于手法不能完全复位,伤后时间较长,断端已有纤维性愈合或骨折段已有明显移位,牙关系严重错乱者,常用的有颌间牵引与口外牵引两种。

3. 药物治疗　观察用药反应,局部肿胀明显者遵医嘱给予局部或全身用药,疼痛时及时用儿童疼痛行为评估量表对患儿进行疼痛评分,给予相应的干预措施。

4. 营养护理　张口受限的患儿如有缺牙间隙,将软塑料管自此间隙放入,若无缺牙则将吸管置于磨牙后区,摄入流质饮食。严重者鼻饲喂养。给予高蛋白、高热量、低脂肪、富含维生素的流质饮食,少量多餐,每次200~400 mL,保持口腔清洁,做好口腔护理。

5. 病情观察　密切监测生命体征,注意有无颅脑损伤的表现,如瞳孔改变、神志变化、脑脊液耳漏/鼻漏等。

(二)手术治疗护理

1. 术前护理　术前禁食、备皮,更换清洁、开胸上衣。

2. 术后护理

(1)呼吸道管理:床旁备吸引器,及时清理咽部血液、痰、血块和分泌物,以免产生误吸发生舌后坠。发现问题及时通知医生,配合做好应急处置。

(2)伤口护理:暴露伤口加强局部清洁,包扎伤口注意包扎牢靠和适当加压,防止过紧影响呼吸。术后伤口肿胀,包扎过紧引起呼吸困难时,应重新包扎。保持敷料清洁,观察分泌物,如有异味且并非外界污染时,多为伤口感染,应及时进行检查和处置。

(3)颌间牵引护理:采用牵引钉固定的患儿注意观察其口腔固定扣有无松脱、移位,口内有无黏膜损伤。

（三）健康指导

1. 饮食指导 下颌骨骨折时,因疼痛、咀嚼运动失调和反射性挛缩,以及颌间牵引,会使张口受限,影响进食。为防止出现水、电解质紊乱,除早期补液外,必须加强饮食治疗,对促进伤口愈合有着重要作用。

2. 睡眠指导 取健侧卧位或仰卧位,防止骨折固定装置发生移位。

3. 伤口指导 颌间固定通常需要3～4周,4周后应逐渐开始做张口运动训练,具体方法:用右手拇指抵住上中切牙,食指抵住下中切牙,两指缓慢用力撑开上下颌,反复10～20次,3次/天。张口度以达到3横指为宜,否则可能引起颞颌关节强直、张口困难及骨质疏松。如耳道、鼻腔内有血性液体流出勿用棉球堵塞,保持鼻腔、耳腔、耳道内清洁。

4. 恢复期和慢性期治疗指导 颌骨骨折固定的时间可根据患儿的伤情、年龄、全身情况等决定。一般是上颌骨3～4周,下颌骨4～8周。可采用动、静结合的方法,缩短颌间固定时间。方法是固定2周后,在进食时取下橡皮圈,允许适当的活动。采用小钢板或微型钢板内固定者,可以适当提前进行功能训练,促进骨折愈合。

5. 注意事项 本病多由外伤性因素引起,应注意生活安全,避免受伤是预防本病的关键。

6. 出院指导

(1)避免患处受到挤压,卧床休息取健侧卧位或仰卧位,防止骨折固定装置发生移位。

(2)限制张大口,减少说笑。2个月内避免进过硬食物,保持口腔清洁,坚持餐后漱口,可用淡盐水或药物漱口水漱口。

(3)复位治疗的患儿遵医嘱定期到医院专科门诊复查。

【主要护理问题】

1. 体温过高 与感染、免疫反应等因素有关。

2. 营养失调:低于机体需要量 与咬合关系紊乱、张口受限有关。

3. 吞咽困难 与颌骨骨折有关。

4. 有窒息的危险 与下颌骨骨折引起组织移位、水肿,血肿、血块或异物堵塞,而致上呼吸道梗阻造成窒息有关。

5. 舒适度改变 与张口受限、口腔异味有关。

6. 疼痛 与存在伤口有关。

第四节 唇舌黏液囊肿

【定义】 黏液囊肿为口腔黏膜下小唾液腺因导管口阻塞、分泌物潴留或唾液外渗而形成的囊肿。好发于下唇及舌尖腹侧,也可见于上唇、腭部、颊及口底。有潴留性囊肿及先天性囊肿两种类型。

【护理措施】

（一）术前护理

(1)患儿入院后改用汤匙或滴管喂养,检查口腔,保持口腔清洁。调整饮食结构,给予高热量、高营养及富含膳食纤维的饮食,保证营养供给的充足与均衡。

(2)注意观察患儿的呼吸,警惕囊肿引发呼吸困难。

（二）术后护理

1. 呼吸道管理 备好吸痰用物,及时清理口、鼻腔分泌物,防止呕吐物误入气管引起窒息。

2. 饮食护理 禁用吸管、奶头或奶嘴,患儿用汤匙或滴管进流质饮食。2周内进牛奶、豆浆等无渣流质饮食,2周后进半流质饮食,3周后可恢复手术前的喂养方法。进食后用温水漱口,保持口腔清洁。

3. 伤口护理 观察口内伤口有无出血、分泌物,如有异常及时报告医生进行处置。

4. 行为管理 上肢适当约束,禁止取俯卧位,尽量避免患儿哭闹、嬉笑、用手抓摸伤口;尽量改正咬唇、咬舌习惯,避免吸吮手指、乳头,避免伤口碰撞硬物。

(三)健康指导

(1)向患儿及其家属讲解导致口内感染发生的因素,如口腔不洁引起炎症,指导患儿及其家属掌握预防口内感染的措施。

(2)注意观察下唇、舌、口底水肿情况。尽量避免大声说话及哭闹,避免吸吮手指、乳头,避免伤口碰撞硬物。

(3)出院指导。

①黏液囊肿为一种良性病变,最常见病因为各种原因所致涎腺导管阻塞、涎液潴留。所以本病的预防主要是避免口腔损伤,保持口腔卫生。

②本病的治疗以手术治疗效果较好,如果手术后遗留有受损腺体,则难免再次出现涎液潴留,囊肿复发。少数患儿病情可能复发,应及时到医院就诊。

③口腔内伤口缝线可自行脱落,术后 1 个月到专科门诊复查。

【主要护理问题】

1. 体温过高 与感染因素有关。

2. 营养失调:低于机体需要量 与进食方式改变、进食种类受限有关。

3. 舒适度改变 与伤口疼痛影响进食有关。

第五节 唇 裂

【定义】 先天性唇裂是临床较常见的口腔颌面部畸形,为先天性胚胎发育缺陷所致,一般在胚胎早期(妊娠前 3 个月)口腔的唇部和腭部的中胚叶组织发育暂停,则会形成唇裂。目前认为唇裂主要与遗传和环境因素有关,其病因复杂,至今尚不十分明确。有文献报道,我国新生儿唇裂发生率为 1/1000,包括单侧唇裂、腭裂或唇裂腭裂同时发生,外科唇裂修复术是目前治疗唇裂的有效方法。

唇裂的分类如下。

(1)按部位分类。有单侧唇裂、双侧唇裂、上唇正中裂、下唇正中裂和混合型唇裂。

(2)按裂隙程度分类。

①隐裂:亦称皮下裂。

②Ⅰ度唇裂:红唇裂。

③Ⅱ度唇裂:红唇和部分白唇裂。白唇裂未超过上唇 1/2 者为浅Ⅱ度裂,超过上唇 1/2 者为深Ⅱ度裂。

④Ⅲ度唇裂:上唇裂开直达鼻底,常伴有牙槽突裂和腭裂。

【护理措施】

(一)术前护理

1. 营养护理 唇裂患儿多存在进食或喂养困难,患儿常出现营养不良或体重减轻,不利于术后恢复。根据患儿具体情况给予喂养指导,合理调整饮食结构,保证营养供给的充足与均衡。

2. 改变喂养方式 入院即改用汤匙或滴管喂养。

3. 皮肤准备 检查口腔颌面部皮肤黏膜有无溃疡、疖痈、湿疹。患儿术前 1 天行局部皮肤准备,用肥皂水清洗面部,清洁口、鼻腔。

（二）术后护理

1. 呼吸道管理 术后备好吸痰用物，及时清理口、鼻腔分泌物，防止呕吐物误入气管引起窒息。

2. 饮食护理 进牛奶、豆浆等无渣流质食物，3周后进半流质饮食，4周后可恢复术前的喂养方式。每次进食后让患儿饮少量温开水，保持口腔清洁。

3. 伤口护理 观察唇部伤口有无红肿、渗血，术后第1天遵医嘱予以唇部伤口氦氖激光照射（改善局部血液循环，减轻伤口肿胀，促进愈合），每天1～2次，用0.5%活力碘及生理盐水棉签交替擦拭清洗伤口，保持伤口清洁干燥。

4. 鼻模佩戴

（1）时间：根据术中情况，选择鼻模佩戴时机。鼻模每天取下清洗1次，鼻腔分泌物增多时，增加清洗次数。

（2）用物：合适型号鼻模1个、透气纸胶带、单孔打孔机、红霉素软膏、贴纸本、棉签、生理盐水。

（3）佩戴流程：将透气纸胶带剪成适当长度贴在贴纸本光滑面上，每段长3～4 cm，根据患儿鼻孔间距用单孔打孔机打孔备用。鼻模外涂红霉素软膏润滑，窄面向上，宽面向下，将鼻模顺着患儿呼吸轻缓推入，先推入患侧，再推入健侧。将打孔的透气纸胶带对准鼻孔粘贴，固定于鼻翼两侧。

（4）观察：鼻模佩戴完成后，观察患儿呼吸，鼻翼、鼻底皮肤色泽变化，鼻腔及伤口有无出血。发现异常，及时与医生联系并配合处理。

（5）作用：鼻模主要用于支撑鼻形，因此大小一定要合适。太大或者太小都不能起到支撑鼻部的效果。在佩戴鼻模期间，根据患儿的鼻部发育情况更换鼻模尺寸。

（三）健康指导

1. 饮食指导 患儿术后采用汤匙或滴管喂养，禁忌使用吸管、乳头或奶瓶喂养，避免伤口裂开而引起出血。采用少量多餐、缓慢进食的喂养方法，给予高蛋白、高热量、营养丰富的流质饮食，如牛奶、肉汤、豆浆、果汁等，在喂养过程中避免患儿哭闹，防止误吸入气管；出现食物从鼻腔溢出时，应暂停喂养。

2. 睡眠指导 唇裂伤口为面部，睡眠时尽量仰卧或侧卧，禁止俯卧。

3. 伤口指导 上肢适当约束，可用护臂夹板固定双臂制动或戴手套，阻止患儿将手指、玩具等放入口中以免引起伤口裂开。尽量避免患儿哭闹、嬉笑、用手抓摸伤口，指导患儿家属采用环抱法，避免伤口的碰撞及摩擦。

4. 鼻模使用注意事项 佩戴鼻模时出现鼻腔分泌物较多或出血时，可暂停使用1～2天。使用过程中鼻模可用自来水清洗后，进行消毒杀菌。

5. 出院指导

（1）保持唇部伤口清洁干燥，每天清洗鼻腔及上唇1～2次，如鼻腔分泌物较多，可增加清洗次数。

（2）术后7～10天伤口拆线，全部拆线后3天可外涂减轻瘢痕药物，并适当进行伤口按摩。具体方法：洗手后将右手食指和拇指分别放于唇部内外两侧，用指腹沿瘢痕依次向同一方向按压，按压力度以甲床颜色由红润变淡变白为度，每天按摩3～5次，持续5～10分钟。

（3）居家照顾：适当衣着，注意保暖；保持房间空气清新，防止受凉感冒后鼻腔分泌物增多，污染伤口。减少探视，建议不放置鲜花，以防过敏。

（4）鼻模坚持佩戴半年至一年，给患儿家属讲解佩戴鼻模的方法及意义，提高佩戴鼻模的依从性。术后1个月于专科门诊复查。

【主要护理问题】

1. 疼痛 与存在伤口有关。

2. 营养失调：低于机体需要量 与术后喂养方式改变有关。

3. 出血的倾向 与患儿术后活动或鼻模佩戴方法不当有关。

4. 有感染的危险 与局部伤口污染有关。

5. 有伤口裂开的危险　与伤口张力过大、伤口碰撞有关。

6. 有误吸的危险　与喂养不当有关。

第六节　腭　裂

【定义】　腭裂是胚胎期腭突融合不全或完全不融合所致的口腔颌面部常见的先天性畸形。常表现为腭部组织的裂开,严重者会影响吞咽、咀嚼以及发音等生理功能。根据腭部裂隙的不同程度可分为软腭裂、不完全性腭裂、单侧完全性腭裂以及双侧完全性腭裂。此外,还有一种类型称为腭隐裂(或腭黏膜下裂),腭部黏膜表面完整,软腭中间部分较薄呈透明状,伴有悬雍垂裂和硬腭后缘缺损。

腭裂可分为以下三度。

Ⅰ度:限于腭垂裂。

Ⅱ度:部分腭裂。

Ⅲ度:全腭裂开。

治疗包含:外科手术、语音功能训练、正畸治疗、心理治疗等。最有效的治疗方式是以外科手术为中心的多学科共同参与的序列治疗,最佳手术治疗时间在1岁左右。

【护理措施】

(一)术前护理

1. 心理护理　对表现出胆怯、自卑、有退化行为的患儿,护理人员应积极与其交流,给予其更多鼓励与关爱。

2. 营养护理　腭裂患儿多存在进食或喂养困难的问题,食物常自口鼻腔流出,易出现营养不良或体重减轻。根据患儿具体情况给予喂养指导,合理调整饮食结构,保证营养供给的充足与均衡。

3. 改变喂养方式　入院即改用汤匙或滴管喂养。

4. 皮肤准备　检查口腔、颌面部皮肤黏膜有无溃疡、疖痈、湿疹;清洁口、鼻腔;必要时遵医嘱术前1～3天使用氯霉素滴眼液滴鼻或雾化吸入治疗,预防术后感染。

(二)术后护理

1. 呼吸道管理　术后及时清理口、鼻腔分泌物,防止呕吐物误入气管引起窒息。

2. 饮食护理　术后1～3天患儿食欲下降,鼓励其进牛奶、豆浆等无渣流质饮食。每次进食后让患儿饮少量温开水,保持口腔清洁,避免食物残渣滞留,引起伤口感染。

3. 伤口护理　术后1周,伤口肿胀、疼痛,患儿易哭闹,做好安抚,尽量减少腭咽部活动。观察创面及填塞的碘仿纱条,注意防止填塞物脱落引起呼吸道梗阻。严密观察伤口渗血情况,创面发生渗血或缝线脱落,及时联系医生处理。

4. 一般护理　遵医嘱每天用氯霉素滴眼液滴鼻3次,每次2～3滴,防止术后腭部鼻腔侧伤口的感染;术后患儿口角可能会出现轻微的溃烂现象,可用金因肽外涂,每天3次。

5. 体温观察　婴幼儿体表面积大,散热快,麻醉后体温易下降,术后注意适当保暖。术后机体对渗血的吸收及防御功能调节、伤口疼痛、机体代谢缓慢等因素使体温易升高,鼓励术后患儿多饮水,根据体温变化采取适当的降温措施。

6. 疼痛护理　术后根据疼痛评分采取合适的镇痛措施。

(三)健康指导

1. 饮食指导　术后可采用少量多餐、缓慢进食的喂养方法,给予高蛋白、高热量、营养丰富的无渣流质饮食,如牛奶、肉汤、豆浆、果汁等,禁用吸管、奶嘴,避免伤口裂开引起出血;避免有渣、过烫食物对伤口的刺激。3 周后进半流质饮食,1 个月后逐渐过渡到术前的喂养方式。

2. 活动指导 术后尽量避免患儿大声说话及哭闹;避免吸吮手指、乳头;避免硬物放入口内,以防伤口裂开。

3. 睡眠指导 术后患儿由于伤口疼痛、手术创伤、饮食习惯的改变,会产生不安全感,从而导致哭闹、烦躁、睡眠欠佳。嘱患儿家属多安抚、陪伴患儿,尽量满足其合理要求,必要时行镇痛治疗,以保证患儿充足的睡眠。

4. 出院指导

(1)保持口腔清洁,每次进食后饮少量温开水。

(2)鼓励患儿进食,加强营养。

(3)根据气候加减衣物,预防感冒,每天用氯霉素滴眼液滴鼻 2～3 次。

(4)口腔内缝线一般在手术后 1～1.5 个月自行脱落,超过 2 个月还未脱落需复查。

(5)患儿 3 岁行语音评估,每半年复查 1 次。5 岁再行语音评估时,确定是否需要二期手术治疗。

(6)术后 1 个月于专科门诊复查。指导进行腭咽舌功能锻炼。

(四)语音治疗

1. 腭裂术后语音训练的目的 腭裂或腭咽闭合不全修复术后,即使腭咽闭合功能恢复正常,但受长期形成的不良代偿性发音习惯的影响,患儿不能主动或不会利用已经获得的正常的腭咽闭合功能,改变其异常发音习惯。语音治疗的目的就是改变这些异常的发音习惯,建立正确的发音模式,最终让患儿恢复正常的语言交流能力。

2. 腭裂语音治疗阶段

(1)第一阶段。腭裂术后恢复期训练。早期(术后 1～3 个月)的语音治疗主要是强化与腭咽闭合功能有关的肌肉力量与协调性,训练气流控制能力以及唇、舌、腭等发音器官运动的灵活性和协调性,指导患儿学习运用正常的腭咽闭合功能。

①按摩软腭:术后 1 个月可指导患儿家属用拇指按摩患儿腭部,由硬腭后缘向悬雍垂方向轻轻按摩。

②增加口腔内气压的练习:让患儿吸气后紧闭口唇,将空气慢慢吸入口腔,使口腔内储满空气,保持口腔的气压增加到最大时再开启口唇用力将气流喷出。

③训练患儿持续而有节制地呼气:可练习吹气球、口琴、喇叭、笛子等。

④创造良好的语言环境:患儿家属与患儿交流时使用普通话,尽量放慢语速。

(2)第二阶段。形成正常发音模式的训练。一旦腭咽闭合功能完全恢复,这一阶段的语音训练就可以开始,其主要目标是矫正不良代偿性的发音习惯,建立正常的构音模式。这一阶段非常关键,是语音治疗师参与的主要环节。

(3)第三阶段。巩固训练。利用所学的正确发音进行词、短句自然交流的巩固训练,直到能熟练运用所学发音技能进行简单交流对话。这一阶段可在语音治疗师的指导下完成,也可指导患儿家属在家里完成,但需要定期复查,以利于发现问题并及时做出调整。

【主要护理问题】

1. 营养失调:低于机体需要量 与术后喂养方式改变、伤口疼痛导致食欲下降有关。

2. 疼痛 与存在伤口有关。

3. 有窒息的危险 与麻醉、呼吸道分泌物较多、填塞纱条脱落堵塞呼吸道、伤口出血引起误吸等有关。

4. 有感染的危险 与术后口腔护理不足、术后伤口疼痛影响患儿进食有关。

5. 语音不清 与腭裂疾病及发音习惯有关。

第七节　先天性小耳畸形

【定义】　先天性小耳畸形属于半侧颜面短小畸形的一种,表现为重度耳廓发育不全,有外耳道闭锁或狭窄,中耳畸形,而内耳发育多为正常,故也称为先天性外中耳畸形。

先天性小耳畸形的分类如下。

Ⅰ型:耳廓的各解剖结构基本存在并可辨认,耳甲腔存在但稍小,耳廓总体轮廓(纵、横径线)小,常合并杯状耳或招风耳等其他外耳畸形。

Ⅱ型:耳甲腔型小耳畸形。耳甲腔存在,但狭小;耳廓的部分结构存在、可辨认,耳舟与三角窝融合,耳廓上部明显缩窄。

Ⅲ型:典型小耳畸形。耳廓解剖结构无法辨认或消失,残耳形态不规则,似花生状、条索状和腊肠状等。

Ⅳ型:无耳畸形。患侧仅为小的皮赘或分散的丘状隆起,耳廓遗迹完全缺失、局部无任何解剖结构可辨认。

耳廓再造手术原则上建议在患儿6周岁后进行,并满足以下条件:身高在120 cm,或剑突水平胸围在55 cm以上。也可以通过CT检查肋软骨发育情况作为评估依据,另外健侧耳廓的大小也是参考指标之一。面部严重不对称患儿耳廓再造手术的年龄可适当延迟,或以肋软骨CT检查与参照耳对比做决定。

【护理措施】

(一)术前护理

1. 心理护理　患儿因自幼耳畸形,性格多孤僻、内向,不愿与人交流,针对患儿此心理特点,做好心理疏导。对听力障碍者说话时声音洪亮,语速放慢,必要时可用文字、图片或简单手语等加强沟通交流。同时用通俗易懂的语言向患儿家属讲解疾病相关知识、列举成功案例,减轻患儿家属的担忧与不安。

2. 皮肤准备

(1)术前清理外耳道及耳,使用肥皂水清洗皮肤表面的污垢和油脂,剃光头发。二期手术取肋软骨区备皮,必要时准备好合适的腹带。

(2)告知患儿家属术前备皮的必要性,仔细检查手术区域皮肤是否完整,如术区皮肤有感染或溃疡需延迟患儿的手术时间。

3. 咳嗽训练　为了适应手术之后临床治疗的需要,护理人员还需要在手术之前指导患儿进行体位、深呼吸以及有效咳嗽的训练,减轻疼痛以及有利于呼吸道分泌物的排出。

(二)术后护理

1. 一期手术术后护理

(1)引流管护理:置负压引流管的患儿,引流管应妥善固定,防止扭曲、滑脱,如不慎滑脱,应及时通知医生处置。观察并记录引流液的颜色、性状和量,引流物较多或引流不畅时,及时更换引流装置。

(2)扩张器注射期护理:注水后观察扩张区皮肤颜色及柔软度,如皮肤明显发白,触摸较硬,应及时通知医生。保护扩张区,防止磕碰、摩擦及蚊虫叮咬导致扩张区皮肤感染破溃。冬季应注意保暖,防止冻伤,保持局部皮肤清洁,防止扩张区皮肤感染。

(3)扩张器静置期护理:静置期观察扩张器有无漏水,局部皮肤有无红肿、水疱,告知患儿家属发现异常及时返回医院处理。

2. 二期手术术后护理

(1)耳廓局部护理:术后禁止压迫患耳,观察皮瓣颜色、温度及周围毛细血管充盈反应,如局部皮瓣青紫、苍白、充盈反应不明显或局部冰冷,可能存在皮瓣供血障碍,应即刻予以保暖,保持合适体温,防止皮瓣受压,并请医生配合查看。保持创面周围皮肤清洁,预防感染。

(2)引流管护理。

①此时负压起到塑形的作用,密切观察引流是否处于强负压状态。

②为使负压引流维持在稳定状态,避免血肿形成,需要将皮瓣和支架紧密贴合,定期检查负压情况。根据引流液情况、软骨支架的附着力和皮瓣的供血量调节负压。

③术后3天均为暗红色液体,如有大量新鲜血液应及时报告医生并积极配合处理。

(3)供肋软骨区的护理:一般取自体第6～8肋软骨为供体。术后保持供肋软骨区伤口敷料清洁干燥,观察有无渗血、渗液。严密观察患儿呼吸情况,有无血胸或气胸的表现,发现异常及时通知医生处理。下床或活动时使用腹带固定胸部伤口区域。

(4)呼吸道护理:指导患儿咳嗽,必要时行雾化吸入治疗以防止肺部感染。

(5)术后体位护理。

①术后患儿应经常保持侧卧位,避免压迫、挤压、揉捏及碰撞再造耳。协助患儿及时更换或更正体位,避免压疮的发生。关注频繁更换体位的患儿,防止发生引流管受压、脱落等问题。

②嘱患儿采用健侧咀嚼,避免患侧伤口因进食而出血、发生疼痛,甚至发炎,进而造成引流装置不能正常拔除。

③二期手术敷料加压包扎,敷料比较沉,对于年龄较小的患儿,一定要保证卧床后头颈部处于功能位,预防长时间压迫发生术后斜颈等问题。

④一般患儿3天后可以下床活动,适度的运动有助于伤口愈合,避免长期卧床。

(6)饮食护理:术后创面的愈合及引流液增多极易导致低蛋白血症,护理人员要鼓励患儿进高蛋白、营养丰富的食物,如鸡蛋、排骨、瘦肉、鱼虾等;易消化的粗纤维类食物,如芹菜、韭菜、菠菜等蔬菜;多食新鲜的时令水果,多饮水,保持科学、合理的膳食结构,预防便秘发生;发生严重便秘时,应及时给予开塞露等药物治疗。患儿尤其应进一些含钙丰富的食物,戒烟酒,避免辛辣、刺激性食物,以提高机体免疫力。饮食护理有利于改善患儿术后营养失衡状态,增强机体抵抗力,促进伤口愈合。

(7)疼痛护理:指导患儿及其家属使用分散注意力的方法,如聊天、听音乐等减轻患儿疼痛,如上述方法无效可报告医生,根据疼痛行为评估,遵医嘱使用镇痛药。

(三)健康指导

1. 心理护理 列出手术成功的案例及图片给患儿及其家属,增加他们对于疾病恢复的信心。

2. 皮肤扩张期健康教育 术后3～5天开始进行注水操作,术后10～14天酌情分次拆除手术缝线。指导患儿尽可能远离人多拥堵区。避免淋雨,洗头时避免烫伤,切记大力揉搓。避免摩擦扩张器周围皮肤,如扩张器表面皮肤出现潮红、破溃等情况,应及时就诊。

3. 耳廓成形期健康教育

(1)引流观察:严密观察负压引流情况,引流液突然增多或减少,引流液颜色改变均为观察的重点。

(2)供肋软骨区护理指导:对于自体肋软骨移植患儿,术后可能会出现胸痛的情况,指导患儿进行有效深呼吸,帮助其训练咳嗽咳痰动作,使其尽快排出气管内分泌物,防止呼吸道并发症的发生。

(3)术后日常饮食及活动:在术后的恢复中,为了避免手术部位受到牵扯,应尽可能减少患儿面部肌肉过多的活动。在日常饮食中,多进高热量、高蛋白、富含维生素、易消化的食物。嘱其避免大声说话。再造耳敏感度较低,因此,日常生活中应加强保护,避免出现冻伤及烫伤情况。

(4)出院指导:告知患儿家属预防再造耳损伤的注意事项及其重要性。

①二期手术术后 12～15 天拆线,嘱患儿注意术区局部清洁,预防感染。

②胸部肋软骨区术后应注意暂时避免跑跳及其他剧烈运动。

③再造耳初期痛觉及感知觉较差,术后应防止碰撞、挤压、暴晒、冻伤再造耳等,再造耳有任何异常(如耳支架外露、再造耳破损等)应及时与医生联系。

④遵医嘱定时到专科门诊复查。

【主要护理问题】

1. 疼痛 与手术伤口有关。

2. 有感染的危险 与局部清洁及术后护理不当有关。

3. 清理呼吸道无效 与麻醉后分泌物过多不易排出或与自体肋软骨移植后胸痛有关。

4. 感知改变(触觉) 与局部皮瓣血液循环不良有关。

5. 自我形象紊乱 与疾病所致外貌改变有关。

6. 潜在并发症 扩张器使用区血肿、破溃、渗漏,扩张不全、扩张位置改变,耳支架外露及再造耳破损、胸廓畸形或胸膜损伤等。

第八节 先天性肌性斜颈

【定义】 先天性肌性斜颈是一侧胸锁乳突肌发生纤维化挛缩而导致头部持续性向患侧倾斜、颈部扭转、面部及下颌偏向健侧的一种常见病。若患儿早期未得到合理有效的治疗,头面部畸形随其年龄增长逐渐加重。

先天性肌性斜颈以胸锁乳突肌挛缩为特征。婴儿出生后 2～3 周头部往往偏向患侧,向肌肉短缩侧倾斜,下颏旋向对侧可扪及胸锁乳突肌肿块,呈梭形,有的有压痛,牵扯颈部时有痛苦表情,肿块可逐渐缩小,2～6 个月则逐渐消退。若未及时治疗,则可能出现颈椎继发性畸形,患侧胸锁乳突肌僵硬短缩程度不一,影响面部美观并导致颈部功能异常。

【护理措施】

(一)非手术治疗护理

(1)每日做推拿治疗,协助医生做患侧胸锁乳突肌的被动牵拉伸展运动,睡眠时,可在头部两侧各放置 1 个沙袋,以矫正头部姿势。在日常生活中采用与头颈畸形相反方向的动作加以矫正。

(2)斜颈的治疗越早开始疗效越好,若保守治疗 6 个月以上无明显改善者应考虑手术矫形。

(二)手术治疗护理

1. 术前护理 术前更换清洁、开胸上衣,剃除患侧颈项部头发。

2. 术后护理

(1)术后观察:患儿术后取健侧卧位或仰卧位,以保持呼吸道通畅,术后 24 小时应特别注意观察患儿呼吸情况。检查患侧上肢感觉活动情况。观察患肢有无感觉麻木,能否做握拳、屈肘、肩关节外展与上举等动作,及早发现有无合并臂丛神经损伤。

(2)伤口护理:观察敷料有无渗血、渗液,颈部有无瘀斑、肿胀。术后用 0.5 kg 重力袋压迫伤口 6～8 小时,防止伤口出血。观察患儿神志、面色、呼吸频率,有无气胸表现。

(3)引流管护理:引流管妥善固定,防止扭曲、滑脱,如不慎滑脱,及时通知医生处置。观察并记录引流液的颜色、性状和量,引流物较多或引流不畅时,及时更换引流装置。

(4)疼痛护理:根据患儿疼痛评分给予适当镇痛处理。

(5)牵引护理:

①牵引体位:取头高脚低(床头抬高 10～20 cm)体位,保持头颈部于伸展中立位并略向健侧倾斜,颌下垫软毛巾以防止皮肤破损。

②牵引重量:牵引重量为体重的 1/10,最大重量不超过 5 kg。牵引重量逐渐增加。

③牵引观察:观察患儿有无头晕、恶心、呕吐等不适,如有异常暂停牵引,待症状好转后再行牵引。

④牵引时间:第 1 天 4～6 小时,第 2 天 6～8 小时,逐步延长牵引时间,进餐时可放松牵引。

(6)颈托护理:低龄患儿、术前头颈偏斜度较小的患儿术后可采用颈托固定。术后 3～5 天佩戴颈托,使头颈固定在正常位置或过矫位,防止切断的肌肉再次粘连,以达到矫形目的。注意保持颈托松紧适宜,勿压伤皮肤。

(三)健康指导

1. 饮食指导 术后第 1 天开始给予高热量、高蛋白、富含维生素、易消化饮食,促进伤口愈合。

2. 行为指导 颈颌吊带牵引时保持牵引角度正确,重量适当,每天牵引时间长于 8 小时。

3. 出院指导

(1)伤口拆线后 3 天局部涂擦减轻瘢痕药物,每天 2～3 次。出院后坚持佩戴颈托 3～6 个月,每天佩戴时间不少于 8 小时,进食、睡觉时取下。保持颈托清洁,颈托松紧适宜,头部处于正位或过矫位。

(2)伤口拆线后 1 周行功能锻炼,1 个月后行局部按摩。局部按摩时将患儿置于温暖环境,暴露伤口,患儿家属中指、食指、无名指略用力,顺时针方向按摩,逐渐加重力度至瘢痕处皮肤轻度发白,移动按摩部位继续至整个瘢痕处按摩完成。每次 5 分钟,每天 3～4 次。

(3)功能锻炼方法:患儿取端坐位,双肩自然下垂,患儿家属站于患儿身后。双手扶患儿头、转动患儿头部,使患儿下颌触及患侧肩膀,停顿 10 秒,头摆正;健侧用同样方法,重复 8 次。双手扶头、面朝前方,头倒向健侧,尽可能使耳垂贴近肩膀,持续 10 秒,头摆正,重复 8 次。每组动作每次可重复 2～5 遍,可逐渐增加锻炼时间,但每次不宜超过 20 分钟,每天 2～3 次。

(4)术后 1 个月于专科门诊复查。

【主要护理问题】

1. 疼痛 与术后伤口有关。

2. 有皮肤完整性受损的危险 与牵引固定不当有关。

3. 舒适度改变 与手术疼痛、牵引、颈托固定有关。

4. 潜在并发症 过度矫正、肌肉粘连。

第九节 甲状舌骨囊肿与瘘

【定义】 甲状舌骨囊肿是指在胚胎发育过程中,甲状腺舌管因出现退化现象从而形成索状物,一旦索状物没有随之退化,仍存在瘘管,黏液状分泌物因无法排出,从而出现滞留性囊肿,可发生于自舌盲孔至胸骨上切迹之间的任何部位。

【护理措施】

(一)非手术治疗护理

(1)感染期严格遵守无菌原则,落实手卫生,防止交叉感染。

（2）加强全身营养支持,增强抵抗力。

（3）遵医嘱实施抗感染治疗。观察患处情况,保持患处皮肤清洁。

（二）手术治疗护理

1. 术前护理 术前根据患儿年龄不同,教会患儿正确咳嗽、排痰方法,避免术后引起伤口牵扯痛。

2. 术后护理

（1）术后观察:观察患儿有无声音嘶哑、吞咽困难、进食有无呛咳等症状。观察伤口渗血、渗液情况。

（2）保持呼吸道通畅:术后 6 小时内冰敷颈部,减少颈部活动;6 小时后指导患儿取半坐卧位,协助患儿有效排痰,必要时予以吸痰护理,保持呼吸道通畅。

（3）引流管护理:引流管妥善固定,防止扭曲、滑脱,如不慎滑脱,及时通知医生处置。观察并记录引流液的颜色、性状和量,引流物较多或引流不畅时,及时通知医生。

（4）疼痛护理:手术时舌骨部分切除,患儿进行吞咽动作时会出现疼痛,护理人员应及时向患儿及其家属讲述疼痛原因,若疼痛程度较为严重,则可遵医嘱给予镇痛药。

（三）健康指导

1. 饮食指导 术后 3 天进半流质饮食,如米粉、稀粥、煮烂的面条等,3 天后进软食。给予高蛋白、高热量、富含维生素、易消化饮食（如面条、肉末稀饭、蛋羹、鱼汤、果汁等）,以促进伤口愈合,避免食用粗硬食物。

2. 引流管指导 保证患儿充分休息,防止引流管扭曲、滑脱。引流不畅或引流量较多时及时通知医生。待引流液减少至 2 mL,伤口无感染、渗液、肿胀,1～2 天即可考虑拔管。拔管后伤口换药 1～2 次,局部无皮下积液即可出院。

3. 心理指导 指导患儿家属多与医护人员或同室病友交流、沟通,保持心态平和,避免情绪激动,与患儿一起树立战胜疾病的信心,积极配合治疗及护理。

4. 出院指导

（1）术后 10 天左右拆线,全部拆线后 3 天可外涂减轻瘢痕药物,并进行适当按摩。保持伤口清洁,勿搔抓术后伤口,以免造成皮损或感染。

（2）注意休息,根据气候增减衣物,防止受凉感冒。

（3）术后 1 个月于专科门诊复查。少数患儿病情可能复发,如出现复发,应及时到医院就诊。

【主要护理问题】

1. 疼痛 与手术伤口有关。

2. 有感染的危险 与患儿防御功能受损有关。

3. 有出血的危险 与手术创伤有关。

4. 潜在并发症 伤口感染、出血、裂开。

第十节 梨状窝瘘

【定义】 梨状窝瘘是一种少见的颈部鳃源性疾病,由胚胎发育过程中鳃裂组织未完全退化残留而形成,主要表现为颈深部感染,好发于左侧颈部,儿童期发病占所有发病的 80％左右。

【护理措施】

（一）非手术治疗护理

（1）感染期严格遵守无菌原则,落实手卫生,防止交叉感染。

(2)监测生命体征。密切观察患儿精神反应状况,如有呼吸困难、躁动不安、烦渴、少尿、皮肤湿冷等及时通知医生。

(3)加强全身营养支持,增强抵抗力。

(4)遵医嘱实施抗感染治疗,观察患处情况,保持患处皮肤清洁。

(二)手术治理护理

1. 术前护理

(1)术前准备:术前更换清洁、开胸上衣,术日晨插胃管。

(2)心理护理:根据患儿不同年龄及其家属心理特征提供有效的护理,解除患儿及其家属紧张情绪。

2. 术后护理

(1)术后注意呼吸情况,保持呼吸道通畅,指导患儿减少说话及哭闹,观察有无声音嘶哑、吞咽困难、门牙脱落、继发性颈部脓肿等症状,如有异常及时与医生联系。

(2)伤口护理:保持伤口敷料清洁干燥、包扎完好,减少颈部活动,避免碰撞伤口。

(3)疼痛护理:术后1～2天减少活动,将患儿置于舒适体位。根据疼痛评分给予适当镇痛处理,促进患儿舒适。

(4)鼻饲护理:术后常规留置鼻胃管1～2周。术后第1天可根据情况添加汤类、果汁类。

①固定:鼻胃管外露部位须妥善固定,以免牵扯滑脱,防止弯折;注意鼻胃管刻度,若有脱出,应及时处理。

②观察:密切观察胃液的颜色、性状,观察患儿有无鼻、咽、食管、胃黏膜损伤和出血,发现异常及时通知医生处理。

③体位:鼻饲时患儿取坐位或半坐卧位,以防呕吐、反流等不适。

④注食:食物温度保持在38～40 ℃,根据年龄选择食量,每次注食量不超过200 mL。注食前应确定胃管在胃内及胃管是否通畅。注食前后注入少量温开水,防止胃管堵塞。注食速度不宜过快,防止呕吐误吸。

(5)拔除胃管后饮食指导:拔管后1～2天可进流质或半流质饮食,2天后可进软食,1周后恢复正常饮食,避免进辛辣刺激性食物。

(6)口腔护理:每天清洁口腔2次,观察口腔黏膜情况,查看有无真菌感染,如有异常及时处理。

(三)健康指导

1. 心理指导 该病会反复发作,患儿及其家属易出现焦虑情绪,给予患儿更多的关怀和心理支持。患儿家属应多与医护人员或同室病友交流、沟通,保持心态平和,避免情绪激动,与患儿一起树立战胜疾病的信心,积极配合治疗及护理。

2. 活动、饮食指导 术后第1天,鼓励患儿活动,以增进食欲及促进胃肠道蠕动。鼻饲期间保持食具与饮食干净卫生,给予高蛋白、高热量、富含维生素的流质饮食。拔管后1～2天可进流质或半流质饮食,2天后可进软食,1周后恢复正常饮食,避免进辛辣刺激性食物。

3. 出院指导

(1)急性感染期脓肿切排术后要持续伤口换药至伤口完全愈合,保持伤口清洁干燥,观察伤口周围有无红肿。

(2)向患儿家属讲解本病的预后,患儿出院后应注意休息,避免剧烈运动,根据气候增减衣物,防止受凉感冒。

(3)遵医嘱定期到专科门诊复查。少数患儿病情可能复发,如出现复发,应及时就诊。

(4)局部脓肿切排术后或炎症消退后6～8周,到整形专科门诊行吞钡造影检查,以明确诊断。

【主要护理问题】

1. 体温过高 与感染、免疫反应等因素有关。

2. 营养失调:低于机体需要量 与发热消耗及营养物质摄入不足有关。

3. 焦虑与恐惧 与感染反复发作、担心预后有关。

4. 有窒息的危险 与形成脓肿压迫呼吸道有关。

5. 疼痛 与组织炎症/手术伤口有关。

6. 潜在并发症 脓毒血症、伤口感染、出血等。

第十一节 扳 机 指

【定义】 先天性扳机指为拇长屈肌腱鞘纤维鞘壁先天性狭窄,又称手指腱鞘狭窄。多为单独发生,最常见于拇指。其发生率约占手及上肢先天性畸形的2.2%。提倡早发现、早治疗,治疗不及时,会影响患儿拇指骨、关节的发育,影响手的外形及功能。

【护理措施】

(一)术前护理

(1)患肢剪指甲,术前每天及手术当天早晨用肥皂水泡洗患肢,每次15~20分钟。

(2)改掉吸吮拇指的不良习惯。

(二)术后护理

(1)观察患指末梢血液循环,抬高患肢,增加回心血量,减轻伤口肿胀,患肢保暖。

(2)功能锻炼:术后第2天即指导患儿家属鼓励患儿开始指间关节的主、被动屈伸活动锻炼,防止肌腱粘连,增强伸肌力量。

(三)健康指导

1. 功能锻炼 术后及早行指间关节屈伸功能锻炼,每天3~4次,每次锻炼5~10分钟。持续1~3个月,增强伸肌力量,防止肌腱粘连。

2. 出院指导 术后10~12天根据伤口愈合情况拆线,拆线后3~5天可外涂减轻瘢痕药物。比较双手拇指的外形,测定拇指的内收外展及对掌功能。术后1个月于专科门诊复查。

【主要护理问题】

1. 疼痛 与手术伤口有关。

2. 感知觉改变 与患指末梢血液循环不良有关。

3. 潜在并发症 肌腱粘连。

第十二节 多指(趾)

【定义】 多指(趾)畸形是指正常手指(足趾)以外的手指(足趾)、指(趾)骨、单纯软组织成分或掌骨等的赘生,是常见的一种小儿手足畸形,多累及单侧手指(足趾),约占90%,双侧累及较少,约占10%。建议患儿3~6月龄时进行手术治疗。

【护理措施】

（一）术前护理

（1）患肢剪指（趾）甲，术前每天及手术当天早晨用肥皂水泡洗患肢，每次 15～20 分钟。

（2）改掉吸吮指头的不良习惯。

（二）术后护理

1. 观察患指（趾）末梢血液循环　抬高患肢，减轻肿胀，患肢保暖。必要时遵医嘱行氦氖激光照射治疗，以达到消炎消肿，改善血液循环，促进伤口愈合的效果。

2. 克氏针护理　关节克氏针固定的患儿，应避免钩、挂、撞，防止克氏针弯曲、移位、脱出，每天针眼处滴酒精 3 次，防止感染。

（三）健康指导

1. 伤口护理　保持伤口清洁干燥，避免碰撞，密切观察伤口敷料有无渗血、渗液。患肢抬高 15°～20°，以利于静脉回流，消除水肿。观察指（趾）端末梢血液循环，若出现青紫、苍白、发凉提示血液循环不良，需立即请医生查看。观察指（趾）活动、感觉情况，发现异常及时联系医护人员。

2. 饮食指导　术后给予高蛋白、高热量、富含维生素、易消化饮食（如面条、肉末稀饭、蛋羹、鱼汤、果汁等），促进伤口愈合。

3. 克氏针护理　如指间关节（掌指关节）不能复位，需行克氏针内固定 1～2 个月，保持针眼处清洁干燥，避免感染；防止碰撞克氏针而影响固定效果。

4. 出院指导

（1）术后 10～14 天，根据伤口愈合情况酌情拆线，术后 1 个月于专科门诊复查。

（2）如手指（足趾）形态及功能较健侧差，须行功能锻炼。

【主要护理问题】

1. 疼痛　与手术伤口有关。

2. 感知改变　与患指（趾）末梢血液循环不良有关。

3. 有感染的危险　与手术伤口感染或克氏针针眼感染有关。

4. 有出血的危险　与伤口愈合不良、伤口渗血有关。

5. 潜在并发症　瘢痕挛缩畸形、掌指关节骨骺软骨残留等。

第十三节　并指（趾）

【定义】　并指（趾）是指相邻手指（足趾）相融合为一体，常与多指（趾）或短指（趾）、缺指（趾）、束带综合征以及同侧胸大肌发育不良或缺如等畸形合并存在，约 10% 的患儿有家族史，男性多于女性。手术治疗一般选择在患儿 6～18 月龄时进行。

【护理措施】

（一）术前护理

（1）患肢剪指（趾）甲，术前每天及手术当天早晨用肥皂水泡洗患肢，每次 15～20 分钟。

（2）改掉吸吮指头的不良习惯。

（3）如需植皮，做好供皮区术前准备。

（二）术后护理

1. 观察患指（趾）末梢血液循环情况 抬高患肢，减轻肿胀，注意患肢保暖。观察石膏托固定处肢体皮肤受压情况，防止压疮。必要时遵医嘱行氦氖激光照射治疗，达到消炎消肿，改善血液循环，促进伤口愈合的效果。

2. 植皮护理

（1）腿部供皮区注意防止被大小便污染，腹部供皮区注意观察有无渗血、渗液，保持伤口敷料清洁干燥，避免碰撞受压，以免皮片移动、皮下出血、皮片失活。

（2）植皮区术后需持续包扎 10～12 天，密切观察有无异味、渗液及异常疼痛，发现异常及时通知医生。

3. 克氏针护理 关节克氏针固定的患儿，应避免钩、挂、撞，防止克氏针弯曲、移位、脱出，每天针眼处滴酒精 2 次，防止感染。

（三）健康指导

1. 伤口护理 保持伤口清洁干燥，避免碰撞，密切观察切口敷料有无渗血、渗液情况发生。患肢抬高 15°～20°，以利于静脉回流，消除水肿。观察指（趾）端末梢血液循环情况，若出现青紫、苍白、发凉提示血液循环不良，需立即请医生查看。观察患肢有无异味、虫蚁样/流水样异物感、肢端感觉异常等情况，发现异常及时联系医护人员。

2. 饮食指导 术后给予高蛋白、高热量、富含维生素、易消化饮食（如面条、肉末稀饭、蛋羹、鱼汤、果汁等），多吃富含胶原蛋白的食物，促进伤口愈合。

3. 克氏针护理 如指间关节（掌指关节）不能复位，需行克氏针内固定 1～2 个月，保持针眼处清洁、干燥，避免感染；防止碰撞克氏针而影响固定效果。

4. 患肢护理 植皮术后注意卧床休息，植皮区制动，足趾植皮患儿应避免下肢长时间下垂。植皮患肢常规予以石膏托固定，防止因肢体活动影响皮片成活。

5. 出院指导

（1）患儿出院后应注意休息，保护伤口，供皮区 10 天拆线，植皮区 14～16 天分次拆线，术后 1 个月于专科门诊复查。

（2）功能锻炼：伤口一期愈合、植皮成活拆线 3 天后进行患肢指（趾）关节功能锻炼。患儿被动进行手指（足趾）的屈伸、分指（趾）、并指（趾）活动，防止肌腱挛缩及手术成形的指（趾）蹼粘连。拇食指并指术后要重点进行拇指关节、掌指关节、指间关节的屈伸，拇指内收、外展及对掌功能的训练。每天 2～3 次，开始每次 5 分钟，以后逐渐增加至每次 15～20 分钟。活动度以达到患儿有轻微疼痛感为宜。

（3）手足部植皮，术后 2 个月避免负重。新的皮肤移植区域血液循环不良，紫外线辐射容易出现色素沉着，夏季应避免过度日晒，冬日需注意保暖防止冻伤。

（4）瘢痕护理：拆线 1～2 周后每天可温水泡洗 15 分钟。术后遵医嘱使用治疗瘢痕药物并行局部按摩。局部按摩时将患儿置于温暖环境，暴露伤口，患儿家属拇指略用力，顺时针方向按摩，逐渐加重力度按摩至瘢痕处皮肤轻度发白，移动按摩部位继续至整个瘢痕处完成按摩。每次 5 分钟，每天 3～4 次。加强患处伸展力量训练，防止发生瘢痕挛缩影响肢体功能。

【主要护理问题】

1. 疼痛 与手术伤口有关。

2. 感知改变 与患指（趾）末梢血液循环不良有关。

3. 有感染的危险 与手术伤口感染或克氏针针眼处感染有关。

4. 有出血的危险 与伤口愈合不良、伤口渗血有关。

5. 有组织坏死的危险 与感染有关。

6. 皮肤完整性受损 与自体皮片移植取皮有关。

7. 潜在并发症 皮片移动、皮片部分或全部失活、瘢痕挛缩。

第十四节 血 管 瘤

【定义】 血管瘤是来源于血管内皮细胞的先天性良性错构瘤,具有增生期和自行消退的特点。婴幼儿血管瘤最早期的皮损表现为充血性/擦伤样或毛细血管扩张性斑片。出生后 6 个月为早期增殖期,瘤体迅速增殖,明显隆起于皮肤表面,形成草莓样斑块或肿瘤,大小可达最终面积的 80%。之后增殖变缓,6～9 个月为晚期增殖期节段型血管瘤和深在型血管瘤,增殖期可持续 9～12 个月,少数患儿增殖期甚至可持续至出生后 24 个月。有一小部分瘤体表现为微小增殖或不增殖,主要位于下肢,这部分瘤体应注意与毛细血管畸形区别。90% 的患儿在 4 岁时瘤体完全消退,瘤体累及越深,消退时间越晚。未经治疗的瘤体消退完成后有 25%～69% 的患儿残存皮肤及皮下组织退行性改变,包括瘢痕、萎缩、色素减退、毛细血管扩张和皮肤松弛等。

【护理措施】

(一)护理

1. 口服盐酸普萘洛尔护理

(1)服药指导:进食后 0.5～1 小时服药,避免空腹服药引起低血糖。

(2)服药监测:首次服药前监测血压和心率,进行血管瘤评估并记录。服药后 1～2 小时监测患儿心率、血压,每天 1 次。

(3)服药疗效观察:观察瘤体大小、颜色、质地变化,做好评估及记录。

(4)副反应观察。

①腹泻:服药后可能会出现腹泻,注意观察大便的颜色、性状、量,必要时遵医嘱用治疗腹泻药物。

②气道反应:口服盐酸普萘洛尔会加重患儿的咳嗽症状,对于有咳嗽症状患儿应严密观察呼吸道症状,必要时遵医嘱减量或停药;气管痉挛时暂停服药。

③心率变化:服药后可能发生心动过缓、低血压等反应。观察患儿精神状态、进食量,做好血压、心率监测,发现异常及时联系医生处理。

④其他观察:服药后有无皮疹、胃肠道不适及上消化道反流、疲乏等症状,发现异常及时联系医生处理。

2. 激素冲击治疗护理

(1)遵医嘱给患儿补钙、补钾,防止骨质疏松和低钾。观察患儿有无哭闹、腹胀等缺钾、缺钙的早期症状。

(2)保持病室空气清新,减少人员探视,医护人员做好手卫生,防止交叉感染。

(3)特殊血管瘤患儿需长期大剂量使用激素治疗时,注意观察患儿下肢活动及大便情况,及时发现无菌性股骨头坏死、小肠结肠炎或肠穿孔等并发症的早期症状。定期检查口腔、皮肤、黏膜情况,早期发现真菌感染征兆。

(4)观察瘤体大小、颜色变化,观察药物疗效及副作用。做好评估及记录。

3. 硬化剂瘤体内注射治疗护理

(1)注射前:阅览患儿病历,评估患儿及瘤体。指导患儿家属妥善固定患儿,消毒瘤体及周围皮肤。

（2）注射中：注射过程中密切观察患儿面色及精神反应，若有异常情况及时处理。

（3）注射后：注射后针眼处按压5分钟，防止出血及药物外渗，30分钟后观察局部出血及肿胀情况，有无过敏症状。针眼处保持清洁干燥24小时。

（4）做好记录，告知患儿家属注意事项。

4. 手术治疗护理 见第二篇第十三章第一节"一般护理常规"。

（二）健康指导

1. 口服盐酸普萘洛尔

（1）餐后0.5～1小时服药，避免空腹服药引起低血糖。

（2）服药后观察大便情况，出现腹泻及时告知医护人员。

（3）服药期间出现唇色淡、手足冰凉时注意保暖。

（4）建立观察日记，服药前、服药后3天用手机拍摄瘤体照片，动态观察用药效果。

2. 激素冲击治疗

（1）应用激素后，患儿可能出现食欲增强，较长时间使用可出现面部及躯干部发胖等副作用，停药后会自然消退。饮食宜清淡，少量多餐。

（2）激素冲击治疗期间，观察患儿精神及活动状态，有无腹胀、入睡不安等现象，遵医嘱口服鱼肝油、钙剂等。

（3）在激素冲击治疗期间，患儿抵抗力降低，保持病室空气清新，减少人员探视，做好手卫生，防止交叉感染。

（4）部分患儿可能会出现夜间哭闹，调整患儿睡眠习惯，缩短白天睡眠时间，促进夜间安静入睡。

（5）建立观察日记，治疗前、治疗后3天、7天用手机拍摄瘤体照片，动态观察瘤体大小、颜色变化。

3. 硬化剂瘤体内注射治疗

（1）注射前半小时禁食，避免注射过程中患儿哭闹引起误吸。

（2）注射后可能会出现轻微的疼痛，保持局部清洁干燥，避免摩擦、搔抓，防止感染。

（3）注射后局部可能出现红肿，3～5天可自行消退。指（趾）端血管瘤注射后保持患肢抬高，以促进静脉回流，减轻肿胀。

（4）口、唇血管瘤注射后2～3天减少吸吮奶嘴，肿胀明显者予以汤匙喂养，饮食避免过热、过硬，防止摩擦导致局部破溃出血。

（5）少数患儿治疗后可能出现皮肤反应，如水疱、黑痂、色素沉着、角化增厚等，无须特殊处理，保持局部清洁干燥，皮肤症状会慢慢消退；偶有发热、恶心、呕吐、食欲不振等，宜进清淡饮食，少量多餐。

4. 出院指导

（1）每天按时、按量服药，不可随意加量、减量和漏服。遵医嘱定期复查。

（2）出院后每天至少监测患儿心率1次，服药后1～2小时监测；每月复查1次心电图。如心率低于正常范围，心电图有异常改变，则须暂停服药，并及时到医院就诊。

（3）患儿服药期间发生咳嗽、阵发性咳喘加重，伴有气流通过狭窄气道时发出的喘鸣音，盐酸普萘洛尔逐渐减少至每天1次，必要时遵医嘱停药，待症状缓解后逐渐增加至正常服药量。

（4）用药持续至血管瘤增殖期结束或瘤体消退并不再生长，遵医嘱逐渐减量，直至停药，减量时间应超过1个月。

（5）用药期间，已缩小的瘤体可能有部分再次增大，患儿家属需注意观察，及时复诊。

（6）每周拍照进行记录。拍照时固定拍照时间、环境、设备、拍照人、瘤体拍照方位等。

（7）做好各个年龄段患儿的预防保健工作，提倡母乳喂养，做好预防接种（避免在瘤体局部注射治疗前后 1 周预防接种),增强患儿体质。

(8)手术治疗患儿的伤口 7～14 天拆线。

(9)定期到专科门诊复查。

【主要护理问题】

1. 皮肤黏膜完整性受损 与汗液侵蚀、摩擦、压迫造成血管瘤破溃有关。

2. 营养失调:低于或高于机体需要量 与激素治疗有关。

3. 睡眠型态紊乱 与激素治疗有关。

4. 潜在并发症 心率减慢、血压降低、瘤体破溃、感染。

5. 焦虑、知识缺乏 与患儿及其家属对疾病相关知识缺乏有关。

第十五节 卡波西型血管内皮瘤

【定义】 卡波西型血管内皮瘤(Kaposi form hemangioendothelioma,KHE)属于交界性血管性肿瘤,无远处转移,但具有局部侵袭性,可累及体表多个部位或深部脏器。绝大多数 KHE 病例(90%)在 1 岁之内发病,其中 1 月龄内发病者约占 60%。

体表 KHE 病灶通常表现为皮肤或皮下坚韧肿物,外观呈紫红色结节或斑块,色泽常深浅不一,边缘因瘀斑或毛细血管扩张而界限不清。

卡梅现象(Kasabach-Merritt phenomenon,KMP)是 KHE 和丛状血管瘤特有的重症临床表现,是在脉管性疾病基础上伴发血小板减少、微血管溶血性贫血和消耗性凝血功能障碍的一类临床表现。KHE 病程凶险,患者往往因凝血功能紊乱、败血症以及重要器官的损害而预后不佳。

【护理措施】

(一)非手术治疗护理

1. 病情观察 重点观察出血倾向,注意患儿神志、生命体征及瘤体变化,观察有无皮下出血、眼底出血,有无颅内、脏器等出血的征象,尽可能减少损伤性操作,每次穿刺后延长按压时间,观察创面止血情况。遵医嘱监测血小板值。

2. 用药护理

(1)糖皮质激素应用及护理:糖皮质激素的应用可起到改善血小板减少,降低毛细血管通透性,改善出血症状的作用。严格消毒隔离,落实手卫生,减少人员探视,防止交叉感染。及时观察患儿口腔黏膜情况,排除大剂量使用糖皮质激素导致的真菌感染。观察关节活动度及大便情况,及时发现无菌性股骨头坏死、小肠结肠炎、肠穿孔等并发症的早期症状。

(2)口服盐酸普萘洛尔的护理:详见第二篇第十三章第十四节相关内容。

(3)口服醋酸泼尼松片、西罗莫司期间的护理:观察瘤体变化,包括瘤体大小、皮肤温度和颜色等,做好记录,并积极预防感染的发生。

(4)局部瘤体注射治疗的护理。

①注射前:查看患儿血小板指数有无异常,保持注射部位皮肤清洁完整,无感染征象。治疗应在进食后 1 小时开始,避免过饱,以免引起呛咳。

②注射时:注射过程中密切观察患儿面色、精神反应,发现异常情况及时处理。

③注射后:注射后针眼按压 15～30 分钟,防止出血及药物外渗,局部加压包扎,半小时后观察局部出血及肿胀情况,做好记录,与下一班详细交接,注射针眼处保持干燥 24 小时。

④不良反应包括发热、胃肠道反应（恶心、呕吐、腹泻、食欲不振等）、皮肤反应（色素沉着、角化增厚、皮炎、皮疹等）、肺部症状（肺炎样病或纤维化），其中发热及胃肠道反应较为常见。

3. 饮食及休息护理　应用糖皮质激素治疗期间，患儿会出现食欲增加，应对患儿进行饮食指导，合理喂养。指导患儿家属调整患儿睡眠习惯，缩短白天睡眠时间。对夜间哭闹时间较长的患儿，排除其他病理及生理原因后适当予以水合氯醛镇静，帮助患儿入睡。

4. 预防电解质紊乱的护理　激素可致电解质紊乱，观察患儿精神及活动状态，有无腹胀等低钾、低钙和肌萎缩的早期表现，常规补充钙剂、维生素 A、维生素 D 及钾。

（二）手术治疗护理

1. 术前护理

(1)出血倾向的护理：各种操作集中进行，穿刺性操作延长按压时间，必要时加压止血，观察皮肤出血点变化。发现异常及时配合医生处理。

(2)遵医嘱术前备血，术日晨测血压（必要时备 0.5 kg 盐袋）。

2. 术后护理

(1)严密监测生命体征变化，保持呼吸道通畅。颈、胸部、背部大范围切除创面，予以 0.5 kg 盐袋压迫伤口 6～8 小时，防止伤口出血。

(2)引流管护理：引流管妥善固定，防止扭曲、滑脱，如不慎滑脱，及时通知医生处置。保持适当负压，观察并记录引流液的颜色、性状和量，引流物较多或引流不畅时，及时更换引流装置。

(3)出血护理：严密观察伤口渗血、渗液情况。观察患儿面色、心率、血压变化，了解术后出血量，如伤口引流血性液体量明显增多或伤口渗血较多时，可能存在凝血功能障碍，及时报告医生，遵医嘱行止血治疗并采集血标本送检，及时输血补充。必要时完成紧急术前准备，行手术探查。

（三）健康教育

1. 饮食指导　注意饮食卫生，加强营养，增强免疫力，保持食具清洁，预防感染。

2. 皮肤护理　患儿衣着宽松、柔软，每日用温水擦洗皮肤。

3. 局部瘤体的观察与护理　保持瘤体局部皮肤清洁干燥，及时修剪指甲避免抓挠及摩擦，避免各种外伤，防止损伤皮肤引起出血及感染。

4. 预防保健　做好各个年龄段患儿的预防保健工作，提倡母乳喂养，术后 1 个月后可按期进行预防接种（避免在局部注射治疗前后 1 周进行预防接种），增强患儿体质。

5. 心理指导　向患儿家属详细介绍疾病的相关知识，了解患儿家属存在的心理问题与心理需求，予以心理疏导，取得患儿家属的配合，树立战胜疾病的信心。

6. 出院指导

(1)指导患儿家属正确喂服药物，通过多种形式随访，解答患儿家属的疑惑，指导家庭护理及效果观察，提高遵医依从性。

(2)指导患儿家属遵医嘱定期到专科门诊复查，监测疾病恢复情况及用药效果。

【主要护理问题】

1. 有出血的危险　与疾病引起血小板减少有关。

2. 有感染的危险　与大剂量使用糖皮质激素有关。

3. 睡眠型态紊乱　与大剂量使用糖皮质激素有关。

4. 焦虑、知识缺乏　与缺乏疾病相关知识、担心预后有关。

5. 潜在并发症　库欣综合征、感染、瘤体破溃出血、无菌性股骨头坏死、血小板减少等。

第十六节 淋巴管畸形

【定义】 淋巴管畸形（lymphatic malformation，LM），以往称为"淋巴管瘤"，是常见的一种先天性脉管畸形疾病。根据淋巴管囊腔的大小，可将 LM 分为巨囊型、微囊型和混合型三种类型。该病多在 2 岁前发病，约 50% 患儿出生时即发现罹患此病。LM 可发生在具有淋巴管网的任何身体部位，约 75% 病变发生在头、颈部，其次为腋窝、纵隔及四肢。

淋巴管畸形的发病机制尚不清楚，一般认为其病变内皮细胞均可能来源于脉管系统发育的早期，由于某种原因使淋巴管系统紊乱，造成淋巴管非恶性的异常生长和扩张，即形成 LM 组织。

【护理措施】

（一）术前护理

（1）保持呼吸道通畅。对颈部巨大 LM 患儿，注意观察呼吸情况，保持呼吸道通畅。

（2）对面积较大的 LM 患儿，术前备血，防止术中出血过多，危及生命。术日晨测血压，根据瘤体的部位定制弹力衣。

（二）术后护理

1. 术后观察 四肢 LM 手术注意末梢血液循环，抬高患肢，减轻肿胀，保持肢端温暖。颈部 LM 手术时应注意保持气道通畅，观察有无鼾声、气道压迫症状。

2. 伤口护理 保持伤口敷料清洁干燥，避免碰撞伤口。观察伤口渗血情况，观察患儿面色、心率、血压变化，了解术后出血量，如术后引流血量过多，及时输血补充。术后第 2 日穿弹力衣，注意局部皮肤受压情况。

3. 引流管护理 置负压引流管的患儿，引流管妥善固定，防止扭曲、滑脱，如不慎滑脱，及时通知医生处置。观察并记录引流液的颜色、性状和量，引流物较多或引流不畅时，及时更换引流装置。

（三）健康指导

1. 饮食指导 术后给予高蛋白、高热量、富含维生素、易消化饮食（如面条、肉末稀饭、蛋羹、鱼汤、果汁等），促进伤口愈合。淋巴液引流量较多时，营养损失较多，需要加餐，保证热量及营养供应。

2. 引流管指导 保证患儿充分休息，保持引流通畅，防止引流管弯折、滑脱。引流不畅或引流量较多时，及时通知医护人员。术后引流液由红色逐渐转为淡黄色淋巴液，待引流液减少至 2 mL，伤口无感染、渗液、肿胀，1～2 日后即可考虑拔管。拔管后伤口换药 1～2 次，局部无皮下积液即可出院。

3. 出院指导

（1）术后 10～14 日根据伤口愈合情况酌情拆线。术后 1 个月、3 个月、6 个月复查。

（2）向患儿家属讲解本病的预后，患儿出院后应注意休息，避免剧烈运动，弹力衣穿着 2～3 个月。防止术区碰撞。

（3）要注意天气冷暖，根据气候增减衣物，防止受凉感冒。少数患儿病情可能复发，如出现复发，应及时到医院就诊。

（4）出院 1 个月后可按期进行预防接种。

【主要护理问题】

1. 有窒息的危险 与颈部巨大淋巴管瘤压迫气道有关。

2. 有体液不足的危险 与伤口引流量较多有关。

3. 营养失调：低于机体需要量 与淋巴液引流消耗有关。

4. 感知改变 与患肢血液循环不良有关。

5. 焦虑 与疾病相关知识缺乏、担心手术后预后有关。

6. 潜在并发症 伤口感染、出血、伤口裂开。

第十七节　小 儿 烧 伤

【定义】 烧伤是小儿体表外伤中最重要的创伤，是指由热力引起的组织损伤。它既可发生于体表，包括皮肤、皮下组织、肌肉等，也可发生于其他部位，如眼、口腔、呼吸道、食管、胃等，最常见于皮肤。任何热源能达到的地方都可发生烧伤，因此各器官组织都有发生烧伤的可能。常见的致伤原因分为火烧类和热液类，还有一些特殊热源引起的烧伤如电烧伤和化学烧伤。

烧伤面积的估计有中国九分法和手掌法。

烧伤深度的估计：三度四分法。

Ⅰ度：又称红斑性烧伤，表皮层除基底细胞以外受损，真皮乳头血管网有充血，表现皮肤发红、干燥，可有轻度肿胀，疼痛明显，但不起水疱。由于皮肤基底细胞未受损害，伤后2～3日红、肿、痛消失，5～7日表皮皱缩脱屑，不留瘢痕。

浅Ⅱ度：包括表皮和真皮乳头层损伤，其特点为表皮与真皮之间有血浆样血液积聚，形成水疱，故称水疱型烧伤。去除水疱后可见淡红色基底，基底上有均匀的鲜红色斑点。由于神经末梢裸露，疼痛明显。伤后10～14日由皮肤附件上皮增殖愈合。

深Ⅱ度：损伤已达真皮深层，移去分离的表皮后可见基底微湿，苍白质地较韧，感觉较迟钝，有淡红色小点，于伤后12～24小时最明显，形成红白相间的基底。若热力损伤真皮与皮下脂肪交界处，可见细小的网状梗死血管。伤后3～4周由残余的皮肤附件上皮在肉芽组织创面增殖愈合，留有瘢痕。

Ⅲ度：皮下组织受累，也可深达肌肉、骨骼，有焦痂形成。皮肤呈皮革状，蜡白、焦黄或炭黑色。创面基底干燥，无水疱。表浅静脉支有静脉血栓，呈树枝状。焦痂脱落后形成肉芽创面，需植皮覆盖创面。

【护理措施】

（一）应急处理

（1）迅速避开热源。

（2）采取"冷散热"措施。在水龙头下用冷水持续冲洗伤口，或将伤口置于盛冷水的容器中浸泡，持续30分钟，以脱离冷源后疼痛已显著减轻为准。使伤处迅速、彻底地散热，使皮肤血管收缩，减少渗出与水肿，缓解疼痛，减少水疱形成。

（3）将覆盖在伤处的衣裤剪开，避免烧伤加重。

（二）护理

1. 水疱的处理 水疱可在低位用消毒针头刺破，保留疱皮。转运时创面应以消毒敷料或干净衣服遮盖保护。

2. 创面的处理

（1）清创：血容量纠正后进行清创，伤后6～8小时完成。

（2）包扎疗法：适用于不合作的患儿及污染轻、清创彻底的四肢创面。

（3）暴露疗法：适用于头面部、会阴部烧伤或污染较严重，以及大面积深度烧伤者等。

（4）感染创面处理：必须早期处理创面以预防或减轻感染。包扎疗法的创面可去除包扎敷料，剪去坏死的痂皮,由医护合作实施伤口管理。

(5)焦痂的处理:早期进行抗休克治疗时创面可不处理,但后期应有计划、有步骤地去掉痂皮,可手术切痂植皮或进行溶痂治疗。

(6)大面积创面,有肉芽组织生长、无感染症状即可行植皮治疗。

3. 注射破伤风免疫球蛋白 重度烧伤应首先建立静脉通道,留置导尿管,观察每小时及 24 小时尿量。

4. 疼痛护理 根据烧伤面积和深度估计,对于哭闹不止、烦躁不安,会造成创面脱皮、渗出严重、休克等不良反应者,根据疼痛评分实施镇痛治疗。

5. 补液、抗感染治疗 监测患儿的生命体征,注意观察患儿的精神状态。如有躁动不安、烦渴、少尿、皮肤湿冷、脉搏细速等休克早期表现,及时报告医生配合处理。中、重度烧伤准确记录出入量,遵医嘱给予补液治疗,及时纠正低血容量。

6. 特殊部位烧伤护理 特殊部位烧伤护理见表 13-1。

表 13-1 特殊部位烧伤护理

部 位	护 理 措 施
头面部烧伤	剃净烧伤部位周围的头发,保持伤口清洁
颈部烧伤	注意有无声音嘶哑,保持颈部过伸位,充分暴露颈部伤口
眼部烧伤	用红霉素眼膏或生理盐水湿纱布覆盖保护,清除眼周围的渗出物及眼分泌物
口鼻腔烧伤	用汤勺喂养,每次进食后用温水漱口,鼻腔可涂红霉素眼膏,防止干燥
外耳道烧伤	用无菌棉签清除积聚在耳廓内的分泌物,保持伤口清洁
胸腹背部烧伤	使用支被架保护创面,注意保暖。胸腹部烧伤取仰卧位,背部烧伤取俯卧位,避免烧伤部位受压
臀部、会阴部、腹股沟处烧伤	采取人字形体位,俯卧于特制的海绵垫上,双腿分开外展 60°,做好创面的护理。大便时,先在创面涂一层治疗烧伤的药物,大便结束后,轻轻地将药层蘸去,再涂药。小便时,男性患儿用尿壶直接接尿,早期阴茎及阴囊肿胀明显时,应将阴囊托起,防止包皮粘连;女性患儿应注意分开阴唇,用凡士林纱布覆盖,防止粘连及愈合后阴道闭锁。必要时,留置导尿管,每日用生理盐水清洗会阴部

7. 严格消毒隔离 保持病房内空气流通,定期进行病房内空气消毒,严格执行手卫生,防止发生医院内交叉感染。

(三)健康指导

1. 环境 室温控制在 22~24 ℃,接受暴露疗法的患儿室温宜控制在 28~32 ℃,相对湿度控制在 50%~60%,注意保暖,减少探视,以减少感染机会。

2. 行为指导 患儿创面关节处应制动,下肢烧伤患儿应卧床休息,定期翻身,防止压疮。保持床单清洁、平整、干燥、无碎屑。患儿家属接触患儿前后请洗手。不用嘴吹创面,防止创面感染。避免创面摩擦、受压、碰撞、抓挠。

3. 营养护理 进高蛋白、高热量食物,食物宜多样化,保证营养的供给。

4. 包扎肢体处于功能位 抬高患肢,减轻水肿,观察肢端血液循环,包扎过紧会出现肢端发凉、发绀、麻木或剧痛,应及时联系医护人员。

5. 心理指导 患儿受伤后常存在恐惧心理,护士应与患儿及其家属多交谈,通过讲故事、听音乐、玩游戏等方式鼓励患儿,帮助患儿及其家属树立战胜疾病的信心。

6. 运动指导　加强患儿自我保护意识,注意保护局部勿受外界撞击、压迫和摩擦。

7. 出院指导

(1)出院后由于新生的皮肤较嫩,容易损伤,因此要防止抓伤,防暴晒,可适当涂擦温和的润肤露。

(2)瘢痕护理:深Ⅱ度创面要早期预防瘢痕增生。遵医嘱使用减轻瘢痕药物,并进行适当按摩。局部按摩时将患儿置于温暖环境,暴露伤口,患儿家属食指、中指、无名指略用力,顺时针方向按摩,逐渐加重按摩力度至瘢痕处皮肤轻度发白,移动按摩部位继续至整个瘢痕处完成按摩。每次5分钟,每日3~4次。关节创面愈合后,积极进行功能锻炼,加强患处屈伸力量训练、瘢痕对抗训练,防止瘢痕挛缩影响关节功能。瘢痕增生及时行瘢痕干预治疗。

(3)术后1个月于专科门诊复查。

(4)患儿家属加强学习儿童安全防护知识。

【主要护理问题】

1. 有体液不足的危险　与大量体液自创面丢失、血容量减少有关。

2. 舒适度改变　与疼痛、被迫体位有关。

3. 焦虑/恐惧　与患儿形象受损、对疾病的恐惧及担心瘢痕形成有关。

4. 营养失调:低于机体需要量　与机体处于高分解状态和摄入不足有关。

5. 皮肤完整性受损　与烧伤导致组织破坏有关。

6. 自我形象紊乱　与形象受损、肢体残障及功能障碍有关。

7. 潜在并发症　出血,感染,水、电解质紊乱,应激性溃疡等。

第十八节　口腔颌面部间隙感染

【定义】　口腔颌面部间隙感染均为继发性。感染累及潜在筋膜间隙内结构,初期表现为蜂窝织炎;在脂肪结缔组织变性坏死后,则可形成脓肿;甚至可沿神经、血管扩散,引起海绵窦血栓性静脉炎、脑脓肿、败血症、纵隔炎等严重并发症。

【风险评估】

1. 病情变化(感染性休克、颅内感染、呼吸道阻塞)风险评估

(1)感染性休克:又称脓毒性休克。患儿因细菌感染性疾病导致的血压下降和器官、组织灌注不良。典型表现:血压下降,外周组织和器官灌注减少,出现皮肤花斑、发绀和面色苍白。心率和呼吸频率增快、尿量减少,并出现烦躁不安等意识障碍。

(2)颅内感染:鼻根至两侧口角区域内发生的感染易向颅内扩散,引发颅内感染。典型症状:①全身感染症状:表现为高热、乏力、头痛、精神萎靡等。②脑膜刺激征:会出现颈项强直、Kernig征和Brudzinski征阳性。③颅内压增高:表现为头痛、喷射性呕吐、视乳头水肿。④脑部局灶性症状:表现为认知障碍、精神行为异常、肢体无力。

(3)呼吸道阻塞:面部感染可以通过颈深筋膜沿气管前间隙向颈部扩散,形成严重的颈部脓肿,压迫气道。表现为逐渐加重的气短或喘憋,严重者可表现为吸气时锁骨上窝、胸骨上窝、肋间隙出现凹陷(三凹征)。

2. 护理并发症的风险评估　各种护理风险评估:压疮风险评估量表(Braden-Q量表);儿童疼痛行为评估量表;Humpty Dumpty跌倒/坠床评估量表;住院患儿营养风险筛查与测评表;护理安全评估表。

【护理常规及安全防范措施】

（一）非手术治疗护理

1. 病情观察 密切观察患儿神志及精神反应情况,严密监测生命体征,特别是呼吸、血压的变化。早期发现感染性休克症状,如有躁动不安、烦渴、少尿、皮肤湿冷、脉搏细速及时通知医生。

2. 饮食护理 加强全身营养支持,增强抵抗力。进食少者给予静脉营养支持,保证出入量平衡。

3. 症状护理 全身及局部抗感染治疗,观察用药反应,如感染局部形成脓肿,需急诊行脓肿切开引流术。患儿出现发热时,及时予以退热处理,体温控制在 38 ℃以下方可进行手术。

（二）手术治疗护理

1. 术前护理 完善相关检查,禁食、备皮,更换清洁、开胸上衣,遵医嘱给予术前用药。

2. 术后护理

（1）术后观察:患儿术后去枕仰卧 6 小时,头偏向一侧,保持呼吸道通畅。

（2）伤口护理:伤口的处理不仅关系到伤口的愈合,更是避免感染加重的关键。局部伤口要充分地冲洗、引流,清除坏死组织和污染伤口内的细菌。操作时严格遵守无菌原则,动作要快、准、轻。危险三角区切勿挤压,以免细菌进入颅内而引起颅内感染。注意伤口渗液、渗血情况。观察患处红肿热痛情况,保持患处清洁。如有异常情况,及时通知医生并配合处理。

（3）营养护理:加强营养,给予高热量、高蛋白、富含维生素、易消化饮食,促进伤口愈合。如口底脓肿行切引术者,应进无渣流质饮食,不能进食的患儿给予鼻饲喂养。

（4）口腔护理:遵医嘱予以口腔护理,嘱患儿多饮水,保持口腔清洁,选择适当的漱口液,及时观察口腔情况。

（5）疼痛护理:疼痛是化脓性炎症急性期的表现之一,影响患儿疾病的恢复及休息。及时予以儿童疼痛行为评估量表对患儿进行疼痛评分,给予相应的干预措施。

（三）健康指导

1. 饮食指导 患儿因各种原因饮食会受到一定的影响,可给予以碳水化合物为主的高蛋白、高脂肪、高热量的流质饮食,应少量多餐,补充足够的维生素。

2. 伤口护理 伤口避免抓挠,防止引流条脱落,影响引流效果。观察患处活动情况,有无活动受限及肿痛加剧,发现异常及时通知医生。

3. 出院指导

（1）饮食指导:给予营养丰富、清淡、易消化的饮食,注意饮食卫生,保持口腔清洁。

（2）活动指导:流行性疾病多发季节应少去公共场所并积极防治各种常见病,如感冒、腹泻、营养不良、龋齿等。

（3）复诊指导:出院后 1 个月于专科门诊复查。

（四）安全防范措施

（1）预防跌倒/坠床:根据 Humpty Dumpty 跌倒/坠床评估量表结果落实预防措施,床头放置防跌落警示标识,予以床栏保护,做好安全宣教。

（2）预防窒息:保持呼吸道通畅,密切观察患儿神志及精神反应情况,严密监测生命体征,床旁备急救设备,发现问题及时处理。

【应急预案】

（1）患儿出现高热、精神萎靡、颌面部红肿包块大于 5 cm,立即通知医生,备好心电监护及吸氧、吸痰装置,建立静脉通道。

(2)配合医生全面体检,评估患儿病情。

(3)遵医嘱给予吸氧、吸痰、给药、心电监护等治疗。

(4)严密观察病情变化,识别休克先兆表现,落实心理护理,并做好记录。

【技术规范】

1. 心电监护仪使用技术规范

(1)放置电极片时避开伤口,正确设定报警界限,不能关闭报警声音。

(2)避免在监护仪附近使用手机,密切观察心电图波形,及时处理干扰及电极片松动。

(3)定期观察患者粘贴电极片处的皮肤,定时更换电极片,防止皮肤受损。

2. 吸氧护理技术规范

(1)严格遵守操作规程,注意用氧安全,切实做好"四防",即防震、防火、防热、防油。

(2)根据医嘱调节氧流量,做好患儿及其家属的健康教育。

(3)保持呼吸道通畅,注意气道湿化,加强监测,观察、评估吸氧效果。

(4)注意吸氧管通畅,无弯折、分泌物堵塞或扭曲,防止吸氧管脱落。

参 考 文 献

[1] 沈卫民,祁佐良.小儿整形外科学[M].南京:江苏凤凰科学技术出版社,2021.

[2] 李世荣.现代整形美容外科学[M].北京:人民军医出版社,2014.

[3] 穆雄铮,王炜.儿童整形外科学[M].杭州:浙江科学技术出版社,2015.

[4] 张志愿.口腔颌面外科学[M].8版.北京:人民卫生出版社,2020.

[5] 王卫平,孙锟,常立文.儿科学[M].9版.北京:人民卫生出版社,2018.

[6] 崔焱,仰曙芬.儿科护理学[M].6版.北京:人民卫生出版社,2017.

[7] 李乐之,路潜.外科护理学[M].6版.北京:人民卫生出版社,2017.

[8] 中华医学会整形外科分会血管瘤和脉管畸形学组.血管瘤和脉管畸形的诊断及治疗指南(2019版)[J].组织工程与重建外科杂志,2019,15(5):277-317.

[9] 公益性行业科研专项项目组,中华医学会整形外科学分会外耳整形再造专业学组(筹备组).中国半侧颜面短小畸形·先天性小耳畸形临床诊疗指南[J].中华整形外科杂志,2018,34(3):161-165.

[10] 李云鹏,石冰,张浚睿,等.口腔颌面部间隙感染诊疗的专家共识[J].中华口腔医学杂志,2021,56(2):136-144.

第十四章　泌尿外科疾病护理常规

第一节　一般护理常规

【术前护理】

1. 环境与休息　病室定时开窗通风,每日2次,每次30分钟,以减少院内交叉感染。通风时注意患儿保暖,室温控制在18~22 ℃,相对湿度控制在50%~60%。保证患儿作息规律和睡眠充足。

2. 护理评估和辅助检查　评估患儿健康史、身体状况、营养状况等,遵医嘱协助患儿进行全面体格检查(体重、营养状况、心肺功能、血常规等都应在正常范围内),以判定患儿对麻醉和手术的耐受能力。

3. 术日晨护理　全麻手术当天早晨输液和肌内注射阿托品/东莨菪碱,以补充机体能量,减少呼吸道分泌物。术日晨排便,术前排尿。

4. 饮食护理

(1)根据患儿疾病、体重、营养状况以及所需热量,制订合理的饮食计划,增强抵抗力。

(2)全身麻醉(简称全麻)手术前根据医嘱通知患儿禁食时间,以减少胃内食物,避免术中或术后出现反流而导致误吸。

5. 皮肤准备

(1)保持术区皮肤清洁、完整,无毛发及破损,腹部手术应注意脐部清洁。

(2)遵医嘱使用外用药泡洗阴茎或会阴部,每日2次,每次10分钟。

6. 用物准备

(1)全麻手术患儿准备护理垫1~2片。

(2)阴茎部位手术者准备开裆裤2条,支被架1个或包皮裤。

(3)隐睾、鞘膜积液、精索静脉曲张等患儿准备500 g盐袋1包和干净毛巾1条。

7. 心理护理　针对不同年龄阶段患儿心理特点,评估患儿及其家庭需求,邀请患儿家属共同参与,实施以家庭为中心的个体化心理干预措施。做好术前宣教,让患儿及其家属了解手术方式,掌握术前准备及配合要点等。

【术后护理】

1. 护理评估与病情观察　了解麻醉和手术方式、手术过程及术中情况,评估伤口、引流管、静脉置管、术后不适等情况。给予低流量吸氧,观察面色及呼吸,保持呼吸道通畅。监测生命体征,发热时遵医嘱给予物理降温和(或)退热药。寒战期注意保暖。发热时保证足够水分摄入,防止大量出汗导致虚脱。

2. 体位管理　去枕仰卧6小时,头偏向一侧,防止呕吐、误吸。备好吸痰用物,使用床挡保护患儿。

3. 饮食护理　麻醉清醒6小时后饮水20~30 mL,15分钟如无呕吐,可进易消化的半流质饮食。术后第1日恢复普通饮食,给予高蛋白、高热量、富含维生素、易消化的食物,保持大便通畅,有利于伤口愈合。对于进食少、因疾病限制摄入食物种类的患儿,遵医嘱补充静脉营养。每周监测体重,以评估患儿营养状况。

4. 伤口护理　保持伤口敷料清洁干燥,包扎完好,避免碰撞,注意观察渗血、渗液情况。阴茎有伤口患儿注意观察阴茎头血液循环,使用支被架防止衣被擦碰伤口。

5. 疼痛护理　术后使用量表进行疼痛评估,中重度疼痛遵医嘱给予镇痛药,轻度疼痛患儿可采用非药物镇痛措施。

6. 排泄护理　大小便不能自控的患儿建议使用纸尿裤,并及时用温水清洗臀部。需仰卧不能下床的较大患儿,可使用便器。因麻醉引起尿潴留的患儿,可先行膀胱区按摩或热敷、听流水声等,必要时留置导尿管。留置导尿管护理如下。

(1)妥善固定导尿管,防止导管移位或尿道受牵拉。

(2)保证引流袋内液面低于膀胱水平,如病情允许,活动或转运时暂时夹闭引流管,防止尿液反流,活动或转运后应注意及时打开。

(3)每日用生理盐水清洗尿道口2次。

(4)至少每8小时或引流袋容量达到2/3或转运患儿前排空引流袋中尿液,引流袋每日更换1次,更换时注意严格无菌操作。

(5)鼓励患儿多饮水,以稀释尿液,达到生理性冲洗膀胱的作用,预防尿路感染。

7. 心理护理　协助、指导完成生活护理,减轻或消除患儿及其家属恐惧、焦虑的心情。向患儿家属讲解疾病相关护理知识,使他们树立信心,能积极配合治疗。满足患儿心理需求,提高患儿依从性。

第二节　包茎、包皮过长

【定义】　包茎是指包皮口过小,使包皮不能上翻显露出阴茎头的异常状态。包皮过长是指包皮过长遮盖阴茎头和尿道外口,而包皮口并不小,可以上翻显露出阴茎头。

【护理措施】

(一)术前护理

病情观察。术前如果包皮、阴茎头有红肿及脓性分泌物时可遵医嘱予以抗生素治疗。

(二)术后护理

1. 伤口护理　术后使用支被架,避免碰撞伤口。观察伤口的渗血、渗液情况,一旦发现活动性出血,应立即通知医生处置。注意观察阴茎头的血液循环情况。

2. 疼痛护理　术后疼痛较明显的患儿,应合理镇痛。

3. 体位管理　术后患儿须卧床休息1周,以减轻阴茎水肿及减少出血。

(三)健康指导

1. 饮食指导　术后给予高蛋白、高热量、富含维生素、易消化的食物,避免食用生冷、辛辣刺激性食物,以利于伤口愈合,保持大便通畅。

2. 伤口指导　术后1～3日伤口一般会水肿(3日后水肿会逐渐消失),3～5日伤口会有渗液(黄色分泌物),均属正常现象,可外涂活力碘,每日2～3次。

3. 出院指导

(1)术后第1日/伤口拆除纱布后第1日,遵医嘱使用外用药外涂伤口,每日2次。术后第7日左右开始泡洗阴茎伤口,每日2次,每次10分钟,以达到消炎、去除干痂的目的。

(2)术后1周内避免摩擦、碰撞伤口引起出血,以卧床休息为主。1周后可下床活动,但避免久坐久站,防止阴茎肿胀或出血。术后2周可适当活动,术后1个月内避免剧烈运动,避免骑跨运动或碰撞会阴部,防止外伤或伤口出血。

(3)术后2周内缝线/包皮环可自行脱落,如未脱落需到门诊拆线/拆除包皮环。

(4)术后1～2周门诊复查,发现异常及时就诊。

【主要护理问题】

1. 舒适度改变　与患儿阴茎疼痛、水肿、炎症等有关。

2. 排尿困难 与尿道外口梗阻、水肿有关。

3. 潜在并发症 感染、出血、包皮口瘢痕狭窄等。

第三节 隐匿阴茎

【定义】 隐匿阴茎指阴茎埋藏于皮下,阴茎体与包皮多呈分离状态。阴茎外观短小,包皮外口似鸟嘴状。在临床上以肥胖儿多见,是一种常见的阴茎发育正常但显露异常的疾病。

【护理措施】

(一)术前护理

病情观察。术前尿道口红肿,有尿频、尿急、尿痛等尿路感染症状的患儿可遵医嘱予以抗生素治疗。

(一)术后护理

1. 伤口护理 观察伤口渗血、渗液情况,一旦发现活动性出血,应立即通知医生处置。注意观察阴茎头的血液循环情况,有无肿胀、青紫或组织坏死。

2. 疼痛护理 术后疼痛较明显的患儿,应合理镇痛。

3. 体位管理 术后卧床休息1周,以减轻阴茎水肿。

4. 引流管护理 留置导尿管的患儿,保持管道通畅。

(三)健康指导

1. 饮食指导 术后给予高蛋白、高热量、富含维生素、易消化的食物,保持大便通畅,利于伤口愈合。

2. 伤口指导 注意观察有无渗血、渗液情况。阴茎处的干痂不能强行撕扯。

3. 出院指导

(1)术后第7日开始遵医嘱用外用药泡洗阴茎伤口,每日2次,每次10分钟,以达到消炎、去除干痂的目的。

(2)注意个人卫生,嘱患儿多饮水,预防感染。

(3)注意休息,3个月内避免剧烈运动,避免骑跨运动,以防损伤术后伤口。

【主要护理问题】

1. 自我形象紊乱 与患儿阴茎短小有关。

2. 舒适度改变 与患儿疼痛等有关。

3. 潜在并发症:感染 与阴茎藏于包皮内,易引起包皮炎有关。

第四节 尿道下裂

【定义】 尿道下裂是指因前尿道发育不全,尿道开口于正常尿道口近侧至会阴部途径上,本病典型特点是患儿尿道口异位、阴茎下弯、包皮异常分布,需手术治疗,否则会影响患儿排尿和成年后性功能。

【护理措施】

(一)术前护理

1. 病情观察 评估患儿尿道开口部位,患儿排尿姿势及尿线方向、粗细,如有明显异常者,护理时需更加注意保护患儿隐私。

2. 皮肤准备 阴茎、阴囊处皮肤皱褶较多,注意清洁皮肤。有阴毛者剃除阴毛。

（二）术后护理

1. 伤口护理 术后观察伤口有无渗血、渗液，发现异常及时通知医生，并配合处理伤口。根据手术方式观察阴茎头血液循环情况，出现阴茎头青紫或苍白应及时通知医生处理。伤口敷料拆除后注意观察伤口肿胀情况，对伤口潮湿、水肿的患儿，遵医嘱给予局部红外线照射，以保持伤口皮肤干燥。

2. 体位管理 卧床休息 2 周，以减轻阴茎水肿。对于年龄较小的患儿防止活动过多或碰撞伤口引起出血。

3. 疼痛护理 术后疼痛较明显的患儿，应合理镇痛。

4. 管道护理 保持管道通畅，避免扭曲、弯折、受压。

5. 舒适护理

（1）肛周瘙痒的护理：术后患儿易出现肛周皮肤瘙痒，可采用热敷肛周皮肤，外擦润肤油，遵医嘱使用止痒药等方法缓解。

（2）皮肤护理：术后患儿会阴部暴露，注意保持床单位整洁，加强皮肤护理，每日用温水擦洗背部及臀部，使患儿清洁舒适，预防压疮。

（三）健康指导

1. 饮食指导 宜进清淡、易消化食物，保持大便通畅，必要时使用开塞露，避免用力排便；指导患儿多饮水，保证足够的尿量以达到冲洗尿路的目的，防止尿盐沉积堵塞尿道而影响排尿。

2. 卫生指导 保持外阴部皮肤清洁。术后 2 周内不要洗浴阴茎，以免损伤新尿道。

3. 排尿指导 术后 2～3 周拔除导尿管。拔除导尿管后鼓励患儿多饮水，尽早自行排尿。拔除导尿管后第 1 日开始指导患儿进行排尿体位训练，当患儿有尿意时指导患儿按半坐卧位→半蹲位→直立位方式练习排尿。注意观察患儿排尿情况，若有小的瘘口未愈，排尿时可用棉签按压住瘘孔，以利于瘘口的自然愈合。

4. 出院指导

（1）已经有尿瘘形成的患儿，至少需半年后才能再次行手术修补，若有排尿困难、尿流变细等表现，应及时来院复查。确诊并发尿道狭窄者，需定期行尿道扩张术。

（2）怀抱患儿时注意避免碰撞阴茎，指导患儿家属从患儿身后抱起。对于活泼好动的学龄前患儿，嘱咐患儿家属在半年至 1 年内避免患儿做剧烈运动，患儿应穿宽松、柔软的棉质裤，避免骑跨动作。

【主要护理问题】

1. 自我形象紊乱 与患儿因排尿姿势异常产生自卑、回避等不良心理有关。

2. 舒适度改变 与膀胱痉挛、疼痛等有关。

3. 潜在皮肤完整性受损 与术后患儿卧床时间长，以仰卧位休息为主有关。

4. 潜在并发症 出血、尿瘘、感染、引流不畅。

第五节 精索静脉曲张

【定义】 精索静脉曲张是指由于精索的静脉回流受阻、瓣膜失效、血液反流，引起血液淤积而造成精索蔓状静脉丛异常扩张、伸展、迂曲，在阴囊里形成蚯蚓状的团块。该症绝大多数发生在左侧。精索静脉曲张最终可导致睾丸损害引起不育，即生精功能抑制和精液质量改变，占男性不育症的 9%～41%。

【护理措施】

（一）术前护理

1. 病情观察 评估患儿精索静脉曲张程度，护理时注意保护隐私。

2. 心理护理 讲解疾病相关知识,消除患儿及其家属的心理负担。

(二)术后护理

1. 病情观察 注意观察阴囊有无血肿。腹腔镜手术后观察患儿腹部体征,有无腹痛、腹胀。

2. 伤口护理 保持伤口敷料清洁干燥,严密观察患儿伤口有无渗血、渗液。术后予以 500 g 重力袋压迫伤口 6 小时,防止伤口出血。

3. 饮食护理 术后 6 小时进流质饮食,术后第 2 日可进普通饮食。

4. 体位管理 术后 6 小时可下床排尿,术后前 3 日应尽量减少下床活动,3 日后患儿可逐渐下床活动,但应避免增加腹压的动作,避免剧烈活动。

(三)健康指导

1. 饮食指导 多饮水,多食新鲜蔬菜、水果,以改善精索静脉曲张对精液质量造成的影响。

2. 出院指导

(1)注意休息,合理安排锻炼,避免长时间负重站立、久蹲、久坐、长时间行走等。

(2)如出现阴囊坠胀不适,有明显异常,应及时就诊。

(3)术后 3 个月至半年于门诊复查。

【主要护理问题】

1. 焦虑/恐惧 与患儿及其家属对疾病的恐惧、担心预后有关。

2. 舒适度改变 与疼痛、手术等有关。

3. 潜在并发症 出血、感染、阴囊水肿等。

第六节 输尿管囊肿

【定义】 输尿管囊肿又称输尿管膨出,是由于输尿管开口处狭窄以及输尿管膀胱段肌层发育缺陷,以至输尿管末端逐渐膨大而形成囊肿突入膀胱腔。女孩的发病率是男孩的 4～7 倍,左侧与右侧的发病率没有明显差别,双侧发病率占 10%。3～7 岁者多见,而且 80% 以上的囊肿来自重复肾。

【护理措施】

(一)术前护理

1. 病情观察

(1)每日观察患儿的排尿情况,观察女性患儿排尿时是否有肿物从尿道口突出,排尿后是否回缩。观察患儿有无排尿费力、尿线中断等情况,如患儿出现尿潴留,应留置导尿管以恢复膀胱肌功能,留置导尿管期间要严格执行导尿管护理常规,以预防尿路感染的发生。

(2)密切监测体温的变化以及尿液的颜色、性质、量的变化,伴有尿路感染的患儿,要监测尿常规,并遵医嘱合理使用抗生素。

2. 心理护理 输尿管囊肿患儿大多数为学龄前儿童,因此须给予患儿足够的关心,消除其恐惧心理,增加安全感,同时向患儿家属介绍疾病的治疗和预后,消除他们的消极情绪,树立信心,积极配合治疗。

3. 饮食护理

(1)加强营养,增强患儿抵抗力。嘱患儿多吃新鲜水果和蔬菜及高蛋白食物,多摄入富含膳食纤维的食物,以防大便干燥。

(2)应鼓励患儿适量饮水,勤排尿,保持会阴部清洁干燥。

(3)术前一晚给予患儿半流质饮食。

4. 术前准备 术前灌肠、术日晨插胃管。更换清洁、宽松衣裤。

（二）术后护理

1. 病情观察　患儿去枕仰卧，头偏向一侧，保持呼吸道通畅。妥善固定各管道，防止受压、扭曲、脱落、移位。同时注意患儿保暖，适当增加盖被，做好各项记录。术后关注患儿肠蠕动恢复情况，观察腹部体征，有无呕吐、腹胀、腹肌紧张等表现。可适当予以开塞露刺激排便。

2. 伤口护理　注意观察伤口有无渗血、渗液，有无漏尿，保持伤口敷料清洁干燥。加强尿失禁患儿会阴部皮肤护理。

3. 饮食护理　术后适当补液，禁饮禁食至次日，次日可适当喂水，根据病情逐步给予流质饮食、半流质饮食、软食，直至恢复正常饮食。

4. 活动管理

(1)未行重复肾切除术的患儿术后第 1 日可进行床上活动，以后可逐步下床活动。

(2)行重复肾切除术的患儿须卧床休息 1 周，1 周后可逐步下床活动。活动强度以患儿能耐受为宜。

5. 管道护理

(1)导尿管通常留置 1 周左右，输尿管膀胱再植术后 1～3 日多为血尿，以后逐渐转为淡血性尿液，最后转为黄色清亮尿液。术后早期患儿应保持足够的液体入量，预防血块阻塞管道，恢复进食后鼓励患儿多饮水。行重复肾切除术的患儿术后尿液多清亮，偶见淡血性尿液。

(2)内置双 J 管于术后 1 个月拔除，护理措施同肾积水患儿的护理。

（三）健康指导

1. 饮食指导　嘱患儿多饮水，及时排尿，忌憋尿。

2. 出院指导

(1)伴有尿路感染的患儿出院后应继续口服抗生素以控制感染。

(2)定期门诊复查尿常规。保留重复肾的患儿应每 6 个月至 1 年行静脉尿路造影检查，以了解重复肾的状况。

(3)伴有尿失禁的患儿，可加强盆底肌肉的锻炼。

【主要护理问题】

1. 感染　与疾病本身所致的反复尿路感染有关。

2. 舒适度改变　与患儿排尿费力、尿路刺激征等有关。

3. 潜在并发症　出血、尿外渗、尿失禁等。

第七节　尿路结石

【定义】　小儿尿路结石(urolithiasis)的发病率较成人低，主要见于男性患儿。大部分尿路结石是膀胱结石或上尿路结石排出经尿道或嵌顿尿道所致，也有少数是尿道狭窄、尿道异物或尿道憩室中的原发尿路结石。小儿尿路结石与特殊的代谢性疾病以及先天性的解剖畸形有关。

【护理措施】

（一）非手术治疗护理

1. 病情观察

(1)观察患儿的排尿情况：观察患儿有无排尿困难、尿血、排尿时哭闹，尿液中有无排出的结石等。

(2)伴有肾绞痛的患儿要进行有效的解痉、镇痛，减轻患儿痛苦。

(3)患儿伴发尿路感染时，要根据尿液的细菌培养及药敏试验结果合理选用抗生素。

2. 饮食护理

(1)嘱患儿大量饮水,增加尿量,稀释尿液,减少晶体沉淀,排出微小结石。

(2)根据结石种类和尿液 pH 调整饮食,如为草酸钙结石,嘱患儿少食菠菜、苹果、番茄、马铃薯、巧克力等高草酸食物。高尿酸者避免摄入嘌呤含量高的动物内脏,胱氨酸结石者可多摄入高膳食纤维食物。

3. 活动管理 结石较小的患儿,如无自觉症状,在饮水量足够的基础上可适当增加活动量以促进结石的排出。结石较大的患儿,如有自觉症状(如腰痛、尿血、排尿困难等)应减少活动,卧床休息,以避免结石嵌顿。

4. 用药护理 调节尿液 pH,纠正代谢性疾病,大量饮水,使用利尿剂,增加尿量,排出微小结石。

(二)手术治疗护理

1. 术前护理

(1)皮肤准备:每日清洗会阴部,保持会阴部皮肤清洁。

(2)心理护理:向家属及年长患儿讲解疾病原因,输尿管镜下钬激光碎石术的方法及预后,以缓解其紧张情绪。

2. 术后护理

(1)病情观察:观察男性患儿阴茎头有无肿胀、出血。观察患儿的排尿情况,如有无排尿困难、尿血、排出结石等。

(2)疼痛护理:评估患儿疼痛情况,遵医嘱给予镇痛药,提供安静、舒适的环境。

(3)管道护理:

①妥善固定引流管,注意保持引流管通畅,避免堵塞、牵拉,观察并记录尿液的颜色、性质、量的变化,如血性尿液较浓较多者要告知医生,并适当使用止血药。

②拔除导尿管后应注意患儿的排尿情况,如石屑较多阻塞尿路,常引起急性尿潴留,患儿排尿困难或呈点滴状,排尿时因疼痛而哭闹不止。因此,若出现上述症状应立即报告医生,尽早解除尿路梗阻。

(三)健康指导

1. 饮食指导 鼓励患儿多饮水,以减少尿路感染的机会和利于残存结石的排出。宜多吃新鲜水果、蔬菜及高蛋白食物,应适当摄入富含膳食纤维的食物,以防大便干燥。

2. 活动指导 卧床休息 1 周,如血尿明显可适当延长卧床时间。

3. 出院指导

(1)鼓励患儿培养良好的生活习惯,多饮水、少憋尿、积极配合治疗。

(2)根据已排出的结石成分适当调整饮食和辅以药物治疗,以预防结石再生。

(3)定期门诊复查,观察结石有无复发。

【主要护理问题】

1. 舒适度改变 与患儿疼痛、排尿困难有关。

2. 排尿异常 与结石所致的尿路梗阻等有关。

3. 潜在并发症 出血、感染、尿外渗、尿路梗阻等。

第八节 阴 茎 下 弯

【定义】 阴茎下弯(chordee of penis)是指由于生殖节异常,造成由外胚层形成的尿道和由内胚层形成的尿道连接部不在同一水平面而发生弯曲的现象。也可由于尿道短,尿道海绵体周围的纤维组织引起阴茎弯曲。

【护理措施】

（一）术前护理

1. 病情观察 评估患儿阴茎下弯程度,患儿排尿方向有无改变,尿道外口位置是否正常。

2. 皮肤准备 阴茎、阴囊处皮肤皱褶较多,注意清洁皮肤。阴毛较多者需剃除。

（二）术后护理

1. 伤口护理 注意观察阴茎伤口有无肿胀、青紫或组织坏死,如有异常应立即处理。

2. 疼痛护理 术后疼痛较明显的患儿,应合理镇痛。

3. 体位管理 术后卧床休息1周以减轻阴茎水肿。

4. 管道护理 留置导尿管的患儿保持管道通畅。

（三）健康指导

1. 饮食指导 术后摄入高蛋白、高热量、富含维生素、易消化的食物,保持大便通畅,以利于伤口愈合。

2. 伤口观察 注意观察伤口有无渗血、渗液情况。阴茎处干痂不能强行撕扯。

3. 出院指导

（1）术后第7日开始遵医嘱用外用药泡洗阴茎伤口,每日2次,每次10分钟,以达到消炎、去除干痂的目的。

（2）注意患儿个人卫生,嘱患儿多饮水,预防感染。

（3）嘱患儿注意休息,3个月内避免剧烈运动,避免骑跨运动,以防损伤术后伤口。

【主要护理问题】

1. 自我形象紊乱 与患儿因排尿姿势异常产生自卑、回避等不良心理有关。

2. 舒适度改变 与患儿疼痛等有关。

3. 潜在并发症 出血、感染、引流不畅。

第九节 输尿管开口异位

【定义】 正常情况下输尿管开口于膀胱三角区两上侧角。输尿管开口异位(ectopic ureteral orifice)是由于异位输尿管口患儿胚胎发育异常,输尿管没有进入膀胱三角区,开口在膀胱外。男性可开口于后尿道、精囊、射精管、输精管、直肠等部位,末端有括约肌,无尿淋漓;女性可开口于前尿道、前庭、阴道、子宫等部位,开口处细小,多难以找到,因开口远端无括约肌,出现尿淋漓,即在正常排尿以外期间,不时溢出尿液。

【护理措施】

（一）术前护理

（1）观察会阴部皮肤情况,保持会阴部洁净,勤换纸尿裤与内裤以减轻尿液对患儿皮肤的刺激。

（2）密切监测患儿体温的变化以及尿液的颜色、性状、量的变化;伴有尿路感染的患儿,要监测尿常规,依据病情使用抗生素1～3日。其余护理措施同输尿管囊肿。

（二）术后护理

1. 病情观察 患儿去枕仰卧,头偏向一侧,保持呼吸道通畅。妥善固定各管道,防止受压、扭曲、脱落、移位。同时注意患儿保暖,适当增加盖被,做好各项记录。术后关注患儿肠蠕动恢复情况,观察腹部体征,有无呕吐、腹胀、腹肌紧张等表现。可适当予以开塞露刺激排便。

2. 伤口护理 注意观察伤口有无渗血、渗液，有无漏尿，保持伤口敷料清洁干燥。加强尿失禁患儿会阴部皮肤护理。

3. 饮食护理 术后适当补液，禁饮禁食至次日，次日可适当喂水，根据病情逐步给予流质饮食、半流质饮食、软食，直至恢复正常饮食。

4. 活动管理

(1)未行重复肾切除术的患儿术后第 1 日进行可床上活动，以后可逐步下床活动。

(2)行重复肾切除术的患儿须卧床休息 1 周，1 周后可逐步下床活动。活动强度以患儿能耐受为宜。

5. 管道护理

(1)固定好各种引流管，防止折叠、扭曲，保持通畅，如有堵塞，应进行冲管。

(2)观察引流液的性状，准确记录引流液的量，如有异常，及时报告医生。

(3)遵医嘱更换引流袋，注意无菌操作。引流袋应低于引流平面，防止逆行感染。

(4)向患儿及其家属说明各引流管的作用及活动的注意事项。

(三)健康指导

1. 排便指导 指导患儿保持大便通畅，不要用力排便，以免加大腹压，使缝线断裂，造成伤口裂开。

2. 出院指导 嘱患儿饮食规律，摄入营养丰富、易消化的食物。定期复查。保持个人清洁卫生，使用药物时选择对肾脏副作用小的药物。

【主要护理问题】

1. 皮肤完整性受损 与尿液长期刺激患儿会阴部、大腿内侧皮肤有关。

2. 舒适度改变 与会阴部湿疹、糜烂等有关。

3. 潜在并发症 出血、尿外渗等。

第十节　睾丸附件扭转

【定义】 睾丸附件是胚胎期副中肾管或中肾管残留组织，解剖学上可分为四种类型：睾丸附件、附睾附件、精索附件、输精管附件，临床上统称为睾丸附件。睾丸附件多带蒂，在外力作用下，头部可随蒂旋转，造成睾丸附件扭转。睾丸附件扭转发生率居小儿阴囊急症首位，占阴囊急症患儿的 $60\%\sim70\%$。睾丸附件扭转好发年龄为学龄期，患者中 $6\sim10$ 岁儿童约占 60%。

【护理措施】

(一)术前护理

1. 病情观察 观察阴囊的血液供应情况，主要是观察患儿阴囊局部皮肤颜色有无青紫及阴囊和阴囊周围皮肤的肿胀情况，护理时应注意保护患儿的隐私。

2. 术前准备 做好急症手术准备，协助医生快速完善相关术前检查，尽可能缩短患儿术前等待时间。

(二)术后护理

1. 病情观察 观察阴囊的肿胀有无消退。

2. 疼痛护理 对患儿进行疼痛评估，疼痛较明显的患儿，应合理镇痛。

3. 皮肤护理 保持患儿会阴部清洁干燥，防止大小便污染伤口。

4. 饮食护理 术后 6 小时给予流质饮食，术后第 1 日可摄入普通饮食。饮食应以易消化、营养丰富的食物为主，可适当增加膳食纤维，以利于患儿排便，防止发生便秘。

5. 体位管理 患儿应以仰卧位、侧卧位为宜，术后 1 周内应尽量减少下床活动，以利于减轻阴囊水肿。

6. 心理护理 术后要多关心患儿,与患儿进行有效沟通,了解患儿的心理状况,进行针对性的心理护理。同时要注意保护患儿的隐私,尊重患儿,满足患儿的合理需求。

(三)健康指导

(1)术后1周内患儿应尽量减少下床活动。

(2)注意对患儿会阴部的保护,避免外伤。

(3)保持患儿会阴部清洁干燥。

(4)定期门诊复查。

【主要护理问题】

1. 舒适度改变 与阴囊肿胀、充血等有关。

2. 焦虑/恐惧 与患儿及其家属害怕手术、担心疾病预后等有关。

第十一节 睾丸扭转

【定义】 睾丸扭转(又称精索扭转)是比较常见的阴囊急症,多发生于青少年。患儿会阴部遭受暴力、患儿突然改变体位、睾提肌收缩等都可能诱发睾丸或精索扭转。睾丸或精索扭转发生后,会造成睾丸急性缺血,易导致缺血性坏死,是需要紧急处理的急症。

【护理措施】

(一)术前护理

1. 疼痛护理 对患儿进行疼痛评估,疼痛较明显的患儿,应合理镇痛。

2. 病情观察 观察患儿阴囊及阴囊周围皮肤的肿胀情况及局部皮肤有无青紫,护理时注意保护患儿隐私。

3. 术前准备 做好急症手术准备,协助医生快速完善相关术前检查,尽可能缩短患儿术前等待时间。

(二)术后护理

1. 病情观察 密切观察阴囊切口情况,注意有无局部渗血和血肿。睾丸复位后应观察阴囊皮肤有无青紫,局部有无红肿痛。同时密切观察对侧睾丸情况,若对侧睾丸出现红肿痛应及时报告医生处理。

2. 疼痛护理 减轻患儿疼痛,合理镇痛。

3. 饮食护理 术后6小时给予流质饮食,术后第1日可进普通饮食。

4. 活动管理 术后前3日应尽量减少下床活动,3日后患儿可下床活动,但需要避免剧烈活动。年龄较小的患儿应避免哭闹以减少出血。

5. 心理护理 对行睾丸切除术的患儿,术后要给予更多关心,了解患儿的心理状况,进行针对性的心理护理。同时要注意保护患儿隐私,满足患儿的合理需求。

(三)健康指导

1. 饮食指导 饮食宜清淡,避免进辛辣刺激性食物。

2. 卫生指导 注意个人卫生,保持切口及会阴部清洁干燥,避免外伤。

3. 出院指导

(1)告知患儿及其家属术后1个月内避免提重物和骑跨运动,注意保护健侧睾丸。

(2)如阴囊部有突发性疼痛,应及时就诊,以防睾丸扭转复发。

(3)定期门诊复查。

【主要护理问题】

1. 焦虑/恐惧 与患儿及其家属害怕手术、担心疾病预后有关。

2. 舒适度改变 与阴囊肿胀、充血等有关。

3. 潜在并发症 睾丸坏死。

第十二节 隐 睾

【定义】 隐睾是指阴囊内无睾丸,包括睾丸缺如、睾丸异位及睾丸未降或睾丸下降不全。睾丸位置异常不仅影响生育能力,且易发生恶变。

【护理措施】

(一)术前护理

1. 病情观察 观察患儿阴囊是否空虚、睾丸有无滑动,阴囊周围皮肤有无污渍、破损,护理时应注意保护患儿隐私。

2. 心理护理 向患儿家属介绍手术治疗的必要性、注意事项,消除其顾虑。

(二)术后护理

1. 病情观察 注意观察阴囊有无肿胀及血肿,术后由于局部炎症反应、渗血和组织渗出,早期部分患儿阴囊可出现红肿或痛性的硬质包块,应做好解释工作,以减少家属的顾虑。

2. 伤口护理 术后用盐袋压迫伤口 6 小时,防止伤口出血。

3. 活动管理 术后 1 周内应卧床休息。

(三)健康指导

1. 饮食指导 摄入高蛋白、富含维生素、易消化、富含膳食纤维的食物,有利于伤口愈合,保持大便通畅。

2. 出院指导

(1)注意观察阴囊情况,一般 3 个月内阴囊内包块可软化,如果发现阴囊内包块持续存在或继续增大,伤口疼痛或肿胀,阴囊红肿加剧,应立即前往医院就诊。

(2)术后 3 个月内避免剧烈活动,剧烈活动易造成阴囊内渗出物增加引起阴囊肿胀。遵医嘱定期复查。

(3)有可回缩睾丸的患儿必须每年随访观察直至青春期或睾丸不再回缩。

【主要护理问题】

1. 焦虑/恐惧 与患儿阴囊发育不良、家属担心手术及预后有关。

2. 部分自理能力缺陷 与术后卧床和留置治疗性管道有关。

3. 舒适度改变 与术后疼痛有关。

4. 潜在并发症 出血、感染、睾丸回缩、睾丸扭转、睾丸萎缩等。

第十三节 睾 丸 肿 瘤

【定义】 睾丸肿瘤多见于 3 个年龄组:婴幼儿组(0~3 岁)、青年组(15~35 岁)及中老年组(50 岁以上)。小儿睾丸肿瘤发病率不高,在所有睾丸肿瘤患者中,小儿仅占 2%~5%。睾丸的 3 种组织成分,即生殖细胞、内分泌细胞和支持细胞均可发生肿瘤,以生殖细胞肿瘤占多数。隐睾发生恶性肿瘤的可能性较正常睾丸高 20~40 倍,这可能与睾丸本身发育不良有关,但幼儿隐睾发生肿瘤者罕见。

【护理措施】

（一）术前护理

1. 病情观察　观察患儿阴囊周围皮肤有无污渍、破损，护理时应注意保护患儿隐私。

2. 心理护理　向患儿家属介绍手术治疗的必要性及注意事项，消除其顾虑。

3. 皮肤准备　以伤口为中心，去除周围 15～20 cm 范围内的阴毛；术前晚及术日晨用温水及肥皂清洁外阴、阴囊及腹部，包皮应翻转并洗净包皮垢。

（二）术后护理

1. 病情观察　严密观察患儿伤口有无出血。观察伤口渗液的颜色及量，伤口敷料一旦浸湿及时告知医生予以更换，保持伤口敷料清洁干燥。

2. 舒适护理　阴囊水肿时可用柔软的干毛巾将阴囊托起，以促进渗出液的吸收，提高舒适度。

3. 活动管理　术后卧床 1 周，减少活动，剧烈活动易造成阴囊内渗出液增加，引起阴囊肿胀。

（三）健康指导

1. 饮食指导　忌食辛辣刺激性食物，多饮水，多吃新鲜蔬菜和水果。

2. 出院指导　需化疗患儿应遵医嘱定期化疗，不可随意更改或停止化疗。嘱患儿定期复查。

【主要护理问题】

1. 焦虑/恐惧　与患儿及其家属害怕手术、担心疾病预后有关。

2. 舒适度改变　与阴囊肿胀、疼痛有关。

3. 预感性悲哀　与患儿家属对疾病和手术的认识不足有关。

4. 潜在并发症　出血、感染、淋巴漏、下肢深静脉血栓形成。

第十四节　鞘膜积液

【定义】　鞘膜积液是由于睾丸下降时鞘状突的鞘膜（由腹膜衍生而来）分泌和吸收功能失去平衡，导致鞘膜腔内液体超过正常量而形成囊肿。鞘膜积液可见于小儿各个年龄分期，是小儿外科的一种常见病。

【护理措施】

（一）术前护理

观察患儿阴囊有无肿胀，腹股沟有无肿块，肿胀明显的患儿，应适当卧床休息，减少哭闹，并托起阴囊以利于积液的吸收。

（二）术后护理

1. 病情观察　注意观察阴囊有无肿胀及血肿，必要时可间断冰敷阴囊以减轻水肿。

2. 伤口护理　保持伤口敷料清洁干燥，严密观察患儿伤口有无渗血、渗液。术后用盐袋压迫伤口 6 小时，防止伤口出血。

3. 饮食护理　术后 6 小时给予流质饮食，术后第 1 日可给予普通饮食。

4. 活动管理　术后 6 小时可下床排尿，术后 1 周以仰卧为主，减少活动以减轻阴囊水肿。如患侧阴囊明显肿大，可抬高阴囊以减轻症状。

（三）健康指导

1. 饮食指导　术后摄入高蛋白、高热量、富含维生素、易消化的食物，多食蔬菜和水果。

2. 伤口观察　术后患侧阴囊暂时性肿大是局部组织正常反应，术后数日可消退，告知患儿家属不用担心,切勿用手挤压肿大的阴囊和睾丸。

3. 出院指导

(1)注意休息,术后 1 个月内避免剧烈活动,3 个月内尽量减少哭泣及增加腹压的活动,防止鞘状突结扎处重新断裂开放,导致鞘膜积液复发。

(2)注意个人卫生,避免大小便污染伤口。

(3)术后 3 个月至半年于门诊复查。

【主要护理问题】

1. 舒适度改变 与患儿疼痛等有关。

2. 潜在并发症 阴囊水肿、阴囊血肿等。

第十五节 附 睾 炎

【定义】 附睾炎是小儿阴囊肿痛比较常见的原因,分为急性附睾炎和慢性附睾炎。小儿急性附睾炎多为非特异性感染,致病菌主要为大肠埃希菌;少见特异性感染,致病菌主要为淋病奈瑟球菌、结核分枝杆菌。发病年龄以 8～12 岁多见,急性附睾炎治疗不彻底时可发展为慢性附睾炎。

【护理措施】

(一)非手术治疗护理

1. 疼痛护理 对患儿进行疼痛评估,可用小软枕托起阴囊以减轻患儿疼痛。疼痛较明显的患儿,应合理镇痛。

2. 病情观察 观察阴囊的肿胀有无消退。

3. 饮食护理 应摄入高蛋白、富含维生素、易消化、含膳食纤维的食物,避免进辛辣刺激性食物。

4. 活动管理 卧床休息 5～7 日,避免剧烈活动。

5. 心理护理 对特异性感染的患儿,要给予更多关心,与患儿进行有效沟通,了解患儿的心理状况,进行针对性的心理护理。注意保护患儿隐私,满足患儿的合理需求。

(二)手术治疗护理

1. 术前护理

(1)病情观察:观察患儿阴囊及阴囊周围皮肤的肿胀情况及局部皮肤有无青紫,护理时注意保护患儿隐私。观察患儿排尿情况(有无尿频、尿急、尿痛),鼓励患儿多饮水。遵医嘱合理使用抗生素以控制感染。

(2)术前准备:做好急症手术准备,协助医生快速完善术前相关检查,尽可能缩短患儿术前等待时间。

2. 术后护理

(1)病情观察:密切观察阴囊伤口情况,注意有无局部渗血和血肿。

(2)疼痛护理:可使用小软枕托起阴囊以减轻患儿疼痛。疼痛较明显的患儿,应合理镇痛。

(3)饮食护理:术后 6 小时给予流质饮食,术后第 1 日可给予普通饮食。

(4)体位与活动管理:患儿应以仰卧位、侧卧位为宜,术后前 3 日应尽量减少下床活动,以利于减轻阴囊水肿。3 日后患儿可逐渐下床活动。

(三)健康指导

1. 饮食指导 避免摄入辛辣刺激性食物,多吃新鲜蔬菜和水果,提高机体免疫力。

2. 卫生指导 注意个人卫生,保持伤口及会阴部清洁干燥,避免外伤。

3. 出院指导

(1)嘱患儿多休息,避免剧烈活动,勿憋尿,保持大便通畅。

(2)嘱患儿定期门诊复查。

【主要护理问题】

1. 舒适度改变　与阴囊肿胀、尿路刺激征、恶心、呕吐等有关。

2. 焦虑/恐惧　与害怕手术、担心疾病预后有关。

3. 知识缺乏　缺乏疾病相关知识及健康保健知识。

4. 潜在并发症　精索静脉曲张、精索炎。

第十六节　小儿泌尿系统(肾、输尿管、膀胱、尿道)损伤

肾 损 伤

【定义】　肾损伤在小儿泌尿系统损伤中最为常见,占小儿腹部外伤的 $10\% \sim 20\%$ 。小儿肾损伤发生率较成人高,且大多为闭合性损伤,当有减速伤或暴力直接作用于腰肋部的致伤因素时应注意识别闭合性肾损伤的发生。

(一)非手术治疗护理

1. 心理护理　根据个体情况进行针对性心理护理。

2. 饮食护理　给予高热量、高蛋白、富含维生素、清淡易消化食物,不吃易产气食物。适当饮水,预防尿路感染。保持大便通畅,避免腹压增高导致继发性出血。

3. 体位管理　绝对卧床休息 2～4 周,有血尿的患儿须卧床休息直至镜下血尿消失。翻身时禁止对患侧腰部用力,以免影响肾康复。对于非手术治疗观察超过 3 周,且血流动力学稳定、无活动性出血的患儿可尝试离床活动,但应避免剧烈运动。

4. 风险评估　做好跌倒风险、坠床风险、压疮风险等的评估,严格按护理级别巡视患儿,协助患儿及其家属做好生活护理,预防坠床和压疮的发生。

5. 病情观察及护理

(1)肾损伤伴休克时迅速实施输液、交叉配血、镇静、复苏等抢救措施。

(2)持续心电监护及吸氧,严密监测患儿神志、生命体征,特别是血压的变化。

(3)进行疼痛评估,安抚患儿,必要时遵医嘱采取药物干预措施。

(4)维持电解质平衡及有效血容量,保持足够尿量,必要时遵医嘱输血。

(5)合并骨盆骨折的患儿,应卧硬板床,并做好相应的护理。

(6)观察患儿尿液颜色的深浅变化,注意观察有无迟发性血尿。遵医嘱应用止血药,同时准确记录尿量。

(7)迟发性血尿多出现在肾损伤后 5～14 日,有时发生在肾损伤后 1 个月内。血管造影栓塞目前是经非手术治疗后持续或延迟性出血的首选治疗方法。穿刺点沙袋压迫 6～8 小时,患肢制动、禁屈曲 12～24 小时,嘱患儿绝对卧床休息,减少腰部活动,避免过早活动造成穿刺点或肾脏出血。观察绷带包扎是否适中,下肢皮肤温度、颜色、感觉、运动及足背动脉搏动是否正常等。

(8)保守治疗期间注意观察有无肉眼血尿、腰痛、腹痛、腹部包块、恶心、呕吐现象,随时做好手术准备。

(二)手术治疗护理

1. 术前护理

(1)协助完善相关检查。

(2)做好心理护理。

(3)术前备皮。

2. 术后护理

(1)病情观察：

①术后给予心电监护,持续吸氧,严密观察生命体征,尤其是血压的变化。

②关注患儿肠蠕动恢复情况,观察腹部体征,有无呕吐、腹胀、腹肌紧张等表现。可适当予以开塞露刺激排便。

(2)体位管理：术后去枕仰卧6小时,头偏向一侧,保持呼吸道通畅。行肾部分切除术的患儿,应绝对卧床休息2周以上;行肾切除术患儿,术后卧床1周后,可逐步下床活动。对患儿做好自理能力、跌倒风险、坠床风险和压疮风险评估,加强巡视及宣教,防止患儿坠床,保持床单位平整,做好生活护理,预防压疮发生。

(3)伤口护理：观察伤口有无渗血、渗液,观察有无漏尿,保持伤口敷料清洁干燥。

(4)疼痛护理：评估患儿疼痛情况,提供安静、舒适的环境,必要时给予镇痛药。

(5)饮食护理：手术当日禁饮禁食,次日可适当喂水,根据病情逐步给予流质饮食、半流质饮食、软食,直至恢复正常饮食。

(6)管道护理：

①妥善固定各引流管,防止脱落、扭曲及受压,严格执行重症患儿三管防控措施,防止感染发生。

②肾周引流管：一般术后2~3日拔除。如引流血性液较多,则考虑活动性出血的可能,应及时通知医生处理。

③导尿管：术后5日可拔除。拔管后应密切观察患儿排尿情况,以及有无腹痛、腹胀,伤口周围有无尿外渗等。

④肾造瘘管：留置肾造瘘管期间保持造瘘口周围皮肤清洁干燥,防止感染。定时挤捏管道,使之保持通畅。拔管前自肾造瘘管注入亚甲蓝液,试行夹管48~72小时,无发热、腰部疼痛、腹痛,排尿正常且有蓝染,证实尿路通畅,方可拔管。

(7)针对患儿的护理问题制订个体化的护理计划,并严格落实到位。

(三)健康指导

(1)出院后遵医嘱按时服药,并定期复查,以了解患肾恢复情况。

(2)伤后3个月内不能参加体力劳动和竞技运动,注意保护腰部,避免挤压、碰撞。

(3)指导患儿及其家属观察尿液量、颜色及患侧肾区是否肿胀,如有异常情况,及时复查。

(4)生活有规律,保持大便通畅,预防感冒、咳嗽等,避免可能增加腹压的因素以免影响患肾愈合。

(5)肾切除后应注意保护孤肾,使用对肾脏副作用小的药物,多饮水以预防感染和结石。

【主要护理问题】

1. 舒适度改变　与疼痛、出血导致肾区胀痛有关。

2. 组织灌注量不足　与肾损伤导致休克、循环衰竭有关。

3. 排尿型态改变　与留置导尿管有关。

4. 有皮肤完整性受损的危险　与外伤、绝对卧床休息、局部皮肤持续受压有关。

5. 潜在并发症　尿外渗、肾周脓肿、外伤后高血压、外伤后肾积水、动静脉瘘、假性动脉瘤。

【风险评估】

1. 病情变化风险评估

(1)低血容量性休克：主要表现为组织低灌注。①外周动脉搏动细弱、心率和脉搏增快。②面色苍白或苍灰,皮肤湿冷或呈大理石花纹。③皮肤毛细血管充盈时间(CRT)延长(>3秒)。④液体复苏后尿量仍少于每小时0.5 mL/kg,持续至少2小时。⑤休克早期患儿可出现烦躁不安或萎靡、表情淡漠,晚期意识模糊甚至昏迷、惊厥。

患儿出现上述 3 条或以上组织低灌注表现,若血压正常则可诊断为休克代偿期。各年龄组儿童心率及低血压标准见表 14-1。

表 14-1　各年龄组儿童心率及低血压标准

年　龄　组	心率/(次/分)		年　龄　组	收缩压/mmHg
	心动过速	心动过缓		
1 个月～1 岁	>180	<90	1 个月～1 岁	<70
>1～6 岁	>140	<60	>1～9 岁	<[70+(2×年龄)]
>6～12 岁	>130	<60	≥10 岁	<90
>12～18 岁	>110	<60		

(2)尿外渗:观察并记录患儿腹部体征、局部肿块进展情况,准确记录 24 小时尿量。尿量正常值见表 14-2。

表 14-2　各年龄组儿童 24 小时尿量标准

年　龄　组	正常尿量/(mL/d)	少尿/(mL/d)	无尿/(mL/d)
0～2 个月	250～400	婴幼儿期<200	<50
2 个月～<1 岁	400～500	学龄前期<300	
1～<3 岁	500～600	学龄期<400	
3～<5 岁	600～700		
5～<8 岁	600～1000		
8～<14 岁	800～1400		
≥14 岁	1000～1600		

(3)出血:注意患儿血红蛋白的变化,血红蛋白≤120 g/L,应予以对症处理。

2. 各种护理风险评估　Humpty Dumpty 跌倒/坠床评估量表;压疮风险评估量表(Braden-Q 量表);Barthel 指数评定量表;儿童静脉血栓风险因素评估表。

3. 管道风险评估　监测留置导尿管相关尿路感染及留置导尿管非计划拔管发生情况。

【安全防范措施】

(1)严密监测患儿生命体征,尤其是血压及神志变化。观察并记录患儿腹部体征、局部肿块进展情况,准确记录尿量。观察患儿尿液的性状、量及排出血尿的浓度变化。

(2)严格按护理级别巡视患儿,加强安全宣教,防止患儿坠床。

(3)协助患儿进行床上活动,加强基础护理,保持床单位整洁。病情较重的患儿,给予翻身、拍背,预防压疮发生。

(4)协助患儿及其家属做好生活护理,满足患儿日常需求。

(5)对患儿进行静脉血栓风险评估,根据风险等级给予基础预防、物理预防及药物预防等对应措施。

(6)保持环境卫生,勤翻身。注意室内通风,天气变化时注意患儿保暖,避免感冒。

(7)妥善固定各引流管,防止脱落、扭曲及受压。严格执行重症患儿三管防控措施,每日清洁、消毒尿道口 2 次,防止感染发生。

【应急预案】

(1)患儿发生肾损伤时绝对卧床,遵医嘱给予心电监护、吸氧。

(2)开放静脉通道,遵医嘱给药。

(3)完善相关检查。

(4)轻度肾损伤的患儿可行保守治疗,严密观察病情,有异常情况及时通知医生;嘱患儿绝对卧床休息;准确记录尿量;加强基础护理,做好心理护理。

（5）重度肾损伤的患儿，应立即手术。迅速做好术前准备，禁食、备皮，必要时备血。术后严密监测患儿生命体征及病情变化，做好护理记录；遵医嘱用药；做好伤口护理及管道护理。

（6）保守治疗期间出现下列指征时，应行手术探查：①肾探查术的绝对适应证包括血流动力学不稳定、进行性或搏动性腹膜后血肿，以及选择性血管栓塞无法控制的持续性出血或迟发性出血。②当因其他合并伤需要进行剖腹探查时，若发现腹膜后血肿或尿囊持续增大应探查肾脏。③开放性肾损伤多需行手术探查。④增强 CT 检查未见肾脏显影增强，提示肾脏完全无血供。⑤怀疑输尿管损伤/断裂。

【技术规范】

1. 吸氧护理技术

（1）根据医嘱调节氧流量，做好患儿及其家属的健康教育。

（2）保持呼吸道通畅，注意气道湿化。

（3）对于持续吸氧的患儿，注意保持管道通畅，避免管道弯折、扭曲或被分泌物堵塞，防止吸氧管滑脱。

2. 心电监护仪使用技术

（1）密切观察心电图波形，及时处理干扰及电极片脱落。

（2）正确设定报警界线，不能关闭报警声音。

（3）定期观察患者粘贴电极片处的皮肤，定时更换电极片，防止局部皮肤受损。

输尿管损伤

【定义】 由外界暴力（贯通伤除外）所致的输尿管损伤很少见，多为医源性损伤，损伤后易被忽视，多在出现症状时才被发现，容易延误诊治，导致肾切除率增高。输尿管损伤如能在伤后 3 日内得到及时修复，肾功能大多能完全恢复。

【护理措施】

（一）非手术治疗护理

1. 心理护理 针对个体情况进行针对性的心理护理，安慰患儿及其家属，解释血尿是输尿管损伤后的临床表现。

2. 病情观察

（1）密切观察生命体征，观察是否合并感染性休克及失血性休克等，及时准确记录。

（2）观察并记录腹部体征。

（3）观察排尿情况及尿液颜色、性状、量，出现少尿、无尿时立即通知医生处理。

（二）手术治疗护理

1. 术前护理

（1）协助完善相关检查。

（2）做好心理护理。

（3）术前备皮。

2. 术后护理

（1）病情观察：密切观察生命体征，特别是血压的变化，注意有无休克发生。观察伤口渗血、渗液情况及伤口周围有无肿胀，有无腹胀、腹痛等，如有异常情况，及时通知医生并配合处理。

（2）体位与活动管理：术后去枕仰卧 6 小时，头偏向一侧，防止呕吐、误吸。术后第 1 日可取半坐卧位，适当进行床上活动。术后第 2 日可在床边适当活动，以半坐卧位为主。术后第 3 日可增加活动度。

（3）疼痛护理：评估患儿的疼痛情况，遵医嘱给予镇痛药，提供安静、舒适的环境。

（4）饮食护理：待肠蠕动恢复后，可给予清淡流质饮食。少量多餐，循序渐进，加强营养。保持大便通畅，有利于伤口愈合。鼓励多饮水，增加尿量，防止尿路感染及引流管堵塞。

（5）管道护理:妥善固定各引流管,避免扭曲、受压、脱落。严密观察各引流液的颜色、性状、量,发现异常,及时通知医生处理。

①肾造瘘管:留置时间一般为 2 周,留置肾造瘘管期间保持造瘘口周围皮肤清洁干燥,防止感染。定时挤压管道,使之保持通畅。拔管前自肾造瘘管注入亚甲蓝液,试行夹管 48～72 小时,无发热、腰部疼痛、腹痛,排尿正常且有蓝染,证实尿路通畅,方可拔管。

②导尿管:注意保持会阴部及尿道口清洁,每日护理尿道口 2 次,预防感染。如行输尿管膀胱吻合术,则应保留导尿管至少 1 周。

③双 J 管:指导患儿勿剧烈运动,防止双 J 管移位,鼓励患儿多饮水以达到尿路自洁的目的,一般于术后 1 个月左右经膀胱镜取出。

（三）健康指导

（1）鼓励患儿多饮水,合理搭配饮食,保持大便通畅,防止便秘。

（2）根据体力,适当活动。携带双 J 管的患儿避免剧烈运动及做四肢伸展运动,以防双 J 管移位或滑脱。

（3）输尿管损伤严重时易引起输尿管狭窄,一定要告知患儿及其家属双 J 管需要定期更换直至狭窄改善为止。

（4）定期复查,了解输尿管损伤愈合情况以及双 J 管位置,若出现明显腰胀、腰痛、发热、无尿等症状时,及时就诊。

【主要护理问题】

1. 焦虑/恐惧　与患儿家属缺乏疾病相关知识、担心预后有关。

2. 排尿异常　排尿型态异常或尿液性状异常(尿外渗、尿瘘、血尿)与输尿管穿孔、断裂等损伤有关。

3. 舒适度改变　与疼痛、尿瘘有关。

4. 潜在并发症　出血、感染、肾积水、肾衰竭等。

膀胱损伤

【定义】　膀胱为囊状器官,随储存尿液的量而呈膨起或空虚状态,其位置与周围脏器的关系可因年龄、性别和尿液充盈程度不同而异。这种解剖和生理特点与其损伤的类型、部位和范围有着密切的关系。

【护理措施】

（一）非手术治疗护理

1. 病情观察

（1）监测生命体征,观察血压、脉搏、呼吸及心率的变化,观察有无出血、休克发生。如果出血量少,生命体征稳定可采取非手术治疗;如果大量出血,应随时做好手术准备。

（2）观察并记录腹部体征,注意有无腹膜刺激征。

2. 管道护理　妥善固定导尿管,避免扭曲、受压、脱落。观察并记录尿液的颜色、性状、量,如出现血尿,可遵医嘱应用止血药。

3. 疼痛护理　出现疼痛时,评估疼痛程度,遵医嘱进行镇静、镇痛治疗,并评估疗效。

4. 饮食护理　给予高蛋白、高热量、富含维生素、易消化饮食。嘱患儿多饮水,以起到内冲洗作用。

5. 心理护理　根据个体情况进行针对性的心理护理,并给予相应的健康指导,减轻患儿及其家属的焦虑程度。

（二）手术治疗护理

1. 术前护理

（1）协助完善相关检查。

(2)做好心理护理。

(3)术前备皮。

2. 术后护理

(1)体位管理:去枕仰卧,头偏向一侧,保持呼吸道通畅。术后 12 小时,血压平稳者(合并骨盆骨折者除外)可取半坐卧位,以利于伤口引流,还能减轻腹壁张力,利于伤口愈合。

(2)病情观察:给予心电监护,注意观察生命体征。观察伤口敷料是否干燥及腹部的变化情况。如有继发性出血或腹膜刺激征,及时报告医生。

(3)饮食护理:肠蠕动恢复后,方可给予清淡流质饮食。少量多餐,循序渐进,加强营养。保持大便通畅,有利于伤口愈合。鼓励患儿多饮水以增加尿量,起到内冲洗作用。

(4)管道护理:

①导尿管:妥善固定导尿管,避免扭曲、受压、脱落。观察并记录尿液的颜色、性状、量,如出现血尿,可遵医嘱应用止血药。

②膀胱造瘘管:保持造瘘口周围皮肤清洁干燥,防止感染,伤口敷料若被渗液浸湿,应及时更换。膀胱造瘘管一般在术后 10 日方可拔除,拔管前应进行夹管试验,若排尿通畅,3 日后方可拔管。

(三)健康指导

(1)嘱患儿多饮水,预防尿路感染。

(2)有膀胱直肠瘘或膀胱阴道瘘的患儿需于 3 个月后,再施行二期修补术。

(3)术后 1 个月于门诊复查,以后每 3 个月、半年各复查 1 次。

【主要护理问题】

1. 疼痛　与损伤、尿外渗或手术切口有关。

2. 有感染的危险　与血肿、尿外渗及免疫力低下有关。

3. 排尿型态改变　与损伤、尿路感染或手术有关。

4. 潜在并发症　出血、尿瘘、腹膜炎等。

尿 道 损 伤

【定义】　小儿尿道损伤是小儿泌尿系统常见损伤,由于女孩尿道短不易损伤,因此小儿尿道损伤多见于男孩。尿道损伤如处理不当,极易形成尿道狭窄、排尿不畅而造成严重后果。

【护理措施】

(一)非手术治疗护理

1. 病情观察

(1)密切监测患儿的生命体征,尿道损伤常由骨盆骨折所致,可合并内出血并造成出血性休克,因此应积极准备好输血、吸氧、补液等抗休克抢救措施。

(2)观察并记录腹部体征,腹痛性质及范围,下腹及膀胱区是否肿胀、隆起。

(3)观察尿液颜色、性状及量的变化,有无尿痛、排尿困难及会阴部血肿,发现异常及时报告医生。

2. 用药护理　积极应用抗生素预防尿路感染,轻度尿道损伤无排尿困难者嘱多饮水,可对尿道起冲洗作用。出现血尿时可遵医嘱使用止血药。

3. 管道护理　妥善固定导尿管和膀胱造瘘管,避免扭曲、受压、脱落。准确记录尿液的颜色、性状、量,保持尿道口清洁,加强造瘘口周围皮肤护理。

4. 体位管理　卧床休息,有休克体征的患儿取中凹卧位;生命体征平稳者,取半坐卧位,有利于减轻伤口疼痛且利于伤口引流;合并骨盆骨折者,可卧硬板床,注意预防压疮的形成。加强基础护理,使患儿感到舒适。

5. 心理护理 针对个体情况进行针对性的心理护理,安慰患儿及其家属,解释血尿是尿道损伤后的临床表现。

6. 饮食护理 给予高蛋白、高热量、富含维生素、清淡易消化饮食。

(二)手术治疗护理

1. 术前护理

(1)协助完善相关检查。

(2)做好心理护理。

(3)术前备皮。

2. 术后护理

(1)体位管理:去枕仰卧,头偏向一侧,保持呼吸道通畅。术后12小时,血压平稳者(合并骨盆骨折者除外)可取半坐卧位,以利于伤口引流,还能减轻腹壁张力,利于伤口愈合。

(2)病情观察:给予心电监护,密切观察生命体征;观察会阴部、耻骨联合部血肿的范围及血肿的吸收情况。

(3)饮食护理:肠蠕动恢复后,方可给予清淡流质饮食。少量多餐,循序渐进,加强营养。保持大便通畅,有利于伤口愈合,合并腹内脏器损伤的患儿应酌情禁食。

(4)管道护理:管道留置时间应根据尿道损伤程度而定,带管时间长者可达3个月以上,在留置管道期间应注意防止感染,更换管道时应严格遵守无菌原则。

①导尿管:尿道挫伤留置导尿管时间为5~7日,行尿道修补术或尿道吻合术者,一般留置2周,行尿道会师牵引术者,导尿管一般保留4~6周,尿道狭窄行尿道冷切开术者,留置导尿管的时间以6~8周为宜。导尿管拔除时间应早于膀胱造瘘管。

②膀胱造瘘管:留置膀胱造瘘管期间保持造瘘口周围皮肤清洁干燥,防止感染,伤口敷料若被渗液浸湿,应及时更换。膀胱造瘘管一般在术后10日方可拔除。

(三)健康指导

(1)鼓励患儿多饮水,预防尿路感染,多摄入营养丰富、易消化食物。

(2)骨盆骨折的患儿须卧床休息,在卧床期间要加强患儿的皮肤护理,避免发生压疮。

(3)尿道损伤患儿,拔除导尿管后需定期进行尿道扩张,尿道扩张是防止尿道狭窄、解除排尿困难的有效措施,交代患儿及其家属若出现排尿困难需及时到医院就诊。

(4)晚期尿道狭窄、膀胱或尿道直肠瘘的患儿,可于3个月后再行尿道成形术或尿道修补术。

【主要护理问题】

1. 舒适度改变 与疼痛及局部损伤有关。

2. 排尿型态异常 与损伤后尿道连续性改变,尿液不能正常排出有关。

3. 有皮肤完整性受损的危险 与卧床、活动受限有关。

4. 潜在并发症 出血、感染、尿外渗、尿道狭窄、尿瘘。

第十七节 巨 输 尿 管

【定义】 巨输尿管的泌尿系统造影、超声所显示的输尿管扩张、迂曲都很典型。扩张的输尿管由于管壁缺乏有效的蠕动功能,以及远端梗阻,造成上尿路尿液引流不畅、尿路感染、结石,最终损害肾实质,导致肾衰竭。

【护理措施】

（一）术前护理

1. 病情观察 观察患儿尿液颜色、性状、量的变化,有无血尿、脓尿等,监测尿常规的变化,伴感染的患儿应遵医嘱合理使用抗生素。

2. 心理护理 向年长患儿及其家属讲解疾病原因、手术方法及预后。行机器人手术时须重点评估患儿及其家属对机器人手术的理解和接受程度,讲解机器人手术的优势及成功案例以缓解其紧张情绪。

3. 术前准备 术前晚灌肠、术日晨插胃管。更换清洁、宽松衣裤。

（二）术后护理

1. 伤口护理 保持伤口敷料清洁干燥,如有渗血、渗液,及时通知医生,并立即更换敷料。

2. 皮肤护理 注意观察造瘘口周围皮肤情况,保持造瘘口周围皮肤清洁干燥,防止感染。

3. 饮食护理 术后适当补液,禁饮禁食至次日,次日可适当喂水,根据病情逐步给予流质饮食、半流质饮食、软食,直至恢复正常饮食。鼓励患儿多饮水,以增加尿量,防止引流管堵塞。

4. 体位与活动管理 患儿术后6小时可进行床上翻身活动,按照床旁活动—室内活动—适量日常活动的顺序,逐渐增加活动时间及活动量。

5. 管道护理

（1）术后早期导尿管引流的尿液为血性或淡血性,一般术后5～7日颜色转为正常,1周左右尿液内可能会出现絮状物,鼓励患儿多饮水,以增加尿量,达到内冲洗目的,防止尿路感染及引流管堵塞。

（2）耻骨后引流管视引流量情况而定,一般术后4～5日拔除。导尿管于术后1周左右拔除。术后10～14日拔除双J管(起支撑膀胱输尿管吻合口作用),拔除双J管后间断夹闭膀胱造瘘管1～2日,训练膀胱功能,夹管后注意患儿有无发热、腹胀、腹痛、伤口处渗尿等情况,如无上述症状,排尿正常,则可拔管。膀胱造瘘管拔除后,适当控制饮水,以利于伤口愈合。

（3）如行腹腔镜或机器人手术,术后3～4日拔除腹腔引流管,术后1周拔除导尿管,双J管于术后1～2个月在膀胱镜下拔除。嘱患儿卧床休息,取健侧卧位或半坐卧位,以利于尿液引流。鼓励患儿多饮水,增加排尿次数,不宜憋尿和做剧烈运动,排尿时不宜过于用力,以免双J管移位。

（三）健康指导

1. 排尿指导 嘱患儿多饮水,及时排尿,忌憋尿,防止逆行感染。

2. 生活指导 2周内不能洗澡,保持伤口处清洁干燥。适当休息,避免剧烈运动。

3. 出院指导

（1）术后遵医嘱定期复查,病情变化随时就诊。

（2）术后1个月于门诊复查,术后3个月、6个月复查B超和静脉尿路造影(IVU)。此后每年或根据情况定期复查,以了解术后效果及肾功能恢复情况。

【主要护理问题】

1. 焦虑/恐惧 与患儿及其家属对疾病的恐惧有关。

2. 营养失调:低于机体需要量 与患儿反复发热、食欲不振、厌食有关。

3. 舒适度改变 与患儿腹痛、携带引流管等有关。

4. 潜在并发症 ①双J管移位,与活动不当有关;②出血,与伤口裂开有关;③漏尿,与吻合口张力大有关。

第十八节 重复肾重复输尿管畸形

【定义】 重复肾是指正常肾区有两个肾脏、两套集合系统,简称重肾,特指多发育的那个肾脏(上肾)。重复肾的两条输尿管同在一个鞘膜内,紧密相连,支配血管为一条,血液循环共享,血管来源同正常者,偶见两输尿管下行不远,汇合成一条,称 Y 形输尿管。重复输尿管末段常见两种特殊改变,即输尿管囊肿和输尿管开口异位。

【护理措施】

(一)术前护理

(1)保持患儿会阴部洁净,勤换纸尿裤与内裤以减轻尿液对患儿皮肤的刺激。

(2)伴有尿路感染的患儿,要监测尿常规,遵医嘱合理使用抗生素。

(3)协助患儿做好术前检查

(4)做好常规皮肤准备。

(二)术后护理

1. 体位管理 患儿去枕仰卧,头偏向一侧,保持呼吸道通畅。给予心电监护,严密观察生命体征。防止活动性出血。同时注意患儿保暖,适当增加盖被,做好各项记录。

2. 伤口护理 保持伤口敷料清洁干燥,防止感染,若敷料渗湿及时通知医生并更换。观察伤口局部有无肿胀,有无腹痛、腹胀,如有异常及时通知医生。

3. 管道护理 妥善固定各管道,防止受压、扭曲、脱落、移位。

4. 饮食护理 术后适当补液,禁饮禁食至次日,次日可适当喂水,根据病情逐步给予流质饮食、半流质饮食、软食,直至恢复正常饮食。

5. 活动管理 未行重复肾切除术的患儿术后第 1 日可进行床上活动,按照床旁活动—室内活动—适量日常活动的顺序,逐渐增加活动时间及活动量。行重复肾切除术的患儿须卧床休息 1 周,1 周后逐步下床活动,活动强度以患儿能耐受为宜。

6. 并发症的观察和护理

(1)出血:监测体温、脉搏、呼吸、血压的变化,观察伤口敷料渗血、渗液情况,发现异常及时通知医生并处理。

(2)尿外渗:加强引流,保持通畅,排除吻合口远端梗阻的情况,一般吻合口漏尿可自愈。

(三)健康指导

(1)摄入营养丰富、易消化食物,保持大便通畅,注意个人清洁卫生,使用药物时选择对肾脏副作用小的药物。

(2)定期复查,随访项目可选择 B 超、IVU、CT 等。

【主要护理问题】

1. 有皮肤完整性受损的危险 与尿液长期刺激患儿会阴部、大腿内侧的皮肤有关。

2. 舒适度改变 与会阴部湿疹、糜烂等有关。

3. 潜在并发症 出血、尿外渗等。

第十九节 肾积水(肾盂输尿管连接部梗阻、肾囊性疾病与 肾发育不良、膀胱输尿管反流)

【定义】 肾积水是指尿路梗阻时,肾脏分泌的尿液排出受到障碍或者由于尿液逆流,积聚在肾脏内,时间过长后肾盂扩张伴肾实质萎缩的状态。严重肾积水会造成肾盂、肾盏内压力上升,而且肾实质也会逐步受压萎缩,影响肾小球滤过作用,从而影响肾脏功能。

【护理措施】

（一）术前护理

1. 病情观察

（1）有高血压的患儿应每日定时测量血压 2～4 次,嘱患儿避免剧烈运动,并注意观察有无头晕、恶心等症状。

（2）伴腹部包块和腰腹部疼痛的患儿,应减少活动量,腹痛者应观察疼痛情况和排尿状况。

（3）有尿路感染的患儿应积极控制感染,有血尿者应观察血尿的次数、颜色及量。

（4）肾功能异常者记录 24 小时尿量,正确留取尿标本。

2. 饮食护理

（1）给予高热量、高蛋白、富含维生素饮食,以增加机体抵抗力及组织修复能力。

（2）高血压患儿宜给予低盐饮食。

（3）肾功能异常者应进低钾、少盐或无盐食物。

3. 心理护理 向年长患儿及其家属讲解疾病原因、手术方法及预后。行机器人手术时须重点评估患儿及其家属对机器人手术的理解和接受程度,讲解机器人手术的优势及成功案例以缓解其紧张情绪。

4. 辅助检查 协助做好术前检查,幼儿和儿童行 IVU 检查前可给予少量无渣流质饮食,使用开塞露刺激排便,小婴儿则不必刺激排便。

5. 术前准备 术前晚灌肠、术日晨插胃管。更换清洁、宽松衣裤。

（二）术后护理

1. 体位管理 患儿去枕仰卧,头偏向一侧,保持呼吸道通畅。同时注意患儿保暖,适当增加盖被,做好各项记录。

2. 病情观察 术后关注患儿肠蠕动恢复情况,观察腹部体征,有无呕吐、腹胀、腹肌紧张等表现。可适当予以开塞露刺激排便。

3. 伤口护理 注意观察伤口有无渗血、渗液,有无漏尿,保持伤口敷料清洁干燥。

4. 生活护理 术后适当补液,禁饮禁食至次日,次日可适当喂水,根据病情逐步给予流质饮食、半流质饮食、软食,直至恢复正常饮食。鼓励患儿多饮水,以增加尿量,防止引流管堵塞。

5. 活动管理 患儿术后 6 小时可进行床上翻身活动,按照床旁活动—室内活动—适量日常活动的顺序,逐渐增加活动时间及活动量。

6. 管道护理 妥善固定各管道,防止受压、扭曲、脱落、移位。

（1）导尿管留置 6～7 日,腹膜后引流管留置 3～5 日,一般无明显引流液体 2 日后可拔除,如引流血性液体较多,则考虑活动性出血的可能,应及时通知医生处理。

（2）双 J 管:术后 1～2 个月拔除。应嘱患儿卧床休息,取健侧卧位或半坐卧位,有利于尿液引流。鼓励患儿多饮水,增加排尿次数,不宜憋尿和做剧烈运动,排尿时不宜过于用力。

（3）肾造瘘管:术后 2 日后用亚甲蓝液行通畅试验,如果通畅,且肾造瘘夹管 24～48 小时无发热、疼痛等不良反应,可拔除肾造瘘管。

（三）健康指导

1. 饮食指导 给予营养丰富、易消化饮食,增强身体抵抗力;嘱患儿多饮水,有利于预防尿路结石和尿路感染。

2. 卫生指导 保持会阴部清洁干燥,防止尿路感染。

3. 出院指导

（1）携带双 J 管患儿,避免上举、下蹲及提重物,以免造成双 J 管移位。双 J 管于术后 1～3 个月在膀胱镜下拔除。

（2）避免服用有损肾功能的药物。出院期间如有不适应及时到医院就诊。

(3)出院后 3 个月内避免剧烈运动。

(4)指导患儿定期复查:拔除双 J 管 2~4 周行影像学检查,以后间隔 3 个月、6 个月、12 个月各复查 1 次,此后 2 年期间每年复查 1 次。

【主要护理问题】

1. 焦虑/恐惧 与患儿及其家属对疾病的恐惧有关。

2. 舒适度改变 与疼痛、留置管道、活动受限等有关。

3. 体温过高 与出血、继发感染有关。

4. 知识缺乏 患儿及其家属缺乏疾病相关知识。

5. 潜在并发症 ①吻合口漏尿,与引流管不畅、双 J 管移位等有关;②吻合口狭窄,与周围瘢痕形成有关;③高碳酸血症,与气腹的建立、CO_2 潴留有关;④出血,与伤口裂开有关。

第二十节 后尿道瓣膜

【定义】 先天性尿道瓣膜是指尿道黏膜的皱襞肥大,包括前尿道瓣膜和后尿道瓣膜两类,以后尿道瓣膜较为常见,是导致男童幼儿期严重下尿路梗阻最常见的原因。先天性尿道瓣膜很少见,患儿出生时即有排尿障碍,多影响患儿的肾脏功能及全身发育。

【护理措施】

(一)术前护理

1. 病情观察

(1)密切观察患儿生命体征的变化,观察患儿有无呼吸困难、发绀等。

(2)观察学龄期患儿的排尿情况,观察患儿有无尿线变细、排尿费力、尿失禁、遗尿等。

(3)监测患儿生化指标,纠正水、电解质紊乱,保证输液按计划完成。

(4)尿潴留、尿性腹水、肺发育不良等均会导致感染,应及时清理患儿呼吸道的分泌物。

(5)留置导尿管 3~5 日,观察尿液颜色、性状、量的变化,观察有无脓尿等。控制尿路感染,为手术做好准备。

2. 饮食护理

(1)加强营养,以增强患儿抵抗力,嘱患儿多吃新鲜水果和蔬菜及高蛋白、易消化的食物,以防止患儿大便干燥。

(2)改善患儿的全身情况,遵医嘱给予肠外营养,改善患儿的营养状况,使患儿可以耐受手术。

(二)术后护理

1. 病情观察

(1)监测患儿体温、脉搏、呼吸、血压至病情平稳。

(2)密切观察患儿伤口敷料渗液情况,及时更换浸湿的敷料以防止伤口感染的发生。

(3)监测患儿生化指标,观察肾功能指标的变化,纠正水、电解质紊乱,保证输液按计划完成。

2. 饮食护理 经尿道镜切除瓣膜的患儿术后 6 小时可进半流质饮食,术后第 2 日可改为普通饮食。饮食以易消化、营养丰富的食物为主,可适当增加富含膳食纤维的食物,以利于排便、防止便秘发生。

3. 体位管理 患儿术后 6 小时后可采取仰卧位、侧卧位、半坐卧位,但应注意保护各种管道,防止管道滑脱。

4. 活动管理 经尿道镜切除瓣膜的患儿须卧床休息 3 日。3 日后可逐步下床活动,活动量以患儿能耐受为宜。

5. 管道护理

(1)导尿管:输尿管膀胱再植术后 1～3 日多为血尿,后逐渐转为淡血性尿液再转为黄色尿液(约 1 周),术后早期患儿应保持足够的液体入量,以预防血块阻塞管道,患儿恢复进食后鼓励其多饮水。电灼瓣膜手术后留置导尿管 3～5 日,手术当日及术后第 1 日,部分患儿有淡血性尿液。

(2)输尿管膀胱再植术后留置双 J 管期间应指导患儿注意休息,避免剧烈运动,勿做跳跃式动作及仰卧起坐、俯卧撑,防止双 J 管移位,术后 1 个月可经膀胱镜取出双 J 管。

(三)健康指导

(1)继续口服抗生素控制感染至尿常规正常后 2 周。

(2)鼓励患儿多饮水,及时排尿,忌憋尿。

(3)定期门诊复查,术后 3～6 个月复查 IVU、排尿性膀胱尿道造影。

【主要护理问题】

1. 体温异常　与尿潴留致尿路感染等有关。

2. 排尿模式的改变　与尿道瓣膜致尿液不能正常排出有关。

3. 清理呼吸道低效　与患儿肺发育不良、腹部肿块、尿性腹水压迫横膈有关。

4. 潜在并发症　出血、感染、排尿困难或尿失禁。

第二十一节　肾母细胞瘤

【定义】　肾母细胞瘤(nephroblastoma)又称肾胚胎瘤,是婴幼儿中常见的恶性实体瘤之一,是最常见的原发于肾脏的恶性肿瘤,可能起源于后肾胚基,为发生于残留未成熟肾脏的胚胎性肿瘤,可合并有泌尿生殖系统畸形。其发病率在小儿腹部肿瘤中占首位。

【护理措施】

(一)术前护理

1. 病情观察

(1)观察患儿有无腰、腹部包块及疼痛,有无腹部压痛。

(2)观察患儿排尿情况,有无血尿及血尿程度。

(3)每日测量 1 次血压,高血压患儿应遵医嘱增加测量频率,指导预防便秘,勿突然更换体位。

2. 饮食护理

(1)患儿宜进营养丰富、高蛋白、富含维生素、高热量、易消化饮食,少量多餐,多吃新鲜水果、蔬菜。

(2)严重消瘦、重度营养不良的患儿,给予肠外营养。

3. 活动管理

(1)患儿切勿剧烈运动,以防腰腹部被撞击而致肿瘤破裂。

(2)恶病质患儿应卧床休息,减少能量消耗。

(3)高血压患儿应根据严重程度决定活动量。

(二)术后护理

1. 病情观察　持续心电监护,监测血氧饱和度、心率、呼吸变化,注意观察患儿意识情况、皮肤黏膜颜色及温度、四肢末梢循环情况等。停用心电监护仪后每日测量血压 2～4 次,患儿如有不适,随时测量。保持患儿呼吸道通畅,勤翻身、拍背,痰液黏稠者应遵医嘱给予雾化吸入。

2. 排泄护理

(1)关注患儿肠蠕动恢复情况,观察腹部体征,观察患儿有无呕吐、腹胀、腹肌紧张等表现,遵医嘱复查生化、血气分析,合理补液,预防并纠正水、电解质紊乱。若患儿术后 3 日内仍未排气、排便并出现腹胀,可予以开塞露以刺激肠蠕动,促进胃肠功能恢复,减轻腹胀给患儿带来的不适。

(2)关注患儿排尿情况,观察患儿有无排尿困难,遵医嘱记录 24 小时尿量。

3. 伤口护理　观察并记录伤口渗出液的颜色、性状、量,有内置引流条者通常于术后 2 日左右拔除。

4. 饮食护理

(1)术后禁饮禁食,待肛门排气后方可进食。

(2)以易消化、营养丰富的食物为主,可适当增加膳食纤维的摄入,以利于患儿排便、防止便秘。

(3)少量多餐,循序渐进,刚开始进食时,宜选择清淡、易消化的食物,高血压患儿应选择低盐饮食。

(4)无肾功异常的患儿鼓励其多饮水。

5. 体位管理　因伤口位于腰部,半坐卧位可加重伤口疼痛。全麻清醒 6 小时后可取仰卧位、低斜坡卧位、健侧卧位交替休息,防误吸。

6. 活动管理　婴幼儿拔除管道后可抱离床活动,年长儿 1 周左右视病情逐步下床活动。高血压患儿根据严重程度决定卧床时间及活动量。

7. 管道护理

(1)导尿管:通常术后 3～5 日拔除。

(2)腹腔引流管:拔管时间视引流液的量和性状而定,引流液早期为暗红色,如短时间内引流出大量血性液体或引流液颜色由浅变深应及时通知医生,并遵医嘱使用止血药。

8. 皮肤护理　肿瘤属消耗性疾病,患儿多处于高代谢状态,术后多低热,且长时间卧床休息,皮肤易受损。应保持床单位整洁、干燥、无渣屑;患儿出汗多时可温水擦浴,保持皮肤清洁。勤换衣物,最好穿柔软、吸水性强的棉质衣物。

(三)健康指导

(1)加强患儿营养,合理饮食。

(2)术后 1 个月内患儿勿剧烈运动。

(3)定期门诊复查,遵医嘱服药。

【主要护理问题】

1. 营养失调:低于机体需要量　与恶病质、消化吸收不良等有关。

2. 舒适度改变　与疼痛、留置管道等有关。

3. 恐惧/焦虑　与担心疾病预后等有关。

4. 潜在并发症　出血、感染、肿瘤转移等。

第二十二节　性发育异常

【定义】　性发育异常(DSD),原来称为两性畸形(hermaphroditism)是指因性染色体异常、性腺发育异常及其相关的内分泌紊乱所致的内外生殖器和第二性征发育异常。外生殖器显示患儿性别模棱两可。性发育异常可分为真两性畸形和假两性畸形两种。

【护理措施】

(一)术前护理

1. 皮肤准备　每日清洗会阴部,保持会阴部皮肤清洁。

2. 心理护理　实行保密性治疗和护理制度。尽可能安排不被打扰的小房间,不向他人谈论患儿的病情,与患儿及其家属沟通注意技巧和保护患儿隐私,以取得他们的信任。

（二）术后护理

1. 病情观察 观察外阴敷料有无渗血、渗液和小阴唇及尿道口水肿情况，避免阴道内填塞物压迫过紧而引起组织缺血坏死。如有异常情况，及时通知医生处理。

2. 活动管理 患儿术后第 1 日可进行床上活动，4 日后逐步下床活动，活动量以患儿能耐受为宜。

3. 管道护理 术后 2～3 日拔除尿道内留置的导管，如局部水肿明显，则导尿管可保留数日。术后 7 日拔除膀胱造瘘管，拔管后可离床活动。如成形阴道内放置有引流条，应于术后 24 小时取出，以免组织浸渍，不利于引流。

4. 其他 选择成为男性，行尿道成形术者护理措施同尿道下裂。

（三）健康指导

1. 饮食指导 术后应选择营养丰富的饮食，注意粗细搭配，保持大便通畅。便秘时给予开塞露，切勿用力排便。保持会阴部清洁，避免被大便污染。

2. 心理指导 患儿休息环境应安静、舒适，帮助患儿保持良好的心境，避免紧张不安的情绪。

3. 出院指导

(1)伤口拆线后，若发现伤口红肿、疼痛、有硬结或发热等须及时就诊。阴道手术后应禁盆浴 2～3 个月。

(2)定期随诊，首次随诊时间为术后 1 个月，肾上腺性征异常症者还须补充类固醇。

【主要护理问题】

1. 焦虑 与性别选择等有关。

2. 社会角色紊乱 与疾病本身所致的性别区分不明、治疗时需要改变社会性别等有关。

3. 舒适度改变 与手术疼痛等有关。

4. 有皮肤完整性受损的危险 与术后患儿卧床时间长，以仰卧位休息为主有关。

5. 潜在并发症 出血、尿道瘘、感染等。

第二十三节 神经源性膀胱

【定义】 任何神经病变或损害引起的膀胱和（或）括约肌功能障碍称为神经源性膀胱尿道功能障碍，简称为神经源性膀胱（neurogenic bladder，NB）。神经源性膀胱可分为不能收缩的低张性（无收缩性）神经源性膀胱和不能完全排空的高张性（痉挛性）神经源性膀胱。

【护理措施】

（一）术前护理

1. 病情观察及护理

(1)存在尿路感染的患儿应鼓励其多饮水，以达到减低尿中菌落数、减轻尿路刺激征的目的，遵医嘱应用抗生素有效控制感染。

(2)养成良好的卫生习惯，保持患儿会阴部清洁干燥，勤换内裤，每日清洗外阴，以免粪便污染、诱发尿路感染而加重病情。

2. 饮食护理

(1)患儿忌食辛辣食物，根据患儿尿液 pH 选择偏碱性的饮食。如患儿伴有高热，可选用富含水溶性维生素的流质和半流质饮食。

(2)全身情况较差的患儿，应遵医嘱进行肠外营养，以改善患儿的营养状况，使患儿能耐受手术。

(3)术前 1 日给予患儿流质饮食。

3．术前特殊准备

（1）必要时遵医嘱术前3日给予患儿口服肠道抑菌药。

（2）患儿术前1日及术日晨行清洁灌肠。

（二）术后护理

1．病情观察及护理

（1）禁食患儿保证足够液体入量，进食患儿鼓励多饮水，可有效预防和减轻膀胱输尿管反流和尿路感染。

（2）保持伤口敷料清洁干燥，如有渗出液应及时更换敷料。观察伤口渗液、引流液的颜色、性状、量。

（3）皮肤护理：根据造口情况选择合适的造口袋及装置，防止膀胱造瘘口周围皮肤长时间受到尿液的浸渍，保持造瘘口周围皮肤清洁干燥。

（4）替代肠管仍保持对电解质的吸收与分泌功能，可能会引起酸中毒、低钾血症、高氯血症，应定期监测生化指标，及时纠正电解质紊乱。

2．饮食护理　术后禁食3～5日至肠功能恢复，然后按以下顺序逐渐过渡：半量流质饮食→全量流质饮食→半流质饮食→软食→普通饮食。以进高热量、高蛋白、易消化饮食为宜。

3．体位与活动管理　术后卧床休息3～5日，5日后可根据病情逐步下床活动，活动量以患儿能耐受为宜，活动前应注意排空造口袋，必要时可佩戴腹带，以避免造口袋发生渗漏和脱落。

4．管道护理　根据手术方法决定管道种类及留置时间。

5．健康宣教

（1）鼓励患儿多饮水，有尿路感染的患儿，应继续口服抗生素至尿常规正常后2周。

（2）保持患儿会阴部清洁干燥，勤换内裤，每日清洗外阴，以免粪便污染而诱发尿路感染。

（3）拔管后有排尿障碍的患儿，应行间歇性导尿。

（4）长期反复感染，存在恶变的可能，应终生坚持门诊复查，定期行膀胱镜、B超、IVU检查。

（5）伤口愈合后可沐浴，但不宜使用润肤油和爽身粉，以免影响造口底盘的粘贴。为了保护造口周围皮肤应使用造口护肤粉和皮肤保护膜，小儿宜穿棉质宽松衣裤。

【主要护理问题】

1．焦虑/恐惧　与患儿及其家属担心预后、恐惧导尿等有关。

2．皮肤完整性受损　与尿液长期刺激会阴部及双侧大腿内侧皮肤有关。

3．排便异常　与疾病本身所致的尿失禁、尿潴留、便秘、大便失禁等有关。

4．舒适度改变　与导尿、尿液刺激皮肤有关。

5．潜在并发症

（1）出血：术后应密切观察患儿心率和血压的变化以及引流液的颜色、性状、量。若患儿出现心率加快，血压下降，有血性引流液时，要及时通知医生并协助处理。

（2）感染：监测患儿体温的变化。监测尿常规的变化，观察患儿尿液颜色、性状、量的变化。遵医嘱合理应用抗生素。

（3）膀胱输尿管反流：教会患儿养成良好的排尿习惯，鼓励患儿多饮水，勤排尿，嘱患儿尽可能排尽尿液，不要憋尿，可有效预防和减轻膀胱输尿管反流和尿路感染。

参 考 文 献

［1］李小寒，尚少梅．基础护理学［M］．7版．北京：人民卫生出版社，2022.

［2］陈孝平，汪建平，赵继宗．外科学［M］．9版．北京：人民卫生出版社，2018.

［3］ 朱丽辉,陈朔晖. 儿科专科护理[M]. 北京:人民卫生出版社,2021.

［4］ 刘玲,何其英,马莉. 泌尿外科护理手册[M]. 2 版. 北京:科学出版社,2015.

［5］ 崔焱,张玉侠. 儿科护理学[M]. 7 版. 北京:人民卫生出版社,2021.

［6］ 中华医学会小儿外科学分会泌尿外科学组. 儿童肾外伤专家共识[J]. 中华小儿外科杂志,2022,43(2):97-102.

［7］ 中华医学会小儿外科学分会泌尿学组. 尿道下裂专家共识[J]. 中华小儿外科杂志,2018,39(12):883-888.

［8］ 中华医学会泌尿外科学分会结石学组,中国泌尿系结石联盟. 儿童泌尿系结石诊疗中国专家共识[J]. 中华泌尿外科杂志,2021,42(2):81-88.

［9］ 中华医学会男科学分会,睾丸扭转诊断与治疗指南编写组. 睾丸扭转诊断与治疗指南[J]. 中华男科学杂志,2022,28(3):252-261.

第十五章　耳科疾病护理常规

第一节　一般护理常规

【术前护理】

1. 环境与休息　病室每日开窗通风 2 次,每次 15～30 分钟,以减少院内交叉感染。预防感冒,创造安静、舒适的休息环境。

2. 护理评估和辅助检查　评估患儿健康史、身体状况、营养状况等,遵医嘱协助患儿完成各项术前检查,以判定其对麻醉和手术的耐受能力。

3. 饮食护理　制订合理的饮食计划,增强患儿抵抗力。术前根据医嘱通知患儿禁饮禁食时间,以避免围手术期出现反流而导致误吸。

4. 术区皮肤准备　根据手术部位清洁术区皮肤(即备皮),术区皮肤准备范围包括伤口周围至少 5 cm 的区域,区域内毛发若影响手术操作须于术前剔除,皮肤油脂或胶布粘贴残迹须清洗干净。入院后根据医嘱给予 3% 过氧化氢清洗外耳道脓液,并滴入抗生素滴耳液,每日 3～4 次,初步清洁耳道。

5. 术日晨护理　检查各项准备工作落实情况,遵医嘱按时给予术前用药。全身麻醉手术术日晨用药可补充机体能量、减少呼吸道分泌物;四级手术术日晨测血压。遵医嘱做好备血准备。

6. 心理护理　建立良好的护患关系,针对不同年龄阶段患儿的心理特点,实施以家庭为中心的个体化心理干预措施,减轻或消除患儿恐惧、焦虑心理,树立其对手术的信心。

【术后护理】

1. 护理评估与病情观察　了解麻醉和手术方式、手术过程及术中情况,评估伤口、引流管、术后不适等情况。监测患儿生命体征,若患儿发热须遵医嘱给予物理降温和(或)退热药,配合医生积极寻找发热原因并进行针对性治疗。保持患儿呼吸道通畅,遵医嘱给予吸氧,观察面色及呼吸。必要时床边备好吸痰器等应急用物。

2. 体位管理　患儿去枕仰卧 6 小时,头偏向一侧,使口腔分泌物或呕吐物易于流出,避免误吸。6 小时后根据手术部位、手术方式取合适体位。床边备好吸痰、吸氧等措施的应急用物。

3. 伤口护理　保持耳部敷料固定牢固,清洁干燥,若污染则及时更换。

4. 管道护理　了解引流管放置位置和作用,保持引流管通畅,标识清楚,妥善固定,指导患儿家属预防管道滑脱的方法,观察并记录引流液的颜色、性状及量,遵医嘱按要求更换引流装置。

5. 饮食护理　术后 4～6 小时可饮水,如无恶心、呕吐,可给予流质或半流质饮食,以高蛋白、高热量、富含维生素、清淡饮食为宜,避免进质硬及酸、辣刺激性食物。

6. 疼痛护理　患儿术后头部轻微疼痛或耳部胀痛属正常现象,关注患儿疼痛情况,根据疼痛评分实施疼痛护理,疼痛剧烈时遵医嘱用药。

7. 并发症的观察与护理

(1)周围性面神经麻痹:术后让患儿做抬眉、龇牙、闭眼动作,观察患儿有无口角歪斜、眼睑闭合不全等面神经麻痹症状,发现异常情况及时通知医生,遵医嘱用药。给予滴眼液、涂抗生素眼药膏、睡眠时加戴眼罩等眼部保护护理措施。

(2)眩晕:询问患儿有无眩晕、头痛等症状。如出现眩晕可适当延长卧床时间,减少下床活动,活动时必须有护士或家属陪伴,防止跌倒。

(3)出血:观察患儿耳部敷料渗血情况,发现异常及时通知医生处置。少量渗血属正常现象,当耳部敷料渗血面积持续扩大且为新鲜渗血时,应抬高床头并及时通知医生。遵医嘱给予止血药,备好抢救物品,协助医生进行填塞,必要时准备急症手术探查止血,如口中有渗血应告知患儿及时吐出,以便观察血液的量及性状。

(4)感染:观察伤口有无感染征象。观察患儿精神状态,监测体温,若体温升至38.5 ℃或主诉伤口突然异常疼痛,且伤口周围皮肤出现红肿或有渗出液,应及时通知医生给予处置。

(5)颅内并发症:严密观察患儿有无脑膜刺激征、颅内压增高、体温变化、耳部及鼻腔渗出物性状,观察患者意识、瞳孔是否等大等圆、对光反射是否存在,如有异常及时通知医生并做相应化验及检查,如脑脊液糖定量、CT、MRI等。

8. 心理护理 进行耳部手术的患儿因听力受到不同程度的损害,护士要注意与患儿的沟通方式,如大声说话、减慢语速,必要时可用图片、写字等方式或用简单的手语。向患儿家属讲解疾病相关护理知识,鼓励患儿及其家属积极配合治疗,促进康复。

第二节 中耳炎、乳突炎

【定义】 分泌性中耳炎,也称急性非化脓性中耳炎,是以中耳持续积液导致鼓膜活动度降低,声音传入受阻,引起听力下降的疾病。其特点如下:有轻度的间歇性耳痛、耳胀满感,或耳"砰砰"声;婴儿的继发性耳痛表现为易激惹、抓耳、睡眠紊乱;婴儿对周边声音响动不能做出相应的反应,不会准确地朝向声音来源等。

急性化脓性中耳炎是中耳黏膜的急性化脓性炎症,是较常见的儿童感染性疾病。定义为48小时内突然发作的中耳炎症感染。由于抗生素的早期和广泛应用,不少以化脓性开始的中耳炎,以后可转变为分泌性中耳炎,所以目前不少学者将两者不加区分的统称为急性中耳炎。

急性化脓性乳突炎是乳突气房黏骨膜及乳突骨质的急性化脓性炎症,多为急性化脓性中耳炎的并发症,大多可引起传导性耳聋。

【护理措施】

(一)术前护理

1. 病情观察 使用抗生素预防感染,观察药物的疗效及不良反应;注意观察患儿体温变化,高热者给予物理降温或遵医嘱给予退热药,嘱患儿注意休息,多饮水。

2. 专科护理 教会患儿正确的滴鼻和擤鼻方法,保持鼻腔及咽鼓管通畅。上呼吸道急性炎症消退后可行咽鼓管吹张术。保持外耳道的清洁干燥,禁用硬物挖耳,防止鼓膜损伤。

3. 术前准备 按耳科疾病术前护理常规进行护理。

(二)术后护理

1. 病情观察 保持伤口敷料干燥,观察伤口出血、疼痛、渗液情况。观察患儿有无耳鸣、耳痛、头晕、头痛、呕吐等症状。如有异常及时通知医生。

2. 体位管理 卧床休息时,嘱患儿术耳朝侧下方,避免受压,以利于分泌物流出。

3. 疼痛护理 若耳痛明显,可予以镇痛药缓解疼痛,并嘱患儿家属加强护理,注意保证患儿休息,给予软食等。

(三)健康指导

1. 预防感冒 加强身体锻炼,积极预防和治疗感冒,避免病情加重。积极治疗鼻咽部疾病;预防和治疗过敏性疾病,避免接触过敏原;饮食上应避免引发个体过敏的食物,如海鲜等。

2. 行为指导　保持鼻腔及咽鼓管通畅,指导正确的擤鼻方法。术后1周内禁止洗头、洗澡,1个月内禁止游泳,洗头时要先用干棉球堵塞耳道,防止水进入双耳。

3. 出院指导

(1)防止感染:教会患儿及其家属外耳道清洁、捏鼻鼓气等方法,定时清洁外耳道。指导患儿出院后定期复查置管情况。

(2)取管:中耳置管术1~2年后患儿可选择合适时机取管。

【主要护理问题】

1. 焦虑/恐惧　与患儿及其家属对疾病的恐惧有关。

2. 舒适度改变　与耳漏、疼痛、听力下降有关。

3. 体温过高　与炎症引起的全身反应有关。

4. 知识缺乏　缺乏疾病相关防治知识,对其危害性认识不足。

5. 潜在并发症　颅内外感染;耳后骨膜下脓肿、颈深部脓肿、耳源性面神经麻痹,与炎症扩散有关。

第三节　中耳胆脂瘤

【定义】　中耳胆脂瘤属于慢性化脓性中耳炎的一种类型,发病原因包括先天因素和后天因素。其中先天性中耳胆脂瘤早期可没有任何临床表现。随着疾病的发展,胆脂瘤会破坏周围结构和组织,产生耳聋、耳鸣、面神经麻痹等症状。后天性中耳胆脂瘤通常继发于慢性化脓性中耳炎、鼓膜大面积穿孔或边缘性穿孔。

【护理措施】

(一)术前护理

1. 病情观察　使用抗生素预防感染,观察药物的疗效及不良反应;注意观察患儿体温变化,高热者给予物理降温或遵医嘱给予退热药,嘱患儿注意休息,多饮水。

2. 耳部护理　保持外耳道清洁干燥,洗头、洗澡时应防止水进入中耳。

3. 术前准备　按耳科疾病术前护理常规进行护理。

(二)术后护理

1. 病情观察　保持伤口敷料干燥,防止伤口出血等并发症的发生;注意观察有无面神经麻痹或者恶心、呕吐、头晕、头痛等症状,如有异常及时通知医生。

2. 饮食与休息护理　术后当日注意静卧休息,术后3~5日进半流质饮食,尽量避免咀嚼动作;1周内进软食。与患儿家属一同制订适合患儿的营养饮食方案。

(三)健康指导

1. 行为指导　术后嘱患儿尽量保持静卧休息,术后第2日可以逐渐拆除耳朵外面的敷料,防止创面碰撞、受压,定时换药。

2. 出院指导　注意观察有无面神经麻痹、眩晕、眼球震颤、耳鸣、头痛、恶心等。术后第7日开始逐渐拆除耳后缝线。

【主要护理问题】

1. 疼痛　与头痛等不适有关。

2. 有感染的危险　与组织炎症有关。

第四节 大前庭水管综合征、听神经病

【定义】 大前庭水管综合征是指前庭水管扩大,且伴有感音神经性听力损失等症状的疾病。

听神经病是指一种由内毛细胞、突触、螺旋神经节细胞(spiral ganglion cell,SGC)和(或)听神经本身功能不良所致的听觉信息处理障碍性疾病。临床主要表现为不明原因的、以低频听力下降为主的双耳(极少数为单耳)感音神经性耳聋,听性脑干反应引不出或明显异常,而诱发性耳声发射正常。

【护理措施】

(一)一般护理

1. 病情观察 遵医嘱使用血管扩张剂、神经营养剂、类固醇等药物治疗。观察药物疗效及不良反应。观察患儿听力变化,发现异常及时报告医生处置。

2. 专科护理 避免用力排便及咳嗽,擤鼻时动作应轻柔,防止头倒立,引起颅内压升高。为提高患儿生活质量,中、重度感音神经性耳聋者可应用助听器协助提高听力。

3. 环境与休息 保持病房环境安静、舒适,避免环境嘈杂,降低噪声。保证患儿充分休息。

4. 心理护理 护士要注意与患儿的沟通方式,可通过大声说话、减慢语速,必要时用图片、写字或用简单的手语等。向患儿家属讲解疾病相关护理知识,鼓励患儿及其家属积极配合治疗,促进康复。

(二)健康指导

1. 听力保护 须尽一切可能预防患儿听力的突然下降,如避免头部外伤,包括对头部的轻微碰撞或拍打,远离噪声。主要是关注患儿听说能力的发育,鼓励开展以家庭为中心的康复训练,创造良好的学习和生活环境,尽量减少有毒物理因素及化学物质的接触。加强个体防护观念及措施。协助患儿选配合适的助听器。

2. 行为指导 患儿不宜参加竞技性体育运动,或用力吹奏乐器、举重、潜水、用力擤鼻等,并应防止情绪过分激动。保持良好的生活习惯,加强营养,积极锻炼,增强身体抵抗力,积极预防疾病。

3. 出院指导 指导患儿佩戴助听器,定期复查听力,各项检查资料保存完整,不适随诊。建议耳聋患儿家庭进行基因检测及遗传咨询,对患儿与不同类型的配偶婚后所生子代发病情况进行预测分析,及早进行预防和干预,从而降低后代耳聋的发生率。

【主要护理问题】

1. 焦虑/恐惧 与患儿及其家属对疾病的恐惧、担心预后有关。

2. 舒适度改变 与听力下降有关。

3. 知识缺乏 患儿及其家属缺乏疾病相关知识。

4. 语言沟通障碍 与听力减退有关。

5. 潜在并发症 意外伤害(与听力减退有关)。

第五节 感音神经性耳聋(儿童人工耳蜗植入术)

【定义】 感音神经性耳聋是指内耳螺旋器毛细胞、听神经或各级神经元受损,导致声音的感受或分析受到影响,阻碍了声音信息的传递,从而引起不同程度的听力下降。由毛细胞病变引起的听力下降,称感音性耳聋,病变位于听神经及传导路径者,称神经性耳聋;病变发生于听觉中枢者,称中枢性耳聋。

【护理措施】

（一）非手术治疗护理

1. 药物使用　遵医嘱按时用药,观察用药后反应。定期做听力学检查,了解听力改善情况。

2. 选配助听器　协助患儿选配合适的助听器。

3. 安全管理　由于患儿年龄较小,加之听力受损,要注意患儿的安全问题。告诫家属不要让患儿打逗,玩具要定期消毒,保持患儿个人卫生。房间要定期通风,预防上呼吸道感染。

4. 心理护理　可通过视觉、触觉感知、对口型交流、抚摸患儿头部表示关爱,多与患儿接触,耐心倾听患儿谈话。对重度耳聋患儿,可选用写字板或肢体语言等交流方式与其沟通,帮助其解除顾虑、增强信心、配合治疗。

（二）人工耳蜗植入术护理

人工耳蜗又称人工耳蜗赝复物,它实质上是一种特殊的声-电转换电子装置。其工作原理如下:将环境中的机械声信号转换为电信号,并将该电信号传入患儿耳蜗,刺激患儿残存的听神经而使患儿产生某种程度的听觉。

1. 术前护理

(1)术前准备:按耳科疾病术前护理常规进行护理。术前1日剔除全部头发,做抗生素敏感试验,术日晨测血压。

(2)心理护理:向患儿及其家属介绍人工耳蜗植入术成功案例,帮助其树立手术治疗信心,减轻对手术的恐惧感。

2. 术后护理

(1)病情观察:严密观察患儿意识、生命体征的变化。观察伤口敷料情况,了解术后有无出血、头皮血肿、伤口感染情况。注意观察患儿有无口角歪斜、面神经麻痹、面部抽搐等症状,或有无头晕、呕吐、腹痛等麻醉药反应,或有无头疼、眩晕、耳鸣等并发症,及时报告医生对症治疗。观察患儿耳部有无清亮液体流出,及时送检确定是否为脑脊液耳漏。

(2)局部电极片管理:固定电极片是手术成功的关键,电极片部位保证有效加压,避免剧烈运动及下颌运动,防止抓挠,必要时遵医嘱给予镇静剂。术后头部重量增加,单侧人工耳蜗植入时,易出现头部重量失衡,不宜做摇头、低头等动作。下床活动时必须有陪护陪同,避免身体失衡发生跌倒而致电极片移位。

(3)体位管理:全身麻醉术后给予仰卧,头偏向健侧,对哭闹的患儿加强巡视。麻醉完全清醒后取半坐卧位,以减轻头面部水肿。术后3日建议卧床休息。勿用力打喷嚏,以免压力过大,造成鼓膜穿孔。

(4)皮肤护理:观察头部加压包扎部位皮肤情况,避免压疮发生。如患儿头面部明显肿胀,受压皮肤血液循环不良,及时报告医生行减压处理。帮助患儿勤剪指甲、勤洗手,嘱患儿不要抓挠伤口附近头皮。若患儿头痒明显,可用温热毛巾轻轻擦拭,防止皮肤破溃。

(5)饮食护理:患儿术后应给予营养丰富、易消化的流质、半流质饮食,嘱患儿细嚼慢咽。忌辛辣刺激、质硬食物。加强维生素、蛋白质、纤维素的摄入,保持大便通畅。

（三）健康指导

1. 活动指导　加强患儿的安全教育,指导患儿家属在其睡觉时加强床栏,术后减少患儿活动特别是跑、跳等活动,减少头部运动,洗头时动作轻柔,防止电极片移位。

2. 行为指导　远离高电压、强磁场,禁做 MRI,少做 CT 检查。

3. 用药指导　避免使用耳毒性药物。

4. 出院指导　指导患儿家属防止患儿用手搔抓患侧伤口附近皮肤。加强营养,预防感冒。定期复查。术后14日酌情分次拆线。

5. 开机指导　术后1个月试开机,注意保管好人工耳蜗配件。定期进行听力检测,根据检测结果进行人工耳蜗设备调整。

6. 康复训练 坚持康复训练是促进患儿融入社会的重要手段。特别是语前聋的患儿更要做好长期语言训练治疗的心理准备。帮助患儿及其家属树立正确对待疾病和恢复听力的信心。指导患儿家属联系合适的听力康复学校对患儿声音、语言功能进行个体化康复训练。

【主要护理问题】

1. 焦虑/恐惧 与患儿及其家属对疾病的恐惧、担心预后有关。

2. 舒适度改变 与疼痛、放置人工耳蜗设备有关。

3. 知识缺乏 患儿及其家属缺乏疾病相关知识。

4. 潜在并发症 出血、感染、面神经麻痹、耳鸣等。

第六节 梅尼埃病

【定义】 梅尼埃病是一种特发性内耳疾病,曾称"美尼尔病"。该病主要的病理改变为膜迷路积水,临床表现为反复发作的旋转性眩晕、波动性耳聋、耳鸣和耳闷胀感。

【护理措施】

(一)一般护理

1. 饮食与休息 给予低盐、清淡饮食,建议患儿减少盐分摄入。适当控制水量摄入。疾病发作期应卧床休息。保持病房环境安静、舒适,避免环境嘈杂,降低噪声。尽量避免灯光照射及强声刺激,保证睡眠充足,避免劳累及生活不规律。

2. 用药指导 遵医嘱规律合理使用糖皮质激素,观察用药效果及不良反应。

3. 安全管理 患儿有旋转性眩晕时身体无法保持自主平衡,下床时必须有陪护陪同,避免身体失衡跌倒而发生意外伤害。

4. 心理护理 向患儿及其家属解释本病的原因、治疗原则,减轻其精神负担,愉快地配合治疗护理。

(二)健康指导

1. 行为指导 调整生活方式,劳逸结合。建议患儿规律作息,早睡早起,保持充足的睡眠。疾病间歇期建议加强锻炼,增强体质,保持心情愉悦。忌烟、酒、浓茶、咖啡等。避免不良情绪、学习压力等诱发因素。

2. 出院指导 减少盐分摄入,避免接触过敏原,控制全身过敏性疾病。积极治疗全身伴随疾病。

【主要护理问题】

1. 焦虑/抑郁 与患儿及其家属对疾病的认识不足、担心预后有关。

2. 舒适度改变 与患儿眩晕、听力障碍有关。

3. 知识缺乏 患儿及其家属缺乏疾病相关知识。

4. 有跌倒的危险 与眩晕发作时身体平衡失调有关。

第七节 先天性耳前瘘管

【定义】 先天性耳前瘘管是一种较常见的先天性耳发育畸形,由胚胎时期形成耳廓的第1、第2鳃弓的6个小丘样结节融合不良或第1鳃沟封闭不全所致。瘘管多为单侧,也可为双侧。挤压时可有少量白色黏稠性或干酪样分泌物从瘘口溢出。

【护理措施】

（一）术前护理

1. 瘘口护理 瘘口无感染时保持局部清洁。有分泌物时轻轻擦拭，勿挤压。瘘口感染时，给予局部换药处理，观察局部感染情况。瘘口周围皮肤有明显波动感，及时报告医生做好脓肿切开准备。

2. 术前准备 按耳科疾病术前护理常规进行护理。

（二）术后护理

1. 病情观察 注意观察患儿生命体征的变化。发热时观察有无麻醉反应或面神经麻痹症状，发现异常及时通知医生。

2. 伤口护理 保持伤口敷料清洁干燥，术耳朝下，避免压迫伤口，以利于引流。观察伤口有无渗血、渗液，发现异常及时通知医生。

（三）健康指导

1. 行为指导 1周内禁洗头以防伤口感染，伤口感染者则继续换药；注意保暖，预防感冒、咳嗽。

2. 出院指导 保持伤口局部清洁干燥，如伤口局部有异常红肿热痛变化时应及时就诊。定期复查，耳前瘘管感染控制后选择适宜时机进行根治手术。

【主要护理问题】

1. 焦虑/恐惧 与瘘管反复感染有关。

2. 舒适度改变 与感染、疼痛有关。

3. 知识缺乏 患儿及其家属缺乏疾病相关知识。

4. 潜在并发症 出血、感染。

第八节 耳部小肿物

【定义】 耳部小肿物是耳廓和（或）外耳道肿物、赘生物的总称。

【护理措施】

（一）术前护理

按耳科疾病术前护理常规进行护理。

（二）术后护理

按耳科疾病术后护理常规进行护理。保持伤口敷料干燥，观察伤口出血、疼痛、渗液情况。

（三）健康指导

1. 预防感冒 指导患儿家属积极预防和治疗感冒，避免病情加重。

2. 耳部护理指导 保持耳部清洁干燥，定期复查。

【主要护理问题】

1. 焦虑/恐惧 与患儿及其家属对疾病的恐惧、担心预后有关。

2. 知识缺乏 患儿及其家属缺乏疾病相关知识。

第九节 先天性耳廓畸形

【定义】 先天性耳廓畸形绝大部分是由先天因素引起的，如遗传因素，母亲妊娠期间受到病毒，特别是风疹病毒的感染,服用某些药物,患有代谢性疾病、内分泌紊乱或接触某些化学物质及放射线等,均可导致胎儿耳发育畸形。

【护理措施】

（一）术前护理

1. 全面评估患者 包括健康史、身体状况、生命体征,以及神志状况、精神状态、行动能力等。

2. 术前一般护理 按耳科疾病术前护理常规进行护理。

（二）术后护理

1. 呼吸道管理 术后协助患儿取仰卧位,头偏向健侧,防止呕吐及误吸。对哭闹的患儿要加强巡视,遵医嘱给予吸氧,进行心电监护。

2. 管道维护 妥善固定好引流管,防止引流管脱落,每日观察并记录引流液的颜色、性状及量,量多时,随时更换,并及时通知医生。保持持续负压引流状态,引流如果未达到负压状态,应及时处置。

3. 伤口护理 观察头皮剥离区伤口有无渗血及血肿情况,如有异常及时通知医生。一般术后3日换药时,注意观察皮瓣血液循环、颜色、温度等。如患儿自述有流水感或蚁爬感时,及时通知医生换药并观察。术区埋置皮肤扩张器的患儿,观察局部皮肤血液循环、颜色、温度等,如发现异常,及时通知医生进行减压处置。

4. 心理护理 住院期间给予患儿更多的关心及照顾,主动与其交流沟通使其有社会归属感。避免对其患耳有过多的评论,鼓励同病室的患儿相互交流,消除自卑感。让患儿及其家属充分了解术后耳廓质感硬、弹性差的缺点,避免其对术后效果期盼过高。

（三）健康指导

1. 行为指导 指导患儿家属注意患儿术侧耳部3~6个月避免撞击及受压,保护皮肤扩张器,佩戴护耳套。避免跑、跳等剧烈运动。同时注意保暖,防止患耳冻伤。术后14日酌情分次拆线。洗头时动作轻柔,避免抓挠。

2. 出院指导 分期手术者指导患儿家属与医生共同制订水囊注水计划。督导患儿按计划完成注水。观察局部皮肤血液循环情况。定期复查,观察术区情况,选择适宜时机进行后期手术。发现异常随时就诊。

【主要护理问题】

1. 疼痛 与存在伤口有关。

2. 焦虑/恐惧 与患儿及其家属对疾病的恐惧、担心预后有关。

3. 知识缺乏 患儿及其家属缺乏先天性小耳畸形成形术术后的护理知识。

4. 潜在并发症 伤口感染、伤口裂开、皮瓣坏死、水囊破裂等。

第十节 鼓膜外伤

【定义】 鼓膜外伤指外伤性鼓膜穿孔,常由直接或间接外力作用所致,损伤若仅仅导致鼓膜穿孔,则表现为轻度传导性耳聋,大多数鼓膜穿孔可以自然愈合,但若损伤中耳听骨链,则可以引起中到重度传导性耳聋,需要手术治疗。

【护理措施】

（一）术前护理

1. 病情评估 了解病因,是否有耳、头颅外伤及爆炸伤,了解外伤当时情况、外伤程度,外伤后是否出现听力减退、耳鸣、眩晕、面神经麻痹、外耳道出血或脑脊液耳漏等。

2. 耳部护理 告知患儿外伤后3周内耳朵不可进水和滴药,洗头洗澡应特别注意,勿让水进入耳内,防止感染。避免感冒,教会患儿及其家属正确擤鼻方法,以防来自鼻咽的感染。

3. 术前一般护理 按耳科疾病术前护理常规进行护理。

(二)术后护理

1. 病情观察 密切监测患儿生命体征,观察麻醉后反应。若患儿烦躁不安,出现恶心、呕吐等症状,应通知医生并配合处理。

2. 伤口护理 术耳朝下,避免受压,以利于引流。观察耳部是否有出血、流脓等现象,发现异常及时通知医生处理。

(三)健康指导

1. 行为指导 眩晕者多卧床休息,学会渐进性起床,防止摔倒,告诉患儿避免用力擤鼻、咳嗽、打喷嚏等,以免修补鼓膜穿孔的硅胶片或筋膜等脱落,导致手术失败。遇到爆破情况如放鞭炮等,可用棉花或手指塞耳。严禁用发夹、火柴棍等挖耳。3个月内避免游泳、跳水、潜水等活动。

2. 预防感冒 行鼓膜修补术者术后应注意预防感冒,防止水进入外耳道。

3. 出院指导 指导患儿定期复查。填塞的碘伏纱条一般于2周后取出,如感染严重,则需提前取出以确保引流通畅。

【主要护理问题】

1. 焦虑/恐惧 与患儿及其家属对疾病的恐惧、担心预后有关。

2. 舒适度改变 与耳痛、耳出血、听力减退等有关。

3. 知识缺乏 患儿及其家属缺乏疾病相关知识。

4. 潜在并发症 出血、感染。

参 考 文 献

[1] 丁淑贞,吴冰.耳鼻喉科临床护理[M].北京:中国协和医科大学出版社,2016.

[2] 韩杰,杜晓霞.耳鼻咽喉头颈外科护理工作指南[M].北京:人民卫生出版社,2014.

[3] 黄选兆,汪吉宝,孔维佳.实用耳鼻咽喉头颈外科学[M].2版.北京:人民卫生出版社,2007.

[4] 田勇泉.耳鼻咽喉头颈外科学[M].8版.北京:人民卫生出版社,2013.

第十六章　鼻科疾病护理常规

第一节　一般护理常规

【术前护理】

1. 环境与休息　病室每日开窗通风 2 次,每次 15～30 分钟,以减少院内交叉感染。预防感冒,创造安静、舒适的休息环境。

2. 护理评估和辅助检查　评估患儿健康史、身体状况、营养状况等,遵医嘱协助患儿完成各项术前检查,以判定其对麻醉和手术的耐受能力。

3. 饮食护理　制订合理的饮食计划,增强患儿抵抗力。术前根据医嘱通知患儿禁饮禁食时间,以避免围手术期出现反流而导致误吸。

4. 术区皮肤准备　根据手术部位清洁术区皮肤,术区皮肤准备范围包括伤口周围至少 5 cm 的区域,清理鼻腔,必要时修剪鼻毛。皮肤油脂或胶布粘贴残迹须清洗干净,术前保持术区皮肤清洁、完整、无破损。

5. 术日晨护理　检查各项准备工作落实情况,遵医嘱按时给予术前用药,全身麻醉手术术日晨用药可补充机体能量、减少呼吸道分泌物;择期大手术须做好备血准备。

6. 心理护理　建立良好的护患关系,针对不同年龄阶段患儿的心理特点,实施以家庭为中心的个体化心理干预措施,减轻或消除患儿恐惧、焦虑心理,树立其对手术的信心。

【术后护理】

1. 护理评估与病情观察　了解麻醉和手术方式、手术过程及术中情况,评估伤口、引流管、术后不适等情况。监测患儿生命体征,若患儿发热须遵医嘱给予物理降温和(或)退热药,配合医生积极寻找发热原因并进行针对性治疗。保持患儿呼吸道通畅,遵医嘱给予吸氧,观察面色及呼吸,必要时床边备好吸痰器等应急用物。

2. 体位管理　患儿去枕仰卧 6 小时,头偏向一侧,使口腔分泌物或呕吐物易于流出,避免误吸。必要时行心电监护、血氧饱和度监测。床边备好吸痰、吸氧等措施的应急用物。

3. 伤口护理　保持伤口敷料及周围皮肤清洁干燥、包扎完好,避免碰撞。观察术区及分泌物的颜色、性状、量以判断有无活动性出血。

4. 饮食护理　麻醉清醒 4～6 小时可饮水 20～30 mL,30 分钟后如无呕吐,可进流质或半流质饮食。

5. 疼痛护理　鼻腔填塞期间,患儿术后有头部轻微疼痛或鼻部肿痛属正常现象,观察患儿鼻部及头部疼痛情况,根据疼痛评分实施疼痛护理,疼痛剧烈时遵医嘱用药。

6. 并发症观察与护理

(1)鼻部并发症:观察患儿有无鼻部并发症的相关症状。观察患儿有无鼻塞、通气不畅等术腔粘连闭塞症状。患儿再次出现头痛、鼻塞、流涕等症状时,需警惕窦口闭锁的发生,及时通知医生进行相关检查,配合医生实施对症处理。

(2)感染:监测患儿体温变化,观察伤口有无感染征象。若体温升高或主诉伤口突然异常疼痛,鼻腔分泌物性状发生改变应及时通知医生予以处理。

(3)出血:观察患儿鼻腔及口腔分泌物的颜色、性状及量。应密切观察出血量,少量渗血为正常现象;

当鼻腔有鲜血不停流出和(或)伴有鲜血从口中吐出时,即为大量活动性出血,应安抚患儿,抬高床头,用冰袋冷敷前额并及时通知医生,遵医嘱给予止血药,准备好抢救物品,并协助医生进行填塞,必要时准备手术探查止血。

7. 心理护理 及时进行心理指导,避免患儿因恐惧、焦虑而哭闹。向患儿家属讲解避免哭闹的重要性,取得患儿家属的配合,鼓励患儿及其家属积极配合治疗。

第二节 变态反应性鼻炎

【定义】 变态反应性鼻炎简称变应性鼻炎,又称过敏性鼻炎,是机体暴露于过敏原后发生的、主要由免疫球蛋白 E(IgE)介导的鼻黏膜非感染性炎性疾病,是常见的过敏性疾病之一。典型四大症状为打喷嚏、清水样流涕、鼻痒和鼻塞,可伴有眼部症状、咳嗽和鼻出血。

【护理措施】

(一)一般护理

1. 预防为主 识别并避免接触过敏原是过敏性鼻炎防治策略中的重要组成部分。注意生活和学习环境的清洁、通风,经常晒洗衣物、被褥;避免与宠物直接接触;花粉症患儿在花粉浓度较高的季节尽量减少户外活动,如需外出可佩戴口罩。

2. 呼吸道管理 掌握正确擤鼻方法。鼻塞多涕时,宜按塞一侧鼻孔,稍稍用力外擤,之后交替而擤。鼻涕过于浓稠时可用生理性海盐水清洗鼻腔,避免伤及鼻黏膜。

3. 药物使用 免疫学治疗期间配合医生做好用药及病情观察工作。观察用药效果及不良反应。

(二)健康指导

1. 饮食指导 嘱患儿多饮水,饮食宜清淡,忌吃海鲜,避免进辛辣刺激性食物,多吃蔬菜和水果,保持大便通畅。

2. 行为指导 每日早晨用冷水洗脸,平时常做鼻部穴位按摩,可以有效增强鼻黏膜的抗病能力。注意保暖,避免上呼吸道感染,减少诱发因素。

3. 出院指导 加强疾病认识,重视疾病预防,避免接触或尽可能少接触过敏原,提高治疗依从性。遵医嘱给予用药指导,观察药物疗效及不良反应。加强锻炼,增强身体抵抗力,预防感冒。定期复查,及时观察治疗进程和效果。

【主要护理问题】

1. 清理呼吸道无效 鼻塞、流涕,与鼻黏膜水肿及分泌物增多有关。

2. 舒适度改变 与鼻塞、鼻痒、流涕等过敏反应有关。

3. 知识缺乏 患儿及其家属缺乏过敏性鼻炎的护理及预防知识。

4. 焦虑 与鼻炎反复发作有关。

第三节 鼻 窦 炎

【定义】 鼻窦炎是儿童临床常见多发病,常继发于上呼吸道感染。主要症状为鼻塞、有黏性或脓性分泌物、头痛或面部胀痛、嗅觉减退甚至丧失。

鼻窦炎根据持续时间可分为急性鼻窦炎和慢性鼻窦炎,急性鼻窦炎指症状持续时间小于 12 周,多与鼻炎同时存在;慢性鼻窦炎指症状持续时间超过 12 周,症状未缓解甚至加重。

【护理措施】

（一）一般护理

1. 药物使用 遵医嘱正确使用糖皮质激素喷鼻和应用有效量的抗生素。使用血管收缩类喷鼻药减轻充血时，连续使用时间不可超过 7 日。

2. 呼吸道管理 床边备好吸痰用物，及时清除口腔、鼻咽分泌物，必要时予以鼻窦置换疗法。

3. 发热护理 体温过高可采取物理措施降温或口服解热镇痛药。

（二）健康指导

1. 行为指导 教会患儿及其家属正确应用喷鼻药、正确擤鼻方法。鼻塞多涕者，宜按塞一侧鼻孔，稍稍用力外擤，之后交替而擤。鼻涕过于浓稠时可用生理性海盐水清洗鼻腔，避免伤及鼻黏膜。患儿每日早晨可用冷水洗脸，以有效增强鼻黏膜的抗病能力。根据天气适时添减衣物，预防感冒。注意生活和学习环境的清洁、通风等。加强锻炼，增强机体抵抗力，预防感冒。

2. 出院指导 患儿如果出现高热不退、头痛加剧、眼球运动受限、眼球突出等症状应立即就诊。定时门诊复查，坚持规范治疗，遵医嘱用药。

【主要护理问题】

1. 舒适度改变 鼻塞、头晕、头痛，与鼻黏膜充血、肿胀、肥厚及分泌物增多有关。

2. 体温过高 与炎症引起全身反应有关。

3. 感知受损（嗅觉减退） 与鼻窦黏膜炎症、肿胀及窦口阻塞有关。

4. 潜在并发症 急性咽炎、扁桃体炎、喉炎、气管炎、中耳炎、眶内和颅内并发症、球后视神经炎、脑脓肿、脑脊液漏等。

第四节 鼻 息 肉

【定义】 鼻息肉是鼻、鼻窦黏膜慢性炎症性疾病，以极度水肿的鼻黏膜在中鼻道形成息肉为临床特征。

【护理措施】

（一）术前护理

1. 术前准备 按鼻科疾病术前护理常规进行准备。

2. 口呼吸训练 指导患儿捏鼻，用口深吸气，缩唇慢慢吐气。训练以鼻带口呼吸，以及反复深吸气 3～6 次后漱口快速吐掉的屏气漱口方法。术前患儿进行呼吸锻炼后能更好地适应术后鼻塞引起的呼吸不畅。

（二）术后护理

1. 口呼吸护理 术后指导患儿口呼吸。口呼吸时，遵医嘱行雾化吸入治疗以湿化气道，保持病室温湿度适宜。口呼吸时，水分散失过多，宜通过增加饮水量、涂唇膏以保护唇黏膜。嘱患儿多休息，不宜过多活动，避免哭闹，降低耗氧量。

2. 填塞物固定 每班交接术后鼻腔填塞物固定情况。填塞物外露及时通知医生处理，避免患儿自行拉扯。

3. 体位管理 患儿全身麻醉完全清醒后，改为半坐卧位，以利于鼻腔引流，减轻头面部肿胀。

4. 疼痛护理 观察患儿头痛、眼部胀痛、伤口疼痛情况。根据疼痛评分实施疼痛护理，疼痛剧烈时遵医嘱用药。

5. 病情观察 观察鼻腔渗血、渗液情况。鼻腔分泌物须轻轻擦拭。指导患儿如后鼻孔有血液流入口腔,一定要吐出,以便观察出血量,并防止血液进入胃内,刺激胃黏膜引起恶心、呕吐。如出血较多,及时通知医生处理,必要时遵医嘱使用止血药。

6. 心理护理 术后因鼻腔填塞,呼吸方式发生改变,进食时呼吸协调困难,患儿易出现焦虑、恐惧、烦躁、易怒等情绪。护士应及时给予安抚,鼓励患儿与同病室患儿互动,缓解消极情绪,积极配合治疗。

（三）健康指导

1. 行为指导 改正不良卫生习惯,勿用手挖鼻。指导患儿正确擤鼻。鼻塞多涕时,宜按塞一侧鼻孔,稍稍用力外擤,之后交替而擤。鼻涕过于浓稠时可用生理性海盐水洗鼻,避免伤及鼻黏膜。根据天气适时添减衣物,预防感冒。加强锻炼,增强体质。

2. 饮食指导 指导患儿进清淡、易消化的食物,多吃蔬菜和水果,避免辛辣刺激性食物。进食时细嚼慢咽,避免发生呛咳、误吸。指导患儿多饮水,以补充口呼吸时散失的水分。

3. 出院指导 遵医嘱用药,定期门诊复查。向患儿家属讲解坚持用药和定期门诊复查的重要性。

【主要护理问题】

1. 舒适度改变 与术后伤口充血、肿胀及鼻腔填塞有关。

2. 感知受损(嗅觉减退) 与鼻窦黏膜炎症、肿胀及窦口阻塞有关。

3. 潜在并发症 伤口出血、感染等。

4. 知识缺乏 缺乏鼻息肉术后的保健知识和技能。

第五节 先天性后鼻孔闭锁

【定义】 先天性后鼻孔闭锁临床少见,属于儿童先天性鼻部发育不全畸形的一种,分为单侧先天性后鼻孔闭锁和双侧先天性后鼻孔闭锁,包括完全闭锁和不完全闭锁,其中骨性闭锁约占90%,膜性闭锁约占10%。临床上多表现为进行性呼吸困难、发绀、喂养困难、反复罹患肺炎及生长发育迟缓等。

【护理措施】

（一）术前护理

1. 术前一般护理 按鼻科疾病术前护理常规进行护理。

2. 口呼吸训练 指导患儿捏鼻,用口深吸气,缩唇慢慢吐气。训练以鼻带口呼吸,以及反复深吸气3～6次后漱口快速吐掉的屏气漱口方法。术前患儿进行呼吸锻炼后能更好地适应术后鼻塞引起的呼吸不畅。

（二）术后护理

1. 术后一般护理 按鼻息肉术后护理常规进行护理。

2. 并发症护理

(1)伤口出血:术后尽量让患儿保持安静,避免哭闹,注意观察患儿鼻腔渗血、渗液情况,观察分泌物的颜色、性状、量。对有少许渗血的患儿行鼻部冷敷,以减少出血、减轻疼痛。指导患儿将口中血性分泌物全部吐出,不要咽下。对术后未清醒的患儿应观察有无频繁的吞咽动作,以估计有无出血。若出血量过多应及时通知医生处理。

(2)脑脊液鼻漏:如术后鼻腔有清水样液体流出,低头加重,提示有脑脊液鼻漏的可能,应行分泌物脑脊液常规检查。一旦确诊应绝对卧床1～4周,取半坐卧位,禁止滴药、冲洗、填塞,加强抗感染治疗,严重者行修补术。

(3)颅内感染:术后严密观察患儿生命体征、意识、瞳孔变化,有无头痛、恶心、呕吐,观察瞳孔对光反射等。

3. 发热护理 腋下体温达到37.5～38.4 ℃者,给予物理降温。38.5 ℃及以上者,遵医嘱给予药物降温。寒战期间注意保暖。发热时保证足够的水分摄入,防止大量出汗导致虚脱。

(三)健康指导

1. 行为指导 嘱患儿勿剧烈咳嗽、打喷嚏、用力擤鼻等,防止患儿碰撞或自行拔除扩张管。预防感冒,加强锻炼,增强抵抗力,防止鼻腔、鼻咽腔感染的发生。

2. 出院指导 术后为预防鼻腔再发狭窄或闭锁,需植入扩张管3～6个月。向患儿及其家属说明保持扩张管通畅、在位的重要性。教会患儿家属每日按时向扩张管内滴药,并说明经常抽吸管内分泌物,是保持扩张管通畅的重要手段。术后定期复查,冲洗鼻腔置管。1年内定期门诊随访。复诊行鼻内镜检查,及时清理痂皮和清除肉芽,松解粘连组织。

【主要护理问题】

1. 焦虑/恐惧 与担心手术效果及预后有关。

2. 舒适度改变 与术后伤口充血、肿胀及鼻腔填塞有关。

3. 有管道滑脱/堵塞的危险 与血液、渗出液等积聚,脓液和坏死组织引起感染扩散有关。

4. 知识缺乏 患儿及其家属缺乏疾病相关知识。

5. 潜在并发症 伤口出血、颅内感染、脑脊液鼻漏。

第六节 鼻中隔偏曲

【定义】 鼻中隔偏曲是指鼻中隔偏离中线或呈不规则偏曲的现象,可引起鼻腔功能障碍和临床症状,如鼻塞、鼻出血、头痛、鼻窦炎和耳鸣等。

【护理措施】

(一)术前护理

按鼻科疾病术前护理常规进行护理。

(二)术后护理

按鼻息肉术后护理常规进行护理。鼻部局部冷敷以减少出血。术后24～48小时抽出鼻腔填塞纱条后,遵医嘱给予滴鼻剂。保护鼻部勿受外力碰撞。

(三)健康指导

1. 行为指导 改正不良卫生习惯,勿用手挖鼻。

2. 用药指导 指导患儿家属正确使用滴鼻剂的方法。

3. 出院指导 短期内避免剧烈运动。运动及上学时,注意保护鼻部免受外伤,预防出血。定期门诊复查,不适随诊。

【主要护理问题】

1. 潜在并发症 伤口出血、感染。

2. 有感染的危险 与鼻窦通气引流障碍有关。

第七节 鼻 疖

【定义】 鼻疖是鼻前庭或鼻尖部的毛囊、皮脂腺或汗腺的局限性、急性、化脓性炎症,多为单侧,常由挖鼻、拔鼻毛等不良生活习惯引起。偶可发生在鼻尖或鼻翼,主要致病菌为金黄色葡萄球菌,也可继发于鼻前庭炎,糖尿病患者和机体抵抗力下降者易发病。

【护理措施】

（一）一般护理

1. 病情观察　观察患儿鼻疖大小、红肿范围,局部肿痛及体温变化,以及有无头痛、寒战、高热、患侧眼睑和结膜水肿等海绵窦血栓表现。

2. 局部护理　保持局部清洁卫生,嘱患儿勿自行挤压及热敷鼻疖,防止炎症扩散,预防严重并发症。

（二）健康指导

1. 饮食指导　指导患儿多饮水,饮食宜清淡,避免辛辣刺激性食物,多吃蔬菜和水果,保持大便通畅。

2. 行为指导　嘱患儿忌用手捏鼻,戒除挖鼻及拔鼻毛等不良习惯,如再次发生鼻疖勿自行挤压、热敷。

3. 出院指导　如患儿有糖尿病等全身性疾病,配合医生积极治疗;指导患儿注意休息,生活要有规律,忌辛辣刺激性食物;预防受凉感冒,不适随诊。

【主要护理问题】

1. 急性疼痛　与局部炎症反应有关。

2. 体温过高　与细菌感染有关。

3. 潜在并发症　鼻翼或鼻尖软骨膜炎、颊部及上唇蜂窝织炎、海绵窦血栓等。

4. 知识缺乏　缺乏本病及其并发症的防治知识。

第八节　鼻骨骨折

【定义】　鼻骨位于梨状孔的上方,与周围诸骨连接,受暴力作用易发生骨折,鼻骨骨折在鼻外伤中最为常见。多发于鼻下段,临床可见单纯鼻骨骨折,或合并其他颌面骨和颅底骨的鼻骨骨折。

【护理措施】

（一）非手术治疗护理

1. 局部护理　鼻骨骨折24小时内局部冷敷可减少皮下出血,24小时后可热敷,以减轻疼痛,吸收淤血及缓解肿胀。

2. 疼痛护理　根据疼痛评分实施疼痛护理,疼痛剧烈时遵医嘱用药。

3. 病情观察　密切观察患儿填塞的纱布有无松动或者血液流出,观察有无眩晕、恶心、呕吐等颅脑损伤症状,发现异常及时通知医生。注意观察患儿血压的变化,防止因出血造成血压过低。

（二）手术治疗护理

1. 术前护理

（1）术前一般护理:按鼻科疾病术前护理常规进行护理。

（2）口呼吸指导:指导患儿捏鼻,用口深吸气,缩唇慢慢吐气。训练以鼻带口呼吸,以及反复深吸气3～6次后漱口快速吐掉的屏气漱口方法。术前患儿进行呼吸锻炼后能更好地适应术后鼻塞引起的呼吸不畅。

2. 术后护理　按鼻息肉术后护理常规进行护理。

（三）健康指导

1. 行为指导　指导患儿勿用力挖鼻、擤鼻。鼻骨复位后,嘱患儿洗脸时勿触及鼻部,防止复位失败。注意安全,避免再次发生意外伤害而造成二次损伤。积极预防感冒,增强抵抗力。

2. 饮食指导 术后初期给予温凉流质、半流质饮食。待病情缓解后可给予高热量、高蛋白饮食,多吃蔬菜和水果,保证营养均衡。少量多餐,嘱患儿细嚼慢咽防止呛咳。

3. 出院指导 定期复查,不适随诊。

【主要护理问题】

1. 疼痛 与外伤和骨折有关。

2. 有感染的危险 与鼻黏膜损伤有关。

3. 知识缺乏 缺乏鼻骨骨折复位后的护理知识。

参 考 文 献

[1] 丁淑贞,吴冰.耳鼻喉科临床护理[M].北京:中国协和医科大学出版社,2016.

[2] 韩杰,杜晓霞.耳鼻咽喉头颈外科护理工作指南[M].北京:人民卫生出版社,2014.

[3] 黄选兆,汪吉宝,孔维佳.实用耳鼻咽喉头颈外科学[M].2版.北京:人民卫生出版社,2007.

[4] 中国医师协会儿科医师分会儿童耳鼻咽喉专业委员会.儿童过敏性鼻炎诊疗——临床实践指南[J].中国实用儿科杂志,2019,34(3):169-175.

[5] 田勇泉.耳鼻咽喉头颈外科学[M].8版.北京:人民卫生出版社,2013.

第十七章　咽喉、头颈外科疾病护理常规

第一节　一般护理常规

【术前护理】

1. 环境与休息　病室定时开窗通风,每日 2 次,每次 15～30 分钟,以减少院内交叉感染。预防感冒,创造安静、舒适的休息环境。

2. 护理评估和辅助检查　评估患儿健康史、身体状况、营养状况等,遵医嘱协助患儿完成各项术前检查,以判定其对麻醉和手术的耐受能力。

3. 饮食护理　制订合理的饮食计划,增强患儿抵抗力。术前遵医嘱通知患儿禁饮禁食时间,以避免围手术期出现反流而导致误吸。

4. 术区皮肤准备　根据手术部位清洁术区皮肤。头颈外科手术术区皮肤准备包括切口手术部位周围至少 10 cm 区域。区域内毛发会影响手术操作时须于术前剔除,皮肤油脂或胶布粘贴残迹须清洗干净。

5. 术日晨护理　检查各项准备工作落实情况,遵医嘱按时给予术前用药,全身麻醉手术术日晨用药可补充机体能量、减少呼吸道分泌物。四级手术术日晨测血压,遵医嘱做好备血准备。

6. 心理护理　建立良好的护患关系,针对不同年龄阶段患儿的心理特点,实施以家庭为中心的个体化心理干预措施,减轻或消除患儿恐惧、焦虑心理,树立其对手术的信心。

【术后护理】

1. 护理评估与病情观察　了解麻醉和手术方式、手术过程及术中情况。评估伤口、引流管、术后不适等情况。监测患儿生命体征,若患儿发热须遵医嘱给予物理降温和(或)退热药,配合医生积极寻找发热原因并进行针对性治疗。保持患儿呼吸道通畅,遵医嘱给予吸氧,观察面色及呼吸,必要时床边备好吸痰器等应急用物。

2. 体位管理　患儿去枕仰卧 6 小时,头偏向一侧,使口腔分泌物或呕吐物易于流出,避免误吸。遵医嘱给予心电监护、血氧饱和度监测。必要时床边备好吸痰、吸氧等措施的应急用物。

3. 伤口护理　观察伤口渗血、渗液情况,发现异常及时通知医生处置。口咽部手术后嘱患儿多饮水,保持伤口清洁。减少细菌定植,保持创面清洁。头颈部伤口敷料固定牢固,保持清洁干燥,污染后及时更换。

4. 管道维护　做好各种管道,包括负压引流管、鼻饲管、气管套管等的护理。导管标识清楚,妥善固定,保持通畅,避免扭曲、受压。行气管切开术患儿做好术后护理,保持气道通畅。指导患儿家属预防管道滑脱的方法,观察并记录引流液的颜色、性状及量,按要求更换引流袋。

5. 饮食护理　术后 4～6 小时可饮水,如患儿无恶心、呕吐症状,可进流质或半流质饮食,以高蛋白、高热量、富含维生素、清淡易消化食物为宜。咽喉手术后进温凉、流质或半流质饮食,避免进质硬及酸、辣刺激性食物。

6. 病情观察　观察患儿呼吸情况,有无感染、出血、喉头水肿、剧烈咳嗽或呼吸困难等并发症发生;喉乳头状瘤、声带息肉术后嘱患儿少讲话,注意声带休息。

7. 发热护理　腋下体温达到 37.5～38.4 ℃者,给予物理降温。38.5 ℃及以上者,遵医嘱给予药物降温。发热时保证足够的水分摄入,防止大量出汗导致虚脱。

8. 出院指导 做好健康指导,减轻或消除患儿及其家属的恐惧、焦虑心理。向患儿家属讲解疾病相关护理知识,鼓励患儿及其家属积极配合治疗。

第二节 咽喉部、颈部感染

【定义】 扁桃体周围脓肿为扁桃体周围组织间隙内的化脓性炎症。咽后壁脓肿为咽后间隙的化脓性炎症,由咽后淋巴结急性化脓所致,因其发病机制不同,分为急性与慢性两型;急性期较为常见,多为邻近器官或组织化脓性炎症扩散所致,多发于 3 个月至 3 岁的婴幼儿。颈部、咽旁间隙感染或脓肿为颈部、咽旁间隙的化脓性炎症,早期为蜂窝织炎,继而形成脓肿。

【护理措施】

(一)术前护理

1. 病情观察 密切观察患儿生命体征。关注体温、呼吸变化。发热患儿行有效降温处理,增加饮水量。如有咳嗽、呛咳、呼吸困难,随时吸出口内分泌物,保持呼吸道通畅,必要时吸氧。观察头颈部淋巴结、扁桃体、腭咽、颈部周围局部情况及高热、畏寒、全身乏力、肌肉酸痛、胃纳差等全身症状。发现异常及时通知医生。

2. 防止脓肿破溃 保持患儿安静,取半坐卧位,忌剧烈转动头部,避免哭闹,防止脓肿破溃。床旁备负压吸引装置。

3. 饮食与口腔护理 保持口腔清洁。进清淡流质或半流质饮食。少量多餐,加强营养。

4. 术前准备 按咽喉科疾病术前护理常规进行护理。

(二)术后护理

1. 体位管理 患儿取头低位或去枕仰卧位,防止脓肿破溃而引起窒息及有利于引流。

2. 呼吸道管理 遵医嘱给予雾化吸入,以减轻喉头水肿。

3. 发热护理 发热者根据病情,遵医嘱给予物理降温或药物降温,保证充足的睡眠时间,随天气变化及时增减衣物,预防感冒。

4. 饮食护理 加强营养,给予流质或半流质饮食,避免大口吞咽,尽量少食热食或硬物。

(三)健康指导

1. 行为指导 注意口腔卫生,养成良好的卫生习惯,早晚刷牙,餐后漱口,必要时使用漱口液。加强锻炼,提高抵抗力。预防呼吸道感染。

2. 出院指导 定期门诊复查。发现患儿声音嘶哑、头向后仰或头颈活动受限等症状及时复诊。

【主要护理问题】

1. 有窒息的危险 与脓液堵塞气道或喉阻塞有关。

2. 知识缺乏 患儿及其家属缺乏疾病相关知识。

3. 舒适度改变 与疼痛、高热有关。

4. 焦虑/恐惧 与患儿及其家属对疾病的恐惧、担心预后有关。

第三节 腺样体肥大

【定义】 腺样体亦称咽扁桃体,位于鼻咽顶后壁中线处,为咽淋巴环内环的组成部分。若腺样体增生肥大且引起相应症状则称腺样体肥大。本病多发于 3~5 岁儿童,青春期后腺样体逐渐萎缩,且常合并有慢性扁桃体炎,与分泌性中耳炎密切相关。

【护理措施】

(一)术前护理

1. 心理护理 耐心向患儿及其家属解释病情,消除其紧张心理和顾虑,使其能积极配合治疗;加强与患儿家属的沟通,给予有效的支持,积极配合治疗。

2. 术前准备 按咽喉科疾病术前护理常规进行护理。

(二)术后护理

1. 病情观察 术后口鼻腔内有分泌物、血液时嘱患儿勿咽下,以免刺激胃部引起恶心、呕吐等不适,并有利于观察伤口渗血情况。如患儿出现频繁的吞咽动作,可能为术区出血,应及时查看并立即通知医生。鼻分泌物较多时,嘱患儿勿用力擤出,防止创口出血。

2. 饮食护理 嘱患儿多吃新鲜蔬菜和水果。避免摄入煎炸、硬质、辛辣刺激性食物,以免影响伤口愈合。

(三)健康指导

1. 行为指导 告知患儿勿大声哭闹、喊叫及剧烈运动,防止伤口出血。避免抠鼻、揉鼻等不良行为。注意保暖,预防感冒,适当锻炼,提高机体免疫力。遵医嘱规范用药。

2. 环境指导 告知家属环境污染或居家通气不良对患儿的危害,嘱其保持居住环境卫生,定期打扫,保持空气流通,减少疾病诱因。

3. 出院指导 嘱患儿出院2周后门诊复查,不适随诊。

【主要护理问题】

1. 有出血的危险 与手术创伤、感染有关。

2. 有感染的危险 与存在手术创面、机体抵抗力下降有关。

第四节 扁桃体炎

【定义】 急性扁桃体炎为腭扁桃体的急性非特异性炎症,伴有不同程度的咽黏膜和淋巴组织炎症,常继发于上呼吸道感染,是一种很常见的咽部感染性疾病。急性扁桃体炎反复发作或腭扁桃体隐窝引流不畅,细菌、病毒滋生感染可演变为慢性扁桃体炎。扁桃体炎是小儿常见病,在季节交替、气温变化时最容易发病。

【护理措施】

(一)非手术治疗护理

1. 病情观察 观察患儿咽痛情况,疼痛较剧者可导致吞咽困难、耳部放射性痛。观察咽部充血、淋巴结肿大情况;如有咽痛加剧、语言含糊、张口受限等扁桃体周围脓肿早期表现,及时通知医生处置,避免并发症发生。

2. 口腔护理 发病时需多饮水以排出细菌感染后在体内产生的毒素。选用适当的含漱液,教会患儿正确使用方法,以保持咽部清洁,也可选用各种喉片含服,以消炎镇痛,保持口腔清洁无味。

3. 饮食护理 咽部疼痛及吞咽困难的患儿宜进高营养、易消化的软食或冷流质饮食,少摄入辛辣刺激性食物,少量多餐。

4. 发热护理 嘱患儿卧床休息,采取物理降温措施,以利于机体恢复;发热时多饮水,以增加尿量,加速细菌毒素的排泄和防止脱水;高热时,可遵医嘱使用退热药。

5. 用药护理 遵医嘱行抗生素、雾化吸入治疗;咽痛剧烈或高热时,遵医嘱使用解热镇痛药,观察用药后效果及不良反应。

(二)手术治疗护理

1. 术前护理

(1)口腔护理:多饮水,保持口腔清洁;如患儿为病灶感染,炎症控制后方可手术。

(2)术前准备:按咽喉科疾病术前护理常规进行护理。

2. 术后护理

(1)呼吸道管理:全身麻醉完全清醒后取半坐卧位,可减少头部充血、出血,以利于呼吸及减轻局部疼痛和头疼。如有恶心、呕吐症状,应将患儿头偏向一侧,防止误吸、呛咳。遵医嘱行雾化吸入治疗。

(2)疼痛护理:术后 2 小时内用冰袋置于颈部冷敷,以预防切口出血及减轻疼痛。指导患儿勿大声哭闹、喊叫,以减轻伤口水肿、出血。根据疼痛评分实施疼痛护理,疼痛剧烈时遵医嘱用药。

(3)病情观察:嘱患儿注意休息,手术当日少说话,避免咳嗽,轻轻吐出口腔分泌物;观察分泌物的颜色、量。观察扁桃体窝白膜覆盖情况。观察创面有无红肿、渗血、血凝块附着等异常情况,发现异常及时通知医生处置。

(4)口腔护理:术后每日行口腔护理,增加饮水量,保持口腔清洁,预防伤口感染。

(5)饮食护理:手术当日进冷流质饮食,如冷开水、冷牛奶等,使局部血管收缩,防止伤口出血;术后第 2 日应进营养丰富的清淡半流质饮食,如稀饭、烂面等;饭前饭后漱口,保持口腔清洁。2 周后逐渐过渡到普通软食,2 周内勿食过硬、过热、煎炸、含膳食纤维类食物,防止伤口出血。保持排便通畅。行扁桃体摘除术的患儿术后 3 周可逐渐恢复正常饮食。

(三)健康指导

1. 行为指导 该病容易传染,患儿要适当隔离;流行性疾病多发季节减少外出,少去公共场所,减少交叉感染;预防感冒,坚持锻炼,增强体质,提高机体抵抗力。养成良好的生活习惯,保证充足的睡眠,保持口腔卫生。

2. 出院指导 对反复发作(一般是指 1 年内有 5 次或以上的急性发作或连续 3 年平均每年有 3 次或以上发作)的急性扁桃体炎或有并发症者,建议在急性炎症消退 2～3 周择期行扁桃体摘除术。指导术后患儿勿哭闹、勿剧烈运动,以免伤口出血。嘱患儿定期门诊复查。

3. 环境指导 做好室内卫生,保证空气流通、温湿度适宜。

【主要护理问题】

1. 舒适度改变 与疼痛、高热有关。

2. 营养失调:低于机体需要量 与患儿吞咽困难、拒绝进食有关。

3. 体温过高 与扁桃体炎症有关。

4. 有感染的危险 与机体抵抗力下降有关。

5. 有出血的危险 与手术创伤、感染、创面局部干燥、进食不当、剧烈运动有关。

第五节 阻塞性睡眠呼吸暂停低通气综合征

【定义】 阻塞性睡眠呼吸暂停低通气综合征(OSAHS)是耳鼻咽喉科常见病,儿童因夜间睡眠结构紊乱,呼吸暂停造成缺氧和二氧化碳潴留,而睡眠问题的存在不仅会直接影响儿童的睡眠结构、睡眠质量,造成发育迟缓和生长困难,也会引起一系列行为问题。有调查显示,儿童阻塞性睡眠呼吸暂停低通气综合征的发病率为 1%～3%。

【护理措施】

（一）非手术治疗护理

1. 体位管理 调整睡眠姿态，尽量采取侧卧位，可避免舌根后坠，减轻呼吸暂停症状。

2. 呼吸治疗 观察呼吸暂停情况，憋气时间长者，应将其推醒。遵医嘱给予患儿持续低流量吸氧或采取正压通气治疗，以纠正患儿的缺氧状况。

3. 正压通气治疗护理

（1）通气前准备：初次通气治疗上机前向患儿及其家属解释通气的目的及方法，消除患儿顾虑及紧张心理。训练患儿呼吸，使其能很快与呼吸机同步。准备好必要的抢救用品，如吸引器、气管切开包或气管插管用物等。

（2）根据病情及患儿的耐受情况选择鼻罩或面罩。对轻症患儿应首选鼻罩通气，无效时换用面罩。

（3）患儿治疗时可取半坐卧位、坐位，但要使头、颈、肩在同一平面上，头略向后仰，保持气道通畅，防止枕头过高，使呼吸道狭窄，影响气流通过，降低疗效。四头带或软帽固定带的松紧度以保持无明显漏气的最小张力为宜，过松易造成漏气，过紧易影响面部血液循环，使受压区皮肤缺血而造成坏死。

（二）手术治疗护理

1. 术前护理 按咽喉科疾病术前护理常规进行护理。

2. 术后护理 同扁桃体炎术后常规护理。

术后第 1 日鼓励患儿多饮水，加强舌部运动，如朗读、做伸舌操、做吞咽动作等，促进舌根部运动，防止伤口粘连，同时可有效缓解疼痛。

（三）健康指导

1. 行为指导 告知患儿勿大声哭闹、喊叫及剧烈运动。早晚刷牙，进食前后漱口，鼓励饮水，保持口腔清洁。避免抠鼻、揉鼻等不良行为。注意保暖，预防感冒，适当锻炼，提高机体免疫力。遵医嘱规范用药。

2. 体重管理 建议患儿减肥，制订减肥计划，增加运动量，减少热量摄入。

3. 出院指导 遵医嘱用药，出院 2 周后于门诊复查，不适随诊。

【主要护理问题】

1. 疼痛 与手术创伤有关。

2. 有出血的危险 与手术创伤、感染、创面局部干燥、进食不当有关。

3. 有感染的危险 与存在手术创面、机体抵抗力下降有关。

4. 吞咽障碍 与咽喉部明显充血肿胀及剧烈咽痛有关。

第六节 先天性喉囊肿

【定义】 先天性喉囊肿又称喉膨出、喉憩室或喉气性疝，为喉室小囊的异常扩张。婴幼儿喉室小囊较大，一般为 6~8 mm，少数可大至 10~15 mm。小囊甚大者，名为先天性喉囊肿。按囊肿的位置，其可分喉内、喉外和喉内外混合三型。

【护理措施】

（一）术前护理

1. 病情观察 严密观察患儿呼吸情况，若面色、口唇发绀，立即呼叫医生并配合抢救。床边备抢救用品，如吸氧/吸痰装置、心电监护仪、血氧仪、血压计等。

2. 术前准备 按咽喉科疾病术前护理常规进行护理。

（二）术后护理

1. 体位管理 全身麻醉完全清醒后,给予半坐卧位。

2. 病情观察 严密观察患儿呼吸情况,咽喉部是否有分泌物,并及时进行清理,保持呼吸道通畅。

3. 饮食护理 一般给予胃管鼻饲饮食,待病情稳定拔出胃管后,婴儿可摄入母乳,年龄较大患儿进温凉流质、半流质饮食,避免进辛辣刺激或者质硬食物。注意防止发生呛咳。

4. 心理护理 说明术中可能出现的情况及术后的注意事项,邀请患儿家属共同参与,实施以家庭为中心的个体化心理干预措施。

（三）健康指导

1. 行为指导 保持口腔清洁,预防咽喉部邻近器官的炎症,减少对咽喉的不良刺激。加强体育锻炼,注意合理饮食与休息,增强体质。保持室内空气清新。

2. 心理指导 因为治疗时间长,见效慢,患儿家属往往容易失去信心。应向患儿及其家属介绍手术治疗意义,树立疾病治疗信心。

【主要护理问题】

1. 有窒息的危险 与囊肿堵塞气道有关。

2. 焦虑 与担心疾病的治疗和预后有关。

3. 知识缺乏 缺乏喉囊肿的治疗、预防和用药知识。

第七节 喉软骨软化症

【定义】 喉软骨的形态正常或接近正常,但极为软弱、松弛,吸气时喉内负压使喉组织塌陷,喉腔变窄成活瓣状震颤引起喉鸣和呼吸困难,称喉软骨软化症,又称喉软骨发育不良。本病是婴幼儿常见疾病,偶可见于较大的儿童。

【护理措施】

（一）一般护理

1. 体位管理 保持呼吸道通畅,取侧卧位或半坐卧位,禁止仰卧。

2. 病情观察 观察并记录心电监护情况、血氧饱和度等。观察呼吸情况,出现吸气性呼吸困难、三凹征、发绀等低氧血症表现时,及时改变体位,如仍不能缓解及时通知医生处置。保持呼吸道通畅,分泌物较多时,行雾化叩背治疗,必要时吸痰。

3. 饮食护理 提倡母乳喂养,喂奶时注意控制奶量、奶速,少量多餐。呛咳严重患儿可遵医嘱鼻饲牛奶。

（二）健康指导

1. 行为指导 讲解喉软骨软化症的发病原因、病理生理以及临床表现。指导患儿家属观察患儿的呼吸频率、呼吸节律、神志状况、精神状况的方法。

2. 饮食指导 指导患儿家属保持患儿体位正确及防止呛奶的措施(奶嘴切勿太大、体位合适等)。

3. 出院指导

(1)增强机体抵抗力,每日补充维生素 D 和钙剂,多晒太阳。

(2)保持正确的体位,床头抬高 10°～30°,使患儿侧卧,颈下垫一软枕,使头部后仰成 30°～60°角。

(3)遇呛奶或痰多时,及时口对口吸引,并立即送往附近医院抢救。

(4)定期复查,不适随诊。

【主要护理问题】

1. 营养失调:低于机体需要量 与进食困难有关。

2. 潜在并发症 呼吸困难。

3. 有误吸的危险 与喂养不当有关。

第八节 先天性喉蹼

【定义】 先天性喉蹼为喉腔内的一先天性膜状物,与胚胎发育异常有关。最常见的为声门型,其次为声门下型和声门上型。大者可占喉腔之大部称为喉隔。喉蹼较大的患儿出生后无哭声,有呼噜样喉喘鸣,吸气时有喉阻塞现象,大口呼吸困难,常有口唇发绀及不能吮乳。喉蹼较小的患儿则表现为哭声嘶哑,但无呼吸困难。

【护理措施】

(一)术前护理

1. 病情观察 保持患儿安静,取仰卧位,避免哭闹,以降低耗氧量。床旁备齐气管切开包、急救药品等。严密观察患儿生命体征,密切关注患儿呼吸及血氧饱和度情况,注意有无发绀、呼吸困难、声音嘶哑及皮下气肿等。遵医嘱给予吸氧、吸痰等处理。出现吸气性软组织凹陷、喉喘鸣等喉阻塞症状按喉梗阻护理常规进行护理。

2. 术前准备 按咽喉科疾病术前护理常规进行护理。

(二)术后护理

1. 呼吸道管理 全身麻醉手术后及时清理呼吸道分泌物,防止分泌物误吸。麻醉完全清醒后可取仰卧位,保持安静,降低耗氧量。术后遵医嘱用药,防止喉头水肿的发生。

2. 病情观察 密切观察患儿意识、生命体征、呼吸、血氧饱和度等的变化。发热者给予物理降温,高热者遵医嘱使用退热药。

3. 饮食护理 加强营养,给予流质或半流质饮食,避免大口吞咽。喂养时避免引起误吸、呛奶及窒息的发生,必要时给予鼻饲饮食。

4. 心理护理 向患儿及其家属解释发病的原因、治疗方法及效果,使其树立信心,积极配合治疗与护理。

(三)健康指导

1. 行为指导 保证患儿充足的睡眠时间,增加营养,提高机体免疫力,促进康复。保持室内空气清新,随天气变化及时增减衣物,预防感冒。避免带患儿去人群密集的地方,以防感染各种传染病。指导患儿家属注意加强喂养,指导患儿细嚼慢咽,防呛咳、误吸。嘱患儿多饮水,常漱口,保持口腔清洁。

2. 出院指导 定期复查,不适随诊。注意观察呼吸情况,发现呼吸困难及时复诊。

【主要护理问题】

1. 焦虑/恐惧 与对疾病的恐惧、担心预后有关。

2. 有窒息的危险 与气道堵塞有关。

3. 营养失调:低于机体需要量 与气道受阻、喂养困难有关。

第九节 喉 梗 阻

【定义】 喉梗阻是耳鼻咽喉科常见急症之一,是咽喉部或与其相邻组织的病变,使喉部通道(特别是声门处)发生狭窄或阻塞,引起呼吸困难,使机体缺氧,二氧化碳潴留,严重者可因窒息而死亡。因此,一旦发生喉梗阻须积极救治。喉梗阻不是单独的疾病,而是多种因素引起的临床症状。

【护理措施】

(一)非手术治疗护理

1. 呼吸道管理 严密观察患儿呼吸情况,保持呼吸道通畅,床边备好氧气、吸引器及气管切开包等,及时改善患儿缺氧症状,预防窒息。发生窒息后及时抢救,随时做好气管切开的准备,以免因吸气性呼吸困难而窒息致死。

2. 病情观察 密切观察患儿意识、生命体征。监测血氧饱和度,观察有无喉喘鸣、声音嘶哑、三凹征、呼吸困难等症状,发现异常及时通知医生处理。必要时吸氧。病情不稳定者加强巡视。遵医嘱用药,并注意观察患儿用药后的效果。

3. 一般护理 尽量将患儿置于安静、清洁、空气新鲜的病房内,卧床休息,降低耗氧量。尽量减少患儿活动量和活动范围,以免加重呼吸困难或发生意外。

4. 心理护理 向患儿及其家属解释呼吸困难产生的原因、治疗方法和治疗效果,使其尽量放松,减轻恐惧心理,帮助患儿树立信心,避免不良刺激,以免进一步加重呼吸困难和缺氧症状。

(二)气管切开术护理

1. 术前护理

(1)密切观察病情变化:根据患儿三凹征(吸气时胸骨上窝、肋间隙、锁骨上窝凹陷)、喉鸣、发绀及烦躁等表现正确判断缺氧的程度。

(2)心理护理:关心患儿,加强沟通,减轻患儿及其家属的紧张和恐惧心理,以取得患儿家属的理解和配合。

(3)术前准备:备好气管切开包,根据患儿年龄选择合适型号(4号、5号、6号、7号)的气管套管。

2. 术后护理

(1)呼吸道管理:保持患儿呼吸道通畅,备吸痰器。鼓励患儿有效咳嗽,遵医嘱定期行气道湿化治疗。进行吸痰操作时要严格遵守无菌操作原则,动作轻柔。气道内外吸痰用物严格区分。在为患儿吸痰的前、中、后过程中,要严密观察患儿的情况。每次为患儿吸痰的时间少于15秒,两次吸痰要间隔3~5分钟,患儿出现发绀、呼吸困难时及时给予吸氧。餐后半小时避免吸痰,以免患儿恶心、呛咳后出现食物反流,引起窒息。

(2)病情观察:严密观察并监测患儿生命体征、血氧饱和度;观察伤口有无出血,有无皮下气肿等并发症的发生。

(3)预防感染:保持伤口清洁,每日护理2次,伤口敷料被渗湿或污染随时更换,严格遵守无菌原则。遵医嘱使用抗生素。鼓励患儿经常翻身和下床活动,必要时帮助患儿翻身叩背。

(4)气管造瘘口护理。

①严格遵守无菌操作原则。

②气道吸引:呼吸道分泌物多、无力咳嗽排痰、血氧饱和度下降至95%以下时须进行气道吸引。

③气道湿化:可使用注射器、滴瓶、雾化器、喷瓶等间断湿化装置向患儿气道间歇滴入或喷入湿化液。

④造口护理:每日用生理盐水清洁气管造瘘口,宜用含碘类皮肤消毒剂消毒造口皮肤,消毒剂过敏者应使用生理盐水。造口敷料每日更换。造口清洁前进行气道吸引,保持气道通畅。

⑤内套管护理:内套管每日至少清洗、消毒2次。根据内套管材质选择适宜的消毒方式。套管固定系带打死结,松紧以能伸入一指为宜,防止脱管。一次性固定气管导管,要注意系带的松紧度要随着患儿颈部肿胀程度进行相应的调整,防止并发症的发生。引导患儿勿抓挠气管套管,防止发生非计划拔管。

(5)生活护理:做好患儿口腔护理,进食前后漱口,保持口腔清洁、湿润,避免口腔感染。保持床面平整、干燥、无渣,定时变换体位。每日早晚进行温水擦浴,勤换衣物,保持皮肤清洁、无异味,穿宽松合体的棉质衣服。保证充足的营养供给,进高热量、高蛋白、易消化半流质食物。选择适合的喂养方式,鼓励患儿细嚼慢咽,防止呛咳。发热期间保证摄入充足的水分及维生素。保持床单位整洁,定期消毒。病房温度控制在 18～20 ℃,相对湿度控制在 60%～70%,减少人员流动。患儿可适当活动,但需避免剧烈运动。

(6)心理护理:尽量满足患儿及其家属的合理需求,关心患儿及其家属,保持有效沟通。安抚患儿情绪,减轻患儿家属的心理负担,树立战胜疾病的信心。做好健康指导,实施以家庭为中心的健康照护模式,提高患儿及其家属的治疗依从性。

3. 拔管护理 患儿呼吸平稳,呼吸道梗阻解除,可根据病情决定拔管时间。拔管前应试堵管 24～48小时,呼吸平稳者方可拔管。创口不必缝合,用蝶形胶布将创缘拉拢固定,外盖四层无菌纱布,避免小儿搔抓。拔管后 1～2 日仍需严密观察呼吸,嘱患儿不要随意离开病房,并备好床旁紧急气管切开用品,以便患儿再次发生呼吸困难时紧急使用。

(三)健康指导

1. 行为指导 保持室内空气清新,加强营养,提高机体免疫力,促进康复。避免带患儿去人群密集的地方,以防感染各种传染病。根据气温的变化,及时增减衣物,避免受凉感冒。为患儿家属讲解小儿急性喉炎的基础常识,如果发生,患儿可得到及时救治,以免延误病情。

2. 气管套管的护理 对住院期间未能拔管而带着套管出院的患儿,应教会患儿家属护理方法。更换气管套管前应吸净口腔及气管内分泌物。

(1)气管内套管清洗与消毒:患儿家属戴一次性清洁手套,一手固定底座,一手取出内套管,动作轻柔。将污染内套管放入专用耐高温容器内,煮沸 3～5 分钟,使痰液凝结便于刷洗。使用专用刷子在流动水下清洗,清洗后的内套管对光检查,套管壁上应无肉眼可见附着物。将刷洗干净的内套管再次放入干净水中,煮沸 15 分钟以上(水沸后开始计时)。消毒好的内套管干燥、冷却后立即放回外套管内。每日至少清洗、消毒 2 次,分泌物较多时,增加清洗、消毒次数。

(2)更换气管垫的方法:①患儿取坐位或卧位,取下污染的气管垫,必要时吸痰。②用生理盐水棉球擦拭伤口周围渗血及痰液。③将清洁气管垫(两侧均附有系带)置于气管外套管翼下,系带交叉系于颈后或颈侧,打活结。④注意消毒伤口或放入清洁气管垫时,动作幅度不要过大,以免将气管套管拉出,引起危险。系带打结勿太紧或太松,以能伸入一指为宜。注意手术完成后,外套管带系于颈后或颈侧,一定要打死结,以防系带松开,套管脱落引起窒息,在更换气管垫时外套管的系带是不能解开的。

(3)室温保持在 18～22 ℃,相对湿度保持在 55%～65%。指导患儿家属正确湿化气道的方法。

(4)洗澡时防止水溅入气管,不得进行水上运动。

(5)外出时注意遮盖套管口,防止异物吸入。

3. 出院指导 嘱患儿定期门诊随访,积极治疗原发病,如发生气管外套管脱出或再次呼吸不畅,应立即到医院就诊。

【主要护理问题】

1. 有窒息的危险 与喉阻塞或呼吸道分泌物阻塞有关。

2. 焦虑/恐惧 与患儿及其家属对疾病的恐惧、担心预后有关。

3. 潜在并发症 低氧血症、伤口出血、感染等。

第十节 咽、喉、气道肿物

【定义】

(一)咽、喉纤维瘤

咽、喉纤维瘤为起源于结缔组织的肿瘤,大小不一,小者如绿豆,大者可堵塞呼吸道。咽、喉纤维瘤主要症状为声音嘶哑,发展缓慢,一般不发生恶变。检查时可见肿瘤位于声带前中部,亦可位于声门下区。手术切除是有效的治疗方法,肿瘤小者可在支撑喉镜下切除,肿瘤大者需行喉裂开术切除。

(二)喉神经纤维瘤

喉神经纤维瘤较少见,常伴发全身性纤维瘤。肿瘤组织来自神经鞘膜。主要症状为声音嘶哑、咳嗽,肿瘤大者可出现呼吸困难。检查时可见肿瘤位于杓会厌襞或突入梨状窝,色淡红,表面光滑,圆形坚实,向内可遮盖室带、声带,而使声门变狭窄。手术切除是有效的治疗方法,肿瘤小者可在支撑喉镜下切除,肿瘤大者需行喉裂开术切除。

(三)咽喉部血管瘤

咽喉部血管瘤是发生于咽喉部的良性肿瘤,可发生于任何年龄。先天性声门下血管瘤较少见,出生后不久即出现。女性患儿多见,多数在12~18个月出现自发退化,但多数不能完全退化。咽喉部血管瘤发生在声带者表现为声音嘶哑。咽喉部血管瘤有时因体积大可使患儿呼吸困难,如有黏膜破裂可导致出血。咽喉部血管瘤无症状者,可暂时不治疗,症状明显者可采用激光手术或冷冻手术治疗。

(四)先天性喉囊肿

先天性喉囊肿亦称胚胎性囊肿,是指发生于咽喉腔的囊性病变,因其组织病理学不确定,命名有所不同,发病率为0.01%~0.02%。表现为出生后哭声无力或含糊不清、喂养困难、吐奶,严重者会出现呼吸急促、喉喘鸣,常伴有吸入性呼吸困难,可随体位而改变,仰卧位时加重,随着囊肿增大症状加剧。

(五)呼吸道乳头状瘤

儿童呼吸道乳头状瘤可能与人乳头状瘤病毒感染有关,最常见的部位是喉,其中以声带、会厌为多见,也可以发生于呼吸道的其他部位。可发生于任何年龄,但以10岁以下儿童多见,是婴幼儿喉部发病率最高的良性肿瘤。儿童的乳头状瘤生长较快,多数为多发性,极易复发,但随年龄增长有自愈趋势。

【护理措施】

(一)非手术治疗护理

1. 病情观察 严密观察患儿病情变化,嘱患儿少说话,勿大声喊叫,减少哭闹,以免加重呼吸困难、缺氧及声音嘶哑。保持呼吸道通畅,如有呼吸困难,应给予吸氧,备好气管切开包及其他急救用品,必要时行气管切开术。

2. 心理护理 耐心向患儿及其家属解释病情,消除其紧张心理和顾虑,使其能积极配合治疗;加强与患儿家属的沟通,给予有效的支持。

(二)手术治疗护理

1. 术前护理

(1)呼吸道管理:密切观察患儿呼吸、声音嘶哑情况,以了解喉梗阻的程度。必要时吸氧,观察用氧后的效果;如有气急、胸闷、发绀、三凹征等紧急情况可行气管切开术,床边备好气管切开包及其他急救用品。嘱患儿少说话,多饮水,不要大声喊叫,以免加重声音嘶哑。

(2)体位护理:嘱患儿取半坐卧位,保持安静,避免哭闹,以降低耗氧量。

(3)术前准备:按咽喉科疾病术前护理常规进行护理。

2. 术后护理

(1)呼吸道管理:遵医嘱给予雾化吸入治疗,观察用药后反应。术后1日可取半坐卧位,以减轻喉头水肿。观察血氧饱和度的改变,出现喉喘鸣、呼吸困难等异常情况,及时通知医生。

(2)病情观察:密切观察体温、脉搏、呼吸情况,并做好记录;术后声带需休息1周,嘱患儿少说话,多饮水,避免大声喊叫。观察有无声音嘶哑情况。干扰素治疗可能引起一过性发热、皮疹等现象。

(3)饮食护理:全身麻醉清醒后4~6小时方可进少量流质饮食,若无明显呛咳,第2日改进半流质饮食,1周后再改为普通饮食,指导合理喂养方式。避免食用刺激性食物,保证患儿摄入足够的热量,以增强机体抵抗力。

3. 气管切开术护理 同喉梗阻气管切开术护理。

4. 心理护理 耐心向患儿及其家属解释病情,消除其紧张心理和顾虑。行气管切开术者,一般短期内不能拔管,指导患儿家属掌握气管套管护理要点,强调注意事项,加强与患儿家属的沟通,给予有效的支持,使之能积极配合治疗。呼吸道乳头状瘤易复发,到青春期后有自行消退的可能,鼓励患儿树立治病信心,战胜疾病。

(三)健康指导

1. 行为指导 注意口腔卫生,养成良好的卫生习惯,预防上呼吸道感染,加强锻炼,提高机体抵抗力。呼吸道乳头状瘤极易复发,因此要指导患儿家属学会观察患儿的呼吸情况以及判断患儿是否存在呼吸困难,避免患儿活动过度,以免加重呼吸困难。对住院期间未能拔管而带着套管出院的患儿,应教会患儿家属护理方法。

2. 生活指导 指导患儿家属给予患儿合理饮食,适当进行体育锻炼,以增强体质。

3. 出院指导

(1)定期复查,不适随诊。咽、喉、气道肿物具有一定的危害性,应予以重视。呼吸道乳头状瘤极易复发,如患儿出现呼吸不畅、三凹征阳性、喉喘鸣及烦躁等症状,应立即到医院就诊。一旦复发,及时就诊。

(2)呼吸道乳头状瘤患儿出院后仍需坚持免疫治疗,如注射干扰素等。告诉患儿家属坚持药物治疗的重要性,使其按时执行医嘱,完成治疗。

【主要护理问题】

1. 有窒息的危险 与肿物堵塞气道有关。

2. 清理呼吸道无效 与呼吸道分泌物过多、黏稠有关。

3. 营养失调:低于机体需要量 与气道受阻、喂养困难有关。

4. 焦虑/恐惧 与患儿及其家属对疾病的恐惧、担心预后有关。

5. 知识缺乏 缺乏疾病相关知识。

第十一节　声带小结、声带息肉

【定义】 声带小结及声带息肉是儿童慢性声音嘶哑的主要病因之一,均为喉部慢性炎性病变。典型的声带小结为双侧声带前、中 1/3 交界处对称性结节状隆起。声带息肉好发于一侧声带的前、中 1/3 交界边缘,为半透明、白色或粉红色、表面光滑的肿物,也可双侧发病。

【护理措施】

(一)术前护理

1. 预防感冒 视病情需要给予抗生素治疗。

2. 术前准备 按咽喉科疾病术前护理常规进行护理。

(二)术后护理

1. 伤口护理 嘱患儿保持安静,避免因哭闹引起出血。及时清理呼吸道分泌物,防止误吸,吸痰时动作轻柔,压力不宜过大。术后禁声 1 周,避免剧烈咳嗽。

2. 口腔护理 保持口腔清洁,预防口腔感染。观察有无口腔黏膜损伤、牙齿脱落、下颌关节脱位等并发症。

3. 饮食护理 麻醉完全清醒无呛咳后进温凉、清淡、流质饮食,逐渐过渡到半流质饮食、软食。多吃含维生素 C 的新鲜蔬菜和水果。避免吃辛辣、煎炸等刺激性食物。

4. 心理护理 耐心向患儿及其家属解释病情,消除其紧张心理和顾虑,使其能积极配合治疗;加强与患儿家属的沟通,给予有效的支持。

（三）健康指导

1. 发声指导 术后1周内绝对禁声,使用文字、肢体语言等交流方式。强调禁声的重要性,以减少术后并发症。术后2周内嘱患儿多休息,尽量少说话,以减轻声带充血水肿。术区恢复后应进行发声训练,指导患儿正确的发音方式,矫正陋习,防止复发,避免长时间用嗓或高声喊叫。

2. 行为指导 指导患儿在日常游戏中练习口腔功能训练,如弹舌头、做舌头操等。忌辛辣刺激性食物。

3. 出院指导 预防上呼吸道感染,感冒期间尽量少说话,使声带休息,同时积极治疗。预防感冒,适当锻炼,增强体质。定期复查,不适随诊。

【主要护理问题】

1. **疼痛** 与声带息肉摘除术有关。
2. **语言沟通障碍** 与术后禁声有关。

第十二节 头、颈部囊肿/瘘管、结节

【定义】

（一）第一、第二鳃弓综合征

第一、第二鳃弓综合征是由于第一、第二鳃弓发育不全导致的颜面、口角、耳及腮腺面神经等发育不良的综合表现,也称半侧颜面短小症、大口畸形、面横裂等,也可同时伴有面神经发育不全。

（二）先天性鳃裂囊肿及瘘管

先天性鳃裂囊肿及瘘管是一种先天性疾病,是在胚胎发育时期,鳃弓、鳃裂未能正常融合及闭合不全而造成的。

（三）梨状窝瘘

梨状窝瘘是一种少见的颈部鳃源性疾病,为胚胎发育过程中鳃裂组织未完全退化残留而形成的。

（四）甲状舌管囊肿及瘘管

甲状舌管囊肿及瘘管是小儿颈部较常见的先天性畸形。该病多见于1～10岁儿童,绝大多数患儿可见颈前肿物,可发生于颈正中线自舌盲孔至胸骨切迹间的任何部位,但以舌骨上、下部位较为常见,有时可偏向一侧。囊肿的发病率远较瘘管高。

（五）甲状腺结节

甲状腺结节是较为常见的疾病,主要表现为甲状腺内可以触及1个或多个肿块,包括炎性结节、囊肿与肿瘤性结节等。

【护理措施】

（一）术前护理

1. 心理护理 耐心向患儿及其家属解释病情,消除其紧张心理和顾虑,使其能积极配合治疗;加强与患儿家属的沟通,给予有效的支持。

2. 瘘口护理 观察瘘口有无渗出液及渗出液的颜色、性状、量。瘘口有分泌物渗出时及时清理,保持瘘口周围清洁。发现异常及时通知医生处理。

3. 感染期护理 密切观察患儿的精神状况,观察瘘口红肿热痛及体温变化。体温升高时实施物理降温,体温异常升高时遵医嘱实施药物降温。遵医嘱行抗感染治疗。

4. 术前准备　按头颈外科疾病术前护理常规进行护理。术前根据患儿年龄不同,指导患儿正确咳嗽、排痰方法,避免术后引起伤口牵扯痛。

（二）术后护理

1. 病情观察　密切观察患儿生命体征。关注体温及呼吸情况,发生呼吸困难及分泌物过多时应给予吸氧、吸痰等处理。注意观察患儿有无声音嘶哑、发音困难、吞咽困难、呛咳等症状,如有异常,及时与医生联系。

2. 伤口护理　观察伤口渗血、渗液、红肿热痛情况,保持敷料清洁干燥,避免患儿碰触、抓挠。遵医嘱行激光治疗,促进伤口愈合。

3. 管道护理　管道标识清晰规范,妥善固定,防扭曲、弯折,防非计划拔管。如管道滑脱,及时通知医生处理。观察并记录引流液的颜色、性状、量,发现引流液较多或引流不畅时,及时更换引流装置,严格遵守无菌原则。

4. 疼痛护理　根据疼痛评分实施疼痛护理,疼痛剧烈时遵医嘱用药。

5. 饮食护理　加强营养,术后给予患儿高热量、高蛋白、富含维生素、易消化的流质或半流质饮食,嘱患儿细嚼慢咽,3日后逐渐恢复正常饮食。减少酸性食物摄入,避免进油腻、辛辣等刺激性食物。行梨状窝瘘根治术患儿术后6小时即可鼻饲喂养5～10日。鼻饲时患儿取坐位或半卧位,以防呕吐、反流等不适。食物温度保持在38～40℃,根据年龄选择食量,每次注食量不超过200 mL。拔胃管后进软食,避免大口吞咽。甲状腺结节手术患儿避免摄入高碘食品,如海鲜、紫菜等。

（三）健康指导

1. 行为指导　术后避免剧烈转动颈部,指导患儿保持头颈部处于舒适体位。保证患儿充分休息,避免剧烈运动,积极预防呼吸道感染。带胃管出院的患儿,指导患儿家属正确实施鼻饲喂养的方法和注意事项,防非计划拔管的应对方法,以及保持口腔清洁的方法。

2. 心理疏导　本病易复发,鼓励患儿及其家属正确认识疾病,介绍成功的病例以增强患儿战胜疾病的信心,使患儿以最佳的心态配合治疗。

3. 出院指导　定期复查。行感染切排手术患儿,择期行根治手术。出院后仍需观察患儿伤口、颈部活动、吞咽等情况,以便及早发现问题,及时就诊。

【主要护理问题】

1. 焦虑/恐惧　与患儿及其家属对疾病的恐惧、担心预后有关。

2. 舒适度改变　与手术创伤、心理因素有关。

3. 有感染的危险　与手术创伤、机体抵抗力下降有关。

4. 潜在并发症　切开感染、出血、伤口裂开。

第十三节　脑脊液耳漏、鼻漏

【定义】　脑脊液是存在于脑室及蛛网膜下腔的一种无色透明液体。脑脊液耳漏是指各种原因导致蛛网膜下腔与中耳相通,使脑脊液积于中耳内或自外耳、咽鼓管流出。脑脊液鼻漏是指脑脊液经颅前窝底、颅中窝底或其他部位的先天性或外伤性骨质缺损、破裂或变薄处流入鼻腔,可引起脑膜炎反复发作。

【护理措施】

（一）术前护理

1. 病情观察　详细询问患儿病史,密切观察患儿身体状况、生命体征、精神状况等。正确采集患儿脑脊液耳漏/鼻漏标本。

2. 术前准备 按头颈外科疾病术前护理常规进行护理。

(二)术后护理

1. 病情观察 注意观察患儿有无剧烈头痛、喷射性呕吐等颅内压增高症状。观察患儿有无头痛、头晕、视物模糊、尿量过多等低颅内压症状。观察患儿瞳孔对光反射、大小变化及是否对称。严密监测患儿生命体征,观察有无头痛、呕吐、颈项强直等脑膜刺激征等颅内感染征象。如患儿出现以上症状,应及时通知医生进行对症处理。

2. 体位管理 患儿术后清醒后,取半坐卧位或将床头抬高15°~30°,嘱患儿卧床休息1~2周,或至少待脑脊液漏停止3日,以降低颅内压,利于漏口恢复。卧床期间协助患儿进行床上活动,预防静脉血栓。帮助患儿定时翻身、拍背、按摩骨隆突出处,防止压疮及肺部感染。

3. 饮食护理 术后6小时可进冷流质饮食或半流质饮食,不能进辛辣刺激性食物和过热食物,防止鼻部血管扩张,引起术腔出血。限制饮水量和食盐摄入量。

4. 预防颅内压增高 及时有效地降低颅内压,遵医嘱及时准确应用脱水剂,减轻脑组织对修补漏口的压力。避免弯腰低头动作及剧烈运动。禁用高压灌肠。避免屏气、抠鼻、擤鼻、耳鼻腔冲洗。预防感冒,避免用力咳嗽、咳痰、打喷嚏。遵医嘱应用抗生素,做好"五不",即不抠、不堵、不点、不冲、不穿,防止发生颅内感染。

5. 心理护理 脑脊液鼻漏患儿由于活动受限,病情反复,担心治疗效果,常出现焦虑、烦躁等情绪;另一部分症状较轻者认为生活可以自理,易出现不遵医嘱行为。掌握患儿的心理变化,进行健康宣教,以取得患儿的积极配合。

(三)健康指导

1. 行为指导 室内定时开窗通风,保持空气清新,保持室内相对湿度适宜。嘱患儿适当活动,注意保暖,避免受凉、感冒、打喷嚏,避免用力咳嗽、咳痰。保持颜面部及外耳道、鼻腔、口腔清洁。勿用力擤鼻,早晚刷牙,餐后漱口。半年内避免过度弯腰低头动作及剧烈运动。

2. 饮食指导 勿摄入辛辣刺激性食物,选择富含维生素、蛋白质及膳食纤维的食物,预防便秘,避免用力排便,必要时应用缓泻药。

3. 出院指导 定期门诊复查,如有咸味液体流经口咽,或耳/鼻部有清水样液体流出等情况随时就诊。

【主要护理问题】

1. 有感染的危险 与手术创伤、留置导尿管有关。

2. 疼痛 与手术创伤、绷带加压包扎有关。

3. 潜在并发症 坠积性肺炎、下肢静脉血栓形成(与卧床有关)。

4. 有跌倒的危险 与长期卧床后下肢肌力不足有关。

5. 焦虑/恐惧 与患儿及其家属对疾病的恐惧、担心预后有关。

第十四节 面神经麻痹

【定义】 面神经麻痹是一侧或双侧面部表情肌瘫痪导致病侧不能皱眉、蹙额、闭目、露齿、鼓颊的一种疾病。常见于茎乳孔内外急性非化脓性面神经炎,或因颅脑外伤、肿瘤压迫、手术牵拉引起的面神经主干或分支的卡压。未经治愈的面神经麻痹结果是毁容。

【护理措施】

（一）一般护理

1.病情观察 急性发病的面神经麻痹，或无任何征兆于清晨刷牙发现患侧口角漏水，进食卡塞。70%的患儿于1～3日病情达高峰，少数5日内达高峰，部分患儿在治疗2周左右突然患侧耳部出现疱疹而病情加重。单侧面神经受损常见，先后双侧发病者约占0.5%。典型表现为患侧面部所有表情肌瘫痪，如额纹变浅或消失，眼睑不能闭合或闭合不全时露白，属Bell现象；有时自然流泪或遇风流泪；患侧耳听力下降或听觉过敏，个别伴有眩晕；部分患儿患侧舌麻木，味觉减退，患侧面部僵硬不舒，口角下垂并被牵向健侧，咀嚼时患侧无力，进食卡塞、漏水。

2.局部护理 急性期应遵医嘱尽早使用糖皮质激素，如地塞米松等。

（二）健康指导

1.饮食指导 应注意饮食温度，防烫伤。进营养丰富、易消化的半流质饮食。避免进坚硬及辛辣刺激性食物，细嚼慢咽，餐后漱口，保持口腔清洁。

2.行为指导 注意防风防寒，尤其是耳后茎乳孔周围予以保护，预防诱发因素。眼睑不能闭合或闭合不全时予以眼罩、眼镜防护，或用滴眼液预防感染，保护角膜。

3.出院指导 帮助患儿及其家属掌握本病有关知识及自我防护方法，消除诱因和不利于康复的因素，注意防风防寒。

4.康复指导 可对患侧进行热敷，促进局部血液循环。面肌开始恢复时，需做面肌的肌力训练，以训练表情肌为主，做睁眼、吸吮、翘嘴唇、开口笑、提嘴角、吹口哨、撅嘴唇、拉下颌等动作，每次约20分钟，每日1次，直至康复。

【主要护理问题】

1.疼痛 与面部神经病变有关。

2.自我形象紊乱 与面肌瘫痪、口角歪斜有关。

3.焦虑 与患儿家属担心治疗效果有关。

4.潜在并发症 语言障碍、进食困难、口腔感染、角膜感染等。

┃参 考 文 献┃

[1] 韩杰,杜晓霞.耳鼻咽喉头颈外科护理工作指南[M].北京:人民卫生出版社,2014.

[2] 丁淑贞,吴冰.耳鼻喉科临床护理[M].北京:中国协和医科大学出版社,2016.

[3] 成守诊,胡丽茎.耳鼻咽喉科头颈外科急症高级护理实践[M].北京:人民卫生出版社,2020.

[4] 中国儿童OSA诊断与治疗指南制订工作组,中华医学会耳鼻咽喉头颈外科学分会小儿学组,中华医学会儿科学分会呼吸学组,等.中国儿童阻塞性睡眠呼吸暂停诊断与治疗指南(2020)[J].中华耳鼻咽喉头颈外科杂志,2020,55(8):729-747.

第十八章 耳鼻咽喉、头颈外科急诊护理常规

第一节 一般护理常规

【护理措施】

（一）术前护理

1. 急救护理 遵医嘱迅速建立静脉通道保证药物治疗。做好术前用药准备。评估病情,床旁备急救用物,如吸氧/吸痰装置、心电监护仪、气管切开包等。

2. 术前准备 完善术前检查。患儿禁饮禁食6～8小时。术前半小时肌内注射术前用药。

3. 心理护理 向患儿及其家属介绍手术目的和意义,说明术中可能出现的情况及术后的注意事项,邀请患儿家属共同参与,实施以家庭为中心的个体化心理干预措施。

（二）术后护理

1. 体位管理 全身麻醉手术后去枕仰卧6小时,头偏向一侧,防止呕吐、误吸。麻醉完全清醒后,可给予半坐卧位。

2. 病情观察 严密监测患儿生命体征。关注呼吸情况,发现异常及时通知医生并配合抢救。

3. 饮食护理 全身麻醉完全清醒后,可进高热量、高蛋白、清淡、易消化食物。避免辛辣刺激性食物或硬质食物。鼻饲者遵医嘱规范执行鼻饲饮食。

第二节 鼻 出 血

【定义】 鼻出血(epistaxis)是耳鼻咽喉科常见的急症之一。轻者仅表现为涕中带血,重者可导致失血性休克。约90%的儿童鼻出血发生在鼻中隔前下区,常由鼻腔、鼻窦或者邻近结构疾病引起,也可由某些全身性疾病引起,鼻部炎症性疾病是引起儿童鼻出血的常见原因。

【护理措施】

（一）一般护理

1.病情观察 严密观察患儿生命体征、面色、意识变化,注意出血速度、量、颜色及流出方式。鼻出血可分为三级:①Ⅰ级(轻度出血),即轻微/缓慢渗出。②Ⅱ级(中度出血),出血量介于Ⅰ级和Ⅲ级之间。含1%麻黄碱生理盐水或0.1%肾上腺素的棉球即可止血,并保持鼻腔清洁。③Ⅲ级(严重出血),即不吸引就无法进行内镜检查。鼻腔大量出血患儿可取坐位或半坐卧位,及时与医生联系,配合处理。局部填塞物会致邻近器官感染,容易引起鼻窦炎、中耳炎。填塞期间应密切注意耳部情况,尽可能避免继发感染。

2.局部护理 对于出血量较少的患儿,立即予以额部、颈部及枕部冷敷;手指按压鼻翼两侧,即按压鼻中隔前部。

3.鼻腔填塞护理 患儿取半坐卧位或坐位,保持填塞纱条完好无移位,防止纱条松动。注意观察局部胀痛及头痛情况;嘱患儿勿将血液吞入胃内,以免刺激胃部引起呕吐。避免打喷嚏、咳嗽、用力擤鼻、弯腰

低头等动作,防止外力碰撞鼻部。

4. 饮食护理 给予温、冷的汤水或牛奶,不要给予热食。止血后予以高热量、易消化的流质饮食。

5. 心理护理 向患儿及其家属解释本病的原因、治疗的必要性,减轻其精神负担,从而愉快地配合治疗护理。

(二)健康指导

1. 行为指导 鼻出血要以预防为主,嘱患儿平时不挖鼻、揉鼻或将异物塞入鼻腔等。有相关的全身性疾病或鼻部疾病应积极治疗。如需继续用药,教会患儿及其家属正确使用喷鼻药的方法,保持大便通畅,避免便秘时用力过度再次引发鼻出血。在过敏高发季节或空气污染严重时,注意佩戴口罩,减少户外活动,户外活动后注意清洁鼻腔等。

2. 饮食指导 饮食中要注意维生素的摄入,不偏食,忌辛辣刺激性食物。多饮水,多吃蔬菜和水果,保持大便通畅。

3. 出院指导

(1)出院后4~6周避免用力擤鼻、过度运动,打喷嚏时张开嘴,以减小鼻腔压力,避免用含有水杨酸钠的药物,防止再次出血。

(2)鼻腔黏膜干燥时应注意增加液体摄入,使用加湿器增加居住空间湿度,必要时可鼻腔内涂红霉素软膏保持鼻腔黏膜湿润。

(3)教会患儿家属简易止血法,若少量出血可先自行采取简易止血法处理,如一次出血量较多,应立即到医院就诊。

【主要护理问题】

1. 潜在并发症 出血性休克。

2. 恐惧 与反复出血、出血量较多及担心疾病预后有关。

3. 自理能力下降 与患儿大量失血后虚弱、前后鼻孔填塞引起的疼痛、需减少活动等有关。

4. 知识缺乏 缺乏鼻腔填塞后的自我护理知识以及预防鼻腔再次出血的有关知识。

第三节 急性喉炎、会厌炎

【定义】 急性喉炎、会厌炎是一起病突然,发展迅速,容易造成上呼吸道阻塞的疾病,可发生显著水肿和肿胀。小儿急性喉炎多见于6个月至3岁的婴幼儿,常累及声门下区黏膜和黏膜下组织,多在冬季发病。急性感染性会厌炎是以会厌为主的声门上区喉黏膜急性非特异性炎症,因此又称为"急性声门上喉炎",如不及时治疗,可并发喉梗阻而危及生命。

【护理措施】

(一)一般护理

1. 呼吸道管理 保持呼吸道通畅,及时吸痰,配合雾化吸入,床旁备气管切开包,严重呼吸困难患儿做好气管切开术前准备。

2. 病情观察 密切观察患儿的呼吸型态及生命体征,若发现呼吸困难、吸气性软组织凹陷、喉喘鸣等喉阻塞症状,立即向医生汇报。必要时给予吸氧、监测血氧饱和度。患儿需卧床休息,保持安静,取半坐卧位或坐位,以降低耗氧量。

3. 药物治疗 遵医嘱使用抗生素或其他药物治疗。病情严重的患儿给予雾化吸入,以减轻喉部水肿,观察药物效果及患儿用药后的反应,积极与医生交流。

4. 饮食护理 鼓励患儿多饮水,进高热量、易消化流质或半流质清淡食物,忌辛辣、硬质食物,防止脓肿破溃引起误吸。

5.疼痛护理 嘱患儿不发音或少发音、轻咳嗽,以利于声带休息。根据疼痛评分实施疼痛护理,疼痛剧烈时遵医嘱用药。

6.心理护理 耐心向患儿及其家属解释病情,消除其紧张心理和顾虑,使其能积极配合治疗;加强与患儿家属的沟通,给予有效的支持。

（二）健康指导

1.行为指导 注意口腔卫生,养成良好的卫生习惯,早晚刷牙,餐后漱口,必要时使用漱口液。少吃辛辣刺激性食物,保持大便通畅。季节交换特别是冬春季时,减少去人多嘈杂、空气不流通的地方。加强锻炼,提高机体抵抗力。

2.出院指导 积极预防感冒和病毒感染。告知患儿及其家属本病具有一定的危害性,应予以重视,积极治疗原发病。一旦复发,及时就诊。

【主要护理问题】

1.有窒息的危险 与气道堵塞有关。

2.疼痛 与炎症导致疼痛有关。

3.体温过高 与咽喉部感染有关。

4.吞咽障碍 与咽喉部明显充血肿胀及剧烈咽痛有关。

5.潜在并发症 低氧血症、气管切开术后的并发症。

6.语言沟通障碍 与声音嘶哑、咽喉水肿、发音困难有关。

第四节 喉 外 伤

【定义】 喉外伤包括闭合性喉外伤和开放性喉外伤,一般男性多于女性。喉具有呼吸、发声、吞咽功能,一旦遭受创伤,轻则影响进食及发声,重则引起呼吸困难乃至窒息,常危及生命。喉外伤可出现软骨骨折、喉黏膜损伤、环杓关节脱位等。

【护理措施】

（一）非手术治疗护理

1.呼吸道管理 妥善安置患儿于急救病房,并准备吸痰/吸氧装置、气管切开包等急救用物。发生喉部出血时,配合医生行填塞止血。当发生明显吸气性呼吸困难时,配合医生行紧急气管切开术（气管切开术护理详见喉梗阻的护理）。

2.病情观察 加强巡视,严密监测患儿意识及生命体征,关注呼吸及血氧饱和度的变化。出现呼吸困难及时进行氧疗。观察创口渗血、渗液情况及颈围变化,若有明显活动性出血、声音嘶哑、皮下气肿、颈部肿胀、吞咽困难等异常情况及时通知医生处置。

3.疼痛护理 抬高床头,嘱患儿卧床休息,保持安静,颈部制动。减少吞咽动作,进流质饮食或软食。根据疼痛评分实施疼痛护理,疼痛剧烈时遵医嘱用药。

4.饮食护理 加强营养,给予高热量、高蛋白、富含维生素、易消化的流质饮食,避免大口吞咽;热食或硬物要小心或尽量少食,避免引起误吸、呛奶及窒息。必要时给予鼻饲饮食。嘱患儿多饮水,常漱口,保持口腔清洁。

5.心理护理 耐心向患儿及其家属解释病情,消除其紧张心理和顾虑,使其能积极配合治疗;加强与患儿家属的沟通,给予有效的支持。

（二）手术治疗护理

1.术前护理

（1）实施非手术治疗护理。

（2）术前准备：按耳鼻咽喉、头颈外科急诊术前护理常规进行护理。

2. 术后护理

（1）体位管理：麻醉完全清醒后，床头抬高 15°～30°，或取半坐卧位，以减轻头、颈部肿胀。行喉软骨固定或骨折复位者，术后指导患儿采取保护性体位，即垫高患儿枕部保持头部向前倾 15°～30°，以免发生喉咽腔裂开等并发症。

（2）病情观察：保持切口清洁，观察渗血、渗液情况。观察患儿有无声音嘶哑、咳嗽或咯血等症状。行喉软骨固定或骨折复位者，观察颈部皮肤血液循环情况，颈部有无红肿等异常情况。

（3）饮食护理：损伤轻者按非手术治疗护理。损伤较重者，行鼻饲饮食至伤后 10 日，以减少喉部运动，减轻疼痛和呛咳，利于损伤部位愈合。拔除胃管后给予流质饮食或软食，并嘱患儿减少吞咽动作。加强口腔护理，保持口腔清洁。

（三）健康指导

1. 行为指导　保持室内空气清新，增加营养，提高机体抵抗力，促进康复。指导患儿家属注意喂养方法，少量多餐，细嚼慢咽，防呛咳、误吸。嘱患儿保持安静，减少说话，避免剧烈运动，根据病情指导颈部制动，注意保护颈椎。

2. 出院指导　指导术后采取保护性体位，以利于术后恢复。一般术后 4～8 周取出喉模，不要擅自牵拉固定喉模的丝线，关注丝线固定情况。喉模取出后若患儿出现呼吸困难等症状应立刻就诊。定期复查，不适随诊。

【主要护理问题】

1. 焦虑/恐惧　与对疾病的恐惧、担心预后有关。

2. 有窒息的危险　与气道堵塞有关。

3. 营养失调：低于机体需要量　与管饲饮食或进食/吞咽困难有关。

4. 舒适度改变　与伤口疼痛、颈部活动受限有关。

第五节　气道异物

【定义】　气管、支气管异物可分为内源性和外源性两类。前者为呼吸道内的假膜、干痂、血凝块、干酪样物等，后者为外界物质误入气管、支气管，如植物性物质、动物性物质、矿物性物质和化学合成品等。临床上气管、支气管异物以外源性异物多见，多发生于 5 岁以下儿童，3 岁以下儿童最多。气管、支气管异物是耳鼻咽喉科常见急症之一，如治疗不及时可发生窒息及心肺并发症而危及患儿生命。

【护理措施】

（一）术前护理

1. 病情观察　严密观察患儿生命体征，遵医嘱行对症治疗。详细询问病史，了解异物种类。

2. 呼吸道管理　尽量使患儿安静，以降低耗氧量，忌叩背，避免异物移位发生窒息。保持呼吸道通畅，患儿出现烦躁不安、面色苍白、剧烈咳嗽、气喘加剧、心率加速（>160 次/分）等心力衰竭表现时，立即报告医生，给予吸氧并减慢输液速度，遵医嘱给予强心、利尿剂。

3. 术前准备　按耳鼻咽喉、头颈外科急诊术前护理常规进行护理。床边备好氧气、吸痰器、气管切开包等急救用物。

（二）术后护理

1. 病情观察　密切观察患儿生命体征、血氧饱和度，尤其是呼吸情况，观察患儿有无发绀、呼吸困难、呛咳、声音嘶哑及皮下气肿。遵医嘱给予吸氧、吸痰处理。

2.饮食护理 麻醉完全清醒 4～6 小时方可进食。指导患儿家属合理喂养方法,给予患儿高热量、高蛋白、富含维生素、易消化的半流质饮食或软食,少量多餐,保证足够的水分摄入。

3.药物护理 术后遵医嘱用药,防止喉头水肿的发生;麻醉完全清醒后给予雾化吸入治疗。雾化后及时给予头低脚高位空心掌拍背,促进呼吸道分泌物排出。

(三)健康指导

1.行为指导 加强患儿及其家属的安全宣教工作,勿独自离开病房,防范意外事件发生。

2.出院指导

(1)指导患儿家属管理好食物及玩具。避免给 3 岁以下婴幼儿吃花生、瓜子、豆类、果冻等食物。勿将玩具含于口中玩耍。学龄儿童要纠正口中含物仰头作业、睡觉的不良习惯。

(2)嘱患儿进食时不可哭闹、嬉笑、追逐、打骂。避免采用"捏鼻灌药"的方法强迫患儿服药。

(3)定期复查,不适随诊。

【主要护理问题】

1.有窒息的危险 与异物堵塞气道有关。

2.有感染的危险 与异物滞留时间久可继发感染有关。

3.清理呼吸道无效 与异物阻塞气管、支气管有关。

4.潜在并发症 肺炎、肺不张、肺气肿、气胸等。

5.知识缺乏 缺乏气管、支气管异物相关知识。

第六节 食管异物

【定义】 食管异物是因误吞异物停留于食管任何一处或嵌于扁桃体上而致病。异物常嵌顿于食管狭窄处。常见的异物有鱼刺、硬币、动物骨等。

【护理措施】

(一)术前护理

1.病情观察 暂禁食。详细询问病史,了解异物种类,尽量使患儿安静。

2.术前准备 按耳鼻咽喉科急诊术前护理常规进行护理。

(二)术后护理

1.病情观察 注意观察患儿有无胸痛、呕血、便血等消化道症状;观察大便颜色,防止食管出血。

2.饮食护理 麻醉完全清醒 4～6 小时且无呕吐,方可给予高热量、高蛋白、富含维生素、易消化的流质或半流质饮食,避免食用过硬、过热食物及刺激性食物;疑有黏膜损伤或感染者,应禁食 2 日,行抗炎、补液治疗,视病情再进流质饮食;疑有食管穿孔者,严格禁食,行鼻饲饮食 3～5 日后视病情拔除鼻饲管进流质饮食。

(三)健康指导

1.行为指导 告知患儿及其家属进食不宜过于匆忙,尤其吃带有骨刺类的食物时,要仔细咀嚼将骨刺吐出,以防误咽;纠正患儿将硬币及玩具等放在口内玩耍的不良习惯。

2.出院指导 家属应加强对儿童的监护,防止食管异物再次发生。

【主要护理问题】

1.进食困难 与食管手术后手术区域损伤有关。

2.有感染的危险 与异物停留时间久,引起继发感染有关。

3.潜在并发症 食管穿孔、纵隔气肿、气管食管瘘。

4.知识缺乏 缺乏食管异物的防治知识。

第七节 耳鼻咽喉异物

【定义】 耳鼻咽喉异物是指由于各种原因使外来物质进入耳鼻咽喉。耳鼻咽喉异物为耳鼻咽喉科门急诊常见疾病之一。异物种类很多,包括动物骨骼、小玩具、纽扣以及其他异物。此病如果诊断明确,处理得当,一般不会导致严重后果。

【护理措施】

(一)术前护理

1.体位管理 安抚患儿情绪,协助医生取出异物,体位一般采取坐位,患儿头部、躯干及四肢固定妥当,便于医生顺利取出异物。

2.术前准备 如患儿不配合需进行手术,可按耳鼻咽喉、头颈外科急诊术前护理常规进行护理。

(二)术后护理

1.体位管理 麻醉完全清醒后,指导患儿取半坐卧位,减轻鼻腔、咽喉部充血水肿,以利于分泌物流出。

2.病情观察 严密观察患儿耳、鼻、咽喉部疼痛情况,有无渗血、渗液等。

3.饮食护理 麻醉完全清醒、无呛咳、无呕吐患儿即可进流质、半流质饮食,避免进辛辣刺激性或者硬质食物。

(三)健康指导

1.行为指导 告知患儿家属异物的危害以及防范知识。嘱患儿家属收纳好各种小件物品,儿童玩玩具时最好有家属陪同,避免儿童不小心将细小玩具或其他物品塞入耳鼻。教育儿童不要将小物品塞进耳鼻。对于5岁以下儿童,应该在家属的陪护下吃坚果以及豆类等食物,避免进食过程中嬉笑打闹。摄入鱼类等多刺食物前,应该由家属先将鱼刺取出,以避免嵌顿于喉部。

2.出院指导 指导患儿家属发现患儿咽喉部卡异物或患儿误将小东西塞入耳鼻后,应立即就医,不要耽误治疗时机。

【主要护理问题】

1.疼痛 与异物刺激有关。

2.有窒息的危险 与咽喉异物堵塞气道有关。

3.潜在并发症 耳膜穿孔、鼻炎、鼻窦炎、扁桃体炎、气道异物、食管异物、颈部感染、破伤风等。

4.知识缺乏 缺乏异物防范相关知识。

第八节 气 道 梗 阻

【定义】 气道梗阻是耳鼻咽喉科常见的以通气障碍为主的危急重症之一,是由多种因素致气道狭窄或阻塞,引起呼吸困难,使机体缺氧,二氧化碳潴留,严重者可因窒息而死亡,亦称呼吸道梗阻。一旦发生气道梗阻则要积极救治。气道梗阻不是单独的疾病,而是多种原因引起的临床症状。

【风险评估】

1.病情变化(呼吸衰竭、心力衰竭、脑水肿)风险评估

(1)急性呼吸衰竭(acute respiratory failure):指各种原因导致呼吸功能异常,通气或换气功能严重障碍,出现缺氧或二氧化碳潴留而引起一系列生理功能和代谢紊乱的临床综合征。动脉血氧分压(PaO_2)低于 8.0 kPa(60 mmHg),动脉血二氧化碳分压($PaCO_2$)高于 6.7 kPa(50 mmHg),则诊断为急性呼吸衰竭。呼吸频率如减至 8~10 次/分,提示呼吸衰竭严重,如减至 5~6 次/分,提示呼吸随时可能停止。根据血气分析指标进行临床诊断(表 18-1)。

表 18-1　血气分析指标

项　　目	早期或轻症 (Ⅰ型:低氧血症型)	晚期或重症 (Ⅱ型:通气功能衰竭)
动脉血氧分压(PaO_2)	<8.0 kPa(60 mmHg)	<8.0 kPa(60 mmHg)
动脉血二氧化碳分压($PaCO_2$)	正常或降低	>6.7 kPa(50 mmHg)

(2)心力衰竭临床诊断指标:①安静时心率增快,婴儿>180 次/分,幼儿>160 次/分,不能用发热或缺氧解释。各年龄组儿童心率变化标准见表 18-2。②呼吸困难、发绀突然加重,安静时呼吸达 60 次/分以上。③肝大达肋下 3 cm 以上,或短时间内较前增大。④心音明显低钝或出现奔马律。⑤患儿突然出现烦躁不安,面色苍白或发灰,不能用原发病解释。⑥少尿、下肢水肿,排除营养不良、肾炎、维生素缺乏等原因所致。上述前 4 项为临床诊断的主要依据。

表 18-2　各年龄组儿童心率变化标准

年　龄　组	心　率/(次/分)	
	心 动 过 速	心 动 过 缓
>1 个月~1 岁	>180	<90
>1~3 岁	>160	<60
>3~6 岁	>140	<60
>6~12 岁	>130	<60
>12~18 岁	>110	<60

(3)脑水肿:主要表现为意识状态改变。儿童昏迷量表见表 18-3。

表 18-3　儿童昏迷量表

检　测	儿童反应	得　分
最佳睁眼反应	自动张开	4 □
	听到语言指令张开	3 □
	由于疼痛张开	2 □
	无反应	1 □
最佳运动反应	服从语言命令	6 □
	能够定位疼痛的位置	5 □
	弯曲回缩	4 □
	异常弯曲,去皮质强直	3 □
	伸展位,去大脑强直	2 □
	无反应	1 □
对听觉和视觉刺激的 最佳反应(>2 岁)	定向	5 □
	迷惑	4 □
	不恰当的言语	3 □
	不可理解的声音	2 □
	无反应	1 □

续表

检　　测	儿 童 反 应	得　　分
对听觉和视觉刺激的 最佳反应(<2岁)	微笑、倾听并跟随指导	5 ☐
	哭泣、能被安抚	4 ☐
	不恰当的持续哭泣	3 ☐
	激怒、不安	2 ☐
	无反应	1 ☐
总　　得　　分		

儿童昏迷量表是根据儿童最佳睁眼反应、最佳运动反应以及对听觉和视觉刺激的最佳反应等来对患儿的意识进行评分。儿童昏迷量表总分范围为3～15分,分值越高,提示意识状态越好。按意识障碍的差异分为轻、中、重三度,总分15分表明意识状态正常,13～14分为轻度障碍,9～12分为中度障碍,3～8分为重度障碍,≤7分表示昏迷,3分通常表示深昏迷或脑死亡。

2.护理并发症的风险评估

(1)雾化并发症:过敏反应、感染、呼吸困难、缺氧及二氧化碳潴留等。

(2)吸痰并发症:气道黏膜损伤、感染、低氧血症、心律失常等。

3.其他护理风险评估　包括儿童压疮风险评估量表(Braden-Q量表);儿童疼痛行为评估量表;Humpty Dumpty跌倒/坠床评估量表;护理安全评估表等。

【护理常规及安全防范措施】　气道梗阻分为上气道梗阻和下气道梗阻。上气道梗阻以吸气性呼吸困难为主,常见的疾病包括喉乳头状瘤、急性喉炎、喉梗阻等;下气道梗阻以呼气性呼吸困难为主,常见于下呼吸道异物、支气管哮喘等。

(一)非手术治疗护理

(1)气道梗阻患儿入院后,护士应立即将其安置在危重病房或抢救室并平移至床上,根据病情摆放合适的体位。

(2)立即测量生命体征及血氧饱和度;必要时行心电监护,给予雾化及吸氧。

(3)准确评估病情,床旁备齐各种抢救用物,如吸氧/吸痰装置、心电监护仪、气管切开包等。做好各类抢救设备的准备工作。

(4)密切观察患儿意识、瞳孔、生命体征等,根据病情需要及时巡视,发现病情变化立即通知医生,随时准备配合抢救。认真做好护理记录,准确记录出入量。

(5)迅速建立静脉通道,遵医嘱保证药物治疗。

(6)做好患儿及其家属的心理护理,向患儿及其家属介绍疾病相关知识,并做好患儿家属的安抚工作,以减轻患儿及其家属紧张、焦虑情绪,并能积极有效地配合医疗及护理工作。

(7)保持呼吸道通畅,定时翻身、拍背,及时清除呼吸道内分泌物,意识障碍者头偏向一侧,必要时行气管内插管、气管切开或呼吸机辅助呼吸。

(二)手术治疗护理

1. 术前护理

(1)呼吸道管理:保持呼吸道通畅,患儿出现烦躁不安、面色苍白、剧烈咳嗽、气喘加剧、心率加速等心力衰竭表现时,立即报告医生,给予吸氧并减慢输液速度,遵医嘱给予强心、利尿剂。

(2)病情观察:密切观察患儿生命体征、血氧饱和度,尤其是呼吸情况,观察有无发绀、呼吸困难、呛咳。观察用氧后的效果;如有气急、胸闷、发绀、三凹征等紧急情况须行气管切开术。

(3)急救物品的准备:床边备好氧气、吸痰器、气管切开包等急救物品。

2. 术后护理

(1)病情观察:密切观察患儿体温、脉搏、呼吸情况,并做好记录。遵医嘱给予吸氧、吸痰处理。

(2)呼吸道管理:麻醉清醒后取半坐卧位,以利于呼吸。遵医嘱给予雾化吸入,减轻喉头水肿。雾化后及时给予头低脚高位空心掌拍背,促进呼吸道分泌物排出。行气管切开术患儿,防止气管套管堵塞或脱出。

(3)饮食护理:麻醉完全清醒4小时后可进食;指导患儿家属合理喂养,给予高热量、高蛋白、富含维生素、易消化的半流质饮食或软食,少量多餐,保证足够的水分摄入。

(4)药物护理:观察用药后反应。术后遵医嘱使用糖皮质激素及抗生素,防止喉头水肿的发生。

(5)心理护理:耐心向患儿及其家属解释病情,消除其紧张心理和顾虑。行气管切开术者,加强与患儿家属的沟通,给予有效的支持,使之能积极配合治疗。

(三)出院指导

(1)遵医嘱定期复查,不适随诊。

(2)指导患儿家属给予患儿合理饮食,适当体育锻炼,以增强体质。

(3)指导患儿家属管理好食物及玩具。避免给3岁以下婴幼儿吃花生、瓜子、豆类、果冻等食物。嘱患儿勿将玩具含于口中玩耍。学龄儿童要纠正口中含物仰头做作业、睡觉的不良习惯。嘱患儿进食时不可哭闹、嬉笑、追逐。避免采用"捏鼻灌药"的方法强迫儿童服药。

(4)喉乳头状瘤极易复发,患儿出院后仍需继续坚持免疫治疗,如注射干扰素等。告诉患儿家属坚持药物治疗的重要性,使其按时执行医嘱,完成治疗。如患儿出现呼吸不畅、三凹征阳性、喉喘鸣及烦躁等症状,应立即到医院就诊。

(5)行气管切开术者,保持切口处的清洁干燥,避免用手抓。加强营养,多食富含维生素、铁等增强患儿免疫力的食物。忌生、冷、硬的食物。近期内避免带患儿去人群密集的地方,以防各种传染病。根据气温的变化,及时增减衣服,避免受凉感冒。

【主要护理问题】

1.有窒息的危险 与肿物、异物、炎性分泌物堵塞气道有关。

2.清理呼吸道无效 与异物阻塞、呼吸道分泌物过多、黏稠有关。

3.潜在并发症 肺气肿、术后纵隔气肿、气胸、皮下气肿、感染、出血、低氧血症、气管切开术后的并发症等。

4.体温过高 与咽喉部感染有关。

5.吞咽障碍 与咽喉部明显充血肿胀及剧烈咽痛有关。

6.疼痛 与炎症导致疼痛有关。

7.营养失调:低于机体需要量 与气道受阻、喂养困难有关。

8.知识缺乏 缺乏疾病相关知识。

9.焦虑/恐惧 与患儿及其家属对疾病的恐惧、担心预后有关。

【应急预案】

1.上气道梗阻所致呼吸困难抢救护理应急预案

(1)判断喉源性呼吸困难的程度。

(2)Ⅰ~Ⅱ度呼吸困难。Ⅰ度呼吸困难:安静时无呼吸困难表现,活动或哭闹时有轻度吸气性呼吸困难。Ⅱ度呼吸困难:安静时也有轻度吸气性呼吸困难、吸气性喉鸣和吸气性胸廓周围软组织凹陷,活动时加重,但不影响睡眠和进食,亦无烦躁不安等缺氧症状,脉搏正常。

①立即通知医生,监测患儿生命体征及血氧饱和度。

②给予鼻导管吸氧,儿童的氧流量为1~2 L/min,婴幼儿的氧流量为0.5~1 L/min,氧浓度为25%~40%。

③建立静脉通道,遵医嘱用药及给予雾化吸入。

④设专人陪护,安抚患儿及其家属,保持病房环境安静。

⑤做好护理记录,应能反映观察要点。

⑥密切观察病情变化。

(3)Ⅲ～Ⅳ度呼吸困难。Ⅲ度呼吸困难:吸气性呼吸困难明显,喘鸣音甚响,出现"四凹征"(胸骨上窝、锁骨上/下窝、剑突或上腹部、肋间隙等处软组织吸气性凹陷显著),并因缺氧而出现烦躁不安、不易入睡、不愿进食、脉搏加快等症状。Ⅳ度呼吸困难:呼吸极度困难。由于严重缺氧和二氧化碳蓄积增多,患儿坐卧不安,手足乱动,出冷汗,面色苍白或发绀,定向力丧失,心律失常,脉搏细弱,血压下降,大小便失禁等。如不及时抢救,可因窒息、昏迷及心力衰竭而死亡。

①立即报告医生,建立静脉通道。嘱患儿禁饮禁食。遵医嘱用药,必要时使用镇静剂。监测患儿生命体征、神志及血氧饱和度。

②予以吸氧:a.面罩吸氧:儿童的氧流量为3～5 L/min,婴幼儿的氧流量为2～4 L/min,氧浓度为40%～60%。b.头罩吸氧:氧流量可根据病情调节,通常为4～6 L/min,氧浓度为40%～50%;必要时行持续气道正压通气(CPAP)或机械通气。

③备负压吸引装置及气管切开包,及时吸出呼吸道分泌物。必要时配合医生行床旁气管切开。

④保持环境安静,减少外界刺激。做好患儿及其家属的心理护理。

⑤做好护理记录,应准确反映抢救过程。

⑥密切监测患儿病情变化,并记录。

2.气管切开术后发生呼吸困难护理应急预案

(1)评估患儿呼吸困难程度,判断其发生原因。

(2)安抚患儿及其家属,给予吸氧,测量生命体征,同时通知医生。

(3)准备急救物品:气管扩张钳或弯止血钳、氧气、光源、负压吸引装置等,遵医嘱建立静脉通道并给药。

(4)套管原因。

①套管脱出或移位:a.配合医生取出内套管后植入管芯,从自然窦道送回。b.有阻力:拔出外套管,用气管扩张钳或弯止血钳沿伤口插入气管后再植入带芯外套管。c.无阻力:带芯外套管重新插入气管,拔出管芯,清洗消毒内套管后重新植入。

②痰液、痰痂及异物堵塞:吸出痰液及痰痂。如痰痂较大未吸出,迅速拔出内套管。自外套管吸痰,吸净痰液后重新植入消毒后的内套管。同时配合医生用气管镜取出痰痂。

(5)出血原因。

①吸出套管内血性分泌物,保持呼吸道通畅,视情况给予压迫止血。

②如出血量增大,配合医生手术止血。

③出血停止后将患儿口、鼻、面部的血液清洗干净,更换纱布垫和系带及污染的衣物,减轻患儿的恐惧。

(6)记录抢救全过程,书写护理记录,做好交接工作。

3.气管异物抢救护理应急预案

(1)评估患儿的神志、口唇及面色、呼吸及心率,了解吸入异物的种类、特征及留存的时间。

(2)患儿神志清楚、口唇及面色红润,呼吸平稳:安置心电监护仪,监测生命体征。视情况予以鼻塞或者面罩吸氧。婴幼儿患者避免哭闹,减少活动。床旁备好急救物品。禁饮食,向患儿及其家属交代手术风险。

(3)患儿烦躁不安、口唇及面色苍白或发绀、心率加快、呼吸急促:准备急救用物,如氧气枕、心电监护仪、气管切开包、简易呼吸器等。

(4)将患儿送入手术室。

4. 紧急气管切开抢救护理应急预案

(1)住院患儿发生呼吸困难,立即通知医生。监测患儿生命体征,评估呼吸困难程度,了解发生呼吸困难的原因,给予正确体位、吸氧。

(2)迅速建立静脉通道,准备急救物品,遵医嘱用药,积极进行紧急气管切开术术前准备。

(3)通知麻醉科及手术室,准备手术器械及手术床位。

(4)安抚患儿,减轻其紧张情绪,避免加重呼吸困难。

(5)准备床单位,铺麻醉床,床头备负压吸引装置、气管切开护理盘、心电监护仪等。

(6)及时准确地做好各项记录,做好交接工作。

【技术规范】

1. 基本生命支持技术

(1)人工呼吸时送气量不宜过大,以免引起患儿胃部胀气。

(2)胸外心脏按压时要确保足够的频率及深度,尽可能不中断胸外心脏按压,每次胸外心脏按压后要让胸廓充分回弹,以保证心脏得到充分的血液回流。如需要安装人工气道或插管,中断不应超过10秒。

(3)胸外心脏按压时肩、肘、腕在一条直线上,并与患儿身体长轴垂直。

(4)按压时,手掌掌根不离开胸壁。

(5)如患儿没有人工气道,吹气时暂停按压,如患儿插有人工气道,吹气时可不暂停按压。

2. 经口/鼻吸痰技术

(1)严格执行查对制度,遵守无菌操作原则。

(2)每次吸痰时应更换吸痰管,每次吸痰时间不超过15秒,插管动作轻柔,防止呼吸道黏膜损伤。

(3)吸痰前患儿有明显的血氧饱和度下降,建议吸痰前提高氧浓度。如痰液较多,需要再次吸引,应间隔3~5分钟待患儿耐受后再进行。

(4)痰液黏稠时,可配合翻身、拍背、蒸汽吸入或雾化吸入,以提高吸痰效果。

(5)出现缺氧症状,如发绀、心率下降等应立即停止吸痰,呼叫医生。

3. 中心供氧吸氧技术

(1)用氧前,检查氧气装置有无漏气,是否通畅。

(2)使用氧气时,应先调节流量后应用,停止吸氧时,先拔除导管,再关闭氧气开关。中途改变流量,先分离鼻导管与湿化瓶连接处,调节好流量后再接上,以免一旦开关出错,大量氧气进入呼吸道而损伤肺组织。

(3)持续吸氧的患儿,应当保持管道通畅,无弯折、分泌物堵塞或扭曲。

(4)面罩吸氧时,检查面部、耳廓皮肤受压情况。

(5)湿化瓶使用时应保持竖直,倾斜不得超过30°。当湿化液液面下降至最低液位线时须更换。氧气装置一人一用,需在瓶签上写明开瓶时间。

4. 气管切开护理技术

(1)根据患儿气管切开造口情况选择敷料,遵守无菌操作原则。

(2)每日至少换药1次,保持造口敷料及系带的清洁干燥。系带应妥善固定,松紧适宜,系带与皮肤之间以恰伸进一指为宜。

(3)经常翻身、拍背,促进排痰,同时防止气管套管脱出。当患儿有明显气道分泌物阻塞,听诊有明显痰鸣音时,及时给予吸痰处理。

(4)操作时动作应尽量轻柔,防止牵拉,减少对患儿的刺激,患儿出现剧烈咳嗽时停止操作。

(5)操作过程中注意观察患儿的病情变化,发现异常及时通知医生。密切观察有无出血、皮下气肿、气胸、感染等并发症的发生。

5. 心电监护技术

(1)监护仪要离墙放置,并与其他仪器保持一定距离。

（2）放置电极片时应避开伤口、瘢痕、中心静脉导管。

（3）患儿静卧，电极片要贴紧，如脱落要及时更换。

（4）正确设置报警界限，不能关闭报警声音。

（5）密切观察监护仪波形及各参数变化，及时处理干扰。

（6）观察患儿粘贴电极片周围的皮肤，定期更换电极片和粘贴电极片的位置。

（7）对躁动患者，应当固定好电极片和导线。

参 考 文 献

［1］ 丁淑贞，吴冰.耳鼻喉科临床护理［M］.北京：中国协和医科大学出版社，2016.

［2］ 成守诊，胡丽茎.耳鼻咽喉科头颈外科急症高级护理实践［M］.北京：人民卫生出版社，2020.

［3］ 中国人体健康科技促进会儿童变态反应专业委员会.儿童鼻出血诊断与治疗——临床实践指南（2021 年）［J］.中国实用儿科杂志，2021，36（10）：721-724.

［4］ 席淑新，肖惠明.眼耳鼻咽喉科护理学［M］.5 版.北京：人民卫生出版社，2021.

［5］ 李小寒，尚少梅.基础护理学［M］.7 版.北京：人民卫生出版社，2022.

［6］ 崔焱，仰曙芬.儿科护理学［M］.6 版.北京：人民卫生出版社，2017.

［7］ 耿小凤，田梓蓉.耳鼻咽喉头颈外科专科护理［M］.北京：人民卫生出版社，2021.

［8］ 田梓蓉，韩杰.耳鼻咽喉头颈外科护理健康教育与康复手册［M］.北京：人民卫生出版社，2019.

［9］ 韩德民.耳鼻咽喉头颈外科学［M］.3 版.北京：北京大学医学出版社，2019.

［10］ 韩杰，席淑新.耳鼻咽喉头颈外科护理与操作指南［M］.北京：人民卫生出版社，2019.

［11］ 张丽萍，邸方.神经重症病人气管切开术后并发症的护理体会［J］.中国临床神经外科杂志，2020，25（11）：798-799.

［12］ 陈礼付，戚建伟，马俭，等.气管切开术 50 例手术和护理体会［J］.世界最新医学信息文摘，2018，18（4）：41，43.

［13］ BOSSI P，CHAN A T，LICITRA L，et al. Nasopharyngeal carcinoma：ESMO-EURACAN Clinical Practice Guidelines for diagnosis，treatment and follow-up［J］. Ann Oncol，2021，32（4）：452-465.

［14］ BASURA G J，ADAMS M E，MONFARED A，et al. Clinical Practice Guideline：Ménière's Disease［J］. Otolaryngol Head Neck Surg，2020，162（2_suppl）：S1-S55.

第十九章 眼科疾病护理常规

第一节 一般护理常规

【术前护理】

1. 环境与休息 病室定时开窗通风,每日 2 次,每次 15～30 分钟,减少院内交叉感染。通风时避免空气对流,注意患儿保暖,室温保持在 18～22 ℃,相对湿度保持在 50%～60%。保证患儿作息规律和睡眠充足。保证病室光线适宜,避免阳光直射眼部,必要时关闭窗帘。同时注意安全,防止跌倒、坠床等意外发生。

2. 辅助检查和治疗 进行全面体格检查(体重、营养状况、心肺功能、肝肾功能、凝血功能等都应正常),以判定患儿对麻醉和手术的耐受能力。完善专科检查(视力检查、色觉检查、眼压检查等)。全身麻醉手术术日晨肌内注射阿托品或氢溴酸东莨菪碱注射液,以减少呼吸道分泌物。

3. 用药护理 术前遵医嘱滴抗生素滴眼液或散瞳剂,术前 0.5～1 小时接受术前用药,并准备好术中药品等。

4. 饮食护理

(1)根据患儿疾病、体重、营养状况以及所需热量,制订合理的饮食计划,增强机体抵抗力。

(2)全身麻醉手术前根据医嘱通知患儿禁食时间,以减少胃内食物,避免围手术期出现反流而导致误吸。术前 4 小时禁止摄入母乳;术前 6 小时禁止摄入牛奶、配方奶或者固体食物。局部麻醉患儿术日晨可进少量易消化食物,不可过饱,以免术中发生呕吐。

5. 皮肤护理

(1)保持床单位干净整洁、无渣屑,穿棉质衣服。

(2)保持术区皮肤清洁、完整,无毛发及破损,修剪指(趾)甲,保证清洁。

6. 用物准备

(1)常规用物准备:全身麻醉手术患儿术前准备浴巾 1～2 条、护理垫 5 片、纸尿裤 1 包、汗巾数条、衣物 2 套。备护理中单数张,吸管数根。女性患儿长发挽成双股辫子,充分暴露手术部位。

(2)特殊用物准备:洗眼专用毛巾、眼罩或墨镜。

7. 心理护理 针对不同年龄段患儿的心理特点,评估患儿及家庭需求,邀请患儿家属共同参与,实施以家庭为中心的个体化心理干预措施。学龄儿童,指导患儿家属用眼罩遮盖患儿眼睛开展适应性训练,以适应术后黑暗环境,减轻其恐惧心理。

【术后护理】

1. 呼吸道管理 麻醉清醒前取去枕仰卧位,头偏向一侧,注意保暖,防止呕吐、误吸。遵医嘱给予吸氧,监测血氧饱和度、血压。保持呼吸道通畅,观察面色及呼吸,监测生命体征,必要时床边备好吸痰器等应急用物。

2. 饮食护理 一般术后 4～6 小时方可进食。先饮水,后给予少量流质饮食,逐渐恢复正常饮食。

3. 伤口护理 保持伤口敷料清洁干燥、包扎完好,避免碰撞、揉抓,注意观察渗血情况。

4. 排泄护理 大小便不能自控的患儿建议使用纸尿裤,并及时用温水清洗臀部。需仰卧不能下床的较大患儿,可使用便器。对于因麻醉引起尿潴留的患儿,可先行膀胱区按摩或热敷、听流水声等,必要时留置导尿管。

5.发热护理 腋下体温达到37.5～38.4 ℃者给予物理降温,38.5 ℃及以上者遵医嘱给予药物降温。寒战期注意保暖,发热时保证足够水分摄入,防止大量出汗导致虚脱。

6.心理护理 向患儿家属讲解疾病相关护理知识,使患儿家属树立信心,鼓励患儿及其家属积极配合治疗。

7.呕吐护理 呕吐是常见的术后反应,可先暂时禁饮禁食观察,必要时遵医嘱予以补液。

8.疼痛护理 评估患儿疼痛的性质及程度,如术眼剧痛并伴有头痛、恶心、呕吐及其他症状,应及时报告医生并给予正确的处置,可遵医嘱酌情给予镇静剂、镇痛药;安慰患儿、转移注意力,以缓解其焦虑情绪;为患儿提供舒适的环境。

9.用药护理

(1)严格遵医嘱用药,注意观察用药后效果及不良反应。

(2)使用滴眼液前需充分摇匀查看是否变质、变色等,再查对患儿姓名、眼别。

(3)使用眼膏前应将前端眼膏视为污染,挤去少量。

(4)使用眼药过程中动作应轻柔,勿压迫眼球,勿将瓶口直接接触患儿眼睑和睫毛处,防止污染。

(5)多种滴眼液共同使用时,每2种药物的使用时间应间隔5～10分钟。

(6)出现药物过敏反应或眼部不适时,应停药并配合医生处理。

(7)滴眼液应放在阴凉、干燥、通风处保存,必要时在冰箱内保存;需与其他水剂药物分开放置,避免误滴、误食;滴眼液应在规定时间内使用完。

(8)使用滴眼液时,患儿取坐位或仰卧位,头稍后仰,眼睛向上注视,暴露下穹隆,操作者站在患儿头后或床旁,操作前洗净双手,用棉签拭去眼部分泌物,用手指分开上、下睑,将1～2滴药液滴入下穹隆部,无外伤和非手术患儿可提起上睑盖住下睑,嘱患儿闭眼休息3～5分钟,使药液充分吸收。

10.健康指导

(1)注意眼部卫生,保持眼部清洁,伤口卫生、干燥。勿揉抓患眼、碰撞伤口。

(2)养成良好的用眼习惯,避免长时间用眼。适当休息,避免剧烈运动。合理锻炼,增强体质。

(3)勤洗手,避免用不洁的双手揉眼。

知识拓展

特殊药物用药指导

(1)抗菌类药物:如典必殊(妥布霉素地塞米松滴眼液),由于该药含有激素成分,长期使用可能引起眼压升高和(或)青光眼,偶尔有视神经损害、后囊下白内障形成和伤口延迟愈合等不良反应,长期使用易发生真菌感染。因此,用药过程中注意观察不良反应,注意监测眼压。

(2)抗病毒类药物:如更昔洛韦眼用凝胶,由于在使用过程中偶见白细胞计数下降,因此对更昔洛韦过敏者及严重中性粒细胞减少或严重血小板减少的患儿禁用该药。

(3)非甾体抗炎药:如普南扑灵(普拉洛芬滴眼液),使用过程中可出现局部刺激症状,如刺激感、结膜充血、瘙痒、眼睑发红、异物感等。因此感染性眼病应用该药时可能会掩盖症状,应予以注意。

(4)β受体阻断药:如美开朗(盐酸卡替洛尔滴眼液),由于该药使用后可能会出现全身不良反应,如心率减慢、呼吸困难、无力、头痛、头晕等。因此有支气管哮喘或严重慢性阻塞性肺疾病者禁用。有明显心脏病的患儿用药期间应监测心率。同时,该药可掩盖低血糖症状,自发性低血糖患儿及接受胰岛素或降糖药治疗的患儿应监测血糖。

（5）散瞳药和睫状肌麻痹药：如硫酸阿托品眼用凝胶，由于该药使用后可能会产生视力下降、短暂的眼部烧灼感和刺痛等，并伴发全身症状，如口干、皮肤黏膜干燥、面部潮红、心动过速等现象，少数患儿可出现眼痒、结膜充血等过敏现象，因此每次滴药后应压迫内眦 3～5 分钟，避免引起全身中毒反应。瞳孔散大后畏光，在阳光和强烈灯光下可选择使用墨镜。角膜穿孔或即将穿孔的角膜溃疡患儿慎用此药。婴幼儿注意不要滴用硫酸阿托品滴眼液，慎用硫酸阿托品眼膏。闭角型青光眼、前列腺肥大、脑外伤、唐氏综合征等患儿禁用阿托品类药物。

（6）表面麻醉剂：如盐酸丙美卡因滴眼液，该药为单剂量表面麻醉剂，不含防腐剂，开启后立即使用，一次用毕即丢弃。甲状腺功能亢进或者心脏病患儿慎用。长时间使用该药可能会导致角膜损伤、视力减退或伤口延迟愈合，因此需严格遵医嘱用药。

第二节　睑板腺囊肿

【定义】　睑板腺囊肿又称霰粒肿，是由睑板腺排出通道阻塞及分泌物潴留引起的睑板腺特发性无菌性慢性肉芽肿性炎症。多见于学龄儿童、青少年或中壮年。典型表现为睑板上可触及单个或多个界限分明的韧性肿块，但无红、痛，表面皮肤隆起，皮肤无粘连。

【护理措施】

（一）术前护理

1.环境与休息　保持病室整洁，空气新鲜，光线适宜，每日开窗通风 2 次，每次 15～30 分钟，注意预防感冒。注意安全，防跌倒、坠床等意外发生。

2.心理护理　做好患儿及其家属的心理疏导，缓解其紧张情绪，使其建立信心，取得合作。

3.术前常规准备　术前遵医嘱滴抗生素滴眼液，协助完善相关检查，术前 1 日清洁术区眼部及颜面部皮肤。针对学龄儿童，指导患儿家属用眼罩遮盖患儿眼睛开展适应性训练，以适应术后黑暗环境，减轻其恐惧心理。备护理中单 1 张，吸管 1 根。女性患儿长发挽成双股辫子，充分暴露手术部位。

（二）术后护理

1.呼吸道管理　麻醉清醒前取去枕仰卧位，头偏向一侧，防止呕吐、误吸。遵医嘱给予吸氧，监测血氧饱和度、血压。保持呼吸道通畅，观察面色及呼吸，监测生命体征，必要时床边备好吸痰器等应急用物。

2.饮食护理　一般术后 4～6 小时方可进食。先饮水，后给予少量流质饮食，逐渐恢复正常饮食。术后第 1 日恢复普通饮食，给予高蛋白、高热量、富含维生素、易消化的食物，保持大便通畅。

3.眼部护理　注意观察敷料、眼罩有无松脱、移位，伤口有无渗血，眼周围皮肤有无压疮等情况并及时给予处理。嘱患儿勿揉抓眼部，防止伤口裂开。

4.用药护理　遵医嘱给予全身抗生素治疗、局部滴抗生素滴眼液，告知患儿家属用药目的及注意事项。指导患儿家属正确使用滴眼液及涂眼膏方法。

（三）健康指导

1.手卫生指导　使用滴眼液、眼膏前后，操作者应洗净双手。

2.用药指导　遵医嘱按时使用抗生素滴眼液、眼膏。

3.行为指导　保持敷料清洁干燥、固定牢靠，勿揉抓患眼、碰撞伤口。

4氦氖激光治疗指导　保持激光头距离患眼 10～20 cm，产生的光圈需覆盖整个眼部。

5.出院指导

（1）遵医嘱使用滴眼液，若眼部伤口处出现红肿、疼痛、分泌物增多等情况，及时就诊。

（2）出院 7 日后门诊复查，不适随诊。

（3）注意眼部卫生，保持眼部清洁，伤口卫生、干燥。

（4）养成良好的用眼习惯，避免长时间用眼。合理锻炼，增强体质。

（5）勤洗手，避免用不洁的双手揉眼。

【主要护理问题】

1.焦虑/恐惧　与患儿及其家属对疾病的恐惧、担心预后有关。

2.知识缺乏　缺乏睑板腺囊肿的相关知识。

3.潜在并发症　出血、感染。

4.舒适度改变　与患儿眼睑肿块有关。

5.有感染的危险　与睑板腺囊肿有关。

第三节　睑　内　翻

【定义】　睑内翻是指睑缘向眼球方向内卷的眼疾。大多数由内眦赘皮、睑缘部轮匝肌过度发育或睑板发育不全导致，当睑内翻达到一定程度时，睫毛会倒向眼球刺激结膜，患儿会出现异物感、畏光、流泪、眼睑痉挛等不适。

【护理措施】

（一）术前护理

1.环境与休息　保持病室整洁，空气新鲜，光线适宜，每日开窗通风 2 次，注意预防感冒。注意安全，防止跌倒、坠床等意外发生。

2.心理护理　做好患儿及其家属的心理疏导，缓解其紧张情绪，使其建立信心，取得合作。

3.术前常规准备　术前遵医嘱滴抗生素滴眼液，协助完善相关检查，术前 1 日清洁术区眼部及颜面部皮肤，遵医嘱行结膜囊和泪道冲洗。针对学龄儿童，指导患儿家属用眼罩遮盖患儿眼睛开展适应性训练，以适应术后黑暗环境，减轻其恐惧心理。

（二）术后护理

1.呼吸道管理　麻醉清醒前取去枕仰卧位，头偏向一侧，防止呕吐、误吸。遵医嘱给予吸氧，监测血氧饱和度、血压。保持呼吸道通畅，观察面色及呼吸，监测生命体征，必要时床边备好吸痰器等应急用物。

2.饮食护理　一般术后 4～6 小时方可进食。婴儿可给予糖水，年长儿先饮水，后给予少量流质饮食，逐渐恢复正常饮食。术后第 1 日恢复普通饮食，给予高蛋白、高热量、富含维生素、易消化的食物，保持大便通畅。术后 1 周内少食或者禁食辛辣刺激性食物。以富含营养、易于消化的食物为主，可多食蔬菜和水果，以促进伤口的愈合。

3.眼部护理　注意观察敷料、眼罩有无松脱、移位，伤口有无渗血，眼周围皮肤有无压疮等情况并及时给予处理。术后 1 周拆除眼部缝线，嘱患儿勿碰撞眼及额面部，防止伤口裂开。

4.用药护理　遵医嘱给予全身抗生素治疗、局部滴抗生素滴眼液，告知患儿家属用药目的及注意事项。指导患儿家属清洁患儿眼部分泌物，正确使用滴眼液及涂眼膏方法。

5.体位与活动管理　注意休息，限制头部活动，术后 3 日嘱患儿不要用力挤眼及揉搓碰撞以防止出血；取头高位休息，以缓解眼睑肿胀。

6.疼痛护理　评估患儿疼痛的性质及程度。根据儿童疼痛行为评估量表进行评分,针对高危疼痛患儿及时报告医生并给予正确的处置;安慰患儿、转移注意力,缓解其焦虑的情绪;为患儿提供舒适的环境。

（三）健康指导

1.手卫生指导　使用滴眼液、眼膏前后,操作者应洗净双手。

2.用药指导　遵医嘱按时使用抗生素滴眼液、眼膏。

3.行为指导　保持敷料清洁干燥、固定牢靠,勿揉抓患眼、碰撞伤口。

4.出院指导

(1)遵医嘱使用滴眼液,若眼部伤口处出现红肿、疼痛、分泌物增多等情况,及时就诊。

(2)出院 7 日后门诊复查,不适随诊。

【主要护理问题】

1.舒适度改变　与眼痛、异物感有关。

2.有感染的危险　角膜炎、角膜溃疡,与睫毛长期刺激角膜有关。

3.焦虑/恐惧　与患儿及其家属对手术的恐惧、担心预后有关。

4.知识缺乏　缺乏睑内翻的保健知识。

5.有窒息的危险　与全身麻醉方式有关。

6.潜在并发症　伤口感染,与不良卫生习惯、眼部伤口保护不当、机体抵抗力下降等因素有关。

第四节　上睑下垂

【定义】　上睑下垂是指上睑的提上睑肌(由动眼神经支配)和 Müller 平滑肌(交感神经支配)的功能不全或丧失,导致上睑部分或全部下垂,即在向前注视时,上睑缘遮盖角膜上部超过角膜的 1/5。轻者不遮盖瞳孔,但影响外观。重者部分或全部遮盖瞳孔,影响视功能。正常睑裂平均宽度约为 7.5 mm,上睑缘遮盖角膜上方不超过 2 mm。常见病因有先天性因素(如遗传病)和获得性因素(如神经系统疾病等)。先天性上睑下垂常为双侧,常伴有眼球上转运动障碍,需仰天视物,易形成一种仰头皱眉的特殊姿势。

【护理措施】

（一）术前护理

1.环境与休息　保持病室整洁,空气新鲜,光线适宜,每日开窗通风 2 次,注意预防感冒。注意安全,防止跌倒、坠床等意外发生。

2.心理护理　做好患儿及其家属的心理疏导,缓解其紧张情绪,使其建立信心,取得合作。

3.术前准备　术前遵医嘱滴抗生素滴眼液,进行抗生素皮试,协助完善相关检查,术前 1 日清洁术区眼部及颜面部皮肤,并冲洗结膜囊。针对学龄儿童,指导患儿家属用眼罩遮盖患儿眼睛开展适应性训练,以适应术后黑暗环境,减轻其恐惧心理。

（二）术后护理

1.呼吸道管理　麻醉清醒前取去枕仰卧位,头偏向一侧,防止呕吐、误吸,以不压迫术眼为宜。遵医嘱给予心电监护,监测血氧饱和度、血压。保持呼吸道通畅,观察面色及呼吸,监测生命体征,必要时床边备好吸痰器等应急用物。

2.饮食护理　一般术后 4～6 小时方可进食。先饮水,后给予少量流质饮食,逐渐恢复正常饮食。术后第 1 日恢复普通饮食,给予高蛋白、高热量、富含维生素、易消化食物,保持大便通畅。

3.眼部护理 一般术后第 3 日拆除眼部敷料。注意观察敷料、眼罩有无松脱、移位,伤口有无渗血,眼周围皮肤有无压疮等情况并及时处理。注意勿碰撞眼及额面部,防止伤口裂开。术后第 7 日拆线。

4.用药护理 遵医嘱给予全身抗生素治疗、局部滴抗生素滴眼液,告知患儿家属用药目的及注意事项。指导患儿家属正确使用滴眼液及涂眼膏方法。

5.并发症观察及处理 术后患儿可能会出现眼部明显异物感、流泪、刺痛等暴露性角膜炎症状,遵医嘱涂抗生素眼膏,包扎双眼以避光,减少眼球转动,防止加重损伤。

(三)健康指导

1.手卫生指导 使用滴眼液、眼膏前后,操作者应洗净双手。

2.用药指导 遵医嘱按时使用抗生素滴眼液、涂眼膏;介绍用药目的及注意事项;术后睡前涂眼膏,保护角膜,并用纱布包扎患眼,防止术后暴露性角膜炎。

3.行为指导 保持敷料清洁干燥、固定牢靠,勿揉抓患眼、碰撞伤口。

4.出院指导

(1)遵医嘱使用滴眼液,若眼部伤口处出现红肿、疼痛、分泌物增多等情况,及时就诊。

(2)出院 7 日后门诊复查,不适随诊。

【主要护理问题】

1.有受伤的危险 与视野遮挡有关。

2.自我形象紊乱 与担心容貌缺陷被别人歧视有关。

3.感知紊乱 与视力障碍有关。

4.知识缺乏 缺乏上睑下垂相关知识。

5.潜在并发症 暴露性角膜炎。

第五节 斜 视

【定义】 斜视是指双眼注视同一目标时,其中一眼的视轴出现不同程度偏离的现象。表现为眼位不正,多为眼外肌或支配眼外肌的神经功能异常所致。斜视常分为共同性内斜视和共同性外斜视,共同性内斜视包括先天性内斜视、调节性内斜视、部分调节性内斜视、非调节性内斜视;共同性外斜视包括先天性外斜视、间歇性外斜视、恒定性外斜视和继发性外斜视。根据发生年龄分为先天性斜视和后天性斜视,根据偏斜方向分为水平斜视(内斜视、外斜视)、垂直斜视(上斜视、下斜视)、旋转斜视、内旋转斜视和外旋转斜视。

【护理措施】

(一)术前护理

1.环境与休息 保持病室整洁,空气新鲜,光线适宜,每日开窗通风 2 次,注意预防感冒。注意安全,防止跌倒、坠床等意外发生。

2.心理护理 做好患儿及其家属的心理疏导,缓解其紧张情绪,使其建立信心,取得合作。

3.术前常规准备 术前遵医嘱使用抗生素滴眼液,协助完善相关检查,遵医嘱行结膜囊和泪道冲洗,术前 1 日清洁术区眼部及颜面部皮肤。对于学龄儿童,指导患儿家属用眼罩遮盖患儿眼睛开展适应性训练,以适应术后黑暗环境,减轻其恐惧心理。

(二)术后护理

1.呼吸道管理 麻醉清醒前取去枕仰卧位,头偏向一侧,防止呕吐、误吸,以不压迫术眼为宜。遵医嘱给予吸氧,监测血氧饱和度、血压。保持呼吸道通畅,观察面色及呼吸,监测生命体征变化,必要时床边备好吸痰器等应急用物。

2.饮食护理 一般术后4~6小时方可进食。先饮水,后给予少量流质饮食,逐渐恢复正常饮食。术后第1日可进普通饮食,饮食宜清淡、易消化、富含维生素,保持大便通畅。嘱患儿术后当日进易消化半流质饮食,部分患儿因牵拉肌肉可引起恶心、呕吐,症状剧烈者可暂停饮食,必要时给予肠外营养。

3.眼部护理 注意观察敷料、眼罩有无松脱、移位,伤口有无渗血,眼周围皮肤有无压疮等情况并及时给予处理。注意勿揉搓及碰撞术眼及额面部,防止伤口裂开及感染。

4.用药护理

(1)遵医嘱使用抗生素滴眼液,告知患儿家属用药目的及注意事项,指导患儿家属正确使用滴眼液及涂眼膏方法。

(2)注意观察用药后效果及不良反应,激素类滴眼液使用3日后停药,如使用过程中出现眼痛、眼压增高等不适,立即停药并报告医生,遵医嘱进行对症处理。

5.并发症观察及处理

(1)复视:原复视症状未消除,或原本没有复视而出现复视。

处理方法:观察眼位、视力变化。如果出现复视,告诉患儿家属鼓励患儿看清晰的物像,不要刻意寻找复视造成的物像。复视现象一般在手术1周后或随康复而消失,或遵医嘱通过术后眼部训练进行恢复。

(2)眼红:表现为术后眼局部充血。

处理方法:遵医嘱使用抗生素＋激素类滴眼液,避免揉抓患眼及污染伤口,一般术后2~4周症状消失。

(3)感染:主要表现为眼痛、眼红、畏光、分泌物增多、视力下降。

处理方法:遵医嘱取分泌物送检,局部滴抗生素滴眼液。

(三)健康指导

1.手卫生指导 使用滴眼液、眼膏前后,操作者应洗净双手。

2.用药指导 遵医嘱使用抗生素滴眼液、眼膏,密切观察用药后不良反应。

3.行为指导 保持伤口敷料清洁干燥,勿随意取下;勿揉患眼,洗脸时避免水流入患眼,以防眼部感染;术后2周尽量减少眼球转动,避免剧烈运动及晃动头部。

4.视功能训练 斜视矫正手术后要定期复查视力,根据视力恢复情况决定是否继续进行弱视及正位视训练,以巩固和提高视功能。指导患儿使用同视机行眼部视功能训练,部分调节性斜视患儿术后应继续戴矫正眼镜。

5.出院指导

(1)遵医嘱使用滴眼液,注意观察用药效果及不良反应。

(2)遵医嘱早期配镜并进行弱视训练,出院后坚持使用同视机进行眼部视功能训练1~2年。

(3)出院后第1周、半个月、1个月、3个月、半年定期门诊随访,检查视力、伤口愈合情况等,若出现视力下降、眼痛、分泌物增多、畏光、眼红等症状,应及时就诊,不适随诊。

【主要护理问题】

1.紧张/焦虑 与患儿及其家属担心疾病预后及术后视力、眼位恢复情况有关。

2.自我形象紊乱(自卑感) 与眼位偏斜,容貌受影响有关。

3.有受伤的危险 与术后可能出现弱视、复视等有关。

4.疼痛 与手术伤口及切断眼肌有关。

5.知识缺乏 缺乏斜视相关知识。

6.潜在并发症 复视、眼红、感染。

第六节　眼肌型重症肌无力

【定义】　眼肌型重症肌无力是一种表现为神经-肌肉连接点传递障碍的自身免疫性疾病。其特征为横纹肌疲劳、出现单眼或双眼上睑下垂和（或）复视、眼球活动受限，晨轻暮重，或疲劳时加重，休息后可减轻。

【护理措施】

（一）一般护理

1. 环境与休息　保持病室整洁，空气新鲜，光线适宜，每日开窗通风 2 次，注意预防感冒。注意安全，防跌倒、坠床等意外发生。过度疲劳易引发眼肌型重症肌无力，所以要注意休息。

2. 心理护理　做好患儿及其家属的心理疏导，缓解其紧张情绪，使其建立信心，取得合作。

3. 饮食护理　忌辛辣刺激性食物，给予高蛋白、富含维生素、易消化的食物，忌暴饮暴食。

4. 用药护理　遵医嘱按时服用溴吡斯的明、泼尼松等糖皮质激素类药，告知患儿家属用药目的、注意事项和可能出现的副作用。用药期间严密观察用药效果并监测眼压、血压、血糖和体重的变化，注意观察消化道反应。激素不可随意停用或减量。与其他药物（如麻黄素、氯化钾、钙剂等）联合应用时，应严密观察有无药物不良反应，若发现异常，及时报告医生处理。

5. 病情观察

（1）眼肌型重症肌无力的主要症状有横纹肌疲劳、上睑下垂，眼外肌麻痹则视物双影或视物不清、眼偏斜、活动受限，均有晨轻暮重的显著特点。认真倾听患儿的主诉，注意观察患儿口服溴吡斯的明后眼部症状是否有所好转。

（2）患儿在心电图检查正常的情况下遵医嘱行新斯的明试验，试验前由医生测量患儿患眼睑大程度，肌内注射新斯的明半小时后，再次测量患眼睑大程度，若试验后患眼明显比试验前睑大，则判断试验结果为阳性，无明显改变则为阴性。新斯的明试验过程中，如患儿出现任何不适，应立即告知医生给予对症处理。

（二）健康指导

1. 用药指导　遵医嘱按时服药，不可随意停用或减量，密切观察用药后效果及不良反应，如有异常，及时通知医生。

2. 饮食指导　给予高蛋白、富含维生素、高热量、易消化的食物，忌暴饮暴食，激素治疗期间限制钠盐的摄入。

3. 活动指导　注意休息，避免剧烈运动，防止病情复发和加重。

4. 出院指导

（1）遵医嘱口服溴吡斯的明，不可随意停用或减量，注意观察用药效果及不良反应。

（2）本病治疗周期较长，应避免剧烈运动或过度疲劳，避免情绪激动，防风寒感冒，防感染，增强机体抵抗力。

（3）出院后定期门诊随访，若患儿出现视物不清、视物双影、眼球偏斜、眼球活动受限等症状，及时就诊，不适随诊。

【主要护理问题】

1. 有受伤的危险　与视野遮挡有关。

2. 焦虑/恐惧　与患儿及其家属对疾病的恐惧、担心预后和复发有关。

3. 感知的改变（视力障碍）　与眼球运动障碍及上睑下垂有关。

4. 知识缺乏　缺乏眼肌型重症肌无力的相关知识。

第七节 眼睑囊肿

【定义】 眼睑囊肿是胚胎时期表皮外胚层植入形成的囊肿。表现为渐进性眼球突出,由于囊肿多发于眼眶内上方及外上方,使眼球向上或向下移位并突出,于眶缘可触及囊肿质软,表面光滑,不活动,无压痛。

【护理措施】

(一)术前护理

1. 环境与休息 保持病室整洁,空气新鲜,光线适宜,每日开窗通风2次,注意预防感冒。注意安全,防跌倒、坠床等意外发生。

2. 心理护理 做好患儿及其家属的心理疏导,缓解其紧张情绪,使其建立信心,取得合作。

3. 术前常规准备 术前遵医嘱使用抗生素滴眼液,协助完善相关检查;术前1日清洁术区眼部及颜面部皮肤。对于学龄儿童,指导患儿家属用眼罩遮盖患儿眼睛开展适应性训练,以适应术后黑暗环境,减轻其恐惧心理。

(二)术后护理

1. 呼吸道管理 麻醉清醒前取去枕仰卧位,头偏向一侧,防止呕吐、误吸。遵医嘱给予吸氧,监测血氧饱和度、血压。保持呼吸道通畅,观察面色、嘴唇颜色及呼吸,监测生命体征,必要时床边备好吸痰器等应急用物。

2. 饮食护理 一般术后4~6小时方可进食。先饮水,后给予少量流质饮食,少量多餐,逐渐恢复正常饮食。术后第1日可进普通饮食,饮食宜清淡、易消化、富含维生素,保持大便通畅。

3. 眼部护理 注意观察敷料、眼罩有无松脱、移位,伤口有无渗血,眼周围皮肤有无压疮等情况并及时给予处理。注意勿碰撞眼及额面部,防止伤口裂开。

4. 用药护理 遵医嘱使用抗生素滴眼液,告知患儿家属用药目的及注意事项。指导患儿家属正确使用滴眼液及涂眼膏方法。

(三)健康指导

1. 手卫生指导 使用滴眼液、眼膏前后,操作者应洗净双手,预防感染。

2. 用药指导 遵医嘱按时使用抗生素滴眼液。

3. 行为指导 保持伤口敷料清洁干燥,勿随意取下;勿揉患眼、碰撞额面部,防止伤口裂开。

4. 出院指导 出院7日后门诊复查,若眼部伤口处出现红肿、疼痛、脓性分泌物等情况,及时就诊。

【主要护理问题】

1. 焦虑/恐惧 与患儿及其家属对疾病的恐惧、担心预后有关。

2. 知识缺乏 缺乏眼睑囊肿的相关知识。

3. 潜在并发症 伤口感染、出血等。

第八节 眶内血管瘤

【定义】 血管瘤是来源于血管内皮细胞的先天性良性错构瘤,触之柔软、压之褪色、边界清楚,具有增生期和自行消退的特点。婴幼儿血管瘤一般于出生后1周左右出现,男女发病比例约为1:3。在患儿

1岁以内血管瘤处于增生期,1岁左右逐渐进入消退期,部分血管瘤可完全消退。血管瘤好发于身体各部位,如眼睑、体表、眼眶,以头面部最为多见(约占50%)。早产儿发病率明显增高,体重越低发病率越高。

【护理措施】

(一)一般护理

1.环境与休息 保持病室整洁,空气新鲜,光线适宜,每日开窗通风2次,注意预防感冒。注意安全,防止跌倒、坠床等意外发生。

2.心理护理 做好患儿及其家属的心理疏导,缓解其紧张情绪,使其建立信心,取得合作。

3.用药护理

(1)遵医嘱行盐酸普萘洛尔口服治疗时,应在进食后0.5～1小时服用,避免空腹服药引发低血糖。服药前、后30分钟均应监测患儿心率、血压。如低于正常范围或心电图有异常,需暂停用药。

(2)儿童应用盐酸普萘洛尔时可能出现的不良反应包括心动过缓、低血压、支气管痉挛、腹泻、胃肠道不适及上消化道反流、皮疹等,服药期间应做好血压、心率监测,观察患儿呼吸道情况,注意有无咳嗽加重症状。观察大便的颜色、性状及量,若发现异常,及时联系医生处理。

(3)使用美开朗(盐酸卡替洛尔滴眼液)湿敷瘤体。

(4)评估瘤体面积大小、颜色变化并记录。

4.硬化剂瘤体内注射治疗护理

(1)局部麻醉注射前饮食应少量多餐,防止呕吐、窒息,完善心电图等相关检查。

(2)局部麻醉手术后,保持眼部敷料清洁干燥,禁止抓挠,以防敷料、眼罩松脱、移位。术后第1日取下眼罩,注意评估瘤体面积、颜色变化并记录。

(3)避免剧烈运动及压迫眼及额面部,防止局部伤口裂开出血。

(二)健康指导

1.用药指导 指导患儿家属正确喂药方法,掌握监测心率的方法。

2.行为指导 注射后局部可能出现红肿,3～5日可自行消退。保持瘤体局部皮肤清洁干燥,及时修剪指甲,避免揉抓血管瘤,防止破裂出血导致感染;行血管瘤注射治疗前、后1周禁止进行预防接种。

3.出院指导

(1)遵医嘱每日按时、按量服药,不可随意加量、减量和漏服。

(2)服药前监测心率,每月复查心电图,如有异常暂停服药,及时就诊。

(3)指导患儿家属观察血管瘤面积、颜色变化,如出现溃疡、出血等情况,及时与医生联系。

(4)出院7日后门诊复查,不适随诊。

【主要护理问题】

1.感知改变(视力障碍) 血管瘤生长迅速,压迫眼球周围器官,使眼球偏位,运动受限。

2.皮肤黏膜完整性受损 与汗液侵蚀、摩擦、压迫造成血管瘤破溃有关。

3.焦虑 与患儿及其家属担心疾病转归有关。

4.潜在并发症 心率减慢,与心脏受损有关。

第九节 先天性泪囊瘘

【定义】 先天性泪囊瘘也称泪道瘘,是一种泪道附属器的发育异常,可发生于单侧或双侧。临床表现为泪囊区皮肤有一针尖大小孔,泪液从该孔溢出,下睑感染,眼部不适。

【护理措施】

（一）术前护理

1. 环境与休息 保持病室整洁,空气新鲜,光线适宜,每日开窗通风 2 次,注意预防感冒。注意安全,防止跌倒、坠床等意外发生。

2. 心理护理 做好患儿及其家属的心理疏导,缓解其紧张情绪,使其建立信心,取得合作。

3. 术前常规准备 术前遵医嘱滴抗生素滴眼液,协助完善相关检查,术前 1 日清洁术区眼部及颜面部皮肤,冲洗泪道,预防伤口感染,冲洗时用纱布及手指压住瘘管开口。对于学龄儿童,指导患儿家属用眼罩遮盖患儿眼睛开展适应性训练,以适应术后黑暗环境,减轻其恐惧心理。

（二）术后护理

1. 呼吸道管理 麻醉清醒前取去枕仰卧位,头偏向一侧,防止呕吐、误吸。遵医嘱给予吸氧,监测血氧饱和度、血压。保持呼吸道通畅,观察面色、嘴唇颜色及呼吸,监测生命体征,必要时床边备好吸痰器等应急用物。

2. 饮食护理 一般术后 4～6 小时方可进食。先饮水,后给予少量流质饮食,逐渐恢复正常饮食。术后第 1 日可进普通饮食,给予清淡、易消化、富含维生素的食物,保持大便通畅。

3. 眼部护理 注意观察敷料、眼罩有无松脱、移位,伤口有无渗血,眼周围皮肤有无压疮等情况并及时给予处理。注意勿碰撞眼及额面部,防止伤口裂开。

4. 用药护理 遵医嘱使用抗生素滴眼液,告知患儿家属用药目的及注意事项。指导患儿家属正确使用滴眼液及涂眼膏方法。

（三）健康指导

1. 手卫生指导 使用滴眼液、眼膏前后,操作者应洗净双手。

2. 用药指导 遵医嘱按时使用抗生素滴眼液、涂眼膏。

3. 行为指导 保持敷料清洁干燥、固定牢靠,勿揉抓患眼、碰撞伤口。

4. 出院指导

(1)遵医嘱使用滴眼液,若眼部伤口处出现红肿、疼痛、分泌物增多等情况,及时就诊。

(2)出院 7 日后门诊复查,不适随诊。

【主要护理问题】

1. 舒适度改变 与溢泪及分泌物刺激有关。

2. 焦虑 与长期溢泪有关。

3. 知识缺乏 缺乏先天性泪囊瘘的相关知识。

4. 潜在并发症 伤口感染,与不良卫生习惯、眼部伤口保护不当、机体抵抗力下降等因素有关。

第十节 新生儿泪囊炎

【定义】 新生儿泪囊炎是由鼻泪管下端堵塞,泪囊内分泌物滞留伴发感染引起的。常见的致病菌有肺炎球菌、链球菌、葡萄球菌等。致病菌及脓性分泌物反流至结膜可引起结膜炎症,在角膜存在损伤的情况下,可导致角膜溃疡。临床表现为溢泪、泪囊区皮肤潮红、糜烂等湿疹样表现。挤压泪囊区,有黏液或脓性分泌物自泪点溢出。

【护理措施】

（一）术前护理

1. 环境与休息 保持病室整洁,空气新鲜,光线适宜,每日开窗通风 2 次,注意预防感冒。注意安全,防止跌倒、坠床等意外发生。

2.心理护理 做好患儿及其家属的心理疏导,缓解其紧张情绪,使其建立信心,取得合作。

3.术前常规准备 术前遵医嘱滴抗生素滴眼液,协助患儿完善相关检查,术前1日清洁术区眼部及颜面部皮肤,行氦氖激光照射治疗,减轻患眼肿胀及局部炎症。

（二）术后护理

1.体位管理 术后取半坐卧位,以利于引流。

2.饮食护理 合理喂养,按时添加辅食,注意奶具消毒。预防呛奶、窒息。

3.眼部护理 探通针固定期间,确保完好无移位,防止患儿抓揉患眼。若患儿出现溢泪、眼部分泌物增多等症状,及时告知医生处理。遵医嘱行氦氖激光照射治疗,减轻患眼肿胀及局部炎症。

4.用药护理 遵医嘱按时使用抗生素滴眼液,告知患儿家属用药目的及注意事项。指导患儿家属正确使用滴眼液及涂眼膏方法。

（三）健康指导

1.手卫生指导 使用滴眼液、眼膏前后,操作者应洗净双手。

2.用药指导 遵医嘱按时使用抗生素滴眼液。

3.氦氖激光照射治疗指导 保持激光头距离患眼10～20 cm,产生的光圈需覆盖整个眼部。

4.生活指导 保持新生儿脐部清洁干燥,预防臀红,擦浴时注意调节水温,防止烫伤。

5.出院指导 遵医嘱使用抗生素滴眼液,出院7日后门诊复查,不适随诊。

【主要护理问题】

1.舒适度改变 与溢泪及脓性分泌物的刺激有关。

2.焦虑 与长期溢泪有关。

3.知识缺乏 缺乏新生儿泪囊炎的相关知识。

4.潜在并发症 角膜炎、眼内炎等。

5.疼痛 与泪囊急性感染有关。

第十一节　急性泪囊炎

【定义】 急性泪囊炎多由慢性泪囊炎转变而来,也可无溢泪史而突然发生。起病急,泪囊部红肿热痛明显,可波及眼睑及颜面部,甚至引起蜂窝织炎或脓肿,局部形成的脓肿破溃后可形成泪囊瘘,可伴有发热、畏寒等全身症状。本病多数由金黄色葡萄球菌或乙型溶血性链球菌引起,少数由白色念珠菌引起。新生儿泪囊炎的致病菌多为流感嗜血杆菌。

【护理措施】

（一）非手术治疗护理

1.环境与休息 保持病室整洁,空气新鲜,光线适宜,每日开窗通风2次,注意预防感冒。注意安全,防止跌倒、坠床等意外发生。给予新生儿脐部护理及臀部护理。

2.心理护理 做好患儿及其家属的心理疏导,缓解其紧张情绪,使其建立信心,取得合作。

3.眼部护理 严禁压迫及挤压肿胀部位,脓肿切开引流后注意观察敷料渗血、渗液情况,如有污染,及时通知医生更换。行氦氖激光照射治疗,减轻患眼肿胀及局部炎症。

4.用药护理 遵医嘱按时使用抗生素滴眼液及全身应用敏感抗生素治疗。

5.病情观察 观察泪囊区及颜面部皮肤情况,若出现红肿隆起、波动感、疼痛等眼眶蜂窝织炎的症状,及时告知医生处理。

6.疼痛护理 评估患儿疼痛的性质及程度。根据儿童疼痛行为评估量表进行评分,针对高危疼痛患儿,及时报告医生并给予正确的处置,为患儿提供舒适的环境,安慰患儿、转移其注意力,以缓解其焦虑情绪,必要时遵医嘱使用镇痛药。

(二)手术治疗护理

1.术前护理

(1)病情观察:观察泪囊区及颜面部皮肤情况,脓肿有波动感时告知医生,行脓肿切开引流术。观察急性炎症是否控制或好转,行泪小管探通术。

(2)术前准备:术前遵医嘱滴抗生素滴眼液,协助完善相关检查,术前1日清洁术区眼部及颜面部皮肤,行氦氖激光照射治疗,减轻患眼肿胀及局部炎症。

2.术后护理

(1)呼吸道管理:全身麻醉清醒前取去枕仰卧位,头偏向一侧,防止呕吐、误吸。麻醉清醒后取半坐卧位。遵医嘱给予吸氧,监测血氧饱和度、血压。保持呼吸道通畅,观察面色及呼吸,监测生命体征,必要时床边备好吸痰器等应急用物。局部麻醉术后取半坐卧位。

(2)饮食护理:一般术后4～6小时方可进食。先饮水,后给予少量流质饮食,逐渐恢复正常饮食。

(3)眼部护理:注意观察敷料有无松脱、移位,伤口有无渗血。注意勿揉抓患眼,防止伤口裂开。

(4)用药护理:遵医嘱给予全身抗生素治疗、局部滴抗生素滴眼液,告知患儿家属用药目的及注意事项。指导患儿家属正确使用滴眼液及涂眼膏方法。

(三)健康指导

1.手卫生指导 使用滴眼液、眼膏前后,操作者应洗净双手。

2.用药指导 遵医嘱按时使用抗生素滴眼液。

3.行为指导 炎症期忌泪道冲洗或泪道探通,以免感染扩散。

4.生活指导 保持新生儿脐部清洁干燥,预防臀红,擦浴时注意调节水温,防止烫伤。

5.出院指导 遵医嘱使用抗生素滴眼液,出院7日后门诊复查,不适随诊。

【主要护理问题】

1.疼痛 与泪囊感染有关。

2.焦虑/恐惧 与急性起病、疼痛及担心预后有关。

3.知识缺乏 缺乏急性泪囊炎的相关知识。

4.潜在并发症 眼眶蜂窝织炎。

第十二节 病毒性角膜炎

【定义】 单纯疱疹性角膜炎是由单纯疱疹病毒引起的感染性角膜疾病,是临床常见的病毒性角膜炎,是危害严重的感染性眼病之一。主要表现为眼睑皮肤疱疹、眼红、疼痛、畏光、流泪、视力下降、眼睑皮肤损伤、结膜炎、角膜上病变(点状角膜炎、树枝状角膜炎、地图状角膜炎)、角膜基质病变(盘状角膜炎、坏死性角膜基质炎)及血管膜炎。

【护理措施】

(一)一般护理

1.环境与休息 保持病室整洁,空气新鲜,光线适宜,每日开窗通风2次,注意预防感冒。注意安全,防止跌倒、坠床等意外发生。可以佩戴有色眼镜或眼垫,以减轻强光刺激,减轻畏光、流泪和眼痛等症状。

2. 心理护理 做好患儿及其家属的心理疏导,及时给予安抚,缓解其紧张情绪,使其建立信心,取得合作。

3. 饮食护理 嘱患儿多食高蛋白、富含维生素、清淡、易消化的食物,忌暴饮暴食,保持心情舒畅,注意劳逸结合。保持大便通畅,以避免因排便不畅所致的眼压突然增高、角膜溃疡穿孔。

4. 消毒隔离 严格执行消毒隔离制度,进行手卫生相关知识宣教,病房悬挂隔离标识,房间、室内家具及用品定期消毒,接触患儿前后做好手卫生,患儿个人用物如棉签、毛巾及滴眼液等专人专用,避免交叉感染。接触患儿的器械需消毒处理,患儿使用过的棉签、敷料等应置于专门的垃圾袋中集中焚烧处理。向同病房的病友告知病毒性角膜炎的传播途径,避免交叉感染。

5. 用药护理 遵医嘱给予全身抗生素治疗,局部滴抗生素、抗病毒滴眼液,告知患儿家属用药目的及注意事项。激素用药期间限制钠盐的摄入,监测血压、眼压、血糖和体重,注意观察消化道反应,激素不可随意停用或减量。

6. 并发症的观察及护理

(1)角膜穿孔:表现为眼痛、畏光、流泪、视力下降。

处理方法:用眼垫遮盖患眼,勿用手揉眼,勿用力眨眼,遵医嘱给予降眼压药物,积极控制感染。

(2)虹膜睫状体炎:表现为眼痛、畏光、流泪、视力减退。

处理方法:遵医嘱合理使用糖皮质激素,阿托品散瞳,防止虹膜粘连和缓解睫状肌痉挛,减轻疼痛,点眼药后压迫泪囊部2~3分钟,防止药物通过鼻黏膜吸收,引起不良反应。

(3)继发细菌感染:表现为眼睑及结膜充血水肿,分泌物增多,眼痛加重,视力急剧减退。

处理方法:遵医嘱局部加用广谱抗生素,夜间使用抗生素眼膏。

(二)健康指导

1. 手卫生指导 使用滴眼液、眼膏前后,操作者应洗净双手。

2. 用药指导 遵医嘱按时使用滴眼液,不可随意停用或减量,密切观察用药后效果及不良反应,如有异常,及时告知医生。

3. 饮食指导 给予高营养、清淡饮食,严禁摄入辛辣刺激性食物。

4. 行为指导 忌揉挤患眼,遵医嘱按时监测眼压、血压。佩戴有色眼镜或眼垫,以减轻强光刺激.畏光、流泪和眼痛症状。勿用力咳嗽、打喷嚏,保持大便通畅,避免因排便不畅所致的眼压突然增高、角膜溃疡穿孔。

5. 消毒隔离 告知同病房的病友病毒性角膜炎的传播途径,做好个人防护,避免交叉感染。

6. 出院指导

(1)遵医嘱使用滴眼液,注意观察用药效果及不良反应,如使用糖皮质激素,告知患儿及其家属不可擅自停药或减量。

(2)本病容易复发,应嘱咐患儿避免偏食,补充多种维生素,忌食羊肉、狗肉以免加重免疫反应,加强锻炼,增强机体抵抗力。

(3)出院后定期门诊随访,若患儿有视力下降、眼痛、分泌物增多、畏光、眼红等症状,应及时就诊,不适随诊。

【主要护理问题】

1. 舒适度改变 与角膜炎、睫状肌痉挛有关。

2. 知识缺乏 缺乏病毒性角膜炎及其用药相关知识。

3. 焦虑 与担心病情进一步加重和预后不良有关。

4. 潜在并发症 角膜穿孔、虹膜睫状体炎、继发细菌感染。

第十三节 细菌性角膜炎

【定义】 细菌性角膜炎又称细菌性角膜溃疡,是由细菌增殖引起的角膜炎和组织损伤,是常见的化脓性角膜溃疡之一。病情多较危重,发展迅速,如感染未得到及时控制,可发生角膜溃疡穿孔,甚至发生眼内感染。严重的细菌性角膜炎常伴有显著的眼痛、畏光、流泪、视力下降、结膜充血、前房反应甚至前房积脓。葡萄球菌、肺炎链球菌、假单胞菌是常见的致病菌,其中最常见的是金黄色葡萄球菌。

【护理措施】

(一)一般护理

1. 环境与休息 保持病室整洁,空气新鲜,光线适宜,每日开窗通风 2 次,注意预防感冒。注意安全,防止跌倒、坠床等意外发生。告知患儿可以通过佩戴有色眼镜或眼垫,以减轻强光刺激、畏光、流泪和眼痛症状。

2. 心理护理 做好患儿及其家属的心理疏导,及时给予安抚,缓解其紧张情绪,使其建立信心,取得合作。

3. 饮食护理 予以高蛋白、富含维生素、易消化的食物,忌暴饮暴食,保持大便通畅,避免因排便不畅所致的眼压突然增高、角膜溃疡穿孔。

4. 消毒隔离 严格执行消毒隔离制度,进行手卫生相关知识宣教,病房悬挂隔离标识,房间、室内家具及用品定期消毒,接触患儿前后做好手卫生,患儿个人用物如棉签、毛巾及滴眼液等专人专用,避免交叉感染。接触患儿的器械需消毒处理,患儿使用过的棉签、敷料等应置于专门的垃圾袋中集中焚烧处理。

5. 用药护理 遵医嘱给予全身抗生素治疗,局部滴抗生素滴眼液,告知患儿家属用药目的及注意事项,滴加滴眼液的动作应轻柔,避免压迫眼球,指导患儿家属正确使用滴眼液及涂眼膏方法。急性期禁用糖皮质激素,在感染控制的前提下,利用最小量的激素抑制炎症。用药期间严密观察用药效果并监测眼压、血压,如有异常,立即停药并报告医生,给予对症处理。

6. 疼痛护理 评估患儿疼痛的性质及程度。根据儿童疼痛行为评估量表进行评分,针对高危疼痛患儿,及时报告医生并给予正确的处置,为患儿提供舒适的环境,安慰患儿、转移其注意力,以缓解其焦虑情绪,必要时遵医嘱使用镇痛药。

7. 并发症的观察及护理

(1)角膜穿孔:表现为眼痛、畏光、流泪、视力下降。

处理方法:用眼垫遮盖患眼,勿用手揉眼,勿用力眨眼,遵医嘱给予降眼压药物,积极控制感染。

(2)化脓性眼内炎:表现为眼睑及结膜充血水肿、眼痛、畏光、流泪、视力急剧减退。

处理方法:遵医嘱局部和全身使用敏感抗生素,合理使用糖皮质激素,1%阿托品散瞳,防止虹膜粘连,玻璃体切除＋注射抗生素,必要时摘除眼球。

(二)健康指导

1. 手卫生指导 使用滴眼液、眼膏前后,操作者应洗净双手。

2. 用药指导 遵医嘱按时使用滴眼液,不可随意停用或减量,密切观察用药后效果及不良反应,如有异常,及时告知医生。

3. 饮食指导 激素治疗期间限制钠盐的摄入。

4. 行为指导 忌揉挤患眼,遵医嘱按时监测眼压、血压。佩戴有色眼镜或眼垫,以减轻强光刺激、畏光、流泪和眼痛症状。勿用力咳嗽、打喷嚏,保持大便通畅,避免因排便不畅所致的眼压突然增高、角膜溃疡穿孔。

5. 消毒隔离 告知同病房的病友细菌性角膜炎的传播途径,做好个人防护,避免交叉感染。

6. 出院指导

(1) 遵医嘱使用滴眼液,注意观察用药效果及不良反应。如使用糖皮质激素,不可擅自停药或减量。

(2) 本病容易复发,嘱患儿加强锻炼,增强机体抵抗力。

(3) 出院后定期门诊随访,若患儿有视力下降、眼痛、分泌物增多、畏光、眼红等症状,应及时就诊,不适随诊。

【主要护理问题】

1. 眼痛　与角膜炎、睫状肌痉挛有关。

2. 感知改变　与继发于角膜炎浸润或溃疡的视力障碍有关。

3. 有外伤的危险　与炎症刺激、视力下降及眼药的使用有关。

4. 知识缺乏　缺乏细菌性角膜炎及其用药相关知识。

5. 焦虑　与担心病情进一步加重和预后不良有关。

6. 潜在并发症　角膜穿孔、化脓性眼内炎等。

第十四节　葡萄膜炎

【定义】　葡萄膜炎指的是虹膜、睫状体、脉络膜的炎症。常合并系统性自身免疫性疾病,病情反复,也是常见的致盲眼病。葡萄膜炎的主要症状有眼痛、畏光、流泪,或有眼前黑影、视力下降,主要症状取决于炎症的类型、受累的部位以及严重程度。

【护理措施】

(一)一般护理

1. 环境与休息　保持病室整洁,空气新鲜,光线适宜,每日开窗通风 2 次,注意预防感冒。注意安全,防止跌倒、坠床等意外发生。

2. 心理护理　部分葡萄膜炎患儿可因视力下降、眼痛等症状而影响生活、学习和工作,产生焦虑、烦躁、悲哀等情绪。鼓励患儿家属和患儿一起学习葡萄膜炎的相关知识,了解患儿的心理状态,及时给予疏导,消除患儿的焦虑、悲观等心理障碍,增强其信心,取得其合作。

3. 饮食护理　嘱患儿多食高蛋白、富含维生素、清淡、易消化的食物,避免吃刺激性食物,忌暴饮暴食。

4. 用药护理　遵医嘱及时准确实施散瞳治疗、皮质类固醇治疗、非甾体抗炎治疗等,注意观察用药效果及不良反应。散瞳治疗应早期、足量、及时,预防虹膜后粘连,解除瞳孔括约肌和睫状肌痉挛。激素治疗期间限制钠盐的摄入,监测血压、血糖和体重,注意观察消化道的反应,观察用药效果并监测眼压,激素不可随意停用或减量。

5. 病情观察　葡萄膜炎的主要症状有眼痛、畏光、流泪、视力下降等,认真倾听患儿的主诉,仔细观察患儿的反应。可局部热敷,促进血液循环、扩张血管、减轻疼痛。若患儿出现眼痛、头疼、恶心、呕吐、视力下降、眼压增高等症状,应立即告知医生并给予对症治疗与处理。

6. 疼痛护理　评估患儿疼痛的性质及程度。根据儿童疼痛行为评估量表进行评分,针对高危疼痛患儿,及时报告医生并给予正确的处置,为患儿提供舒适的环境,安慰患儿、转移其注意力,以缓解其焦虑情绪,必要时遵医嘱使用镇痛药。

7. 并发症的处理及护理

(1) 继发性青光眼:表现为视力下降、眼痛、头痛、恶心、呕吐。

处理方法:遵医嘱服碳酸酐酶抑制剂,局部滴用 β 受体阻滞剂、碳酸酐酶抑制剂。

(2) 并发性白内障:视力下降、晶体浑浊。

处理方法:遵医嘱行白内障摘除术或予以抗氧化损伤药物保守治疗。

(3)视网膜脱落:表现为视力下降或丧失。

处理方法:遵医嘱行玻璃体切除术。

(4)眼球萎缩:表现为眼压降低、玻璃体浑浊。

处理方法:遵医嘱予以激素,改善视网膜微循环,严重者行眼球摘除术。

(二)健康指导

1.手卫生指导 使用滴眼液、眼膏前后,操作者应洗净双手。

2.用药指导 遵医嘱使用抗生素、散瞳滴眼液,不可随意停用或减量,密切观察用药后效果及不良反应,如有异常,及时告知医生。积极治疗全身免疫性疾病或感染性眼病。

3.饮食指导 激素治疗期间限制钠盐的摄入。

4.行为指导 忌揉挤患眼,遵医嘱按时监测眼压、血压。佩戴有色眼镜或眼垫,以减轻强光刺激、畏光、流泪和眼痛症状。保持大便通畅,避免因排便不畅所致的眼压突然增高、角膜溃疡穿孔。

5.出院指导

(1)遵医嘱使用滴眼液,注意观察用药效果及不良反应,如使用糖皮质激素,告知患儿及其家属不可擅自停药或减量。

(2)本病容易复发,应嘱咐患儿加强锻炼,增强机体抵抗力。

(3)出院后定期门诊随访,若患儿有视力下降、眼痛、眼压升高等症状,应及时就诊,不适随诊。

【主要护理问题】

1.焦虑/恐惧 与患儿及其家属对疾病不了解和担心预后及疾病复发有关。

2.疼痛 与葡萄膜炎引起的虹膜刺激症状及眼压异常有关。

3.感知紊乱 与视力下降有关。

4.知识缺乏 缺乏儿童葡萄膜炎的相关知识。

5.潜在并发症 继发性青光眼、并发性白内障、视网膜脱离、眼球萎缩。

第十五节 视 神 经 炎

【定义】 视神经炎泛指视神经的炎性脱髓鞘、感染、非特异性炎症等疾病。按照病变损害的部位不同,视神经炎可分为球内段的视乳头炎和球后段的球后视神经炎。主要表现为发病急骤,视力减退明显。早期(1~2日)有前额部疼痛,眼球后疼痛和压迫感。患眼对光反射迟钝,视野中心出现暗点,可有周边向心性缩小,以红绿色觉改变为主,眼底可见视乳头充血、水肿。

【护理措施】

(一)一般护理

1.环境与休息 保持病室整洁,空气新鲜,光线适宜,每日开窗通风2次,注意预防感冒。注意安全,防止跌倒、坠床等意外发生。

2.心理护理 做好患儿及其家属的心理疏导,缓解其紧张情绪,使其建立信心,取得合作。

3.饮食护理 嘱患儿多食高蛋白、富含维生素、清淡、易消化的食物,忌暴饮暴食,保持大便通畅。

4.用药护理 遵医嘱使用抗生素、血管扩张剂、激素等,告知用药目的、注意事项。使用激素期间,限制钠盐的摄入,监测血压、血糖和体重,注意观察胃肠道反应,监测眼压、血压等指标,激素不可随意停用或减量。肌内注射神经营养性药物时,注意观察注射部位有无红肿、硬结等现象。观察用药效果及不良反应,若发现问题立即报告医生,给予对症处理。

(二)健康指导

1.手卫生指导 使用滴眼液、眼膏前后,操作者应洗净双手。

2.用药指导 遵医嘱用药,不可随意停用或减量,密切观察用药后效果及不良反应,如有异常及时告知医生。

3.饮食指导 多食富含维生素 B$_1$ 的食物,激素治疗期间限制钠盐的摄入。

4.行为指导 忌揉挤患眼,遵医嘱按时监测眼压、血压。保持大便通畅,避免因排便不畅所致的眼压突然增高。

5.出院指导

(1)遵医嘱使用滴眼液,注意观察用药效果及不良反应,如使用糖皮质激素,告知患儿及其家属不可擅自停药或减量。

(2)本病容易复发,应嘱患儿加强锻炼,增强机体抵抗力。

(3)出院后定期门诊随访,若患儿有视力下降、眼痛、眼压升高等症状,应及时就诊,不适随诊。

【主要护理问题】

1.感知改变(视力障碍) 与疾病导致的视力下降有关。

2.焦虑/恐惧 与患儿及其家属对疾病的恐惧、担心预后及疾病复发有关。

3.知识缺乏 缺乏视神经炎的相关知识。

4.有受伤的危险 与视力下降有关。

5.疼痛 急性视神经炎患儿有眼球转动痛。

第十六节 视网膜母细胞瘤

【定义】 视网膜母细胞瘤是婴幼儿最常见的一种眼内恶性肿瘤,对视力和生命有严重的危害。根据视网膜母细胞瘤一般发展过程,临床将其分为四期:眼内生长期、眼压增高期、眼外蔓延期、全身转移期。临床上最易发现的早期症状为"猫眼",即出现白瞳症。

【护理措施】

(一)术前护理

1.环境与休息 保持病室整洁,空气新鲜,光线适宜,每日开窗通风 2 次,注意预防感冒。注意安全,防止跌倒、坠床等意外发生。

2.心理护理 做好患儿及其家属的心理疏导,缓解其紧张情绪,使其建立信心,取得合作。

3.术前常规准备 术前遵医嘱使用抗生素滴眼液,冲洗泪道及结膜囊,预防感染。协助完善相关检查,术前 1 日清洁术区眼部及颜面部皮肤。对于学龄儿童,指导患儿家属用眼罩遮盖患儿眼睛开展适应性训练,以适应术后黑暗环境,减轻其恐惧心理。

(二)术后护理

1.呼吸道管理 麻醉清醒前取去枕仰卧位,头偏向一侧 6 小时,防止呕吐、误吸。遵医嘱给予吸氧,监测血氧饱和度、血压。保持呼吸道通畅,观察面色及呼吸,监测生命体征,必要时床边备好吸痰器等应急用物。

2.饮食护理 一般术后 4~6 小时方可进食。先饮水,后给予少量流质饮食,逐渐恢复正常饮食。给予高蛋白、富含维生素、高热量饮食,保持大便通畅。

3.眼部护理 注意观察敷料、眼罩有无松脱、移位,伤口有无渗血,眼周围皮肤有无压疮等情况并及时给予处理。嘱患儿勿揉抓患眼,防止伤口裂开、义眼片脱落。

4.用药护理 遵医嘱使用抗生素滴眼液,告知患儿家属用药目的及注意事项,指导患儿家属正确使用滴眼液及涂眼膏方法,注意监测用药效果及不良反应。

5.疼痛护理 评估患儿疼痛的性质及程度。根据儿童疼痛行为评估量表进行评分,针对高危疼痛患儿,及时报告医生并给予正确的处置,为患儿提供舒适的环境,安慰患儿、转移其注意力,以缓解其焦虑情绪,必要时遵医嘱使用镇痛药。

6.安全护理 提供安全舒适的住院环境,对患儿家属进行安全教育,慎防患儿跌倒、坠床、烫伤、迷路走失。

(三)健康指导

1.手卫生指导 使用滴眼液、眼膏前后,操作者应洗净双手。

2.用药指导 严格遵医嘱使用抗生素滴眼液、眼膏,密切观察用药后不良反应。

3.行为指导 保持眼部清洁,勿揉抓患眼,防止伤口裂开、义眼片脱落。保持大便通畅,防止用力排便导致眼压突然升高。

4.出院指导

(1)眼科治疗完成后,患儿需到肿瘤科进一步治疗。

(2)指导患儿家属掌握义眼片佩戴和保养的方法。注意义眼的清洁卫生,每日晚上睡前取下义眼,用温开水冲洗、浸泡。遵医嘱滴抗生素滴眼液。

(3)术后每月复查1次,6个月后开始遵医嘱每6个月复查1次,不适随诊。

(4)注意休息,避免剧烈运动,加强营养,提高机体抵抗力。

【主要护理问题】

1.疼痛 与眼部手术有关。

2.有受伤的危险 与视力下降有关。

3.焦虑/恐惧 与患儿及其家属对疾病的恐惧、担心预后有关。

4.知识缺乏 缺乏视网膜母细胞瘤的相关知识。

5.自我形象紊乱 与眼球摘除或眼眶内容物剜除后容貌受损有关。

第十七节 早产儿视网膜病变

【定义】 早产儿视网膜病变(ROP)是多发于早产儿的眼部疾病,严重时可导致失明,胎龄、体重越小,发病率越高。ROP最早出现在矫正胎龄(孕周＋出生后周数)32周,阈值病变大约出现在矫正胎龄37周,早期筛查和治疗可以阻止病变的发展。

【护理措施】 适宜对象:0~1岁患儿。

1.环境与休息 保持检查室整洁,空气新鲜,光线符合检查要求。注意安全,防止跌倒、坠床等意外发生。

2.心理护理 做好患儿家属的心理疏导,缓解其紧张情绪,使其建立信心,取得合作。

3.饮食护理 眼底检查前1小时、检查后半小时禁止喂奶,防止呛咳。

4.用药护理 检查前滴散瞳滴眼液5~6次,间隔5分钟,检查完毕遵医嘱使用抗生素滴眼液3日。

5.病情观察 检查过程中密切观察患儿生命体征及病情变化,床头备好吸痰、吸氧装置,做好应急准备。

6.消毒隔离 眼底检查前、后医护人员使用快速手消毒剂洗手;检查用镜头一用一消毒;开睑器一人一用,统一消毒灭菌。

【护理措施】 适宜对象:1岁以上患儿。

(一)术前护理

1.环境与休息 保持病室整洁,空气新鲜,光线适宜,每日开窗通风2次,注意预防感冒。注意安全,防止跌倒、坠床等意外发生。

2. 心理护理　做好患儿及其家属的心理疏导,缓解其紧张情绪,使其建立信心,取得合作。

3. 术前常规准备　协助完善相关检查,术前1日清洁术区眼部及颜面部皮肤。手术当日遵医嘱使用散瞳滴眼液滴双眼,让瞳孔充分散大。

（二）术后护理

1. 呼吸道管理　麻醉清醒前取去枕仰卧位,头偏向一侧,防止呕吐、误吸。遵医嘱给予吸氧,监测血氧饱和度、血压。保持呼吸道通畅,观察面色及呼吸,监测生命体征,必要时床边备好吸痰器等应急用物。

2. 饮食护理　一般术后4～6小时方可进食。先饮水,后给予少量流质饮食,逐渐恢复正常饮食。给予高蛋白、富含维生素、高热量饮食,保持大便通畅。

3. 眼部护理　注意观察眼周围皮肤有无压疮等情况并及时给予处理,勿揉双眼。

4. 用药护理　遵医嘱使用抗生素滴眼液,告知患儿家属用药目的及注意事项,指导患儿家属正确使用滴眼液及涂眼膏方法,注意监测用药效果及不良反应。

5. 疼痛护理　评估患儿疼痛的性质及程度。根据儿童疼痛行为评估量表进行评分,针对高危疼痛患儿,及时报告医生并给予正确的处置,为患儿提供舒适的环境,安慰患儿、转移其注意力,以缓解其焦虑情绪,必要时遵医嘱使用镇痛药。

（三）健康指导

1. 手卫生指导　使用滴眼液、眼膏前后,操作者应洗净双手。

2. 用药指导　遵医嘱使用散瞳滴眼液和抗生素滴眼液,密切观察用药后效果及不良反应。

3. 安全指导　嘱患儿家属抱患儿时防止跌落,喂奶时注意防止误吸等。

4. 出院指导　遵医嘱定期复查,若发现问题,及早治疗。

【主要护理问题】

1. 焦虑/恐惧　与患儿及其家属对疾病的恐惧、担心预后有关。

2. 知识缺乏　缺乏早产儿视网膜病变的相关知识。

3. 有窒息的危险　与患儿呛奶误吸有关。

知识拓展

早产儿视网膜病变筛查标准

（1）对于出生体重＜2000 g的早产儿和低体重儿,开始进行眼底病变筛查,随诊至周边视网膜血管化。

（2）对于患有严重疾病的早产儿,筛查范围可适当扩大。

（3）首次检查应在出生后4～6周或矫正胎龄32周开始。

第十八节　眼钝挫伤

【定义】　眼钝挫伤是眼部受机械性钝力引起的外伤,可造成眼附属器损伤,也可造成眼球的损伤,引起眼内多种组织和结构的病变。眼钝挫伤占眼外伤发病总数的1/3以上,严重危害视功能。

【护理措施】

（一）心理护理

眼外伤多为意外损伤,直接影响视功能和眼部外形,患儿一时难以接受,多有焦虑及悲观心理,应多给予心理疏导,使患儿情绪稳定,同时要提供安静舒适的休息环境。

（二）非手术治疗护理

（1）眼睑水肿及皮下淤血的早期:指导患儿冷敷,促进淤血吸收,一般 2 周内逐渐吸收。

（2）单纯的结膜水肿、球结膜下淤血及结膜裂伤者,可选用抗生素滴眼液,预防感染。

（3）角膜上皮擦伤者,可选用抗生素眼膏,通常 24 小时可愈合;角膜基质层水肿者,可选用糖皮质激素治疗。

（4）外伤性虹膜睫状体炎者,可应用散瞳剂、糖皮质激素滴眼液。

（5）前房积血者:①出血期间患儿要卧床休息,取半坐卧位,限制眼球转动。强调半坐卧位的重要性和意义(有利于降低静脉压;利于出血沉积于前房而吸收,避免在瞳孔区机化或形成虹膜后粘连)。②注意眼压变化,告诉患儿眼压升高的影响因素。如果眼压升高,及时遵医嘱应用降眼压药物;为保持大便通畅,鼓励患儿多食富含纤维素、易消化的软食,避免用力排便、咳嗽及打喷嚏。③遵医嘱选用镇静剂和止血剂,如6-氨基己酸、氨甲苯酸(止血芳酸)、氨甲环酸(止血环酸)、安特诺新(安络血)等,不主张使用散瞳剂和缩瞳剂。

（6）视网膜出血者,应卧床休息,双眼包扎绷带,限制眼球运动,并应用止血药。视网膜震荡与挫伤者,遵医嘱使用糖皮质激素、血管扩张剂及维生素类药物。

（7）脉络膜破裂早期:指导患儿卧床休息,注意观察,无特殊处理。

（8）疼痛护理:评估患儿疼痛的性质及程度。根据儿童疼痛行为评估量表进行评分,针对高危疼痛患儿,及时报告医生并给予正确的处置,为患儿提供舒适的环境,安慰患儿、转移其注意力,以缓解其焦虑情绪,必要时遵医嘱使用镇痛药。

（三）病情观察

（1）监测生命体征、视力和眼局部的变化。

（2）监测眼压,前房积血可引起眼压升高;眼球贯通伤或眼球有开放伤口,眼内容物可外流而引起眼压降低。

（3）注意前房积血情况,如有异常,及时通知医生处理。

（四）手术治疗护理

（1）密切观察伤口有无渗血,有无疼痛加重、眼内分泌物增加和视力下降等症状。

（2）换药、应用滴眼液时严格遵守无菌原则,保持伤口干燥。

（3）向患儿及其家属讲解有关的护理常识,保持个人卫生,禁止用手或不干净的物品揉眼。

（五）健康指导

（1）宣传安全防护常识,注意自我保护,如戴面罩、防护头盔、眼镜等,预防及减少眼外伤的发生。

（2）告诉患儿眼部外伤及早治疗的重要性,避免延误病情。

（3）指导视力低下的患儿掌握生活自理的方法。

（4）告知患儿家属门诊随访的时间。

【主要护理问题】

1.感知改变 视力下降,与眼内积血和眼组织损伤等因素有关。

2.疼痛 与眼内积血、眼压升高及眼组织损伤等因素有关。

3.焦虑 与眼部疼痛、担心视力和容貌的恢复有关。

4.有感染的危险 与局部伤口的预防感染措施不当及机体抵抗力下降有关。

5.组织完整性受损 与眼外伤有关。

6.潜在并发症 外伤性白内障、继发性青光眼、视网膜脱落、眼内感染等。

7.自理能力缺陷 与视力下降、眼部包扎等因素有关。

8.知识缺乏 缺乏眼钝挫伤的防治知识。

第十九节 眼 异 物 伤

【定义】 眼异物伤是指致伤物穿破眼球壁存留于眼内的损害。导致眼异物伤的异物可分为金属异物和非金属异物两类。异物多为磁性金属物,也有非磁性的铜、铅、玻璃、碎石、竹木刺等。

【护理措施】

1.心理护理

(1)安慰患儿及其家属,解释病情、治疗及预后,强调积极因素,消除或减轻其焦虑、恐惧和悲哀心理。

(2)鼓励患儿表达自身感受和想法,采取有针对性的心理干预措施。

2.生活护理

(1)主动巡视病房,为患儿提供不能自理部分的帮助。

(2)将常用物品放在患儿易于取放的位置,尽量放在固定位置。

3.安全管理

(1)结合患儿的年龄、视力、肢体活动度、有无全身疾病等因素,评估患儿的自理能力和安全状况。

(2)进行安全指导,防跌倒、坠床等意外发生。

(3)告知患儿及其家属呼叫器及床挡的使用方法。

(4)加强病房巡视,规范病室环境,活动空间不留障碍物。

4.休息与饮食

(1)为患儿提供安静、舒适的环境。

(2)给予营养丰富、易消化的清淡饮食,有糖尿病者给予糖尿病饮食,高血压者给予低盐、低脂肪饮食。

5.患眼的护理

(1)局部及全身应用抗生素。

(2)避免揉搓、挤压患眼。

(3)及时、准确地执行医嘱并注意用药后的反应。

(4)监测患眼的视力、眼痛等的变化,注意观察伤口有无分泌物、出血、感染及其愈合情况。

6.健康宣教

(1)对视力低下的患儿,指导其掌握生活自理的方法。

(2)指导患儿及其家属进行病情的自我监测,如有不适及时就诊。

(3)讲解遵医嘱用药的重要性,告知用药目的、作用及副作用,讲解使用滴眼液的方法及注意事项。

(4)告知门诊随访的时间。

(5)介绍眼异物伤的防治知识。

【主要护理问题】

1.舒适度改变 与眼痛、外伤有关。

2.焦虑/恐惧 与害怕手术、担心预后、对突发伤害产生焦虑情绪等有关。

3.感知紊乱 与视力突然下降或丧失有关。

4.组织完整性受损 与外伤有关。

5.潜在并发症 感染、眼内炎等。

第二十节 眼化学伤

【定义】 眼化学伤是由化学溶液、粉尘或气体进入或接触眼组织引起的眼部损伤,也称眼化学性烧伤,其中最多见的是酸性化学伤和碱性化学伤。临床上以碱性化学伤更多见,酸性物质能使组织蛋白凝固坏死,阻止酸性物质继续向深层渗透,组织损伤相对较轻;碱性物质能溶解脂肪和蛋白质,使碱性物质渗透到深层,使细胞分解坏死,故碱性化学伤较重,预后较差。眼化学伤患儿必须进行急诊处理,眼部受损程度与化学物质的性质、浓度、剂量、与眼部组织接触的时间、伤口急救处理措施等有关,严重者可引起视功能损伤而致盲。

【护理措施】

(一)术前护理

处理眼化学伤的关键措施,如处理及时、措施得当,则能将化学物质对眼睛的损害降到最低。

1.现场急救处理 必须分秒必争,因地制宜,就地取材,彻底冲洗。

(1)立即充分冲洗结膜囊:冲洗时应翻转眼睑,令患儿左右、上下转动眼球,并充分暴露上下穹隆部,务必将结膜囊内的化学物质彻底冲洗干净。紧急情况下,用任何清洁水、自来水均可。一般要求持续冲洗结膜囊30分钟以上。

(2)清除存留的固体化学物质:尤其是上睑结膜、上穹隆部、睑缘等处,常有化学物质附着,应用棉签或镊子取净。

2.中和液冲洗 现场冲洗后应立即将患儿送往就近医院,问清楚致伤物性质,立即用中和液反复冲洗。对化学性质不明确的眼化学伤,可用生理盐水进行冲洗。大量生理盐水冲洗不仅可清除异物,还能带走热量、降低局部温度、减轻局部组织损伤。石灰烧伤时应先清除石灰,防止冲洗时生石灰变成熟石灰而释放热量,加重组织损伤。冲洗时注意动作应轻巧,避免压迫眼球,尽可能地减少操作带来的进一步眼损害。

3.药物治疗 目的是防止溃疡发展及角膜溶解、促进基质胶原合成及上皮再生,以及减少新生血管生成。

(1)向结膜下注射中和药,可中和并稀释已浸入组织内的化学物质,对促进组织愈合、增进营养、维持角膜的透明有一定作用。

(2)预防睑球粘连:每日于结膜囊涂眼膏,并用玻棒分离上、下睑,分离时动作应轻柔,以免加重损伤或给眼球造成新的创伤,分离后嘱患儿做眼球上下、左右运动等以防睑球粘连。

(3)应用胶原酶抑制剂:防止角膜穿孔。碱性化学伤可致角膜和角膜上皮脱落缺损,如果脱落的角膜上皮延迟愈合或不能愈合,可导致角膜炎,甚至角膜穿孔。

(4)预防感染,促进炎症的吸收:预防感染很重要,可局部及全身应用抗生素,严格遵守无菌原则。

(5)为减轻伤口疼痛,可以口服镇静剂或镇痛药。

(6)局部或全身使用皮质类固醇激素,以抑制炎症反应和新生血管形成。

(7)散瞳:可以解除瞳孔括约肌和睫状肌痉挛,减轻充血、水肿及疼痛,减少对睫状血管的压迫,改善局部血液循环,降低血管通透性,减少渗出物,促进炎症恢复,促进瞳孔活动,有利于虹膜舒展和收缩,防止后粘连发生。

(8)如果眼压升高,给予降眼压处理。

(二)心理护理

(1)根据患儿的不同心理问题进行心理疏导,并给予安慰、鼓励和支持。

（2）鼓励患儿之间加强交流，以减轻心理压力，树立战胜疾病的信心，主动配合手术治疗及护理。

（3）帮助患儿取得社会和家庭支持系统的支持，增强其战胜疾病的信心。

（三）生活护理

1.环境管理　尽量给患儿创造一个舒适、安静的环境，病房应清洁整齐、空气新鲜、光线适宜，避免强光直射患眼。

2.饮食护理　给予易消化饮食，避免辛辣刺激性食物，嘱患儿多食新鲜蔬菜和水果，保持大便通畅。病情稳定后给予高蛋白、富含维生素、富含纤维素饮食，以增强机体抵抗力，促使其早日康复。

（四）术后护理

1.伤口观察及护理　观察伤口有无渗血、渗液，如有，应及时通知医生并更换敷料；保持敷料清洁干燥，如有污染及时更换。观察术眼有无红肿、渗液、渗血、疼痛，敷料气味及眼球运动等情况，并密切观察羊膜移植片的贴附情况、移植片的色泽、上皮是否完整、有无新生血管形成、移植片下有无积血与积液及植片感染、糜烂、溶解等，避免揉搓术眼，防止植片移位。

2.疼痛护理　评估患儿疼痛的性质及程度。根据儿童疼痛行为评估量表进行评分，针对高危疼痛患儿，及时报告医生并给予正确的处置，为患儿提供舒适的环境，安慰患儿、转移其注意力，以缓解其焦虑情绪，必要时遵医嘱使用镇痛药。眼痛伴同侧头痛，恶心、呕吐者，要考虑眼压升高，及时给予降眼压处理。眼痛剧烈伴分泌物增多、眼睑肿胀、结膜充血明显、前房闪辉者，应高度考虑眼部感染，遵医嘱积极予以抗感染治疗。

3.其他护理　术后患儿应进半流质饮食，避免摄入过硬食物，以免影响伤口愈合，多食用新鲜蔬菜，忌辛辣饮食。排便不畅者应用通便药物，以免用力排便引起伤口出血。

【主要护理问题】

1.焦虑/恐惧　与害怕手术、担心预后有关。

2.感知紊乱　与视力下降有关。

3.有受伤的危险　与视力下降有关。

4.潜在并发症　眼睑畸形、睑球粘连、角膜新生血管形成、假性胬肉、角膜白斑、继发性青光眼等。

5.知识缺乏　缺乏眼化学伤的自我护理和康复知识。

第二十一节　眼眶蜂窝织炎

【定义】　眼眶蜂窝织炎是发生于眼眶软组织内的急性化脓性炎症，可由外部感染、内部感染（如副鼻窦炎）或菌血症的传播引起，属于眼眶特异性炎症的范畴，若延误诊断或治疗，不仅严重损害视力，引起永久性视力丧失，还可引起一系列严重的并发症，如眼球自发性破裂、颅内感染、海绵窦血栓、脑膜炎、脓毒血症等，严重者波及海绵窦而危及生命。常见致病菌为乙型溶血性链球菌和金黄色葡萄球菌。全身症状表现为畏寒、发热、头痛、恶心、呕吐，呈急性面容。局部症状表现为疼痛明显，眼睑红肿，眼球突出，球结膜水肿，眼球运动受限或完全固定，视力减退甚至失明，视乳头充血水肿。疾病过程中有时炎症可自行消退，也可在近眶缘处皮肤面或穹隆部结膜出现脓点，破溃排脓后症状可逐渐消退，但也可向颅内蔓延而引起海绵窦血栓形成甚至引起脑膜炎或脑脓肿而导致死亡。

【风险评估】

1.病情变化（眼压增高、败血症、脓毒性海绵窦血栓性静脉炎）风险评估

（1）眼压正常值：10～21 mmHg。

（2）败血症全身表现如下。

①体温改变：可有发热或低体温。

②食欲减退、体重不增或增长缓慢。

③休克表现:面色苍白、四肢湿冷伴花斑、外周动脉搏动细弱、心率和脉搏增快、皮肤毛细血管充盈时间(CRT)延长(CRT＞3 秒)、液体复苏后尿量仍少于每小时 0.5 mL/kg,持续至少 2 小时。休克早期患儿可出现烦躁不安、萎靡、情绪淡漠,晚期可出现意识模糊甚至昏迷、惊厥。

④各系统表现如下。

a. 皮肤、黏膜:睑周脓肿形成。

b. 消化系统:厌食、腹胀、呕吐、腹泻,严重时可出现中毒性肠麻痹或坏死性小肠结肠炎(NEC),后期可出现肝脾大。

c. 呼吸系统:气促、发绀、呼吸不规则或呼吸暂停。

d. 中枢神经系统:易合并化脓性脑膜炎。表现为嗜睡、易激惹、惊厥、前囟张力及四肢肌张力增高等。

e. 心血管系统:感染性心内膜炎、感染性休克。

f. 血液系统:可合并血小板减少、出血倾向。

⑤实验室检查。

a. 白细胞计数:白细胞减少(白细胞计数＜5×10⁹/L)或白细胞增多。

b. 白细胞分类:杆状核细胞/中性粒细胞≥0.16。

c. C 反应蛋白(CRP):炎症发生 6～8 小时即升高,CRT 水平≥8 μg/ mL(末梢血)。

具有临床表现并符合下列任一条:①血培养或无菌体腔内培养出致病菌;②如果血培养标本培养出条件致病菌,则必须与另次(份)血,或无菌体腔内,或导管头培养出同种细菌。

(3)脓毒性海绵窦血栓性静脉炎主要表现如下。

①参考败血症临床表现。

②眼部症状:静脉回流障碍出现单侧或双侧眼球突出,眼睑及球结膜水肿,视乳头水肿及视网膜静脉充血等。

③邻近颅神经受累症状:颅神经(Ⅱ、Ⅲ、Ⅳ、Ⅴ第一支)受累并出现相应症状,视力减退甚至丧失,上睑下垂、瞳孔散大、眼球固定、三叉神经第一支分布区浅感觉减退等。

2. 护理并发症的风险评估

(1)输注特殊药物外渗引起的静脉炎。

(2)各种护理风险评估:压疮风险评估量表(Braden-Q 量表)、儿童疼痛行为评估量表、Humpty Dumpty 跌倒/坠床评估量表、Barthel 指数评定量表、护理安全评估表。

【护理措施】

(一)非手术治疗护理

1. 环境与休息 保持病室整洁,空气新鲜,光线适宜,每日开窗通风 2 次,注意预防感冒。注意安全,防止跌倒、坠床等意外发生。

2. 心理护理 做好患儿及其家属的心理疏导,缓解其紧张情绪,使其建立信心,取得合作。

3. 饮食护理 宜进高蛋白、高热量、富含维生素的食物,注意保持大便通畅。

4. 眼部护理 严格无菌操作,滴眼液及眼膏专人专用,注意保护患眼角膜,给予抗生素滴眼液和眼膏。使用滴眼液时动作要轻柔,避免挤压眼球。避免挤压面部危险三角区疖肿,以免引起海绵窦血栓性静脉炎。视力下降患儿应警惕跌倒/坠床的发生,积极采取防范措施。

5. 疼痛护理 评估患儿疼痛的性质及程度。根据儿童疼痛行为评估量表进行评分,针对高危疼痛患儿,及时报告医生并给予正确的处置,为患儿提供舒适的环境,安慰患儿、转移其注意力,以缓解其焦虑情绪,必要时遵医嘱使用镇痛药。

6. 病情观察 严密观察患儿意识、神志和生命体征,如出现体温骤降、寒战、高热、神志不清,应及时报告医生,防止菌血症的发生。

7. 用药护理　遵医嘱全身足量静脉滴注广谱抗生素,告知患儿家属用药目的及注意事项,及时观察用药后的效果及不良反应。

（二）手术治疗护理

1. 术前护理

(1)病情观察:观察眼睑及颜面部情况,发现形成脓肿时告知医生,行脓肿切开引流术。

(2)术前准备:术前遵医嘱滴抗生素滴眼液,协助完善相关检查,术前1日清洁术区眼部及颜面部皮肤。

2. 术后护理

(1)呼吸道管理:麻醉清醒前取去枕仰卧位,头偏向一侧,防止呕吐、误吸。遵医嘱给予吸氧,监测血氧饱和度、血压。保持呼吸道通畅,观察面色及呼吸,监测生命体征,必要时床边备好吸痰器等应急用物。

(2)饮食护理:麻醉清醒后4～6小时可饮少量温开水,饮水后30分钟如无呕吐,可进流质、半流质饮食。术后第1日可进普通饮食,宜进高蛋白、高热量、富含维生素食物,保持大便通畅。

(3)眼部护理:保持敷料清洁,观察有无松脱、移位、渗血情况,注意勿揉抓眼部。

(4)用药护理:遵医嘱给予全身抗生素治疗、局部滴抗生素滴眼液,告知患儿家属用药目的及注意事项。指导患儿家属正确使用滴眼液及涂眼膏方法。

（三）健康指导

1. 手卫生指导　使用滴眼液、眼膏前后,操作者应洗净双手。正确应用眼药,动作轻柔,避免按压患处。

2. 用药指导　遵医嘱按时使用抗生素滴眼液。

3. 行为指导　勿揉眼睛,避免挤压面部危险三角区疖肿,以免引起海绵窦血栓性静脉炎。

4. 饮食指导　嘱患儿多进高蛋白、富含维生素、高热量食物,以增加机体抵抗力,利于病情恢复,禁食辛辣刺激性食物。

5. 出院指导

(1)遵医嘱使用滴眼液,注意观察用药效果及不良反应。

(2)出院7日后门诊复查,如出现眼痛、视力下降,应及时就诊,不适随诊。

【应急预案】

(1)当患儿因哭闹或不小心碰触等原因造成脓肿突然破溃时,护士应行紧急处理,立即予以无菌纱布轻轻覆盖破溃处,不可加压。

(2)请患儿家属呼叫医生。配合医生处理,用消毒棉签轻轻擦拭流出的脓液或血液,严禁挤压、冲洗结膜囊,以免引起脓液逆流,而造成严重的颅内感染。

(3)予以心电监测,密切观察患儿生命体征,必要时给予吸氧,待患儿达到禁饮禁食时间后行急诊手术。在此期间做好宣教工作,告诫患儿不可触碰伤口,以免大量致病菌趁机侵入眼内而加重病情。

(4)加强巡视,严密观察患儿意识及生命体征,如有异常及时配合医生处理,并做好护理记录。

【技术规范】

1. 心电监护仪使用技术

(1)密切观察心电图波形,及时处理干扰及电极片脱落。

(2)正确设定报警界限,不能关闭报警声音。

(3)定期观察患儿粘贴电极片处的皮肤,定时更换电极片,防止局部皮肤受损。

2. 吸氧护理技术

(1)根据医嘱调节氧流量,做好患儿及其家属的健康教育。

(2)保持呼吸道通畅,注意气道湿化。

(3)对于持续吸氧的患儿,注意保持管道通畅,确保无弯折、分泌物堵塞或扭曲,防止吸氧管滑脱。

｜参 考 文 献｜

［1］ 王雪菲,彭淑华,沈雄山.临床危重患者风险评估要点及安全防范措施[M].武汉:华中科技大学出版社,2022.

［2］ 王瑛,邢晓娟,冯慧萍.眼科护理细节管理[M].北京:科学出版社,2017.

［3］ 曾继红.眼科护理手册[M].北京:科学出版社,2010.

［4］ 丁淑贞,刘莹.眼科临床护理[M].北京:中国协和医科大学出版社,2016.

第二十章　骨科疾病护理

第一节　一般护理常规

【术前护理】

1.环境与休息　病室开窗通风,每日 2 次,每次 15～30 分钟,以减少院内交叉感染。预防感冒,创造安静、舒适的休息环境。

2.护理评估和辅助检查　评估患儿健康史、身体状况、营养状况及各项护理风险等,遵医嘱协助患儿完成术前各项检查,以判定其对麻醉和手术的耐受能力。

3.饮食护理　制订合理的饮食计划,增强抵抗力。手术前根据医嘱通知患儿禁饮禁食时间,以避免围手术期出现反流而导致误吸。术前 4 小时禁摄入母乳及水,术前 6 小时禁摄入牛奶、配方奶及固体食物。

4.术区皮肤准备　根据手术部位清洁术区皮肤,术区皮肤准备范围包括伤口周围至少 15 cm 的区域,区域内毛发会影响手术操作时须于术前剔除,皮肤油脂或胶布粘贴残迹应清洗干净。

5.术日晨护理　检查各项准备工作落实情况,遵医嘱按时给予术前用药。备好手术需要的病历、影像学资料、特殊用药或物品等,随患儿带入手术室。择期大手术做好备血准备。

6.用物准备

(1)常规用物准备:全身麻醉手术患儿术前准备浴巾 1～2 条,护理垫 5 片,衣物 2 套,婴幼儿备纸尿裤 1 包,四肢手术者应穿袖口/裤腿宽松的衣裤。

(2)特殊用物准备:行骨牵引术患儿准备 0.5 kg 盐袋 4 包和清洁毛巾 4 条。

7.心理护理　建立良好的护患关系,针对不同年龄阶段患儿的心理特点,实施以家庭为中心的个体化心理干预措施。缓解或消除患儿及其家属恐惧、焦虑情绪,树立对手术的信心。

【术后护理】

1.护理评估与病情观察　了解麻醉方式、手术方式、手术过程及术中情况,评估肢体功能、伤口及引流情况等。监测患儿生命体征,发热时遵医嘱给予物理降温和(或)药物降温。保持呼吸道通畅,遵医嘱给予吸氧,观察面色及呼吸,必要时床边备好吸痰器等应急用物。

2.体位管理　去枕仰卧 6 小时,头偏向一侧,使口腔分泌物或呕吐物易于流出,避免误吸。6 小时后根据手术部位、手术方式给予合适体位。

3.饮食护理　麻醉清醒后 4～6 小时可饮水 20～30 mL,30 分钟如无呕吐,予以流质饮食。

4.伤口护理　保持伤口敷料清洁干燥、包扎完好,避免碰撞。

5.排泄护理　大小便不能自控的婴幼儿指导患儿家属使用纸尿裤,并及时用温水清洗患儿臀部。需卧床休息不宜下床活动的患儿,可使用便器。

6.疼痛护理　观察疼痛部位、性质、程度以及疼痛发作时的伴随症状,根据儿童疼痛行为评估结果,予以非药物干预或药物干预措施。

7.心理护理　向患儿家属讲解疾病相关护理知识,使患儿家属树立信心,鼓励患儿及其家属积极配合治疗。

8.牵引护理　保持牵引肢体长轴与牵引绳成一条直线,保持牵引锤悬空,牵引重量勿随意增减,牵引绳上禁止覆盖重物,勿随意移动牵引装置。必要时使用胸腹固定带固定躯干部,防止躯体下滑。

9.石膏护理 保持石膏有效固定,石膏硬化前禁止按压,防止变形、断裂,保持石膏清洁干燥,避免受潮、污染。石膏固定松紧适宜,衬垫得当,观察石膏边缘皮肤有无红肿、擦伤,发现异常及时通知医生处理。

10.外固定架护理 保持外固定架有效固定,观察患肢有无偏移、扭转、不匀称等现象。定时检查螺帽、螺杆有无松动。保持针道局部的清洁干燥,遵医嘱使用适宜的消毒剂进行针道护理,预防感染。

11.功能锻炼 在保障患儿安全的情况下及早协助并指导开展功能锻炼,防止关节僵硬和肌挛缩。注意遵循循序渐进、动静结合、主动与被动运动相结合的原则。

第二节 寰枢关节旋转性脱位

【定义】 寰枢关节旋转性脱位是儿童时期斜颈畸形的常见原因之一,以特发性斜颈、颈部僵硬、头疼及活动受限为主。

【护理措施】

(一)一般护理

1.枕颌带牵引护理 维持有效牵引,去枕仰卧,取头高脚低位,肩下垫薄垫,颈部两侧各置一沙袋,防止头部摆动;牵引绳与身体中轴成一直线,牵引棒保持平衡,牵引锤悬空,牵引重量(通常为 $1\sim2$ kg)勿随意增减,牵引绳上禁止覆盖重物,必要时使用胸腹固定带固定躯干部;牵引时牵引带的受力点于下颌及枕骨处,防止牵引带压迫气道,避免颈部随意旋转或更换体位。

2.病情观察 观察患儿有无头昏、恶心、呕吐、呼吸困难、吞咽困难、双上肢麻木等情况,发现异常及时通知医生处理。

3.支具护理 评估患儿,选择适宜的支具(颈托),并正确佩戴。佩戴和摘除时应保持仰卧位。

4.皮肤护理 选择适宜的枕颌带,下颌部内垫软布或使用减压敷料,每班严格交接检查皮肤受压情况,保持患儿皮肤清洁干燥,预防压疮。

(二)健康指导

遵医嘱正确佩戴支具,按时门诊复查,不适随诊。

【主要护理问题】

1.有发生窒息的危险 与牵引不当有关。

2.有皮肤受损的危险 与长期卧床、局部皮肤长期受压有关。

3.肺部感染 与长期卧床有关。

4.便秘 与饮食及体位有关。

5.肌萎缩、关节僵硬 与活动受限有关。

第三节 上 肢 骨 折

【定义】 上肢骨折包括锁骨骨折、肱骨髁上骨折、肱骨干骨折、肱骨外髁骨折、肱骨内上髁骨折、肱骨远端骨骺分离、尺桡骨干双骨折、桡骨下端骨骺分离。主要表现为肢体疼痛、肿胀、畸形、活动受限,根据骨折部位及类型不同等,临床表现略有差异。

【护理措施】

(一)术前护理

1.体位管理 保持患肢抬高制动,肢体末端向上,以利于静脉回流;局部冷敷,减轻肿胀;离床活动时予以前臂吊带固定患肢,保持于功能位。

2.病情观察 密切观察患肢皮肤颜色、温度、活动、疼痛、肿胀程度等情况,若发现异常及时通知医生处理。

3.术前准备 完善相关检查,训练床上大小便。术前禁饮禁食6～8小时,手术区域备皮。手术当日遵医嘱给予术前用药。

(二)术后护理

1.体位管理 术后去枕仰卧6小时,头偏向一侧,保持呼吸道通畅;患肢屈肘置于胸前,避免前屈或后伸;离床活动时予以前臂吊带固定患肢,保持于功能位。

2.病情观察 密切观察患肢有无骨-筋膜室综合征的发生,即肿胀、压痛、肌肉被动牵拉痛等,观察要点为"5P征",即疼痛(pain)、苍白(pallor)、麻痹(paralysis)、无脉(pulselessness)、感觉异常(paresthesia)。

3.牵引护理 保持有效牵引体位,做好皮肤和针道护理,预防压疮和针道感染。

4.石膏护理 保持石膏有效固定,松紧适宜,衬垫得当,观察石膏外观有无渗血、渗液,若发现异常,做好标记并通知医生处理。

5.外固定架护理 行针道护理,预防针道感染。

(三)健康指导

1.功能锻炼 指导并协助患儿进行上肢肌力训练和关节活动度训练。

2.出院指导 遵医嘱按时门诊复查,保持石膏固定完好,若出现患肢皮肤发绀、发凉、剧烈疼痛、感觉异常、渗液、有异味等,应及时就诊。

【主要护理问题】

1.恐惧/焦虑 与环境陌生,缺乏疾病相关知识有关。

2.疼痛 与骨折有关。

3.有外周神经血管功能障碍的危险 与骨和软组织损伤、外固定不当有关。

4.潜在并发症 血管损伤、神经损伤、循环障碍、缺血性肌挛缩、骨折延迟愈合或不愈合、关节僵硬、切口及关节内感染等。

第四节 骨盆骨折

【定义】 骨盆为一完整的闭合骨环,骨盆结构坚固,损伤多由高能量外力所致。挤压、撞击或高处坠落等损伤是骨盆骨折的主要原因,亦可因肌肉强烈收缩引起撕脱骨折。骨盆骨折常因出血量大而引起休克。

【护理措施】

(一)非手术治疗护理

1.病情观察 密切观察患儿生命体征,骨折部位肿胀程度,会阴部有无瘀斑,双下肢末梢皮肤颜色、温度、活动、疼痛情况,有无血尿、内脏损伤及休克等情况,发现异常及时通知医生处理。

2.体位管理 不影响骨盆环完整的骨折,可取仰卧位与侧卧位交替进行的体位,严禁坐立。

3.牵引护理 骨盆悬吊牵引时,保持有效牵引体位,臀部离床面5cm,勿随意搬动或更换体位。

4.皮肤护理 保持患儿皮肤清洁、舒适,做好床上大小便护理,压疮好发部位使用减压敷料。

(二)手术治疗护理

1.术前护理

(1)术前准备:完善相关检查,术前禁饮禁食6～8小时。手术区域备皮,遵医嘱导尿、清洁灌肠,必要时备血。手术当日遵医嘱给予术前用药。

(2)病情观察:密切观察患儿生命体征,骨折部位肿胀程度,会阴部有无瘀斑,双下肢末梢皮肤颜色、温度、活动、疼痛情况,有无血尿、内脏损伤及休克等情况,发现异常及时通知医生处理。

2.术后护理

(1)体位管理:术后去枕仰卧6小时,头偏向一侧,保持呼吸道通畅;病情允许更换体位时,注意动作应轻柔。

(2)病情观察:密切观察患儿生命体征、尿量及双下肢末梢皮肤颜色、温度、活动、疼痛、肿胀程度等情况,发现异常及时通知医生处理。

(3)引流管护理:妥善固定引流管,防止扭曲、折叠、脱落,密切观察引流液的颜色、性状及量,并做好护理记录。

(4)伤口护理:观察伤口渗液、渗血情况,保持伤口敷料清洁干燥,污染后及时更换。

(5)石膏护理:保持石膏有效固定,松紧适宜,衬垫得当,观察石膏外观有无渗血、渗液,若发现异常,做好标记并通知医生处理。

(6)外固定架护理:行针道护理,预防针道感染。

(三)健康指导

1.功能锻炼　指导并协助患儿进行股四头肌等长收缩训练和踝泵运动。

2.出院指导　遵医嘱按时门诊复查,保持石膏固定完好,若出现患肢皮肤发绀、发凉、剧烈疼痛、感觉异常、渗液、有异味等,应及时就诊。

【主要护理问题】

1.有血容量不足的危险　与骨盆损伤、出血等有关。

2.躯体活动障碍　与骨盆骨折需卧床有关。

3.有皮肤受损的危险　与长期卧床有关。

4.知识缺乏　患儿及其家属对疾病相关知识不了解。

5.潜在并发症　休克、腹膜后血肿、盆腔内脏损伤、神经损伤、脂肪栓塞与静脉栓塞。

第五节　下肢骨折

【定义】　下肢骨折包括股骨干骨折、股骨头骨骺滑脱、股骨颈骨折、胫腓骨骨折、跟骨骨折等。主要表现为肢体疼痛、肿胀、畸形、活动受限,根据骨折部位及类型不同,临床表现略有差异。

【护理措施】

(一)术前护理

1.体位管理　卧床期间,保持患肢于功能位,抬高患肢,局部冷敷,减轻肿胀。

2.病情观察　密切观察患肢皮肤颜色、温度、活动、疼痛、肿胀程度等情况,若发现异常及时通知医生处理。

3.术前准备　完善相关检查,术前禁饮禁食6~8小时。手术区域备皮,训练床上大小便。手术当日遵医嘱给予术前用药。

(二)术后护理

1.体位管理　术后去枕仰卧6小时,头偏向一侧,保持呼吸道通畅;保持患肢于功能位,更换体位时,注意动作应轻柔。

2.病情观察　密切观察患肢有无骨-筋膜室综合征的发生,即肿胀、压痛、肌肉被动牵拉痛等,观察要点为"5P征"。

3. 牵引护理 保持有效牵引体位,做好皮肤和针道护理,预防压疮和针道感染。

4. 引流管护理 妥善固定引流管,防止扭曲、折叠、脱落,密切观察引流液的颜色、性状及量,并做好记录。

5. 石膏护理 保持石膏有效固定,松紧适宜,衬垫得当,观察石膏外观有无渗血、渗液,若发现异常,做好标记并通知医生处理。

6. 外固定架护理 行针道护理,预防针道感染。

(三)健康指导

1. 功能锻炼 指导并协助患儿进行股四头肌等长收缩训练、直腿抬高训练和踝泵运动。

2. 出院指导 遵医嘱按时门诊复查,保持石膏固定完好,若出现患肢皮肤发绀、发凉、剧烈疼痛、感觉异常、渗液、有异味等,应及时就诊。

【主要护理问题】

1. 恐惧/焦虑 与环境陌生、缺乏疾病相关知识有关。

2. 疼痛 与骨折有关。

3. 躯体活动障碍 与下肢骨折需卧床休息有关。

4. 有外周神经血管功能障碍的危险 与骨和软组织损伤、外固定不当有关。

5. 潜在并发症 骨-筋膜室综合征、血管损伤、神经损伤、循环障碍、缺血性肌挛缩、骨折延迟愈合或不愈合、关节僵硬、切口及关节内感染等。

第六节 脊髓损伤

【定义】 脊髓损伤是指由各种致病原因引起的脊髓结构功能损害,造成损伤水平以下运动、感觉及自主神经功能障碍。

【护理措施】

(一)非手术治疗护理

1. 病情观察 密切观察患儿脊髓损伤平面以下的感觉、运动和括约肌功能、深浅反射等情况。

2. 体位管理 睡硬板床,遵医嘱定时进行轴线翻身,防止脊柱扭曲;正确搬运患儿,保持脊柱于水平位。

3. 药物护理 行大剂量药物冲击治疗时,密切观察患儿生命体征,有无消化道出血、深静脉血栓形成、静脉炎等并发症的发生。

4. 皮肤护理 保持患儿皮肤清洁、舒适,做好床上大小便护理,压疮好发部位使用减压敷料。

5. 心理护理 主动关心患儿,帮助患儿树立乐观积极的心态。

(二)手术治疗护理

1. 术前护理 完善相关检查,急诊手术者禁饮禁食并行胃肠减压,择期手术者术前禁饮禁食6~8小时;手术区域备皮,必要时备血,遵医嘱予以术前用药;进行适应性训练(床上大小便、深呼吸及有效咳嗽、排痰等)。

2. 术后护理

(1)体位管理:患儿术后去枕仰卧6小时,头偏向一侧,保持呼吸道通畅;睡硬板床,遵医嘱定时进行轴线翻身,防止脊柱扭曲;正确搬运患儿,保持脊柱于水平位,搬运高位颈椎手术患儿,应注意颈部不能过伸、过屈,避免搬动造成脊髓损伤。

(2)病情观察:密切观察患儿生命体征、呼吸频率、呼吸方式、双下肢感觉、运动、肌力、疼痛、末梢血液循环情况及括约肌功能,如有异常,及时通知医生对症处理。

(3)伤口护理:观察伤口渗液、渗血情况,保持伤口敷料清洁干燥,污染后及时更换。

(4)引流管护理:妥善固定引流管,防止扭曲、折叠、脱落,密切观察引流液的颜色、性状及量,并做好记录。

(5)皮肤护理:做好皮肤护理,压疮好发部位使用减压敷料。

(三)健康指导

1.功能锻炼 指导并协助患儿进行肢体肌力训练和关节活动度训练,以及呼吸功能、膀胱功能训练。

2.出院指导 遵医嘱按时门诊复查,正确佩戴支具,避免脊柱的弯曲活动,不适随诊。

【主要护理问题】

1.恐惧/焦虑 与环境陌生、缺乏疾病相关知识有关。

2.呼吸功能障碍 与脊髓功能损伤有关。

3.排尿、排便功能障碍 与脊髓功能损伤有关。

4.有皮肤受损的危险 与长期卧床有关。

5.躯体移动障碍 与肌无力、肢体瘫痪有关。

6.潜在并发症 肺部感染、应激性溃疡、压疮、腹胀、尿路感染、深静脉血栓形成。

第七节 脊柱侧凸

【定义】 脊柱侧凸是指脊柱在冠状面上一个或多个节段偏离身体中线向侧方形成弯曲,多半还伴有脊柱的旋转和矢状面上后凸或前凸增加或减少、肋骨和骨盆的旋转倾斜畸形以及椎旁韧带肌肉的异常。

【护理措施】

(一)非手术治疗护理

1.功能锻炼 进行矫正体操及姿势训练,以增强肌力,养成维持正确姿势的习惯,以达到矫正脊柱侧凸的目的。

2.支具护理 指导患儿家属正确佩戴胸腰骶支具,衬垫得当,防止皮肤损伤。

(二)手术治疗护理

1.术前护理

(1)适应性训练:肺功能训练(深呼吸、吹气球)、唤醒试验训练(听从口令活动双下肢、双足、足趾)、生活方式训练(训练床上进食及大小便、轴线翻身)。

(2)术前准备:完善相关检查,术前禁饮禁食6~8小时。手术区域备皮,必要时备血。手术当日遵医嘱给予术前用药。

2.术后护理

(1)体位管理:患儿术后去枕仰卧6小时,头偏向一侧,保持呼吸道通畅;遵医嘱定时进行轴线翻身,防止脊柱扭曲;正确搬运患儿,保持脊柱于水平位。

(2)病情观察:密切观察患儿生命体征、呼吸频率、呼吸方式、双下肢感觉、运动、肌力、疼痛、末梢血液循环情况及括约肌功能。如有异常,及时通知医生对症处理。

(3)伤口护理:观察伤口渗液、渗血情况,保持伤口敷料清洁干燥,污染后及时更换。

（4）引流管护理：妥善固定引流管，防止扭曲、折叠、脱落，密切观察引流液的颜色、性状及量，并做好记录。

（5）皮肤护理：做好皮肤护理，压疮好发部位使用减压敷料。

（三）健康指导

1.功能锻炼 指导并协助患儿进行肢体肌力训练和关节活动度训练，以及呼吸功能、膀胱功能训练。

2.出院指导 遵医嘱按时门诊复查，正确佩戴支具，坚持功能锻炼，避免脊柱的弯曲活动，不适随诊。

【主要护理问题】

1.恐惧/焦虑 与环境陌生、缺乏疾病相关知识有关。

2.疼痛 与手术有关。

3.躯体活动障碍 与脊柱手术后卧床有关。

4.有皮肤受损的危险 与长期卧床有关。

5.潜在并发症 脊髓神经功能障碍、急性肺衰竭、脑脊液漏、肠系膜上动脉综合征、下肢深静脉血栓形成、坠积性肺炎、尿路感染等。

第八节　发育性髋关节发育不良

【定义】 发育性髋关节发育不良（DDH），是较常见的先天性畸形，股骨头在关节囊内丧失其与髋臼的正常关系，以致在出生前及出生后不能正常发育。

【护理措施】

（一）术前护理

1.牵引护理 保持有效牵引体位，勿随意移动牵引装置。

2.病情观察 密切观察患肢末梢皮肤颜色、温度、感觉、活动、疼痛、肿胀程度等，发现异常及时通知医生处理。

3.术前准备 完善相关检查，训练床上大小便，术前禁饮禁食6～8小时。手术区域备皮，必要时备血。手术当日遵医嘱给予术前用药。

（二）术后护理

1.体位管理 术后去枕仰卧6小时，头偏向一侧，保持呼吸道通畅；保持患肢于功能位，更换体位时，注意动作轻柔。

2.病情观察 密切观察患肢末梢皮肤颜色、温度、感觉、活动、疼痛、肿胀程度等，发现异常及时通知医生处理。

3.牵引护理 保持有效牵引体位，做好皮肤和针道护理，预防压疮和针道感染。

4.伤口护理 观察伤口渗液、渗血情况，保持伤口敷料清洁干燥，污染后及时更换。

5.引流管护理 妥善固定引流管，防止扭曲、折叠、脱落，密切观察引流液的颜色、性状及量，并做好记录。

6.石膏护理 保持石膏有效固定，松紧适宜，衬垫得当。保持石膏清洁，观察石膏外观有无渗血、渗液，若发现异常，做好标记，并通知医生处理。

（三）健康指导

1.功能锻炼 指导并协助患儿进行股四头肌等长收缩训练和踝泵运动。

2.行为指导 术后指导并协助患儿家属正确搬运患儿及更换体位的方法。

3.出院指导 遵医嘱按时门诊复查,保持石膏固定完好,若出现患肢末梢皮肤发绀、发凉、剧烈疼痛、感觉异常、渗液、有异味等,应及时就诊。

【主要护理问题】

1.焦虑/恐惧 与环境陌生、缺乏疾病相关知识有关。

2.疼痛 与牵引及手术有关。

3.躯体活动障碍 与石膏固定及牵引有关。

4.有皮肤受损的危险 与使用外固定器具及制动有关。

5.有发生感染的危险 与存在切口及引流管有关。

6.潜在并发症 石膏综合征、髋关节运动受限或关节僵硬、股骨头缺血性坏死等。

第九节 先天性胫骨假关节

【定义】 先天性胫骨假关节是一种先天性畸形,是由于胚胎发育中胫骨的下1/3处不能横向生长而变细,导致出生前即有胫骨前弯,并在出生时或出生后发展为假关节,可合并腓骨假关节。

【护理措施】

(一)术前护理

1.体位管理 保持患肢抬高制动,勿负重,防止病理性骨折。

2.术前准备 完善相关检查,训练床上大小便。术前禁饮禁食6～8小时,手术区域备皮,必要时备血。手术当日遵医嘱给予术前用药。

(二)术后护理

1.体位管理 患儿术后去枕仰卧6小时,头偏向一侧,保持呼吸道通畅;保持患肢抬高制动,更换体位时,注意动作轻柔。

2.病情观察 密切观察患肢末梢皮肤颜色、温度、感觉、活动、疼痛、肿胀程度等,发现异常及时通知医生处理。

3.伤口护理 观察伤口渗液、渗血情况,保持伤口敷料清洁干燥,污染后及时更换。

4.引流管护理 妥善固定引流管,防止扭曲、折叠、脱落,密切观察引流液的颜色、性状及量,并做好记录。

5.石膏护理 保持石膏有效固定,松紧适宜,衬垫得当。观察石膏外观有无渗血、渗液,若发现异常,做好标记,并通知医生处理。

6.外固定架护理 行针道护理,预防针道感染。

(三)健康指导

1.功能锻炼 指导并协助患儿进行股四头肌等长收缩训练、直腿抬高训练和踝泵运动。

2.出院指导 遵医嘱按时门诊复查,保持石膏固定完好,若出现患肢末梢皮肤发绀、发凉、剧烈疼痛、感觉异常、渗液、有异味等,应及时就诊。

【主要护理问题】

1.恐惧/焦虑 与环境陌生、缺乏疾病相关知识有关。

2.疼痛 与手术有关。

3.躯体活动障碍 与下肢手术需卧床有关。

4.有皮肤受损的危险 与长期卧床有关。

第十节　先天性盘状半月板

【定义】　盘状半月板是一种先天性畸形,表现为膝关节的半月板呈盘形肥大。发生软骨撕裂时,膝关节表现为疼痛、肿胀、关节功能受限,需行关节镜下全部或部分半月板切除术。

【护理措施】

(一)术前护理

1.体位管理　卧床休息,减少膝关节的负重活动,以减轻肿胀,指导患儿进行股四头肌功能训练。

2.术前准备　完善相关检查,训练床上大小便。术前禁饮禁食6～8小时,手术区域备皮。手术当日遵医嘱给予术前用药。

(二)术后护理

1.体位管理　患儿术后去枕仰卧6小时,头偏向一侧,保持呼吸道通畅;保持患肢抬高,关节屈曲,以减轻疼痛及肿胀。更换体位时,注意动作轻柔。

2.病情观察　术后患肢加压包扎,必要时遵医嘱冷敷。密切观察患肢末梢皮肤颜色、温度、感觉、活动、疼痛、肿胀程度等,发现异常及时通知医生处理。

3.伤口护理　观察伤口渗液、渗血情况,保持伤口敷料清洁干燥,污染后及时更换。

4.引流管护理　妥善固定引流管,防止扭曲、折叠、脱落,密切观察引流液的颜色、性状及量,并做好记录。

5.石膏护理　保持石膏有效固定,松紧适宜,衬垫得当。观察石膏外观有无渗血、渗液,若发现异常,做好标记,并通知医生处理。

(三)健康指导

1.功能锻炼　指导并协助患儿进行踝泵运动、股四头肌等长收缩训练,以及直腿抬高、终末伸膝、终末屈膝功能锻炼。

2.出院指导　遵医嘱按时门诊复查,保持石膏固定完好,若出现患肢末梢皮肤发绀、发凉、剧烈疼痛、感觉异常、渗液、有异味等,应及时就诊。

【主要护理问题】

1.焦虑/恐惧　与环境陌生、缺乏疾病相关知识有关。

2.疼痛　与手术有关。

3.躯体活动障碍　与膝关节手术需卧床有关。

4.有皮肤受损的危险　与长期卧床有关。

5.潜在并发症　关节内血肿、下肢深静脉血栓形成、感染、骨-筋膜室综合征。

第十一节　先天性马蹄内翻足

【定义】　先天性马蹄内翻足是较常见的足部先天性复杂畸形,包括前足内收和内旋,中足内翻和高弓,后足马蹄样畸形,常合并有胫骨内旋。

【护理措施】

(一)术前护理

完善相关检查,训练床上大小便。术前禁饮禁食6～8小时,手术区域备皮。手术当日遵医嘱给予术前用药。

（二）术后护理

1.体位管理 患儿术后去枕仰卧 6 小时，头偏向一侧，保持呼吸道通畅；保持患肢抬高制动，以减轻肢体肿胀。

2.病情观察 密切观察患肢末梢皮肤颜色、温度、感觉、活动、疼痛、肿胀程度等，发现异常及时通知医生处理。

3.石膏护理 保持石膏有效固定，松紧适宜，衬垫得当，观察石膏外观有无渗血、渗液，若发现异常，做好标记，并通知医生处理。

（三）健康指导

1.功能锻炼 术后指导并协助患儿进行足背伸、跖屈、内外翻主动和被动功能锻炼。

2.支具护理 指导患儿家属正确佩戴支具的方法，衬垫得当，防止皮肤损伤。

3.出院指导 遵医嘱按时门诊复查，保持石膏固定完好，若出现患肢末梢皮肤发绀、发凉、剧烈疼痛、感觉异常、渗液、有异味等，应及时就诊。

【主要护理问题】

1.恐惧/焦虑 与环境陌生、缺乏疾病相关知识有关。

2.躯体活动障碍 与患儿足部畸形、使用矫形器具及手术有关。

3.有发生感染的危险 与手术伤口有关。

4.疼痛 与手术有关。

第十二节 先天性垂直距骨

【定义】 先天性垂直距骨是距舟关节向背外侧脱位，表现为距骨呈严重而僵硬的跖屈，距下关节外翻，中足呈固定的背伸，足底呈摇椅状突出。

【护理措施】

（一）术前护理

完善相关检查，训练床上大小便。术前禁饮禁食 6～8 小时，手术区域备皮。手术当日遵医嘱给予术前用药。

（二）术后护理

1.体位管理 患儿术后去枕仰卧 6 小时，头偏向一侧，保持呼吸道通畅；保持患肢抬高制动，以减轻肢体肿胀。

2.病情观察 密切观察患肢末梢皮肤颜色、温度、感觉、活动、疼痛、肿胀程度等，发现异常及时通知医生处理。

3.石膏护理 保持石膏有效固定，松紧适宜，衬垫得当，观察石膏外观有无渗血、渗液，若发现异常，做好标记，并通知医生处理。

（三）健康指导

1.功能锻炼 术后指导并协助患儿进行足背伸、跖屈、内外翻主动和被动功能锻炼。

2.支具护理 指导患儿家属正确佩戴支具的方法，衬垫得当，防止皮肤损伤。

3.出院指导 遵医嘱按时门诊复查。保持石膏固定完好，若出现患肢末梢皮肤发绀、发凉、剧烈疼痛、感觉异常、渗液、有异味等，应及时就诊。

【主要护理问题】

1.恐惧/焦虑 与环境陌生,缺乏疾病相关知识有关。

2.有发生感染的危险 与手术伤口有关。

3.疼痛 与手术有关。

第十三节 高 弓 足

【定义】 高弓足为前足呈马蹄固定性畸形,并发爪形趾畸形的称爪形足。

【护理措施】

(一)术前护理

完善相关检查,训练床上大小便。术前禁饮禁食6~8小时,手术区域备皮。手术当日遵医嘱给予术前用药。

(二)术后护理

1.体位管理 患儿术后去枕仰卧6小时,头偏向一侧,保持呼吸道通畅;保持患肢抬高制动,以减轻肢体肿胀。

2.病情观察 密切观察患肢末梢皮肤颜色、温度、感觉、活动、疼痛、肿胀程度等,发现异常及时通知医生处理。

3.石膏护理 保持石膏有效固定,松紧适宜,衬垫得当,观察石膏外观有无渗血、渗液,若发现异常,做好标记,并通知医生处理。

4.外固定架护理 行针道护理,预防针道感染。

(三)健康指导

1.功能锻炼 术后指导并协助患儿进行足背伸、跖屈、内外翻主动和被动功能锻炼。

2.支具护理 指导患儿家属正确佩戴支具的方法,衬垫得当,防止皮肤损伤。

3.出院指导 遵医嘱按时门诊复查。保持石膏固定完好,若出现患肢末梢皮肤发绀、发凉、剧烈疼痛、感觉异常、渗液、有异味等,应及时就诊。

【主要护理问题】

1.恐惧/焦虑 与环境陌生、缺乏疾病相关知识有关。

2.躯体活动障碍 与下肢手术后卧床有关。

3.疼痛 与手术有关。

4.有皮肤受损的危险 与长期卧床有关。

5.潜在并发症 针道感染、骨-筋膜室综合征、肌萎缩和关节僵硬。

第十四节 先天性多指(趾)、并指(趾)

【定义】 多指(趾)畸形又称重复指(趾),是指正常以外的手指(足趾)、指(趾)骨、单纯软组织成分或掌骨等的赘生。

并指(趾)是相邻的两个及以上的手指(足趾)皮肤与皮下软组织融合为一体。

【护理措施】

(一)术前护理

完善相关检查,训练床上大小便。术前禁饮禁食 6～8 小时,手术区域及皮瓣供区备皮。手术当日遵医嘱给予术前用药。

(二)术后护理

1. 体位管理 患儿术后去枕仰卧 6 小时,头偏向一侧,保持呼吸道通畅;保持患肢抬高制动,以减轻肢体肿胀。上肢患儿离床活动时予以前臂吊带固定患肢,保持于功能位。下肢患儿抱起时抬高足部,避免足部下垂。

2. 病情观察 密切观察患指(趾)的颜色、温度、肿胀程度、毛细血管反应、组织张力等指标,以判断是否发生血管危象(患指(趾)颜色苍白、瘀紫或暗紫,温度异常,肿胀明显,毛细血管充盈试验阳性),发现异常及时通知医生处理。

3. 伤口护理 保持植皮区、供皮区伤口敷料清洁干燥,植皮区伤口持续包扎,避免碰撞,以免造成皮片移动、皮下出血、皮片失活等,发现异常及时通知医生处理。

4. 石膏护理 保持石膏有效固定,松紧适宜,衬垫得当,观察石膏外观有无渗血、渗液,若发现异常,做好标记,并通知医生处理。

5. 克氏针护理 患指(趾)克氏针内固定时,避免钩、挂、撞,防止克氏针弯曲、移位、脱出,发现异常及时通知医生处理。

(三)健康指导

1. 功能锻炼 指导患儿家属帮助患儿被动地进行手指(足趾)的屈伸、分指(趾)、并指(趾)活动,防止肌腱及手术成形的指(趾)蹼粘连。

2. 出院指导 遵医嘱按时门诊复查,注意保持伤口敷料或石膏清洁干燥。若出现红肿热痛、渗液,患肢末梢皮肤发绀、发凉、剧烈疼痛、感觉异常等,应及时就诊。

【主要护理问题】

1. 恐惧/焦虑 与环境陌生、缺乏疾病相关知识有关。

2. 疼痛 与手术有关。

3. 有发生感染的危险 与手术伤口有关。

4. 潜在并发症 感染、出血、粘连、动脉危象、静脉危象。

第十五节 先天性肌性斜颈

【定义】 先天性肌性斜颈是指由于一侧胸锁乳突肌挛缩导致的头颈部特殊姿势的先天性畸形。

【护理措施】

(一)术前护理

完善相关检查,训练床上大小便。术前禁饮禁食 6～8 小时,手术区域备皮。手术当日遵医嘱给予术前用药。

(二)术后护理

1. 体位管理 患儿术后去枕仰卧 6 小时,头偏向一侧,保持呼吸道通畅。

2. 病情观察 观察患儿有无头晕、恶心、呕吐、上肢麻木、呼吸困难等不适,如有异常,及时通知医生处理。

3.伤口护理　观察伤口渗液、渗血情况,保持伤口敷料清洁干燥,污染后及时更换。

4.引流管护理　妥善固定引流管,防止扭曲、折叠、脱落,密切观察引流液的颜色、性状及量,并做好记录。

5.枕颌带牵引护理　维持有效牵引,患儿去枕仰卧,肩下垫薄垫,取头高脚低位,颈部两侧各置一沙袋,防止头部摆动;牵引绳与身体中轴成一直线,保持牵引棒平衡,牵引锤悬空,牵引重量勿随意增减,牵引绳上禁止覆盖重物,必要时使用胸腹固定带固定躯干部;牵引时牵引带的受力点于下颌及枕骨处,防止牵引带压迫气道,并避免颈部随意旋转或更换体位。

6.支具护理　选择合适的支具,正确佩戴,松紧适宜,保持头颈部于矫正位。

(三)健康指导

1.功能锻炼　根据医嘱指导患儿颈部功能锻炼(颈部前屈、后伸、左右侧屈、左右旋转),端正走姿,矫正习惯性头颈歪斜。

2.出院指导　嘱患儿坚持正确佩戴支具,衬垫得当。活动时,预防跌倒。遵医嘱按时门诊复查,不适随诊。

【主要护理问题】

1.恐惧/焦虑　与环境陌生、缺乏疾病相关知识有关。

2.有皮肤受损的危险　与牵引有关。

3.疼痛　与手术有关。

4.有发生感染的危险　与存在手术伤口及引流管有关。

5.潜在并发症　窒息、肺部感染、肌肉粘连。

第十六节　肘内/外翻

【定义】　肘内翻或外翻是由肘部病变和创伤造成的,是由肱骨远端骨折畸形愈合、骨骺生长障碍等原因引起的儿童常见的肘部畸形。

【护理措施】

(一)术前护理

完善相关检查,训练床上大小便。术前禁饮禁食6～8小时,手术区域备皮。手术当日遵医嘱给予术前用药。

(二)术后护理

1.体位管理　患儿术后去枕仰卧6小时,头偏向一侧,保持呼吸道通畅;患肢屈肘置于胸前,避免前屈或后伸;离床活动时予以前臂吊带固定患肢,保持于功能位。

2.病情观察　密切观察患肢有无骨-筋膜室综合征,即肿胀、压痛、肌肉被动牵拉痛等,观察要点为"5P征"。

3.石膏护理　保持石膏有效固定,松紧适宜,衬垫得当,观察石膏外观有无渗血、渗液,若发现异常,做好标记,并通知医生处理。

(三)健康指导

1.功能锻炼　指导并协助患儿进行上肢肌力训练和关节活动度训练。

2.出院指导　遵医嘱按时门诊复查,保持石膏固定完好,若出现患肢末梢皮肤发绀、发凉、剧烈疼痛、感觉异常、渗液、有异味等,应及时就诊。

【主要护理问题】

1. 恐惧/焦虑 与环境陌生、缺乏疾病相关知识有关。

2. 疼痛 与手术有关。

3. 潜在并发症 血管损伤、神经损伤、缺血性肌挛缩、骨折延迟愈合或不愈合、关节僵硬、切口及关节内感染等。

第十七节 骨 肿 瘤

【定义】 骨肿瘤是指发生在骨内或起源于各种骨组织成分,如骨髓、血管、神经、脂肪、纤维组织的肿瘤。根据骨肿瘤的种类、性质、侵犯部位和范围选择手术治疗、介入治疗、放疗或化疗。

【护理措施】

（一）术前护理

完善相关检查,训练床上大小便。术前禁饮禁食 6～8 小时,手术区域备皮,必要时备血。手术当日遵医嘱给予术前用药。

（二）术后护理

1. 体位管理 患儿术后去枕仰卧 6 小时,头偏向一侧,保持呼吸道通畅;保持患肢抬高制动,以利于静脉回流和淋巴回流,减轻肢体肿胀。更换体位时动作轻稳,防止病理性骨折的发生。

2. 病情观察 密切观察患肢末梢皮肤颜色、温度、感觉、活动、疼痛、肿胀程度等,发现异常及时通知医生处理。

3. 伤口护理 观察伤口渗液、渗血情况,保持伤口敷料清洁干燥,污染后及时更换。

4. 引流管护理 妥善固定引流管,防止扭曲、折叠、脱落,密切观察引流液的颜色、性状及量,并做好记录。

5. 石膏护理 保持石膏有效固定,松紧适宜,衬垫得当,观察石膏外观有无渗血、渗液,若发现异常,做好标记,并通知医生处理。

6. 介入治疗术后护理 穿刺部位沙袋压迫止血 6 小时,观察穿刺部位有无出血、血肿形成及足背动脉搏动情况,若足背动脉搏动消失或减弱,肢体有麻木及肿胀等情况发生,立即通知医生处理。

7. 截肢术术后护理 术后残肢予以功能位,防止发生关节挛缩;患肢整体抬高,预防肢体肿胀。注意观察患肢残端颜色是否正常、有无肿胀,观察关节活动度、伤口敷料有无渗血、渗液及幻肢痛等情况,发现异常及时通知医生处理。

（三）健康指导

1. 功能锻炼 指导并协助患儿进行肌力训练和关节活动度训练。

2. 出院指导 遵医嘱按时门诊复查,避免早期负重及剧烈运动,防止病理性骨折的发生,不适随诊。需继续放疗、化疗者,不要轻易终止疗程,需继续于肿瘤专科治疗。

【主要护理问题】

1. 恐惧/焦虑 与环境陌生、缺乏疾病相关知识有关。

2. 疼痛 与肿瘤压迫神经、手术伤口有关。

3. 营养失调:低于机体需要量 与疾病过程中消耗增加有关。

4. 有发生感染的危险 与手术伤口有关。

5. 潜在并发症 伤口出血、病理性骨折。

第十八节 骨与关节化脓性感染

【定义】 骨与关节化脓性感染是指发生在骨与关节内的化脓性感染,包括化脓性骨髓炎、化脓性关节炎。

【护理措施】

(一)术前护理

1. 体位管理 嘱患儿卧床休息,必要时进行患肢皮肤牵引或石膏固定,以减轻疼痛。更换体位时动作轻柔,防止病理性骨折的发生。

2. 病情观察 密切观察患儿生命体征及有无感染性休克的表现。同时观察患肢末梢皮肤颜色、温度、感觉、运动等,发现异常及时通知医生处理。

3. 药物护理 遵医嘱使用抗生素,观察药物疗效及副作用。合理选择静脉输液工具,避免药物外渗。

4. 术前准备 完善相关检查,训练床上大小便。术前禁饮禁食6～8小时,手术区域备皮。手术当日遵医嘱给予术前用药。

(二)术后护理

1. 体位管理 患儿术后去枕仰卧6小时,头偏向一侧,保持呼吸道通畅;保持患肢抬高制动,以利于静脉回流和淋巴回流,减轻肢体肿胀。更换体位时动作轻柔,防止病理性骨折的发生。

2. 病情观察 密切观察患肢末梢皮肤颜色、温度、感觉、活动、疼痛、肿胀程度等,发现异常及时通知医生处理。

3. 伤口护理 观察伤口渗液、渗血情况,保持伤口敷料清洁干燥,污染后及时更换。

4. 负压封闭引流护理 保持护创材料呈负压状态,根据医嘱调节负压值,观察有无漏气、渗液、堵塞等情况。妥善固定管道,保持通畅,防止受压、弯折、扭曲、脱落,观察引流液的颜色、性状及量,并做好记录。严格遵守无菌原则,及时更换引流装置,防止逆行感染,观察灌洗液出入量是否平衡,如有异常及时通知医生处理。

5. 石膏护理 保持石膏有效固定,松紧适宜,衬垫得当,观察石膏外观有无渗血、渗液,若发现异常,做好标记,并通知医生处理。

(三)健康指导

1. 功能锻炼 指导并协助患儿进行肢体的肌力训练和关节活动度训练。

2. 出院指导 遵医嘱按时门诊复查,避免早期负重及剧烈运动,防止病理性骨折的发生,不适随诊。

【主要护理问题】

1. 恐惧/焦虑 与环境陌生、缺乏疾病相关知识有关。

2. 躯体活动障碍 与骨、关节感染需卧床有关。

3. 营养失调:低于机体需要量 与疾病过程中消耗增加有关。

4. 有皮肤受损的危险 与制动、长期卧床有关。

5. 有管道脱落的危险 与负压封闭引流管有关。

6. 潜在并发症 感染性休克、病理性骨折等。

第十九节　急性髋关节一过性滑膜炎

【定义】　急性髋关节一过性滑膜炎是一种可自愈的非特异性炎症,也称暂时性髋关节滑膜炎。

【护理措施】

(一)一般护理

1. 牵引护理　保持有效牵引体位,勿随意移动牵引装置。

2. 病情观察　密切观察患肢末梢皮肤颜色、温度、感觉、活动、疼痛、肿胀程度等,若发现异常及时通知医生处理。

3. 生活护理　嘱患儿卧床休息,避免患肢负重,保持皮肤清洁,预防压疮。

(二)健康指导

1. 功能锻炼　指导并协助患儿进行股四头肌收缩运动和踝泵运动。

2. 出院指导　遵医嘱按时门诊复查,出院后避免患肢负重,继续卧床休息,不适随诊。

【主要护理问题】

1. 恐惧/焦虑　与环境陌生、缺乏疾病相关知识有关。

2. 疼痛　与炎症刺激和关节腔内压力增加有关。

3. 有皮肤受损的危险　与牵引有关。

4. 躯体活动障碍　与患肢疼痛及制动有关。

第二十节　成骨不全

【定义】　成骨不全又称脆骨病,是一组以骨骼脆性增加及胶原代谢紊乱为特征的全身性结缔组织病。

【护理措施】

(一)非手术治疗(药物治疗)护理

成骨不全药物治疗为周期性输注帕米膦酸二钠,此药物不良反应为发热、恶心、呕吐、口腔溃疡、肾功能不全等。使用时须严格控制输液速度,输注时间为 4 小时以上。密切观察患儿用药后反应,发现异常及时通知医生对症处理。

(二)手术治疗护理

1. 术前护理

(1)体位管理:嘱患儿卧床休息,必要时进行患肢皮肤牵引或石膏固定,以减轻疼痛。更换体位时动作轻柔,防止骨折。

(2)病情观察:密切观察患肢末梢皮肤颜色、温度、感觉、活动、疼痛、肿胀程度等,发现异常及时通知医生处理。

(3)术前准备:完善相关检查,训练床上大小便。术前禁饮禁食 6～8 小时,手术区域备皮。手术当日遵医嘱给予术前用药。

2. 术后护理

(1)体位管理:患儿术后去枕仰卧 6 小时,头偏向一侧,保持呼吸道通畅;保持患肢于功能位,更换体位时动作轻柔。

（2）病情观察：密切观察患肢末梢皮肤颜色、温度、感觉、活动、疼痛、肿胀程度等，发现异常及时通知医生处理。

（3）牵引护理：保持有效牵引体位，做好皮肤和针道护理，预防压疮和针道感染。

（4）引流管护理：妥善固定引流管，防止扭曲、折叠、脱落，密切观察引流液的颜色、性状及量，并做好记录。

（5）石膏护理：保持石膏有效固定，松紧适宜，衬垫得当，观察石膏外观有无渗血、渗液，若发现异常，做好标记，并通知医生处理。

（三）健康指导

1.功能锻炼　指导并协助患儿进行肌力训练和关节活动度训练。

2.行为指导　鼓励患儿加强自我照顾和活动能力，活动时注意安全，使用保护支具。

3.出院指导　遵医嘱按时门诊复查，保持石膏固定完好，若出现患肢末梢皮肤发绀、发凉、剧烈疼痛、感觉异常、渗液、有异味等，应及时就诊。

【主要护理问题】

1.恐惧/焦虑　与环境陌生、缺乏疾病相关知识有关。

2.发热　与输注帕米膦酸二钠有关。

3.躯体活动障碍　与下肢骨折卧床有关。

4.有皮肤受损的危险　与长期卧床有关。

5.潜在并发症　骨折、肺部感染、尿路感染、压疮、便秘。

第二十一节　肢体不等长

【定义】　肢体不等长是矫形外科常见的问题，不等长是指单一或多个骨短缩或生长过度。

【护理措施】

（一）术前护理

完善相关检查，训练床上大小便。术前禁饮禁食6～8小时，手术区域备皮，必要时备血。手术当日遵医嘱给予术前用药。

（二）术后护理

1.体位管理　患儿术后去枕仰卧6小时，头偏向一侧，保持呼吸道通畅；保持患肢抬高制动，以利于静脉回流和淋巴回流，减轻肢体肿胀。

2.病情观察　密切观察患肢末梢皮肤颜色、温度、感觉、活动、疼痛、肿胀程度，以及有无血管和神经损伤等，发现异常及时通知医生处理。

3.伤口护理　观察伤口渗液、渗血情况，保持伤口敷料清洁干燥，污染后及时更换。

4.外固定架护理　行针道护理，预防针道感染。

5.肢体延长护理　术后遵医嘱进行肢体延长，观察肢体末梢血液循环及神经功能等情况，若出现患肢剧烈疼痛、麻木、皮肤温度及颜色异常、外固定架松动、肢体轴向偏移等，应及时通知医生处理。指导患儿家属掌握肢体延长的方法。

（三）健康指导

1.功能锻炼　指导并协助患儿进行关节屈伸训练和肌力训练。

2.出院指导　遵医嘱按时门诊复查，告知患儿及其家属出院后的注意事项，如针眼护理方法、肢体延长方法、功能锻炼方法等,如有不适及时就诊。

【主要护理问题】

1.恐惧/焦虑 与环境陌生、缺乏疾病相关知识有关。

2.疼痛 与手术、肢体延长有关。

3.有皮肤受损的危险 与长期卧床有关。

4.潜在并发症 针道感染、神经损伤、血管损伤、关节功能障碍等。

第二十二节 手/足外伤

【定义】 手/足外伤是指手、足部除皮肤损伤外,同时伴有骨骼、肌腱、神经、血管损伤。常见的手/足外伤有切割伤、刺伤、挤压伤、指(趾)端缺损、皮肤撕脱伤、咬伤、火器伤等。

【护理措施】

(一)术前护理

1.伤口护理 保持伤口敷料包扎完好,减少创口污染。活动性出血者予以加压包扎止血。

2.病情观察 密切观察患儿生命体征及有无失血性休克的表现。观察患肢末梢皮肤颜色、温度、感觉、活动等情况,发现异常及时通知医生处理。

3.药物护理 遵医嘱使用抗生素、破伤风人免疫球蛋白治疗,观察药物疗效及副作用。

4.术前准备 完善相关检查。术前禁饮禁食6~8小时,手术区域备皮,遵医嘱给予术前用药。

(二)术后护理

1.体位管理 患儿术后去枕仰卧6小时,头偏向一侧,保持呼吸道通畅;保持患肢抬高制动,以利于静脉回流和淋巴回流,减轻肢体肿胀。

2.病情观察 密切观察患肢末梢皮肤颜色、温度、感觉、活动、疼痛、肿胀程度等,发现异常及时通知医生处理。

3.伤口护理 保持植皮区、供皮区伤口敷料清洁干燥,植皮伤口持续包扎,避免碰撞,以免造成皮片移动、皮下出血、皮片失活等,发现异常及时通知医生处理。

4.负压封闭引流护理 保持护创材料呈负压状态,根据医嘱调节负压值,观察有无漏气、渗液、堵塞等情况。妥善固定管道,保持通畅,防止受压、弯折、扭曲、脱落,观察引流液的颜色、性状及量,并做好记录。严格遵守无菌原则,及时更换引流装置,防止逆行感染,观察灌洗液出入量是否平衡,如有异常及时通知医生处理。

5.石膏护理 保持石膏有效固定,松紧适宜,衬垫得当,观察石膏外观有无渗血、渗液,若发现异常,做好标记,并通知医生处理。

(三)健康指导

1.功能锻炼 指导并协助患儿进行肌力训练和关节活动度训练。

2.出院指导 遵医嘱按时门诊复查,保持伤口敷料清洁干燥,若出现指(趾)端皮肤发绀、发凉,伤口出现红肿、疼痛、渗液等,应及时就诊。

【主要护理问题】

1.恐惧/焦虑 与环境陌生、缺乏疾病相关知识有关。

2.疼痛 与伤口有关。

3.有发生感染的危险 与伤口污染有关。

4.有皮肤受损的危险 与长期卧床有关。

5.潜在并发症 伤口感染、神经损伤。

第二十三节 多发性骨折

【定义】 凡两处或两处以上部位发生骨折者称为多发性骨折。

【风险评估】

1.病情变化(失血性休克、骨-筋膜室综合征)风险评估

(1)失血性休克:见于血流动力学不稳定性骨盆骨折与股骨骨折,表现如下。①脉搏及心率加快(早期休克表现);②面色苍白或苍灰,皮肤湿冷或有花斑;③毛细血管充盈时间延长(>3秒);④液体复苏后尿量仍少于每小时0.5 mL/kg,持续至少2小时;⑤休克早期可出现烦躁不安或表情淡漠、萎靡,晚期可出现意识模糊甚至昏迷、惊厥。

(2)骨-筋膜室综合征:主要临床表现为肢体肿胀、压痛、肌肉被动牵拉痛等,观察要点为"5P征"。肢体肿胀的严重程度分级见表20-1。

表20-1 肢体肿胀的严重程度分级

分 级	临 床 表 现
0级	无肿胀,与正常肢体比较没有异常改变
1级	较正常肢体皮肤肿胀,但肢体肿胀部位仍存在皮纹
2级	较正常肢体皮肤肿胀,而且肢体肿胀部位的皮纹消失
3级	肢体肿胀部位的皮纹消失,而且出现散在分布的张力性水疱,局部疼痛比较明显

2.护理并发症的风险评估

(1)体位因素引起的压疮,其分类见表20-2。

表20-2 国际NPUAP/EPUAP压疮分类系统

分 类	临 床 表 现
Ⅰ期	皮肤完整,出现压之不褪色的局限性红斑,通常位于骨隆突处
Ⅱ期	部分表皮缺失,表现为浅表开放性溃疡,创面呈粉红色、无腐肉;也可以表现为完整或破损的浆液性水疱
Ⅲ期	全层皮肤缺失,可见皮下脂肪,但骨骼、肌腱或肌肉尚未显露
Ⅳ期	全层组织缺失,伴骨骼、肌腱或肌肉外露,可以显露或探及外露的骨骼或肌腱
不可分期压疮	全层组织缺失,创面基底部覆盖腐肉和(或)焦痂
可疑深部组织损伤期压疮	皮肤完整,局部区域出现紫色或红褐色颜色改变,或出现充血性水疱,由压力和(或)剪切力致皮下软组织受损所致

(2)各种护理风险评估:压疮风险评估量表(Braden-Q量表);儿童静脉血栓风险因素评估表;Humpty Dumpty跌倒/坠床评估量表;儿童疼痛行为评估量表;住院患儿营养风险筛查与测评表;护理安全评估表。

【护理常规及安全防范措施】

(一)术前护理

1.病情观察 密切观察患儿生命体征、意识状态、血氧饱和度、尿量等情况,发现有皮肤湿冷、花斑、发绀等休克表现时,给予心电监护及吸氧,并迅速建立2条静脉通道,遵医嘱给药;对于低体温积极复温;准确记录24小时出入量。发现有肢体肿胀、肌肉被动牵拉痛等骨-筋膜室综合征表现,立即通知医生并配合处理,避免抬高患肢及使用冰袋治疗,防止加重组织缺血,造成肌肉坏死。

2. 体位管理 患儿取仰卧位或休克卧位,病情允许时,妥善固定患肢。

3. 术前准备 完善相关检查,必要时备血,遵医嘱给予术前用药。

(二)术后护理

1. 术后观察 密切观察患儿生命体征、尿量及患肢末梢皮肤颜色、温度、感觉、活动、疼痛、肿胀程度等,遵医嘱行心电监护及吸氧,发现异常及时通知医生处理。

2. 体位管理 患儿术后去枕仰卧6小时,头偏向一侧,保持呼吸道通畅;病情允许更换体位时,注意动作轻柔。

3. 引流管护理 妥善固定引流管,防止扭曲、折叠、脱落,密切观察引流液的颜色、性状及量,并做好护理记录。

4. 伤口护理 观察伤口渗液、渗血情况,保持伤口敷料清洁干燥,污染后及时更换。

5. 石膏护理 保持石膏有效固定,松紧适宜,衬垫得当,观察石膏外观有无渗血、渗液,若发现异常,做好标记,并通知医生处理。

6. 外固定架护理 保持针道局部清洁干燥,做好针道护理,预防针道感染。

(三)健康指导

指导并协助患儿进行肢体功能锻炼,注意遵循循序渐进的原则;以主动运动为主,被动运动为辅;关节活动角度应逐渐加大,不可施以暴力。

(四)安全防范措施

1. 预防压疮 利用压疮风险评估量表(Braden-Q量表)评估并采取预防措施,指导患儿家属为患儿加强营养,做好基础护理;病情允许更换体位时,注意动作轻柔;骨隆突出处使用减压敷料。

2. 预防深静脉血栓形成 利用儿童静脉血栓风险因素评估表评估并采取预防措施,包括基础预防、物理预防、药物预防。

3. 预防跌倒/坠床 利用Humpty Dumpty跌倒/坠床评估量表评估并采取预防措施,如床头放置防跌落警示标识,予以床栏保护,必要时进行保护性约束,做好安全宣教。

【应急预案】

(1)立即通知医生,建立静脉通道,给予心电监护及吸氧,遵医嘱补充液体,心搏骤停者,立即行心肺复苏术。

(2)检查患儿身体各部位,及时发现危及生命的重要创伤,如有无窒息、大出血、休克、颅内压增高、腹腔脏器伤、开放性骨折等,妥善固定患肢,伤处包扎止血。

(3)密切观察患儿生命体征、意识及肢体活动情况。

(4)需手术者及时做好术前准备,并做好护理记录。

【技术规范】

1. 心电监护仪使用技术

(1)正确放置并定期更换电极片位置,避免皮肤受损。

(2)密切观察心电图波形,及时处理干扰及电极片脱落。

(3)血压监测应选择健侧肢体,避免选择输液侧肢体。

2. 吸氧护理技术

(1)根据医嘱正确调节氧流量,注意用氧安全。

(2)保持呼吸道通畅,注意气道湿化。

(3)保持管道通畅,无导管堵塞、弯折及扭曲,防止管道滑脱。

3. 徒手心肺复苏技术

(1)胸外心脏按压的位置准确,按压力度适宜。

（2）吹气过程注意保持气道通畅，观察胸廓起伏。

（3）严格按吹气和按压比例操作。

参 考 文 献

［1］　王雪菲,彭淑华,邹永光.临床危重患者护理常规及应急抢救流程［M］.武汉:华中科技大学出版社,2022.

［2］　王雪菲,彭淑华,沈雄山.临床危重患者风险评估要点及安全防范措施［M］.武汉:华中科技大学出版社,2022.

［3］　崔焱,张玉侠.儿科护理学［M］.北京:人民卫生出版社,2021.

［4］　高远,黄天雯,郑晓缺,等.骨科专科疾病典型案例［M］.北京:清华大学出版社,2021.

［5］　丁小萍,彭飞,胡三莲.骨科疾病康复护理［M］.上海:上海科学技术出版社,2021.

［6］　郭锦丽,高小雁,胡靖.骨科临床护理思维与实践［M］.2 版.北京:人民卫生出版社,2020.

［7］　张波,桂莉.急危重症护理学［M］.4 版.北京:人民卫生出版社,2017.

［8］　彭小苑,谷忠建,欧阳艳菲.骨科健康教育手册［M］.广州:广东科技出版社,2016.

［9］　崔焱,仰曙芬.儿科护理学［M］.6 版.北京:人民卫生出版社,2017.

［10］　李乐之,路潜.外科护理学［M］.6 版.北京:人民卫生出版社,2017.

［11］　潘少川.实用小儿骨科学［M］.3 版.北京:人民卫生出版社,2016.

［12］　周阳,彭伶丽.骨科护理查房手册［M］.北京:化学工业出版社,2014.

第二十一章　神经外科疾病护理常规

┃ 第一节　一般护理常规 ┃

【术前护理】

1. 环境与休息　病室定时开窗通风,每日 2 次,每次 15~30 分钟,减少院内交叉感染。通风时避免对流,注意患儿保暖,室温保持在 18~22 ℃,相对湿度保持在 50%~60%。保证患儿作息规律和睡眠充足。

2. 辅助检查和治疗　评估患儿健康史、身体状况、营养状况等,遵医嘱协助患儿完成术前各项检查,如颅骨 X 线检查、CT 检查、MRI 检查、脑血管造影、腰椎穿刺等。术前 1 日遵医嘱备血,行抗生素皮试,术日晨遵医嘱静脉输液,肌内注射阿托品,以减少呼吸道分泌物。

3. 饮食护理

(1)清醒无手术指征者,给予高蛋白、高热量、富含维生素、易消化食物,保持大便通畅。婴幼儿喂养困难时,应少量多次喂养,防止发生呛咳、误吸,同时注意饮食卫生。

(2)急诊手术者立即禁饮禁食,饱胃患儿应行胃肠减压。择期全身麻醉手术前根据医嘱通知患儿禁饮禁食时间,以减少胃内食物,避免术前、术后出现反流而导致误吸。

4. 皮肤护理

(1)保持床单位干净整洁、无渣屑,穿棉质衣服。

(2)术前 1 日,行颅脑手术患儿需剃光头,脊髓手术患儿需剔除手术切口周围 15~20 cm 范围的毛发,侧脑室腹腔分流术患儿注意用液体石蜡清洗脐部。

5. 用物准备

(1)全身麻醉手术患儿术前准备浴巾 2 条,护理垫 1 包,纸尿裤 1 包,衣物 2 套。

(2)备好心电监护仪、吸氧装置、吸痰装置等急救物品,针对术后体位需要,备好床单位及卧位垫。

6. 心理护理　针对不同年龄阶段患儿的心理特点,评估患儿及其家庭需求,邀请患儿家属共同参与,建立良好的护患关系,实施以家庭为中心的个体化心理干预措施。

【术后护理】

1. 严格交接班　向术者、麻醉师、手术室护士了解手术方法、术中情况及用药情况,做好交接工作。

2. 体位管理　麻醉清醒前取去枕仰卧位,头偏向一侧防止呕吐、误吸;麻醉清醒后 6 小时床头抬高 15°~30°,以降低颅内压,减轻脑水肿;意识不清、昏迷、吞咽障碍者宜取头侧卧位。

3. 饮食护理　全身麻醉清醒后 6 小时无恶心、呕吐者方可进食,先给予流质饮食,根据情况逐步过渡为半流质饮食或普通饮食。多吃蔬菜、水果,保持大便通畅。对于进食少、昏迷患儿,遵医嘱给予鼻饲喂养或肠外营养。每周监测体重,以评估患儿营养状况。

4. 伤口护理　保持伤口敷料清洁干燥、包扎完好,避免碰撞、抓揉。

5. 发热护理　区分中枢性发热、手术吸收热及感染后发热。腋下体温达到 37.5~38.4 ℃者给予物理降温。38.5 ℃及以上者遵医嘱给予药物降温。中枢性高热降温效果差时,应及时给予亚低温治疗。

6. 管道护理

(1)中心静脉导管(CVC):每班交接时确认管道外露,回抽见回血,确认导管通畅,采用脉冲式方法冲管,输液结束用 10 mL 生理盐水脉冲式冲洗导管并正压封管。保持无菌敷贴清洁干燥,每 7 日更换 1 次,如遇穿刺点出血、污染,及时更换。

(2)脑室引流管:每班交接检查管道是否妥善固定、外露长度,保持引流管通畅,标识清楚,防止引流管受压、弯折、扭曲。患儿外出检查时,暂时夹闭引流管,以防引流液倒流引起逆行感染。必要时遵医嘱更换引流装置,操作时严格遵守无菌原则。脑室引流管高度高于侧脑室平面(齐外耳道水平)10～15 cm,观察引流瓶水柱波动,一般留置 7～10 日,拔管前 1 日试夹闭 24 小时,观察患儿神志变化、瞳孔大小、颅内压变化情况等,无不适时可拔除引流管。硬膜下(外)引流管位置低于手术切口,术后 24～48 小时拔管。

(3)腰大池引流管:术后需留置腰大池引流管,一般为 2～5 滴/分,每日引流量为 200～300 mL,若引流液中有絮状物,则提示颅内感染。随着脑脊液色泽清亮,引流量少于 50 mL/d 后,应及时拔管。

(4)导尿管:妥善固定导尿管,防止导尿管移位或尿道受牵拉。保证引流袋内液面低于膀胱水平。每日用生理盐水、灭菌注射用水或温开水清洗尿道口、会阴区、导管表面 2 次,大便失禁患儿清洁后应消毒。至少每 8 小时或尿液超过引流袋 2/3 容积或转运患儿前应排空引流袋中尿液,选择密闭式引流袋,每周更换引流装置。长期留置导尿管的患儿每 2 小时放尿后夹闭导尿管,年长儿会表达有尿意,可随时放尿,以预防膀胱挛缩。每日评估患儿病情,不再符合适应证时及时拔除导尿管。

7. 颅内压增高护理

(1)患儿出现头痛、呕吐、视乳头水肿时,应立即给予 20% 甘露醇溶液(儿童用量为 1～2 g/kg)30 分钟内快速静脉滴注,以降低颅内压,减轻脑水肿。根据病情,必要时行有创颅内压监测,儿童颅内压正常值为 4～7.5 mmHg。颅内压持续增高,反应迟钝,意识障碍加深,脉搏缓慢而洪大,呼吸慢而深,血压升高,一侧瞳孔散大,提示有脑疝的可能。做好气管插管的准备,必要时辅助呼吸,或立即行开颅手术。

(2)颅内压增高的患儿应控制每日输液量,不可在短时间内输入大量液体,一般每日静脉补液量为 1500～2000 mL。同时注意尿量及电解质的情况。

(3)注意引起颅内压进一步增高的因素,要保持大便通畅,因用力排便可使颅内压突然增高,对便秘的患儿可应用开塞露。要保持呼吸道通畅,因呼吸道不通畅和呼吸道感染必然导致缺氧而引起颅内压进一步增高。保持血压稳定,防止躁动。颅内压增高者禁做或慎做腰椎穿刺。

8. 用药指导

(1)使用镇静镇痛类药物,如咪达唑仑、右美托咪定、地西泮、丙泊酚等,应严格遵医嘱给药,采取正确给药方式,严密观察生命体征,警惕有无呼吸抑制,注意药物成瘾性。

(2)使用血管活性药物,如多巴胺、多巴酚丁胺、米力农、肾上腺素等,应严密观察心率、血压,使用微量泵控制输液速度,防止外渗并做好记录。

(3)使用 20% 甘露醇溶液、氨基酸、脂肪乳注射液等高渗、强刺激性药物时,应严密观察输液部位有无红肿热痛等情况,严格控制输液速度,防止外渗并做好记录。

9. 基础护理

(1)保持床单位干净整洁、无纸屑,定时更换体位,每班交接时检查皮肤情况,儿童压疮的高发部位为枕后、骶尾部、足跟、脚踝等部位,可以用水枕、人工皮、液体敷料等预防压疮形成,皮肤褶皱处保持干燥清洁。

(2)大小便不能自控的患儿建议使用纸尿裤,便后臀部及肛门周围皮肤要洗净擦干。需卧床的年长患儿,可使用便器。因疾病引起尿潴留的患儿,可先行膀胱区按摩或热敷、听流水声等,必要时留置导尿管。

(3)昏迷患儿加强口腔护理,呼吸机辅助呼吸,每 8 小时用复方氯己定进行 1 次口腔护理,注意手卫生。

(4)患儿保护性约束用具的护理:根据评估结果和医嘱,选择合适的约束方式和用具。记录约束的原因、部位、用具、执行起止时间、实施者。实施过程中每 2 小时观察 1 次患儿约束松紧度,关注局部皮肤颜色、温度、感觉、血液循环情况等。一旦出现并发症,及时通知医生并给予处理。

第二节 颅脑损伤

【定义】 颅脑损伤是指颅脑在外力的作用下所致的损伤,分为闭合性和开放性,包括头部软组织损伤、颅骨骨折和脑损伤。

【护理措施】

(一)非手术治疗护理

1. 体位管理 床头抬高 15°～30°,降低颅内压,减轻脑水肿。昏迷患儿或吞咽功能障碍者头偏向一侧,防止呕吐引起误吸。颅底骨折的患儿出现耳、鼻脑脊液漏时取患侧卧位。

2. 饮食护理 颅脑损伤后的应激反应可加速分解代谢,使血糖升高、乳酸堆积,可加重脑水肿。因此,必须及时加强营养支持,有效补充能量和蛋白质以减轻机体损耗。

3. 呼吸道管理 及时有效清除呼吸道分泌物,尽快清除口鼻咽部的血块或呕吐物,对分泌物多或昏迷者应定时叩背、吸痰,必要时行气管切开。

4. 药物指导 应用神经营养药物改善细胞代谢和促进脑细胞功能的恢复;开放性颅脑损伤者遵医嘱注射破伤风抗毒素及抗生素预防感染。

5. 病情观察 患儿出现头痛、呕吐、视乳头水肿时,应立即给予 20% 甘露醇溶液(儿童用量为 1～2 g/kg)30 分钟内快速静脉滴注,以降低颅内压,减轻脑水肿。根据病情,必要时行有创颅内压监测,儿童颅内压正常值为 4～7.5 mmHg。颅内压持续增高,反应迟钝,意识障碍加深,脉搏缓慢而洪大,呼吸慢而深,血压升高,一侧瞳孔散大,提示有脑疝的可能。做好气管插管的准备,必要时辅助呼吸,或立即行开颅手术。

6. 脑脊液漏护理 颅底骨折的患儿出现耳、鼻脑脊液漏时,密切观察脑脊液漏量、性状、颜色,并及时报告医生。嘱患儿严格卧床休息,取斜坡患侧卧位,枕上垫无菌巾;耳鼻腔血迹可以用生理盐水棉球擦拭,禁止鼻饲、鼻内滴液和鼻腔吸痰等操作,以免引起颅内感染;注意保暖,避免咳嗽、打喷嚏,防止加重瘘口损伤。

(二)手术治疗护理

1. 术前护理

(1)饮食护理:急诊手术者立即禁饮禁食,饱胃患儿给予胃肠减压。择期全身麻醉手术前 4 小时禁摄入母乳,术前 6 小时禁摄入牛奶、配方奶或者固体食物,以减少胃内食物,避免术前、术后出现反流而导致误吸。

(2)术前检查及准备:评估患儿健康史、身体状况、营养状况等,遵医嘱协助患儿完成术前各项检查,如颅骨 X 线检查、CT 检查、MRI 检查等。术前 1 日遵医嘱备血,行抗生素皮试,术日晨遵医嘱静脉输液,肌内注射阿托品,以减少呼吸道分泌物。

(3)心理护理:向患儿家属讲解疾病相关护理知识,使患儿家属树立信心,鼓励患儿及其家属积极配合治疗。

2. 术后护理

(1)体位管理:麻醉清醒前取去枕仰卧位,头偏向一侧防止呕吐、误吸。麻醉完全清醒后手术当日取斜坡卧位,床头抬高 15°～30°。术后 1～3 日以半坐卧位为主,适当增加床上活动。3 日后可床旁坐起,年长儿可在搀扶下适当进行屋内活动。

(2)伤口护理:观察伤口有无渗血、渗液,若有,及时通知医生并更换敷料。

(3)饮食护理:全身麻醉清醒后 6 小时,无恶心、呕吐方可进食,先给予流质饮食,后视情况改为半流质饮食或普通饮食。

(4)脑室引流管的护理:每班交接检查管道是否妥善固定、外露长度,保持引流管通畅,标识清楚,防止引流管受压、弯折、扭曲。患儿外出检查时,暂时夹闭引流管,以防引流液倒流引起逆行感染。必要时由医生更换引流装置,操作时严格遵守无菌原则。脑室引流管高度高于侧脑室平面(齐外耳道水平)10～15 cm,观察引流瓶水柱波动,一般留置7～10日,拔管前1日试夹闭24小时,观察患儿神志变化、瞳孔大小、颅内压变化情况等,如无不适,可拔除引流管。硬膜下(外)引流管位置低于手术切口,术后24～48小时拔管。

(5)疼痛护理:评估患儿疼痛情况,注意头痛的部位、性质,结合生命体征等综合判断。遵医嘱给予镇痛药或进行非药物治疗。

(6)患儿保护性约束用具的护理: 根据评估结果和医嘱,选择合适的约束方式和用具。记录约束的原因、部位、用具、执行起止时间、实施者。实施过程中每2小时观察患儿约束松紧度,关注局部皮肤颜色、温度、感觉、血液循环情况等。一旦出现并发症,及时通知医生并给予处理。

3.并发症护理

(1)上消化道出血:遵医嘱应用止血药或抑制胃酸分泌,暂禁食。必要时行胃肠减压。

(2)颅内压增高:患儿出现头痛、呕吐、视乳头水肿等症状时,立即给予20％甘露醇溶液(儿童用量为1～2 g/kg)30分钟内快速静脉滴注,以降低颅内压,减轻脑水肿。根据病情,必要时行有创颅内压监测。

(3)癫痫:同癫痫的护理常规。

(4)肺部感染:鼓励患儿咳嗽排痰,定时予以翻身、叩背,必要时给予雾化、吸痰。加强口腔护理,以免口咽部细菌误入下呼吸道造成感染。

(5)下肢深静脉血栓形成:密切关注肢体皮肤温度、色泽、弹性及肢端动脉搏动情况。抬高患肢,给患儿穿弹力袜促进静脉血液回流。禁止按摩。

(三)健康指导

1.饮食指导 饮食以高蛋白、富含维生素、低脂肪、易消化的食物为宜,如鱼、瘦肉、鸡蛋、蔬菜、水果等。

2.药物指导 遵医嘱按时、按量服药,尤其是抗癫痫药、抗菌药、激素药,以免加重病情。

3.活动指导 注意劳逸结合,可适当进行户外活动,颅骨缺损的患儿外出时须戴帽,避免碰撞、抓揉。一般术后半年可行颅骨修补术。

4.行为指导 保持患儿肢体处于功能位,防止足下垂,每日做四肢关节被动活动及肌肉按摩2～3次,防止肢体挛缩和畸形。

5.出院指导 嘱患儿家属1个月后到门诊复查。如有头痛、呕吐、抽搐、不明原因发热,以及手术部位发红、积液、渗液,随时就诊。

【主要护理问题】

1.意识障碍 与脑损伤、颅内压增高有关。

2.清理呼吸道无效 与脑损伤后意识不清有关。

3.营养失调:低于机体需要量 与脑损伤后高代谢、呕吐、高热等有关。

4.潜在并发症 颅内压增高、脑疝、蛛网膜下腔出血、癫痫发作、消化道出血。

第三节 头皮血肿

【定义】 头皮血肿是头皮被钝器撞击引起的头皮软组织闭合性损伤。头皮富含血管,遭受钝性打击或碰撞后可使组织血管破裂出血,而头皮仍完整。按血肿形成部位不同可分为皮下血肿、帽状腱膜下血肿和骨膜下血肿。

【护理措施】

(一)一般护理

1.休息 患儿在出血早期应绝对卧床休息。

2. 饮食护理 早期避免进辛辣刺激性食物,以免扩张头部血管,加重出血。

3. 体位管理 自动体位,有休克征象者取仰卧位,疼痛剧烈者取头高卧位。

4. 功能锻炼 保持患儿肢体处于功能位,防止足下垂,每日做四肢关节被动活动及肌肉按摩 2～3 次,防止肢体挛缩和畸形。

5. 病情观察 严密观察患儿神志、瞳孔、生命体征、肢体活动情况等,观察有无头痛或呕吐,必要时复查 CT。

6. 疼痛护理 疼痛常由头皮血管、神经受牵拉、刺激导致。

(1)伤后 48 小时内冷敷可减轻疼痛,可将小毛巾浸于冰水或冷水中,拧至半干,以不滴水为宜,敷于患处,每 3～5 分钟更换 1 次,持续 15～20 分钟但避免挤揉血肿,以免加重出血。

(2)疼痛剧烈者可遵医嘱适当给予镇痛药,但禁止使用吗啡类镇痛药,以免掩盖病情。

(3)主动向患儿及其家属解释疼痛发生的机制,并安慰患儿。

7. 休克护理 婴幼儿巨大帽状腱膜下血肿可导致休克发生。

(1)密切观察患儿病情,如患儿出现面色苍白、皮肤湿冷、表情淡漠及血压下降、脉搏细速等表现,提示休克发生,应报告医生并迅速建立静脉通道,遵医嘱补液及应用血管活性药物,必要时补充血容量。

(2)协助医生行血肿穿刺抽吸,并给予抗生素治疗,以防穿刺抽吸造成感染。

(3)同时做好休克相关护理,如仰卧、保暖、吸氧等。

8. 潜在并发症护理 硬脑膜外血肿常由骨膜下血肿或合并有脑膜中动脉撕裂导致。

(1)骨膜下血肿禁用强力加压包扎,以防血液经骨折缝流向颅内,但婴幼儿宜及时穿刺抽吸后加压包扎,以免时间过长形成骨性包块难以消散。

(2)严密观察患儿病情,如出现剧烈头痛、呕吐、躁动不安,甚至出现意识障碍、一侧瞳孔散大、偏瘫等,提示硬脑膜外血肿形成,应及时报告医生处理。

(3)及时协助患儿行 CT 检查确诊,必要时行开颅探查血肿清除术。

9. 生活护理 避免各种不良刺激,如用力咳嗽、情绪过分激动等。防止大便干燥、用力排便,必要时给予开塞露通便。

(二)健康指导

1. 饮食护理 以低胆固醇、低脂肪、低盐、低热量饮食为主,保证足量蛋白质及膳食纤维含量高的食物的摄入,饮食宜清淡,多食新鲜蔬菜和水果,限制腌制食品的摄入。

2. 活动指导 注意劳逸结合,可适当进行户外活动。

3. 出院指导 嘱患儿家属 1 个月后到门诊复查。如出现头痛、呕吐、抽搐、不明原因发热,应随时就诊。

【主要护理问题】

1. 急性疼痛 与头皮血肿有关。

2. 有皮肤完整性受损的危险 与加压包扎有关。

3. 潜在并发症 失血性休克。

4. 知识缺乏 缺乏信息来源及疾病相关知识。

5. 焦虑/恐惧 与担心疾病预后有关。

第四节 颅底骨折

【定义】 颅底骨折多由钝性暴力引起,可以引起脑组织和颅神经损伤,骨折线向颅底延伸,可损伤穿过颅底的动脉、静脉或静脉窦,并且可能继发颅内感染等并发症而影响预后。

【护理措施】

(一)非手术治疗护理

1.体位管理 绝对卧床休息 1～2 周。床头抬高 15°～30°,以降低颅内压,减轻脑水肿。脑脊液鼻漏者取半坐卧位,脑脊液耳漏者取患侧卧位,避免漏出的脑脊液回流入颅内引起逆行性颅内感染,且有利于脑脊液漏口愈合。

2.饮食护理 颅脑损伤后的应激反应可加速分解代谢,使血糖升高、乳酸堆积,可加重脑水肿。因此,必须及时加强营养支持,有效补充能量和蛋白质以减轻机体损耗。

3.呼吸道管理 及时、有效清除呼吸道分泌物,尽快清除口鼻咽部的血块或呕吐物,对分泌物多或昏迷者应定时叩背、吸痰,必要时行气管插管或切开。

4.药物应用 应用神经性营养药物改善细胞代谢和促进脑细胞功能的恢复;开放性颅脑损伤者遵医嘱给予破伤风抗毒素及抗生素预防感染。

5.病情观察 应严密观察患儿的神志、瞳孔及生命体征,必要时给予心电监护,监测心率、呼吸、血氧饱和度。出现头痛、呕吐、视乳头水肿时,应立即给予 20% 甘露醇溶液(儿童用量为 1～2 g/kg)30 分钟内快速静脉滴注,降低颅内压,减轻脑水肿。呕吐频繁者需监测血清离子水平。

6.脑脊液漏 患儿出现耳、鼻脑脊液漏时,密切观察脑脊液漏量、性状、颜色,并及时报告医生;严格卧床休息,取斜坡患侧卧位,枕上垫无菌巾;耳、鼻腔血迹可以用生理盐水棉球擦拭,严禁冲洗鼻腔及经鼻腔插胃管,以免引起颅内感染;注意保暖,避免咳嗽、打喷嚏,防止加重瘘口损伤。

7.患儿保护性约束用具的护理 根据评估结果和医嘱,选择合适的约束方式和用具。记录约束的原因、部位、用具、执行起止时间、实施者。实施过程中每 2 小时观察 1 次患儿约束松紧度,关注局部皮肤颜色、温度、感觉、血液循环情况等。一旦出现并发症,及时通知医生并给予处理。

8.癫痫的护理 同癫痫的护理常规。

(二)手术治疗护理

1.术前护理

(1)饮食护理:急诊手术者立即禁饮禁食,饱胃患儿给予胃肠减压。择期全身麻醉手术前 4 小时禁摄入母乳,术前 6 小时禁摄入牛奶、配方奶或者固体食物,以减少胃内食物,避免术前、术后出现反流而导致误吸。

(2)术前检查及准备:评估患儿健康史、身体状况、营养状况等,遵医嘱协助患儿完成术前各项检查,如颅骨 X 线检查、CT 检查、MRI 检查等。术前 1 日遵医嘱备血,行抗生素皮试,术日晨遵医嘱静脉输液,肌内注射阿托品,以减少呼吸道分泌物。

(3)心理护理:向患儿家属讲解疾病相关护理知识,使患儿家属树立信心,鼓励患儿及其家属积极配合治疗。

2.术后护理

(1)体位管理:麻醉清醒前取去枕仰卧位,头偏向一侧防止呕吐、误吸。麻醉完全清醒后手术当日取斜坡卧位,床头抬高 15°～30°。术后 1～3 日以半坐卧位为主,适当增加床上活动。3 日后可床旁坐起,年长儿可在搀扶下适当进行屋内活动。

(2)伤口护理:保持伤口敷料清洁干燥。如有渗血、渗液,及时报告医生给予换药,严格遵守无菌原则。

(3)脑室引流管护理:每班交接时检查管道是否妥善固定、外露长度,保持引流管通畅,标识清楚,防止引流管受压、弯折、扭曲。患儿外出检查时,暂时夹闭引流管,以防引流液倒流引起逆行感染。必要时由医生更换引流装置,操作时严格遵守无菌原则。头皮下、硬膜外(下)引流管位置低于手术切口,术后 24～48 小时拔管。

3.并发症护理

(1)颅内感染:注意监测患儿体温,体温高于 38.5 ℃者行脑脊液病原学检查,根据药敏试验结果选用合适的抗生素。

（2）颅内压增高：患儿出现头痛、呕吐、视乳头水肿等症状时，立即给予20%甘露醇溶液（儿童用量为1～2 g/kg）30分钟内快速静脉滴注，以降低颅内压，减轻脑水肿。根据病情，必要时行有创颅内压监测，儿童颅内压正常值为4～7.5 mmHg。

（3）颅内低压：患儿出现头部挤压性疼痛，伴头昏、恶心、呕吐、脉搏细弱、血压偏低等症状，且卧位或头低位时症状减轻，坐位或立位时症状加重，应使患儿保持仰卧位或头低脚高位，多饮水，静脉补充平衡液，脑脊液漏经久不愈者，应手术修补。

（4）癫痫：同癫痫的护理常规。

（三）健康指导

1.饮食指导 饮食以高蛋白、富含维生素、低脂肪、易消化的食物为宜，如鱼、瘦肉、鸡蛋、蔬菜、水果等。

2.药物指导 遵医嘱按时、按量服药，尤其是抗癫痫药、抗菌药、激素，以免加重病情。

3.活动指导 注意劳逸结合，可适当进行户外活动，颅骨缺损的患儿外出时须戴帽子，避免碰撞、抓揉。一般术后半年可行颅骨修补术。

4.行为指导 保持患儿肢体处于功能位，防止足下垂，每日做四肢关节被动活动及肌肉按摩2～3次，防止肢体挛缩和畸形。

5.出院指导 嘱患儿家属1个月后到门诊复查。如出现头痛、呕吐、抽搐、不明原因发热、手术部位发红、积液、渗液，应随时就诊。

【主要护理问题】

1.意识障碍 与脑损伤、颅内高压有关。

2.有受伤的危险 与脑损伤引起癫痫、意识障碍、视力障碍有关。

3.焦虑/恐惧 与患儿对骨折的恐惧，担心预后有关。

4.感染 与颅骨骨折致颅底开放性损伤有关。

5.颅内压增高 与颅骨骨折致继发性颅内出血或脑水肿有关。

6.颅内压降低 与颅骨骨折致脑脊液漏出过多有关。

第五节 颅内血肿

【定义】 颅内血肿由头部损伤后引起颅内出血，血液积聚达到一定体积，形成局限性占位病变。按血肿部位不同，其可分为硬脑膜外血肿、硬膜下血肿、脑内血肿、脑室内血肿。

【护理措施】

（一）非手术治疗护理

1.休息 患儿在出血早期应绝对卧床休息。

2.体位管理 床头抬高15°～30°，以降低颅内压，减轻脑水肿。昏迷患儿或吞咽功能障碍者头偏向一侧，防止呕吐引起误吸。

3.饮食护理 清醒患儿给予高热量、高蛋白、富含维生素、易消化饮食，昏迷患儿给予鼻饲饮食。

4.呼吸道管理 及时、有效清除呼吸道分泌物，尽快清除口鼻咽部的血块或呕吐物，对分泌物多或昏迷者应定时叩背、吸痰，必要时行气管切开。

5.病情观察 严密观察患儿神志、瞳孔、生命体征、肢体活动等，观察有无头痛或呕吐，必要时复查CT。严密观察癫痫症状发作的先兆、持续时间、类型，遵医嘱给予抗癫痫药。

6.功能锻炼 保持患儿肢体处于功能位，防止足下垂，每日做四肢关节被动活动及肌肉按摩2～3次，防止肢体挛缩和畸形。

7.生活护理 避免各种不良刺激，如用力咳嗽、情绪过分激动等。防止大便干燥、用力排便，必要时给予开塞露通便。

（二）手术治疗护理

1. 术前护理

（1）饮食护理：急诊手术者立即禁饮禁食，饱胃患儿给予胃肠减压。择期全身麻醉手术前4小时禁摄入母乳，术前6小时禁摄入牛奶、配方奶或者固体食物，以减少胃内食物，避免术前、术后出现反流而导致误吸。

（2）术前检查及准备：评估患儿健康史、身体状况、营养状况等，遵医嘱协助患儿完成术前各项检查，如颅骨X线检查、CT检查、MRI检查等。术前1日遵医嘱备血，行抗生素皮试，术日晨遵医嘱静脉输液，肌内注射阿托品，以减少呼吸道分泌物。

（3）心理护理：向患儿家属讲解疾病相关护理知识，使患儿家属树立信心，鼓励患儿及其家属积极配合治疗。

2. 术后护理

（1）体位管理：麻醉清醒前取去枕仰卧位，头偏向一侧防止呕吐、误吸。麻醉完全清醒后手术当日取斜坡卧位，床头抬高15°～30°。术后1～3日以半坐卧位为主，适当增加床上活动。3日后可床旁坐起，年长儿可在搀扶下适当进行屋内活动。

（2）伤口护理：观察伤口有无渗血、渗液，若有，及时通知医生并更换敷料。

（3）饮食护理：全身麻醉清醒后6小时，无恶心、呕吐者方可进食，先给予流质饮食，根据情况逐渐过渡到半流质饮食或普通饮食。多吃蔬菜、水果，保持大便通畅。对于进食少、昏迷患儿，遵医嘱给予鼻饲喂养或肠外营养。每周监测体重，以评估患儿营养状况。

（4）脑室引流管的护理：每班交接时检查管道是否妥善固定、外露长度，保持引流管通畅，标识清楚，防止引流管受压、弯折、扭曲。患儿外出检查时，暂时夹闭引流管，以防引流液倒流引起逆行感染。必要时由医生更换引流装置，操作时严格遵守无菌原则。脑室引流管高度高于侧脑室平面（齐外耳道水平）10～15cm，观察引流瓶水柱波动，一般留置7～10日，拔管前1日试夹闭24小时，观察患儿神志变化、瞳孔大小、颅内压变化情况等，如无不适，可拔除引流管。硬膜下（外）引流管位置低于手术切口，术后24～48小时拔管。

（5）病情观察：严密观察患儿神志、瞳孔、生命体征、肢体活动等，观察有无头痛或呕吐，必要时复查CT。严密观察癫痫症状发作的先兆、持续时间、类型，遵医嘱给予抗癫痫药。

（6）疼痛护理：评估患儿疼痛情况，注意头痛的部位、性质，结合生命体征等综合判断。遵医嘱给予镇痛药或进行非药物治疗。

（7）并发症护理。

①上消化道出血：遵医嘱应用止血药或抑制胃酸分泌，暂时禁食。必要时行胃肠减压。

②颅内压增高：患儿出现头痛、呕吐、视乳头水肿等症状时，立即给予20%甘露醇溶液（儿童用量为1～2 g/kg）30分钟内快速静脉滴注，以降低颅内压，减轻脑水肿。根据病情，必要时行有创颅内压监测。

③癫痫：同癫痫的护理常规。

④肺部感染：鼓励患儿咳嗽排痰，定时予以翻身、叩背，必要时予以雾化、吸痰。加强口腔护理，以免口咽部细菌误入下呼吸道造成感染。

⑤下肢深静脉血栓形成：严密观察肢体皮肤温度、色泽、弹性及肢端动脉搏动情况。抬高患肢，禁止按摩。必要时根据医嘱注射低分子肝素，并观察注射部位皮肤情况。

（三）健康指导

1. 饮食指导　以低胆固醇、低脂肪、低盐、低热量饮食为主，保证蛋白质及纤维素含量高的食物的摄入，饮食宜清淡，多食新鲜蔬菜和水果，限制腌制食品的摄入。

2. 活动指导　注意劳逸结合，可适当进行户外活动。

3. 出院指导　有癫痫发作史的患儿不能独处，应长期规律服用抗癫痫药。3个月后到门诊复查。

【主要护理问题】

1.意识障碍 与颅内出血有关。

2.清理呼吸道无效 与颅内出血后意识不清有关。

3.潜在并发症 颅内压增高、脑疝及癫痫等。

4.知识缺乏 缺乏信息来源及疾病相关知识。

5.焦虑/恐惧 与担心疾病预后有关。

第六节 弥漫性轴索损伤

【定义】 弥漫性轴索损伤由头颅在旋转运动时产生的剪切力导致,主要伤及脑的中轴及邻近结构,如脑干、胼胝体、基底节及第三脑室周围。

【护理措施】

(一)急性期护理

1.病情观察 弥漫性轴索损伤急性期应密切监测患儿生命体征及神志、瞳孔的变化,危重患儿行心电监护,监测脉搏、呼吸、血氧饱和度,行有创动脉血压监测,观察意识、瞳孔及四肢活动情况,做好交接工作。

2.体位管理 无休克和脊髓损伤的患儿采取头高位,床头抬高15°～30°,每1～2小时翻身1次,动作要轻柔,避免剧烈更换体位。

3.呼吸道护理 确保有效供氧,严防呼吸道梗阻及误吸,及时、有效清除呼吸道分泌物,尽快清除口鼻咽部的血块或呕吐物,保持正常通气。定时行血气分析,指导患儿呼吸管理,对缺氧症状严重,持续昏迷,咳嗽能力减弱,继发呼吸道感染或呼吸道梗阻的患儿,及时行气管插管或气管切开,应用呼吸机辅助呼吸。

4.颅内压增高的护理 患儿出现头痛、呕吐、视乳头水肿等症状时,立即给予20%甘露醇溶液(儿童用量为1～2 g/kg)30分钟内快速静脉滴注,以降低颅内压,减轻脑水肿。根据病情,必要时行有创颅内压监测。

5.控制中枢性高热 弥漫性轴索损伤往往伤及丘脑体温调节中枢,中枢性高热的发生率很高,势必进一步加重脑损伤。应将患儿置于易于散热的环境中,室温以保持在25℃左右为宜。于高热患儿的头部、颈部、股部放置冰块,或用温水擦洗上述部位以实现物理降温,必要时使用降温毯,同时行动态体温监护。

6.伤口护理 有头皮损伤者及时处理伤口,给予消毒、止血、缝合、包扎。

(二)康复期护理

1.饮食护理 补充能量,促进机体康复。损伤后的应激反应可加速分解代谢,使血糖升高、乳酸堆积,从而加重脑水肿,必须及时加强营养支持,有效补充能量和蛋白质以减轻机体损耗,因患儿神志昏迷,消化系统功能紊乱,可留置胃管鼻饲或采取肠外营养。鼻饲饮食应定时定量,遵循由少到多的规律,鼻饲前应回抽胃液,观察其色、量及性状,鼻饲后观察有无腹胀、恶心呕吐及大便情况。如出现腹胀、恶心、呕吐,抽出胃液为血性或排柏油样大便,应立即禁食,并报告医生做相应处理。

2.基础护理 加强基础护理,预防各种并发症。弥漫性轴索损伤患儿全身免疫力下降,极易并发褥疮和各类感染,因而绝不能忽视各项基础护理。

(1)定时消毒室内空气,严格执行无菌操作。保持床单位干净整洁、无纸屑,定时更换体位,每班交接时检查皮肤情况,儿童压疮的高发部位为枕后、骶尾部、足跟、脚踝等,可以用水枕、人工皮、液体敷料等预防压疮形成,保持皮肤褶皱处干燥清洁。

(2)大小便不能自控的患儿建议使用纸尿裤,便后臀部及肛门周围皮肤要洗净擦干。需卧床的年长患儿可使用便器。因疾病引起尿潴留的患儿,可先行膀胱区按摩或热敷、听流水声等,必要时留置导尿管。

(3)导尿管不宜留置过久,留置期间要加强尿道口护理,定时更换引流袋,注意观察尿液颜色、性状及量,如有异常及时报告医生。定时更换留置的胃管,注意观察鼻部皮肤,避免胃管引起的压疮。

(4)昏迷患儿加强口腔护理,气管插管患儿,每8小时用复方氯己定进行1次口腔护理,注意手卫生。

(5)对躁动患儿加用床挡,必要时使用约束带,注意观察约束部位皮肤,保证患儿安全及各种管道的妥善固定。

3.肢体功能锻炼 患儿卧床时尽量保持肢体处于功能位,病情平稳后可请康复科会诊行康复理疗,防止肌萎缩及肢体功能退化。

4. 并发症护理

(1)上消化道出血:遵医嘱应用止血药或抑制胃酸分泌,暂时禁食。必要时行胃肠减压。

(2)颅内压增高:患儿出现头痛、呕吐、视乳头水肿等症状时,立即给予20%甘露醇溶液30分钟内快速静脉滴注,以降低颅内压,减轻脑水肿。根据病情,必要时行有创颅内压监测。

(三)健康指导

1.饮食指导 患儿昏迷时给予鼻饲流质饮食,可经口饮食后,以高蛋白、富含维生素、低脂肪、易消化的食物为宜,如鱼、瘦肉、鸡蛋、蔬菜、水果等。

2.药物指导 遵医嘱按时、按量服药,尤其是抗菌药、激素,以免加重病情。

3.行为指导 保持患儿肢体处于功能位,防止足下垂,每日做四肢关节被动活动及肌肉按摩2～3次,防止肢体挛缩和畸形。

4.出院指导 嘱患儿家属1个月后到门诊复查。如出现头痛、呕吐、抽搐、不明原因发热,应随时就诊。

【主要护理问题】

1.意识障碍 与脑损伤、颅内高压有关。

2.清理呼吸道无效 与脑损伤后意识不清有关。

3.营养失调:低于机体需要量 与脑损伤后高代谢、呕吐、高热等有关。

4.潜在并发症 颅内高压、脑疝、上消化道出血。

第七节 颅内肿瘤

【定义】 颅内肿瘤指发生于颅腔内的神经系统肿瘤,包括原发性和继发性两类。原发性颅内肿瘤包括发生于脑组织、脑膜、脑神经、垂体、血管以及残余胚胎组织的肿瘤,继发性颅内肿瘤包括身体其他部位恶性肿瘤转移至颅内或直接侵入颅内的肿瘤。其病因目前不完全清楚,主要是癌基因的激活和抑癌基因的失活以及物理因素、化学因素、生物因素影响。

【护理措施】

(一)术前护理

1.饮食护理 急诊手术者立即禁饮禁食,饱胃患儿给予胃肠减压。择期全身麻醉手术前4小时禁摄入母乳,术前6小时禁摄入牛奶、配方奶或者固体食物,以减少胃内食物,避免术前、术后出现反流而导致误吸。

2.术前检查及准备 评估患儿健康史、身体状况、营养状况等,遵医嘱协助患儿完成术前各项检查,如颅骨X线检查、CT检查、MRI检查、腰椎穿刺等。术前1日遵医嘱备血,行抗生素皮试,术日晨遵医嘱静脉输液,肌内注射阿托品,以减少呼吸道分泌物。

3.心理护理 向患儿家属讲解疾病相关护理知识,使患儿家属树立信心,鼓励患儿及其家属积极配合治疗。

4.病情观察 观察患儿意识、瞳孔、生命体征、肢体活动情况,尤其是有无头痛、呕吐等颅内高压表现;观察癫痫、躁动、失语情况;鞍区占位者观察视力、视野、眼球运动及内分泌情况。

5. 术前适应性训练 指导年长患儿练习床上使用大小便器。

（二）术后护理

1. 体位管理 麻醉清醒前取去枕仰卧位,头偏向一侧,防止呕吐、误吸。不同肿瘤部位的患儿麻醉清醒后体位要求如下。

（1）较大肿瘤术后24小时瘤腔保持高位。

（2）后组颅神经受损、吞咽功能障碍者取侧卧位,防止误吸。

（3）经鼻蝶入路者术后取半坐卧位,以利于伤口引流。

（4）幕上开颅术者术后宜取健侧卧位。

（5）幕下开颅术者术后取侧卧位。

2. 饮食护理 颅后窝手术或听神经瘤手术后因舌咽、迷走神经功能障碍发生吞咽困难、饮水呛咳者,应禁饮禁食,予鼻饲喂养,待吞咽功能恢复后逐渐练习进食。

3. 管道护理

（1）脑室引流管:每班交接时检查管道是否妥善固定、外露长度,保持引流管通畅,标识清楚,防止引流管受压、弯折、扭曲。患儿外出检查时,暂时夹闭引流管,以防引流液倒流引起逆行感染。必要时遵医嘱更换引流装置,操作时严格遵守无菌原则。脑室引流管高度高于侧脑室平面(齐外耳道水平)10～15 cm,观察引流瓶水柱波动,一般留置7～10日,拔管前1日试夹闭24小时,观察患儿神志变化、瞳孔大小、颅内压变化情况等,如无不适,可拔除引流管。硬膜下(外)引流管位置低于手术切口,术后24～48小时拔管。

（2）腰大池引流管:术后需留置腰大池引流管,一般为2～5滴/分,每日引流量为200～300 mL,若引流液中有絮状物,则提示颅内感染。随着脑脊液色泽清亮,引流量少于每日50 mL者,应及时拔管。

4. 用药护理

（1）使用镇静镇痛类药物,如咪达唑仑、右美托咪定、地西泮、丙泊酚等,应严格遵医嘱给药,采取正确给药方式,注意药物成瘾性。

（2）使用血管活性药物,如多巴胺、多巴酚丁胺、米力农、肾上腺素等,应严密观察心率、血压,使用微量泵控制输液速度,防止外渗并做好记录。

（3）使用20％甘露醇溶液、氨基酸、脂肪乳注射液等高渗、强刺激性药物时,应严密观察输液部位有无红肿热痛等情况,严格控制输液速度,防止外渗并做好记录。

（4）使用地西泮、苯巴比妥钠、丙戊酸钠等抗癫痫药时,应注意观察药物不良反应。

5. 呼吸道护理

（1）行气管插管的患儿妥善固定气管导管,注意每班交接时检查导管置入长度,防止因躁动引起气管导管脱出,根据X线片确定气管导管位置是否合适。

（2）保持呼吸道通畅。及时有效清除呼吸道分泌物,吸痰时严格遵守无菌原则,动作轻柔,吸痰后进行肺部听诊并观察呼吸机参数、血氧饱和度、心率及血压。

6. 病情观察 注意观察患儿意识变化、瞳孔大小及对光反射的敏感度,患儿清醒时应注意观察四肢活动及肌张力情况。根据肿瘤部位不同重点观察如下内容。

（1）脑膜瘤:术后观察有无局灶性症状,观察视力、视野、嗅觉、听觉。术后观察神经功能情况,有无三偏征,检查肢体瘫痪类型,有无失语。

（2）胶质瘤:术后观察有无精神症状,观察性格、语言、行为、注意力、记忆力等。

（3）鞍区肿瘤:观察患儿有无内分泌功能改变,记录24小时尿量;观察患儿皮肤弹性,注意有无尿崩,定时抽血查电解质变化。

（4）听神经瘤:严密监测患儿生命体征,重点观察呼吸节律、频率;眩晕者不能单独外出,以防跌倒;耳鸣者注意保持病房安静;眼睑不能闭合者可滴入左氧氟沙星滴眼液并用凡士林纱布覆盖。每2小时翻身1

次,必要时叩背、吸痰,加强口腔护理,保持口腔清洁。

7.并发症护理

(1)颅内出血:多发生在术后24～48小时。注意观察患儿意识、瞳孔及生命体征,如患儿出现频繁呕吐、剧烈头痛、意识障碍加深、引流管有大量鲜红色液体流出,及时复查CT,排除是否有颅内出血。

(2)颅内感染:多发生在术后3～7日,临床表现为头痛、呕吐、发热、嗜睡,甚至出现谵妄和抽搐,脑膜刺激征阳性,腰椎穿刺脑脊液浑浊,白细胞增加,根据病情可行腰大池引流,同时根据药敏试验结果使用合适抗生素。

(3)尿崩症:常见于颅咽管瘤、垂体瘤、鞍区附近手术累及下丘脑影响血管升压素分泌时。严密监测患儿24小时出入量,注意观察患儿有无烦渴、多饮、多尿等情况,记录每小时尿量,可遵医嘱使用垂体后叶素、醋酸去氨加压素等药物,密切观察电解质紊乱的临床表现,根据情况抽血查电解质。

(4)中枢性高热:丘脑下部、脑干、上颈髓损害均可引起中枢性障碍,多发生在术后12～24小时,体温可高达40℃。中枢性高热往往不易控制,物理降温效果差,应及时给予冬眠低温疗法。

(5)脑脊液漏。经鼻蝶窦入路术后注意观察脑脊液颜色、量和性状,绝对卧床休息。严格遵守无菌原则,有脑脊液鼻漏的患儿严禁鼻饲和鼻腔吸痰等操作,以免引起颅内感染。

(6)癫痫:参照癫痫的护理常规。

8.患儿保护性约束用具的护理　根据评估结果和医嘱,选择合适的约束方式和用具。记录约束的原因、部位、用具、执行起止时间、实施者。实施过程中每2小时观察1次患儿约束松紧度,关注局部皮肤颜色、温度、感觉、血液循环情况等。一旦出现并发症,及时通知医生并给予处理。

9.下肢深静脉血栓形成　严密观察肢体皮肤温度、色泽、弹性及肢端动脉搏动情况。抬高患肢,禁止按摩。必要时根据医嘱注射低分子肝素,并观察注射部位皮肤情况。

(三)健康指导

1.饮食指导　饮食以高蛋白、富含维生素、低脂肪、易消化的食物为宜,如鱼、瘦肉、鸡蛋、蔬菜、水果等。

2.活动指导　注意劳逸结合,可适当进行户外活动。

3.基础护理　注意卧床休息,保持安静;注意保暖,预防感冒;预防跌倒、坠床事件的发生;保持大便通畅,必要时使用开塞露。保持床单位干净整洁、无纸屑,每2小时更换1次体位。注意观察儿童压疮的高发部位,如枕后、骶尾部、足跟、脚踝等,可以用水枕、人工皮、液体敷料等预防压疮形成,保持皮肤褶皱处干燥清洁。

4.出院指导

(1)恶性肿瘤出院后2周遵医嘱行放疗或化疗。

(2)去骨瓣减压者若压力升高,应及时就诊,外出时戴帽子,防止患侧受外力撞击。

(3)幕上肿瘤癫痫者需要长期服用抗癫痫药,定期查白细胞及肝功能。

(4)瘫痪者加强功能锻炼,失语、智力下降者应进行语言及智力训练。

【主要护理问题】

1.疼痛　与肿瘤压迫神经、术后水肿及手术创伤有关。

2.有发生脑疝的危险　与肿瘤本身及其引起的脑水肿或术后出血有关。

3.有受伤的危险　与小脑功能障碍及视力受累有关。

4.躯体移动障碍　与肌无力、肢体瘫痪有关。

5.有感染的危险　与手术操作及长期卧床、抵抗力下降有关。

6.有误吸的危险　与肿瘤压迫后组颅神经有关。

7.潜在并发症　脑脊液漏、脑水肿、癫痫、脑出血、尿崩症等。

8.焦虑/恐惧　与环境陌生、担心疾病预后有关。

第八节 蛛网膜囊肿

【定义】 蛛网膜囊肿又称软脑膜囊肿,由发育期蛛网膜分裂异常导致,是一种先天性畸形,常见于颅中窝、脑桥小脑角、鞍上区和颅后窝。通常为偶然发现,发病率为 5‰,男女比例为 4∶1,以左侧多见。

【护理措施】

(一)术前护理

1. 饮食护理 择期全身麻醉手术前 4 小时禁摄入母乳,术前 6 小时禁摄入牛奶、配方奶或者固体食物,以减少胃内食物,避免术前、术后出现反流而导致误吸。

2. 术前检查及准备 评估患儿健康史、身体状况、营养状况等,遵医嘱协助患儿完成术前各项检查,如颅骨 X 线检查、CT 检查、MRI 检查等。术前 1 日遵医嘱备血,行抗生素皮试,术日晨遵医嘱静脉输液,肌内注射阿托品,以减少呼吸道分泌物。

3. 心理护理 向患儿家属讲解疾病相关护理知识,使患儿家属树立信心,鼓励患儿及其家属积极配合治疗。

4. 病情观察 观察患儿意识、瞳孔、生命体征、肢体活动等情况,尤其注意有无头痛、呕吐、意识障碍等颅内高压表现;观察患儿癫痫、躁动、失语情况;观察患儿有无视力障碍、巨头畸形、性早熟等情况。

(二)术后护理

1. 体位管理 麻醉清醒前取去枕仰卧位,头偏向一侧,防止呕吐、误吸。

2. 饮食护理 颅后窝手术因舌咽、迷走神经功能障碍发生吞咽困难、饮水呛咳者,应禁饮禁食,鼻饲喂养,待吞咽功能恢复后逐渐练习进食。

3. 脑室引流管护理 每班交接时检查管道是否妥善固定、外露长度,保持引流管通畅,标识清楚,防止引流管受压、弯折、扭曲。患儿外出检查时,暂时夹闭引流管,以防引流液倒流引起逆行感染。必要时遵医嘱更换引流装置,操作时严格遵守无菌原则。脑室引流管高度高于侧脑室平面(齐外耳道水平)10～15 cm,观察引流瓶水柱波动,一般留置 7～10 日,拔管前 1 日试夹闭 24 小时,观察患儿神志变化、瞳孔大小、颅内压变化情况等,如无不适可拔除引流管。硬膜下(外)引流管位置低于手术切口,术后 24～48 小时拔管。

4. 药物护理

(1)使用镇静镇痛类药物,如咪达唑仑、右美托咪定、地西泮、丙泊酚等,应严格遵医嘱给药,采取正确给药方式,注意药物成瘾性。

(2)使用血管活性药物,如多巴胺、多巴酚丁胺、米力农、肾上腺素等,应严密观察心率、血压,使用微量泵控制输液速度,防止外渗并做好记录。

(3)使用 20％甘露醇溶液、氨基酸、脂肪乳注射液等高渗、强刺激性药物时,应严密观察输液部位有无红肿热痛等情况,严格控制输液速度,防止外渗并做好记录。

(4)使用地西泮、苯巴比妥钠、丙戊酸钠等抗癫痫药时,应注意观察药物不良反应。

5. 呼吸道护理

(1)行气管插管的患儿妥善固定气管导管,注意每班交接时检查导管置入长度,防止因躁动引起气管导管脱出,根据 X 线片确定气管导管位置是否合适。

(2)保持呼吸道通畅。及时有效清除呼吸道分泌物,吸痰时严格遵守无菌原则,动作轻柔,吸痰后进行肺部听诊并观察呼吸机参数、血氧饱和度、心率及血压。

6. 病情观察 注意观察患儿意识变化、瞳孔大小及对光反射的敏感度,患儿清醒时应注意观察其四肢活动及肌张力情况。术后 24 小时内要注意血压、脉搏的变化,预防低血容量性休克和术后颅内血肿。

7. 患儿保护性约束用具的护理 根据评估结果和医嘱,选择合适的约束方式和用具。记录约束的原因、部位、用具、执行起止时间、实施者。实施过程中每 2 小时观察 1 次患儿约束松紧度,关注局部皮肤颜色、温度、感觉、血液循环情况等。一旦出现并发症,及时通知医生并给予处理。

8.并发症护理

(1)术后出血:多发生在术后 24～48 小时。观察患儿意识、瞳孔及生命体征,如患儿出现频繁呕吐、剧烈头痛、意识障碍加深、引流管有大量鲜红色液体流出,及时复查 CT,排除是否有颅内出血。

(2)颅内低压:术中部分囊液流出,患儿术后可出现暂时性颅内低压,协助患儿取仰卧位,避免突然抬高床头引起头晕、头痛,可在术后 24 小时根据病情逐渐抬高床头。

(3)尿崩症:常见于鞍区附近手术累及下丘脑影响血管升压素分泌功能者。严密监测患儿每小时尿量,可遵医嘱使用垂体后叶素、醋酸去氨加压素等药物,记录 24 小时尿量。

(4)中枢性高热:丘脑下部、脑干、上颈髓损害均可引起中枢性障碍,多发生在术后 12～24 小时,体温可高达 40 ℃。中枢性高热往往不易控制,物理降温效果差,应及时给予冬眠低温疗法。

(5)颅内感染:术后如果发热超过 3 日,并出现脑膜刺激征,则高度怀疑颅内感染,可通过腰椎穿刺行脑脊液检查,同时保持伤口敷料清洁干燥,严格遵守无菌原则,伤口有渗血、渗液等污染时要及时更换敷料。

(三)健康指导

1.饮食指导 饮食以高蛋白、富含维生素、低脂肪、易消化的食物为宜,如鱼、瘦肉、鸡蛋、蔬菜、水果等。

2.活动指导 注意劳逸结合,可适当进行户外活动。

3.生活指导 注意卧床休息,保持安静;注意保暖,预防感冒;预防跌倒、坠床事件的发生;保持大便通畅,必要时使用开塞露。保持床单位干净整洁、无纸屑,每 2 小时更换 1 次体位。儿童压疮的高发部位,如枕后、骶尾部、足跟、脚踝等,可以用水枕、人工皮、液体敷料等预防压疮形成,保持皮肤褶皱处干燥清洁。

4.出院指导

(1)注意劳逸结合,肢体功能障碍者根据康复科制订的计划进行肢体功能锻炼。

(2)有癫痫发作史的患儿不能独处,应遵医嘱长期规律口服抗癫痫药。

(3)如出现头痛、呕吐、抽搐、手术切口感染、积液等异常情况,应及时就诊。

【主要护理问题】

1.疼痛 与囊肿压迫神经、术后水肿及手术创伤有关。

2.有发生脑疝的危险 与囊肿本身及引起的脑水肿或术后出血有关。

3.有受伤的危险 与小脑功能障碍及视力受累有关。

4.躯体移动障碍 与肌无力、肢体瘫痪有关。

5.有感染的危险 与手术操作及长期卧床、抵抗力下降有关。

6.有误吸的危险 与囊肿压迫后组颅神经有关。

7.潜在并发症 脑脊液漏、脑水肿、癫痫、脑出血、尿崩症等。

8.焦虑/恐惧 与环境陌生、担心疾病预后有关。

第九节 颅内动脉瘤

【定义】 颅内动脉瘤是颅内动脉壁的囊性膨出,多因动脉壁局部薄弱和血管冲击而形成,极易破裂出血,是蛛网膜下腔出血最常见的原因。

颅内动脉瘤患儿临床表现分为局灶性症状和动脉瘤破裂出血症状,小的动脉瘤可无症状,较大的动脉瘤可压迫邻近结构而出现相应症状,如动眼神经麻痹,表现为病侧上睑下垂、瞳孔散大、眼球不能向上、下、内转动,眼球处于外下斜位,直接和间接对光反射消失。动脉瘤破裂多突然发生,患儿可有运动、剧烈哭闹、咳嗽、用力排便等诱因,部分无诱因或在睡眠中发生。一旦动脉瘤破裂出血,血液流至蛛网膜下腔,患儿可出现剧烈头痛、呕吐、意识障碍、脑膜刺激征等,严重者可因急性颅内压增高而引发枕骨大孔疝,导致呼吸骤停。

【护理措施】

(一)非手术治疗护理

1.卧床休息 床头抬高15°~30°,以利于静脉回流,减少不必要的活动。保持病房安静,尽量减少外界不良因素的刺激,保持情绪稳定,保证睡眠充足,预防再出血。

2.保持适宜的颅内压

(1)预防颅内压骤降:颅内压骤降会增大颅内血管壁内外压力差,诱发动脉瘤破裂,应维持颅内压在50~100 mmH$_2$O;应用脱水剂时,控制输液速度,不能加压输入。

(2)避免颅内压增高的诱因,如便秘、咳嗽、癫痫发作。

3.维持血压稳定 动脉瘤破裂可由血压波动引起,应避免引起血压骤升骤降的因素。一旦发现血压升高,遵医嘱使用降压药,使血压下降10%即可。用药期间注意血压变化,避免血压偏低造成脑缺血。

(二)手术治疗护理

1.术前护理

(1)心理护理:安慰患儿及其家属,嘱患儿不要过度紧张,保持情绪稳定,以利于控制病情。向患儿及其家属介绍疾病相关知识,解释出现头痛、呕吐等症状是由动脉瘤出血所致。交谈时做到语言简练、温和,不夸大病情,避免加重患儿恐惧心理。

(2)体位管理:为防止动脉瘤破裂,指导并监督患儿绝对卧床休息。对于动脉瘤破裂出血造成肢体偏瘫患儿,尽量避免患侧卧位,患肢摆放在功能位,加强翻身,防止压疮形成。颅内压增高患儿,呕吐时取侧卧位或仰卧位,头偏向一侧,防误吸。

(3)饮食护理:给予清淡、低盐、富含纤维素的饮食,保证营养供给,防止便秘。

(4)病情观察:巡视病房15~30分/次,观察患儿的神志、精神状态、有无头痛,及时发现动脉瘤破裂的先兆。遵医嘱定时观察并记录患儿的意识、瞳孔、生命体征。观察患儿排便是否顺利,防止因便秘造成患儿出血或再出血。观察患儿有无癫痫发作。遵医嘱控制性降血压时监测用药效果。

2.术后护理

(1)休息:麻醉清醒前取去枕仰卧位,头偏向一侧,防止呕吐、误吸。麻醉清醒后血压平稳者,床头抬高15°~30°,以利于静脉回流,头部应处于中间位,避免转向两侧。

(2)饮食护理:术后6小时禁饮禁食,6小时后予以流质或半流质饮食,饮食以清淡、营养丰富、富含纤维素的食物为主。意识障碍、吞咽困难的患儿可遵医嘱予以鼻饲饮食。

(3)心理护理:向患儿及其家属讲解术后康复及神经功能恢复知识,嘱患儿不要过度紧张,保持情绪稳定,以利于术后康复。

(4)病情观察:同术前病情观察。

(5)患儿保护性约束用具的护理:根据评估结果和医嘱,选择合适的约束方式和用具。记录约束的原因、部位、用具、执行起止时间、实施者。实施过程中每2小时观察1次患儿约束松紧度,局部皮肤颜色、温度、感觉、血液循环情况等。一旦出现并发症,及时通知医生并给予处理。

(6)潜在并发症的护理。

①继发性出血:观察患儿意识、瞳孔、血压、呼吸、脉搏,每小时记录,尤其注意血压变化。观察临床症状的变化,如视、听、运动等功能有逐渐下降趋势,提示有脑水肿或再出血。避免一切导致出血的诱发因素,防止出血或再出血的发生。遵医嘱正确使用药物控制血压及镇静。限制探视人员人数,保持病房安静,尽量集中进行治疗护理,避免患儿情绪波动,保证睡眠充足。饮食应清淡、易消化,保持大便通畅。

②脑缺血及脑血管痉挛:密切观察病情变化,如患儿出现头痛、失语、偏瘫等表现,及时报告医生处理。遵医嘱使用钙通道阻滞剂、升压、扩容、稀释血液、控制性降血压等有效方法,防止脑血管痉挛和脑缺血。

（三）健康指导

1.饮食指导　饮食应清淡、少盐、富含纤维素,保持大便通畅。

2.心理指导　鼓励患儿坚持进行康复训练,保持乐观情绪。

3.用药指导　嘱患儿家属坚持给患儿服用抗高血压、抗癫痫、抗痉挛等药物,不可擅自停药,以免病情波动。

4.疾病指导　出院前教会患儿家属测量血压的方法,便于家庭护理中血压的观察和控制。

【主要护理问题】

1.疼痛　与脑血管痉挛、术后水肿及手术创伤有关。

2.有发生脑疝的危险　与出血有关。

3.有受伤的危险　与癫痫发作有关。

4.躯体移动障碍　与肌无力、肢体偏瘫有关。

5.有感染的危险　与手术切口及抵抗力下降有关。

6.潜在并发症　颅内动脉瘤破裂、脑血管痉挛、脑缺血等。

第十节　脑动静脉畸形

【定义】　脑动静脉畸形(cerebral arteriovenous malformation,CAVM)是脑血管畸形中最为常见的一种,由先天性发育异常导致。其动脉和静脉之间没有毛细血管网,动脉与静脉直接沟通,形成动静脉短路。CAVM 是一种先天性疾病,是胚胎发育过程中脑血管发生变异形成的。主要临床表现为出血、抽搐、头痛、进行性神经功能障碍。多数伴有呕吐,神志可清醒,或有不同程度的意识障碍,偏瘫、偏身感觉障碍等神经功能损害表现。

【护理措施】

（一）术前护理

1.心理护理　向患儿家属解释手术的必要性、手术方式、注意事项。了解患儿及其家属的心理状态,根据具体情况进行有针对性的心理护理。

2.饮食护理　鼓励患儿进高蛋白、高热量、富含维生素、易消化食物。不能进食患儿遵医嘱给予肠外营养。择期全身麻醉手术前 4 小时禁摄入母乳,术前 6 小时禁摄入牛奶、配方奶或者固体食物,以减少胃内容物,避免术前、术后出现反流而导致误吸。

3.病情观察　观察并记录患儿生命体征、神志、瞳孔、肌力等情况,以及患儿有无癫痫发作、发作类型等。

4.辅助检查和治疗　评估患儿健康史、身体状况、营养状况等,遵医嘱协助患儿完成术前各项检查,如颅骨 X 线检查、CT 检查、MRI 检查、脑血管造影等。术前 1 日遵医嘱备血,行抗生素皮试,术日晨遵医嘱静脉输液,肌内注射阿托品,以减少呼吸道分泌物。

5.安全护理　肢体无力或偏瘫患儿加强生活照顾和安全措施,防止跌倒或烫伤。

（二）术后护理

1.严格交接班　向手术者、麻醉师、手术室护士了解手术方法、术中情况及用药情况,做好交接工作。

2.体位管理　麻醉清醒前取去枕仰卧位,头偏向一侧防止呕吐、误吸;麻醉清醒后 6 小时床头抬高 15°～30°,以降低颅内压,减轻脑水肿;意识不清、昏迷、吞咽障碍者宜取头侧卧位。

3.伤口护理　预防伤口感染。如伤口敷料被污染或有渗血、渗液,及时通知医生更换敷料。

4.饮食护理　全身麻醉清醒后 6 小时,无恶心、呕吐者方可进食,先给予流质饮食,后视情况改为半流质饮食或普通饮食。多吃蔬菜、水果,保持大便通畅。对于进食少、昏迷患儿,遵医嘱给予鼻饲喂养或肠外营养。每周监测体重,以评估患儿营养状况。

5.脑室引流管的护理 脑室引流管应保持通畅,注意观察引流液颜色、性状、量,是否与病情相符,如有异常及时报告医生。每班交接时检查管道是否妥善固定、外露长度,保持引流管通畅,标识清楚,防止引流装置受压、弯折、扭曲。患儿外出检查时,暂时夹闭引流管,以防引流液倒流引起逆行感染。必要时由医生更换引流装置,操作时严格遵守无菌原则。

6.潜在并发症的护理

(1)继发性出血:观察患儿意识、瞳孔、血压、呼吸、脉搏,每小时记录,尤其注意血压变化。观察临床症状的变化,如视、听、运动等功能有逐渐下降趋势,提示有脑水肿或再出血。避免一切导致出血的诱发因素,防止出血或再出血的发生。遵医嘱正确使用药物控制血压及镇静。限制探视人员,保持病房安静,尽量集中进行治疗护理,避免患儿情绪波动,保证睡眠充足。饮食应清淡,易消化,保持大便通畅。

(2)脑缺血及脑血管痉挛:密切观察病情变化,如患儿出现头痛、失语、偏瘫等表现,及时报告医生处理。遵医嘱使用钙通道阻滞剂、升压、扩容、稀释血液、控制性降血压等有效方法,防止脑血管痉挛和脑缺血。

7.患儿保护性约束用具的护理 根据评估结果和医嘱,选择合适的约束方式和用具。记录约束的原因、部位、用具、执行起止时间、实施者。实施过程中每2小时观察1次患儿约束松紧度,关注局部皮肤颜色、温度、感觉、血液循环情况等。一旦出现并发症,及时通知医生并给予处理。

(三)健康指导

1.饮食指导 饮食以高蛋白、富含维生素、低脂肪、易消化的食物为宜,如鱼、瘦肉、鸡蛋、蔬菜、水果等。

2.心理指导 鼓励患儿早日并坚持进行康复训练,保持乐观的情绪和心态,注意劳逸结合,可适当进行户外活动。

3.用药指导 坚持用药,如抗癫痫药,不可擅自停药、改药,以免加重病情。

4.就诊指导 若再次出现头痛、呕吐、神经功能障碍等症状,应及时就诊。每3~6个月复查1次,如有异常及时就诊。

【主要护理问题】

1.有感染的危险 与手术切口有关。

2.有损伤的危险 与癫痫发作有关。

3.躯体移动障碍 与肢体无力、偏瘫有关。

4.疼痛 与术后水肿及手术创伤有关。

5.潜在并发症 脑血管痉挛、脑缺血等。

第十一节 烟 雾 病

【定义】 烟雾病又称颅底异常血管网病,本病患儿脑血管造影时在颅底部可见到异常的血管网,似吸烟时吐出的烟雾,因而得名。

【护理措施】

(一)非手术治疗护理

1.休息 患儿在出血早期应绝对卧床休息,翻身时动作宜慢,以免加重出血,同时床头抬高$15°\sim30°$,以减轻脑水肿。

2.饮食护理 以清淡、易消化、半流质饮食为主,避免用力咀嚼,吞咽困难及昏迷者,给予鼻饲饮食,观察有无应激性溃疡、胃潴留等现象。

3.功能锻炼 对于肢体瘫痪者,保持肢体处于功能位,注意保暖,防烫伤。

4.生活护理 避免各种不良刺激,如用力咳嗽、情绪过分激动等。防止大便干燥、用力排便,必要时给予开塞露通便。年幼患儿应避免哭闹,以免过度换气,诱发短暂性脑缺血发作。

5.病情观察 严密观察患儿神志、瞳孔、生命体征、肢体活动等变化,观察有无头痛或呕吐,有无偏瘫、失语等症状,必要时复查CT。严密监测患儿血压,血压过低会引起脑血流灌注不足加重脑缺血、脑水肿,血压过高则易引起再出血。严密观察患儿癫痫发作的先兆、持续时间、类型,遵医嘱给予抗癫痫药,避免继发性损伤。

(二)手术治疗护理

1.术前护理

(1)饮食护理:急诊手术者立即禁饮禁食,饱胃患儿给予胃肠减压。择期全身麻醉手术前4小时禁摄入母乳,术前6小时禁摄入牛奶、配方奶或者固体食物,以减少胃内食物,避免术前、术后出现反流而导致误吸。

(2)辅助检查和治疗:评估患儿健康史、身体状况、营养状况等,遵医嘱协助患儿完成术前各项检查,如颅骨X线检查、CT检查、MRI检查、脑血管造影等。术前1日遵医嘱备血,行抗生素皮试,术日晨遵医嘱静脉输液,肌内注射阿托品,以减少呼吸道分泌物。

(3)心理护理:向患儿家属讲解疾病相关护理知识,使患儿家属树立信心,鼓励患儿及其家属积极配合治疗。

2.术后护理

(1)体位管理:麻醉清醒前取去枕仰卧位,头偏向一侧防止呕吐、误吸。麻醉完全清醒后手术当日取斜坡卧位,床头抬高15°～30°,偏向健侧,禁止头部过于扭向患侧;禁止使用弹力帽,以免压迫重建血管,阻碍侧支循环形成。

(2)病情观察:密切监测患儿意识、瞳孔及生命体征,尤其关注血压变化。观察短暂性脑缺血发作时间、持续时间,如反复发作、持续时间长且不可恢复,应考虑脑梗死可能。严密监测患儿体温,因为高热可使患儿耗氧量增加而诱发短暂性脑缺血、抽搐、惊厥等症状。

(3)并发症护理。

①继发性出血:多发生在术后24～48小时。遵医嘱使用药物控制血压。限制探视,减少不必要的搬动,保持环境安静,保证睡眠充足。若出现渐进性意识障碍、肢体活动障碍、瞳孔不等大、血压持续升高,应及时通知医生行头颅CT检查进行确诊。

②脑缺血:注意观察患儿有无神经功能障碍表现,如意识障碍、一侧肢体无力或偏瘫、感觉障碍、失语或偏盲等。匀速输液有助于增高脑灌注压,降低血液黏度,改善脑供氧。

③脑血管痉挛:观察原有神经功能障碍是否加重或出现新的神经功能障碍,注意观察患儿神志、视力、言语、感觉及肢体活动情况等。遵医嘱使用预防脑血管痉挛、清除氧自由基、保护脑组织类药物。

④脑过度灌注综合征:直接搭桥术有可能导致脑血流动力学改变,引起高灌注综合征,是颅内动脉搭桥术后特有的危险并发症,常发生在术后数小时至数日。可表现为同侧额颞和眶周的波动性或弥漫性头痛、高血压、脑水肿及癫痫等。降低血压是预防和治疗的直接方法。血压应严格控制在正常范围,甚至更低。合理控制补液速度及量,监测血压及平均动脉压、中心静脉压。观察患儿意识、瞳孔状况,倾听患儿主诉,遵医嘱使用脱水剂、扩容药物,保证血压的平稳是护理要点。

⑤癫痫:同癫痫的护理常规。

(三)健康指导

1.饮食指导 饮食以高蛋白、富含维生素、低脂肪、易消化的食物为宜,如鱼、瘦肉、鸡蛋、蔬菜、水果等。忌油腻、辛辣等刺激性食物,忌烟、酒,保持大便通畅。

2.药物指导 遵医嘱按时、按量服药,尤其是降压药,定时监测血压,维持血压在正常范围。如需服用抗凝剂,应观察有无出血倾向,如有异常,及时就医。

3.活动指导 保护头部,严防外伤,防止进入颅内的血管受伤引起供血通路中断,造成严重后果。术后 1～3 个月颅内外血管建立侧支循环,嘱患儿避免剧烈运动,术后 6～8 个月避免术侧颞浅动脉受压而影响颅内供血,睡觉时尽量取健侧卧位。

4.行为指导 保持患儿肢体处于功能位,防止足下垂,每日做四肢关节被动活动及肌肉按摩 2～3 次,防止肢体挛缩和畸形。

5.出院指导 术后 3 个月或 6 个月复查数字减影血管造影(DSA)和头颅磁共振血管成像(MRA)、CT 血管造影(CTA)等。如有不适,及时就诊。

【主要护理问题】

1.意识障碍 与脑出血、颅内压增高、脑缺血有关。

2.肢体功能障碍 与脑组织缺血或脑出血有关。

3.疼痛 与脑组织缺血或脑出血有关。

4.潜在并发症 继发性脑出血、脑缺血、脑血管痉挛、脑过度灌注综合征、癫痫等。

第十二节 颅缝早闭

【定义】 颅缝早闭是由一条或数条颅缝过早闭合引起的头颅畸形。由于出生后脑容积发育的迅速扩展受到颅腔容积发育停滞的限制,颅缝早闭患儿出现颅内压增高、大脑发育障碍,并可伴有眼部症状等一系列临床综合征。颅缝早闭多为先天性染色体异常的隐性遗传病,多见于男性儿童。

【护理措施】

(一)术前护理

1.饮食护理 择期全身麻醉手术前 4 小时禁摄入母乳,术前 6 小时禁摄入牛奶、配方奶或者固体食物,以减少胃内食物,避免术前、术后出现反流而导致误吸。

2.辅助检查和治疗 评估患儿健康史、身体状况、营养状况等,遵医嘱协助患儿完成术前各项检查,如颅骨 X 线检查、CT 检查、MRI 检查等。术前 1 日遵医嘱备血,行抗生素皮试,术日晨遵医嘱静脉输液,肌内注射阿托品,以减少呼吸道分泌物。

3.心理护理 向患儿家属讲解疾病相关护理知识,使患儿家属树立信心,积极配合治疗。

4.病情观察 患儿出现头痛、呕吐、视乳头水肿时,应立即给予 20%甘露醇溶液 30 分钟内快速静脉滴注,以降低颅内压,减轻脑水肿。呕吐频繁的患儿需监测血清离子水平。

5.安全护理 视乳头水肿、视神经萎缩或视力减退的患儿,应有专人看护,防止坠床,移开一切可能导致患儿受伤的物品。

(二)术后护理

1.病情观察 给予心电监测,严密观察神志、瞳孔、心率、血压、血氧饱和度及体温。给予低流量吸氧,保持呼吸道通畅。

2.体位管理 全身麻醉清醒后 6 小时,取斜坡卧位,头部抬高 15°～30°,以利于静脉回流,勿使伤口受压。

3.饮食护理 全身麻醉清醒后 6 小时,无恶心、呕吐者方可进食,先给予流质饮食,根据情况逐渐过渡到半流质饮食或普通饮食。多吃蔬菜、水果,保持大便通畅。

4.皮肤护理 保持床单位干净整洁,每 2 小时翻身 1 次,每班交接时检查皮肤情况,可以用水枕、人工皮、液体敷料等预防压疮形成,保持皮肤褶皱处干燥清洁。在医生更换伤口敷料时应注意观察受压皮肤的情况。

5. 伤口护理 注意保持头部伤口敷料清洁干燥、包扎完好,避免碰撞、抓揉,观察有无渗血、渗液。术后头颅缺乏正常支撑,切口不能加压包扎,以免出现渗血及皮下积血。切忌按压头部,以防颅骨变形导致手术失败。

6. 引流管护理 保持头皮下引流管的通畅,翻身、移动患儿时动作应轻柔,不可牵拉,以防引流管脱落,勿使引流管弯折、受压,以免引流不畅。躁动患儿可适当给予保护性约束。

7. 并发症护理

(1)头皮感染:切口感染多发生在术后 3～5 日,应注意观察切口周围皮肤情况,如有无局部红肿,严重者可有皮下积脓。一旦发现,立即给予换药,严格遵守无菌原则,加强抗感染治疗,辅以局部理疗,有脓肿时要及时切开引流。

(2)头皮血肿:严密观察伤口敷料有无渗血、渗液,保持引流管通畅。若出现血肿,可请医生行血肿抽吸术。

(3)硬脑膜外血肿:此为最严重的并发症,多发生在术后 24～48 小时,因此要严密观察患儿意识、瞳孔的改变。准确记录引流液的量及性状,如 1 小时引流量超过 100 mL 或短时间内有大量血性液体流出,应警惕活动性出血,若发现异常,及时通知医生并复查 CT。

(三)健康指导

1. 饮食指导 饮食以高蛋白、富含维生素、低脂肪、易消化的食物为宜,如鱼、瘦肉、鸡蛋、蔬菜、水果等。

2. 基础护理 注意卧床休息,保持安静;注意保暖,预防感冒;预防跌倒、坠床事件的发生;保持大便通畅,必要时使用开塞露。

3. 康复指导 病情稳定后可行功能锻炼,包括肢体、语言和智力锻炼。除定期测量头围外,还要观察患儿视野、视力改变情况。

4. 出院指导 如出现头痛、呕吐、抽搐、手术切口感染、积液等异常情况,应及时就诊。

【主要护理问题】

1. 自我形象紊乱 与头颅发育畸形有关。

2. 有受伤的危险 与视乳头水肿、视力减退有关。

3. 脑疝 与颅内压增高有关。

4. 颅内感染 与长期卧床、机体抵抗力下降及伤口感染有关。

5. 硬膜外出血 与手术剥离创面大、硬膜外遗有较大腔隙有关。

第十三节　小脑扁桃体下疝畸形

【定义】 小脑扁桃体下疝畸形为常见的先天发育异常,是由胚胎发育异常致颅后窝容积过小而使小脑扁桃体下部下降至枕骨大孔以下、颈椎管内导致的,严重者部分延髓下段、第四脑室下部也疝入颈椎管内。

【护理措施】

(一)术前护理

1. 饮食护理 择期全身麻醉手术前 4 小时禁摄入母乳,术前 6 小时禁摄入牛奶、配方奶或者固体食物,以减少胃内食物,避免术前、术后出现反流而导致误吸。

2. 辅助检查和治疗 评估患儿健康史、身体状况、营养状况等,遵医嘱协助患儿完成术前各项检查,如颅骨 X 线检查、CT 检查、MRI 检查等。术前 1 日遵医嘱备血,行抗生素皮试,术日晨遵医嘱静脉输液,肌内注射阿托品,以减少呼吸道分泌物。

3. 心理护理 向患儿家属讲解疾病相关护理知识,使患儿家属树立信心,鼓励患儿及其家属积极配合治疗。

(二)术后护理

1. 体位管理 麻醉清醒前取去枕仰卧位,头偏向一侧防止呕吐、误吸。麻醉完全清醒后手术当日取斜坡卧位,床头抬高15°~30°。术后1~3日以半坐卧位为主,适当增加床上活动。3日后可床旁坐起,年长患儿可在搀扶下适当进行屋内活动。

2. 引流管护理 每班交接时检查管道是否妥善固定、外露长度,保持引流管通畅,标识清楚,防止引流管受压、弯折、扭曲。患儿外出检查时,暂时夹闭引流管,以防引流液倒流引起逆行感染。必要时由医生更换引流装置,操作时严格遵守无菌原则。硬膜下(外)引流管位置低于手术切口,术后24~48小时拔管。

3. 切口护理 保持患儿切口处敷料清洁、干燥,枕头上铺护理垫,每日更换1次,以便观察切口有无渗血、渗液。如果切口处不断有血液渗出,及时通知医生给予处理。减少探视,保持病室环境清洁,预防切口感染。

4. 患儿保护性约束用具的护理 根据评估结果和医嘱,选择合适的约束方式和用具。记录约束的原因、部位、用具、执行起止时间、实施者。实施过程中每2小时观察1次患儿约束松紧度,关注局部皮肤颜色、温度、感觉、血液循环情况等。一旦出现并发症,及时通知医生并给予处理。

5. 并发症护理

(1)术后出血:多发生在术后24~48小时。观察患儿意识、瞳孔及生命体征,如患儿出现频繁呕吐、剧烈头痛、意识障碍加深、引流管有大量鲜红色液体流出,及时复查CT,排除是否有颅内出血。

(2)颅内感染:多发生在术后3~7日,临床表现为头痛、呕吐、发热、嗜睡,甚至出现谵妄和抽搐,脑膜刺激征阳性,腰椎穿刺示脑脊液浑浊,白细胞增加,根据病情可行腰大池引流,同时根据药敏试验结果使用合适抗生素。

(3)颅内压增高:患儿出现头痛、呕吐、视乳头水肿等症状时,立即给予20%甘露醇溶液30分钟内快速静脉滴注,以降低颅内压,减轻脑水肿。根据病情,必要时行有创颅内压监测。

(4)癫痫:同癫痫的护理常规。

(三)健康指导

1. 饮食指导 饮食以高蛋白、富含维生素、低脂肪、易消化的食物为宜,如鱼、瘦肉、鸡蛋、蔬菜、水果等。

2. 药物指导 遵医嘱按时、按量服药,尤其是抗癫痫药、抗菌药、激素,以免加重病情。

3. 活动指导 注意劳逸结合,可适当进行户外活动。

4. 出院指导 1个月后到门诊复查。如出现头痛、呕吐、抽搐、不明原因发热、手术部位发红、积液、渗液,应随时就诊。

【主要护理问题】

1. 意识障碍 与颅内压增高有关。

2. 营养失调:低于机体需要量 与术后呕吐、高热等有关。

3. 潜在并发症 颅内压增高、脑疝、癫痫、颅内感染。

第十四节 椎管内肿瘤

【定义】 椎管内肿瘤又称脊髓肿瘤,指发生于脊髓本身和椎管内脊髓邻近组织的原发性或转移性肿瘤,肿瘤可发生于自颈髓到马尾的任何节段,以胸段者最多,颈、腰段次之,可分为髓外硬脊膜下肿瘤、硬脊膜外肿瘤和髓内肿瘤,以髓外硬脊膜下肿瘤最多见。

【护理措施】

（一）手术治疗护理

1. 术前护理

（1）饮食护理：急诊手术者立即禁饮禁食，饱胃患儿给予胃肠减压。择期全身麻醉手术前4小时禁摄入母乳，术前6小时禁摄入牛奶、配方奶或者固体食物，以减少胃内食物，避免术前、术后出现反流而导致误吸。

（2）辅助检查和治疗：评估患儿健康史、身体状况、营养状况等，遵医嘱协助患儿完成术前各项检查，如颅骨X线检查、CT检查、MRI检查等。术前1日遵医嘱备血，行抗生素皮试，术日晨遵医嘱静脉输液，肌内注射阿托品，以减少呼吸道分泌物。

（3）心理护理：向患儿家属讲解疾病相关护理知识，使患儿家属树立信心，鼓励患儿及其家属积极配合治疗。

（4）生活指导：睡硬板床，适当休息，保证充足睡眠；训练床上排便；指导功能锻炼，改善肢体营养，防止肌萎缩，肢体活动障碍者勿单独外出，以免摔倒。

2. 术后护理

（1）体位管理：术毕仰卧4～6小时后按时翻身，呈轴线样翻身，搬动时保持脊柱水平位，尤其是高颈段手术者应行颈部制动，不能过伸过屈，硬脊膜打开修补者取俯卧位。颈部手术者将沙袋置于头两侧，腰部手术者将平枕置于腰部。

（2）饮食护理：腰骶部肿瘤术后肛门排气后方可进少量流质饮食，逐渐增加，给予高蛋白、高热量、易消化、富含膳食纤维的食物，补充维生素及水分，促进机体恢复。

（3）导尿管护理：妥善固定导尿管，防止导尿管移位或尿道受牵拉。保证引流袋内液面低于膀胱水平。每日用生理盐水清洗尿道口、会阴区、导尿管表面2次，大便失禁患儿清洁后应消毒。至少每8小时或尿液体积超过引流袋2/3容积或转运患儿前应排空引流袋中尿液，选择密闭式引流袋，每周更换引流装置。长期留置导尿管的患儿每2小时放尿1次后夹闭导尿管，年长患儿会表达有尿意，可随时放尿，以预防膀胱挛缩。每日评估患儿病情，不再符合适应证时及时拔除导尿管。

（4）皮肤护理：麻醉清醒后每2小时翻身1次，避免局部皮肤长期受压，可使用水胶体敷料预防压疮形成，保持床单位平整、清洁、干燥。大便失禁患儿应及时清洗，防止伤口敷料污染，保持伤口敷料清洁、干燥，若有污染，及时更换。

（5）呼吸道管理：密切观察患儿生命体征，每小时监测1次脉搏、血压、呼吸频率、血氧饱和度。保持呼吸道通畅，观察患儿是否出现呼吸困难、烦躁不安等呼吸道梗阻症状。翻身时轻叩背部，或行雾化吸入，预防坠积性肺炎。

（6）并发症护理。

①关节挛缩：取卧位姿势时不得压迫患肢，下肢瘫痪者防止关节畸形。

②下肢静脉血栓形成：严密观察肢体皮肤温度、色泽、弹性及肢端动脉搏动情况。抬高患肢，禁止按摩。必要时根据医嘱注射低分子肝素，并观察注射部位皮肤情况。

③排便障碍：指导患儿定时排便，给予腹部按摩，促进肠道蠕动，必要时使用开塞露辅助排便。排便失禁者，应及时更换被污染的衣物，保持肛周会阴部皮肤清洁。

（二）健康指导

1. 饮食指导　饮食以高热量、高蛋白（鱼、瘦肉、鸡蛋等）、富含纤维素（韭菜、芹菜等）、富含维生素（新鲜蔬菜、水果）的食物为宜。

2. 药物指导　遵医嘱按时、按量服药。

3. 康复指导

（1）出院时佩戴颈托、腰托者，翻身时注意保持头、颈、躯干在同一水平线上，行卷席样翻身，以免脊柱扭曲而损伤。

(2)肢体运动感觉障碍者,加强功能锻炼,保持肢体处于功能位,避免单独外出,以免发生意外。

(3)卧床患儿应注意预防压疮形成,体瘦者骨隆突出处垫软枕或柔软衣物,保持皮肤清洁、干燥,避免翻身时拉扯。

4.出院指导 嘱患儿定期门诊复查。

【主要护理问题】

1.有皮肤完整性受损的危险 与长期卧床、神经功能障碍有关。

2.清理呼吸道无效 与肿瘤压迫、呼吸肌无力有关。

3.有感染的危险 与长期卧床、留置导尿管、伤口易被大便污染有关。

4.潜在并发症 截瘫。

第十五节 脊髓损伤

【定义】 脊髓损伤是由于外界直接或间接因素导致脊髓在相应节段出现各种运动、感觉和括约肌功能障碍的疾病。

（一）非手术治疗护理

1.体位管理 急性期取仰卧位,睡硬板床,保持脊柱处于功能位,行轴线翻身,保持颈、躯干在同一水平线,翻身时动作轻柔,杜绝拖拉。训练患儿床上排便。

2.用药护理 大剂量使用激素者,注意有无消化道出血倾向,观察大便颜色,严密监测血压变化,使用丙种球蛋白冲击治疗时,输液速度宜慢,观察有无过敏及静脉炎发生。

3.饮食护理 宜进高蛋白、高热量、富含维生素的食物,避免辛辣刺激性食物。

4.疼痛护理 操作集中进行,动作轻柔,给予脱水剂减轻脊髓水肿,根据疼痛评估,必要时给予具体的措施以缓解疼痛。

5.皮肤护理 每2小时行轴线翻身1次,动作轻柔,避免用力拉扯,保持床单位干净、整洁,防止局部皮肤长时间受压致循环障碍,提前给予泡沫敷料或者液体敷料预防骨隆突处受压。

6.心理护理 主动关心患儿,倾听其主观感受,帮助其树立乐观积极心态。

（二）手术治疗护理

1.术前护理

(1)饮食护理:急诊手术者立即禁饮禁食,饱胃患儿给予胃肠减压。择期全身麻醉手术前4小时禁摄入母乳,术前6小时禁摄入牛奶、配方奶或者固体食物,以减少胃内食物,避免术前、术后出现反流而导致误吸。

(2)辅助检查和治疗:评估患儿健康史、身体状况、营养状况等,遵医嘱协助患儿完成术前各项检查,如颅骨X线检查、CT检查、MRI检查等。术前1日遵医嘱备血,行抗生素皮试,术日晨遵医嘱静脉输液,肌内注射阿托品,以减少呼吸道分泌物。

(3)心理护理:向患儿家属讲解疾病相关护理知识,使患儿家属树立信心,鼓励患儿及其家属积极配合治疗。

(4)安全护理:肢体无力或偏瘫患儿加强生活照顾和安全措施,防止跌倒或烫伤。

(5)基础护理:有尿失禁或尿潴留者给予导尿。便秘患儿必要时可给予开塞露通便。

(6)术前适应性训练:患儿在床上练习俯卧和侧卧,年长患儿练习床上使用大小便器。

2.术后护理

(1)体位管理:术毕6小时后,每2小时行轴线翻身1次,保持颈、躯干在同一水平线,防止扭转造成损伤。动作轻柔,杜绝拖拉,减轻伤口疼痛,保持床单位清洁,防止继发性损伤。

(2)病情观察:严密观察生命体征、双下肢肌力、肢体末梢循环情况,如有异常,及时告知医生。

(3)饮食护理:全身麻醉清醒后 6 小时,无恶心、呕吐者方可进食,先给予流质饮食,后视情况改为半流质饮食或普通饮食。多吃蔬菜、水果,保持大便通畅。对于进食少、昏迷患儿,遵医嘱给予鼻饲喂养或肠外营养。每周监测体重,以评估患儿营养状况。

(4)导尿管护理:妥善固定导尿管,防止导尿管移位或尿道受牵拉。保证引流袋内液面低于膀胱水平。每日用生理盐水清洗尿道口、会阴区、导管表面 2 次,大便失禁患儿清洁后应消毒。至少每 8 小时或尿液体积超过引流袋 2/3 容积或转运患儿前应排空引流袋中尿液 1 次,选择密闭式引流袋,每周更换引流装置。长期留置导尿管的患儿每 2 小时放开 1 次后夹闭导尿管,年长患儿会表达有尿意,可随时放尿,以预防膀胱挛缩。每日评估患儿病情,不再符合适应证时及时拔除导尿管。

(5)伤口护理:勤换纸尿裤,防止粪便污染,预防伤口感染。如伤口敷料被大小便污染或有渗血、渗液,请及时通知医生更换敷料。

(6)并发症观察与护理。

①肌萎缩及关节僵硬、足下垂:每日进行关节活动度训练,有助于保持关节的活动度,防止关节畸形,促进肢体血液循环。

②肺部感染:给予雾化吸入,鼓励患儿咳嗽排痰,翻身的同时给予叩背。嘱患儿进行深呼吸锻炼,多饮水,保持呼吸道内环境的稳定。

③预防导尿管相关尿路感染:在留置导尿管期间,使用抗反流引流袋,做好尿道口的护理,多饮水,根据情况间断夹闭导尿管,病情稳定后,及时拔除导尿管,给予间歇性导尿。

④压疮:每 2 小时行轴线翻身 1 次,骨隆突处涂抹赛肤润液体敷料,保持肛周皮肤清洁。

(三)健康指导

1. 饮食指导　饮食以高蛋白、富含维生素、低脂肪、易消化的食物为宜,如鱼、瘦肉、鸡蛋、蔬菜、水果等。

2. 基础护理　嘱患儿注意卧床休息,保持安静;感觉障碍者,防止烫伤和冻伤,预防跌倒、坠床事件的发生;保持大便通畅,必要时使用开塞露或导泻剂。勤换纸尿裤,便后及时清理,保持床单位清洁。

3. 导尿管维护指导　住院期间告知患儿及其家属注意手卫生,活动身体时避免牵拉导尿管。出院后仍需间歇性导尿的患儿,指导患儿家属掌握导尿术后的护理方法。

4. 康复指导

(1)出院时佩戴颈托、腰托者,应注意翻身时保持头、颈、躯干在同一水平线,行轴线翻身以免脊柱扭曲而损伤。

(2)肢体运动感觉障碍者,加强被动功能锻炼,保持肢体处于功能位,穿预防深静脉血栓形成的弹力袜。

(3)卧床患儿应注意预防压疮形成,体瘦者骨隆突处垫软枕或柔软衣物,保持皮肤清洁、干燥,避免翻身时拉扯。

5. 出院指导　嘱患儿 3 个月后复诊,有异常时随诊。

【主要护理问题】

1. 有感染的危险　与长期卧床、留置导尿管、伤口易被大便污染有关。

2. 有皮肤完整性受损的危险　与长期卧床、神经功能障碍有关。

3. 疼痛　与脊髓水肿压迫神经有关。

4. 躯体移动障碍　与肌无力、肢体瘫痪有关。

5. 焦虑/恐惧　与环境陌生、担心疾病预后有关。

第十六节　脊髓脊膜膨出

【定义】　脊髓脊膜膨出是指因先天性因素致椎板闭合不全,同时存在脊膜、脊髓、神经向椎板缺损处膨出,囊腔内含膨出程度不同、数量不同的脊髓、脊神经组织的疾病。女性患儿居多,多发生于脊柱背侧中线部位,以腰骶段常见。临床上表现:局部有包块,婴儿哭闹时膨大,压迫包块则前囟膨隆,透光试验可见包块内有阴影;神经损害,依据神经损伤部位不同产生不同脊髓水平以下的瘫痪;膝、踝反射和感觉消失;大便失禁;少数合并脑积水及其他畸形的相应症状。

【护理措施】

(一)术前护理

1.饮食护理 择期全身麻醉手术前 4 小时禁摄入母乳,术前 6 小时禁摄入牛奶、配方奶或者固体食物,以减少胃内食物,避免术前、术后出现反流而导致误吸。

2.辅助检查和治疗 评估患儿健康史、身体状况、营养状况等,遵医嘱协助患儿完成术前各项检查,如颅骨 X 线检查、CT 检查、MRI 检查、脑血管造影等。术前 1 日遵医嘱备血,行抗生素皮试,术日晨遵医嘱静脉输液,肌内注射阿托品,以减少呼吸道分泌物。

3.心理护理 向患儿家属讲解疾病相关护理知识,使患儿家属树立信心。

4.皮肤护理 注意保护骶尾部异常皮肤,避免创伤和感染,囊壁薄弱或局部已破溃者可用无菌生理盐水纱布覆盖,保持清洁,待局部好转后再行手术。

5.安全护理 对肢体瘫痪或行动不便的患儿加强生活照顾和安全措施,防止跌倒或烫伤。

6.基础护理 下肢瘫痪的患儿注意保持床单位平整,勤翻身,训练俯卧或侧卧,防止包块受压及压疮的形成,协助并指导患儿进行肢体功能锻炼;大小便失禁的患儿注意随时保持床单和衣物清洁、干燥,以防会阴部损伤。

(二)术后护理

1.体位管理 麻醉清醒后取侧卧位或俯卧位,保持呼吸道通畅,防止因俯卧位堵塞呼吸道导致窒息,有脑脊液漏的患儿保持头低位,切口处局部用沙袋加压,减少脑脊液漏的发生。

2.饮食护理 全身麻醉清醒后 6 小时,无恶心、呕吐者方可进食,先给予流质饮食,后视情况改为半流质饮食或普通饮食。多吃蔬菜、水果,保持大便通畅。对于进食少、昏迷患儿,遵医嘱给予鼻饲喂养或肠外营养。每周监测体重,以评估患儿营养状况。

3.导尿管护理 妥善固定导尿管,防止导尿管移位或尿道受牵拉。保证引流袋内液面低于膀胱水平。每日用生理盐水、灭菌注射用水或温开水清洗尿道口、会阴区、导管表面 2 次,大便失禁患儿清洁后应消毒。至少每 8 小时或尿液体积超过引流袋 2/3 容积或转运患儿前应排空引流袋中尿液 1 次,选择密闭式引流袋,每周更换引流装置 1 次。长期留置导尿管的患儿每 2 小时放尿 1 次后夹闭导尿管,年长患儿会表达有尿意,应随时放尿,以预防膀胱挛缩。每日评估患儿病情,不再符合适应证时及时拔除导尿管。

4.伤口护理 勤换纸尿裤,防止粪便污染,预防伤口感染。如伤口敷料被大小便污染或有渗血、渗液,应及时通知医生更换敷料。

(三)健康指导

1.饮食指导 饮食以高蛋白、富含维生素、低脂肪、易消化的食物为宜,如鱼、瘦肉、鸡蛋、蔬菜、水果等。

2.活动指导 注意劳逸结合,可适当进行户外活动。

3.生活指导 注意卧床休息,保持安静;注意保暖,预防感冒;预防跌倒、坠床事件的发生;保持大便通畅,必要时使用开塞露。勤换纸尿裤,便后及时清理,保持床单位清洁。

4.导尿管维护指导 住院期间告知患儿及其家属注意手卫生,活动身体时避免牵拉导尿管。出院后仍需间歇性导尿的患儿,指导患儿家属掌握导尿术后的护理方法。

5.出院指导 嘱患儿 3 个月后复诊,有异常时随诊。

【主要护理问题】

1.有感染的危险 与局部清洁有关。

2.有误吸的危险　与喂养不当有关。

3.排尿型态异常　与遗尿、尿失禁有关。

4.躯体移动障碍　与瘫痪、足畸形有关。

第十七节　脊髓栓系综合征

【定义】　脊髓栓系综合征是指由于先天或后天因素使脊髓受牵拉、脊髓圆锥低位,造成脊髓出现缺血、缺氧、神经组织变性等病理改变。患儿主要临床表现为遗尿、尿失禁、足畸形、下肢肌力弱。大部分患儿还有皮肤异常,如皮下肿块、窦道、多毛症等。

【护理措施】

（一）术前护理

1.饮食护理　择期全身麻醉手术前 4 小时禁摄入母乳,术前 6 小时禁摄入牛奶、配方奶或者固体食物,以减少胃内食物,避免术前、术后出现反流而导致误吸。

2.辅助检查和治疗　评估患儿健康史、身体状况、营养状况等,遵医嘱协助患儿完成术前各项检查,如颅骨 X 线检查、CT 检查、MRI 检查、脑血管造影等。术前 1 日遵医嘱备血,行抗生素皮试,术日晨遵医嘱静脉输液,肌内注射阿托品,以减少呼吸道分泌物。

3.心理护理　向患儿家属讲解疾病相关护理知识,使患儿家属树立信心,鼓励患儿及其家属积极配合治疗。

4.皮肤护理　注意保护骶尾部异常皮肤,避免创伤和感染。有大小便失禁的患儿要及时清理,保持肛周皮肤清洁干燥、无破损。

5.安全护理　肢体无力或偏瘫患儿加强生活照顾和安全措施,防止跌倒或烫伤。

6.排泄护理　有尿失禁或尿潴留者给予导尿。便秘患儿必要时给予开塞露通便。

7.术前适应性训练　患儿在床上练习俯卧和侧卧,年长患儿练习床上使用大小便器。

（二）术后护理

1.体位管理　取侧卧位或俯卧位,保持呼吸道通畅,防止因俯卧位堵塞呼吸道导致窒息,有脑脊液漏的患儿保持头低位。

2.饮食护理　全身麻醉清醒后 6 小时,无恶心、呕吐者方可进食,先给予流质饮食,后视情况改为半流质饮食或普通饮食。多吃蔬菜、水果,保持大便通畅。对于进食少、昏迷患儿遵医嘱给予鼻饲喂养或肠外营养。每周监测体重,以评估患儿营养状况。

3.导尿管护理　妥善固定导尿管,防止导尿管移位或尿道受牵拉。保证引流袋内液面低于膀胱水平。每日用生理盐水、灭菌注射用水或温开水清洗尿道口、会阴部、导管表面 2 次,大便失禁患儿清洁后应消毒。至少每 8 小时或尿液超过引流袋 2/3 容积或转运患儿前应排空引流袋中尿液,选择密闭式引流袋,每周更换引流装置。长期留置导尿管的患儿每 2 小时放尿 1 次后夹闭导尿管,年长患儿会表达有尿意应随时放尿,以预防膀胱挛缩。每日评估患儿病情,不再符合适应证时及时拔除导尿管。

4.伤口护理　伤口加压包扎,以减轻局部张力,防止发生脑脊液漏。勤换纸尿裤,防止粪便污染,预防伤口感染。如伤口敷料被大小便污染或有渗血、渗液,请及时通知医生更换敷料。密切观察体温变化及伤口局部有无红肿、压痛,如发现伤口红肿及分泌物,遵医嘱应用抗生素的同时给予红光照射治疗,以促进局部血液循环,使伤口愈合。

5.功能指导　观察患儿双下肢肢体活动情况、下肢肌力、肛周皮肤感觉、大小便次数等,并与治疗前进行比较。对瘫痪肢体进行功能锻炼,预防关节挛缩。

（三）健康指导

1.饮食指导 饮食以高蛋白、富含维生素、低脂肪、易消化的食物为宜,如鱼、瘦肉、鸡蛋、蔬菜、水果等。

2.活动指导 注意劳逸结合,可适当进行户外活动。

3.生活指导 注意卧床休息,保持安静;注意保暖,预防感冒;预防跌倒、坠床事件的发生;保持大便通畅,必要时使用开塞露。勤换纸尿裤,便后及时清理,并涂抹氯锌油软膏以防发生臀红,保持床单位清洁。

4.导尿管维护指导 住院期间告知患儿及其家属注意手卫生,活动身体时避免牵拉导尿管。出院后仍需间歇性导尿的患儿,指导患儿家属掌握导尿术后的护理方法。

5.出院指导 嘱患儿 3 个月后复诊,有异常时随诊。

【主要护理问题】

1.有感染的危险 与局部清洁不当有关。

2.有误吸的危险 与喂养不当有关。

3.排尿型态异常 与遗尿、尿失禁有关。

4.躯体移动障碍 与瘫痪、足畸形有关。

第十八节 脑 积 水

【定义】 脑积水是指脑脊液的通道阻塞,分泌过多,或吸收不足引起脑室内脑脊液积聚过多,使脑压增高,导致脑室被动扩张的一种疾病。儿童主要表现为头围增大,头皮静脉怒张,眼球下移呈落日状,视力减退,双下肢痉挛性瘫痪。

【护理措施】

（一）术前护理

1.饮食护理 择期全身麻醉手术前 4 小时禁摄入母乳,术前 6 小时禁摄入牛奶、配方奶或者固体食物,以减少胃内食物,避免术前、术后出现反流而导致误吸。

2.辅助检查和治疗 评估患儿健康史、身体状况、营养状况等,遵医嘱协助患儿完成术前各项检查,如颅骨 X 线检查、CT 检查、MRI 检查等。术前 1 日遵医嘱备血,行抗生素皮试,术日晨遵医嘱静脉输液,肌内注射阿托品,以减少呼吸道分泌物。

3.心理护理 向患儿家属讲解疾病相关护理知识,使患儿家属树立信心,鼓励患儿及其家属积极配合治疗。

4.皮肤护理 患儿术前 1 日行头颈胸腹部皮肤准备,头部剃光头,颈胸腹部剃除毛发,检查腹部皮肤有无感染、疖、痈,注意用液体石蜡清洗脐部。

5.安全护理 防止因视力障碍、智力障碍、步态不稳、癫痫发作而发生意外。

（二）术后护理

1.体位管理 全身麻醉清醒后 6 小时,床头抬高 15°～30°,以利于引流。

2.饮食护理 全身麻醉清醒后 6 小时,无恶心、呕吐者方可进食,先给予流质饮食,根据情况逐步过渡到半流质饮食或普通饮食。鼓励患儿进高蛋白、富含维生素、易消化食物,避免辛辣刺激性食物。

3.皮肤护理 脑积水患儿头围大、头皮薄,保持床单位干净整洁、无碎屑,每 2 小时翻身 1 次,每班交接皮肤情况,可以用水枕、人工皮、液体敷料等预防压疮形成,保持皮肤褶皱处干燥清洁。

4.伤口护理 注意保持头部及腹部伤口敷料清洁干燥、包扎完好,避免碰撞、抓揉。观察伤口有无渗血、渗液,并及时处理。

5.眼部护理 动眼神经麻痹常使患儿眼球不能上看,出现所谓的落日征,导致眼睑不能闭合,遵医嘱给予左氧氟沙星滴眼液并用凡士林纱布覆盖。

6. 并发症护理

(1)感染:观察患儿的体温变化,指导患儿不能触碰伤口,必要时可适当约束。注意观察腹部有无腹痛等腹膜刺激征。

(2)颅内低压综合征:严密观察有无头痛、头晕、呕吐等症状。颅内低压性头痛的特点是在抬高床头坐立时,头痛加重,仰卧后头痛减轻。给予放低床头及停止、减慢引流速度的处理后,头痛得到缓解。

(3)分流管堵塞:术后密切观察颅内压增高的症状有无减轻或缓解,若未改善反而加重则可能发生了分流管堵塞。

(4)消化道症状:术后密切观察有无腹胀、腹痛、恶心、呕吐、食欲下降等症状。

(三)健康指导

1. 饮食指导 饮食以高蛋白、富含维生素、低脂肪、易消化的食物为宜,如鱼、瘦肉、鸡蛋、蔬菜、水果等。

2. 活动指导 注意劳逸结合,可适当进行户外活动。

3. 基础护理 注意卧床休息,保持安静;注意保暖,预防感冒;预防跌倒、坠床事件的发生;保持大便通畅,必要时使用开塞露。

4. 出院指导

(1)注意劳逸结合,肢体功能障碍者根据康复科制订的计划进行肢体功能锻炼。

(2)有癫痫发作史患儿不能独处,遵医嘱长期规律口服抗癫痫药。

(3)如出现头痛、呕吐、抽搐、手术切口感染、积液等异常情况应及时就诊。

(4)由于患儿终生带管,出院后适当挤压分流管、按压阀门,保持分流管通畅。注意保护伤口及引流管,身体活动不可用力过猛,以免扭曲拉裂分流管。

(5)嘱患儿6个月不能做重体力劳动和运动,3个月后门诊复查,如有不适,随时就诊。

【主要护理问题】

1. 自我形象紊乱 与脑积水致头围增大、术后放置分流管导致患儿容貌改变有关。

2. 有受伤的危险 与步态不稳有关。

3. 脑疝 与脑积水导致颅内压增高有关。

4. 颅内感染 与昏迷、长期卧床、机体抵抗力下降及伤口感染有关。

第十九节 癫 痫

【定义】 癫痫是脑神经元过度同步异常放电引起的短暂感觉、运动、意识、精神、行为、自主神经功能异常的一种疾病。

(一)术前护理

1. 饮食护理 择期全身麻醉手术前4小时禁摄入母乳,术前6小时禁摄入牛奶、配方奶或者固体食物,以减少胃内食物,避免术前、术后出现反流而导致误吸。

2. 心理护理 向患儿家属讲解疾病相关护理知识,使患儿家属树立信心,鼓励患儿及其家属积极配合治疗。对于有精神与心理障碍的患儿,如严重自卑、忧郁、孤独、恐惧以及伴有孤独症或存在不同程度的智力障碍等,应鼓励年长患儿表达自身感受,最大限度鼓励、关心支持患儿,积极治疗,回归社会。

3. 术前长程视频脑电图监测时的护理

(1)术前1日用肥皂水洗净头发,禁用护发素、发油等,以免产生伪差。

(2)在检查时严禁使用手机,防止电磁场效应影响电磁波。

(3)遵医嘱口服抗癫痫药。

(4)加强巡视,告知患儿及其家属相关注意事项,及时发现头部电极的脱落,以免影响监测结果。

4.癫痫发作的护理

(1)癫痫发作时立即将患儿就地仰卧,头偏向一侧,清理口腔分泌物,保持呼吸道通畅,必要时使用开口器、牙垫防止窒息。

(2)防止肌肉关节的损伤、骨折或脱臼,切勿强行按压试图制止患儿的抽搐动作或抽动的肢体。

(3)遵医嘱使用镇静剂。

(4)使用床挡保护,躁动患儿给予保护性约束。癫痫发作后及恢复期患儿应有专人陪伴。

(5)观察并记录癫痫发作经过,如瞳孔、呼吸、脉搏、血压的变化,以及癫痫发作的部位、次数、持续时间、间歇时间。

(二)术后护理

1.颅内植入电极术后的护理 观察电极是否固定良好,有无松动脱出,以保证患儿检测录像的完整性。

2.癫痫灶切除术后的护理

(1)密切观察患儿的意识、面色、生命体征及患肢活动情况,观察患儿有无呕吐、头痛、抽搐等症状。

(2)术后3～7日为脑水肿高峰期,应正确使用脱水剂;维持水、电解质平衡,如有异常及时通知医生。

(3)腋下体温达到37.5～38.4 ℃者给予物理降温,38.5 ℃及以上者遵医嘱给予药物降温。

3.用药护理 使用地西泮、苯巴比妥钠、丙戊酸钠等抗癫痫药时,注意观察药物不良反应,遵医嘱用药。

4.患儿身体约束护理 根据评估结果和医嘱,选择合适的约束方式和用具。记录约束的原因、部位、用具、执行起止时间、实施者。实施过程中每2小时观察患儿约束松紧度,关注局部皮肤颜色、温度、感觉、血液循环情况等。一旦出现并发症,及时通知医生并给予处理。

(三)健康指导

1.活动与休息指导 平时建立良好的生活习惯,减少精神与感觉刺激。

2.饮食指导 宜进清淡、无刺激、富含营养的食物。

3.避免诱发因素 癫痫诱因有疲劳、饥饿、便秘、经常饮酒、情绪冲动等。

4.行为指导 患儿不能独处,保证患儿活动范围安全,以防受伤。

5.出院指导 遵医嘱长期规律服药,3个月后复查。

【主要护理问题】

1.生活自理缺陷 与癫痫持续状态有关。

2.焦虑/恐惧 与癫痫发作有关。

3.知识缺乏 缺乏正确服药的知识。

4.有窒息的危险 与癫痫发作时意识丧失、喉痉挛、口腔和支气管分泌物增多有关。

5.有受伤的危险 与癫痫发作时突然意识丧失或精神失常、判断障碍有关。

6.潜在并发症 脑水肿、酸中毒或水、电解质紊乱等。

第二十节 癫痫持续状态

【定义】 癫痫持续状态(status epilepticus,SE)是指持久的癫痫发作且可能造成长期损伤的状态,满足以下3种状态之一即可:①强直阵挛发作超过5分钟;②伴意识障碍的局灶性发作超过10分钟;③失神发作超过15分钟。

【风险评估】

1.发作前期 头晕、恐惧、精神异常、心慌胸闷、恶心、胃部不适,格拉斯哥昏迷评分(GCS)<13分。

2. 发作期(惊厥性 SE、非惊厥性 SE)风险评估

(1)惊厥性 SE：①全身评估表现为眼球上翻或凝视/震颤，口先张开后牙关紧闭，出冷汗，面色苍白，阵发性痉挛(婴幼儿)/触电样特征。②生命体征变化，血压升高，呼吸增快，心率增快，血氧饱和度下降。③神经系统症状，意识障碍/丧失，全身或局部肢体抽搐，尿失禁，瞳孔散大(大于原本基准数)。④唾液分泌增加，呼吸道分泌物逐渐增多，喉痉挛。

(2)非惊厥性 SE：①意识障碍/精神行为异常，失语，昏睡，昏迷。②脑电图表现异常(棘波/尖波)。

3. 癫痫持续状态严重程度评分量表 惊厥性 SE 评分量表(表 21-1)及非惊厥性 SE 评分量表(表 21-2)。

表 21-1　惊厥性 SE 评分量表

项　目	状　态	分　数
意识	警觉/嗜睡	0
	昏迷/不省人事	1
最严重的发作类型	单纯部分性发作、复杂部分性发作、小发作、肌痉挛发作	0
	全身抽搐	1
	非惊厥性 SE、昏迷	2
年龄	≥2 岁	0
	<2 岁	2
既往癫痫发作史	有	0
	无	1

注：总分为 0～6 分，分值越高症状越重，其中以 3 分为截断值。

表 21-2　非惊厥性 SE 评分量表

因　素	类　别	分　数
脑炎	是	1
	否	0
非惊厥性 SE	是	1
	否	0
地西泮耐药	是	1
	否	0
影像成像	双侧病变/弥漫性脑水肿	2
	单侧病变	1
	无病变	0
气管插管	是	1
	否	0

注：总分为 0～6 分，分值越高症状越重，其中以 3 分为截断值。

【护理常规及安全防范措施】

(1)保持呼吸道通畅：立即将患儿仰卧，头偏向一侧，松解衣领；给予低流量持续吸氧；及时吸出分泌物，防止窒息；通知医生，准备好开口器和气管插管物品。

(2)防止肌肉关节的损伤、骨折或脱臼，切勿强行按压试图制止患儿的抽搐动作或抽动的肢体。

(3)用药护理：

①癫痫发作 5 分钟左右用地西泮 0.2～0.5 mg/kg，静脉注射，最大剂量不超过 10 mg，若未缓解可重复使用 1 次。10%水合氯醛 0.5～0.8 mL/kg，鼻饲或灌肠。

②20 分钟未缓解用苯巴比妥 15～20 mg/kg，肌内注射，可追加 5～10 mg/kg。丙戊酸钠首剂 40 mg/kg 静脉输注，以后 1 mg/(kg·h)维持治疗。左乙拉西坦 40～60 mg/kg，静脉输注。

③40 分钟未缓解用咪达唑仑 0.2～0.4 mg/kg，静脉推注，每 5 分钟可追加 1 次至 2 mg/kg，或丙泊酚

1～2 mg/kg,静脉推注,每 5 分钟可追加 1 次,同时转运至 ICU 通知麻醉科行气管插管机械通气。

(4)使用床挡保护,躁动患儿给予保护性约束。癫痫发作后及恢复期患儿应有专人陪伴。

(5)观察并记录癫痫发作经过,如瞳孔、呼吸、脉搏、血压的变化及癫痫发作的部位、次数、持续时间、间歇时间。

(6)症状缓解后,积极寻找发作原因,给予对症处理,积极处理其并发症(如应用甘露醇降低颅内压,发热予以降温,进行抗感染治疗等)。

(7)加强基础护理,如饮食护理(昏迷患儿予以鼻饲)、皮肤护理、口腔护理、大小便护理(尿潴留者行导尿术)等。

【应急预案】

1.通知医生 发现癫痫发作,立即赶到患儿身边,及时通知医生。

2.体位管理 协助患儿仰卧,解开领口、腰带。

3.保持呼吸道通畅 开放气道,使患儿头偏向一侧,去除口鼻腔分泌物,给予吸氧,必要时备压舌板、舌钳。出现呼吸抑制时,及时行气管插管机械通气。

4.控制癫痫发作 遵医嘱使用镇静剂及抗癫痫药。

5.安全防护 专人守护,防止跌倒、坠床、自伤及其他意外发生,使用床挡及软枕,必要时使用约束带,正确使用压舌板、舌钳,勿暴力按压患儿肢体,防止医源性损伤的发生。

6.观察记录 密切观察病情变化并及时记录。

【技术规范】

1.吸氧护理技术规范

(1)根据医嘱正确调节氧流量,注意用氧安全。

(2)保持呼吸道通畅,注意气道湿化。

(3)保持管道通畅,无导管的堵塞、弯折及扭曲,防止管道滑脱。

2.吸痰护理技术规范

(1)根据患儿情况调节正确的负压,选择合适型号的吸痰管,防止气道黏膜损伤。

(2)严格遵守无菌原则,吸痰动作轻、稳,每次时间不超过 15 秒,观察痰液的性状、颜色、量。

(3)严密观察生命体征,发现发绀、心率下降等症状时,应立即停止吸痰。

3.心电监护仪使用技术规范

(1)正确放置并定期更换电极片的位置,避免皮肤受损。

(2)密切观察心电图波形,及时处理干扰及电极片的脱落。

(3)血压监测应选择健侧肢体,避免选择输液侧肢体。

(4)正确放置血氧探头,并定期更换传感器的位置,保持患儿皮肤的完整性。

第二十一节　脑　疝

【定义】 当颅腔内某一分腔有占位性病变时,该分腔的压力高于邻近分腔,脑组织从高压区向低压区移动,部分脑组织被挤入颅内生理空间或裂隙,产生相应的临床症状和体征。

【风险评估】

1.小脑幕切迹疝

(1)颅内压增高症状:包括头痛、呕吐、视乳头水肿。

(2)瞳孔改变:早期患侧瞳孔变小,对光反射迟钝,随着动眼神经麻痹,患儿瞳孔逐渐散大,直接和间接对光反射均消失,并有患儿表现为眼睑下垂、眼球外斜。脑疝进行性恶化,可致双侧瞳孔散大固定,对光发射消失。

（3）生命体征：血压升高，呼吸深慢，心率减慢的三联反应，即"库欣反应"，体温可升高达 41 ℃以上或者不升。最终因呼吸循环衰竭而致呼吸停止、血压下降、心搏骤停。

（4）运动障碍：表现为病变对侧肢体的肌力减弱或者麻痹，严重时可出现去大脑强直发作。

（5）意识改变：可出现意识障碍逐渐加深。格拉斯哥昏迷量表见表 21-3。

表 21-3　格拉斯哥昏迷量表

项　目	患者反应	评　分
睁眼反应	自动睁眼	4
	呼唤睁眼	3
	刺痛睁眼	2
	不能睁眼	1
语言反应	正确回答	5
	语无伦次	4
	回答错误	3
	只能发音	2
	不能发音	1
运动反应	遵嘱活动	6
	疼痛定位	5
	疼痛躲避	4
	疼痛屈曲	3
	疼痛伸直	2
	不能运动	1

注：15 分为意识清楚，12～14 分为轻度意识障碍，9～11 分为中度意识障碍，3～8 分为昏迷，3 分以下为深昏迷。

2.枕骨大孔疝　生命体征表现为先呼吸减慢，脉搏细速，血压下降，很快出现潮式呼吸和呼吸停止，继而心跳也停止。枕下疼痛、颈强或强迫头位。神经系统评估表现为头痛剧烈，呕吐频繁，后组脑神经受累出现眩晕、听力减退等症状。

【护理常规及安全防范措施】

1.降低颅内压　立即建立静脉通道，快速静脉输入甘露醇，必要时联合使用利尿剂及激素。枕骨大孔疝还应立即行额部脑室穿刺，必要时行脑室持续引流。

2.保持呼吸道通畅　及时清理呼吸道分泌物，需吸痰者应吸出痰液或呕吐物，以维持血氧浓度。对呼吸功能障碍者，可行人工辅助呼吸、气管插管或气管切开。

3.病情监测　给予心电监护，密切观察意识、瞳孔、血压、呼吸、脉搏、肌力等，准确记录出入量。

4.明确病因　进行诊断性检查，明确病变的性质和部位，手术去除病因，如颅内血肿清除术或肿瘤切除术。难以确诊者选择姑息手术，如侧脑室外引流术、去骨瓣减压术、脑脊液分流术。

【应急预案】

1.通知医生　发现脑疝，立即赶到患儿身边，及时通知医生。

2.保持呼吸道通畅　及时清理呼吸道分泌物，需吸痰者应吸出痰液或呕吐物，以维持血氧浓度。对呼吸功能障碍者，可行人工辅助呼吸、气管插管或气管切开。

3.持续监测　严密观察意识、瞳孔、生命体征，持续给予心电监护、吸氧。呼吸衰竭者立即通知麻醉科紧急行气管插管或气管切开。呼吸心搏骤停者，立即实施心肺复苏。

4. 药物治疗 快速建立静脉通道,20％甘露醇 5～10 mL/kg 快速静脉滴注,必要时加用呋塞米 2 mg/kg静脉推注,循环衰竭发生休克者,按休克程序处理。

5. 协助检查 携带急救用物,必要时陪同患儿外出做 CT 检查。

6. 快速术前准备 进行血常规、凝血功能、肝肾功能、血糖、血型、交叉配血等检查。禁饮禁食,头皮部位备皮,必要时导尿。准备床边钻孔引流用物(床边锥颅)并通知麻醉科,全身麻醉后行血肿清除去骨瓣减压术或钻孔引流术。

7. 观察记录 及时准确记录。

【技术规范】

1. 基本生命支持技术

(1)胸外心脏按压的位置准确,按压力度适宜。

(2)吹气过程保持气道通畅,观察胸廓起伏。

(3)严格按照吹气和按压比例操作。

2. 经气管插管护理配合技术

(1)严密观察生命体征、血氧饱和度、呼吸道通畅程度、双侧呼吸音及胸廓运动情况,备齐各类生命支持类仪器并处于备用状态,确保插管顺利。

(2)保持呼吸道通畅,抬高床头,及时吸出气道内及口鼻腔分泌物,遵医嘱调节呼吸机参数并连接呼吸机。

(3)妥善固定气管导管,合理安置牙垫,做好气管导管外露长度的标记,监测气囊压力,确保插管位置的准确。

(4)必要时行保护性约束,防止非计划拔管。

3. 开放式气管内吸引技术

(1)根据患儿情况调节正确的负压,选择合适型号的吸痰管,防止气道黏膜损伤。

(2)严格遵守无菌原则,按需吸痰,吸痰动作轻、稳,每次时间不超过 15 秒,先吸气道内分泌物,再吸口鼻腔分泌物,观察痰液的性状、颜色、量,预防感染。

(3)严密观察生命体征,发现发绀、心率下降等症状时,应立即停止吸痰,接呼吸机并给予吸氧。

参 考 文 献

[1] 崔焱,张玉侠.儿科护理学[M].7 版.北京:人民卫生出版社,2021.

[2] 儿童癫痫持续状态协作组.儿童癫痫持续状态诊断治疗的中国专家共识(2022)[J].癫痫杂志,2022,8(5):383-389.

[3] 中国抗癫痫协会药物治疗专业委员会.终止癫痫持续状态发作的专家共识[J].解放军医学杂志,2022,47(7):639-646.

[4] 李乐之,路潜.外科护理学[M].7 版.北京:人民卫生出版社,2021.

[5] 俞群,林吒吒,王爽,等.癫痫发作期护理评估内容的构建[J].中华护理杂志,2022,57(14):1709-1716.

[6] 吴欣娟,马玉芬,张毅.神经外科重症护理管理手册[M].北京:人民卫生出版社,2017.

[7] 邵小平,杨丽娟,叶向红.实用急危重症护理技术规范[M].2 版.上海:上海科学技术出版社,2020.

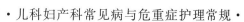
〔8〕　中华医学会神经病学分会神经重症协作组,中国医师协会神经内科医师分会神经重症专业委员会.难治性颅内压增高的监测与治疗中国专家共识〔J〕.中华医学杂志,2018,98(45):3643-3652.

〔9〕　黄岩,周艳,陈亚飞,等.儿童昏迷评分量表的研制及信效度检验〔J〕.护理学杂志,2016,31(11):32-34.

〔10〕　赵骋,王华.儿童癫痫持续状态严重程度评分量表对儿童癫痫持续状态预后的预测价值〔J〕.中国医科大学学报,2022,51(8):763-765.

第二十二章 普外科疾病护理常规

第一节 一般护理常规

【术前护理】

1. 环境与休息 病室定时开窗通风,每日 2 次,每次 15～30 分钟,以减少院内交叉感染,预防感冒。

2. 评估检查和治疗 评估患儿健康史、身体状况、营养状况等,遵医嘱协助患儿完成术前各项检查,以判定其对麻醉和手术的耐受能力。全身麻醉手术术日晨输液和肌内注射阿托品,以补充机体能量和减少呼吸道分泌物;择期大手术做好备血准备。

3. 饮食护理

(1)根据患儿疾病、体重、营养状况以及所需热量,制订合理的饮食计划,增强机体抵抗力。

(2)全身麻醉手术前根据医嘱通知患儿禁食时间,以减少胃内食物,避免围手术期出现反流而导致误吸。术前 4 小时禁摄入母乳,术前 6 小时禁摄入牛奶、配方奶或者固体食物。

4. 皮肤护理

(1)保持床单位干净整洁、无渣屑,穿棉质、宽松衣裤。

(2)保持术区皮肤清洁、完整,无毛发及破损,修剪指(趾)甲,腹部手术要注意脐部清洁。术区皮肤准备范围包括切口周围至少 15 cm 的区域,术区毛发若细小,可不必剃除;若毛发影响手术操作,术前应予以剃除。

5. 用物准备 全身麻醉手术患儿术前准备浴巾 1 条,护理垫 2 片,婴幼儿备纸尿裤 1 包。

6. 心理护理与健康教育 建立良好的护患关系,针对不同年龄阶段患儿的心理特点,实施以家庭为中心的个体化心理干预措施和健康教育,以减轻或消除其恐惧、焦虑心理,树立对手术的信心,积极配合治疗与护理。

【术后护理】

1. 护理评估与病情观察 了解麻醉和手术方式、手术过程及术中情况,评估伤口、引流管、静脉置管、术后不适等情况。监测生命体征和病情变化。必要时床边备好吸痰器等应急用物。

2. 呼吸道管理 麻醉清醒前取去枕仰卧位,头偏向一侧,防止呕吐、误吸。遵医嘱给予吸氧,监测血氧饱和度、血压。保持呼吸道通畅,观察面色及呼吸,监测生命体征,必要时床边备好吸痰器等应急用物。

3. 饮食护理 观察腹部及排气、排便情况,肠功能恢复后,遵医嘱给予流质饮食,逐渐向半流质饮食、软食过渡。

4. 伤口护理 保持伤口敷料清洁干燥,污染后及时更换。

5. 管道护理 保持各引流管通畅,标识清楚,指导患儿家属预防管道滑脱的方法,观察并记录引流液的颜色、性状及量,每日更换引流袋 1 次。

6. 活动管理 提倡早期下床活动,一般腹部手术后 12 小时可下床活动,以促进胃肠蠕动,预防肠梗阻和肠粘连。特殊手术的患儿,需要根据病情,遵医嘱指导患儿的活动情况。

7. 排泄护理 大小便不能自控的婴幼儿指导使用纸尿裤,并及时用温水清洗臀部。需卧床休息不宜下床活动的患儿,可使用便器。

8. 发热护理 腋下体温达到 37.5～38.4 ℃者给予物理降温,38.5 ℃及以上者遵医嘱给予药物降温。

9. 疼痛护理　关注患儿疼痛情况,病情允许的情况下,根据疼痛评分采取相应措施。

10. 心理护理　向患儿家属讲解疾病相关护理知识,鼓励患儿及其家属积极配合治疗,促进术后康复。

｜第二节　腹股沟斜疝｜

【定义】　小儿腹股沟斜疝多由胚胎期睾丸下降过程中腹膜鞘状突未能闭塞所致。典型症状是腹股沟区有可复性包块,站立、哭闹、活动时出现,安静、仰卧时消失。

【护理措施】

（一）术前护理

1. 用物准备　行开腹手术方式的腹股沟斜疝患儿准备 0.5 kg 重力袋和干净毛巾 1 条。

2. 病情观察　指导患儿家属减少患儿哭闹,保持大便通畅,避免腹压增高导致疝内容物嵌顿。

3. 胃肠道准备　术前严格禁饮禁食 8 小时(配方奶至少 6 小时,母乳 4 小时,清饮料 2 小时(总量不超过 5 mL/kg)),指导患儿家属术前帮助患儿使用开塞露,以排净大小便。

（二）术后护理

1. 伤口护理　开腹手术伤口处给予 0.5 kg 重力袋压迫止血,保持伤口干燥。

2. 病情观察　观察阴囊肿胀消退情况。

3. 饮食护理　麻醉清醒后 6 小时可进水,30 分钟后无不适可进流质饮食。

4. 体位与活动管理　嘱患儿卧床休息 3～5 日,减少哭闹,3 个月内避免剧烈运动。

（三）健康指导

1. 饮食指导　术后进清淡、易消化、富含膳食纤维的饮食,多饮水。

2. 行为指导　预防感冒,避免咳嗽;保持大便通畅,必要时使用开塞露,防止腹压增高引起疝复发。

3. 出院指导　术后 1 个月内注意休息,避免剧烈运动;告知患儿家属有疝复发的可能,如出现复发,应及时就医。

【主要护理问题】

1. 焦虑/恐惧　与担忧手术预后等因素有关。

2. 舒适度改变　呕吐,与应用麻醉药等因素有关。

3. 有伤口感染的危险　与手术创伤、机体抵抗力下降有关。

4. 潜在并发症　疝复发,与机体修复、腹压增高有关。

｜第三节　嵌顿性腹股沟斜疝｜

【定义】　嵌顿性腹股沟斜疝是指腹腔脏器进入疝囊后由于外环狭窄,不能自行复位而停留在疝囊内,继而发生血液循环障碍。如不能进行及时、恰当的处理,往往造成绞窄性肠梗阻、肠坏死而引起严重的后果。

【护理措施】

（一）术前护理

1. 体位管理　嘱患儿仰卧,抬高臀部,以减轻腹压,缓解疼痛。

2. 胃肠道管理　术前禁饮禁食,行胃肠减压,减轻腹胀,防止呕吐。

3. 用物准备　行开腹手术方式的腹股沟斜疝患儿准备 0.5 kg 重力袋和干净毛巾 1 条。

4.病情观察 维持水、电解质平衡,观察患儿有无腹胀、呕吐等肠梗阻症状。

(二)术后护理

1.伤口护理 开腹手术伤口处给予 0.5 kg 重力袋压迫止血,保持伤口干燥。

2.病情观察 观察阴囊肿胀消退情况。

3.体位与活动管理 嘱患儿卧床休息 3~5 日,减少哭闹,3 个月内避免剧烈运动。

4.饮食护理 患儿肠功能恢复后,遵医嘱给予流质饮食,逐步过渡到正常饮食。

(三)健康指导

1.饮食指导 术后进清淡、易消化、富含膳食纤维的饮食,多饮水。

2.行为指导 预防感冒,避免咳嗽;保持大便通畅,必要时使用开塞露,防止腹压增高引起疝复发。

3.出院指导 术后 1 个月内注意休息,避免剧烈运动;告知患儿家属有疝复发的危险,如出现复发,应及时就医。

【主要护理问题】

1.焦虑/恐惧 与担忧手术预后等因素有关。

2.舒适度改变 呕吐,与应用麻醉药、胃管不通畅、胃肠功能未恢复等因素有关。腹胀,与肠功能未恢复、肠梗阻及术后胃肠减压效能降低等因素有关。

3.有伤口感染的危险 与手术创伤、机体抵抗力下降有关。

4.潜在并发症 疝复发,与机体修复、腹压增高有关。

第四节 梅克尔憩室

【定义】 梅克尔憩室又称先天性回肠末端憩室,由胚胎期卵黄管退化不全所致,本病是消化道最常见的先天性畸形。正常人群出现梅克尔憩室的概率为 2%~4%,大多数人无任何症状,仅 4%~6% 会出现憩室炎、出血、穿孔、肠梗阻等并发症,一旦明确诊断,应立即行外科手术治疗。

【护理措施】

(一)术前护理

1.病情观察 严密监测患儿腹痛和便血等症状,警惕并发症发生,当憩室并发肠梗阻时,患儿有脱水、酸中毒表现;当发生憩室溃疡时,患儿有进行性出血表现;当发生严重感染时,患儿有中毒性休克表现。

2.对症处理 当患儿出现并发症时,应及时建立静脉通道,做好输液、输血、抗感染等治疗,出现紧急状况,做好急诊手术准备。

(二)术后护理

1.体位管理 术后 6 小时后指导患儿取半坐卧位,鼓励患儿早期下床活动,以促进肠功能恢复。

2.病情观察 注意观察患儿腹部体征及排气、排便情况,观察大便颜色和性状。

3.管道护理 妥善固定各管道,保持通畅,防止其扭曲、折叠、脱落,定时挤压引流管,记录引流液的颜色、性状及量。

4.饮食与营养管理 患儿术后禁食期间,予以肠外营养支持;患儿肠功能恢复后遵医嘱予以流质饮食,少量多餐,逐步过渡到正常饮食。

(三)健康指导

1.饮食指导 术后进清淡、易消化饮食,多饮水,宜少量多餐。

2.行为指导 向患儿家属讲解下床活动的重要性(防止肠粘连、肠梗阻)。保持大便通畅,必要时使用开塞露。

3. 出院指导 嘱患儿定期复查,若出现腹胀、腹痛、呕吐、便血等症状应及时就诊。

【主要护理问题】

1. 焦虑/恐惧 与害怕手术疼痛、担忧手术预后等因素有关。

2. 舒适度改变 呕吐,与应用麻醉药、胃管不通畅、胃肠功能未恢复等因素有关。腹胀,与肠功能未恢复、肠梗阻及术后胃肠减压效能降低等因素有关。

3. 体温过高 与感染等因素有关。

4. 潜在并发症 伤口出血、伤口裂开、伤口感染、肠梗阻、肠穿孔等,与疾病发展、营养不良以及机体抵抗力下降等因素有关。

第五节 肠 套 叠

【定义】 肠套叠指某段肠管及其相应的肠系膜套入附近肠腔内引起的肠梗阻。临床表现为阵发性腹痛、呕吐、腹部触及腊肠样肿块,腹痛可在数分钟后自行缓解,部分患儿会便血。此病是婴幼儿期较常见的急腹症之一,常发生于 2 岁以下的婴幼儿,尤以 4～10 个月婴儿多见,以春末夏初发病率最高。

【护理措施】

(一)非手术治疗护理

1. 胃肠道管理 禁饮禁食,必要时遵医嘱行胃肠减压,以减轻腹胀,防止呕吐、误吸。

2. 病情观察 灌肠复位后密切观察腹部情况及呕吐、排气、排便情况等,及时发现肠套叠复发、灌肠复位失败或肠穿孔,并立即通知医生做进一步处理。

(二)手术治疗护理

1. 术前护理

(1)病情观察:观察患儿有无明显脱水、电解质紊乱、便血及腹膜炎等征象,协助完善术前检查,遵医嘱做好紧急手术准备。

(2)胃肠道管理:禁饮禁食,行胃肠减压,保持胃肠减压通畅、有效引流。

2. 术后护理

(1)饮食护理:早期禁食,肠功能恢复正常后可先喂少量温开水,之后给予流质饮食,再逐渐过渡到半流质饮食、软食,注意少量多餐。

(2)体位与活动管理:肠套叠手法复位术后 6 小时指导患儿取半坐卧位。鼓励患儿早期下床活动,以促进肠功能恢复。

(3)病情观察:注意观察患儿腹部体征及大便情况,如出现阵发性哭闹或阵发性腹痛,及时通知医生。

(三)健康指导

1. 饮食指导 进清淡、易消化、富含膳食纤维的饮食,多饮水,宜少量多餐。科学喂养,添加辅食应循序渐进,避免暴饮暴食。注意饮食卫生。

2. 行为指导 保持大便通畅,必要时使用开塞露。防止腹泻、呕吐导致胃肠功能紊乱,再次诱发肠套叠。

3. 出院指导 注意适当活动,以增强体质,预防感冒。保证充足睡眠,避免剧烈运动。如出现阵发性哭闹或腹痛、呕吐、便血等肠套叠前兆,应及时就诊,早期确诊治疗。

【主要护理问题】

1. 焦虑/恐惧 与害怕手术疼痛、担忧手术预后等因素有关。

2. 腹胀 与肠功能未恢复、肠梗阻及术后胃肠减压效能降低等因素有关。

3.体液不足 与机体摄入不足、呕吐致液体丢失过多有关。

4.潜在并发症 伤口出血、伤口裂开、伤口感染等,与疾病发展、营养不良以及机体抵抗力下降等因素有关。

第六节 阑 尾 炎

【定义】 小儿急性阑尾炎是小儿最常见的急腹症,转移性右下腹痛及阑尾点压痛、反跳痛为其常见临床表现。小儿急性阑尾炎发病年龄越小,症状越不典型,短时间内即发生穿孔、坏死、弥漫性腹膜炎,若诊断、治疗不及时,则会引发严重的并发症,甚至导致患儿死亡。

【护理措施】

(一)非手术治疗护理

1.饮食护理 禁饮禁食,病情好转后方可进少量流质饮食,逐渐向半流质饮食过渡。

2.病情观察 严密观察患儿腹部体征及大便情况,尤其是腹痛的性质。

3.用药护理 建立有效的静脉通道,遵医嘱给予抗炎及补液治疗,纠正水、电解质紊乱。

4.疼痛管理 协助患儿取舒适卧位,如半坐卧位,以放松腹肌,减轻腹部张力,缓解疼痛。诊断明确时,遵医嘱和疼痛评分给予镇痛药。

(二)手术治疗护理

1.术前护理

(1)用药护理:术前未明确诊断,慎用解热镇痛药。

(2)胃肠道准备:禁饮禁食,行胃肠减压,以减轻腹胀,防止呕吐。

(3)对症处理:一般情况差者给予补液治疗,发热者给予物理降温。

2.术后护理

(1)病情观察:注意观察患儿腹部体征及排气、排便情况,观察引流液的颜色、性状及量,注意体温变化。

(2)体位管理:术后 6 小时指导患儿取半坐卧位,鼓励患儿早期下床活动以促进肠功能恢复。

(三)健康指导

1.饮食指导 术后进清淡、易消化、富含膳食纤维的饮食,多饮水,宜少量多餐。

2.行为指导 向患儿家属讲解下床活动的重要性(防止肠粘连、肠梗阻)。保持大便通畅,必要时使用开塞露。

3.出院指导 注意适当运动,以增强体质,预防感冒。保证充足睡眠,避免剧烈运动。若出现腹痛、腹胀、停止排气、排便等,应及时就诊。

【主要护理问题】

1.腹痛 与阑尾炎刺激腹壁腹膜或手术创伤有关。

2.体温过高 与感染等因素有关。

3.焦虑/恐惧 与起病急、担忧手术预后等因素有关。

4.潜在并发症 出血、伤口感染、伤口裂开、肠梗阻等,与疾病发展、营养不良及机体抵抗力下降等因素有关。

第七节 肠 梗 阻

【定义】 肠梗阻是指肠内容物不能正常运行或顺利通过肠道的病理状况,是外科常见的急腹症之

一、常见的临床表现有腹痛、腹胀、呕吐和停止排气、排便等。

【护理措施】

（一）非手术治疗护理

1.饮食护理 禁饮禁食，行胃肠减压，以减轻腹胀，防止呕吐。待梗阻缓解后方可进少量流质饮食，逐渐向半流质饮食过渡。

2.病情观察 严密观察患儿腹部体征及大便情况，警惕绞窄性肠梗阻的发生。

3.用药护理 建立有效的静脉通道，遵医嘱给予抗炎及补液治疗，纠正水、电解质紊乱，减少毒素吸收，减轻中毒症状，特别注意观察有无休克发生，必要时建立两条静脉通道。

（二）手术治疗护理

1.术前护理

（1）胃肠道准备：禁饮禁食，行胃肠减压，以减轻腹胀，防止呕吐。

（2）用药护理：建立有效的静脉通道，保证输液通畅，特别注意观察有无休克发生，必要时建立两条静脉通道。

2.术后护理

（1）体位与活动管理：术后6小时指导患儿取半坐卧位。鼓励患儿早期下床活动以促进肠功能恢复。

（2）病情观察：注意观察患儿腹部体征及排气、排便情况，观察大便颜色和性状。

（三）健康指导

1.饮食指导 进清淡、易消化、富含膳食纤维的饮食，多饮水，宜少量多餐。

2.行为指导 向患儿家属讲解下床活动的重要性（防止肠粘连、肠梗阻）。保持大便通畅，必要时使用开塞露。

3.出院指导 注意适当运动，增强体质，预防感冒，保证充足睡眠，避免剧烈运动。若出现腹痛、腹胀、停止排气、排便等，应及时就诊。

【主要护理问题】

1.焦虑/恐惧 与害怕手术疼痛、担忧手术预后等因素有关。

2.舒适度改变 呕吐，与应用麻醉药、胃管不通畅、胃肠功能未恢复等因素有关。腹胀，与肠功能未恢复、肠梗阻及术后胃肠减压效能降低等因素有关。

3.体温过高 与感染等因素有关。

4.潜在并发症 伤口出血、伤口裂开、伤口感染、肠梗阻等，与疾病发展、营养不良以及机体抵抗力下降等因素有关。

第八节 肠 造 口

【定义】 小儿肠造口是抢救绞窄性肠梗阻、肠坏死合并休克、严重脱水、酸中毒以及腹腔广泛感染等危重急腹症患儿的有效手段。它是将结肠在腹壁做成暂时人工肛门，以解除肠梗阻，恢复肠道通畅的手术方式。它是临时性造口，一般在术后3～6个月行造口闭合术。

【护理措施】

（一）术前护理

1.胃肠道准备 禁饮禁食，行胃肠减压，以减轻腹胀，防止呕吐。手术前晚和术日晨给予相应的肠道准备。

2.对症处理 一般情况差者给予补液治疗，发热者给予降温治疗。

3. 心理护理 为患儿家属提供心理支持,使其接受患儿的肠造口状态,建立战胜疾病的信心。

(二)术后护理

1. 体位管理 术后6小时指导患儿取半坐卧位。

2. 造口护理 评估肠造口的位置、类型、大小、形状、与伤口的距离,并做好记录。指导患儿家属正确选择和使用合适的造口护理用具。

3. 病情观察 注意观察造口袋内大便的颜色、性状和量。造口袋内有气体及排泄物需及时排放;观察造瘘肠管的血液循环情况,注意有无水肿、出血,发现异常及时告知医生。

4. 活动管理 不限制正常的活动,活动前应注意排空造口袋,必要时可佩带腹带,以免造口袋发生渗漏和脱落。

(三)健康指导

1. 生活护理 伤口愈合后可以沐浴,但不宜使用润肤油和爽身粉,以免影响造口底盘的粘贴,应使用造口护肤粉和皮肤保护膜。小儿宜穿棉质、宽松衣裤,以免摩擦、压迫造口肠管。

2. 预防并发症 向患儿家属讲解肠造口相关并发症的防范方法,如造口周围皮炎、造口出血、造口脱垂、造口回缩、造口皮肤黏膜分离、造口旁疝、腹泻、电解质紊乱等。

3. 饮食指导 进清淡、易消化、少渣饮食,避免吃红薯、土豆、豆类等易引起胀气的食物,宜少量多餐,保持肠造口通畅。

4. 出院指导 2周后门诊复查,若患儿出现呕吐、腹胀、腹泻等情况及时就诊。

【主要护理问题】

1. 焦虑/恐惧 与害怕手术疼痛、担忧手术预后等因素有关。

2. 舒适度改变 呕吐,与应用麻醉药、胃管不通畅、胃肠功能未恢复等因素有关。腹胀,与肠功能未恢复、肠梗阻及术后胃肠减压效能降低等因素有关。

3. 体温过高 与感染等因素有关。

4. 潜在并发症 伤口出血、伤口裂开、伤口感染等,与疾病发展、营养不良以及机体抵抗力下降等因素有关。

第九节 先天性巨结肠

【定义】 先天性巨结肠又称肠管无神经节细胞症,是由结肠远端或直肠缺乏神经节细胞造成病变肠段不能松弛,引起排便受阻,导致近端肠管代偿性扩张或肥厚而形成的一种肠道发育畸形。本病是小儿常见的先天性肠道畸形。

【护理措施】

(一)术前护理

1. 饮食护理 进无渣、清淡的流质饮食,避免进胀气类食物(如土豆、红薯等)和油炸食物。

2. 肠道准备 向患儿家属讲解结肠灌洗的作用、方法及注意事项,并签署知情同意书。结肠灌洗前,护士需查看患儿的检查报告,了解肠管的炎症程度、痉挛段的部位及长度,再根据患儿情况选择合适的肛管进行灌洗,灌肠液水温为39～41 ℃。灌洗时动作轻柔,注意保暖。术前晚和术日晨给予相应的肠道准备,保留肛管进手术室。

3. 病情观察 观察有无小肠结肠炎的征象,如高热、腹泻、排出奇臭大便,伴腹胀、脱水、电解质紊乱等。

(二)术后护理

1. 体位管理 指导患儿使用支被架,两腿外展,必要时使用约束带。

2.肛门护理 如术后置肛门引流管,注意防止管道滑脱,观察敷料渗液情况。待敷料拆除后,保持肛周皮肤清洁干燥。排便后及时清洗,并用活力碘涂擦,每3小时1次;肛周皮肤破溃者可酌情采取红光治疗、使用氯锌油或造口粉等促进创面愈合。术后1周内禁止肛门内的一切操作。

(三)健康指导

1.饮食指导 待肠道功能恢复后进清淡、易消化饮食,多饮水,宜少量多餐。

2.出院指导 每2周门诊复查或根据医嘱定期复查,如出现腹痛、腹胀、呕吐应及时就诊。

3.扩肛指导 指导患儿家属遵医嘱于术后2周开始为患儿进行扩肛治疗,选择合适的扩肛器,动作轻柔,根据病情每日或隔日扩肛1次,每次保留5~10分钟。复查后根据医嘱更换合适的扩肛器。指导患儿家属训练患儿每日定时排便,建立排便反射。

【主要护理问题】

1.焦虑/恐惧 与害怕手术疼痛、担忧手术预后等因素有关。

2.营养失调:低于机体需要量 与便秘、腹胀引起食欲下降有关。

3.舒适度改变 呕吐,与应用麻醉药、胃管不通畅、胃肠功能未恢复等因素有关。腹胀,与肠功能未恢复、肠梗阻及术后胃肠减压效能降低等因素有关。

4.潜在并发症 小肠结肠炎、伤口感染、伤口裂开、大便失禁、便秘等,与疾病发展以及机体抵抗力下降等因素有关。

第十节 胆囊结石

【定义】 胆囊结石是指由原发于胆囊内的结石所致的各种胆囊病理改变。胆囊结石在儿科属于少见病,多见于7岁以上儿童。临床症状为右上腹痛、发热、黄疸、恶心、呕吐、腹泻等。

【护理措施】

(一)非手术治疗护理

1.饮食护理 选择低脂肪饮食,严格控制高脂肪和高胆固醇类食物的摄入。

2.病情观察 严密监测患儿生命体征,注意观察有无发热、腹痛、腹胀,发现异常及时告知医生。

(二)手术治疗护理

1.术前护理

(1)疼痛控制:评估疼痛程度、疼痛诱因及缓解因素,为进一步治疗护理提供依据。诊断明确且剧烈疼痛者遵医嘱给予利胆、解痉镇痛药以缓解疼痛。

(2)饮食护理:给予低脂肪饮食,以防诱发急性胆囊炎而影响手术治疗。

2.术后护理

(1)体位管理:术后6小时指导患儿取半坐卧位。

(2)病情观察:观察患儿生命体征,腹部、皮肤、巩膜黄染情况及伤口情况、引流液情况,警惕出血、胆瘘及与气腹相关的并发症,发现异常及时告知医生。

(三)健康指导

1.饮食指导 进低脂肪、清淡、易消化的食物,少量多餐,告知患儿胆囊切除后出现消化不良、脂肪泻的原因,严格控制高脂肪和高胆固醇类食物的摄入。

2.出院指导 遵医嘱门诊复查,出现腹痛、黄疸、白陶土样便及其他不适及时就诊。

【主要护理问题】

1.舒适度改变 与恶心、呕吐、禁食、疼痛有关。

2. 体温过高 与感染有关。

3. 焦虑/恐惧 与担忧疾病的预后有关。

第十一节　先天性胆总管囊肿

【定义】 先天性胆总管囊肿为临床上常见的先天性胆道畸形。临床表现为典型的三大临床症状：腹部肿块、腹痛、黄疸。先天性胆总管囊肿如不手术治疗，患儿多因反复感染、胆汁性肝硬化、胆总管穿孔或癌变而死亡，一经确诊应及时手术。

【护理措施】

（一）术前护理

1. 饮食护理 进易消化、清淡、低蛋白饮食，对低蛋白血症或贫血应予以纠正，必要时输血或血浆。

2. 对症治疗 如患儿一般情况差，腹痛、黄疸明显，可予以抗感染、对症、支持治疗。

3. 病情观察 观察腹痛的进展，注意皮肤、巩膜黄染情况以及大便颜色、性状的变化。

4. 肠道准备 术前做好肠道准备工作，术前 3 日患儿应服用肠道抑菌剂；术前 1 日给予患儿结肠灌洗。

（二）术后护理

1. 体位管理 术后 6 小时指导患儿取半坐卧位，以减轻腹部张力，利于伤口愈合。

2. 管道护理 肝下引流管一般留置 3～5 日；留置胆囊引流管或囊肿外引流管的患儿，留置时间应根据拟根治手术时间和恢复情况而定。引流量突然增加或颜色由浅变深，应立即告知医生。

3. 病情观察 注意皮肤、巩膜黄染情况以及大便颜色、性状的变化。早期发现腹胀加重、伤口渗液等异常情况，警惕并发症的发生。

（三）健康指导

1. 饮食与排便指导 进清淡、易消化、富含膳食纤维的饮食，多饮水，宜少量多餐，避免暴饮暴食，保持大便通畅，养成每日排便的习惯。

2. 管道护理 带引流管出院的患儿指导其家属掌握管道固定、维护及观察要点。

3. 活动指导 适量运动，有助于肠功能的恢复，增加机体抵抗力。术后半年内避免剧烈运动。

4. 出院指导 定期门诊复查，遵医嘱复查肝功能及肝、胆 B 超，以了解患儿术后肝、胆及腹腔情况。如出现腹痛、腹胀、黄疸，应及时就诊。

【主要护理问题】

1. 营养失调：低于机体需要量 与肝功能受损有关。

2. 焦虑/恐惧 与害怕手术疼痛、担忧手术预后等因素有关。

3. 舒适度改变 疼痛，与囊肿感染、胰胆管合流异常致胰腺炎、胆管炎有关。

4. 潜在并发症 感染、出血、胆漏、胆道梗阻等，与肝功能受损致机体抵抗力下降、术后营养不良、修复能力差、胆道引流效能降低等因素有关。

第十二节　胆 道 闭 锁

【定义】 胆道闭锁是指由先天性胆道发育障碍导致胆道梗阻的疾病，是新生儿胆汁淤积最常见的病因，女性发病率高于男性，特点为出生后 1～2 周，黄疸进行性加重，2～3 个月即可发展为胆汁性肝硬化。

Kasai 根治术是治疗胆道闭锁的首选手术方法,而肝移植是晚期病例和根治失败病例的治疗方法。Kasai根治术强调早期诊断和治疗,手术年龄应在 60 日左右,最迟不超过 90 日。

【护理措施】

(一)术前护理

1.改善营养状况　术前应积极纠正低蛋白血症或贫血,必要时遵医嘱输注白蛋白、血或血浆等。

2.病情观察　观察患儿皮肤、巩膜黄染情况,以及大便颜色、性状的变化。

(二)术后护理

1.病情观察　观察患儿皮肤、巩膜黄染情况以及大便颜色、性状的变化。警惕伤口裂开、胆管炎、胆瘘、门静脉高压等并发症的发生。

2.管道护理　保持引流通畅,必要时按无菌原则疏通引流管,以维持有效引流状态。

3.饮食护理　禁食期间给予肠外营养支持,病情允许时尽早恢复母乳喂养。

(三)健康指导

1.用药指导　遵医嘱每日服用利胆护肝药、糖皮质激素和抗生素等。

2.出院指导　定期门诊复查,如出现黄疸、腹痛、腹胀应及时就诊。带引流管出院的患儿,指导其家属掌握管道维护的要点。

【主要护理问题】

1.营养失调:低于机体需要量　与肝功能受损有关。

2.疼痛　与胆道扩张胰胆液反流有关。

3.体温过高　与感染等因素有关。

4.潜在并发症　伤口裂开、伤口感染、胆瘘、胆管炎、食管静脉曲张、肝内胆管扩张等,与疾病发展、营养不良以及机体抵抗力下降等因素有关。

5.焦虑/恐惧　与害怕手术疼痛、担忧手术预后等因素有关。

第十三节　先天性肛门直肠畸形

【定义】　先天性肛门直肠畸形占消化道畸形第一位,男女发病率大致相等,但以男性稍多。由于正常位置没有肛门,绝大多数肛门直肠畸形患儿易被发现。先天性肛门直肠畸形的发生是正常胚胎发育期发生障碍的结果,常伴发其他畸形。

【护理措施】

(一)术前护理

1.用物准备　术前准备支被架。

2.肠道准备　向患儿家属讲解结肠灌洗的作用、方法及注意事项,并签署知情同意书。结肠灌洗前护士需查看患儿的检查报告,对无肛门的患儿需了解瘘口的大小后选择合适的肛管。手术前晚和术日晨给予相应的肠道准备。

3.饮食护理　进无渣、清淡的流质饮食,避免进胀气类食物和油炸食物。

(二)术后护理

1.体位管理　使用支被架保护隐私,两腿外展,暴露肛门,必要时使用约束带。

2.肛门护理　保持肛周皮肤清洁干燥,排便后及时清洗,并涂擦活力碘;肛周皮肤破溃者可酌情使用氯霉素氧化锌、皮肤保护膜等促进伤口愈合。

3. 管道护理 行尿道瘘修补术后留置导尿管,留置导尿管期间避免导尿管脱落,保持引流通畅,加强尿道口护理,避免逆行感染。

（三）健康指导

1. 饮食指导 术后进清淡、易消化、富含膳食纤维的饮食,多饮水,宜少量多餐。

2. 活动指导 指导患儿家属不宜过早将患儿抱起或坐起,以免造成肛周皮肤潮湿、肛管脱出、伤口裂开等。

3. 出院指导 嘱患儿家属2周后于门诊复查,如有异常随时就诊;指导患儿家属训练患儿每日定时排便,建立排便反射。指导患儿家属遵医嘱为患儿进行扩肛治疗,选择合适的扩肛器,动作轻柔,根据病情每日或隔日扩肛1次,每次保留5～10分钟。

【主要护理问题】

1. 焦虑/恐惧 与害怕手术疼痛、担忧手术预后等因素有关。

2. 舒适度改变 呕吐,与应用麻醉药等因素有关。

3. 体温过高 与感染等因素有关。

4. 有伤口感染的危险 与手术创伤、机体抵抗力下降有关。

5. 潜在并发症 肛门失禁、肛门狭窄、黏膜脱垂、便秘等,与疾病发展及机体抵抗力下降等因素有关。

第十四节 肠 息 肉

【定义】 肠息肉是临床上常见的一种肠黏膜病变,它是隆起于黏膜的有蒂或无蒂的赘生物。其形态不一,大小不等,可单发,也可多发,是小儿慢性少量便血的主要原因,约90%发生在直肠和乙状结肠,以3～6岁儿童最多见。

【护理措施】

（一）术前护理

1. 胃肠道准备 手术前晚及术日晨遵医嘱给予结肠灌洗、磷酸钠盐灌肠液保留灌肠或开塞露刺激排便。

2. 病情观察 观察大便的颜色、性状、量以及有无黏液,是否伴有腹痛、腹泻,有无排便习惯的改变及肛门脱出肿物等。

（二）术后护理

1. 病情观察 注意观察有无便血、腹痛情况。观察大便的颜色、性状及量。

2. 饮食护理 术后忌食富含膳食纤维、辛辣刺激性食物,多饮水,以保持大便通畅,防止干硬粪便摩擦创面或致焦痂脱落,导致大出血。

（三）健康指导

1. 排便指导 保持大便通畅,若出现便秘症状,可应用缓泻剂。

2. 活动指导 术后1个月内避免剧烈运动,以防止肠出血、肠穿孔。

3. 出院指导 术后2周复查,若出现便血、腹痛应及时就诊;多发息肉切除者术后6个月复查1次,单发息肉切除者术后1年复查1次。

【主要护理问题】

1. 焦虑/恐惧 与排便后出血、害怕手术疼痛、担忧手术预后等因素有关。

2. 舒适度改变 呕吐,与应用麻醉药等因素有关。

3. 潜在并发症 肠出血、肠穿孔等,与疾病发展及机体抵抗力下降等因素有关。

第十五节　肛周脓肿

【定义】　肛周脓肿是指肛管、直肠周围软组织内或其周围间隙内发生急性化脓性感染,并形成脓肿,以肛周皮下脓肿最为常见。

【护理措施】

(一)非手术治疗护理

1.病情观察　在初发期密切观察脓肿的消退情况及皮肤红肿热痛症状,经保守治疗后无明显好转并形成脓肿者,宜尽早行肛周脓肿切开引流术。

2.用药护理　遵医嘱给予抗生素、药物外敷等治疗,积极控制感染,缓解疼痛。

3.排便护理　保持大便通畅,排便后及时清洗,保持肛周清洁。

(二)手术治疗护理

1.术前护理

(1)用药护理:遵医嘱执行抗生素治疗。

(2)术前准备:遵医嘱做好术前准备。

2.术后护理

(1)肛门护理:注意观察肛周敷料渗出情况;待敷料拆除后,保持伤口清洁干燥,患儿每次排便后及时清洗,擦拭动作轻柔,并用0.5%活力碘溶液清洗肛周及创面。术后遵医嘱予以药物坐浴,促进创面愈合。注意保护患儿隐私。

(2)饮食护理:避免进刺激性食物及不洁净的食物,预防腹泻。多吃易消化的食物,忌暴饮暴食,预防便秘。

(三)健康指导

1.饮食指导　饮食应有规律,多吃少渣、易消化的食物,避免进刺激性食物及不洁净的食物。

2.坐浴指导　掌握药物坐浴的浓度、时间,保证水温适宜,防止烫伤或受凉。暴露伤口时注意保护患儿隐私。

3.生活指导　保持大便通畅,养成良好的排便习惯,预防便秘和腹泻。保持肛周皮肤清洁,勤换纸尿裤或内裤。

4.出院指导　嘱患儿1周后复查,防止肛瘘形成。若肛周再次出现红肿热痛等应及时就诊。

【主要护理问题】

1.焦虑/恐惧　与患儿及其家属对疾病的恐惧及担忧手术预后等因素有关。

2.急性疼痛　与肛周炎症及手术有关。

3.皮肤黏膜完整性受损　与感染、皮肤清洁不当有关。

4.体温过高　与感染等因素有关。

5.潜在并发症　肛瘘、伤口感染,与反复感染有关。

第十六节　十二指肠膜式狭窄

【定义】　十二指肠膜式狭窄是指胚胎时期十二指肠发生的先天性狭窄,临床以呕吐为主要症状,呕吐物多含胆汁,很少含血液。

【护理措施】

（一）术前护理

1.胃肠道管理 遵医嘱给予温生理盐水洗胃，每次用量为 $250\sim300$ mL，以减轻胃黏膜水肿；使用开塞露刺激排便，减少术中污染的机会。

2.呼吸道管理 指导患儿家属帮患儿取合适体位，保持呼吸道通畅，防止呕吐引起误吸。

（二）术后护理

1.病情观察 注意观察腹部情况，有无腹胀及呕吐等，如有异常及时通知医生并配合处理。观察大便的颜色、性状和量，保持大便通畅。

2.呼吸道管理 指导患儿家属帮患儿取合适体位，保持呼吸道通畅，防止呕吐引起误吸。

3.管道护理 保持胃肠减压管通畅，防止胃管脱出，观察胃液颜色、性状，准确记录引流量。

（三）健康指导

1.饮食指导 少量多餐，避免进富含膳食纤维的食物，以免造成肠梗阻；加强营养，注意循序渐进。

2.出院指导 注意观察患儿腹部体征及呕吐情况。术后 1 个月门诊复查，不适随诊。

【主要护理问题】

1.焦虑/恐惧 与害怕手术疼痛、担忧手术预后等因素有关。

2.有窒息的危险 与频繁呕吐有关，容易引起误吸。

3.潜在并发症 伤口感染，与疾病发展及机体抵抗力下降等因素有关。

第十七节 消化道异物

【定义】 小儿消化道异物以食管和胃内异物多见。误吞是引发消化道异物的主要原因，小儿将异物误吞入消化道内，使异物滞留在食管和胃内，出现梗阻和炎症症状。

【护理措施】

（一）非手术治疗护理

1.饮食护理 富含膳食纤维的食物可帮助锐利异物排出，避免胃肠道黏膜的损伤。

2.用药护理 当异物已通过幽门并处于消化道下端时，可给予液体石蜡或磷酸钠盐灌肠液保留灌肠，以帮助异物顺利排出。

3.病情观察 严密观察大便排出情况，如患儿有咖啡色呕吐物、柏油样大便或上腹不适，须注意消化道是否出血，如有腹胀、板状腹，须警惕消化道穿孔，应立即通知医生并配合处理。

（二）手术治疗护理

1.术前护理

（1）胃肠道准备：禁饮禁食，行胃肠减压。

（2）病情观察：严密观察大便排出情况，注意异物是否排出。

2.术后护理

（1）饮食护理：肠功能恢复后，给予流质饮食，逐渐向半流质饮食、软食过渡，可进营养丰富食物。

（2）病情观察：注意观察咽喉部及胸骨后疼痛情况，胃镜治疗后 $1\sim2$ 日有短暂的咽痛及咽后壁异物感，数日后症状可自行缓解；开腹手术后，注意观察腹部体征及排气、排便情况，观察大便颜色和性状。

（三）健康指导

1.饮食指导 进清淡、易消化、富含膳食纤维的食物，少食刺激性食物，避免暴饮暴食。

2.安全指导 向患儿家属做好教育工作,以防此类意外再次发生。若再次发生消化道异物,应立即禁饮禁食,尽快就医,及时取出异物,勿用饭团、馒头、蔬菜等强行吞咽。

3.出院指导 术后2周复查,若出现腹痛、腹胀、停止排气和排便,应及时就诊。

【主要护理问题】

1.焦虑/恐惧 与害怕手术疼痛、担忧手术预后等因素有关。

2.呕吐 与吞食的异物有关。

3.潜在并发症 出血、穿孔、腹膜炎、肠梗阻等,与疾病发展以及机体抵抗力下降等因素有关。

第十八节 消化道重复畸形

【定义】 消化道重复畸形是指附着于消化道系膜侧、具有与消化道结构相同的球状或管状空腔物的一种先天性畸形。整个消化道任何部位均可发生,以小肠重复畸形较多,尤其多见于回肠,其次发生在食管、结肠、十二指肠、胃和直肠。

【护理措施】

(一)术前护理

1.胃肠道准备 手术前晚及术日晨遵医嘱给予结肠灌洗或开塞露刺激排便,以排净积粪、减少术中污染的机会。术日晨行胃肠减压。

2.饮食护理 进清淡、易消化饮食。术前2日进无渣饮食。

3.病情观察 观察有无腹胀、呕吐等梗阻症状,有无消化道出血,有无呼吸窘迫等,遵医嘱予以对症处理。

(二)术后护理

1.体位管理 术后6小时指导患儿取半坐卧位。

2.活动管理 术后宜早期下床活动,行肠吻合者活动时间遵医嘱,以促进肠蠕动,防止肠粘连。

3.饮食护理 术后禁饮禁食,待肠功能恢复后进流质饮食,逐步过渡到正常饮食。

(三)健康指导

1.饮食指导 向患儿家属讲解合理饮食的重要性,指导患儿进清淡、易消化饮食,少量多餐。

2.出院指导 术后2周复查,若出现腹痛、腹胀、呕吐、停止排气和排便,应及时就诊。

【主要护理问题】

1.腹痛 与手术、心理因素有关。

2.舒适度改变 呕吐,与肠功能未恢复、肠梗阻等因素有关。

3.潜在并发症 伤口感染、肠粘连、肠梗阻等,与手术创伤、疾病发展及机体抵抗力下降等因素有关。

4.焦虑/恐惧 与担忧手术预后等因素有关。

第十九节 胰 腺 炎

【定义】 胰腺炎指胰腺分泌的胰酶在胰腺内被异常激活,对胰腺自身及其周围脏器产生消化作用而引起的炎症性疾病,是常见的急腹症之一。小儿急性胰腺炎主要由胆道疾病、外伤和特发性因素导致。轻型急性胰腺炎临床经过呈自限性,及时治疗短期可好转,重型急性胰腺炎病情严重可发生休克,并伴多器官功能障碍。

【护理措施】

（一）非手术治疗护理

1.疼痛控制 协助患儿弯曲膝盖，靠近胸部以缓解疼痛；诊断明确后可遵医嘱使用解痉镇痛药。

2.饮食护理 病情较轻者，指导进少量流质或半流质饮食，限制蛋白质摄入，避免脂肪摄入过多。对病情危重者或频繁呕吐者，应禁饮禁食，行胃肠减压，以减轻腹胀，降低腹压。

3.病情观察 严密观察腹痛情况，禁食期间给予全肠外营养，观察水、电解质紊乱情况，注意有无休克发生。必要时记录24小时出入量。

4.用药护理 遵医嘱使用H2受体阻滞药、生长抑素或胰蛋白酶抑制剂，抑制胰腺分泌。如长期使用药物皮下注射，注意更换注射部位，观察局部皮肤有无红肿、硬结。

（二）手术治疗护理

1.术前护理

(1)胃肠道准备：禁饮禁食，行胃肠减压，以减轻腹胀，防止呕吐。

(2)静脉管理：建立有效的静脉通道，保证输液的通畅，特别注意有无休克的发生，必要时建立两条静脉通道。

2.术后护理

(1)病情观察：注意观察腹部体征及排气、排便情况，观察大便颜色和性状，警惕出血、胰瘘等并发症的发生。

(2)引流管护理：妥善固定术后各引流管，明确引流管安置的部位及作用，观察并记录引流液的颜色、性状及量，定期挤管，防止堵塞。

（三）健康指导

1.饮食指导 规律饮食，少量多餐，进低脂肪、易消化饮食，少食油腻食物，忌辛辣刺激性食物，避免暴饮暴食。

2.出院指导 遵医嘱定期门诊复查，不适随诊。

【主要护理问题】

1.疼痛 与胰腺及周围组织炎症、胆道梗阻有关。

2.体液不足 与出血、呕吐、禁食等有关。

3.体温过高 与胰腺坏死、继发感染或并发胰腺脓肿有关。

4.潜在并发症 感染、出血、胰瘘、胃肠道瘘等，与手术创伤、疾病发展及机体抵抗力下降等因素有关。

第二十节 骶尾部畸胎瘤

【定义】 骶尾部畸胎瘤是由三种原始胚层（内胚层、中胚层、外胚层）的胚细胞异常发育形成的胚胎性肿瘤，可发生于任何年龄，以新生儿及婴幼儿较多见，女性发病率高于男性。骶尾部畸胎瘤多数属良性，瘤体有完整的包膜。

【护理措施】

（一）术前护理

1.体位管理 一般采取侧卧位和俯卧位交替进行的方式，避免压迫瘤体。向患儿家属讲述卧位的重要性，注意保持呼吸道通畅，术前训练俯卧位睡姿，让患儿提前适应体位的变化。

2.病情观察 保护瘤体皮肤，观察瘤体大小及颜色，注意有无破溃出血，渗液、出血较多应及时通知医生。

3. 肠道准备 诱导排便,遵医嘱予以结肠灌洗、保留灌肠或开塞露刺激排便,解除便秘。

（二）术后护理

1. 体位管理 一般采取侧卧位和俯卧位交替进行的方式,注意保持呼吸道通畅,俯卧位时密切观察患儿面色、呼吸。更换体位时不宜猛力提起患儿单腿,以防伤口撕裂。

2. 病情观察 注意观察腹部体征,瘤体较大术后留有残腔者可适当加压包扎,严密观察病情变化,发现异常及时通知医生。

（三）健康指导

1. 创面指导 术后伤口面积大,容易被大小便污染,恢复时间长,指导患儿家属掌握保持伤口及会阴部清洁的方法。

2. 排便指导 指导患儿家属做好患儿排便训练直至恢复正常排便习惯。

3. 出院指导 遵医嘱定期门诊复查。注意观察骶尾部有无包块或其他异常。

【主要护理问题】

1. 焦虑/恐惧 与害怕手术疼痛、担忧手术预后等因素有关。

2. 有窒息的危险 与俯卧位影响呼吸有关。

3. 有伤口感染的危险 与手术创伤、大小便污染伤口、机体抵抗力下降有关。

第二十一节 腹膜后畸胎瘤

【定义】 畸胎瘤分为成熟性、不成熟性和含恶性成分的畸胎瘤。腹膜后是畸胎瘤的好发部位,腹膜后畸胎瘤生长在膈下,腹膜后间隙的上部,临床表现为腹部一侧肿块,多位于脊柱旁一侧,有的跨越脊柱,甚至位于正中线,常为实体与囊性混合体。巨大畸胎瘤常与肝、胰腺、十二指肠、胆总管、胃等组织和器官紧密粘连,压迫肠道引起食欲低下,甚至影响小儿生长发育。

【护理措施】

（一）术前护理

1. 营养支持 进易消化、少渣、高热量、富含维生素、高蛋白饮食。对低蛋白血症或贫血应予以纠正,必要时输血或血浆。

2. 病情观察 注意观察患儿生命体征,做好发热期的护理;注意观察腹痛、腹胀等情况,必要时遵医嘱给予镇痛药;观察有无肿瘤压迫症状,如恶心、呕吐、尿潴留等。

3. 心理护理 尤其是恶性肿瘤患儿,应耐心安慰并指导患儿家属配合治疗,树立战胜疾病的信心。

（二）术后护理

1. 病情观察 注意观察腹部体征,瘤体较大术后留有残腔者可遵医嘱使用腹带,防止伤口裂开。严密观察病情变化,发现异常及时通知医生。

2. 疼痛护理 正确评估患儿疼痛等级,合理采取物理治疗或药物干预措施。

（三）健康指导

1. 预防感染 根据天气变化,适量增减衣物,避免带患儿到人口密集的公共场所,防止交叉感染。

2. 饮食指导 宜进清淡、易消化、高热量、富含维生素、高蛋白饮食,以增强机体抵抗力。

3. 出院指导 遵医嘱定期门诊复查,按期化疗,不适随诊。

【主要护理问题】

1. 焦虑/恐惧 与害怕手术疼痛、担忧手术预后有关。

2. 舒适度改变 与肿瘤内出血、疼痛有关。

3. 营养失调:低于机体需要量 与疾病消耗过大有关。

4. 体温过高 与肿瘤坏死、毒素吸收、手术有关。

5. 潜在并发症 伤口感染、伤口裂开、肠瘘等,与手术创伤、机体抵抗力下降、瘤体累及部位有关。

第二十二节 神经母细胞瘤

【定义】 神经母细胞瘤是小儿颅外较常见的恶性实体肿瘤,也是婴幼儿较常见的恶性肿瘤,占儿童肿瘤的7%～10%。神经母细胞瘤可在任何有交感神经组织的部位发生,约60%原发瘤位于腹膜后,其次位于纵隔、盆腔及颈交感神经节。发病高峰在1岁前和2～4岁之间。

【护理措施】

(一)术前护理

1. 营养支持 进易消化、少渣、高热量、富含维生素、高蛋白饮食。对低蛋白血症或贫血应予以纠正,必要时输血或血浆。

2. 病情观察 注意观察有无肿瘤压迫症状,如恶心、呕吐、腹痛、便秘、尿频或尿潴留等,保持局部皮肤清洁干燥和完整。

3. 标本的采集 指导患儿家属正确留取24小时尿标本,并及时送检。

4. 心理护理 耐心安慰患儿家属,使其树立战胜疾病的信心,并配合治疗与护理。

(二)术后护理

1. 静脉通道的维护 维持有效静脉通道,严格执行操作规范,防止意外拔管、堵管、药物外渗,有效处置并做好记录。

2. 心理护理 鼓励患儿及其家属树立战胜疾病的信心,积极配合治疗与护理。

3. 疼痛护理 准确、及时评估患儿疼痛情况,遵医嘱合理采取物理治疗或药物干预措施,以减轻患儿疼痛。

(三)健康指导

1. 饮食指导 进清淡、易消化、高热量、富含维生素、高蛋白饮食,增强机体抵抗力。

2. 预防感染 根据天气变化,适量增减衣物,避免带患儿到人口密集的公共场所,防止交叉感染。

3. 出院指导 遵医嘱定期门诊复查和进行输液港的维护,定期化疗,不适随诊。

【主要护理问题】

1. 焦虑/恐惧 与害怕手术疼痛、担忧手术预后有关。

2. 舒适度改变 呕吐,与应用麻醉药等因素有关。疼痛,与肿瘤内出血等因素有关。

3. 营养失调:低于机体需要量 与疾病消耗过大有关。

4. 体温过高 与感染、肿瘤、手术有关。

5. 潜在并发症 伤口出血、伤口裂开、伤口感染、肿瘤转移等,与药物治疗或骨髓抑制致中性粒细胞减少、营养不良以及机体抵抗力下降等因素有关。

第二十三节 卵巢肿瘤

【定义】 卵巢肿瘤是指发生于卵巢的肿瘤。小儿卵巢肿瘤大多发生于较大的儿童,偶见于新生儿和婴幼儿。80%为良性肿瘤,肿瘤易向腹腔侵犯和转移,较容易发生扭转;肿瘤生长迅速,容易引起发绀和腹水等症状。

【护理措施】

(一)术前护理

1.营养支持 进易消化、少渣、高热量、富含维生素、高蛋白饮食。

2.病情观察 观察有无肿瘤压迫症状,如恶心、呕吐、腹痛等。

(二)术后护理

1.病情观察 严密观察病情变化,重视患儿主诉,以防伤口出血和感染的发生,发现异常及时告知医生。

2.伤口护理 指导患儿咳嗽时用双手保护腹部伤口,以防疼痛或伤口裂开,可使用腹带。

3.心理护理 注意保护患儿隐私,关心体贴患儿,帮助其消除紧张、焦虑情绪。

(三)健康指导

1.预防感染 根据天气变化,适量增减衣物,避免带患儿到人口密集的公共场所,防止交叉感染。

2.出院指导 遵医嘱定期门诊复查,不适随诊。

【主要护理问题】

1.焦虑/恐惧 与害怕手术疼痛、担忧手术预后有关。

2.舒适度改变 与肿瘤内出血、疼痛有关。

3.有伤口感染的危险 与手术创伤、机体抵抗力下降有关。

4.体温过高 与感染、肿瘤、手术有关。

第二十四节 脾 损 伤

【定义】 脾损伤(splenic injury)是腹部损伤中常见的损伤之一。严重脾损伤病情凶险,一旦发生脾破裂引起大出血、失血性休克,可危及生命。

【风险评估】

1.病史评估 了解受伤时间、地点,受伤部位、致伤源的性质及暴力的方向和强度,受伤至就诊之前的病情变化及就诊前的急救措施。

2.病情风险评估

(1)脾破裂的风险:评估腹部症状和体征,有无放射性疼痛和进行性加重,了解 X 线检查、B 超、CT 等影像学检查及诊断性腹腔穿刺结果,以判定有无腹腔内出血;放置引流管的患儿密切观察引流液颜色、性状及量,引流液鲜红色提示活动性出血可能,可监测红细胞计数、血红蛋白等指标以评估贫血程度(表 22-1)。

表 22-1 贫血分度

分　度	红细胞计数/(10^{12}/L)	血红蛋白/(g/L)
轻度	3.00～4.00	91～120
中度	2.00～<3.00	61～90
重度	1.00～<2.00	30～60
极重度	<1.00	<30

(2)失血性休克的风险:严密观察患儿生命体征,综合心率、血压、呼吸频率、尿量、神经系统症状等,对失血性休克程度进行识别(表 22-2)。

表 22-2　失血性休克程度分级

分　级	心　率 /(次/分)	血　压	呼吸频率 /(次/分)	尿　量 /(mL/h)	神经系统 症状
Ⅰ	<100	正常	14～20	>30	烦躁不安或萎靡
Ⅱ	>100	下降	20～30	20～30	烦躁不安或萎靡
Ⅲ	>120	下降	30～40	5～15	表情淡漠
Ⅳ	>140	下降	>40	无尿	嗜睡、昏睡

3. 护理并发症的风险评估

(1)引流管非计划拔管的风险。

(2)静脉高营养外渗引起静脉炎。

(3)各种护理风险评估:压疮风险评估量表(Braden-Q 量表);儿童疼痛行为评估量表;Humpty Dumpty 跌倒/坠床评估量表;住院患儿营养风险筛查与测评表;护理安全评估表。

【护理常规及安全防范措施】

(一)急救护理

脾损伤常合并多发性损伤,需根据轻重缓急,做好急救的护理配合。迅速建立 2 条及以上静脉通道,遵医嘱迅速采取止血和补液治疗;采集血标本、备血,做好紧急输血的准备工作;有开放性腹部损伤者,配合医生消毒包扎伤口,如伴腹腔内脏器或组织从腹壁伤口突出,可用生理盐水纱布和消毒碗覆盖保护,切勿强行回纳。整个急救过程中应密切观察患儿病情变化。

(二)术前护理

1. 病情观察　密切观察患儿生命体征、意识状况、皮肤黏膜颜色;毛细血管充盈时间大于 2 秒,提示外周组织低灌注;观察并记录呕吐量、胃肠减压引流液的颜色、性状和量;观察尿量,若充分补液后尿量仍小于每小时 0.5 mL/kg 提示肾功能受损;注意腹痛、腹膜刺激征的程度和变化范围;动态观察红细胞计数、血红蛋白等,以判断腹腔内有无活动性出血。

2. 休息与体位管理　嘱患儿绝对卧床休息,协助患儿取舒适体位,若病情稳定,可取半坐卧位。不随意搬动患儿,以免加重伤情。

3. 禁饮禁食、胃肠减压、禁止灌肠　腹部损伤未明确诊断前,应绝对禁饮禁食;对怀疑有空腔脏器损伤者,尽早行胃肠减压,以减少胃肠内容物漏出;禁止灌肠,以防肠内容物进一步漏出,加重病情。

4. 补液和预防感染　补充足量的平衡盐溶液、电解质等,防止水、电解质紊乱,纠正酸碱平衡失调,维持有效循环血量;合理使用抗生素。

5. 镇静、镇痛　诊断未明确前,禁用镇痛药,诊断明确者,遵医嘱给予解痉镇痛药。

(三)术后护理

1. 病情观察　严密监测患儿生命体征;观察腹部伤口及手术切口情况,注意腹部症状与体征的变化;危重患儿加强呼吸、循环和肾功能的监测。

2. 体位和活动管理　患儿术后去枕仰卧 6 小时,血压平稳者改为半坐卧位,以利于腹腔引流、减轻腹痛、改善呼吸循环功能。术后勤翻身,鼓励患儿早期下床活动,以促进肠蠕动、预防肠粘连。

3. 饮食和营养护理　肠蠕动恢复、肛门排气后,停止胃肠减压,若无腹胀等不适可拔除胃管,根据病情从流质饮食逐渐过渡到半流质饮食。禁饮禁食期间完全给予肠外营养,维持水、电解质和酸碱平衡以满足机体代谢和修复的需要。

4. 抗感染和管道维护　遵医嘱继续使用抗生素,控制腹腔内感染;严格遵守无菌原则,引流管保持通畅,妥善固定,每班观察并记录引流液的颜色、性状、量,保持引流管周围皮肤清洁干燥。

5.心理护理 向患儿及其家属解释注意事项,关心关爱患儿,给予心理支持。

(四)安全防范措施

(1)营养供给:结合住院患儿营养风险筛查与测评结果,根据医嘱给予饮食指导,必要时给予肠外营养。

(2)严格执行查对制度,规范输血,保障用血安全。

(3)卧床期间协助患儿翻身和改变体位,预防压疮。

(4)预防跌倒/坠床:根据 Humpty Dumpty 跌倒/坠床评估结果落实预防措施,床头放置防跌落警示标识,正确使用护栏,穿防滑的鞋子,做好安全宣教。

【应急预案】

(1)将患儿安置在危重病房,绝对卧床、减少搬动,立即通知医生。

(2)监测患儿生命体征、意识及腹部体征。

(3)建立静脉通道,遵医嘱用药。

(4)紧急采血、备血,必要时行胃肠减压。

(5)需手术者紧急行术前准备。

【技术规范】

1.静脉输血技术规范

(1)严格执行查对制度,两人三查十对,核对无误后方可输入。

(2)血液取回后30分钟内输注,勿振荡、加温,避免血液成分破坏引起不良反应。

(3)输血前15分钟速度宜慢;在两份血液之间输入0.9%氯化钠溶液,防止发生反应。

(4)出现输血反应立即减慢或停止输血,更换输液器,用0.9%氯化钠溶液维持静脉通道,通知医生做好抢救准备,保留余血,并记录。

2.胃肠减压技术规范

(1)妥善固定胃管及负压引流器,防止受压、脱出,影响减压效果。

(2)观察并记录引流液的颜色、性状、量,提醒医生结合引流量给予肠内营养支持治疗,维持水、电解质平衡。

3.更换引流袋技术规范

(1)严格遵守无菌原则,避免污染。

(2)妥善固定,保持引流通畅,防止引流管弯折、扭曲、滑脱。

(3)引流袋不得高于患儿身体,防止袋内液体倒流。

第二十五节 消化道穿孔

【定义】 消化道穿孔是小儿常见急腹症之一,起病急、发展快、病情较为危重,且容易反复,存在一定的致死率。急性弥漫性腹膜炎是该病主要特征,治疗期间,患儿经常会出现感染及水、电解质紊乱等,病情严重的患儿,还会出现休克甚至死亡。

【风险评估】

1.腹痛类型及腹部体征 详见表 22-3。

表 22-3 腹痛类型及腹部体征

腹 痛 类 型	腹 部 体 征
穿孔性腹痛	腹痛多突然发生或加重,呈持续性剧痛,常伴有休克

续表

腹 痛 类 型	腹 部 体 征
炎症性腹痛	起病慢,呈持续性,病变部位有固定压痛,腹膜刺激征局限于病变部位
梗阻性或绞窄性腹痛	起病急、腹痛剧烈,阵发性加重,伴呕吐、腹胀,早期无腹膜刺激征

2. 意识变化 出现淡漠、嗜睡、昏迷、烦躁不安、意识障碍等。

3. 脱水程度的分度与评估 详见表22-4。

表 22-4 脱水程度的分度与评估

脱 水 表 现	轻 度	中 度	重 度
丢失体液占体重比例/(%)	3～5	>5～10	>10
精神状态	稍差	烦躁、易激惹	萎靡、昏迷
皮肤弹性	尚可	差	极差,捏起皮肤回弹时间超过2秒
口唇	稍干、口渴	干燥	明显干燥
前囟、眼窝	稍凹陷	凹陷	明显凹陷
肢端温度	正常	稍凉	四肢厥冷
尿量	稍少	明显减少	无尿
脉搏	正常	增快	明显增快
血压	正常	正常或稍降	降低或休克

4. 体温变化 高热或体温不升。

5. 呼吸系统 呼吸急促,点头样呼吸,三凹征。

【护理常规及安全防范措施】

（一）术前护理

（1）胃肠道准备:禁饮禁食,行胃肠减压,以减轻腹胀,防止呕吐引起误吸。

（2）用药护理:迅速建立静脉通道,保证输液的通畅;遵医嘱用药,积极纠正水、电解质紊乱,必要时建立两条静脉通道。

（3）备血和输血。

（二）术后护理

（1）病情观察:严密观察患儿生命体征;注意观察腹部体征及排气、排便情况,观察大便颜色和性状。

（2）体位与活动管理:术后6小时指导患儿取半坐卧位。鼓励患儿早期下床活动以促进肠功能恢复,行肠吻合者活动时间遵医嘱。

（3）饮食护理:术后禁饮禁食,肠功能恢复后进流质饮食,逐步过渡到正常饮食。

（4）并发症的预防与护理:密切观察伤口敷料情况,污染后及时更换,发现异常立即通知医生;保持各引流管通畅,做好管道维护健康宣教,防止管道滑脱,每班记录引流液的颜色、性状及量的变化。

（5）行胃造瘘者,遵医嘱按技术规范给予肠内营养支持;行肠造瘘者,按肠造口护理常规进行护理。

（6）术后根据坠床/跌倒评分等级,做好安全宣教,加强巡视,及时发现并杜绝安全隐患。

（7）输液安全:肠外营养期间,输注静脉高营养及血液制品时,根据需要及时巡视,防止输液渗漏。

【应急预案】

（1）立即通知医生,迅速建立静脉通道。

（2）禁饮禁食,行胃肠减压,观察引流液颜色、量、性状,如发生异常立即通知医生处理。

（3）遵医嘱用药,维持水、电解质平衡,应用抗生素,防治休克。

(4)密切观察患儿生命体征、腹膜刺激征的变化,记录 24 小时出入量,做好术前准备。

(5)做好患儿及其家属的心理护理。

(6)及时、准确记录病情及抢救过程。

【技术规范】 肠内营养技术规范。

1.定义 肠内营养(enteral nutrition,EN)是经胃肠道提供代谢需要的各种营养素的营养支持方式。

2.目的 供给细胞代谢所需要的能量与营养素,维持组织器官结构与功能。

3.注意事项

(1)选择恰当:正确估算患者营养需要量,选择合适的肠内营养设备、喂养途径及方式。

(2)细心观察:对老年人、儿童和体弱患者,滴注时要注意胃肠是否通畅,是否有胃潴留,以免引起食物反流,导致吸入性肺炎。

(3)体位适当:肠内喂养应采取坐位、半坐卧位或床头抬高 30°仰卧位以防反流或误吸,输注结束后应维持此体位 30 分钟。

(4)管道通畅:每次管饲结束后,均需用温开水冲洗管道,同时用手指轻揉管壁,以便彻底清洗,保持管道通畅。保证营养液温度适宜,夏季室温下直接输入,冬季可用热水袋置于管周,以提高液体的温度。

(5)加强护理:准确记录 24 小时出入量,观测皮肤弹性、口渴情况、脉搏、血压等。

(6)温度适宜:营养液温度为 37～42 ℃,过冷或过热均会引起患者不适,以接近体温为宜。

(7)渐增浓度:营养液浓度应从低浓度逐渐增至所需浓度(浓度可从 5% 开始,逐渐增加至 25%,最高可达 30%),以防腹胀、腹泻等消化系统症状出现。

(8)注意速度:注意营养液输注速度应逐渐增加,使消化管有一个适应过程。危重患者或老年患者宜选用蠕动泵控制速度,速度最好控制在 120～150 mL/h。不要均匀持续输入,应有间歇时间,给胃肠以休息;夜间患者入睡时最好停用。病情许可,可用重力滴注或注射器推注,每次推注以不超过 250 mL 为宜。推注时不宜过猛,以防反胃误吸或呕吐。

(9)安全卫生:配制营养液时要保证卫生,输注前应检查营养液是否变质。配好的营养液应放在 4 ℃ 冰箱中保存,保存期不超过 24 小时。

参 考 文 献

[1]　冯杰雄,郑珊.小儿外科学[M].2 版.北京:人民卫生出版社,2014.

[2]　卞红强,杨俊,闫学强.小儿外科急腹症临床实践指南[M].武汉:湖北科学技术出版社,2016.

[3]　向赟,刘晓文.小儿肛肠外科解剖与护理[M].武汉:湖北科学技术出版社,2013.

[4]　李小寒,尚少梅.基础护理学[M].6 版.北京:人民卫生出版社,2017.

[5]　闫学强,刘晓文,郑楠楠.小儿普外科疾病千百问[M].武汉:湖北科学技术出版社,2018.

[6]　郑美春.小儿肠造口护理与康复指南[M].北京:人民卫生出版社,2017.

[7]　李乐之,路潜.外科护理学[M].7 版.北京:人民卫生出版社,2021.

[8]　蔡威,张淮平,魏光辉.小儿外科学[M].6 版.北京:人民卫生出版社,2020.

[9]　崔炎,仰曙芬.儿科护理学[M].6 版.北京:人民卫生出版社,2017.

[10]　朱丽辉,陈朔晖.儿科专科护理[M].北京:人民卫生出版社,2021.

[11]　王世平,辛文琼,向波.小儿外科护理手册[M].北京:科学出版社,2011.

[12]　张金哲.张金哲小儿外科学[M].北京:人民卫生出版社,2013.

[13]　中国医师协会急诊分会,中国人民解放军急救医学专业委员会,中国人民解放军重症医学专业委员会,等.创伤失血性休克诊治中国急诊专家共识[J].中华急诊医学杂志,2017,26(12):1358-1365.

［14］ 李华冰,张春霞.围术期综合护理在小儿消化道穿孔手术治疗中的应用效果观察［J］.中国民康医学,2018,30(17):102-104.

［15］ 李耀军.小儿消化道穿孔的诊治体会［J］.中国实用医药,2019,14(34):63-64.

［16］ 邵小平,杨丽娟,叶向红,等.实用急危重症护理技术规范［M］.2 版.上海:上海科学技术出版社,2020.

第二十三章　心胸外科疾病护理常规

第一节　一般护理常规

【术前护理】

1.环境与休息　病室定时开窗通风,每日2次,每次15～30分钟,以减少院内交叉感染。通风时避免空气对流,注意患儿保暖,保证患儿作息规律和睡眠充足。

2.护理评估和辅助检查　评估患儿健康史、身体状况、营养状况等,遵医嘱协助患儿完成术前各项检查,如超声心动图、心电图、X线检查和造影检查等,以判断其对麻醉和手术的耐受能力。

3.饮食护理

(1)给予低盐、高蛋白、高热量、营养丰富、易消化饮食,婴幼儿喂养困难时,应少量多次喂养,防止呛咳、误吸,同时注意饮食卫生。

(2)全身麻醉(简称全麻)手术前根据医嘱通知患儿禁食时间,术前4小时禁摄入母乳,术前6小时禁摄入牛奶、配方奶或者固体食物,以减少胃内食物,避免术中出现反流而导致误吸。

4.皮肤护理

(1)保持床单位干净整洁、无渣屑,穿棉质衣服。

(2)术前保持术区皮肤清洁、完整,无毛发及破损,修剪指(趾)甲。

5.用物准备　全麻手术患儿术前准备术中药品、物品及术后CCU生活用品。

6.心理护理　针对不同年龄阶段患儿的心理特点,评估患儿及其家属需求,邀请患儿家属共同参与,实施以家庭为中心的个体化心理干预措施。

7.术日晨护理　检查各项准备工作落实情况,遵医嘱按时给予术前用药,与手术室护士用PDA(个人数字助理)做好交接工作。

【术后护理】

1.严格交接班　向术者、麻醉师、手术室护士了解手术方法、术中情况及用药情况,与手术室护士用PDA做好交接工作。

2.循环功能维护　严密监测心率、心律、血压、中心静脉压(CVP),遵医嘱应用血管活性药物,维持循环功能稳定。

3.呼吸道管理　保持呼吸道通畅,给予雾化吸入,加强叩背,促进肺复张;机械通气患儿做好气道管理,适度镇静,以防躁动加重缺氧;病情需要采取俯卧位通气时避免意外脱管及压疮发生。

4.内环境稳定管理　严格控制出入量,维持水、电解质和酸碱平衡。

5.神经系统监测　观察患儿意识、精神状态、瞳孔大小、对光反射及四肢肌张力等有无异常。

6.出血渗血情况监测　术后监测激活全血凝固时间(ACT),观察伤口有无渗血及引流液的颜色、性状及量,如引流液连续3小时大于4 mL/(kg·h),应立即告知医生,准备开胸止血,并及时补充凝血因子。

7.消化功能监测　观察胃液的颜色、性状及量,判断有无消化道出血症状。

8.用药护理

(1)洋地黄类药物使用前要双人核对,严格三查七对,观察药物的毒性反应,并测量心率,婴幼儿<100次/分,儿童<80次/分,或有脉率紊乱者,应停止服用洋地黄类药物,并立即通知医生。

（2）使用镇静镇痛类药物,如吗啡、芬太尼、咪达唑仑、瑞芬太尼等,应严格遵医嘱给药,采取正确给药方式,注意药物成瘾性。

（3）使用血管活性药物,如多巴胺、多巴酚丁胺、米力农、肾上腺素等,应严密观察心率、血压,使用微量泵控制输液速度,防止外渗,并做好记录。

（4）使用高渗、强刺激性药物时,应严密观察输液部位有无红肿热痛等情况,严格控制输液速度,防止外渗,并做好记录。

9. 管道护理

（1）中心静脉导管（CVC）:每班交接外露刻度,回抽见回血,确认导管通畅,采用脉冲式方法冲管,输液结束用 10 mL 生理盐水或肝素盐水正压封管。保持无菌敷贴清洁干燥,每 7 日更换敷贴 1 次,如遇穿刺点出血、污染及时更换。

（2）胸腔闭式引流管:每班交接管道是否固定牢固,切口渗出情况,有无皮下气肿,观察引流液的颜色、性状、量及水柱波动情况。保证水封瓶位于胸部以下 60～100 cm,不可倒转,维持引流系统密封,翻身活动时防止管道受压、弯折、扭曲、脱出。

10. 基础护理

（1）患儿年龄小,皮肤娇嫩,监测血氧饱和度时,应经常更换部位,防止损伤皮肤。

（2）保持床单位干净整洁,定时更换体位,保持面部、皮肤清洁,每班交接皮肤情况,做好会阴部及尿道口的护理,防止并发症的发生。

（3）加强口腔护理,注意手卫生。

11. 患儿身体约束护理 根据评估结果和医嘱,选择合适的约束方式和用具。记录约束的原因、部位、用具、执行起止时间、实施者。实施过程中每 2 小时观察患儿约束松紧度,关注局部皮肤颜色、温度、感觉、血液循环情况等。一旦出现并发症,及时通知医生并给予处理。

第二节 房间隔缺损

【定义】 房间隔缺损（ASD）是较常见的先天性心脏病之一,占所有先天性心脏病的 6%～10%,男女比例约为 1:2。房间隔缺损是在胚胎发育过程中,原始房间隔吸收过多,或继发性房间隔发育障碍,导致左右心房间隔存在通道。

【护理措施】

（一）术前护理

1. 饮食指导 给予低盐、高蛋白、高热量、营养丰富、易消化饮食,婴幼儿喂养困难时,应少量多次喂养,防止呛咳、误吸,同时注意饮食卫生。

2. 护理评估和辅助检查 评估患儿健康史、身体状况、营养状况等,遵医嘱协助患儿完成术前各项检查,如超声心动图、心电图、X 线检查和造影检查等,以判断其对麻醉和手术的耐受能力。

3. 皮肤护理

（1）保持床单位干净整洁、无渣屑,穿棉质衣服。

（2）术前保持术区皮肤清洁、完整,修剪指（趾）甲。

4. 术前准备

（1）复测体重,术区备皮,通知禁食时间,以减少胃内容物,避免误吸。

（2）遵医嘱备血,备齐术中药品、物品。

（3）术日晨遵医嘱用药,与手术室护士用 PDA 做好交接工作。

（二）术后护理

1. 严格交接班　向术者、麻醉师、手术室护士了解手术方式、术中情况及用药情况，与手术室护士用 PDA 做好交接工作。

2. 循环功能维护　严密监测心率、心律、血压、CVP，遵医嘱应用血管活性药物，维持循环功能稳定。

3. 呼吸道管理　保持呼吸机管道通畅，无漏气。根据血气分析结果调节呼吸机参数，保持呼吸道通畅，必要时行俯卧位通气治疗，促进痰液排出。

4. 管道护理　保持胸腔闭式引流通畅，定时挤压引流管，观察并记录引流液的量、颜色、性状及水柱波动情况，防止引流管堵塞，发现异常及时通知医生。

5. 内环境稳定管理　严格控制出入量，维持水、电解质和酸碱平衡。

6. 神经系统监测　观察患儿意识、精神状态、瞳孔大小、对光反射及四肢肌张力等有无异常。

7. 基础护理　加强生活护理，保持患儿皮肤完整性；使用约束带时，注意松紧适宜，观察约束部位皮肤血液循环情况，防止并发症的发生。

（三）健康指导

1. 饮食指导　给予营养丰富、清淡、易消化饮食，控制出入量，少食钠盐，防止水钠潴留。

2. 活动指导　术后早期下床活动，心功能较差者，活动要适度，根据心功能恢复情况逐渐增加活动量，但避免剧烈运动。

3. 服药指导　严格遵医嘱服药，注意观察药物疗效及不良反应。尤其是强心药、降压药、利尿剂，必须绝对控制剂量，按时、按疗程服用，以确保疗效。每次服用强心药前，须测量心率，婴幼儿＜100 次/分，儿童＜80 次/分，或有脉率紊乱者，应暂停服药。使用排钾利尿剂时需保证钾的摄入，并定期检测血清电解质。

4. 出院指导

(1)根据心功能恢复情况逐渐增加活动量，但避免剧烈运动。

(2)半年内尽量取仰卧位，以防胸骨变形。

(3)保管好门诊病历，定期复查，不适随诊。

【主要护理问题】

1. 心输出量减少　与原有的 ASD 较大或左心发育不良有关。

2. 清理呼吸道无效　与呼吸道分泌物多、痰液黏稠、咳嗽无力、气管插管有关。

3. 有引流不畅的危险　与引流管脱出、堵塞、放置位置不当有关。

4. 有皮肤完整性受损的危险　与体外循环术后体液过多、长期卧床、局部受压有关。

第三节　室间隔缺损

【定义】　室间隔缺损（VSD）为常见的先天性心脏病，占所有先天性心脏病的 20％，如包括合并其他畸形的 VSD 在内，将超过所有先天性心脏病的 50％。室间隔缺损是胚胎期心室间隔发育不全，导致形成心室水平从左向右分流的异常通道。

【护理措施】

（一）术前护理

1. 饮食指导　给予低盐、高蛋白、高热量、营养丰富、易消化饮食，婴幼儿喂养困难时，应少量多次喂养，防止呛咳、误吸，同时注意饮食卫生。

2. 护理评估和辅助检查　评估患儿健康史、身体状况、营养状况等，遵医嘱协助患儿完成术前各项检查，如超声心动图、心电图、X 线检查和造影检查等，以判断其对麻醉和手术的耐受能力。

3. 皮肤护理

(1)保持床单位干净整洁、无渣屑,穿棉质衣服。

(2)术前保持术区皮肤清洁、完整,修剪指(趾)甲。

4. 术前准备

(1)复测体重,术区备皮,通知禁食时间,以减少胃内容物,避免误吸。

(2)遵医嘱备血,备齐术中药品、物品。

(3)术日晨遵医嘱用药,与手术室护士用PDA做好交接工作。

(二)术后护理

1. 严格交接班 向术者、麻醉师、手术室护士了解手术方式、术中情况及用药情况,与手术室护士用PDA做好交接工作。

2. 循环功能维护 严密监测心率、心律、血压、CVP,遵医嘱应用血管活性药物,维持循环功能稳定。

3. 呼吸道管理 保持呼吸机管道通畅,无漏气。根据血气分析结果调节呼吸机参数,保持呼吸道通畅,必要时行俯卧位通气治疗,促进痰液排出。

4. 管道护理 保持胸腔闭式引流通畅,定时挤压引流管,观察并记录引流液的量、颜色、性状及水柱波动情况,防止引流管堵塞,发现异常及时通知医生。

5. 内环境稳定管理 严格控制出入量,维持水、电解质和酸碱平衡。

6. 神经系统监测 观察患儿意识、精神状态、瞳孔大小、对光反射及四肢肌张力等有无异常。

7. 基础护理 加强生活护理,保持患儿皮肤完整性;使用约束带时,注意松紧适宜,观察约束部位皮肤血液循环情况,防止并发症的发生。

(三)健康指导

1. 饮食指导 给予营养丰富、清淡、易消化饮食,控制出入量,少食钠盐,防止水钠潴留。

2. 活动指导 术后早期下床活动,心功能较差者,活动要适度,根据心功能恢复情况逐渐增加活动量,但避免剧烈运动。

3. 服药指导 严格遵医嘱服药,注意观察药物疗效及不良反应。尤其是强心药、降压药、利尿剂,必须绝对控制剂量,按时、按疗程服用,以确保疗效。每次服用强心药前,须测量心率,婴幼儿<100次/分,儿童<80次/分,或有脉率紊乱者,应暂停服药。使用排钾利尿剂时需保证钾的摄入,并定期检测血清电解质。

4. 出院指导

(1)根据心功能恢复情况逐渐增加活动量,但避免剧烈运动。

(2)半年内尽量取仰卧位,以防胸骨变形。

(3)保管好门诊病历,定期复查,不适随诊。

【主要护理问题】

1. 心输出量减少 与心肌收缩力减弱有关。

2. 清理呼吸道无效 与气管插管有关。

3. 气体交换受损 与体外循环术后肺部损伤、感染及肺动脉高压有关。

4. 有引流不畅的危险 与引流管脱出、堵塞、放置位置不当有关。

5. 有皮肤完整性受损的危险 与体外循环术后体液过多、长期卧床、局部受压有关。

第四节 右心室双出口

【定义】 右心室双出口(DORV)是指主动脉和肺动脉均完全起自右心室,或一支大动脉完全起源于右心室,另一支动脉大部分起源于右心室,室间隔缺损作为左心室唯一出口的一组复杂先天性心脏畸形。

【护理措施】

（一）术前护理

1. 饮食指导

（1）鼓励患儿多饮水，防止血液黏度增高诱发缺氧。

（2）给予低盐、高蛋白、高热量、营养丰富、易消化饮食，婴幼儿喂养困难时，应少量多次喂养，防止呛咳、误吸，同时注意饮食卫生。

2. 护理评估和辅助检查　评估患儿健康史、身体状况、营养状况等，遵医嘱协助患儿完成术前各项检查，如超声心动图、心电图、X线检查和造影检查等，以判断其对麻醉和手术的耐受能力。

3. 皮肤护理

（1）保持床单位干净整洁、无渣屑，穿棉质衣服。

（2）术前保持术区皮肤清洁、完整，修剪指（趾）甲。

4. 术前准备

（1）复测体重，术区备皮，通知禁食时间，以减少胃内容物，避免误吸。

（2）遵医嘱备血，备齐术中药品、物品。

（3）术日晨遵医嘱用药，与手术室护士用PDA做好交接工作。

（二）术后护理

1. 严格交接班　向术者、麻醉师、手术室护士了解手术方式、术中情况及用药情况，与手术室护士用PDA做好交接工作。

2. 循环功能维护　严密监测心率、心律、血压、CVP，术后早期补充血容量，遵医嘱正确使用正性肌力药及血管扩张剂改善心功能，防止低心输出量综合征的发生。CVP维持在5～12 cmH$_2$O，Fontan手术后维持足够的容量，CVP维持在15～18 cmH$_2$O。

3. 呼吸道管理　用呼吸机辅助呼吸时，根据血气分析结果及时调整呼吸机参数。应用镇静剂保持患儿安静，防止发生肺动脉高压危象。保持气道通畅，及时吸痰，拔除气管导管后给予雾化吸入，加强叩背，促进痰液排出。

4. 管道护理　保持胸腔闭式引流通畅，定时挤压引流管，观察并记录引流液的量、颜色、性状及水柱波动情况，防止引流管堵塞，发现异常及时通知医生。

5. 内环境稳定管理　严格控制出入量，维持水、电解质和酸碱平衡。

6. 神经系统监测　观察患儿意识、精神状态、瞳孔大小、对光反射及四肢肌张力等有无异常。

7. 基础护理　加强生活护理，保持患儿皮肤完整性；使用约束带时，注意松紧适宜，观察约束部位皮肤血液循环情况，防止并发症的发生。

（三）健康指导

1. 饮食指导　给予营养丰富、清淡、易消化饮食，控制出入量，少食钠盐，防止水钠潴留。

2. 活动指导　术后早期下床活动，心功能较差者，活动要适度，根据心功能恢复情况逐渐增加活动量，但避免剧烈运动。

3. 服药指导　严格遵医嘱服药，注意观察药物疗效及不良反应。尤其是强心药、降压药、利尿剂，必须绝对控制剂量，按时、按疗程服用，以确保疗效。每次服用强心药前，须测量心率，婴幼儿＜100次/分，儿童＜80次/分，或有脉率紊乱者，应暂停服药。使用排钾利尿剂时需保证钾的摄入，并定期检测血清电解质。

4. 出院指导

（1）根据心功能恢复情况逐渐增加活动量，但避免剧烈运动。

（2）半年内尽量取仰卧位，以防胸骨变形。

（3）保管好门诊病历，定期复查，不适随诊。

【主要护理问题】

1. 心输出量减少 与右心负荷过重、左心发育不良及术后畸形矫正不彻底有关。

2. 潜在并发症 心律失常，与冠状动脉供血不足有关。

3. 潜在合并症 出血，与体外循环术后肝素反跳现象及血小板破坏有关。

4. 有感染的危险 与手术创伤、延期关胸有关。

第五节 完全型大动脉转位

【定义】 完全型大动脉转位为发绀型先天性心脏病，表现为心房和心室连接一致，而心室与大动脉连接不一致，其含义指主动脉发自右心室，而肺动脉发自左心室，主动脉接受的是体循环的静脉血，而肺动脉接受的是肺循环的动脉血。

【护理措施】

（一）术前护理

1. 饮食指导

（1）鼓励患儿多饮水，防止血液黏稠增高而诱发缺氧。

（2）给予低盐、高蛋白、高热量、营养丰富、易消化饮食，婴幼儿喂养困难时，应少量多次喂养，防止呛咳、误吸，同时注意饮食卫生。

2. 病情观察 注意观察皮肤发绀情况，血氧饱和度维持在80%～90%，必要时给予吸氧。

3. 用药情况 新生儿患者遵医嘱使用前列腺素E1，延缓动脉导管闭合。

4. 护理评估和辅助检查 评估患儿健康史、身体状况、营养状况等，遵医嘱协助患儿完成术前各项检查，如超声心动图、心电图、X线检查和造影检查等，以判断其对麻醉和手术的耐受能力。

5. 皮肤护理

（1）保持床单位干净整洁、无渣屑，穿棉质衣服。

（2）术前保持术区皮肤清洁、完整，修剪指（趾）甲。

6. 术前准备

（1）复测体重，术区备皮，通知禁食时间，以减少胃内容物，避免误吸。

（2）遵医嘱备血，备齐术中药品、物品。

（3）术日晨遵医嘱用药，与手术室护士用PDA做好交接工作。

（二）术后护理

1. 严格交接班 向术者、麻醉师、手术室护士了解手术方式、术中情况及用药情况，与手术室护士用PDA做好交接工作。

2. 循环功能维护 严密监测心率、心律、血压、CVP，遵医嘱应用血管活性药物，维持循环功能稳定。

3. 呼吸道管理 保持呼吸机管道通畅，无漏气。根据血气分析结果调节呼吸机参数，保持呼吸道通畅，必要时行俯卧位通气治疗，促进痰液排出。

4. 管道护理 保持胸腔闭式引流通畅，定时挤压引流管，观察并记录引流液的量、颜色、性状及水柱波动情况，防止引流管堵塞，发现异常及时通知医生。

5. 内环境稳定管理 严格控制出入量，维持水、电解质和酸碱平衡。

6. 神经系统监测 观察患儿意识、精神状态、瞳孔大小、对光反射及四肢肌张力等有无异常。

7. 基础护理 加强生活护理，保持患儿皮肤完整性；使用约束带时，注意松紧适宜，观察约束部位皮肤血液循环情况，防止并发症的发生。

（三）健康指导

1.饮食指导 给予营养丰富、清淡、易消化饮食，控制出入量，少食钠盐，防止水钠潴留。

2.活动指导 术后早期下床活动，心功能较差者，活动要适度，根据心功能恢复情况逐渐增加活动量，但避免剧烈运动。

3.服药指导 严格遵医嘱服药，注意观察药物疗效及不良反应。尤其是强心药、降压药、利尿剂，必须绝对控制剂量，按时、按疗程服用，以确保疗效。每次服用强心药前，须测量心率，婴幼儿＜100次/分，儿童＜80次/分，或有脉率紊乱者，应暂停服药。使用排钾利尿剂时需保证钾的摄入，并定期检测血清电解质。

4.出院指导

（1）根据心功能恢复情况逐渐增加活动量，但避免剧烈运动。

（2）半年内尽量取仰卧位，以防胸骨变形。

（3）保管好门诊病历，定期复查，不适随诊。

【主要护理问题】

1.心输出量减少 与右心负荷过重、左心发育不良及术后畸形矫正不彻底有关。

2.潜在并发症 心律失常，与冠状动脉供血不足有关。

3.潜在合并症 出血，与体外循环术后肝素反跳现象及血小板破坏有关。

4.有感染的危险 与手术创伤、延期关胸有关。

第六节 肺动脉瓣狭窄

【定义】 肺动脉瓣狭窄是由于各种原因致肺动脉瓣结构改变，造成右心室收缩时，肺动脉瓣无法完全张开导致的一系列血流动力学改变。

【护理措施】

（一）术前护理

1.饮食指导 给予低盐、高蛋白、高热量、营养丰富、易消化饮食，婴幼儿喂养困难时，应少量多次喂养，防止呛咳、误吸，同时注意饮食卫生。

2.病情观察 轻型无症状患儿应与正常儿童一样生活；有症状的患儿应限制活动，避免情绪激动和大哭，以免加重心脏负担；重型患儿应卧床休息，必要时给予吸氧和生活照顾。

3.护理评估和辅助检查 评估患儿健康史、身体状况、营养状况等，遵医嘱协助患儿完成术前各项检查，如超声心动图、心电图、X线检查和造影检查等，以判断其对麻醉和手术的耐受能力。

4.皮肤护理

（1）保持床单位干净整洁、无渣屑，穿棉质衣服。

（2）术前保持术区皮肤清洁、完整，修剪指（趾）甲。

5.术前准备

（1）复测体重，术区备皮，通知禁食时间，以减少胃内容物，避免误吸。

（2）遵医嘱备血，备齐术中药品、物品。

（3）术日晨遵医嘱用药，与手术室护士用PDA做好交接工作。

（二）术后护理

1.严格交接班 向术者、麻醉师、手术室护士了解手术方式、术中情况及用药情况，与手术室护士用PDA做好交接工作。

2.循环功能维护 严密监测心率、心律、血压、CVP，遵医嘱应用血管活性药物，维持循环功能稳定。

3.呼吸道管理 保持呼吸机管道通畅,无漏气。根据血气分析结果调节呼吸机参数,保持呼吸道通畅,必要时行俯卧位通气治疗,促进痰液排出。

4.管道护理 保持胸腔闭式引流通畅,定时挤压引流管,观察并记录引流液的量、颜色、性状及水柱波动情况,防止引流管堵塞,发现异常及时通知医生。

5.内环境稳定管理 严格控制出入量,维持水、电解质和酸碱平衡。

6.神经系统监测 观察患儿意识、精神状态、瞳孔大小、对光反射及四肢肌张力等有无异常。

7.基础护理 加强生活护理,保持患儿皮肤完整性;使用约束带时,注意松紧适宜,观察约束部位皮肤血液循环情况,防止并发症的发生。

（三）健康指导

1.饮食指导 给予营养丰富、清淡、易消化饮食,控制出入量,少食钠盐,防止水钠潴留。

2.活动指导 术后早期下床活动,心功能较差者,活动要适度,根据心功能恢复情况逐渐增加活动量,但避免剧烈运动。

3.服药指导 严格遵医嘱服药,注意观察药物疗效及不良反应。尤其是强心药、降压药、利尿剂,必须绝对控制剂量,按时、按疗程服用,以确保疗效。每次服用强心药前,须测量心率,婴幼儿<100 次/分,儿童<80 次/分,或有脉率紊乱者,应暂停服药。使用排钾利尿剂时需保证钾的摄入,并定期检测血清电解质。

4.出院指导

(1)根据心功能恢复情况逐渐增加活动量,但避免剧烈运动。

(2)半年内尽量取仰卧位,以防胸骨变形。

(3)保管好门诊病历,定期复查,不适随诊。

【主要护理问题】

1.心输出量减少 与心功能减退及水、电解质紊乱有关。

2.潜在并发症 低心输出量综合征,与右心衰竭有关。

3.有脱管的危险 与患儿烦躁、管道固定不当有关。

4.有感染的危险 与机体免疫力低下有关。

第七节 法洛四联症

【定义】 法洛四联症(TOF)是最常见的发绀型先天性心脏病,是由四种不同病变:肺动脉狭窄、室间隔缺损、主动脉骑跨和右心室肥厚所组成的心脏畸形。

【护理措施】

（一）术前护理

1.饮食指导

(1)鼓励患儿多饮水,防止血液黏度增高诱发缺氧。

(2)给予高蛋白、高热量、富含维生素饮食,以增强体质。适当限制钠盐摄入,给予适量的富含膳食纤维的食物,以保证大便通畅。重型患儿喂养困难,应少量多餐,以免导致呛咳、气促、呼吸困难等,必要时给予肠外营养。

2.病情观察

(1)轻型无症状患儿应与正常儿童一样生活。

(2)轻症患儿应限制活动,避免情绪激动和大哭,以免加重心脏负担。

(3)重型患儿应卧床休息,给予妥善的生活照顾。

(4)防止患儿因哭闹、进食、活动、排便等引起缺氧发作,一旦发生可立即置于膝胸卧位,给予吸氧,通知医生,肌内注射吗啡并进行纠酸治疗。

3.护理评估和辅助检查 评估患儿健康史、身体状况、营养状况等,遵医嘱协助患儿完成术前各项检查,如超声心动图、心电图、X线检查和造影检查等,以判断其对麻醉和手术的耐受能力。

4.皮肤护理

(1)保持床单位干净整洁、无渣屑,穿棉质衣服。

(2)术前保持术区皮肤清洁、完整,修剪指(趾)甲。

5.术前准备

(1)复测体重,术区备皮,通知禁食时间,以减少胃内容物,避免误吸。

(2)遵医嘱备血,备齐术中药品、物品。

(3)术日晨遵医嘱用药,与手术室护士用PDA做好交接工作。

(二)术后护理

1.严格交接班 向术者、麻醉师、手术室护士了解手术方式、术中情况及用药情况,与手术室护士用PDA做好交接工作。

2.循环功能维护 严密监测心率、心律、血压、CVP,术后早期补充血容量,遵医嘱正确使用正性肌力药及血管扩张剂改善心功能,防止发生低心输出量综合征。CVP维持在 $15\sim18$ cmH_2O。

3.呼吸道管理 用呼吸机辅助呼吸时,根据血气分析结果及时调整呼吸机参数。应用镇静剂使患儿保持安静,防止发生肺动脉高压危象。保持气道通畅,及时吸痰,拔除气管导管后给予雾化吸入,加强叩背,促进痰液排出。

4.管道护理 保持胸腔闭式引流通畅,定时挤压引流管,观察并记录引流液的量、颜色、性状、水柱波动情况,防止引流管堵塞,发现异常及时通知医生。

5.内环境稳定管理 严格控制出入量,维持水、电解质和酸碱平衡。

6.神经系统监测 观察患儿意识、精神状态、瞳孔大小、对光反射及四肢肌张力等有无异常。

7.基础护理 加强生活护理,保持患儿皮肤完整性;使用约束带时,注意松紧适宜,观察约束部位皮肤血液循环情况,防止并发症的发生。

(三)健康指导

1.饮食指导 给予营养丰富、清淡、易消化饮食,控制出入量,少食钠盐,防止水钠潴留。

2.活动指导 术后早期下床活动,心功能较差者,活动要适度,根据心功能恢复情况逐渐增加活动量,但避免剧烈运动。

3.服药指导 严格遵医嘱服药,注意观察药物疗效及不良反应。尤其是强心药、降压药、利尿剂,必须绝对控制剂量,按时、按疗程服用,以确保疗效。每次服用强心药前,须测量心率,婴幼儿<100次/分,儿童<80次/分,或有脉率紊乱者,应暂停服药。使用排钾利尿剂时需保证钾的摄入,并定期检测血清电解质。

4.出院指导

(1)根据心功能恢复情况逐渐增加活动量,但避免剧烈运动。

(2)半年内尽量取仰卧位,以防胸骨变形。

(3)保管好门诊病历,定期复查,不适随诊。

【主要护理问题】

1.气体交换受损 与肺血管发育不良、肺循环侧支多有关。

2.心输出量减少 与右心负荷过重、左心发育不良及术后畸形矫正不彻底有关。

3.潜在并发症 低心输出量综合征,与血容量不足、心脏压塞有关。

4.有脱管的危险 与患儿烦躁、管道固定不当有关。

第八节 动脉导管未闭

【定义】 胎儿时期连接肺动脉与主动脉的生理性血流通道,多于出生后 24 小时内呈功能性关闭,多数婴儿在出生后 4 周左右动脉导管闭合,退化为动脉韧带。由于各种原因造成婴儿时期的动脉导管未能正常闭合的一种先天性心脏病,称为动脉导管未闭(PDA)。

【护理措施】

(一)术前护理

1.饮食指导 给予低盐、高蛋白、高热量、营养丰富、易消化饮食,婴幼儿喂养困难时,应少量多次喂养,防止呛咳、误吸,同时注意饮食卫生。

2.护理评估和辅助检查 评估患儿健康史、身体状况、营养状况等,遵医嘱协助患儿完成术前各项检查,如超声心动图、心电图、X 线检查和造影检查等,以判断其对麻醉和手术的耐受能力。

3.皮肤护理

(1)保持床单位干净整洁、无渣屑,穿棉质衣服。

(2)术前保持术区皮肤清洁、完整,修剪指(趾)甲。

4.术前准备

(1)复测体重,术区备皮,通知禁食时间,以减少胃内容物,避免误吸。

(2)遵医嘱备血,备齐术中药品、物品。

(3)术日晨遵医嘱用药,与手术室护士用 PDA 做好交接工作。

(二)术后护理

1.严格交接班 向术者、麻醉师、手术室护士了解手术方式、术中情况及用药情况,与手术室护士用 PDA 做好交接工作。

2.循环功能维护 严密监测心率、心律、血压、CVP,遵医嘱用药,观察用药后的反应。

3.呼吸道管理 保持呼吸机管道通畅,无漏气。根据血气分析结果调节呼吸机参数,保持呼吸道通畅,必要时行俯卧位通气治疗,促进痰液排出。

4.管道护理 保持胸腔闭式引流通畅,定时挤压引流管,观察并记录引流液的量、颜色、性状及水柱波动情况,防止引流管堵塞,发现异常及时通知医生。

5.神经系统监测 观察患儿意识、精神状态、瞳孔大小、对光反射及四肢肌张力等有无异常。

6.基础护理 加强生活护理,保持患儿皮肤完整性;使用约束带时,注意松紧适宜,观察约束部位皮肤血液循环情况,防止并发症的发生。

(三)健康指导

1.饮食指导 给予营养丰富、清淡、易消化饮食,控制出入量,少食钠盐,防止水钠潴留。

2.活动指导 术后早期下床活动,心功能较差者,活动要适度,根据心功能恢复情况逐渐增加活动量,但避免剧烈运动。

3.出院指导

(1)根据心功能恢复情况逐渐增加活动量,但避免剧烈运动。

(2)半年内尽量取仰卧位,以防胸骨变形。

(3)保管好门诊病历,定期复查,不适随诊。

【主要护理问题】 潜在并发症:①声音嘶哑,与术中损伤喉返神经有关。②乳糜胸,与术中损伤胸导管有关。

第九节　肺静脉畸形引流

【定义】　肺静脉畸形引流又称为肺静脉异位连接,是指全部或部分肺静脉不与左心房直接相连,而与右心房或体静脉系统连接,可分为完全型和部分型两类。

【护理措施】

（一）术前护理

1.饮食指导　给予低盐、高蛋白、高热量、营养丰富、易消化饮食,婴幼儿喂养困难时,应少量多次喂养,防止呛咳、误吸,同时注意饮食卫生。

2.用药情况　肺动脉高压重症患儿,应口服降低肺动脉高压药物、利尿剂等。

3.护理评估和辅助检查　评估患儿健康史、身体状况、营养状况等,遵医嘱协助患儿完成术前各项检查,如超声心动图、心电图、X线检查和造影检查等,以判断其对麻醉和手术的耐受能力。

4.皮肤护理

（1）保持床单位干净整洁、无渣屑,穿棉质衣服。

（2）术前保持术区皮肤清洁、完整,修剪指（趾）甲。

5.术前准备

（1）复测体重,术区备皮,通知禁食时间,以减少胃内容物,避免误吸。

（2）遵医嘱备血,备齐术中药品、物品。

（3）术日晨遵医嘱用药,与手术室护士用PDA做好交接工作。

（二）术后护理

1.严格交接班　向术者、麻醉师、手术室护士了解手术方式、术中情况及用药情况,与手术室护士用PDA做好交接工作。

2.循环功能维护　严密监测心率、心律、血压、CVP,遵医嘱用持续静脉泵泵入正性肌力药和血管扩张剂以改善心肌功能。严格控制输液速度,维持出入量基本平衡。

3.呼吸道管理　机械辅助通气,根据血气分析结果调节呼吸机参数,适当过度换气,保持呼吸道通畅,及时吸痰,吸痰过程中使患儿保持镇静,预防肺动脉高压危象的发生。拔管后给予雾化吸入,加强叩背,促进痰液排出。

4.病情观察　观察患儿有无缺氧、肺出血等可疑梗阻征象,若有及时通知医生处理。

5.管道护理　保持胸腔闭式引流通畅,定时挤压引流管,观察并记录引流液的量、颜色、性状及水柱波动情况,防止引流管堵塞,发现异常及时通知医生。

6.内环境稳定管理　严格控制出入量,维持水、电解质和酸碱平衡。

7.神经系统监测　观察患儿意识、精神状态、瞳孔大小、对光反射及四肢肌张力等有无异常。

8.基础护理　加强生活护理,保持患儿皮肤完整性;使用约束带时,注意松紧适宜,观察约束部位皮肤血液循环情况,防止并发症的发生。

（三）健康指导

1.饮食指导　给予营养丰富、清淡、易消化饮食,控制出入量,少食钠盐,防止水钠潴留。

2.活动指导　术后早期下床活动,心功能较差者,活动要适度,根据心功能恢复情况逐渐增加活动量,但避免剧烈运动。

3.服药指导　严格遵医嘱服药,注意观察药物疗效及不良反应。尤其是强心药、降压药、利尿剂,必须绝对控制剂量,按时、按疗程服用,以确保疗效。每次服用强心药前,须测量心率,婴幼儿<100次/分,儿

童<80 次/分,或有脉率紊乱者,应暂停服药。使用排钾利尿剂时需保证钾的摄入,并定期检测血清电解质。

4.出院指导

(1)根据心功能恢复情况逐渐增加活动量,但避免剧烈运动。

(2)半年内尽量取仰卧位,以防胸骨变形。

(3)保管好门诊病历,定期复诊,不适随诊。

【主要护理问题】

1.心输出量减少　与右心负荷过重、左心发育不良及术后畸形矫正不彻底有关。

2.潜在并发症　心律失常,与心肌损伤、缺氧、电解质紊乱有关。

3.清理呼吸道无效　与呼吸道分泌物较多、痰液黏稠、咳嗽无力有关。

4.气体交换受损　与肺循环侧支多有关。

第十节　主动脉缩窄

【定义】　主动脉缩窄(COA)是胸主动脉的一种先天性重度狭窄,通常发生于主动脉(峡部),相当于左锁骨下动脉或动脉导管韧带远侧,是一种可用外科治疗的高血压症。

【护理措施】

(一)术前护理

1.饮食指导　给予低盐、高蛋白、高热量、营养丰富、易消化饮食,婴幼儿喂养困难时,应少量多次喂养,防止呛咳、误吸,同时注意饮食卫生。

2.护理评估和辅助检查　评估患儿健康史、身体状况、营养状况等,遵医嘱协助患儿完成术前各项检查,如超声心动图、心电图、X线检查和造影检查等,以判断其对麻醉和手术的耐受能力。

3.皮肤护理

(1)保持床单位干净整洁、无渣屑,穿棉质衣服。

(2)术前保持术区皮肤清洁、完整,修剪指(趾)甲。

4.术前准备

(1)遵医嘱测量四肢血压,复测体重,术区备皮,通知禁食时间,以减少胃内容物,避免误吸。

(2)遵医嘱备血,备齐术中药品、物品。

(3)术日晨遵医嘱用药,与手术室护士用 PDA 做好交接工作。

(二)术后护理

1.严格交接班　向术者、麻醉师、手术室护士了解手术方式、术中情况及用药情况,与手术室护士用 PDA 做好交接工作。

2.循环功能维护

(1)严密监测心率、心律、上下肢血压,使用正性肌力药及血管扩张剂,维持循环功能稳定。

(2)术后早期易出现吻合口近端高血压,远端低血压,即上肢高血压,下肢低血压。上下肢血压压差正常应小于 10 mmHg。如果上肢血压正常,但下肢血压较低,长时间将影响肾脏的灌注导致肾脏缺血,出现肾功能不全甚至肾衰竭。

(3)密切观察足背动脉搏动情况,及早发现可能与手术相关的术后并发症,如截瘫(下肢供血不全、肢体活动差)、肾功能不全(少尿)、吻合口出血(胸腔引流液量多)以及假性动脉瘤形成(感染、发热、纵隔增宽)等。

3.呼吸道管理　机械辅助通气,密切监测呼吸机的各项参数,保持呼吸道通畅,及时吸痰,吸痰过程中使患儿保持镇静,防止躁动。拔管后定时给予雾化、拍背,以促进痰液排出。

4.管道护理　保持胸腔闭式引流通畅,定时挤压引流管,观察并记录引流液的量、颜色、性状及水柱波动情况,防止引流管堵塞,发现异常及时通知医生。

5.消化功能监测　注意观察腹胀及排便情况,发现异常及时通知医生,警惕坏死性小肠结肠炎的发生。

6.内环境稳定管理　严格控制出入量,维持水、电解质和酸碱平衡。

7.神经系统监测　观察患儿意识、精神状态、瞳孔大小、对光反射及四肢肌张力等有无异常。

8.基础护理　加强生活护理,保持患儿皮肤完整性;使用约束带时,注意松紧适宜,观察约束部位皮肤血液循环情况,防止并发症的发生。

（三）健康指导

1.饮食指导　给予营养丰富、清淡、易消化饮食,控制出入量,少食钠盐,防止水钠潴留。

2.活动指导　术后早期下床活动,心功能较差者,活动要适度,根据心功能恢复情况逐渐增加活动量,但避免剧烈运动。

3.服药指导　严格遵医嘱服药,注意观察药物疗效及不良反应。尤其是强心药、降压药、利尿剂,必须绝对控制剂量,按时、按疗程服用,以确保疗效。每次服用强心药前,须测量心率,婴幼儿<100 次/分,儿童<80 次/分,或有脉率紊乱者,应暂停服药。使用排钾利尿剂时需保证钾的摄入,并定期检测血清电解质。

4.出院指导

(1)根据心功能恢复情况逐渐增加活动量,但避免剧烈运动。

(2)半年内尽量取仰卧位,以防胸骨变形。

(3)保管好门诊病历,定期复查,不适随诊。

【主要护理问题】

1.心输出量减少　与术后畸形矫正不彻底有关。

2.清理呼吸道无效　与呼吸道分泌物多、痰液黏稠、咳嗽无力有关。

3.潜在合并症　乳糜胸,与术中损伤胸导管有关。

4.有脱管的危险　与患儿烦躁、管道固定不当有关。

第十一节　血管环畸形

【定义】　由主动脉弓发出的大血管发生分支发育异常,形成环抱气管及食管的环路血管称为血管环畸形,多数血管环畸形在婴幼儿期即形成压迫症状。当左肺动脉起源于右肺动脉,行经气管和食管之间到达左肺时,则形成肺动脉吊带。

【护理措施】

（一）术前护理

1.饮食指导　给予低盐、高蛋白、高热量、营养丰富、易消化饮食,婴幼儿喂养困难时,应少量多次喂养,防止呛咳、误吸,同时注意饮食卫生。

2.病情观察　观察患儿呼吸、面色情况,必要时给予吸氧。积极处理血管环畸形导致的呼吸窘迫、喘鸣、反复呼吸道感染及吞咽困难等。

3.护理评估和辅助检查　评估患儿健康史、身体状况、营养状况等,遵医嘱协助患儿完成术前各项检查,如超声心动图、心电图、X 线检查和造影检查等,必要时行纤维支气管镜检查明确有无气管狭窄及气管狭窄的程度,以判断患儿对麻醉和手术的耐受能力。

4.皮肤护理

(1)保持床单位干净整洁、无渣屑,穿棉质衣服。

（2）术前保持术区皮肤清洁、完整，修剪指（趾）甲。

5.术前准备

（1）遵医嘱测量四肢血压，复测体重，术区备皮，通知禁食时间，以减少胃内容物，避免误吸。

（2）遵医嘱备血，备齐术中药品、物品。

（3）术日晨遵医嘱用药，与手术室护士用PDA做好交接工作。

（二）术后护理

1.严格交接班 向术者、麻醉师、手术室护士了解手术方式、术中情况及用药情况，与手术室护士用PDA做好交接工作。

2.循环功能维护 严密监测心率、心律、血压、CVP，遵医嘱用药，观察用药后的反应。

3.呼吸道管理 机械辅助通气，密切监测呼吸机的各项参数，保持呼吸道通畅并预防肺部感染，在血管环解除后，患儿气道受压、软化程度会有所缓解。拔管后应加强肺部物理治疗，定时给予雾化、拍背，促进痰液排出。

4.管道护理 保持胸腔闭式引流通畅，定时挤压引流管，观察并记录引流液的量、颜色、性状及水柱波动情况，防止引流管堵塞，出现异常情况及时通知医生。

5.神经系统监测 观察患儿意识、精神状态、瞳孔大小、对光反射及四肢肌张力等有无异常。

6.基础护理 加强生活护理，保持患儿皮肤完整性；使用约束带时，注意松紧适宜，观察约束部位皮肤血液循环情况，防止并发症的发生。

（三）健康指导

1.饮食指导 给予营养丰富、清淡、易消化饮食，控制出入量，少食钠盐，防止水钠潴留。

2.活动指导 术后早期下床活动，心功能较差者，活动要适度，根据心功能恢复情况逐渐增加活动量，但避免剧烈运动。

3.出院指导

（1）根据心功能恢复情况逐渐增加活动量，但避免剧烈运动。

（2）半年内尽量取仰卧位，以防胸骨变形。

（3）保管好门诊病历，定期复查，不适随诊。

【主要护理问题】

1.低效性呼吸型态 与合并气管软化有关。

2.清理呼吸道无效 与呼吸道分泌物多、痰液黏稠、咳嗽无力有关。

第十二节 急性心包炎

【定义】 急性心包炎是心包膜的脏层和壁层发生急性炎症，常由细菌或病毒感染、尿毒症和外伤等多种病因引起，以感染性心包炎最为常见。超声心动图、CT或MRI检查等可对心包疾病的解剖和病理生理提供迅速、安全和有效的诊断。

【护理措施】

（一）术前护理

1.饮食指导 给予低盐、高蛋白、高热量、营养丰富、易消化饮食，婴幼儿喂养困难时，应少量多次喂养，防止呛咳、误吸，同时注意饮食卫生。

2.护理评估和辅助检查 评估患儿健康史、身体状况、营养状况等，遵医嘱协助患儿完成术前各项检查,如超声心动图、心电图、X线检查和造影检查等,以判断其对麻醉和手术的耐受能力。

3.皮肤护理

(1)保持床单位干净整洁、无渣屑,穿棉质衣服。

(2)术前保持术区皮肤清洁、完整,修剪指(趾)甲。

4.术前准备

(1)复测体重,术区备皮,通知禁食时间,以减少胃内容物,避免误吸。

(2)遵医嘱备血,备齐术中药品、物品。

(3)术日晨遵医嘱用药,佩戴手术腕带并与手术室护士用PDA做好交接工作。

(二)术后护理

1.严格交接班 向术者、麻醉师、手术室护士了解手术方式、术中情况及用药情况,与手术室护士用PDA做好交接工作。

2.循环功能维护 严密监测心率、心律、血压、CVP,遵医嘱应用血管活性药物,维持循环功能稳定。

3.呼吸道管理 保持呼吸机管道通畅,无漏气。根据血气分析结果调节呼吸机参数,保持呼吸道通畅,必要时行俯卧位通气治疗,促进痰液排出。

4.管道护理 保持胸腔闭式引流通畅,定时挤压引流管,观察并记录引流液的量、颜色、性状及水柱波动情况,防止引流管堵塞,发现异常及时通知医生。

5.内环境稳定管理 严格控制出入量,维持水、电解质和酸碱平衡。

6.神经系统监测 观察患儿意识、精神状态、瞳孔大小、对光反射及四肢肌张力等有无异常。

7.基础护理 加强生活护理,保持患儿皮肤完整性;使用约束带时,注意松紧适宜,观察约束部位皮肤血液循环情况,防止并发症的发生。

(三)健康指导

1.饮食指导 给予营养丰富、清淡、易消化饮食,控制出入量,少食钠盐,防止水钠潴留。

2.活动指导 术后早期下床活动,心功能较差者,活动要适度,根据心功能恢复情况逐渐增加活动量,但避免剧烈运动。

3.出院指导

(1)根据心功能恢复情况逐渐增加活动量,但避免剧烈运动。

(2)半年内尽量取仰卧位,以防胸骨变形。

(3)保管好门诊病历,定期复查,不适随诊。

【主要护理问题】

1.心输出量减少 与心肌收缩力减弱有关。

2.活动无耐力 与患儿心肺功能低下有关。

3.有脱管的危险 与患儿烦躁、管道固定不当有关。

第十三节 肺 囊 肿

【定义】 肺囊肿是胚胎发育障碍引起的先天性疾病,可分为支气管源性囊肿和肺实质囊肿。好发于幼年或青年,可单发或多发,一般囊壁菲薄,与支气管相通可形成液气囊肿或含气囊肿,囊肿破裂可形成气胸。

【护理措施】

(一)术前护理

1.健康指导 病房定时开窗通风,保持床单位整洁,指导并协助患儿做到"两短九洁"(头发、指(趾)甲短;头发、眼、身、口、鼻、手足、会阴、肛门、皮肤清洁),保证饮食营养卫生,预防呼吸道感染及肠道感染,指导患儿有效咳嗽,训练床上大小便。

2.护理评估和辅助检查 评估患儿健康史、身体状况、营养状况等,遵医嘱协助患儿完成术前各项检查,如超声心电图、CT、X 线检查和造影检查等,以判断其对麻醉和手术的耐受能力。

3.术前准备

(1)复测体重,术区备皮,通知禁食时间,以减少胃内容物,避免误吸。

(2)遵医嘱备齐术中药品、物品。

(3)术日晨遵医嘱用药并做好胃肠道准备,与手术室护士用 PDA 做好交接工作。

(二)术后护理

1.严格交接班 向术者、麻醉师、手术室护士了解手术方式、术中情况及用药情况,与手术室护士用 PDA 做好交接工作。

2.体位管理 患儿麻醉清醒后 6 小时给予半坐卧位,以利于伤口引流,促进康复。

3.管道护理 保持胸腔闭式引流通畅,定时挤压引流管,观察并记录引流液的量、颜色、性状及水柱波动情况,防止引流管堵塞,发现异常及时通知医生。

4.呼吸道管理 术后患儿呼吸道分泌物多时给予雾化,加强叩背,必要时吸痰;年长患儿指导其有效咳嗽、咳痰,防止肺不张。

5.运动康复 术后尽早下床活动,循序渐进,引流瓶低于胸腔水平 60~100 cm,避免液体倾斜泼洒,避免用患侧肢体提拉重物。

6.心理护理 伤口疼痛患儿可适当镇痛。

7.基础护理 加强皮肤护理、口腔护理、尿道口护理,使用约束带时,注意松紧适宜,观察约束部位皮肤血液循环情况,防止并发症的发生。

(三)健康指导

1.生活指导 保持环境整洁、空气清新,酌情开窗通风,适时增减衣物,预防感冒。做好心理护理,分散患儿注意力,缓解伤口疼痛,必要时遵医嘱应用镇痛药。

2.饮食指导 给予高蛋白、高热量、富含维生素、易消化饮食,少量多餐,注意保持口腔清洁,以增进食欲。

3.出院指导

(1)术后 3 个月避免剧烈运动,避免患侧肢体过度伸展牵拉动作,指导患儿缓慢转身,做深大呼吸或通过吹气球的方法锻炼呼吸肌,适度慢跑锻炼肺活量,训练缩唇呼吸。

(2)保管好门诊病历,定期复查,不适随诊。

【主要护理问题】

1.气体交换受损 与肺组织灌注量不足有关。

2.清理呼吸道无效 与呼吸道分泌物较多、痰液黏稠、咳嗽无力、疼痛有关。

3.潜在并发症 肺不张,与术后疼痛不敢咳嗽有关。

4.舒适度改变 疼痛,与手术、心理因素有关。

5.有感染的危险 与手术创伤、机体抵抗力下降有关。

6.有引流不畅的危险 与引流管脱出、堵塞、放置位置不当有关。

第十四节　纵隔肿瘤

【定义】 纵隔位于两侧肺之间,以胸骨和胸椎为其前后界,内有许多重要器官和组织,如大血管、气管、主支气管、心包、食管、胸腺等。因先天发育过程异常或后天性囊肿或肿瘤形成,就成为纵隔肿瘤。

【护理措施】

(一)术前护理

1. 健康指导　病房定时开窗通风,保持床单位整洁,指导并协助患儿做到"两短九洁",保证饮食营养卫生,预防呼吸道感染及肠道感染,指导患儿有效咳嗽,训练床上大小便。

2. 护理评估和辅助检查　评估患儿健康史、身体状况、营养状况等,遵医嘱协助患儿完成术前各项检查,如超声心电图、CT、X线检查和造影检查等,以判断其对麻醉和手术的耐受能力。

3. 术前准备

(1)复测体重,术区备皮,通知禁食时间,以减少胃内容物,避免误吸。

(2)遵医嘱备齐术中药品、物品。

(3)术日晨遵医嘱用药,做好胃肠道准备,与手术室护士用PDA做好交接工作。

(二)术后护理

1. 严格交接班　向术者、麻醉师、手术室护士了解手术方式、术中情况及用药情况,与手术室护士用PDA做好交接工作。

2. 体位管理　患儿麻醉清醒后6小时给予半坐卧位,嘱患儿保持安静,避免增加腹压的运动,以防伤口裂开。

3. 管道护理　保持胸腔闭式引流通畅,定时挤压引流管,观察并记录引流液的量、颜色、性状及水柱波动情况,防止引流管堵塞,发现异常及时通知医生。

(三)健康指导

1. 生活指导　保持环境整洁、空气清新,酌情开窗通风,适时增减衣物,预防感冒。做好心理护理,分散患儿注意力,缓解伤口疼痛,必要时遵医嘱应用镇痛药。

2. 饮食指导　给予高蛋白、高热量、富含维生素、易消化饮食,少量多餐,注意保持口腔清洁,以增进食欲。

3. 活动指导　鼓励患儿早期下床活动,协助其翻身、拍背,促进肺复张。

4. 出院指导

(1)半年内尽量取仰卧位,防止胸骨变形。

(2)保管好门诊病历,定期复查,不适随诊。

【主要护理问题】

1. 舒适度改变　疼痛,与肿瘤压迫及手术创伤有关。

2. 有感染的危险　与组织损伤有关。

3. 恐惧/焦虑　与害怕手术、担心疾病预后有关。

第十五节　胸腔积液

【定义】　胸腔积液指胸膜腔内有异常液体聚积,通常为因炎症、肿瘤等引起的渗出性及非炎性的漏出液,根据积液的颜色分为浆液性和血性。

【护理措施】

(一)术前护理

1. 体位管理　指导患儿取半坐卧位,以利于呼吸,呼吸困难时给予吸氧。

2. 饮食指导　鼓励患儿多饮水,给予高热量、高蛋白、富含维生素、营养丰富、易消化的流质或半流质饮食。

3. 病情观察 严密观察患儿体温,根据病情给予物理降温或药物降温。

4. 护理评估和辅助检查 评估患儿健康史、身体状况、营养状况等,遵医嘱协助患儿完成术前各项检查,如超声心电图、CT、X 线检查等,以判断其对麻醉和手术的耐受能力。

5. 皮肤护理

(1)保持床单位干净整洁、无渣屑,穿棉质衣服。

(2)术前保持术区皮肤清洁、完整,修剪指(趾)甲。

6. 术前准备

(1)复测体重,术区备皮,通知禁食时间,以减少胃内容物,避免误吸。

(2)遵医嘱备血,备齐术中药品、物品。

(3)术日晨遵医嘱用药,与手术室护士用 PDA 做好交接工作。

(二)术后护理

1. 严格交接班 向术者、麻醉师、手术室护士了解手术方式、术中情况及用药情况,与手术室护士用 PDA 做好交接工作。

2. 体位管理 患儿麻醉清醒后 6 小时给予半坐卧位,嘱患儿保持安静,避免增加腹压的运动,以防伤口裂开。

3. 管道护理 保持胸腔闭式引流通畅,定时挤压引流管,观察并记录引流液的量、颜色、性状及水柱波动情况,防止引流管堵塞,发现异常及时通知医生。

4. 严密观察生命体征 患儿体温多为 38 ℃左右,由术后吸收及炎症刺激所致,物理降温 1～3 日可恢复正常,高热者,遵医嘱给予药物降温。

(三)健康指导

1. 生活指导 保持环境整洁、空气清新,酌情开窗通风,适时增减衣物,预防感冒。做好心理护理,分散患儿注意力,缓解伤口疼痛,必要时遵医嘱应用镇痛药。

2. 饮食指导 给予高蛋白、高热量、富含维生素、易消化饮食,少量多餐,注意保持口腔清洁,以增进食欲。

3. 活动指导 鼓励患儿早期下床活动,协助其翻身、拍背,促进肺复张。

4. 出院指导

(1)半年内尽量取仰卧位,防止胸骨变形。

(2)保管好门诊病历,定期复查,不适随诊。

【主要护理问题】

1. 有引流不畅的危险 与引流管脱出、堵塞、放置位置不当有关。

2. 体温过高 与结核、感染、恶性肿瘤有关。

3. 营养失调:低于机体需要量 与机体消耗过大、引流液多、患恶性肿瘤有关。

第十六节 漏 斗 胸

【定义】 漏斗胸(又称胸骨凹陷)是最常见的先天性胸骨畸形,指胸骨、肋软骨及部分肋骨向背侧凹陷畸形,呈漏斗状。

【护理措施】

(一)术前护理

1. 健康指导 病房定时开窗通风,保持床单位整洁,指导并协助患儿做到"两短九洁",保证饮食营养卫生,预防呼吸道感染及肠道感染,行深呼吸训练,以增加患儿的呼吸肌强度。指导患儿进行腹式呼吸,缩唇呼吸训练,改善通气功能。

2.心理护理 及时同患儿及其家属进行沟通,了解患儿的心理状况,配合医生进行疾病相关知识宣教。根据不同患儿的年龄和心理特点,讲解手术的必要性、简要过程和术后效果。

3.营养支持 因胸骨压迫心、肺、食管,部分患儿发育迟缓,体质瘦弱,易发生呼吸道感染,进食后有食物反流现象。术前要评估患儿的营养状况,指导患儿进高蛋白、高热量、富含维生素饮食,如肉类、蛋类、奶类、新鲜水果和蔬菜。

4.护理评估和辅助检查 评估患儿健康史、身体状况、营养状况等,遵医嘱协助患儿完成术前各项检查,如超声心电图、CT、X线检查等,以判断其对麻醉和手术的耐受能力。

5.皮肤护理

(1)保持床单位干净整洁、无渣屑,穿棉质衣服。

(2)术前保持术区皮肤清洁、完整,无毛发及破损,修剪指(趾)甲。

6.术前准备

(1)复测体重,术区备皮,通知禁食时间,以减少胃内容物,避免误吸。

(2)遵医嘱备血,备齐术中药品、物品。

(3)术日晨遵医嘱用药,与手术室护士用PDA做好交接工作。

(二)术后护理

1.严格交接班 向术者、麻醉师、手术室护士了解手术方法、术中情况及用药情况,与手术室护士用PDA做好交接工作。

2.体位管理 全麻未清醒时,患儿取仰卧位,头偏向一侧,肩下垫一软枕,保持呼吸道通畅。麻醉清醒、生命体征平稳6小时后取半坐卧位,以利于呼吸和引流。尽量不要托起患儿,以免触及胸腰部,影响矫正效果。术后3日保持仰卧位,年长患儿可枕一薄枕,盖被应轻薄,避免胸部负重。同时严禁翻身侧卧,以防胸廓受压变形。

3.管道及伤口护理 妥善固定引流管,防止受压扭曲,并定时挤压引流管,保持引流管通畅,观察引流液的量及性状。观察伤口有无渗血、渗液,周围皮肤有无皮下气肿,如有异常及时通知医生。

4.饮食护理 患儿术后当日禁饮禁食,无腹胀、恶心、呕吐者次日可进食,一般先进流质、半流质饮食,逐渐过渡到正常饮食。多摄入营养丰富的肉类、蛋类、奶类及新鲜水果和蔬菜,防止便秘。

5.心理护理 安慰和鼓励患儿,使其树立战胜疾病的信心,消除其焦虑、恐惧心理。分散患儿注意力,缓解伤口疼痛,必要时遵医嘱应用镇痛药。

6.皮肤护理 保持床单位平整、清洁干燥,定时按摩受压部位,防止压疮。

(三)健康指导

1.活动指导 注意姿势、体位,不翻滚,少屈曲,平时站立、行走要保持胸背挺直。避免碰撞伤口及周围,避免外伤、剧烈运动使支架移动影响手术效果或损伤血管及周围组织。一般术后2~4周可以正常上学及工作,1个月内保持背部伸直的良好姿势,避免持重物(包括较重的书包),1个月复查后可以进行常规活动。术后2个月内不宜弯腰搬重物,不翻滚,不突然扭动上身。术后3个月内尽量不进行剧烈运动,避免身体接触性运动,之后可逐渐恢复正常运动。

2.睡眠指导 睡觉尽量仰卧,伤口完全愈合后方可洗澡,避免做核磁共振检查。

3.疼痛指导 术后出现胸部疼痛,主要是胸壁内植入物引起的疼痛和胸交感神经切断痛。指导并教会患儿采用放松训练、注意力分散法和体位辅助方式增强舒适感等,对减轻疼痛、促进恢复有较好的效果。

4.出院指导

(1)保管好门诊病历,定期复查评估胸壁的矫形效果,取支架前尽量不要进行对抗性运动。坚持适当扩胸、增加肺活量的运动,术后1~2年取出体内留置钢板。

(2)如出现外伤、呼吸困难、伤口周围局部突然凸起,有钢板移位可能时,应立即复诊,拍胸部正侧位 X 线片。

【主要护理问题】

1.恐惧/焦虑 与缺乏相关专业知识、害怕手术、担心疾病预后有关。

2.潜在并发症 肺不张,与术后伤口疼痛,不敢咳嗽有关。

3.舒适度改变 疼痛,与手术创伤及体内置物有关。

4.有皮肤完整性受损的危险 与长期卧床、局部受压有关。

5.营养失调:低于机体需要量 与胸骨长期压迫心、肺、食管致发育迟缓,体质瘦弱有关。

第十七节 膈 疝

【定义】 先天性膈疝为膈肌发育不良致腹内脏器从膈肌缺损或薄弱部分进入胸腔的疾病,按其发生部位可分为胸腹裂孔疝、食管裂孔疝及胸骨后疝。

【护理措施】

(一)术前护理

1.环境与休息 定期开窗通风,预防感冒,避免术后咳嗽增加腹压而使膈肌修补口破裂。指导患儿有效咳嗽,训练床上大小便。

2.饮食护理 给予高蛋白、高热量、营养丰富、易消化饮食,呕吐频繁者,遵医嘱行胃肠减压,注意观察胃液的颜色、性状及量。

3.护理评估和辅助检查 评估患儿健康史、身体状况、营养状况等,遵医嘱协助患儿完成术前各项检查,如心电图、CT、X 线检查和造影检查等,以判断其对麻醉和手术的耐受能力。

4.皮肤护理

(1)保持床单位干净整洁、无渣屑,穿棉质衣服。

(2)术前保持术区皮肤清洁、完整,修剪指(趾)甲。

5.术前准备

(1)复测体重,术区备皮,通知禁食时间,以减少胃内容物,避免误吸。

(2)遵医嘱备齐术中药品、物品。

(3)术日晨遵医嘱用药,做好胃肠道准备,与手术室护士用 PDA 做好交接工作。

(二)术后护理

1.严格交接班 向术者、麻醉师、手术室护士了解手术方式、术中情况及用药情况,与手术室护士用 PDA 做好交接工作。

2.体位管理 患儿麻醉清醒后 6 小时给予半坐卧位,以利于引流,减轻腹部张力;嘱患儿保持安静,避免增加腹压的运动,以防伤口裂开,必要时遵医嘱使用镇静剂。

3.管道护理

(1)术后留置胃管,严防胃管脱出。保持胃肠减压通畅,观察并记录 24 小时引流物的颜色、性状及量。

(2)保持胸腔闭式引流通畅,妥善固定引流管,观察引流液的颜色、性状及量,发现异常及时通知医生处理。

4.饮食护理 观察有无呕吐、腹胀。患儿术后当日禁饮禁食,无腹胀、恶心、呕吐者术后第 3 日可进食,一般先进流质、半流质饮食,并逐渐过渡到正常饮食。

5.心理护理 安慰和鼓励患儿,使其树立战胜疾病的信心,减少或消除焦虑、恐惧心理。分散患儿注意力,缓解其伤口疼痛,必要时遵医嘱应用镇痛药。

（三）健康指导

1.生活指导 保持环境整洁、空气清新,酌情开窗通风,适时增减衣物,预防感冒。

2.饮食指导 少量多次进食,观察患儿有无呕吐、腹胀,呕吐频繁时暂禁食。

3.活动指导

(1)鼓励患儿早期下床活动,助其翻身、拍背,促进肺复张。

(2)下床活动时,引流瓶的位置应低于膝盖且保持平稳,外出检查前须将引流管夹闭。

4.出院指导

(1)半年内尽量取仰卧位,防止胸骨变形。

(2)保管好门诊病历,定期复查,不适随诊。

【主要护理问题】

1.清理呼吸道无效 与呼吸道分泌物多、痰液黏稠、咳嗽无力、气管插管有关。

2.舒适度改变 疼痛,与手术创伤、心理因素有关。

3.有感染的危险 与手术创伤、机体抵抗力下降有关。

4.潜在并发症 肺不张,与长期卧床有关。

5.有引流不畅的危险 与引流管脱出、堵塞、放置位置不当有关。

第十八节　术后低心输出量综合征

【定义】 术后低心输出量综合征(又称低心排综合征)是一组以心输出量下降,外周脏器灌注不足为特点的临床综合征,心脏外科术后多见,且在各种疾病导致心功能障碍时均可出现。

【风险评估】

1.病情评估

(1)生命体征:低血压[平均动脉压<60 mmHg];心动过速(心率>90 次/分)。

(2)血气分析评估:代谢性酸中毒(pH<7.4,乳酸>3.0 moL/L,碱剩余<−2 mmol/L);混合静脉血氧饱和度(SvO_2)<65%。

(3)循环系统评估:皮肤苍白、潮湿,肢体末梢湿冷,少尿[尿量<1 mL/(kg·h)]。

2.并发症风险评估 评估患儿是否发生心脏压塞、电解质紊乱、心律失常、体循环阻力增高、血容量不足、吻合口不畅等情况。

3.护理并发症的风险评估

(1)特殊药物外渗引起静脉炎。

(2)各种护理风险评估:选择合适的风险评估工具,并结合患儿病情,当班内完成压疮风险评估量表(Braden-Q 量表);儿童疼痛行为评估量表;Humpty Dumpty 跌倒/坠床评估量表;住院患儿营养风险筛查与测评表;护理安全评估表;住院患儿身体约束用具评估表。根据评估风险等级,制订相关护理措施,病情变化时需再次评估。

4.心理状况评估 评估患儿的心理状况;患儿及其家属是否了解术后康复的相关知识;了解患儿的家庭情况、社会支持情况。

【护理常规及安全防范措施】

1.体位和活动管理 患儿取仰卧位,限制活动。

2.病情观察 监测患儿意识、生命体征、微循环、尿量及引流液的颜色、性状、量的变化。

3.循环功能维护 严格控制输液速度,准确记录出入量,严密观察血管活性药物使用后的效果,维持合适的血压及中心静脉压,使用无创血流动力学监测患儿心功能情况。

4. 维持呼吸功能 呼吸机辅助呼吸,可适当使用镇静剂和肌松剂。及时清理呼吸道分泌物,避免气道压力过高。

5. 管道护理 严密观察心包、纵隔及胸腔引流管的引流量、颜色、有无血凝块等,定时挤压引流管,防止血液瘀积导致心脏压塞。术后若每小时引流量 200 mL 以上持续 3 小时,或引流量突然减少,但中心静脉压升高、血压下降应考虑心脏压塞可能。

6. 基础护理 预防压疮、坠积性肺炎的发生,保持大便通畅,给予营养支持。

7. 心理护理 向患儿及其家属解释术后注意事项,给予患儿及其家属心理支持。

8. 用药安全

(1)洋地黄制剂:每次使用洋地黄前须测量脉搏,必要时听心率。婴儿心率<100 次/分,幼儿心率<80 次/分,年长儿心率<60 次/分需暂停用药并通知医生。洋地黄中毒最常见症状是心律失常,其次为恶心、呕吐等胃肠道反应。洋地黄中毒时应立即停用洋地黄和利尿剂,同时补充钾盐。

(2)利尿剂:根据利尿剂的作用时间安排给药,尽量在清晨或上午给药,以免夜间多次排尿影响睡眠。定时监测体重及记录尿量,观察水肿变化。用药期间进含钾丰富的食物,如柑橘、牛奶、菠菜、豆类等。观察患儿有无乏力、精神萎靡、表情淡漠等水、电解质紊乱的表现。

(3)磷酸二酯酶抑制剂:合用强利尿剂时,易引起水、电解质紊乱;与呋塞米混合立即产生沉淀,应避免与呋塞米在同一静脉通道应用。

9. 预防深静脉血栓形成 无论风险程度如何,所有患儿均应采取基本预防措施。对患儿及其家属加强健康宣教,术后麻醉清醒或制动者尽早开始下肢主动或被动活动如踝泵运动、下肢按摩等;尽早下床活动;避免脱水,保证有效循环血量;有创操作动作应轻柔精细,尽量微创。

10. 预防压疮 病情允许时可协助患儿改变体位,指导患儿家属按摩患儿骨隆突处,防止压疮形成。

11. 预防误吸 少量多餐,避免呛咳。喂奶时应注意观察患儿吸吮力、面色、呼吸状态,有无呛咳、恶心、呕吐等。喂奶后协助患儿取右侧卧位,并床头抬高 30°,以防发生误吸。

12. 预防跌倒/坠床 评估患儿跌倒/坠床的危险因素,观察患儿有无头晕、晕厥发生。床头放置防跌倒警示标识,指导患儿家属拉起床栏,加强巡视。

【应急预案】

(1)行血气分析检查,根据血气分析结果,遵医嘱纠正电解质紊乱。

(2)合理增加血容量,遵医嘱输血或补液,增加心脏前负荷。

(3)合理使用血管活性药物,增强心肌收缩力,增加心输出量。减低左心后负荷,适量使用血管扩张剂。

(4)必要时行床边彩超及 X 线检查,了解心脏矫形后的血流动力学及心影大小等情况。如为心脏压塞,立即紧急开胸止血。

(5)严密监测生命体征及用药后的疗效,做好记录。

【技术规范】

1. 中心静脉压监测技术规范

(1)保持管道系统的正确连接,管道系统长度适宜,管腔内无气泡。

(2)间断测量中心静脉压时,按照深静脉置管规范要求进行冲封管。

(3)传感器位置正确。

(4)于患儿平静时进行测量。

2. 心电监护仪使用技术规范

(1)密切观察心电图波形,及时处理干扰及电极片脱落。

(2)正确设定报警界线,不能关闭报警声音。

(3)定期观察患儿粘贴电极片处的皮肤情况,定时更换电极片,防止局部皮肤受损。

3. 吸氧护理技术规范

(1)根据医嘱调节氧流量,做好患儿及其家属的健康教育。

(2)保持呼吸道通畅,注意气道湿化。

(3)对于持续吸氧的患儿,注意保持管道通畅,无弯折、分泌物堵塞或扭曲,防止吸氧管滑脱。

4. 输液泵使用技术规范

(1)正确设定输液速度及其他必需参数,防止设定错误延误治疗。

(2)护士应随时查看输液泵的工作状态,及时排除报警故障,防止液体输入失控。

(3)注意观察穿刺部位皮肤情况,防止液体外渗,出现外渗时及时给予相应的处理。

5. 血管活性药物静脉输注规范

(1)宜使用注射泵输注血管活性药物。选择中心静脉通道输注。

(2)根据医嘱调节血管活性药物的用量,观察用药后患儿血压、心率、心律、末梢循环、尿量及不良反应。

(3)调整药液或剂量时,均应记录药物的名称、剂量、浓度、更换时间,患儿血压、心率、心律等。

(4)应严密观察穿刺部位皮肤情况,出现药液渗出/外渗时,应遵循《静脉治疗护理技术操作标准》(WS/T 433—2023)的规定进行处置。

参 考 文 献

[1] 崔焱,张玉侠.儿科护理学[M].7 版.北京:人民卫生出版社,2021.

[2] 李乐之,路潜.外科护理学[M].7 版.北京:人民卫生出版社,2021.

[3] 丁文祥,苏肇伉.现代小儿心脏外科学[M].济南:山东科学技术出版社,2013.

[4] 王旭.阜外小儿心脏围术期重症监护手册[M].北京:人民军医出版社,2011.

[5] 张明杰,徐卓明.《中国肺动脉高压诊断与治疗指南(2021 版)》解读——儿童肺动脉高压[J].中国实用内科杂志,2022,42(3):206-209.

[6] 丁文祥,苏肇伉.小儿心脏外科重症监护手册[M].上海:上海世界图书出版公司,2009.

[7] 杜雨,张海涛.低心排血量综合征中国专家共识解读[J].中国循环杂志,2018,33(S2):84-88.

[8] 张静秋,向军,何玲,等.心内直视术后低心排综合征的护理[J].全科护理,2017,15(11):1337-1339.

[9] 王辉山,李守军.先天性心脏病外科治疗中国专家共识(十):法洛四联症[J].中国胸心血管外科临床杂志,2020,27(11):1247-1254.

[10] 王雪菲,彭淑华,邹永光.临床危重患者护理常规及应急抢救流程[M].武汉:华中科技大学出版社,2022.

[11] 邵小平,杨丽娟,叶向红,等.实用急危重症护理技术规范[M].2 版.上海:上海科学技术出版社,2020.

第三篇　新生儿部分

第二十四章　新生儿内科疾病护理常规

第一节　一般护理常规

1. 环境与休息　保持病室环境舒适、安静、整洁,视天气情况每日开窗通风 2 次,每次 15~30 分钟,通风时避免空气对流,注意患儿保暖,室温维持在 22~24 ℃,相对湿度维持在 55%~65%。每张病床占地面积为 3 m²,床间距离为 1 m 以上。

2. 饮食护理　根据病情需要,进行母乳喂养、人工喂养、胃管喂养或肠外营养。喂奶时使患儿头偏向一侧,一般采取右侧卧位,喂奶后记录入量。每周测 2 次体重,极低体重儿和中心静脉置管儿每日监测体重,每周测头围、身长 1 次。

3. 卧位管理　床头抬高 15°~30°,保证头、颈、胸在同一斜面,更换体位时动作应轻柔。

4. 皮肤护理　做好皮肤黏膜护理,注意保持皮肤皱褶处清洁干燥。根据病情每日沐浴或擦浴 1 次。脐部未脱落者,注意保持局部清洁干燥,避免大小便污染。每日清洁口腔。

5. 排泄护理　给患儿使用透气性好的纸尿裤,便后及时更换,并涂上护臀油,防止臀红,记录大小便次数、量。

6. 发热护理　正常腋温范围为 36~37.3 ℃,体温升高时应及时减少衣物和包被,体温超过 39 ℃时及时给予物理降温并定时复测体温。

7. 心理护理　为患儿提供发展性照顾,满足其心理需求,采取家庭参与式护理模式,缓解患儿家属焦虑及紧张情绪,为患儿家属提供帮助,促进患儿康复。

8. 消毒隔离

(1)工作人员严格执行医院手卫生管理制度,各种治疗护理前后严格洗手或正确使用快速手消毒剂。

(2)腹泻、皮肤感染性疾病、多重耐药感染的患儿应立即采取隔离措施,避免交叉感染。

(3)患儿出院后及时进行终末消毒。

第二节　重症新生儿护理常规

1. 一般护理　同新生儿一般护理常规。

2. 入院护理 当重症新生儿入院时,应根据患儿的病情准备辐射台或暖箱,放置于重症抢救区域,根据病情提供各种生命脏器功能状态的监护及抢救设备。

3. 人员管理 由具备资质的责任护士负责患儿的各项治疗护理,配合医生进行抢救工作。

4. 床边监护 进行 24 小时床边监护,监测患儿生命体征及病情变化。若发现异常,及时与医生联系,并做好各项护理记录。

5. 温湿度管理 保持合适的温湿度,监测患儿体温,遵医嘱使用辐射台或暖箱保暖,观察仪器的工作情况,根据新生儿的体温、体重、胎龄等及时调节温湿度。

6. 呼吸机管理 使用呼吸机辅助通气时,设置好呼吸机参数,注意呼吸机的工作状态,当呼吸机报警时,及时检查患儿、呼吸机管道、气源等,并做出相应的处理。

7. 气道管理 严格做好气道管理,保持呼吸道通畅,注意更换体位,必要时翻身、拍背,及时清除呼吸道分泌物。

8. 监护仪管理 对于使用监护仪的患儿,注意监护仪的工作情况,经常更换探头位置,注意皮肤保护,防止产生压疮。

9. 营养管理 按时按量喂养,喂养前观察腹胀情况。胃管喂养时禁快速推入,注意胃内残留量,如有异常,及时与医生联系。对于无法经胃肠喂养的患儿,及时给予肠外营养,注意保护血管,避免外渗,并根据静脉营养液的成分采取避光措施。

10. 血糖管理 遵医嘱监测血糖,控制输液速度,使用微量泵并观察仪器工作情况。

11. 大小便管理 观察患儿的大小便情况,监测 24 小时尿量,如出现血便、特殊气味等及时向医生汇报。

12. 用药护理 及时准确给予药物治疗,严密观察药物的作用及副作用。

第三节 早 产 儿

【定义】 早产儿(preterm infant)指胎龄超过 28 周,但不足 37 周的新生儿。胎龄越小、体重越低,死亡率越高。死亡的主要原因为围产期窒息、颅内出血、新生儿呼吸窘迫综合征、肺出血、新生儿硬肿病、呼吸暂停、新生儿坏死性小肠结肠炎及各种感染等。

【护理措施】

1. 温湿度管理 室温控制在 24~26 ℃,相对湿度控制在 55%~65%。在对早产儿进行暴露性操作时,如静脉置管,需在远红外辐射台上进行。病情危重需置于辐射台观察时,覆盖塑料薄膜以减少不显性失水,尽早入暖箱内保暖,给予适中温度。暖箱相对湿度一般为 60%~80%,胎龄越小和出生体重越低,暖箱相对湿度越高。早产儿用品均需预热后方可使用。

2. 体位管理 定时更换体位,注意保持身体中线位,避免颈部屈曲或过度仰伸,避免气道受阻。研究表明俯卧位可以改善动脉血氧分压(PaO$_2$)和肺顺应性,增加潮气量,降低能量消耗,增加胸廓的协调性,减少呼吸暂停发作。

3. 氧疗管理 氧疗时维持血氧饱和度(SpO$_2$)在 88%~93%,不宜超过 95%。氧气浓度以控制在 40%以下为宜,如需要高浓度氧疗应该升级氧疗方式。PaO$_2$ 维持在 50~70 mmHg(6.67~9.33 kPa),注意避免长时间高浓度吸氧造成不良反应。

4. 早产儿生后给予肺表面活性物质(PS) 可防止或减轻新生儿呼吸窘迫综合征。发生呼吸暂停时立即弹足底、托背刺激恢复自主呼吸,必要时进行复苏气囊加压给氧处理,频繁发作(>3 次/小时)应考虑持续气道正压通气(CPAP)、气管插管辅助呼吸及使用呼吸兴奋剂。

5. 营养管理 合理营养供给,对提高早产儿的存活率至关重要,其理想的营养状态是生长速度达到宫内生长曲线,又不损伤其消化系统。早期喂养可防止低血糖及高胆红素血症,可缩短生理性体重下降的时间。母乳是早产儿最适宜的食物。若因母乳不足或某种原因不能母乳喂养,可采取混合喂养或人工喂养。长期住院患儿应及早建立外周中心静脉导管(PICC),保护血管,保证静脉营养液及时、准确应用。监测血糖波动情况,维持血糖的稳定。准确记录出入量,监测体重,了解生长发育情况。

6.喂养方式 喂养方式最好为经口喂养,但早产儿的吸吮-呼吸-吞咽不协调,应评估其喂养能力后开始安全的经口喂养,并采取适宜的喂养技术,如间断喂养、体位支撑、下颌支撑等。喂奶时和喂奶后采取斜坡卧位和右侧卧位,以减少胃食管反流。吸吮能力差和吞咽不协调者可采用鼻饲喂养。

7.预防感染 严格遵守手卫生制度,实行保护性隔离措施,诊疗用品和生活用品专人专用,预防院内感染,合理使用抗生素。

8.脑损伤的防治 早产儿脑损伤早期无明显临床表现,需加强病情观察。维持体温、血氧、血糖、血压(颅内压)、血气的稳定,操作集中进行,控制输液速度和输液量,尽量减少创伤性操作,避免血浆渗透压升高等措施维,持早产儿内外环境的稳定,改善脑循环,减少颅内出血和脑白质的损伤。

9.发育支持护理 给予早产儿发育支持护理,减少声、光、疼痛等不良刺激,暖箱外罩遮光布,保障早产儿睡眠,减少干扰,模拟子宫环境。在病情稳定的情况下给予早产儿抚触、婴儿体操等良性刺激,刺激早产儿感觉器官的发育,促进其生理成长和神经系统反应。鼓励父母参与早产儿护理。

10.病情观察

(1)呼吸的观察:监测呼吸、SpO_2、动脉血气等。观察呼吸频率、节律的改变。

(2)喂养耐受的观察:观察呕吐、腹胀、排便情况,鼻饲患儿注意观察胃排空情况,以及全身感染表现。

11.用药护理 枸橼酸咖啡因首次负荷量为 20 mg/kg,12 小时后给予维持量,5 mg/kg,每日 1 次,缓慢静脉滴注 30 分钟。常见的不良反应为输注部位静脉炎,如长期使用可抑制促红细胞生成素的合成,导致贫血。

12.出院指导

(1)指导患儿家属为患儿进行正确的保温:既要防止低温,也要防止捂热。室内适当通风,保持适宜的温湿度。

(2)安全喂养:尽量母乳喂养,告知正确的喂养姿势。如为人工喂养,正确选择适合患儿的配方奶并按要求正确配制。注意奶具消毒。根据医嘱补充维生素 A、维生素 D、钙、铁等。

(3)预防感染:注意患儿个人卫生,定时沐浴,加强皮肤护理,减少人员探视。

(4)门诊随访:进行生长发育评估,及时调整喂养和早期家庭干预方案,促进健康。生后 4～6 周行眼底检查,以便及时发现并治疗早产儿视网膜病。

【主要护理问题】

1.不能维持自主呼吸 与呼吸中枢及肺部发育不成熟有关。

2.疼痛 与各种侵入性操作有关。

3.有体温改变的危险 与体温调节功能不完善、体表面积相对较大、产热少有关。

4.有感染的危险 与免疫功能低下有关。

5.有受伤的危险 与没有自我防卫能力有关。

第四节 新生儿黄疸

【定义】 新生儿黄疸又称高胆红素血症,是由新生儿期血清胆红素浓度升高而引起皮肤、巩膜等黄染的临床现象。

【护理措施】 杜绝一切能加重黄疸,诱发胆红素脑病的因素。

1. 保暖　维持体温在 36～37 ℃,避免低体温时游离脂肪酸过高与胆红素竞争和白蛋白的结合。

2. 尽早开奶　通过刺激肠蠕动促进大便的排出,同时有利于肠道正常菌群的建立,减少胆红素的肝肠循环。

3. 病情观察

(1)监测体温、血糖、SpO_2。

(2)观察皮肤、巩膜黄染程度,大小便颜色。

(3)注意有无拒食、嗜睡、肌张力减退等胆红素脑病的早期表现。

4. 光疗护理

(1)光疗前检查光疗设备,剪短指(趾)甲,检查全身皮肤,可用纸尿裤遮挡生殖器,眼罩遮挡保护眼部。

(2)光疗中密切观察患儿体温变化,使体温保持在 36.3～37 ℃,并根据体温调节蓝光箱温度;体温高于38.5 ℃时应暂停光疗,待体温恢复正常后再继续光疗。

(3)注意补充水分,遵医嘱静脉输液及喂奶,保证营养及水分供给。

(4)及时安抚患儿,减少哭闹;加强皮肤护理,避免皮肤损伤,必要时帮患儿戴手套及脚套以保护手足。

(5)观察患儿有无呼吸暂停、烦躁、嗜睡、腹胀、腹泻、皮疹、高热等,发现异常及时通知医生处理。

(6)光疗停止后,检查患儿皮肤是否完整及黄疸消退情况。

5. 出院指导

(1)用药指导:指导患儿家属用药的方法,注意观察药物反应。

(2)复查:疑有胆红素脑病或已确诊胆红素脑病,应加强神经系统方面的随访,以便尽早开始康复治疗。

(3)就诊如出现以下情况:黄疸时间较长,足月儿大于 2 周,早产儿大于 4 周,黄疸消退或减轻后又再次出现或加重。大便颜色淡黄或发白甚至呈陶土色,尿色变黄或呈茶色,或者皮肤再次出现瘀斑、瘀点或大便变黑等,应引起重视,及时就诊。

(4)提倡母乳喂养,可按需喂养,若为葡萄糖-6-磷酸脱氢酶(G6PD)缺乏者,乳母和患儿忌食蚕豆及其制品。母乳性黄疸,若黄疸为 15～20 mg/dL,可暂停母乳喂养 72 小时。

(5)溶血症患儿母亲如再次妊娠,需做好产前监测与处理。

第五节　新生儿窒息

【定义】　新生儿窒息(neonatal asphyxia)指由于产前、产时或产后的各种病因使新生儿出生后不能建立正常呼吸,引起缺氧并导致全身多脏器损害的状态,是围产期新生儿死亡和致残的主要原因之一。

【护理措施】

(1)正确复苏,熟练掌握复苏程序。

(2)复苏后护理:保证营养供给,预防感染,合理保暖或使用亚低温治疗。

(3)进一步给予高级生命支持。

(4)病情观察:监测生命体征,观察重要脏器受损表现。

(5)出院指导。

①出院后定期随访,必要时于神经内科就诊。

②观察患儿运动感觉神经发育情况,指导患儿家属进行抚触等帮助患儿生长发育的措施。

【主要护理问题】

1. 自主呼吸障碍 与缺氧引起呼吸中枢抑制有关。

2. 体温过低 与缺氧、产热少、环境温度低有关。

3. 焦虑 与患儿病情危重及患儿家属担心预后不良有关。

第六节 新生儿肺炎

【定义】 新生儿肺炎(neonatal pneumonia)是新生儿期最常见的疾病,也是引起新生儿死亡的重要病因。围产期病死率可达 5%～20%,可发生于宫内、分娩过程中或出生后,由细菌、病毒或真菌等不同病原体引起。

【护理措施】

1. 保持呼吸道通畅 协助患儿取侧卧位,及时清理呼吸道分泌物,观察痰液性状及量。遵医嘱给予超声雾化及吸氧,发生呛咳或呼吸困难等及时通知医生。

2. 合理喂养 经口喂养时要有耐心,注意避免呛咳和溢奶,如病情严重应采取鼻饲。控制奶量,可少量多次喂养,以减少反流。喂奶后抬高床头并取右侧卧位。

3. 建立静脉通道 按治疗方案合理安排输液顺序,液体量准确,用输液泵控制速度,避免出现心力衰竭、肺水肿。

4. 维持体温稳定 室内温度保持在 24～26 ℃,相对湿度保持在 55%～65%,体温过低者及时进行保暖,体温过高者及时进行物理降温,半小时后复测体温。

5. 使用呼吸机患儿的护理 监测血气分析结果,做好呼吸机管理,预防呼吸机相关性肺炎(VAP)的发生,防止气管导管脱出,及时处理呼吸机报警,保持气道通畅等。吸痰时如出现血性分泌物应及时通知医生。

6. 维持有效呼吸 随时观察患儿呼吸情况,出现呼吸困难等缺氧症状时及时给予吸氧。

7. 对症护理及用药护理 做好患儿各项基础护理,如臀部护理、口腔护理、脐部护理等。观察特殊药物的不良反应并及时通知医生。

8. 病情观察

(1)呼吸系统症状:观察有无呼吸浅促、点头呼吸、鼻翼扇动、发绀、三凹征等表现。监测呼吸频率、节律、SpO_2、血气分析等。

(2)其他症状:观察精神反应、喂养情况、24 小时出入量等。

9. 出院指导

(1)合理喂养,选择合适的奶嘴,避免呛奶、误吸。

(2)观察呼吸频率、节律、面色有无发绀。

(3)出院后,避免患儿周围人员聚集,减少交叉感染。

(4)产妇如伴呼吸道感染,出院后必须戴口罩,以免感染患儿。

(5)如有不适,及时就诊。

【主要护理问题】

1. 清理呼吸道无效 与呼吸急促、患儿咳嗽反射功能不良及无力排痰有关。

2. 气体交换受损 与肺部炎症有关。

3. 体温调节无效 与感染后机体免疫反应有关。

4. 营养失调:低于机体需要量 与摄入困难、消耗增加有关。

第七节　新生儿腹泻

【定义】　新生儿腹泻是一种多病原菌、多因素引起的消化道疾病。以大便次数增多，大便性状改变为特点。常见病因为新生儿消化系统发育不成熟、机体防御能力差、人工喂养、肠道内外感染以及肠道菌群紊乱等。

【护理措施】

1. 预防感染　做好床边隔离，落实手卫生。

2. 维持水、电解质平衡　根据病情选择口服或静脉补液。严格记录 24 小时出入量。

3. 密切观察病情　维持体温稳定，观察有无代谢性酸中毒、低钾血症、脱水等不良反应，判断脱水程度，观察大小便情况。

4. 用药护理　遵医嘱使用抗生素，补充微量元素和维生素。

5. 合理喂养　根据患儿病情合理安排饮食，促进消化功能恢复。

6. 臀部护理　选用柔软的纸尿裤，勤更换，保持臀部干燥，局部臀红患儿涂抹护臀霜。

7. 健康教育　指导患儿家属合理喂养，注意饮食卫生以及餐具消毒；注意患儿保暖，防止受凉或者捂热；出院患儿遵医嘱服药，定期复诊。

8. 病情观察

(1) 观察大便次数、性状、量并准确记录。

(2) 观察尿量，准确记录出入量，及时告知医生以调整补液方案。

(3) 观察生命体征、面色、精神反应，注意有无脱水征。

9. 出院指导

(1) 出院后逐步转奶。

(2) 注意饮食卫生，奶具等每日清洁、煮沸消毒。

(3) 注意患儿腹部保暖，避免受凉。

【主要护理问题】

1. 体液不足　与排泄过多及摄入减少有关。

2. 体温过高　与肠道感染有关。

3. 有皮肤完整性受损的危险　与大便次数增多，刺激臀部皮肤有关。

4. 营养失调：低于机体需要量　与摄入减少及腹泻、呕吐丢失营养物质过多有关。

5. 知识缺乏　患儿家属缺乏饮食卫生及腹泻患儿护理知识。

第八节　新生儿缺氧缺血性脑病

【定义】　新生儿缺氧缺血性脑病(hypoxic-ischaemic encephalopathy of newborn，HIE)是指足月和近足月新生儿由于围产期缺氧导致的急性脑损害，在临床上表现出一系列神经功能异常，病情危重的新生儿可留有不同程度神经系统后遗症。

【护理措施】

1. 神经状态评估　高危儿生后 6 小时内每小时进行神经状态评估并记录脑病严重程度，可评为轻度、中度或重度脑病。对患儿进行个体化管理，符合亚低温治疗指征的患儿可采取亚低温治疗，以保护脑细胞。

2.维持各脏器血液灌流 使心率和血压保持在正常范围,防止低血压。维持平均动脉压在 35 mmHg 以上。遵医嘱使用多巴胺,如效果不佳,可加用多巴酚丁胺及营养心肌药,增加患儿的心输出量。

3.保持呼吸道通畅 选择合适的给氧方式。机械通气时维持良好的通气换气功能,24 小时之内使血气分析达到正常范围。

4.维持血糖 维持血糖在正常高值(5.0 mmol/L),以保证神经细胞代谢所需能量;及时监测血糖,保证热量摄入,必要时可给予肠外营养。

5.控制惊厥 首选苯巴比妥,根据临床诊治及脑电图结果增加其他抗惊厥药,如苯妥英钠、10%水合氯醛、地西泮等。应用多种抗惊厥药时,可明显抑制呼吸,应密切观察呼吸情况。

6.降低颅内压 颅内压增高时,可应用甘露醇(0.25～0.5 g/kg),静脉推注,必要时加用呋塞米。避免外渗。

7.记录 24 小时出入量 监测体重,观察穿刺点有无渗血不止、消化道出血等表现,出现严重凝血功能障碍等并发症时需提前终止亚低温治疗。

8.病情观察

(1)监测生命体征、SpO_2、末梢血液循环状况、血糖、血气分析、电解质、血细胞比容等。

(2)观察患儿意识、反应、瞳孔、前囟张力、四肢肌张力及有无惊厥。防止亚低温治疗引起的各种心律失常、血压下降等表现。必要时可行 24 小时有创血压监测。

(3)防止引起患儿颅内压增高的操作。将患儿的头部保持在正中位,抬高床头,换纸尿裤时忌抬高臀部,保持患儿安静,操作尽量集中,减少刺激。

(4)亚低温治疗应在出生 12 小时内实施。诱导降温:1～2 小时达到目标温度(33.5～34.5 ℃);持续治疗 72 小时,连续监测皮肤及直肠温度(直肠温度探头插入深度为 4 cm),治疗时需注意全身皮肤情况,严防冻伤;观察头部皮肤,小幅度更换体位,防止压疮形成。缓慢复温:每 4 小时复温 1 ℃,至体温升至 36.5 ℃,严禁复温过快而导致血管扩张,回心血量减少,造成低血容量性休克等并发症,复温后观察有无硬肿发生。

(5)低温时咳嗽反射和吞咽反射均减弱,易致呼吸道分泌物不易排出而发生肺炎或肺不张,应及时进行雾化吸入、吸痰以预防肺部感染。

(6)保证营养供给。禁食时肠外营养液应 24 小时匀速泵入。开奶后观察有无喂养不耐受、吸吮吞咽功能落后等表现,在不影响患儿病情的情况下,给予功能训练,进行早期康复干预。

9.出院指导

(1)向患儿家属讲解康复干预及随访的重要性。详细说明康复的方法和注意事项。出院后及早开始康复训练,早期可进行婴儿操(抚触)及视听训练,之后根据患儿情况,在康复治疗师的指导下进行系统的康复治疗。

(2)告知患儿家属出现以下情况应就诊:4～5 个月仍不能抬头或动作发育明显落后于同龄儿;出现异常姿势如头后仰、下肢伸直、脚底不能水平接触地面等。

【主要护理问题】

1.低效性呼吸型态 与缺氧缺血致呼吸中枢损害有关。

2.潜在并发症 颅内压增高、呼吸衰竭。

3.有发生失用性综合征的危险 与缺氧缺血导致的后遗症有关。

第九节 新生儿颅内出血

【定义】 新生儿颅内出血(intracranial hemorrhage of newborn,ICH)是新生儿期常见病,可分为不同类型,最具特征性的出血类型为早产儿脑室周围-脑室内出血,也可发生硬脑膜下出血、蛛网膜下腔出血、脑实质出血、小脑及丘脑、基底核等部位出血。严重颅内出血可引起新生儿远期神经系统后遗症,且近年小胎龄早产儿和低体重儿增多,严重颅内出血及其后遗症受到儿科医生的广泛关注。

【护理措施】

1. 维持体温稳定　最好维持中性温度,体温过低或过高都会增加耗氧量。保持室温在 24～26 ℃,相对湿度在 55%～65%。

2. 保持绝对静卧　患儿头部应制动,取右侧卧位,床头抬高 15°～30°;各种操作尽量集中进行,动作轻柔,减少移动,避免头部穿刺,必要时遵医嘱正确使用镇静剂。

3. 保持呼吸道通畅　改善呼吸功能,及时清理呼吸道分泌物。合理用氧是提高血氧浓度、减轻脑损伤的关键。

4. 头围监测　定期测量头围。

5. 及时准确用药　患儿出现烦躁、尖叫等惊厥先兆时,应立即处理。

(1)苯巴比妥为抗惊厥首选药物,用药后应严密观察,防止出现呼吸抑制、反应低下等不良反应。

(2)脑水肿首选地塞米松和呋塞米。

(3)输注葡萄糖时要注意速度和浓度,高血糖易引起颅内出血,故应做好血糖监测。

6. 营养支持　惊厥持续状态时应禁食,通过静脉补充营养物质。喂奶时切忌将患儿抱起,无吸吮力的患儿应采用滴管喂养或鼻饲营养。

7. 基础护理　做好眼耳口鼻、皮肤、脐部、臀部、外阴等护理。

8. 病情观察

(1)观察囟门:囟门饱满紧张,提示颅内压增高,应预防脑疝发生。

(2)观察生命体征:呼吸暂停及呼吸困难时,及时告知医生,并积极配合抢救。

(3)观察精神和意识状态:出现激惹、嗜睡、昏迷或抽搐等表现时及时告知医生,并遵医嘱合理使用镇静剂。

(4)观察惊厥状况:由于新生儿长期处于睡眠状态,可采用刺激新生儿足心看其反应及观察新生儿瞳孔对光反射和四肢活动来判断其是否出现惊厥。

(5)观察摄入情况:颅内出血新生儿常出现拒食、呕吐的表现,要时刻观察其吃奶情况和每日的出入量,记录热量摄入情况。

9. 出院指导

(1)向患儿家属讲解颅内出血的严重性以及可能出现的后遗症。

(2)应尽早告知患儿家属早期功能训练和智能开发的重要性,并鼓励患儿家属长期坚持治疗和随访,以提升患儿生活质量。

【主要护理问题】

1. 低效性呼吸型态　与呼吸中枢受损有关。

2. 有窒息的危险　与惊厥、昏迷、应用镇静剂有关。

3. 潜在并发症　颅内压增高、脑疝等。

4. 体温异常　与体温调节中枢受损、摄入不足、继发感染有关。

第十节　新生儿化脓性脑膜炎

【定义】　新生儿化脓性脑膜炎(neonatal purulent meningitis)是新生儿期由细菌引起的脑膜炎,一般新生儿败血症中有 1/4 的患儿并发该病。其临床表现特异性差,早期诊断困难,常并发脑室膜炎。多年来其病死率下降远不如其他年龄组那样显著,在发展中国家高达 40%～58%,而发达国家只有 10%,但幸存者中 20%～58%可有神经系统后遗症。

【护理措施】

1.维持体温稳定 保持室温在 24～26 ℃,相对湿度在 55%～65%。体温异常时及时告知医生并予以处理。

2.保证营养供给 充分保证营养的摄入,根据病情遵医嘱选择适当的喂养方法。喂奶过程中注意观察患儿,出现呛咳或发绀时暂停喂奶,观察患儿面色及呼吸,待症状缓解后再继续喂奶。吞咽功能不完全者或不能进食者可用管饲法,或配合部分肠外营养。

3.详细记录呕吐量 尤其是呈喷射状呕吐的患儿,防止因入量不足引起水、电解质紊乱,防止误吸及窒息的发生。

4.有效控制感染 遵医嘱按时给予抗生素,由于疗程较长,要注意保护血管,必要时采用中心静脉输液。

5.防止外伤及意外 协助患儿取舒适体位,定时翻身。呕吐时防止误吸及窒息,惊厥发作时需去枕仰卧,头偏向一侧,保持呼吸道通畅。适当约束防止躁动受伤或坠床。

6.腰椎穿刺的护理 患儿腰椎穿刺检查后应去枕仰卧 4～6 小时。

7.病情观察 观察患儿反应、面色、四肢肌张力、哭声、生命体征等,发现异常及时通知医生。观察抽搐时间,必要时遵医嘱给予吸氧。

8.出院指导

(1)做好预防感染性疾病的健康宣教,如保证家庭环境卫生,积极防治呼吸道感染等。

(2)对可能留有后遗症者,指导患儿家属学会康复护理的方法,早期对患儿进行功能锻炼,并及时进行门诊随访治疗。

【主要护理问题】

1.体温过高 与细菌感染有关。

2.有受伤的危险 与惊厥发作和意识障碍有关。

3.营养失调:低于机体需要量 与摄入不足、消耗增加有关。

第十一节 新生儿低血糖

【定义】 新生儿低血糖是指新生儿血糖值低于正常新生儿的最低血糖值。多主张采用不论胎龄和日龄,低于 2.2 mmol/L 诊断为低血糖,而低于 2.6 mmol/L 作为临床需要处理的界限值。

【护理措施】

1.喂养管理 出生后能进食者尽早喂养,根据病情给予 10%葡萄糖或吸吮母乳,早产儿或窒息儿尽快建立静脉通道,保证葡萄糖输入。

2.监测血糖 定期监测血糖,静脉输注葡萄糖时及时调整输注量及速度(用输液泵控制),每小时观察并记录 1 次。

3.病情观察 注意有无阵发性发绀、震颤、眼球不正常转动、惊厥、呼吸暂停、嗜睡、拒食等,有的患儿会出现多汗、面色苍白及反应低下等表现,应及时给予处理。

【主要护理问题】

1.营养失调:低于机体需要量 与摄入不足、消耗增加有关。

2.潜在并发症 呼吸暂停。

第十二节　新生儿高血糖

【定义】　国内学者多以全血血糖＞7 mmol/L作为诊断指标。由于新生儿肾糖阈值低,当血糖＞6.7 mmol/L时常出现糖尿。

【护理措施】

1.维持血糖稳定　严格控制输注葡萄糖的量和速度,监测血糖变化。

2.监测体重和尿量　遵医嘱及时补充电解质溶液,纠正电解质紊乱。

3.臀部护理　勤换纸尿裤,保持会阴部清洁干燥。

4.病情观察　观察患儿是否出现脱水、烦渴、多尿、眼睑闭合不全等症状,观察有无神经系统症状。

【主要护理问题】

1.有体液不足的危险　与多尿有关。

2.有皮肤完整性受损的危险　与多尿、糖尿有关。

第十三节　新生儿大疱性表皮松解症

【定义】　新生儿大疱性表皮松解症(epidermolysis bullosa of newborn,EB)是一组较为罕见的常染色体遗传性多基因水疱样皮肤疾病,主要特征为皮肤受压或摩擦后即可引起大疱,被归于机械性大疱病,皮损易发生在受外力影响处,如四肢关节等处。临床表现变异性大,内脏器官可受累。伤口修复后可遗留皮肤损害和瘢痕。一般分为单纯型、营养不良型、交界型和Kindler综合征四个临床类型及不同的亚型。

各型遗传性EB均无特效治疗方法,目前主要采用对症治疗,包括预防创伤、大疱的减压和防止发生严重并发症。对皮肤水疱和创面的管理是关键。

【护理措施】

1.基础护理　置新生儿于暖箱,裸体暴露,保持床单位清洁干燥,修剪指(趾)甲,避免沐浴。操作轻柔避免皮肤摩擦。

2.水疱与创面护理

(1)观察水疱分布范围、大小,对直径大于1 cm的张力水疱,在严格消毒下以1 mL空针针头"十字对穿"水疱,让水疱内液体自然流出,无感染的创面浮皮予以保留。选择含银离子敷料粘贴在伤口表面,以无边型泡沫敷料覆盖,弹力绷带缠绕固定。

(2)严格遵守无菌原则,戴无菌手套,局部先用生理盐水脉冲式冲洗创面,将坏死组织和血痂冲洗干净,手(足)指(趾)破溃处以泡沫敷料包裹后戴无菌小布套,隔日换药。用柔软棉垫抬高、分隔双足,双足悬空。每次换药时应注意皮肤有无感染,是否有新的水疱出现。

3.疼痛护理　换药可引发剧烈疼痛,应进行疼痛评估。口腔水疱者喂养时给予柔软奶嘴,以减轻吮奶疼痛,奶嘴每日消毒,禁止使用安抚奶嘴。

4.输液护理　患儿手足均有水疱时,应选择粗大的静脉,扎止血带时先用棉垫隔离,留置针柄下垫棉球防止压迫。穿刺区皮肤以透明敷贴无张力地粘贴在穿刺部位,尽量不再粘贴过多的胶布。

5.保护性隔离　所有用物专人专用,床单位消毒。护理操作时戴无菌手套,严格遵守无菌原则,各种治疗和护理集中进行。

6.病情观察

(1)观察生命体征、反应、面色、哭声、皮肤颜色、有无呕吐、四肢活动等并记录。

(2)观察有无新的大疱形成,以及伤口敷料是否干燥,有无渗液。

7.出院指导 向患儿家属讲解本病的相关知识,指导患儿家属正确护理皮肤创面,保持患儿皮肤清洁干燥,预防感染。

【主要护理问题】

1.皮肤完整性受损 与水疱破溃、糜烂有关。

2.舒适度改变 疼痛,与表皮缺损、黏膜受刺激有关。

3.有感染的危险 与皮肤屏障功能受损、机体抵抗力下降有关。

4.体液不足 与表皮缺损、水分挥发有关。

5.潜在并发症 休克、感染。

6.知识缺乏 患儿家属缺乏疾病相关知识。

第十四节 喉软化症

【定义】 喉软化症又称先天性单纯性喉喘鸣,以吸气时声门上区软组织向声门塌陷导致间歇性气流受阻,进而产生以吸气性喉喘鸣和上气道梗阻为主要表现的临床病理现象。

该病为自限性疾病,一般 2 岁前自愈,病情严重者则需手术治疗。该病病程长,影响喂养吸收,易导致吸入性肺炎、营养不良和反复呼吸道感染,少数患儿可因严重上气道梗阻及并发症危及生命。

【护理措施】

1.体位管理 喉喘鸣在仰卧时明显,俯卧时减轻或消失。喉气管发育异常和气管软化患儿则必须取患侧卧位,合并舌后坠时只能取俯卧位。任何体位都必须将患儿头偏向一侧,以利于分泌物和呕吐物引流,可同时抬高床头,以减少胃食管反流和减轻呼吸困难症状。

2.呼吸困难的护理

(1)纠正缺氧:根据缺氧程度选择合适的给氧方式,保持输氧管通畅,并监测血气分析,必要时给予呼吸机辅助呼吸。

(2)呼吸道护理:喉软化症并发肺炎时,及时拍背吸痰,保持呼吸道通畅,可配合雾化吸入平喘、祛痰药,必要时遵医嘱予以抗生素治疗。

(3)避免患儿哭闹和烦躁,注意安抚。

3.喂养困难的护理

(1)喂养须耐心,少量多餐。

(2)呛咳明显、经口喂养耐受差者,可予以鼻饲喂养,鼻饲时出现腹胀、腹泻可停止鼻饲推注改用泵入。

(3)喂奶时应注意观察患儿面色、呼吸和呕吐情况,若有窒息和发绀,立即停喂,清理呼吸道,给予吸氧,必要时进行复苏气囊加压给氧。

4.喉镜检查的护理

(1)检查时,备好吸引器、氧气、复苏气囊和气管插管用物,建立静脉通道。

(2)检查中,根据需要供给氧气,协助吸痰,必要时配合气管插管和气囊加压呼吸。

(3)检查后,保持气道通畅,密切观察呼吸情况。

5.纤维支气管镜检查的护理 严重呼吸困难和喉喘鸣的患儿,需进行纤维支气管镜检查。

(1)检查前须向患儿家属详细说明检查的目的、方法、注意事项和可能出现的并发症。

(2)检查完严密监测患儿的生命体征,禁食、雾化,减轻喉头水肿,防止喉梗阻。

6.病情观察

(1)密切观察喉喘鸣伴随症状和呼吸困难程度,严重喉喘鸣者予以心电监护,并及早行喉镜或纤维支气管镜检查,排除先天性气管发育异常和喉囊肿。

(2)不能缓解或持续呼吸困难者,做好气管插管准备。

(3)喉软化症并发肺炎时可听到呼吸双相喘鸣;喘鸣伴随哭声嘶哑应考虑先天性心脏病可能;喉软化症者胃食管反流发生率高,须严防呕吐、窒息。

7.出院指导 指导患儿家属掌握减轻喉软化症症状的方法,避免患儿哭闹,保持合适体位,有效喂养,预防呼吸道感染,避免诱发呼吸困难。

【主要护理问题】

1.气体交换受损 与喉软骨发育不成熟有关。

2.营养失调:低于机体需要量 与吞咽困难进食减少有关。

3.有窒息的危险 与患儿无自理能力且上气道梗阻有关。

4.有误吸的危险 与呼吸道分泌物多有关。

5.潜在并发症 呼吸衰竭,与严重缺氧有关。

第十五节 新生儿鹅口疮

【定义】 新生儿鹅口疮是由念珠菌属感染引起的口腔黏膜炎症,又称口腔念珠菌病,是新生儿期常见病。

【护理措施】

1.专科护理

(1)遵医嘱及时进行患儿口腔护理及涂药治疗。

(2)口腔用药应每日配制,不可延用数日。因涂药容易引起恶心、呕吐等,因此应与喂奶时间间隔1小时。

(3)喂奶前认真洗手,做好消毒隔离。

(4)给予温凉牛奶,吃奶时哭闹明显或拒奶者,可暂时予以胃管喂养。

(5)喂奶时应注意观察患儿有无呛奶,及时清理呼吸道。

2.病情观察

(1)观察口腔黏膜、舌面或舌边缘乳白色凝块样物的范围与程度。

(2)出现声音嘶哑、吞咽困难、吐奶、呛奶,甚至出现呼吸困难、发绀者应考虑为咽喉部或肺部念珠菌感染;如大便次数增多,呈黄色稀便、泡沫较多或带黏液,有时可见豆腐渣样细块者,可能为真菌性肠炎。

3.出院指导

(1)用药指导:出院时仍有鹅口疮者每日用制霉菌素溶液擦拭口腔患处 2~3 次至鹅口疮完全消失。向患儿家属讲明注意事项。尽量避免应用广谱抗生素、糖皮质激素及免疫抑制剂。

(2)饮食指导:提倡母乳喂养,母乳中乳铁蛋白能抑制口腔中念珠菌生长。母亲喂奶前应洗净双手和乳头,母亲内衣应勤洗勤换。婴儿奶瓶等食具用前需严格消毒,婴儿每次吃奶后要喂温开水清洁口腔。避免用不洁物品擦洗婴儿口腔。

【主要护理问题】

1.口腔黏膜完整性受损 与口腔黏膜念珠菌感染有关。

2.舒适度改变 与口腔黏膜感染有关。

3.潜在并发症 真菌性肺炎、肠炎或败血症。

4.知识缺乏 患儿家属缺乏鹅口疮预防及护理知识。

第十六节　新生儿脐炎

【定义】　新生儿脐炎(neonatal omphalitis)是由新生儿断脐时或出生后脐部处理不当,脐残端被细菌入侵、繁殖所引起的急性炎症,或由脐带创口未愈合受爽身粉等异物刺激引起脐部慢性炎症而形成肉芽肿。

【护理措施】

(1)遵循新生儿疾病一般护理常规。

(2)专科护理。

①脐周局部可用 0.5% 碘酒或 75% 酒精消毒,每日 2～3 次。从脐带的根部由内向外环形消毒。严格执行手卫生,注意腹部保暖。

②保持脐部清洁干燥,勤换纸尿裤,避免大小便污染,沐浴后及时做好脐部护理。

③出院时向患儿家属做好脐部护理的健康教育。

(3)病情观察。

①观察脐部潮湿、红肿、脓性分泌物好转与进展情况。

②出现体温异常、少吃、少哭、少动等情况可怀疑为败血症。

③出现腹胀、腹肌紧张、腹部触痛时可能为腹膜炎。

④每日测量体温 4 次,监测体温变化。

【主要护理问题】

1. 皮肤完整性受损　与断脐创面和脐部感染有关。

2. 潜在并发症　败血症。

第十七节　新生儿胃扭转

【定义】　新生儿胃扭转(neonatal gastric volvulus)指新生儿胃的部分或全部大小弯位置的交换,大弯在上小弯在下或大弯在右小弯在左。

【护理措施】

1. 专科护理

(1)喂养方法:喂养前尽量减少患儿哭闹,以免吸入空气,喂养时应使奶嘴充满奶液,将患儿上半身抬高并向右侧卧,喂养后保持原位,拍背数次,1 小时后才可取仰卧位。

(2)皮肤护理:行体位疗法时,避免因长时间保持一个体位而造成局部受压,应每隔 0.5～1 小时按摩患儿受压部位。

(3)口腔护理:对于禁食补液者,需做好口腔护理,每日 2 次。观察口腔黏膜有无感染。

(4)呼吸道护理:患儿侧卧,头偏向一侧。呕吐时尽快清除口腔内呕吐物,防止误吸而造成吸入性肺炎。

2. 病情观察　随时观察患儿的生命体征、呕吐情况及皮肤弹性,记录 24 小时出入量。

3. 出院指导

(1)指导患儿家属合理喂养,少量多餐。

(2)保持正确的体位,持续 3 个月。

(3)做好皮肤护理。

(4)定期复查,如再次出现呕吐等情况随时就诊。

【主要护理问题】

1.有体液不足的危险 与呕吐使失水量增加有关。

2.有误吸的危险 与反复呕吐致食物吸入有关。

3.营养失调:低于机体需要量 与呕吐致营养丢失有关。

4.潜在并发症 吸入性肺炎。

第十八节 新生儿心肌炎

【定义】 新生儿心肌炎(neonatal myocarditis)是由多种病因引起的新生儿心肌损害,其中以病毒感染最为多见,其病理变化以心肌血管周围炎症细胞浸润和心肌纤维细胞溶解、坏死为特征。

【护理措施】

1.专科护理

(1)充分休息,取仰卧位,以减轻心脏负荷。

(2)饮食护理:严格控制奶量,少量多餐,喂奶时慎防呛咳。

(3)呼吸困难者给予吸氧。

(4)出现心力衰竭时,置患儿于半坐卧位,尽量保持患儿安静,治疗及护理集中进行,避免不良刺激;烦躁不安者及时给予安抚,必要时适当使用镇静剂。应用洋地黄类药物治疗心力衰竭时应注意观察有无毒性反应。

(5)保持大便通畅,必要时应用开塞露通便。

2.病情观察

(1)密切观察并记录心率、脉搏的强弱和节律,注意观察血压、体温、呼吸及精神状态的变化,以对病情做出正确的评估。

(2)对严重心律失常者应持续进行心电监护,发现多源性期前收缩、心动过速、心动过缓、窦性房室传导阻滞或扑动、颤动等,需立即通知医生并采取紧急措施。

3.出院指导

(1)向患儿家属讲解疾病相关知识,主要治疗手段及疾病的转归,以减轻患儿家属的焦虑与不安,使患儿家属能积极配合治疗。

(2)保证充足的睡眠,避免患儿长时间哭闹。

(3)控制每餐的奶量,避免加重心脏负担,喂奶时防止呛咳。

(4)避免感染,保持居室空气新鲜,经常通风,不带患儿去人群集中的公共场所。注意气候变化,及时增减衣服,避免受凉,预防感冒。

【主要护理问题】

1.舒适度改变 与心肌受损、心律失常致胸闷、心悸有关。

2.低效性呼吸型态 与氧的供需失调有关。

3.潜在并发症 心律失常、心力衰竭、心源性休克。

第十九节 新生儿呼吸窘迫综合征

【定义】 新生儿呼吸窘迫综合征又称新生儿肺透明膜病,是指因缺乏肺表面活性物质引起的呼吸窘迫症,主要见于早产儿。临床以新生儿出生后数小时内出现进行性呼吸困难、呼气性呻吟、三凹征和呼吸衰竭为特征,是新生儿常见的呼吸系统危急重症。

【风险评估】

1. 一般情况评估　评估患儿胎龄、体重、体温、心率、血糖、血压、尿量、是否出现抽搐等。

2. 呼吸系统评估

(1)自主呼吸情况及呼吸型态:观察呼吸节律、频率、SpO_2,有无呼吸暂停、发绀。

(2)观察气管导管的种类、插管深度、固定情况,有无气道梗阻。

(3)进行血气分析。

【护理常规及安全防范措施】

1. 合理用氧　使 PaO_2 维持在 $50\sim70$ mmHg,SaO_2 维持在 $85\%\sim95\%$。

(1)根据缺氧程度选择不同的吸氧方法,如鼻导管吸氧、持续气道正压通气(CPAP)、机械通气。

(2)注意用氧安全,吸入的氧气应加温湿化,根据 SpO_2 和(或)PaO_2 来调整 FiO_2。

2. 合理使用肺表面活性物质(PS)

(1)对于胎龄低于 28 周的早产儿,在出生时给予预防性的 PS 治疗,可降低新生儿呼吸窘迫综合征的发生率及严重性。

(2)通常在出生后 24 小时内使用 PS,越早使用效果越好。

(3)PS 一般经气管内给药,给药时注意患儿的体位,力求药物均匀吸入,给药后 6 小时内禁忌气管内吸痰。

(4)PS 应用后应严密观察病情,及时调整呼吸机参数,防止肺损伤或过度通气。

3. 保持气道通畅　做好气管插管患儿气道管理,气管内吸痰时应注意动作轻柔,回抽时应间歇放开压力,吸痰管堵住气管时间不应超过 5 秒,有条件的情况下使用密闭式吸痰器。

4. 体位管理　有利于患儿开放气管的体位是侧卧位、鼻息位,勿使颈部过度拉伸或过度屈曲。

5. CPAP 的护理　CPAP 治疗期间,注意及时清除口鼻腔分泌物,用"工"字形人工皮保护鼻部,根据鼻部受压情况定时松解鼻塞,给予按摩或更换鼻罩,避免出现压疮,保持 CPAP 装置连接的紧密性。

6. 气管插管的护理　妥善固定气管导管,避免脱管,每班测量并交接插管深度,吸痰前后注意导管位置,观察痰液性状,做好预防呼吸机相关性肺炎(VAP)措施和呼吸机管理。

7. 保暖　维持正常体温及肢端温暖,给予辐射台或暖箱保暖,选择适宜温度。

8. 预防感染　行保护性隔离,协助患儿取舒适体位,做好口腔、脐部、会阴部、皮肤护理,预防感染。

9. 营养和热量供给　选择 PICC、UVC,保证肠外营养液匀速输入,维持血糖稳定。

【应急预案】

(1)迅速建立静脉通道,保持呼吸道通畅,及时清除呼吸道分泌物;置患儿于暖箱内,保持温湿度适宜,使患儿处于舒适环境,以减少氧气的消耗与需要。给予吸氧前应加温与湿化氧气。

(2)禁食,给予静脉输液,从第 1 日的 $60\sim80$ mL/kg 到第 5 日的 150 mL/kg。若患儿在辐射保暖下或者接受光疗时还要补充更多水分。

(3)持续监测呼吸、心跳、血压及体温。

(4)操作集中进行,动作轻柔,尽量减少不必要操作,如吸痰、测肛温、听诊等,以防 $PaCO_2$ 降低。

(5)实施 CPAP:患儿呼气时有呻吟或使用氧气浓度超过 30% 时应早期实施 CPAP,压力维持在 $4\sim5$ cmH$_2$O。

(6)出现下列情况可使用呼吸机:①频繁呼吸暂停;②实施 CPAP 氧气浓度超过 60%,压力达 8 cmH$_2$O,加上呼吸袋间歇性帮助呼吸,但 $PaCO_2$ 还是低于 50 mmHg;③$PaCO_2$ 高于 70 mmHg;④酸血症患儿使用 $NaHCO_3$ 不易纠正,pH 还是小于 7.2。

(7)使用 PS 治疗。

【技术规范】

（一）心电监护仪使用技术规范

1. 目的

（1）及时发现、识别和诊断各种心律失常及其先兆。

（2）指导临床抗心律失常治疗。

（3）指导其他可能影响心电活动的治疗。

（4）监测和处理电解质紊乱。

（5）协助涉及临床心电活动的研究工作。

（6）手术监护。

2. 注意事项

（1）心电监护时的注意事项如下。

①放置电极片时，应避开伤口、瘢痕、中心静脉导管、起搏器及电除颤时电极板放置的部位。

②电极片长期应用易脱落，影响准确性及监测质量。要定期更换电极片及粘贴部位，并注意皮肤的清洁。

③密切监测患儿异常心电图波形，排除各种干扰和电极片脱落，及时通知医生处理；带有起搏器的患儿要区别正常心律与起搏心律。

④躁动者适当约束或应用镇静剂。

（2）SpO_2 监护时的注意事项如下。

①将传感器安放在患儿的适当位置上，探头线应该置于外侧。

②在连续监测中每 2 小时更换 1 次 SpO_2 传感器位置，每 2 小时评估 1 次患儿皮肤完整性。

③SpO_2 探头放置位置应与测血压手臂分开，因为在测血压时，血流受阻，此时测不出 SpO_2 或测出的 SpO_2 不准确。

（3）血压监护时的注意事项如下。

①根据患儿肢体情况选择尺寸适当的袖带，保证记号"v"正好位于适当的动脉之上。袖带松紧适宜，在肢体和袖带之间可以插入一根手指，确保袖带缠绕肢体不是太紧，否则会引起肢体远端变色甚至缺血。

②测量部位应与心脏（右心房）保持水平并外展 45°。

③对于连续监测者应定时更换测量部位，避免引起疼痛、上臂瘀点和瘀斑、上肢水肿、静脉淤血等并发症。

④患儿处于严重休克或体温过低时，测得的血压将不准确，因为流向外周的血流减少会导致动脉搏动减弱。最好监测动脉血压，避免产生误差。严重高血压患儿因测量时间较长甚至测不出血压，应监测动脉血压。

⑤禁止在静脉输液或有动脉置管的肢体端测量血压，否则在袖带充气期间，可能导致导管周围的组织损伤。

⑥肢体外伤或手术的患儿应选择健侧肢体测量血压。

（二）无创机械通气上机技术规范

1. 目的　保持气道通畅，增加功能残气量，防止肺不张，主要用于治疗早产儿呼吸窘迫综合征。

2. 注意事项

（1）评估患儿胎龄、体重、头围、呼吸及全身情况，是否用过 PS，有无气胸、纵隔气胸、严重的酸中毒等禁忌证。

（2）选择合适的无创呼吸机支持的设备和用物，鼻塞、帽子、鼻贴应大小适宜、覆盖压迫处，不遮盖鼻孔、眼睛。

（3）在医生指导下根据患儿 SpO_2 及呼吸情况调节参数至患儿生命体征平稳并长按报警键设置报警上下限。

（4）发生器佩戴位置合适，松紧适宜，排气管固定于帽顶，对于鼻塞患儿，应将排气管固定成拱形，以减轻对患儿鼻中隔的压迫。

（5）安装无创呼吸机通气设备，确保管道结合紧密，避免漏气。

（6）监测和记录无创呼吸机通气效果，观察患儿胸廓和肺部听诊的变化、动脉血气变化等。

（7）及时发现或避免并发症的发生，如有无眼部刺激、皮肤破溃、气道梗阻、呼吸困难、气压伤等。

（8）预防感染，使用一次性呼吸机管道，鼻面罩、呼气阀等专人专用，呼吸机管道有污染时及时更换，每周清洗和更换过滤网。

（9）床边备有紧急抢救设备，无创机械通气效果不佳或治疗后病情加重者，应配合医生行紧急气管插管。

（10）定期评估撤机指征，逐渐降低压力支持水平和（或）延长脱机时间，争取早日撤机。

（三）有创机械通气上机技术规范

1. 目的 应用有创呼吸机进行辅助呼吸，维持或增加肺容积，支持肺泡通气，减少呼吸功，纠正低氧血症、急性呼吸性酸中毒，缓解呼吸窘迫。

2. 注意事项

（1）使用呼吸机期间，床边简易呼吸器、吸引器、吸氧装置始终处于备用状态。

（2）颈部舒展，头颈与躯干在同一水平面，管道避免牵拉受压。

（3）加强气道护理：定时翻身、拍背、吸痰。

（4）使用呼吸机期间，严密观察患儿生命体征，保持呼吸道通畅，遵医嘱定时做血气分析，防止机械通气并发症的发生。

（5）及时正确处理呼吸机报警。

（6）加强呼吸机管理：调节呼吸机悬臂（支架）或给患儿翻身时，应妥善固定好人工气道，防止因管道牵拉造成人工气道脱出，导致患儿窒息；长期使用呼吸机的患儿，应每日更换湿化液，每日用消毒湿巾擦拭呼吸机外壳，有可见污染时及时更换呼吸机管道（或遵照医院感染管理科要求定期更换呼吸机管道）；保持集水杯在管道的最低位，及时倾倒集水杯和管道内的冷凝水，按照呼吸机使用频率和呼吸机说明书要求清洗空气过滤网。

（四）经口气管插管护理配合技术规范

1. 目的 保持气道通畅，清除气管及支气管内的分泌物，解除上呼吸道阻塞，改善缺氧症状，解除呼吸功能障碍。

2. 注意事项

（1）气管插管操作中需严密监测患儿生命体征，如出现心律失常、心搏骤停等紧急情况立即进行抢救。

（2）置管操作不成功，暂停气管插管，给予面罩加压通气。

（3）操作时患儿不配合，须遵医嘱及时给予镇静剂，妥善进行约束。

（4）妥善固定插管，固定带松紧以伸入 1～2 指为宜，严防管道移位脱出。

（5）插管前检查气囊有无漏气，插管后监测气囊压力维持在 25～30 cmH_2O。

（五）密闭式气管内吸引技术规范

1. 目的 清除呼吸道分泌物，保持呼吸道通畅，保证有效通气。吸痰时使患儿气管处于相对密闭状态，保证气管内吸引过程中持续机械通气或供氧，减小护理人员工作量。

2. 注意事项

（1）操作前检查气管导管固定情况及深度。

（2）吸引前检查密闭式吸痰管密闭性，若破损及时更换。

（3）吸痰过程中妥善固定好人工气管导管，避免牵拉导致气管导管滑脱或移位。

（4）进行密闭式气管内吸引时，不需要左右旋转吸痰管，痰多的位置稍做停留，吸引时间不超过15秒。

（5）进行密闭式气管内吸引会导致患儿刺激性呛咳的发生，从而可能引起患儿心率和 SpO_2 的变化，因此应严密观察患儿生命体征。

（6）吸痰后确保吸痰管尖端退到通气管上边缘为止，以免影响患儿通气。

第二十节 新生儿坏死性小肠结肠炎

【定义】 新生儿坏死性小肠结肠炎（neonatal necrotizing enterocolitis，NEC）是各种原因导致肠道感染而发生的肠管坏死性疾病，是新生儿比较严重的消化道急症。临床上以腹胀、呕吐、腹泻、便血，严重者发生休克及多系统器官功能衰竭为主要表现，腹部X线检查以肠壁囊样积气为特征。

【风险评估】

1. 一般情况评估 评估患儿胎龄、体重，密切观察生命体征、精神反应，准确记录24小时出入量。

2. 心血管系统评估

（1）评估并记录心电血压监护结果。

（2）观察患儿是否出现皮肤花斑、四肢末梢发冷、毛细血管充盈时间延长、心率增快、血压降低等中毒性休克表现。

3. 消化系统评估

（1）观察大便情况：仔细观察并记录大便的次数、性状、颜色及量，了解大便变化过程。及时、正确留取大便标本送检。

（2）观察喂养耐受性情况：是否有滞留、呕吐情况，如有记录颜色、性状、量和次数。

（3）观察腹部体征：是否腹胀及腹胀程度。

【护理常规及安全防范措施】

1. 预防NEC 推荐母乳喂养以降低NEC发病率。有早产风险的产妇产前应用糖皮质激素。避免超低体重儿持续较低的 SpO_2，SpO_2 应保持在 $91\% \sim 95\%$。

2. 胃肠减压 禁食，在有效的负压吸引值（$-7 \sim -5$ kPa）下进行胃肠减压（标识清晰、使用8号胃管妥善固定）。每班冲洗管道，保持引流通畅，观察引流液的颜色、性状、量并做好口腔护理。

3. 观察排便情况 观察患儿腹胀及排便情况，每日定时测量并记录腹围。如出现肠鸣音消失、腹部触痛明显、腹胀突然加重等情况，及时通知医生。记录大便的次数、性状、颜色及量，了解大便变化过程，及时留取大便标本送检。

4. 合理喂养 按个体化原则添加母乳强化剂。患儿因禁食而烦躁、哭闹时，可采取非营养性吸吮措施。应逐渐增加奶量，以不超过 20 mL/（kg·d）为宜。对外送入科的母乳做好消毒管理。

5. 胃肠外营养 建立静脉通道（评估患儿病情，必要时留置PICC），严格遵医嘱执行液体治疗，准确记录24小时出入量。

6. 监测体温 将患儿安置在适宜的环境温度中，根据监测的体温结果给予相应处理。

7. 消毒隔离 加强环境通风，严格遵守手卫生制度，若短期内发生数例NEC，应将患儿隔离，并对其余接触婴儿进行连续动态评估。

8. 体位管理 协助患儿取舒适体位，优先选择左侧卧位，在提高患儿舒适度的基础上可以缓解患儿腹胀，预防窒息。

9. 病情观察 观察患儿的面色、神志、生命体征。

（1）根据血气分析结果随时调整氧流量以防发生氧中毒。当患儿出现中毒性休克表现时，立即通知医生进行抢救。

(2)连续追踪 X 线检查结果,观察有无气腹征以及时发现肠穿孔,并连续监测血气、凝血功能等。

(3)当发现有完全性肠梗阻、肠穿孔、肠出血时,应立即通知医生。如考虑手术者,做好术前准备及术前宣教。

10.出院指导 帮助患儿家属了解饮食控制的必要性,掌握有关饮食的控制方法,急性期应严格禁食,恢复喂养后应循序渐进,从稀到浓,从少到多,根据病情选择适当的配方奶。出院后提倡母乳喂养。

【应急预案】

(1)一旦疑诊为 NEC,应立即禁食,行胃肠减压。

(2)建立静脉通道,遵医嘱给予抗生素、扩容、胃肠外营养支持。

(3)观察呕吐物颜色、性状、量;观察大便颜色、性状、量;每日监测体重、记录 24 小时尿量。

(4)暖箱每班加水,保持相对湿度在 50%～60%。

(5)严密观察患儿生命体征;每班评估患儿精神、皮肤弹性、口唇黏膜、囟门及眼眶凹陷情况。

(6)Ⅲ期 NEC 应连续进行腹部 X 线检查(左侧或右侧腹部卧位片,每 6～8 小时 1 次)。此外,还应连续监测血气分析、凝血功能、血电解质、尿素氮、肌酐等,以及时发现病情变化。

【技术规范】

(一)PICC 置管技术规范

1.目的 为需要长期静脉高营养的患儿提供安全有效的静脉通道,减少静脉穿刺次数,减轻患儿痛苦,避免刺激性药物对患儿血管的损伤。

2.注意事项

(1)放置 PICC 前需要患儿家属同意并签字后才能进行。

(2)评估患儿是否耐受;注意安全,加强保暖,适当安抚患儿。

(3)采用最高标准的无菌预防措施,包括戴口罩、帽子、手套、护目镜,穿无菌隔离衣和铺能覆盖全身的大单。

(4)必须使用≥10 mL 的注射器,小直径的注射器可能造成高压,使 PICC 破裂。

(5)送管要慢,以免刺激和损伤血管内膜,引起机械性静脉炎。

(6)减小头部与肩的角度,防止 PICC 误入颈内静脉。

(7)操作时应注意观察患儿对疼痛的反应,根据评估结果选择合适的镇痛措施,包括使用安抚奶嘴、口服蔗糖水、母乳喂养或采用药物镇痛。

(8)避开关节处,以免影响患儿肢体的活动。

(9)体外部分必须有效固定,任何的移动都意味着 PICC 尖端位置的改变。

(10)不要将肢体全包围,过分压迫会影响血液循环,导致回流不畅。

(11)每班均需观察患儿肢体循环情况。

(12)PICC 摄片定位时,患儿置管处的肢端姿势应为内收和屈曲的自然功能位。

(二)动脉血气标本采集技术规范

1.目的 对人体动脉血液中的 pH、PaO_2 和 $PaCO_2$ 等指标进行测量,对于动态判断患儿通气和氧合状态,了解机体的酸碱平衡情况,指导治疗,判断预后等方面均有重要的作用。

2.注意事项

(1)在患儿安静时操作,防止过度通气或屏气;如患儿给氧方式发生改变,应在采血前等待至少 20 分钟,以达到稳定状态,保证检测结果的准确性。

(2)严格遵守无菌原则,预防感染。

(3)采血后穿刺部位按压 5～10 分钟,如有出血倾向则延长按压时间,防止血肿发生。

(4)标本应隔绝空气,避免混入气泡或静脉血。

（5）为避免细胞代谢造成的错误检测结果，采血后应立即送检，并在 30 分钟内完成检测；如进行乳酸检测，须在 15 分钟内完成。

（6）标本运送过程中，避免由于剧烈振荡导致血标本溶血，以及 PaO_2 等检测值不准确。

（7）下肢静脉血栓的患儿，避免从股动脉及下肢动脉采血。

（8）填写血气分析申请单时注明采血时间、患儿体温、吸氧方法、氧浓度等。

（三）输液泵使用技术规范

1. 目的　重症患儿需要严格控制入量、保证血管活性药物匀速泵入以避免血压波动，血液净化治疗过程中严格控制每小时入量等，有助于减少临床护理工作量，保证输注的准确性、安全性及护理质量。

2. 注意事项

（1）严格执行无菌操作，预防感染。

（2）每次更换液体应重新设置输液总量，避免液体走空。

（3）解除报警方法如下。

①气泡报警，先关闭静脉通道，打开输液泵门，排尽气泡，放妥导管，关闭泵门，开放静脉通道，启动输液泵门。

②完成报警：再设置用量，应用血管活性药物时不按输液泵暂停键。

③阻塞报警：常因回血、管道扭曲、过滤器堵塞、调节器未打开而报警，去除阻塞原因。

④泵门未关：关闭泵门。

⑤电池耗尽：换新电池或持续连接固定电源。

（4）更换血管活性药物后严密观察，待血压稳定后方可离开。

（5）泵管：24 小时常规更换 1 次，若有血渍或疑似有污染立即更换。

（6）建议使用与输液泵匹配的输液泵管，以保证流速稳定。流速精度出现误差时，会直接导致临床上过量给药而引起中毒，或过慢给药而耽误治疗和抢救时间。

（7）夹管时间：长时间输液时，尤其是压力比较大的情况下，管身容易挤压变形，弹性和稳定性均会下降，影响到精度及安全问题，建议每 6～8 小时更换夹管位置。

（8）输液器的茂菲滴管与输液泵门上方入口处距离需大于 10 cm，避免过长或过短。

第二十一节　新生儿呼吸暂停

【定义】　新生儿呼吸暂停是指新生儿在一段时间内无呼吸运动，若呼吸暂停 5～15 秒出现呼吸，称为周期性呼吸，若呼吸暂停时间大于 20 秒并伴有心率减慢（<100 次/分）或出现发绀，SpO_2 降低和肌张力低下，称为呼吸暂停。呼吸暂停是新生儿尤其是早产儿的常见症状，若不及时发现和处理，可致缺氧损伤，甚至猝死，应密切监护，及时处理。

【风险评估】

1. 一般情况评估　评估患儿胎龄、体重，密切观察生命体征并准确记录 24 小时出入量。

2. 心血管系统评估

（1）评估并记录心电血压监护结果。

（2）观察患儿是否出现心率减慢、颜面部发绀等情况。

3. 呼吸系统评估

（1）观察呼吸节律、频率及 SpO_2 情况。

（2）进行血气分析。

【护理常规及安全防范措施】

1. 保持舒适体位　取仰卧位或俯卧位，床头抬高 15°～30°，颈部取自然姿势或稍伸直以防止呼吸道梗阻。

2.维持体温稳定 根据患儿胎龄和体重调节暖箱温度,相对湿度控制在 $55\%\sim65\%$,保持患儿直肠温度为 $36\sim37\ ℃$。

3.合理喂养 根据患儿的吸吮力选择相应的喂养方式,喂奶时观察患儿有无呕吐,注意选择正确的喂奶姿势、控制奶量和喂奶速度,以免胃内容物刺激患儿咽喉部黏膜上的化学感受器,反射性引起呼吸暂停。因此,喂奶时要选择大小合适的奶嘴,防止患儿因吸奶费力或喂奶过急而憋气。需鼻饲喂养的患儿,最好经口鼻饲,鼻饲时要缓慢推注,防止速度过快出现溢奶或奶液反流而导致呼吸暂停。

4.恢复呼吸 呼吸暂停发作时可先给予物理刺激,促使呼吸恢复,如抚摸背部、轻弹足底,或用面罩加压呼吸等。如仍不能立即恢复自主呼吸应给予输氧。

5.预防感染 严格执行消毒隔离制度和无菌操作技术,实施手卫生,做好患儿的基础护理,预防感染。

6.维持有效呼吸

(1)保持呼吸道通畅,定时翻身,湿化气道,清除口鼻腔分泌物,同时避免物品阻挡患儿口鼻腔或置于患儿胸部。

(2)可以适当给予呼吸兴奋剂。对于药物治疗无效而反复发作者可使用无创呼吸机治疗,严重者采用气管插管机械通气。

【应急预案】

1.保持呼吸道通畅 取鼻吸气体位,避免气道阻塞;奶后取侧卧位;及时清理呼吸道分泌物;必要时保证有效、安全的氧气供给。

2.加强监护 持续监测呼吸、心率、SpO_2,密切观察患儿面色、呼吸等情况,注意是否有心动过缓、发绀等异常情况。

3.加强保暖 选择适宜的保暖方式,维持体温恒定在 $36\sim37\ ℃$。

4.合理喂养 少量多餐,耐心喂养,取右侧卧位,以防胃内容物反流;根据情况选择鼻饲喂养;观察患儿排便情况,有无腹胀及呕吐。

5.预防感染 严格执行消毒隔离制度和无菌操作技术;严密观察患儿有无感染征象。

6.定时监测 定时监测血糖、电解质、动脉血气等,避免发生低血糖、电解质紊乱、酸中毒等并发症。

7.处理流程 新生儿呼吸暂停的处理流程见图 24-1。

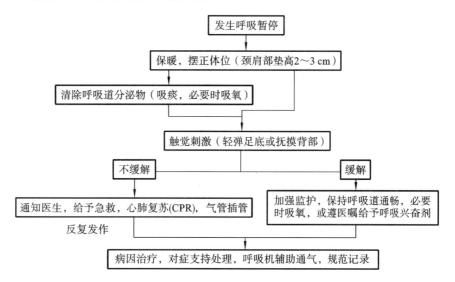

图 24-1 新生儿呼吸暂停的处理流程

【技术规范】

（一）吸氧护理技术规范

1.目的 提高患者动脉血氧含量及 SpO_2 水平,纠正缺氧,促进组织新陈代谢,减少呼吸功,维持机体生命活动。

2.注意事项

(1)向患儿家属解释用氧目的,取得其理解和配合。

(2)吸氧前检查吸氧管的通畅性,妥善固定鼻导管,避免移位、脱落和堵塞。

(3)根据患儿病情调节吸氧流量。鼻导管吸氧一般适用于轻度缺氧者,新生儿鼻导管吸氧流量一般为每分钟 $0.5\sim1.5$ L。

(4)吸氧过程中注意观察用氧疗效,密切监测吸入氧浓度、PaO_2 及 SpO_2。一般供氧浓度以能维持患者 PaO_2 为 $50\sim80$ mmHg(早产儿 PaO_2 为 $50\sim70$ mmHg)为度,早产儿 SpO_2 为 $88\%\sim93\%$。

(5)调节吸氧流量时须分离吸氧管后再调节,以免过大的流量冲击鼻黏膜造成患儿不适。

(6)告知患儿家属吸氧注意事项,不可随意取下吸氧管和自行调节吸氧流量;保持吸氧管通畅;切勿吸烟或使用明火。

（二）徒手心肺复苏技术规范

1.目的 尽快恢复心脏自主搏动及自主呼吸,确保重要脏器的血氧供给。

2.注意事项

(1)发现患者心跳、呼吸停止,应立即进行心肺复苏。

(2)胸外心脏按压的位置必须准确。

①双拇指法:操作者双拇指并排重叠于患儿胸骨下 1/3 处,其他手指围绕胸廓托在后背。

②中指、食指法:操作者一只手的中指、食指按压患儿胸骨下 1/3 处,用另一只手或用硬垫支撑患儿背部,按压频率为 90 次/分。

(3)实施心肺复苏时应将患儿的衣服解开,避免引起内脏损伤。

(4)口对口吹气量不宜过大,胸廓起伏即可。吹气时间过长会引起胃扩张、胃胀和呕吐。吹气过程要注意观察患儿气道是否通畅。

(5)胸外心脏按压与人工通气比例是 3:1,胸外心脏按压必须与人工通气协调。

(6)胸外心脏按压深度为胸廓前后径 1/3～1/2,按压的力度要适宜。避免按压力度过大导致胸骨骨折,引起血胸、气胸等;也应避免按压力度不足致胸腔压力过小,复苏效果欠佳;避免直接对剑突用力,两次按压之间手指不得离开胸壁。

参 考 文 献

［1］ 邵肖梅,叶鸿瑁,丘小汕.实用新生儿学[M].5 版.北京:人民卫生出版社,2019.

［2］ 赵智,华雪莹,张海波,等.新生儿化脓性脑膜炎诊疗现状和预后的多中心调查研究[J].中华新生儿科杂志(中英文),2018,33(1):2-6.

［3］ 张玉侠.实用新生儿护理学手册[M].北京:人民卫生出版社,2019.

［4］ 范玲.新生儿护理规范[M].北京:人民卫生出版社,2019.

［5］ 桂永浩,薛辛东.儿科学[M].3 版.北京:人民卫生出版社,2015.

［6］ 卫生部新生儿疾病重点实验室,复旦大学附属儿科医院.亚低温治疗新生儿缺氧缺血性脑病方案(2011)[J].中国循证儿科杂志,2011,6(5):337-339.

［7］ 陈小娜,姜毅.2018 昆士兰临床指南:缺氧缺血性脑病介绍[J].中华新生儿科杂志(中英文),

2019,34(1):77-78.

[8] 中国医师协会新生儿科医师分会循证专业委员会.新生儿坏死性小肠结肠炎临床诊疗指南 (2020)[J].中国当代儿科杂志,2021,23(1):1-11.

[9] 廖春玲,王立强.肺表面活性物质联合 NCPAP 治疗新生儿呼吸窘迫综合征的效果观察[J].上 海医药,2022,43(19):20-22,27.

[10] 陈波,张惠荣,段为浩,等.两种危重评分对新生儿呼吸窘迫综合征患儿死亡风险的预测价值 [J].中国现代医学杂志,2017,27(3):97-100.

[11] 陈锶,黄为民.三种评分系统预测新生儿呼吸窘迫综合征死亡风险的效能比较[J].解放军医学 院学报,2020,41(10):983-987.

[12] 江艳,范巧玲,蔡成,等.新生儿坏死性小肠结肠炎风险评估工具的研究进展[J].上海交通大学 学报(医学版),2021,41(11):1540-1544.

[13] 苏嘉鸿.新生儿坏死性小肠结肠炎的临床特点与手术相关危险因素分析[J].中国医药科学, 2021,11(24):104-106.

[14] 蒋晓莉,张勤,刘磊.不同维持剂量枸橼酸咖啡因治疗新生儿呼吸暂停的临床效果[J].临床医 学研究与实践,2022,7(12):107-109.

[15] 邵小平,杨丽娟,叶向红,等.实用急危重症护理技术规范[M].2版.上海:上海科学技术出版 社,2020.

[16] 苏绍玉,胡艳玲.新生儿临床护理精粹[M].北京:人民卫生出版社,2017.

[17] 中华医学会儿科学分会新生儿学组.新生儿呼吸道病毒感染管理工作流程导图专家建议[J]. 中国循证儿科杂志,2020,15(1):5-9.

第二十五章　新生儿外科疾病护理常规

第一节　一般护理常规

1. 环境与休息　定时用空气消毒机消毒,每日 3 次,每次 1 小时,消毒时避免产生空气对流,注意患儿保暖。室温保持在(26±2)℃,相对湿度保持在 55%～65%。动作轻柔,合理调节各种仪器报警设置,避免声、光等一切刺激。

2. 饮食护理　根据病情需要,进行母乳喂养、人工喂养、管饲喂养或给予肠外营养。喂奶时将患儿头偏向一侧,取右侧卧位,以防溢奶而引起窒息。

3. 卧位护理　床头抬高 15°～30°,保证患儿头、颈、胸在同一斜面。

4. 皮肤护理　做好皮肤护理,每日沐浴或擦浴 1 次,注意保持皮肤褶皱处清洁干燥,必要时可使用新型敷料预防压疮。脐带未脱落者,注意保持局部清洁干燥。每日清洁口腔。

5. 排泄护理　患儿使用纸尿裤,注意松紧适宜,便后及时更换,防止臀红。

6. 发热护理　正常腋温在 36～37.5 ℃,超过 38.5 ℃时及时给予物理降温。

7. 心理护理　评估患儿家属的需求,邀请患儿家属共同参与,实施以家庭为中心的个体化心理干预措施。

8. 消毒隔离

(1)工作人员严格执行医院感染相关管理制度,规范着装,接触患儿前后均应认真实施手卫生。

(2)腹泻、皮肤感染性疾病、多重耐药菌感染的患儿应立即采取隔离措施,避免交叉感染。

(3)患儿出院后及时进行终末消毒。

第二节　肥厚性幽门狭窄

【定义】　肥厚性幽门狭窄(hypertrophic pyloric stenosis,HPS)是由于幽门环肌增厚引起的胃出口梗阻,其主要特征是幽门环肌层肥厚、幽门管狭窄和胃排空延迟,是婴儿期常见的消化道畸形。

【护理措施】

1. 专科护理

(1)术前护理:

①完善相关检查。

②注意患儿保暖,预防感冒。

③纠正脱水、电解质紊乱和营养不良。

④禁食,持续胃肠减压并保持引流通畅,观察胃液的颜色、性状及量,每日用生理盐水冲洗胃管 3 次。

⑤术前用生理盐水洗胃,减轻胃黏膜水肿,水温保持在 38～40 ℃。

⑥手术当日做好常规术前准备。

(2)术后护理:

①患儿去枕仰卧 6 小时,头偏向一侧,防止呕吐、误吸,6 小时后取头高斜坡位。

②保持患儿呼吸道通畅,遵医嘱予以持续吸氧、心电监护。

③持续胃肠减压,观察胃液的颜色、性状及量。

④术后尽早喂养,先试喂少量糖水,无呕吐后正常喂养,并逐渐增量。

⑤喂奶后将患儿取直立位,轻拍背部,使胃内空气溢出。

⑥保持伤口敷料清洁干燥,污染后及时更换。

2.病情观察重点

(1)术前观察重点:

①观察患儿有无水、电解质及酸碱失衡的症状和体征及其改变。

②观察患儿有无呕吐及胃液的颜色、性状、量。

③保持胃肠减压通畅,严防胃管脱出。

(2)术后观察重点:

①监测患儿生命体征变化。

②观察患儿进食后有无呕吐等情况发生。

③观察伤口敷料有无渗液、渗血。

【主要护理问题】

1.有误吸的危险 与频繁或大量呕吐有关。

2.有体液不足的危险 与体液丢失过多有关。

3.营养失调:低于机体需要量 与频繁或大量呕吐有关。

第三节 先天性巨结肠

【定义】 先天性巨结肠,又称希尔施普龙病(Hirschsprung disease,HD)或肠管无神经节细胞症,由于结肠远端或直肠缺乏神经节细胞,造成病变肠段不能正常蠕动,引起排便受阻,导致近端肠管代偿性扩张或肥厚而形成的一种肠道发育畸形。临床表现以腹胀、便秘为主。

【护理措施】

1.专科护理

(1)术前护理:

①术前肠道准备:结肠灌洗每日1次,灌肠水温为38~41 ℃,选择合适的肛管,动作应轻柔,注意患儿保暖;术前晚及术日晨各行结肠灌洗1次,直至灌洗液中无粪汁。

②遵医嘱使用肠道抗生素。

③术前4~6小时禁食,持续胃肠减压,备皮、备血。

④手术当日做好常规术前准备。

(2)术后护理:

①患儿去枕仰卧6小时,头偏向一侧,防止呕吐、误吸,6小时后取头高斜坡位。

②保持患儿呼吸道通畅,遵医嘱给予持续吸氧、心电监护。

③观察患儿腹胀情况,持续胃肠减压;观察胃液的颜色、性状及量,每日用生理盐水冲洗胃管3次。

④术后禁食,待肠功能恢复后,即可拔除胃管。

⑤加强肛门护理,术后1周内禁止肛门处所有操作。

⑥出院指导:术后2周开始扩肛,出院半个月后于门诊复查。

2.病情观察重点

(1)术前观察重点:

①观察患儿腹胀及排便情况。

②灌肠时应选择合适的肛管,动作应轻柔,如出现患儿哭闹不止、灌洗液入量大于出量、排出血性液体等应立即停止操作,警惕肠穿孔的发生。

(2)术后观察重点:

①监测患儿生命体征变化。

②观察患儿腹胀情况及胃液的颜色、性状及量。

③观察患儿大便性状及量,做好臀部皮肤护理。

【主要护理问题】

1. 有误吸的危险　与腹胀、呕吐和全身麻醉术后吞咽反射较弱有关。

2. 皮肤完整性受损　与手术损伤、大便刺激有关。

3. 舒适度减弱　与体位改变、存在伤口有关。

4. 潜在并发症　肠穿孔,与疾病及操作不当有关。

第四节　先天性肛门直肠畸形

【定义】　先天性肛门直肠畸形是新生儿期常见的消化道畸形,表现为正常肛门位置没有肛门开口,直肠与肛管发育异常(闭锁或狭窄),且常合并瘘管形成。

【护理措施】

1. 专科护理

(1)术前护理:

①肛门闭锁无瘘管者,需行手术,且出生未满 24 小时禁止插胃管,24 小时后须拍腹部倒立位片确定插入部位。

②肛门闭锁有瘘管者,术前晚及术日晨行清洁灌肠,动作应轻柔,直至灌洗液中无粪汁。

③术前禁食,持续胃肠减压。

④手术当日做好常规术前护理。

(2)术后护理:

①卧位护理:患儿去枕仰卧 6 小时,头偏向一侧,防止呕吐、误吸;6 小时后取仰卧截石位,臀部垫起悬空。充分暴露会阴部,保持肛门清洁干燥,每次大便后要及时清洁肛周并外涂活力碘。

②保持呼吸道通畅,遵医嘱给予持续吸氧、心电监护。

③喂养护理:高位无肛患儿术后禁食,保持胃肠减压、引流通畅,观察胃液的颜色、性状及量;低位无肛患儿术后待肠功能恢复可正常喂养。

④留置导尿管 3~5 日,妥善固定,防止扭曲和脱落,保持导尿管通畅,尿袋每日晨更换 1 次,并记录尿量。

2. 病情观察重点

(1)术前观察重点:

①观察患儿腹胀及排便情况。

②灌肠时应密切观察患儿情况,如出现患儿哭闹不止、灌洗液入量大于出量、排出血性液体等应立即停止操作,警惕肠穿孔的发生。

(2)术后观察重点:

①监测患儿生命体征变化。

②先天性肛门闭锁合并尿道瘘者术后严防导尿管脱出。

③观察患儿大便性状及量。

④加强患儿肛周护理,观察皮肤有无破溃等。

【主要护理问题】

1. 有误吸的风险 与全身麻醉手术后吞咽反射较弱有关。

2. 皮肤完整性受损 与手术损伤、大便刺激有关。

3. 舒适度减弱 与体位改变、存在伤口有关。

4. 潜在并发症 直肠黏膜外翻、肛门狭窄、大便失禁、便秘等。

第五节 先天性肠旋转不良

【定义】 先天性肠旋转不良是指胚胎期中肠发育过程中以肠系膜上动脉为轴心的旋转障碍性疾病,多见于新生儿,是小儿急性肠梗阻的重要原因之一,若合并中肠(小肠)扭转,延误治疗可导致大段肠管坏死,病情危急,常导致严重后果。

【护理措施】

1. 专科护理

(1)术前护理:

①禁食,持续胃肠减压,观察胃液的颜色、性状及量。

②遵医嘱使用抗生素预防感染,积极做好术前准备。

(2)术后护理:

①患儿去枕仰卧 6 小时,头偏向一侧,防止呕吐、误吸。

②保持患儿呼吸道通畅,遵医嘱给予持续吸氧、心电监护。

③禁食,持续胃肠减压并保持胃管通畅;观察胃液的颜色、性状及量。

④观察患儿腹胀及排气、排便情况,肠功能恢复后,根据医嘱给予合理喂养。

⑤保持伤口敷料清洁干燥,污染后及时更换。

⑥保持各管道通畅,防止扭曲、受压和脱落。观察引流液的颜色、性状及量。

2. 病情观察重点

(1)术前观察重点:

①观察患儿呕吐及排便情况。

②观察胃液颜色、性状及量。

(2)术后观察重点:

①监测患儿生命体征变化。

②观察胃液的颜色、性状及量。

③观察患儿腹胀及肠功能恢复情况。

④观察伤口敷料有无渗血、渗液。

⑤观察患儿进食后有无呕吐等情况发生。

【主要护理问题】

1. 有误吸的危险 与呕吐有关。

2. 有电解质紊乱的危险 与呕吐有关。

第六节 先天性肠闭锁与肠狭窄

【定义】 先天性肠闭锁与肠狭窄是常见的先天性消化道畸形,是新生儿期的主要急腹症之一。可发生在肠道任何部位,以空肠、回肠多见,十二指肠次之,结肠少见。

【护理措施】

1.专科护理

(1)术前护理:

①禁食,持续胃肠减压,观察胃液的颜色、性状及量。

②置暖箱,注意保暖。

③遵医嘱使用抗生素预防感染,积极做好术前准备。

(2)术后护理:

①患儿去枕仰卧6小时,头偏向一侧,防止呕吐、误吸。

②保持患儿呼吸道通畅,遵医嘱给予持续吸氧、心电监护。

③禁食,持续胃肠减压并保持胃管通畅;观察胃液的颜色、性状及量。

④观察患儿腹胀及排气、排便情况,肠功能恢复后,根据医嘱给予合理喂养。

⑤保持伤口敷料清洁干燥,污染后及时更换。

⑥保持各管道通畅,防止扭曲、受压和脱落。观察引流液的颜色、性状及量。

2.病情观察重点

(1)术前观察重点:

①观察患儿呕吐、排便情况。

②观察胃液颜色、性状及量。

(2)术后观察重点:

①监测患儿生命体征变化。

②保持胃管通畅并观察胃液的颜色、性状及量。

③观察患儿腹胀及肠功能恢复情况。

④观察伤口敷料有无渗血、渗液。

⑤观察患儿进食后有无呕吐等情况发生。

【主要护理问题】

1.有误吸的危险 与肠闭锁导致腹胀、频繁或大量呕吐有关。

2.皮肤完整性受损 与手术损伤有关。

3.有体液不足的危险 与体液丢失过多有关。

4.潜在并发症 吻合口瘘、伤口感染。

第七节 先天性胆道闭锁

【定义】 先天性胆道闭锁(congenital biliary atresia)是一种病因不明累及肝内和肝外胆管,表现为胆道进行性纤维化,肝外胆道梗阻,最终导致肝硬化的先天性疾病,大部分患儿需要行肝移植。临床主要表现为出生后2周以上黄疸不退,有白陶土样便,尿色深。Kasai手术(肝门空肠吻合术)在新生儿期和婴儿早期仍然是先天性胆道闭锁的首选治疗方式。

【护理措施】

1.专科护理

(1)术前护理:

①予以深度水解蛋白奶喂养,完善术前相关检查。

②观察大便颜色、性状及量。

③术日晨禁食,持续胃肠减压。

④遵医嘱使用抗生素,做好常规术前准备。

(2)术后护理:

①患儿术后仰卧 6 小时,头偏向一侧,防止呕吐、误吸。

②保持患儿呼吸道通畅,遵医嘱给予持续吸氧及心电监护。

③观察患儿腹部情况,保持腹腔引流管通畅;观察引流液的颜色、性状及量。

④保持伤口敷料清洁干燥,观察有无渗液、渗血并及时更换。

⑤观察大便颜色、性状及量。

⑥留置管道期间,保持引流通畅,防止管道扭曲、受压和脱落。

2.病情观察重点

(1)术前观察重点:

①观察大便颜色、性状及量。

②观察患儿精神情况、皮肤及巩膜颜色变化。

(2)术后观察重点:

①监测患儿神志及生命体征变化。

②观察患儿皮肤及巩膜颜色变化。

③观察大便颜色、性状及量。

④观察伤口敷料有无渗血、渗液。

【主要护理问题】

1.有误吸的危险 与全身麻醉手术后吞咽反射较弱有关。

2.舒适度减弱 与伤口有关。

3.潜在并发症 感染、胆管炎。

第八节 骶尾部畸胎瘤

【定义】 骶尾部畸胎瘤(sacrococcygeal teratoma)是新生儿期较常见的生殖细胞肿瘤,出生时即存在,良性居多。

【护理措施】

1.专科护理

(1)术前护理:

①完善相关检查。

②取侧卧位,减少摩擦,防止瘤体出血和感染。若瘤体破溃,可视其严重程度给予消毒,然后用无菌敷料包扎或行手术。

③观察患儿双下肢感觉及活动度。

④术前禁食,持续胃肠减压,术前晚及术日晨行清洁灌肠。

⑤手术当日做好常规术前准备。

(2)术后护理:

①卧位护理:置患儿于辐射台,去枕仰卧 6 小时,头偏向一侧;麻醉清醒后根据医嘱给予俯卧位,头偏向一侧,防止呕吐、误吸。

②保持患儿呼吸道通畅,遵医嘱予以持续吸氧、心电监护。

③取俯卧位时注意患儿双膝关节皮肤的保护,防止破溃。

④观察伤口引流物的性状及量,保持伤口敷料清洁干燥,污染后及时更换。

⑤注意观察患儿双下肢活动及排便情况,如有异常及时通知医生并配合处理。

⑥保持导尿管通畅,防止扭曲、受压及脱落,拔除导尿管后观察有无尿潴留。

2.病情观察重点

(1)术前观察重点:

①观察瘤体有无出血和感染。

②观察患儿双下肢感觉及活动度。

(2)术后观察重点:

①监测患儿生命体征变化。

②喂养时防止呕吐、误吸。

③取俯卧位时观察患儿受压皮肤情况,防止破溃。

④观察伤口引流物的性状及量,观察伤口敷料有无渗血、渗液,若污染须及时更换。

⑤观察患儿双下肢感觉及活动度。

【主要护理问题】

1.有误吸的危险　与全身麻醉手术后吞咽反射较弱和俯卧位有关。

2.舒适度减弱　与体位改变、存在伤口有关。

3.皮肤完整性受损　与手术损伤有关。

4.有感染的危险　与手术切口有关。

第九节　淋巴管畸形

【定义】　淋巴管畸形(lymphatic malformation,LM)属于脉管畸形大类,过去常被称为淋巴管瘤(lymphangioma),这一旧称易被误解为具有增殖性的肿瘤,应予以注意。淋巴管畸形约75%发生在头颈部。

【护理措施】

1.专科护理

(1)术前护理:

①保持患儿呼吸道通畅,呼吸道分泌物多时给予拍背、吸痰处理,取患侧头高斜坡位。

②较大的淋巴管畸形会压迫气管影响呼吸,尽量给予鼻饲喂养,观察胃排空情况。

③术日晨禁食,持续胃肠减压。

④手术当日做好常规术前准备。

(2)术后护理:

①患儿去枕仰卧6小时,头偏向一侧,防止呕吐、误吸。

②保持患儿呼吸道通畅,遵医嘱予以持续吸氧、心电监护,必要时吸痰。

③观察伤口引流物的性状及量,保持伤口敷料清洁干燥,污染后及时更换。

④根据医嘱给予管饲喂养或人工喂养,自行吃奶者采取缓慢间歇式喂养,注意观察患儿的面色及呼吸情况。

2.病情观察重点

(1)术前观察重点:

①注意喂养方法,避免呛咳、误吸的发生。

②保持患儿呼吸道通畅,防止窒息的发生。

(2)术后观察重点：

①监测患儿生命体征变化。

②喂养时防止呕吐、误吸的发生。

③观察伤口引流物的性状及量，观察伤口敷料有无渗血、渗液及松脱。

【主要护理问题】

1.有误吸的危险 与瘤体压迫气管和全身麻醉手术后吞咽反射较弱有关。

2.舒适度减弱 与体位改变、存在伤口、瘤体压迫气管有关。

3.皮肤完整性受损 与手术损伤有关。

4.有感染的危险 与手术切口有关。

第十节 头 颅 血 肿

【定义】 头颅血肿(cephalohematoma)可分为头皮下血肿、帽状腱膜下血肿和骨膜下血肿，多为产伤导致。小的血肿一般不需要治疗，可自然消退。范围较大的或发生在显露部位的血肿，宜在严格的消毒下穿刺抽吸并加压包扎。

【护理措施】

1.专科护理

(1)术前护理：

①完善术前相关检查。

②术前1日须剃光头，清洁头皮。

③手术当日做好常规术前准备。

(2)术后护理：

①患儿去枕仰卧6小时，头偏向一侧，防止呕吐、误吸。

②保持患儿呼吸道通畅，遵医嘱予以持续吸氧、心电监护。

③观察敷料有无渗血、渗液及松脱，若有及时通知医生更换。

2.病情观察重点

(1)术前观察重点：

①观察血肿范围有无变化，并排除有无颅骨骨折。

②观察有无出血征象及凝血功能异常。

(2)术后观察重点：

①监测患儿生命体征变化。

②观察伤口敷料有无渗血、渗液及松脱。

【主要护理问题】

1.舒适度减弱 与伤口有关。

2.皮肤完整性受损 与手术有关。

3.潜在并发症 失血性休克。

第十一节 新生儿胃穿孔

【定义】 新生儿胃穿孔(neonatal gastric perforation)是由多种原因引发的胃肠壁全层破裂，是一个严重威胁患儿生命的疾病,是小儿外科罕见的急腹症,占新生儿胃肠穿孔的 7.8%,死亡率为 9.5%。患儿一般于出生后 2～7 日发病。多见于早产儿,尤其是极低体重儿。该病在早产儿中死亡率高达 27.3%。

【风险评估】

1. 健康史

(1)出生史:了解患儿出生时的情况,询问是否有过早开奶的情况。

(2)家庭史:询问母亲妊娠期间胎儿的相关检查是否正常。

2. 身体状况

(1)生命体征:评估患儿体温、呼吸、心率、血压和病情危重程度。

(2)消化系统:评估呕吐的频次、肠麻痹是否加重、肠鸣音情况,有无腹胀、便秘等。

(3)辅助检查:判断有无消化道大出血,了解 X 线检查等结果。胃穿孔患儿腹部立位片可见两侧膈肌上升,膈下有大量游离气体。行腹腔穿刺术可见腹腔内有游离气体。

3. 心理-社会状况

(1)评估患儿家属对疾病和手术的心理反应,对知识的理解能力及经济承受能力。

(2)是否得到疾病相关的护理知识及家庭喂养的健康指导。

【护理常规及安全防范措施】

1. 护理常规

(1)术前护理:

①完善相关检查。

②注意保暖,预防感冒。

③纠正脱水、电解质紊乱和营养不良。

④禁食,保持有效胃肠减压,减少积气、积液,观察胃液的颜色、性状及量。

⑤观察患儿腹部体征及排便情况,注意患儿有无呕吐、腹胀、腹肌紧张、便血等消化道症状和体征。

⑥遵医嘱给予抗生素控制感染,做好急症手术准备。

⑦术前备皮、备血,静脉输液,术前 30～60 分钟接受麻醉前用药。

(2)术后护理:

①密切观察患儿生命体征变化,与麻醉师交接好患儿术中情况、麻醉方式、苏醒时间。观察患儿意识情况,皮肤黏膜颜色及温度、四肢末梢循环情况等。

②注意保暖,患儿术后苏醒后,呈上半身抬高 15°～30°的体位,尽可能给予侧卧位及屈曲位,可使用安抚奶嘴或包裹患儿以避免患儿哭闹,降低腹部张力,减轻疼痛。

③保持患儿呼吸道通畅,遵医嘱予以持续吸氧、心电监护。

④禁食,持续有效胃肠减压,观察胃液的颜色、性状及量。

⑤妥善固定胃管,严防脱出,每班检查胃管的安置长度、胶布固定是否妥当,每日用生理盐水冲洗胃管 3 次,冲洗时避免压力过大,严禁强力冲洗。

⑥禁饮禁食期间给予静脉补液,保证患儿营养需求,严格控制输液速度。观察穿刺处皮肤有无液体外渗,如有,及时更换留置针。

⑦护理伤口时应遵守无菌原则,观察伤口敷料有无渗血、渗液或异味;保持伤口敷料清洁干燥,污染后及时更换。

2. 安全防范措施

(1)控制感染,进行保护性隔离。做好病区的清洁消毒工作,每日更换床单,患儿用物要求一人一用并经消毒后使用。各种穿刺、置管、吸痰操作应遵守无菌原则。医护人员应自觉执行消毒隔离制度,凡是进入新生儿室的人员一律要洗手、更衣、换鞋、戴口罩和帽子,并严格执行手卫生制度。严格执行探视制度,非本室工作人员不得随意进入。

（2）新生儿意外损伤的防范。静脉外渗：输液时加强巡视，尽量选择留置时间较长的导管，避免反复穿刺造成损伤或感染。各种仪器探头应定时更换部位，避免局部受压过久。密切监测患儿体温变化，注意保暖，避免烫伤。妥善固定各导管，防止扭曲、受压、脱落，更换引流袋时注意遵守无菌原则。保持皮肤清洁卫生，特别注意耳后、皮肤皱褶处及臀部的清洁卫生。

（3）勤巡视，勤观察。密切观察患儿面色、呼吸、心率变化，及早发现患儿病情变化。

（4）护理记录应真实、完整，应实事求是地反映新生儿情况。及时根据患儿病情做出相应的评估并制订护理计划。

（5）交接班程序标准化、规范化。每班交接时打开包裹对患儿进行全身检查，交接的内容应全面，包括病情、治疗方法、特殊检查及特殊药物使用情况等。

（6）其他。

①执行各项操作前严格核查双腕带，住院期间保证新生儿双腕带完整。

②鼓励家庭参与式护理，有助于确保患儿在出院后得到科学的护理，从而降低再入院率。

【应急预案】

（1）患儿出现腹胀、呕吐、腹痛等症状，X线检查提示胃穿孔。

（2）立即告知医生，评估患儿病情。

（3）配合医生治疗，患儿禁食，行胃肠减压，建立静脉通道，备皮，备血。

（4）完善术前准备，遵医嘱进行药物治疗。

（5）严密监测患儿生命体征，做好护理记录。

【技术规范】

1. 吸氧护理技术规范

详见第三篇第二十四章第二十一节吸氧护理技术规范。

2. 心电监护仪使用技术规范

详见第三篇第二十四章第十九节心电监护仪使用技术规范。

3. 输液泵使用技术规范

详见第三篇第二十四章第二十节输液泵使用技术规范。

第十二节 先天性食管闭锁与气管食管瘘

【定义】 先天性食管闭锁与气管食管瘘（congenital esophageal atresia and tracheoesophageal fistula，CEA-TEF）是一种严重的先天性畸形，发病率为 1/4000～1/3000，常伴有其他畸形。食管从咽喉到胃的通路上任何一处发生闭锁称食管闭锁，食管与气管之间由瘘管相连通的一种病理现象，称气管食管瘘。

【风险评估】

1. 健康史

（1）出生史：了解患儿出生时评分，出生后是否有口腔分泌物增多、口吐泡沫及经常出现发绀的情况，有无呕吐，了解呕吐性质及排便情况。

（2）家庭史：了解孕母是否有羊水过多或糖尿病史。

2. 身体状况

（1）评估呼吸道分泌物的量，观察有无气促、呼吸困难、发绀等。

(2)评估疾病分型:一般用 Gross 五型分类法。①Ⅰ型:食管上下两段成为盲端各不相连且不与气管相通。②Ⅱ型:食管上段与气管相通,下端呈盲端。③Ⅲ型:食管上段为盲管,下段与气管相通。④Ⅳ型:食管上下段分别与气管相通。⑤Ⅴ型:无食管闭锁,但有瘘管与气管相通。

3.心理-社会状况　了解患儿家属的心理状况及家庭经济状况。

【护理常规及安全防范措施】

1.护理常规

(1)术前护理:

①置新生儿于辐射台,床头抬高 15°～30°,保持患儿呼吸道通畅,定时翻身、拍背、吸痰,持续低负压吸引食管盲端及口腔分泌物,严防呛咳及误吸。

②遵医嘱使用抗生素预防感染,积极做好术前准备。

(2)术后护理:

①患儿术后苏醒后,呈上半身抬高 15°～30°的体位,尽可能给予侧卧位及屈曲位,可使用安抚奶嘴或包裹患儿以避免患儿哭闹,防止胃液逆流入气管和支气管,同时减少吻合口张力,减轻疼痛。

②保持患儿呼吸道通畅,遵医嘱给予持续吸氧、心电监护。

③注意患儿保暖,维持正常体温,防止新生儿硬肿症的发生。

④遵医嘱采取抗炎及营养支持治疗,保证水、电解质平衡。

⑤遵医嘱给予翻身、拍背、吸痰及雾化吸入,预防肺不张及肺炎。

⑥妥善固定胸腔闭式引流管,避免扭曲、受压及脱落,观察水封瓶内水柱的波动情况,保持引流管通畅,观察并记录引流液的颜色、性状及量。

⑦妥善固定胃管,严防脱出,每班检查胃管的安置长度、胶布固定是否妥当,每日用生理盐水冲洗胃管 3 次,冲洗时避免压力过大,严禁强力冲洗。

⑧护理伤口时应遵守无菌原则,观察伤口敷料有无渗血、渗液或异味;保持伤口敷料清洁干燥,污染后及时更换。

2.安全防范措施

(1)控制感染,进行保护性隔离。做好病区的清洁消毒工作,每日更换床单,患儿用物要求一人一用并经消毒后使用。各种穿刺、置管、吸痰操作应遵守无菌原则。医护人员应自觉执行消毒隔离制度,凡是进入新生儿室的人员一律要洗手、更衣、换鞋、戴口罩和帽子,并严格执行手卫生制度。严格执行探视制度,非本室工作人员不得随意进入。

(2)新生儿意外损伤的防范。静脉外渗:输液时加强巡视,尽量选择留置时间较长的导管,避免反复穿刺造成损伤或感染。各种仪器探头应定时更换部位,避免局部受压过久。密切监测患儿体温变化,注意保暖,避免烫伤。妥善固定各导管,防止扭曲、受压、脱落,更换引流袋时注意遵守无菌原则。保持皮肤清洁卫生,特别注意耳后、皮肤皱褶处及臀部的清洁卫生。

(3)勤巡视,勤观察。密切观察患儿面色、呼吸、心率变化,及早发现患儿病情变化。

(4)护理记录应真实、完整,应实事求是地反映新生儿情况。及时根据患儿病情做出相应的评估并制订护理计划。

(5)交接班程序标准化、规范化。每班交接时打开包裹对患儿进行全身检查,交接的内容应全面,包括病情、治疗方法、特殊检查及特殊药物使用情况等。

(6)其他。

①执行各项操作前严格核查双腕带,住院期间保证新生儿双腕带完整。

②鼓励家庭参与式护理,有助于确保患儿在出院后得到科学的护理,从而降低再入院率。

【应急预案】

(1)患儿出现口吐白沫、皮肤发绀、呼吸困难症状,食管造影提示食管闭锁。

(2)立即告知医生,评估患儿病情。

(3)置患儿于辐射台,配合医生治疗(禁食、持续吸氧、留置吸痰管、持续低负压吸引)。

(4)建立静脉通道,备皮,备血。

(5)完善术前准备,遵医嘱进行药物治疗,备齐急救物品。

(6)严密监测患儿生命体征,做好护理记录。

‖ 参 考 文 献 ‖

[1] 施诚仁,蔡威,吴晔明,等.新生儿外科学[M].2版.上海:上海世界图书出版公司,2019.

[2] 范玲.新生儿护理规范[M].北京:人民卫生出版社,2019.

[3] 邵小平,杨丽娟,叶向红,等.实用急危重症护理技术规范[M].2版.上海:上海科学技术出版社,2020.

[4] 王天有,申昆玲,沈颖.诸福棠实用儿科学[M].9版.北京:人民卫生出版社,2022.

[5] 张玉侠.实用新生儿护理学手册[M].北京:人民卫生出版社,2019.

[6] 新生儿医源性皮肤损伤的评估要点和预见性护理的专家共识工作组,海峡两岸医药卫生交流协会第一届新生儿专业委员会新生儿护理与护理管理学组.新生儿医源性皮肤损伤的评估要点和预见性护理的专家共识[J].中国循证儿科杂志,2020,15(3):161-165.

[7] 中华医学会小儿外科学分会肛肠学组.先天性巨结肠症围手术期管理专家共识[J].中华小儿外科杂志,2018,39(6):404-410.

[8] 史泽瑶,吴杨,李小文,等.ERAS协会《新生儿肠道手术围术期管理共识指南》解读[J].中国全科医学,2021,24(11):1333-1338.

第四篇　急诊危重症部分

第二十六章　急诊科疾病护理常规

┃第一节　一般护理常规┃

1.环境　病室定时开窗通风,每日2次,每次15~30分钟,注意患者保暖,室温控制在18~22 ℃,相对湿度控制在50%~60%。

2.饮食护理　注意营养,维持水、电解质平衡,必要时给予营养支持。

3.卧位护理　危重患者绝对卧床休息,躁动患者适当给予保护性约束。

4.皮肤护理　保持床单干净、整洁;保持患者皮肤清洁干燥;做好患者各管道固定处皮肤护理;严格执行危重患者的巡视和交接工作。

5.用药护理　保证静脉管道的通畅,防止输液外渗,密切观察用药后的效果及不良反应。

6.管道护理　妥善固定各管道,防止意外脱管;观察管道的通畅性及引流物的性状、颜色及量,并做好详细记录;发现异常及时报告医生并协助处理,严格交接班;做好患者家属的健康指导。

7.安全护理　对于昏迷、意识不清、躁动不安的婴幼儿,根据具体情况使用床栏或其他保护具加以保护,防止坠床、跌倒及拔管等意外发生;严格执行查对制度,正确识别患者身份;强化危急值报告制度,加强用药安全管理;严格执行手卫生,以减少院内感染风险;根据工作能力和劳动强度,合理调配护理人员。

8.隐私保护　护士应尊重患者的隐私权,为患者做治疗和护理时,避免不必要的暴露;妥善保管患者的病历、检查结果等资料,不在公共场所讨论患者病情。

9.心理护理　护士应注意自身行为举止,避免传递不良信息导致患者家属产生误解及情绪波动;与患者建立良好的护患关系,并帮助患者与周围人群建立和睦的人际关系;对患者进行有关疾病知识的健康教育,并引导患者采取积极乐观的态度对待疾病。

┃第二节　呼吸困难┃

【定义】　呼吸困难是急诊患者常见主诉之一,是指患者主观感觉空气不足、呼吸费力、不适,客观上表现为用力呼吸,严重时可出现张口呼吸、鼻翼扇动、端坐呼吸甚至发绀,并可有呼吸频率、深度、节律的改变。常见病因有心源性肺水肿、哮喘、喘息性支气管炎、慢性阻塞性肺疾病、急性肺损伤、重症肺炎、张力性气胸、气道异物、肺肿瘤、神经肌肉疾病等。

【护理措施】

(1)提供安静、整洁、舒适的环境。

(2)有明显呼吸困难者立即给予鼻导管或面罩吸氧。

(3)如患者有严重的呼吸困难,应立即转入抢救室,给予吸氧、心电监护,建立外周静脉通道,同时遵医嘱采集动脉血气标本等血标本。

(4)呼吸困难严重者,做好气管插管的准备,必要时采取机械通气,机械通气时要做好气道管道的维护及口腔护理。

(5)保持患者呼吸道通畅,及时清除口鼻分泌物,分泌物黏稠者应采取雾化吸入,必要时给予吸痰,帮助患者取合适的体位并经常更换。

(6)改善呼吸功能,立即给予吸氧。依病情及病理、生理特点,采取不同的给氧方式,争取短时间内使氧分压高于 50 mmHg,血氧饱和度达 95% 以上。

(7)协助患者取舒适的体位,尤其对心源性呼吸困难的患者,宜采取端坐位,以减少回心血量,减轻呼吸困难症状。发生急性肺水肿时,患者应采取端坐位,双腿下垂,注意保持患者体位舒适和安全,可抬高床头。

(8)稳定患者情绪,护理操作应集中进行,以减少刺激,避免患儿哭闹。及时予以安慰和疏导患者烦躁情绪,做好解释工作,必要时遵医嘱给予镇静处理,以降低交感神经兴奋性,减慢心率,降低耗氧量,从而减轻呼吸困难症状。

(9)加强生活护理,保持患者大小便通畅,降低耗氧量,避免加重呼吸困难。

【主要护理问题】

1.气体交换受损 与疾病致肺通气/换气障碍有关。

2.清理呼吸道无效 与痰液黏稠,不易咳出有关。

3.活动无耐力 与呼吸困难造成的低氧状态有关。

第三节　哮喘急性发作

【定义】 支气管哮喘是一种以慢性气道炎症和气道高反应性为特征的异质性疾病,以反复发作的喘息、咳嗽、气促、胸闷为主要临床表现,常在夜间和(或)凌晨发作或加剧。哮喘急性发作表现为患者喘息、气促、胸闷、咳嗽等症状在短时间内迅速加重,肺功能恶化,需要给予额外的缓解药物进行治疗。哮喘急性发作经合理应用支气管扩张剂和糖皮质激素等药物治疗后,仍不能缓解或进行性呼吸困难加重者,称为哮喘持续状态;如支气管阻塞未及时得到缓解,可迅速发展为呼吸衰竭,直接威胁患者生命。

【护理措施】

1.体位护理 取端坐位或半坐卧位以利于呼吸。

2.吸氧护理 有低氧血症者,采用鼻导管或面罩吸氧,以维持血氧饱和度在 95% 以上。

3.合理用药 遵医嘱给予雾化吸入,开放静脉通道。

(1)速效 β 受体激动剂:治疗儿童哮喘急性发作的一线药物,可使用氧驱动(氧气流量为每分钟 6~8 L)或空气压缩泵雾化吸入。沙丁胺醇或特布他林,体重≤20 kg 者,每次 2.5 mg;体重>20 kg 者,每次 5 mg,第 1 小时可每 20 分钟 1 次,以后根据治疗反应逐渐延长给药间隔时间,根据病情每 1~4 小时重复吸入治疗。

(2)抗胆碱能药:异丙托溴铵,体重≤20 kg 者,每次 250 μg;体重>20 kg 者,每次 500 μg。

(3)糖皮质激素:氢化可的松,每次 5 mg/kg;甲强龙(注射用甲泼尼龙琥珀酸钠),每日 2 mg/kg;地塞米松,每次 0.3~0.5 mg/kg。

(4)硫酸镁:25~50 mg/kg,输注时间长于 10 分钟。

4. 密切观察病情　给予心电监护,观察患者生命体征变化,若患者出现口唇发绀、大汗淋漓、心率增快、血压下降、呼吸音减弱等呼吸衰竭的表现,应及时报告医生并配合抢救。

5. 纠正低氧血症及补液　哮喘严重发作时,协助患者取舒适的卧位,遵医嘱给予吸氧,及时纠正低氧血症。因患者呼吸频率加快,水分大量蒸发,痰液黏稠不易咳出,可嘱患者多饮水,必要时补液,指导和鼓励患者做深而慢的呼吸运动。

6. 去除诱发因素　指导患者正确使用定量吸入器,尽量避免接触环境中的过敏原,去除各种诱发因素,避免受凉,避免剧烈运动,少量多餐,尽量避免摄入能引起哮喘发作的食物,如虾、蟹等。

【主要护理问题】

1. 低效性呼吸型态　与支气管痉挛、气道阻力增加有关。

2. 清理呼吸道无效　与呼吸道分泌物黏稠、体弱无力排痰有关。

3. 焦虑　与哮喘反复发作有关。

4. 知识缺乏　缺乏哮喘相关的防护知识。

第四节　急性上呼吸道梗阻

【定义】　急性上呼吸道梗阻是位于胸腔外的大气道梗阻,梗阻程度可以从轻到重。上呼吸道梗阻常见原因为喉炎、过敏反应和异物吸入。

【护理措施】

1. 清理呼吸道　保持气道开放,允许患者保持舒适的姿势,如有必要,可通过抬头举颏法或推举下颌法开放气道。

2. 吸氧护理　监测血氧饱和度,有低氧血症者,给予高流量吸氧,采用鼻导管或面罩吸氧,维持血氧饱和度在94%以上。

3. 喉炎患者的处理　喉炎患者及时用药以减轻喉部水肿,中重度者给予雾化吸入治疗,雾化吸入治疗后观察至少2小时以确定病情是否缓解;如发生呼吸衰竭,给予高浓度吸氧,必要时给予复苏气囊通气,气管插管,注意避免损伤声门,应选择合适的插管内径,如有需要准备行气管切开术。

4. 过敏反应的其他干预措施　过敏反应引起的上呼吸道梗阻,除上述干预措施外,必要时每10~15分钟肌内注射盐酸肾上腺素,通过雾化吸入沙丁胺醇治疗支气管痉挛,给予持续雾化吸入。如严重呼吸窘迫,考虑有进一步气道水肿可能,需准备行气管插管。

5. 气道异物导致梗阻的处理　如果怀疑气道异物不完全梗阻(患者能发声和咳嗽),无须进行干预,可允许患者通过咳嗽来解除梗阻。如果怀疑气道异物导致完全气道梗阻(患者不能发声、咳嗽及充分呼吸)采用以下方式。

(1)意识清醒的婴儿或儿童,根据年龄选择不同方法,必要时重复以下方法。

① <1岁:5次背部叩击,随之5次胸部按压。

② >1岁:胸部推挤。

(2)意识不清的婴儿或儿童,开始心肺复苏(CPR),从胸外心脏按压开始(即使有脉搏),胸外心脏按压有助于异物移动,在进行人工呼吸前,查看口腔,如看到异物及时去除。

6. 注意事项　不要用手指盲目移除异物,可能会将异物进一步推入气道或导致损伤和出血。

【主要护理问题】

1. 清理呼吸道无效　与气道分泌物过多有关。

2. 有窒息的危险　与扁桃体肿胀阻塞呼吸道有关。

3. 知识缺乏　患者家属缺乏护理患者的知识。

第五节 急 性 创 伤

【定义】 急性创伤是指机械因素引起人体组织或器官的破坏。根据发生地点、受伤部位、受伤组织、致伤因素及皮肤完整性而进行分析。严重创伤可引起全身反应,局部表现有伤区疼痛、肿胀、压痛;骨折脱位时可有畸形及功能障碍。严重创伤还可能引发致命的大出血、休克、窒息及意识障碍。

【护理措施】

1. 急性创伤患者的处理 急诊接诊急性创伤患者,应首先评估患者生命体征,遵循先治疗后诊断,边治疗边诊断的原则。

2. 及时评估患者外伤史 评估患者有无疼痛、恶心、腹膜刺激征、呼吸困难及失血性休克等情况。

3. 清理呼吸道 评估口咽部有无分泌物与异物等阻塞气道,有无气管移位,经过评估以判断创伤儿童气道的通畅程度,及时发现导致呼吸受损的潜在原因,如血胸、气胸、连枷胸等。

4. 评估呼吸 评估呼吸是否费力、有效、有无呼吸音。监测血氧饱和度,气促或血氧饱和度低于93%者给予吸氧。

5. 开放静脉通道 必要时建立两条静脉通道;遵医嘱补液扩容(晶体液,20 mL/kg,15～30 分钟),必要时可重复;对于大出血患者可考虑输注血液制品。

6. 控制明显出血 纱布直接压迫,固定不稳定骨盆骨折,无菌敷料覆盖开放性骨折和暴露的脏器。

7. 颈椎损伤患者的处理 怀疑颈椎损伤者使用颈托,保护颈椎。

8. 观察患者病情变化 观察患者反应及病情变化,必要时做好术前准备。

9. 病情观察要点

(1)评估患者受伤部位、致伤因素,了解创伤评分。

(2)评估患者意识状态、生命体征变化。

(3)了解患者相关检查结果。

10. 控制感染 创伤发生后,尽快进行处理至关重要,延迟处理会增加感染的危险。创伤后 6 小时内得到处理的患者感染率明显低于延迟处理的患者。

【主要护理问题】

1. 组织灌注量改变 与循环血流量减少有关。

2. 疼痛 与严重创伤有关。

3. 焦虑 与创伤后反应有关。

第六节 昏 迷

【定义】 昏迷是意识障碍最严重的阶段,指患者生命体征存在,觉醒能力障碍及意识活动丧失,对外界环境和机体内在活动毫无感知,对内外环境刺激的反应性完全丧失,不能做出有意识的反应。昏迷根据病因可分为两大类,毒性代谢性昏迷和颅内病变昏迷。毒性代谢性昏迷以血糖相关昏迷为代表,颅内病变昏迷以脑血管意外为代表。

【护理措施】

1. 评估昏迷程度 临床上常用的是嗜睡、昏睡、浅昏迷、中昏迷、深昏迷。

2. 密切观察病情变化 根据需要或遵医嘱定时观察患者血压、脉搏、呼吸及瞳孔大小、对光反射。经常呼唤患者,了解意识情况,如病情变化,应及时报告医生。

3.预防意外损伤 躁动不安者,须安装床栏,必要时应用保护带,以防坠床;有痉挛抽搐时应用牙垫以防舌咬伤;经常帮患者修剪指甲,以防抓伤。

4.保持呼吸道通畅 患者口中有分泌物或呕吐物时,应及时吸出。

5.预防角膜损伤 患者眼睑不能闭合时,应涂以抗生素软膏,加盖湿纱布,经常保持眼部湿润及清洁。

6.预防肺炎 定时翻身、拍背并刺激患者咳痰或予以吸痰;患者仰卧时,应将头转向一侧,床头抬高30°;口中有分泌物或呕吐物时,应及时吸出;注意保暖,避免受凉。

7.预防压疮 每2小时翻身1次;长期昏迷者应预防肢体畸形、挛缩,促进功能恢复。

8.口腔护理 每日清洗口腔2次,黏膜破溃处可喷涂表皮生长因子等药物,口唇干裂有痂皮者涂液体石蜡,张口者应将用温水打湿的消毒纱布盖在口上防止呼吸道感染。

9.给予高营养饮食 患者不能进食时遵医嘱给予鼻饲饮食,3日未排便者可遵医嘱给予缓泻剂或行小量不保留灌肠。

【主要护理问题】

1.低效性呼吸型态 与中枢神经系统功能障碍有关。

2.清理呼吸道无效 与因意识障碍无法自行将呼吸道分泌物排出有关。

3.脑组织灌流改变 与头部病变有关。

4.皮肤完整性受损 与患者无法自行翻身有关。

第七节 中 暑

【定义】 中暑是指人体在高温环境下,由于水和电解质丢失过多,散热功能障碍引起的以中枢神经系统和心血管功能障碍为主要表现的热损伤性疾病,是一种威胁生命的疾病,可因中枢神经系统和循环功能障碍导致肾衰竭、永久性脑损伤,甚至死亡。

【护理措施】

1.先兆及轻度中暑 应立即将患者转移至阴凉、通风环境处,口服淡盐水或含盐清凉饮料,休息后即可恢复。轻症者除口服淡盐水或含盐清凉饮料并休息外,对有循环功能紊乱者,可经静脉补充5%葡萄糖生理盐水,但滴注速度不能太快,并加强观察,直至患者恢复。

2.重度中暑

(1)热痉挛:主要为补充氯化钠,静脉滴注5%葡萄糖生理盐水或生理盐水。

(2)热衰竭:及时补充血容量,防止血压降低。可用5%葡萄糖生理盐水或生理盐水静脉滴注,适当补充血浆,必要时监测中心静脉压以指导补液。

(3)热射病:将患者移至通风良好的低温环境,使用电风扇、空调降温。按摩患者四肢及躯干,促进循环散热。监测患者体温、心电图、血压、凝血功能等。

3.给予吸氧 首选鼻导管吸氧方式,目标是维持血氧饱和度≥90%。若鼻导管吸氧时血氧饱和度未能达标,应给予面罩吸氧。

4.降温 降温速度与预后密切相关。体温越高,持续时间越长,组织损害越严重,预后也越差。在物理降温和药物降温过程中,严密观察患者生命体征、神志及尿量变化,每10~30分钟测量1次肛温,一般应在1小时内使肛温降至37.8~38.9 ℃。如患者出现昏迷、呼吸抑制、血压下降明显时,停止降温。

(1)体外降温:头部降温可采用冰帽,或用装满冰块的塑料袋紧贴两侧颈动脉及双侧腹股沟区。全身降温可使用冰毯,或用冰水擦拭皮肤。降温时防止冻伤,注意不要引起寒战,以患者感觉凉爽舒适为度,心前区及胸部禁用冰袋,骨隆突处要预防冻伤。

(2)体内降温:用冰水直肠灌洗,也可用冰的5%葡萄糖生理盐水静脉滴注,并控制滴速;补钠和补液,维持水、电解质平衡,纠正酸中毒。低血压时应及时输液补足血容量,必要时应用升压药。

5.用药护理 对于昏迷患者,可遵医嘱给予纳洛酮等药物,以降低应激反应,起到促醒作用。积极纠正水、电解质紊乱,维持酸碱平衡,补液速度不宜过快,以免促发心力衰竭;心力衰竭者予以洋地黄制剂;采取保护肝肾功能及心肌的治疗;昏迷患者容易发生肺部感染和压疮,需加强护理,应用升压药纠正休克;应用甘露醇防治脑水肿。糖皮质激素有一定的降温、改善机体反应性、降低颅内压的作用。有抽搐发作者,适当使用镇静剂。

6.饮食与休息 清醒患者给予高热量流质饮食;昏迷患者留置胃管,鼻饲营养丰富的流质饮食。嘱患者卧床休息,保证睡眠,促进机体恢复。

7.口腔和皮肤护理 昏迷患者每日进行口腔护理,保持口腔清洁,防止溃疡的产生。定时给昏迷患者翻身,保持患者皮肤清洁,尤其是灌肠后的患者,防止皮肤破损的发生。

8.综合与对症治疗 保持患者呼吸道通畅,昏迷或呼吸衰竭者行复苏气囊加压给氧;必要时行气管插管、呼吸机辅助通气;应及时发现和治疗肾功能不全;防治肝功能不全和心功能不全;控制心律失常。

9.病情观察要点

(1)严密观察患者体温、脉搏、呼吸、血压的变化。

(2)观察患者有无烦躁不安、剧烈头痛、晕厥、昏迷、痉挛等中枢神经系统受损的症状。

(3)观察患者有无四肢湿冷、面色苍白、脉搏细速、血压下降等循环系统症状。

10.心理护理 安慰患者及其家属,减轻患者恐惧、焦虑心理,积极配合治疗及护理工作。

【主要护理问题】

1.体液不足 与中暑衰竭引起血容量不足有关。

2.疼痛 与中暑后补充钠、氯不足引起中暑痉挛有关。

3.急性意识障碍 与中暑引起头部温度过高有关。

4.体温过高 与中暑高热有关。

第八节 颌面部软组织感染

【定义】 正常颌面部各层组织之间存在潜在的筋膜间隙,当感染侵入这些间隙时,化脓性炎症使疏松结缔组织溶解液化,炎症产物充满其中,此时才出现明显的间隙。感染可局限于一个间隙内,也可循阻力薄弱的组织扩散,形成弥散性的多个间隙感染。

【护理措施】

1.营养护理 加强全身营养支持,增强机体抵抗力。进食少者给予静脉营养支持,保证出入量平衡。如口底脓肿行切引术者,进无渣流质饮食。不能饮食者给予鼻饲饮食。

2.病情观察 密切观察患者神志及精神状态,严密监测生命体征,特别是呼吸、血压的变化。早期发现感染性休克症状,如有躁动不安、烦渴、少尿、皮肤湿冷、脉搏细速应及时报告医生。观察患处有无红肿热痛,保持患处清洁。如感染局部形成脓肿,需行脓肿切开引流术。发热者及时予以退热处理,体温控制在38 ℃以下方可进行手术。

3.伤口护理 伤口的处理不仅关系到伤口的愈合,还是避免感染加重的关键。局部伤口要充分冲洗、引流,清除坏死组织和污染伤口内的细菌。严格执行无菌操作技术,动作要快、准、轻。危险三角区切勿挤压,以免细菌进入颅内而引发颅内感染。注意观察伤口渗液、渗血情况,如发现异常,及时通知医生并配合处理。

4.饮食指导 患者因各种原因饮食会受到一定的影响,可给予高蛋白、高脂肪、高热量的流质饮食,应少量多餐,补充足够的维生素。

5.避免抓挠伤口,防止引流条脱落,影响引流效果　观察患处活动情况,有无活动受限及肿痛加剧,发现异常及时通知医生。

6.出院指导

(1)饮食指导:给予营养丰富、清淡、易消化饮食,注意饮食卫生。

(2)活动指导:流行性疾病多发季节应少去公共场所并积极防治各种常见病,如感冒、腹泻、营养不良等。

(3)复诊指导:出院后1个月于专科门诊复查。

【主要护理问题】

1.发热　与感染有关。

2.舒适度改变　与发热、疼痛有关。

3.营养失调:低于机体需要量　与疾病消耗、食欲不佳有关。

4.有窒息的危险　与颌面部感染形成脓肿压迫气管有关。

第九节　特发性血小板减少性紫癜

【定义】　特发性血小板减少性紫癜为少儿期常见的出血性疾病,临床表现为血小板减少,皮肤、黏膜出血,偶伴内脏出血。病因与免疫因素有关。患者血浆及血小板表面可存在抗血小板抗体或免疫复合物。

【护理措施】

1.心理支持　向年长儿及其家属讲解疾病的治疗进展,进行各项诊疗、护理操作前,告知他们操作意义、操作过程及注意事项;为患者及其家属提供交流机会,让他们与不同患者交流治疗成功经验和教训。

2.活动指导　急性期应卧床休息,减少活动,避免患儿哭闹;注意患者安全,幼儿应避免玩弄尖锐的金属玩具,年长儿避免摔伤碰撞,不挖鼻孔,不戳牙齿。

3.饮食护理　保证患者营养充足,给予高蛋白、少膳食纤维的饮食,勿食过硬、过热、带刺的食物。

4.专科护理

(1)出血多时,嘱患者保持镇静,及时正确止血。

(2)鼻出血时,嘱患者仰卧,头偏向一侧,采取局部冷敷。

(3)齿龈出血时,协助医生用明胶海绵等压迫出血部位,勿食过热、过硬的食物,防止引起损伤和疼痛。

(4)若发生其他部位大量出血时,如胃肠道出血引起的呕血、便血,应立即通知医生。

(5)各种穿刺后按压局部10分钟以上,并严密观察有无血肿。

(6)服用激素期间,注意补钙,以防骨质疏松。

(7)输注丙种球蛋白时,严密观察有无过敏反应。

(8)指导患者及其家属掌握可致血小板减少药物的使用方法,如磺胺类、阿司匹林等。

5.病情观察重点

(1)注意观察患者皮肤黏膜出血点及瘀斑的范围、数量及颜色的深浅程度,观察有无出血倾向。

(2)严密观察患者生命体征变化,观察患者有无腹痛、头痛、呕吐及大便的颜色、性状,并做好记录;观察有无其他部位出血。

(3)每日监测血小板变化(可提示病情的轻重程度)。

6.预防感染　保持室内空气新鲜,温湿度适宜。患者病室应与感染病室分开,每日用紫外线消毒灯照射消毒,限制探视,防止交叉感染。注意保持出血部位清洁。协助家属做好患者的生活护理,特别是皮肤、口腔护理,注意患者个人卫生。

【主要护理问题】

1.有感染的危险 与机体免疫功能低下、使用激素类药物有关。

2.有出血的危险 与血小板减少、血管脆性增加有关。

3.焦虑 与不能承受疾病诊断、恐惧死亡有关。

4.知识缺乏 缺乏疾病相关知识。

5.体温过高 与长期使用激素类药物导致感染有关。

6.皮肤完整性受损 与疾病本身血小板降低有关。

第十节 中枢神经系统感染

【定义】 中枢神经系统感染是发生在中枢神经系统的感染,如流行性脑脊髓膜炎、化脓性脑膜炎、流行性乙型脑炎、脊髓灰质炎,以及柯萨奇病毒和埃可病毒感染等。

【护理措施】

1.密切观察病情变化 观察患者反应、面色、四肢肌张力、哭声、生命体征等变化。如发现患者惊厥、嗜睡、面色发青、呼吸不规则、突然尖叫、两眼无神或呈落日征,及时通知医生。观察抽搐时间及可否缓解,必要时遵医嘱给予吸氧。

2.维持体温稳定 患者体温过高时,可降低环境温度或采用物理降温,体温波动较大时应1~2小时测1次体温,物理降温半小时后复测体温。

3.保证营养均衡 充分保证营养的摄入,根据病情遵医嘱选择适当的喂养方法。吞咽功能不完全者或不能进食者可采用管饲法,或配合部分肠外营养。

4.详细记录呕吐量 尤其是呈喷射状呕吐患者,防止因入量不足引起水、电解质紊乱。

5.有效控制感染 遵医嘱按时给予抗生素,并注意观察有无不良反应。由于疗程较长,要注意保护血管,有计划地使用,必要时采用中心静脉输液。

6.体位指导 患者行腰椎穿刺检查后应去枕仰卧4~6小时。

7.出院指导

(1)做好预防感染性疾病的健康宣教,如保证家庭环境卫生、积极防治呼吸道感染等。

(2)对可能留有后遗症者,指导患者家属掌握康复护理方法,早期帮助患者进行功能锻炼,并及时门诊随访治疗。

【主要护理问题】

1.体温过高或过低 与感染、体温调节中枢受损有关。

2.营养失调:低于机体需要量 与纳差及摄入不足、消耗增加有关。

3.潜在并发症 颅内压增高、抽搐可致的呼吸暂停。

4.焦虑 与患者家属担心疾病预后有关。

第十一节 心 搏 骤 停

【定义】 心搏骤停是心脏机械活动丧失或无效而导致血液循环停止。临床上表现为患者无反应、无呼吸或仅有濒死叹息样呼吸。无法检测到脉搏。脑缺氧造成患者失去意识并停止呼吸,循环停止时引起器官和组织缺血,可能造成患者死亡。常见并发症有肋骨骨折、脑损伤和胃、肝、脾破裂等。

【风险评估】

(1)评估患者心跳：可以将耳朵压在患者的左胸前听患者是否有心跳，如果没有心跳声提示患者心搏骤停。

(2)评估患者意识：如果患者出现意识障碍、四肢抽搐，提示患者存在由心搏骤停导致的脑缺血症状，反过来亦可证明患者出现心搏骤停。

(3)评估患者呼吸：心搏骤停患者的呼吸很快就会停止。如果患者鼻部或者嘴部无呼吸，提示患者出现心搏骤停的可能性非常大。

(4)评估患者颈动脉搏动情况：触摸患者的颈动脉，如果发现颈动脉搏动停止，提示患者心搏骤停。

【护理常规及安全防范措施】

(1)明确环境安全，确保现场对施救者和患者均是安全的。

(2)当患者发生呼吸、心搏骤停时，用力快速按压，保证胸廓完全回弹；尽量减少胸外心脏按压过程中断，每2分钟轮换1次按压员；如有高级气道，应进行持续按压，并2~3秒给予1次人工呼吸。

(3)快速建立静脉通道，遵医嘱给药。

(4)保持患者呼吸道通畅，加强呼吸道管理，注意呼吸道湿化和清除呼吸道分泌物。

(5)连接监护仪/除颤仪，严密监测患者脉搏、呼吸、心率、血压、血糖、末梢循环及尿量。

(6)自主循环恢复后，观察患者生命体征变化，如有无呼吸急促、烦躁不安、皮肤潮红、多汗和二氧化碳潴留而导致酸中毒的症状，并及时采取防治措施。

(7)加强基础护理，预防压疮、肺部感染和尿路感染等。

(8)保证摄入足够的热量，昏迷患者可给予鼻饲高热量、高蛋白饮食。

(9)定期监测动脉血气，保持水、电解质平衡。

(10)复苏后可根据医嘱给予患者亚低温治疗，监测核心温度，预防寒战。

(11)如果患者患有脑病，并且当前有可用的资源，可采用持续脑电图监测。

(12)使用镇静剂和抗焦虑药进行对症治疗。

【应急预案】

(1)一旦患者出现呼吸、心搏骤停，立即判断患者意识，同时高声呼叫其他医护人员协助抢救。

(2)患者取复苏体位，判断颈动脉搏动后开始胸外心脏按压30次，频率大于100次/分，开放气道，人工通气2次。连续按压通气5个循环，胸外心脏按压与人工通气的比例为30∶2。

(3)对于发生心室颤动的患者应实施有效的非同步直流电除颤。

(4)尽快进行心电监护和建立静脉通道。

(5)遵医嘱准确、快速应用复苏药物。

(6)做好抢救记录。

【技术规范】

1.呼吸球囊人工通气技术规范

(1)开放气道困难者，必要时可使用口咽通气管。

(2)复苏时必须用100%浓度的氧。

(3)患者有自主呼吸时，挤压呼吸球囊尽量与患者呼吸同步，以减少气压伤的发生。

(4)挤压呼吸球囊时必须观察患者的胸廓运动、面色及末梢发绀情况。挤压频率不要太快，以免胸廓未得到充分回弹。

(5)如输送气体受阻，应该检查气道或矫正患者的头部，使其后仰，防止气道梗阻。

(6)如患者呕吐，及时清除气道及面罩内的呕吐物，在继续通气前挤压呼吸球囊几次，检查是否通畅，防止阻塞。

2.徒手心肺复苏技术规范

(1)人工呼吸时送气量不宜过大,以免引起患者胃部胀气。

(2)胸外心脏按压时要确保足够的频率及深度,尽可能不中断,每次胸外心脏按压后要让胸廓充分回弹,以保证心脏得到充分的血液回流。如需安装人工气道或插管,中断时间不应超过10秒。

(3)成人使用1～2 L的简易呼吸器,如气道开放、无漏气时,将1 L简易呼吸器挤压1/2～2/3,2 L简易呼吸器挤压1/3。

(4)胸外心脏按压时肩、肘、腕在一条直线上,并与患者身体长轴垂直。按压时,手掌掌根不能离开患者胸壁。

(5)如患者没有人工气道,吹气时稍停按压;如患者有人工气道,吹气时可不暂停按压。

3.除颤技术规范

(1)除颤前确定患者除颤部位无潮湿、无敷料。如患者带有植入性起搏器,应注意避开起搏器部位至少10 cm。

(2)去除患者身上所有金属物品,不要接触盐水纱布或将导电糊涂在电极板以外区域,以免遭电击。

(3)放电前电极板上应涂导电糊,减小皮肤阻力,防止皮肤灼伤。

(4)手持电极板时,两极不能相对,不能面向自己。

(5)放置电极板时应避开瘢痕、伤口。

(6)电极板使用后应充分清洁,及时充电备用,并定期检查其性能。明确除颤仪位置,不使用状态下定位放置。

第十二节　心　力　衰　竭

【定义】　心力衰竭是指各种原因导致心输出量减少而不能满足全身代谢需要的一种综合征。临床表现为肺或体循环淤血。急性心力衰竭指急性加重或失代偿的心力衰竭。

【风险评估】

(1)评估患者神志、血压、呼吸、脉搏、体温、皮肤色泽等。

(2)评估患者呼吸道是否通畅。

(3)评估患者呼吸频率、节律。

(4)评估患者有无肺性脑病症状及休克。

【护理常规及安全防范措施】

1.环境　保持室内安静,酌情开窗通风,每日最少2次,每次30分钟。

2.饮食指导　给予高蛋白、高热量、富含膳食纤维的半流质和流质饮食。婴幼儿采取斜抱位间歇喂养,少量多餐,进食差者给予鼻饲喂养。使用利尿剂期间,注意补充含钾丰富的食物。

3.活动指导　注意休息,避免剧烈运动。急性期患者应绝对卧床休息,并在医生指导下逐步恢复活动。

4.专科护理

(1)呼吸困难者采取半坐卧位,婴儿取15°～30°斜坡卧位,必要时给予吸氧。

(2)严格控制输液速度,尽量减少静脉输液,输入速度宜慢。

(3)钙剂与洋地黄制剂避免同时使用。

(4)长期卧床患者,应加强皮肤护理,防止压疮发生。

(5)防止受凉感冒。

・儿科妇产科常见病与危重症护理常规・

5.病情观察

(1)详细观察患者生命体征变化,定时称体重及记录24小时尿量。

(2)用药期间密切观察洋地黄制剂的毒性反应及低血钾的临床表现。

(3)密切观察患者有无烦躁、呻吟、面色苍白或发绀、咳嗽、呼吸急促、多汗、喂养困难、肢端湿冷、脉搏微弱及精神状态改变等,发现异常立即报告医生,并对患者进行心电监护。

6.心理支持 心力衰竭患者易出现烦躁不安等心理反应,患者家属也易焦虑,应主动解答患者及其家属的问题,给予心理支持,并进行健康知识宣教。

【应急预案】

(1)立即取半坐卧位,绝对卧床休息。

(2)立即通知医生,遵医嘱给予镇静、强心、利尿、扩血管药物和吸氧。

(3)患者出现呼吸困难时,取半坐卧位,予低流量(每分钟2～3 L)吸氧。如出现肺水肿,患者应立即取端坐位,双腿下垂,予高流量(每分钟6～8 L)吸氧,湿化瓶内加入20%～30%酒精湿化。

(4)安抚患者家属,做好心理护理。

(5)应用强心类药物时应严格记录患者生命体征,密切观察病情变化,并做好抢救记录。

【技术规范】

1.静脉留置针输液技术规范

(1)选择粗、直血管,避开关节和静脉瓣,注意保护和合理使用静脉。

(2)防止发生空气栓塞,注意及时更换输液袋。

(3)不应在输液侧肢体采取血标本,以免影响血标本的质量,导致结果错误。

(4)根据患者的年龄、病情、药物性质调节输液速度。

(5)加强输液巡视,严防输液外渗。

2.心电监护仪使用技术规范

(1)密切观察心电图波形,及时处理干扰及电极片脱落。

(2)正确设定报警界限,不能关闭报警声音。

(3)定期观察患者粘贴电极片处的皮肤情况,定时更换电极片,防止局部皮肤受损。

3.吸氧护理技术规范

(1)根据医嘱调节氧流量,做好患者及其家属的健康教育。

(2)保持呼吸道通畅,注意气道湿化。

(3)持续吸氧者注意保持管道通畅,无弯折、分泌物堵塞或扭曲等情况发生,防止滑脱。

(4)吸氧过程中观察患者缺氧状况是否改善。氧气装置是否通畅,有无漏气。

(5)注意用氧安全,做到防油、防火、防热、防震。

第十三节 复 合 伤

【定义】 复合伤是指两种以上致伤因素同时或相继作用于人体所造成的损伤。

【风险评估】

(1)有无外伤史。

(2)有无疼痛、恶心等症状。

(3)有无腹膜刺激征。

(4)有无呼吸困难及失血性休克的情况。

456

【护理常规及安全防范措施】

1. 活动性出血的护理

(1)压迫止血,做好包扎,包扎时部位要准确、严密,不遗漏伤口。

(2)包扎动作要轻柔,不要碰撞伤口,以免增加患者伤口的疼痛和引起出血。

(3)包扎要牢靠,但不宜过紧,以免妨碍血液流通和压迫神经。

2. 建立静脉通道 快速建立至少两条静脉通道,进行控制性液体复苏,预防失血性休克。

3. 体位与固定

(1)全程脊柱保护,颈托固定,取仰卧位,转运时以患者头、肩、臀为支点,同时将患者侧翻,将木板置于患者背部,然后将木板平放于急救担架上,转运途中避免震荡。

(2)骨折患者先用夹板固定,搬动时动作应轻柔,保持于功能位。

4. 生命体征的监测

(1)监测患者心率、脉搏、呼吸、动脉压及中心静脉压。

(2)注意监测患者神志、意识、瞳孔大小、对光反射变化。

5. 保持呼吸道通畅

(1)给予患者吸氧,如出现低氧血症或呼吸不平稳、呼吸困难及时告知医生,必要时给予气管插管保护性通气。

(2)及时清除呼吸道分泌物,防止分泌物堵塞气道。

(3)发现张力性气胸,及时急救处理,妥善固定引流管。

6. 颅脑损伤的护理

(1)评估颅内压增高表现:呼吸不规则、瞳孔不等大或扩大、视乳头水肿、前囟隆起或紧张、无其他原因的高血压、昏睡或昏迷、惊厥和(或)四肢肌张力增高、呕吐、头痛。

(2)高颅内压处理:应用脱水剂,预防癫痫,保持大小便通畅,控制液体速度,烦躁不安患者遵医嘱镇静镇痛,严重者紧急手术。

7. 失血性休克的护理

(1)评估患者有无出现心率增快、脉搏细速、心音低钝、血压正常或偏低、少尿、呼吸增快、体温高于或低于正常、皮肤苍白等。

(2)快速建立至少两条静脉通道,给予液体复苏,必要时输注血液制品,以提高血红蛋白含量。

(3)给予高流量吸氧或机械通气,监测动脉压及中心静脉压,留置导尿管监测尿量。

(4)体表明显出血者应尽早止血,如为空腔脏器出血,做好手术准备,患者血压稳定后尽快送入手术室止血。

8. 病情观察重点

(1)根据病情选择合适的卧位。

(2)密切观察患者生命体征、神志、瞳孔及肢体活动情况,及时判断是否存在颅内压增高及脑疝。

(3)观察骨折部位肢端循环情况,有无疼痛加剧,手术者注意观察伤口敷料有无渗血。

(4)有出血的患者应根据病情评估出血量,严格记录出入量,预防休克。

【应急预案】

(1)保持呼吸道通畅,进行合理氧疗。

(2)开放静脉通道,必要时建立两条静脉通道;遵医嘱补液扩容。

(3)必要时遵医嘱输血。

(4)控制感染:应用抗生素,有开放性外伤时注射破伤风抗毒素 1500 U。

(5)监测生命体征。

(6)做好重症护理记录。

(7)做好开放性伤口止血处理。

(8)做好术前准备工作。

【技术规范】

1.吸氧护理技术规范 同第二十六章第十二节。

2.输液泵使用技术规范

(1)正确设定输液速度及其他必需参数,防止设定错误延误治疗。

(2)随时查看输液泵工作状态,及时排除报警故障,防止液体输入失控。

(3)注意观察穿刺部位皮肤情况,防止液体外渗,出现液体外渗及时给予相应的处理。

3.心电监护仪使用技术规范 同第二十六章第十二节。

4.动脉血气采集技术规范

(1)有出血倾向者,慎用动脉穿刺术。

(2)严格遵守无菌原则,以防感染。

(3)进行血气分析时,注射器内不可残留空气,若标本中混入空气,会影响结果准确性。

(4)标本应当立即送检,以免影响结果准确性。

5.肌内注射技术规范

(1)切勿将针梗全部刺入,以防针梗从根部衔接处折断,无法取出。对消瘦患者及患儿,进针深度应酌减。

(2)选择合适的注射部位,避开炎症、硬结、瘢痕,避免刺伤神经和血管,回抽无回血时方可注射。对于需经常注射的患者,应当更换注射部位,并教会其局部热敷的方法。

(3)需要同时注射两种药物时,应注意配伍禁忌。

(4)观察注射过程中患者的反应、用药后疗效和不良反应。

6.平车运送技术规范

(1)检查平车性能是否良好,防止车辆性能不好对患者造成二次伤害。

(2)评估患者病情、意识、肢体活动及配合能力。

(3)搬动患者时动作轻稳、协调一致,确保患者安全、舒适。

(4)尽量使患者靠近搬运者,以达到节力的目的。

(5)将患者的头部置于平车的大轮端,以减轻颠簸与不适。

(6)推车时保证车速适宜,小轮在前。护士站于患者头侧,以观察病情变化,上下坡时应使患者头部位于高处一端。

(7)对于骨折患者,应酌情在平车上垫木板,固定好骨折部位后再搬运。

(8)在搬运患者过程中保证输液和引流通畅,特殊引流管可先行夹闭,防止牵拉脱出。

7.轴线翻身技术规范

(1)翻转患者时,应注意保持其脊柱平直,以维持脊柱的正确生理曲度,避免由于躯干扭曲,加重脊柱骨折、脊髓损伤和关节脱位。翻身角度不可超过60°,避免因脊柱负重增大而引起关节突骨折。

(2)患者有颈椎损伤时,勿扭曲或者旋转患者的头部,以免加重神经损伤引起呼吸肌麻痹而导致死亡。

(3)翻身时注意患者保暖并防止坠床。

8.包扎技术规范

(1)包扎伤口时,先简单清创再包扎。手及脏物不要触及伤口,不要用水冲洗伤口(化学伤除外),突出体腔外的内脏不要回纳,伤口内异物不要随意取出。

(2)包扎时要牢靠、松紧要适宜,要使患者舒适。包扎肢体要注意保持于功能位。皮肤皱褶处、骨隆突处应用棉垫或纱布等保护,需要抬高肢体时,应给予适当的扶托物。

(3)从远心端向近心端包扎,要将指(趾)端外露,以便观察血液循环情况。绷带固定时结应打在肢体的外侧面,忌在伤口上、骨隆突处或易于受压的部位打结。

(4)解除绷带时,先解开固定结或取下胶布,然后以两手互相传递松解。紧急时或绷带已被伤口分泌物浸透干涸时,可用剪刀剪开。

第十四节　颅脑损伤

【定义】　颅脑损伤是指暴力直接或间接作用于头部引起颅骨及脑组织损伤,可分为开放性颅脑损伤和闭合性颅脑损伤。颅底骨折可出现脑脊液耳漏、鼻漏。脑干损伤时可出现意识障碍、去大脑强直,严重时可发生脑疝危及生命。颅脑损伤的临床表现为意识障碍、头痛、恶心、呕吐、癫痫发作、肢体瘫痪、感觉障碍、失语及偏盲等。重度颅脑损伤以紧急抢救、纠正休克、清创、抗感染及手术为主要治疗方法。

【风险评估】

(1)评估患者脉搏、血压、意识状态、瞳孔、肢体活动情况等,意识障碍者,可采用格拉斯哥昏迷量表评估意识状态,及时判断患者是否出现休克、脑疝。

(2)评估患者的循环系统,脑疝患者立即于静脉快速输入脱水剂,观察脱水后利尿效果及有无少尿、无尿等肾功能受损征象。

(3)评估患者的呼吸系统,重度颅脑损伤患者伴有不同程度的意识障碍,应采取侧卧位或头高位,头偏向一侧,以利于呼吸道分泌物排出,防止呕吐物误吸引起窒息。舌后坠阻塞呼吸道时,应放置口咽通气管,必要时可行气管插管或气管切开。

【护理常规及安全防范措施】

(一)非手术治疗护理

1.体位护理　床头抬高 $15°\sim30°$,以降低颅内压,减轻脑水肿。昏迷患者头偏向一侧,防止呕吐引起误吸。颅底骨折患者出现脑脊液耳漏、鼻漏时取患侧卧位。

2.饮食护理　颅脑损伤后的应激反应可产生高分解代谢,使血糖增高、乳酸堆积,加重脑水肿。因此,必须及时加强营养支持,有效补充能量和蛋白质以减轻机体损耗。

3.呼吸道管理　及时有效清除呼吸道分泌物,尽快清除口鼻腔咽部的血块或呕吐物,对分泌物多或昏迷者应定时叩背、吸痰,必要时进行气管切开。

4.药物应用　应用营养神经药物改善细胞代谢和促进脑细胞功能的恢复。开放性颅脑损伤者遵医嘱给予破伤风抗毒素及抗生素预防感染。

5.病情观察　患者出现头痛、呕吐、视乳头水肿时,应立即给予20%甘露醇溶液(儿童用量为 $1\sim2$ g/kg)30分钟内快速静脉滴注,以降低颅内压,减轻脑水肿。根据病情,必要时行有创颅内压监测,颅内压儿童正常值为 $4\sim7.5$ mmHg。颅内压持续增高,反应迟钝,意识障碍加深,脉搏缓慢而洪大,呼吸慢而深,血压升高,一侧瞳孔散大,提示有脑疝的可能,应做好气管插管的准备,必要时采取辅助呼吸,或立即行开颅手术。

6.脑脊液漏　颅底骨折患者出现脑脊液漏时,密切观察脑脊液漏的量、性状、颜色,并及时报告医生;患者严格卧床休息,取斜坡患侧卧位,枕上垫无菌巾;耳鼻腔血迹可以用生理盐水棉球擦拭,严禁冲洗鼻腔及在患侧鼻腔插胃管,以免引起颅内感染。注意患者保暖,避免咳嗽、打喷嚏,防止加重瘘口损伤。

(二)手术治疗护理

1.术前护理

(1)饮食护理:急诊手术者立即禁饮禁食,饱胃患者给予胃肠减压。择期全身麻醉手术前根据医嘱通知患者禁食时间,以减少胃内食物,避免术前、术后出现反流而导致误吸。

(2)术前检查及准备:完善相关实验室检查,CT、MRI检查等,术前1日遵医嘱备血,行抗生素皮试,术日晨遵医嘱静脉输液,肌内注射阿托品,以减少呼吸道分泌物。

（3）心理护理：向患者家属讲解疾病相关护理知识，使患者家属树立信心，鼓励患者积极配合治疗。

2. 术后护理

（1）体位护理：麻醉未清醒者取仰卧位，头偏向健侧，清醒后头部抬高 15°～30°，术后 24～48 小时禁止患侧卧位，进行翻身时动作必须平稳，保证头部与身体同时转动，避免颈部扭曲或动作过猛致脑干摆动或移位，进而导致呼吸功能紊乱甚至呼吸骤停。

（2）管道护理：每班交接管道是否妥善固定、外露长度，保持引流通畅，标识清楚，防止引流装置受压、弯折、扭曲。患者外出检查时，暂时夹闭引流管，以防引流液倒流引起逆行感染。必要时由医生更换引流装置，严格遵守无菌原则。脑室引流管高度高于侧脑室平面（齐外耳道水平）10～15 cm，观察引流瓶水柱波动情况，一般留置 7～10 日。拔管前 1 日试夹闭 24 小时，观察患者神志变化、瞳孔大小、颅内压变化等，如患者无不适，可拔除引流管。硬膜下（外）引流管位置应低于手术切口，术后 24～48 小时拔管。

（3）基础护理：昏迷患者要注意保暖，每 2 小时叩背排痰 1 次，清理呼吸道，预防坠积性肺炎；每 2 小时翻身 1 次，保持床单位清洁干燥，翻身时按摩骨隆突部位，必要时外贴水胶体敷料予以保护，也可使用电动气垫床，做好皮肤护理，防止压疮发生；躁动患者应谨慎使用镇静剂，设专人守护，给予适当约束，防止坠床等意外发生。

（三）并发症护理

1. 上消化道出血　遵医嘱应用止血药或抑制胃酸分泌药，暂禁食，必要时行胃肠减压。

2. 颅内压增高　患者出现头痛、呕吐、视乳头水肿等症状时，立即给予 20% 甘露醇溶液 30 分钟内快速静脉滴注，以降低颅内压，减轻脑水肿。根据病情，必要时行有创颅内压监测。

3. 癫痫　同癫痫的护理常规。

【应急预案】

（1）严密观察患者脉搏、血压、意识状态、瞳孔、肢体活动情况等，及时判断患者是否出现休克、脑疝。

（2）迅速建立静脉通道，脑疝患者立即静脉快速输入脱水剂。

（3）积极做好患者术前的各项工作，如剃头、头部皮肤清洁、禁食禁饮、配血等。

（4）保持患者呼吸道通畅，必要时可行气管插管或气管切开。

（5）纠正休克：开放性颅脑损伤引起失血性休克时，应使患者保持仰卧，注意保暖并补充血容量。

【技术规范】

1. 经气管插管吸痰技术规范

（1）操作动作应轻柔、准确、快速，每次吸痰时间不超过 15 秒，连续吸痰不得超过 3 次，吸痰间隔予以纯氧吸入。先吸气管内，再吸口鼻处。

（2）吸痰前整理呼吸机管路，倾倒冷凝水。

（3）注意吸痰管插入是否顺利，遇到阻力时应分析原因，不可粗暴盲插。

（4）负压不可过大，进吸痰管时不可给予负压，以免损伤患者气道。

（5）遵循无菌原则，注意保持呼吸机接头不被污染，戴无菌手套持吸痰管的手不被污染。

（6）冲洗液应分别注明冲洗气管插管、口鼻腔之用，不能混用。

（7）吸痰过程中应当密切观察患者的生命体征及呼吸机参数变化，如发生心率、血压、呼吸、血氧饱和度等明显改变时，应当立即停止吸痰，接呼吸机通气并给予纯氧吸入。

2. 心电图检测技术规范

（1）对于初次接受心电图检查者，必须事先做好解释工作，消除其紧张心理。

（2）检查前，禁止做运动，应稍作休息，放松心情。

（3）检查时，嘱被检查者四肢放松，保持呼吸平稳，并且应保持固定的姿势，以免影响检查准确性。

（4）嘱被检查者勿穿带金属的衣物，如带金属拉链、金属纽扣等的衣物，以避免干扰，影响检查准确性。

（5）被检查者应保持身体干燥，因为潮湿（如汗湿）会干扰检查结果。

(6)寒冷季节宜在暖气室内进行检查,以免被检查者觉得寒冷而干扰检查结果。

3.冰帽使用技术规范

(1)患者肩下放置小垫枕,以利于保持呼吸道通畅。

(2)为防止冰水流入耳内,可用棉球塞住外耳道口。

(3)双眼不能闭合者,可用凡士林纱条覆盖眼睛,以保护角膜。

(4)保持患者肛温在 33 ℃,不低于 30 ℃,以免发生心室颤动。

(5)观察患者有无寒战,患者若出现局部皮肤苍白、发绀、麻木,需立即停止使用冰帽。

(6)注意观察患者的病情变化和生命体征。

(7)注意观察患者体温、冰帽使用时间、局部皮肤情况。降温 30 分钟后测量 1 次体温。及时向医生反馈患者的体温变化及使用冰帽后的反应。注意观察患者耳廓和枕部皮肤的变化。

第十五节 农药中毒

【定义】 农药中毒主要是通过抑制体内胆碱酯酶活性,引起体内生理效应部位乙酰胆碱大量蓄积,使胆碱能神经持续过度兴奋,导致先兴奋后衰竭的一系列毒蕈碱样、烟碱样和中枢神经系统等中毒症状和体征。严重者常死于呼吸衰竭。

【风险评估】

(1)评估患者生命体征及病情变化。

(2)恢复期加强观察,防止出现迟发性神经病(急性中毒症状消失后 2～3 周出现下肢瘫痪、肌萎缩)。

(3)观察阿托品用后反应:阿托品化(瞳孔较前散大、口干、皮肤干燥、颜面潮红、肺部啰音减少或消失、心率加快等);阿托品中毒(瞳孔极度扩大、体温达 39 ℃以上、尿潴留、抽搐、谵妄、昏迷)。

【护理常规及安全防范措施】

1.迅速清除毒物 立即脱离中毒环境,中毒患者应及时脱去污染衣物并用大量清水冲洗皮肤。必要时行催吐、导泻处理。

2.洗胃前留取标本做毒物鉴定 留取血、尿、洗胃液等标本,尽早做毒物鉴定,可为抢救治疗提供准确依据。

3.洗胃 为减少毒物的继续吸收,神志清楚者可采取口服催吐洗胃法。昏迷以及服用大量农药者必须尽快采用洗胃管洗胃,一般在服药后 4～6 小时洗胃效果最佳;如果服药量比较大或农药在体内吸收速度比较慢,即使服药时间超过 6 小时,对于大多数患者来讲,洗胃也是非常必要的。洗胃后留置活性炭混悬液于胃中,继续应用甘露醇导泻。

4.药物护理 遵医嘱给予特效解毒剂,积极补液,利尿排毒,抽搐者遵医嘱给予止痉处理。

5.密切观察病情变化 监测患者生命体征,注意观察瞳孔变化和意识状态。

6.呼吸道护理 维持有效通气功能,及时清除呼吸道分泌物,必要时行气管插管或气管切开。

7.安全护理 为谵妄、烦躁不安、意识障碍者做好肢体保护,必要时使用约束带。

8.饮食护理 神志清楚者给予营养丰富、清淡、易消化饮食,重症中毒者应暂禁食。

9.心理护理 根据患者的中毒原因、社会文化背景以及对中毒的了解程度和心理需要,进行有针对性的心理疏导,给予患者情感上的支持。

【应急预案】

(1)迅速清除毒物,立即脱离中毒环境,终止接触毒物。

(2)洗胃:为减少毒物的继续吸收,神志清楚者可采取口服催吐洗胃法,昏迷者可采用洗胃管洗胃。

(3)留取标本做毒物鉴定。

(4)必要时遵医嘱进行血液灌流。

(5)密切观察患者生命体征及病情变化。

(6)保持患者呼吸道通畅。

【技术规范】

1.心电监护仪使用技术规范 同第二十六章第十二节。

2.洗胃技术规范

(1)洗胃前应检查患者生命体征,如有呼吸道分泌物增多或缺氧,应先吸痰,再插胃管洗胃。

(2)尽早开放静脉通道,遵医嘱给药。

(3)患者中毒物质不明时,及时抽取胃内容物送检,应用温开水或者生理盐水洗胃。待毒物性质明确后,再使用拮抗剂。

(4)洗胃时,注意观察灌入液与排出液是否相等,排出液的颜色、气味、性状,一旦出现血性液体或患者感腹痛、血压下降,立即停止洗胃,并通知医生处理。

(5)幽门梗阻患者,洗胃宜在饭后 4～6 小时或者空腹时进行,并记录胃内潴留量,以了解梗阻情况,供补液参考。

(6)洗胃完毕,胃管宜保留一段时间,以利于再次洗胃,尤其是有机磷农药中毒者,胃管应保留 24 小时以上,便于反复洗胃。

(7)吞服强酸、强碱等腐蚀性毒物患者,切忌洗胃,以免造成胃穿孔。胃癌、食管阻塞、食管胃底静脉曲张及消化性溃疡者慎洗胃。

3.静脉采血技术规范

(1)若患者正在进行静脉输液、输血,不宜在同侧手臂采血。

(2)在患者安静状态下采集血标本。

(3)同时采集多种血标本时,应根据要求依次采集。

(4)在采血过程中,尽量避免导致溶血的因素。

(5)标本应尽快送检,避免过度振荡。

(6)需要抗凝处理的血标本,应将血液与抗凝剂混匀。

第十六节　休　克

【定义】 休克是指在各种强烈致病原因(如心力衰竭、出血、脱水、过敏、严重感染和创伤等)作用下,引起以有效循环血量急剧减少、机体组织灌注不足为特征的循环衰竭状态。在休克状态下,人体的循环系统不能满足细胞代谢和组织灌注的需要,可导致器官功能障碍,甚至死亡。

【风险评估】

(1)评估患者血压、呼吸、心率、血氧饱和度等的变化,观察有无呼吸浅快、心率增快、脉压减小(<20 mmHg)、血氧饱和度下降等表现。

(2)评估患者意识状态,瞳孔大小和对光反射,是否有兴奋、烦躁不安或神志淡漠、反应迟钝、昏迷等表现。

(3)评估患者皮肤颜色、色泽,有无出汗、苍白、皮肤湿冷、花斑、发绀等表现。

(4)评估患者尿量。

(5)评估患者电解质、血常规、血气分析、凝血功能及肝肾功能等检查结果,以了解患者其他重要脏器的功能。

(6)评估患者用药治疗后的效果及是否存在药物不良反应。

【护理常规及安全防范措施】

1. 卧位护理 取休克卧位,以增加回心血量和减轻呼吸时的负担。

2. 保暖 盖棉被或毛毯保暖,但不宜用热水袋,感染性休克时需降温。

3. 供氧与保持呼吸道通畅 休克患者采用高流量给氧。防止气道梗阻,协助患者咳嗽、咳痰。昏迷患者头应偏向一侧,防止呕吐物吸入气管引起窒息及吸入性肺炎。及时清除口咽、气管内分泌物。必要时建立人工气道,进行机械通气。

4. 立即开放两条静脉通道 及时补充血容量。

5. 采血标本送检 查血常规、血型、出凝血时间等。

6. 留置导尿管 留置导尿管监测肾功能及扩容效果。

7. 遵医嘱应用抗休克药物 如扩容药物、血管活性药物、强心剂、利尿剂、激素等,根据病情调节输液速度。

8. 处理休克病因 找到病因,对症处理。

9. 防治并发症 酸中毒、肺水肿、急性肾衰竭、弥散性血管内凝血(DIC)、心搏骤停。

10. 密切观察患者情况 密切观察患者意识状态、脉搏、血压、末梢循环、尿量,并记录。

11. 注意心理护理 患者受到创伤、疼痛、失血、失液或感染等情况,往往表现出烦躁不安,不与医护人员合作,对神志清楚患者应给予安慰,尽量保持患者情绪稳定。

【应急预案】

(1)取休克卧位,保持病房安静。

(2)迅速补充血容量:建立两条静脉通道,快速输液。在输液过程中要严密观察患者血压、脉搏、呼吸、尿量的变化。

(3)保持呼吸道通畅并合理给氧:患者吸氧过程中加强呼吸道管理,及时清除口腔及咽喉部分泌物、呕吐物,以防吸入气管引起窒息。

(4)纠正酸中毒:视病情而定,根据血气分析结果使用碳酸氢钠。

(5)改善心功能:可适当应用洋地黄制剂(如西地兰等),增加心肌收缩力。

(6)应用血管活性药物:辅助升高血压,常合用血管扩张剂,以改善微循环。

【技术规范】

1. 呼吸球囊人工通气技术规范 同第二十六章第十一节。

2. 静脉留置针输液技术规范 同第二十六章第十二节。

3. 心电监护仪使用技术规范 同第二十六章第十二节。

4. 吸氧护理技术规范 同第二十六章第十二节。

5. 输液泵使用技术规范 同第二十六章第十三节。

6. 动脉血气采集技术规范 同第二十六章第十三节。

7. 心电图检测技术规范 同第二十六章第十四节。

| 参 考 文 献 |

[1] 张玉侠.儿科护理规范与实践指南[M].上海:复旦大学出版社,2011.

[2] 陆国平.儿童急诊与重症医学临床技术[M].上海:复旦大学出版社,2016.

[3] 北京儿童医院.急诊与危重症诊疗常规[M].2版.北京:人民卫生出版社,2016.

[4] 沈洪,刘中民.急诊与灾难医学[M].3版.北京:人民卫生出版社,2018.

〔5〕　北京儿童医院.护理诊疗常规[M].北京:人民卫生出版社,2016.

〔6〕　江载芳,申昆玲,沈颖.诸福棠实用儿科学[M].8版.北京:人民卫生出版社,2015.

〔7〕　于学忠,黄子通.急诊医学[M].北京:人民卫生出版社,2015.

〔8〕　崔焱,张玉侠.儿科护理学[M].7版.北京:人民卫生出版社,2021.

〔9〕　王惠琴,金静芬.护理技术规范与风险防范流程[M].杭州:浙江大学出版社,2010.

第二十七章 重症医学科护理常规

第一节 一般护理常规

1. 环境与休息 普通病室每日开窗通风 2 次,每次 15～30 分钟,室温保持在(24±1.5)℃,相对湿度保持在 50%～60%,合理调节各种仪器报警声,避免声、光等一切刺激。负压病房每日监测温湿度,温度控制在 20～26 ℃,相对湿度控制在 30%～70%。

2. 饮食护理 注意营养,维持水、电解质平衡,必要时给予营养支持。

3. 卧位护理 危重患者绝对卧床休息,躁动患者适当给予保护性约束。固定各种管道,避免滑脱。

4. 预防并发症

(1)预防肺部感染:定时翻身、拍背,及时吸痰;对行气管插管机械通气患者按相应护理常规进行护理。

(2)预防压疮:使用气垫床,易发生压疮的部位使用压疮防护贴,保持床单位整洁,每 2 小时翻身 1 次。

(3)防止暴露性角膜炎:及时清理眼部分泌物,眼睑不能闭合者,定时用生理盐水擦洗眼部,并用眼药膏保护角膜。

(4)预防血栓性静脉炎、关节挛缩、肌萎缩:保持肢体处于功能位,防止足下垂。促进局部血液循环,预防血栓性静脉炎。

5. 皮肤护理 根据患者的病情正确评估患者的皮肤情况,定时为患者更换卧位。大小便失禁患者及时清洁,应用皮肤保护剂预防皮肤浸渍,减少皮肤潮湿感、发红,做到勤观察、勤翻身、勤擦洗、勤交接。

6. 排泄护理 定时观察患者有无尿潴留、便秘等情况,维持正常排泄功能。长期尿失禁者,酌情留置导尿管,集尿袋定期更换。

7. 发热护理 腋下体温达到 38.5 ℃及以上者给予药物降温,37.5～38.4 ℃者给予物理降温。注意复测体温,及时补充水分。

8. 用药护理 保证静脉通道的通畅,防止输液外渗,密切观察用药后治疗效果及不良反应。

9. 管道护理 危重患者的各种管道标识清楚,注明管道名称、置管时间、置管深度。各种管道妥善固定,防止扭曲,保持管道通畅,每班认真交接管道的使用情况。

10. 心理护理 针对不同年龄阶段患者的心理特点,采取抚触、讲故事、床旁探视等方法,缓解患者及其家属的紧张、焦虑情绪。

11. 医院感染防控 监护病房布局合理,医院感染防控设施齐全。有入科医院感染培训,医护人员手卫生依从性和正确率达标。有医院感染暴发和职业暴露应急预案。

第二节 急性呼吸衰竭

【定义】 急性呼吸衰竭是指由各种原因引起的肺通气和(或)换气功能严重障碍,不能进行有效气体交换,导致动脉血氧分压(PaO_2)下降(PaO_2 低于 60 mmHg)和(或)二氧化碳分压($PaCO_2$)增高($PaCO_2$ 高于 50 mmHg)的临床综合征。

【护理措施】

(1)绝对卧床,取半坐卧位或坐位,并尽量减少自理活动。

(2)病情观察。

①神志:对缺氧伴二氧化碳潴留患者,应密切观察神志变化,注意有无呼吸抑制。

②呼吸:观察呼吸节律、快慢、深浅变化。

③痰液:观察痰液量、颜色及性状。

(3)合理用氧。依病情采取不同给氧方式(鼻导管给氧、面罩给氧、头罩给氧),确保吸入氧浓度适宜,应该由较低的浓度开始逐渐提高,吸入氧浓度不应超过50%,用氧过程注意观察患者意识、发绀程度、尿量、呼吸、心率变化。

(4)保持患者呼吸道通畅,及时清除口腔、气道分泌物,无特殊禁忌证者,床头抬高15°~30°,对咳嗽无力的患儿每2小时协助翻身、拍背,也可采用雾化或者物理吸痰的方式清除呼吸道中的痰液,注意吸痰过程中遵守无菌原则,严格控制吸痰时间。

知识拓展

婴幼儿(0~3岁),吸引压力为80~100 mmHg,选择6号、7号管道;儿童(>3岁),吸引压力为100~120 mmHg,选择7号、8号管道。

(5)进营养丰富、高蛋白、易消化饮食,危重患儿可通过鼻饲供给营养,奶量为100~120 mL/(kg·d)。

(6)做好基础护理,重视口腔、皮肤护理,防治并发症。

(7)呼吸衰竭者行机械通气。

①严密观察患者有无自主呼吸,与呼吸机是否同步,双侧呼吸音是否对称。

②妥善固定气管导管,每班交接插管深度,防止管道脱落。

③保持呼吸道通畅,及时清理气管内外分泌物,严格无菌操作,预防呼吸机相关性肺炎(VAP)的发生。

④保持口鼻清洁,每8小时进行1次口腔护理。

⑤观察并记录痰液量、颜色、性状及吸痰耐受情况。

⑥保持患儿安静,遵医嘱给予镇静、镇痛治疗并完善各项评分。

(8)心理护理。在护理过程中,医护人员应该加强与患者的交流,表现出对患者的尊重和理解,多鼓励患者,帮助其疏导不良情绪,提高治疗依从性,同时还可以联合患者家属安慰和鼓励患者,帮助分散患者的注意力。

【主要护理问题】

1.清理呼吸道无效 与呼吸道感染、分泌物增加且黏稠、无力咳嗽等有关。

2.气体交换受损 与肺部炎症、痰液黏稠等引起呼吸面积减少有关。

3.营养失调:低于机体需要量 与营养摄入不足有关。

4.皮肤完整性受损 与长期卧床有关。

5.活动无耐力 与疾病致体力下降有关。

6.语言沟通障碍 与气管插管致失音有关。

7.焦虑/恐惧 与担心疾病预后有关。

第三节 脓 毒 症

【定义】 脓毒症是指由感染引起的危及生命的器官功能障碍。器官功能障碍可由感染引起的序贯器官衰竭评分(sequential organ failure assessment,SOFA)急性改变≥2分来确定,即Sepsis 3.0=感染+

SOFA≥2 分。感染性休克是脓毒症中较为严重的形式,具有明显的循环和细胞代谢异常。诊断标准:脓毒症患者在充分的液体复苏情况下,仍存在持续的低血压,需要采用升压药维持平均动脉压 65 mmHg 以上,血乳酸在 2 mmol/L 以上。

【护理措施】

(1)严密观察患者病情变化,早发现、早处理。

①体温骤升或骤降:突然发热、寒战或体温高于 38.5 ℃ 或低于 36 ℃。

②意识改变:烦躁不安或萎靡、表情淡漠、意识模糊,甚至昏迷、惊厥。

③皮肤改变:面色苍白发灰,唇周、指(趾)甲发绀,皮肤具花斑纹,四肢湿冷。如面色潮红、四肢温暖、皮肤干燥为暖休克。

④循环改变:心率、脉搏增快,毛细血管充盈时间大于等于 3 秒,血压下降。

⑤尿量:少于 1 mL/(kg·h)。

(2)迅速建立两条静脉通道,尽量选择粗大的静脉,迅速给予扩容、纠酸等治疗。

(3)积极控制感染,遵医嘱及时应用抗生素,观察其疗效及副作用。

(4)保持呼吸道通畅,呼吸衰竭患者配合医生行气管插管,做好人工气道的护理。

(5)加强基础护理,定时翻身、拍背,防止各种并发症的发生。注意保持患者肢体处于功能位,保护患者的隐私。

(6)需行连续性肾脏替代治疗(CRRT)的患者,护理措施详见本章第七节"连续性肾脏替代治疗"相关内容。

(7)营养支持。根据患者情况,合理调整饮食结构,构建健康的饮食方式。合理膳食,采用肠内或肠外营养支持。在采用肠内营养时每班听诊肠鸣音,注意观察有无腹膜刺激征;有无腹泻、便秘、消化道出血及食物反流;鼻饲患者注意观察有无胃潴留,如有异常,积极对症处理;遵医嘱行药物灌肠,促使肠蠕动,同时做好肛周护理。在采用肠外营养时根据患者病情,调节输液滴速,严格执行无菌操作,静脉营养液在配制 24 小时内滴注。

【主要护理问题】

1.体温过高 与感染有关。

2.营养失调:低于机体需要量 与营养摄入不足有关。

3.有感染加重的危险 与原发病感染有关。

4.焦虑 与知识缺乏有关。

5.潜在并发症 感染性休克、多器官功能障碍。

6.皮肤完整性受损 与昏迷、抽搐、高热、尿失禁有关。

第四节 急 性 中 毒

【定义】 急性中毒是指人体在短时间内接触毒物或超过中毒量的药物后,机体产生的一系列病理生理改变及临床表现。急性中毒病情复杂、变化急骤;严重者出现多器官功能障碍或衰竭,甚至危及患者生命。较多见的中毒是药物中毒、有机磷中毒、一氧化碳中毒、食物中毒。

【护理措施】

(1)迅速清除毒物:立即脱离中毒环境,终止接触毒物。

①吸入性中毒:如一氧化碳(CO)中毒,应立即将患者带离中毒环境,移至空气新鲜处,必要时给予吸氧和人工呼吸,保持呼吸道通畅。

②接触性中毒:应迅速脱去污染衣物,不明毒物中毒应立即用大量流动水彻底冲洗接触面 15～30 分

钟,不宜用热水冲洗。强酸可用 3‰～5‰碳酸氢钠溶液或肥皂水清洗,强碱可用 3‰～5‰醋酸或食用醋清洗。强酸强碱腐蚀眼睛,立即用大量清水或 0.9‰氯化钠溶液彻底清洗。

③食入性中毒。

a. 催吐:神志清楚者,嘱其饮水后用压舌板刺激其咽弓、咽后壁进行催吐。

b. 洗胃:服用药物后 4～6 小时洗胃效果最佳,但如果服用量大,即使超过 6 小时,也应插胃管洗胃。洗胃时可选择相应的拮抗剂、生理盐水等,每次洗胃液量为患儿胃容量的 1/2 左右。强腐蚀性毒物中毒者禁忌洗胃。

c. 导泻:25‰硫酸镁每次 0.4～0.5 mL/kg,加水 50 mL 口服或经胃管注入。

d. 灌肠:用肛管以温生理盐水 1000～3000 mL 灌肠,直至洗出液变澄清。

(2)快速建立静脉通道,遵医嘱行静脉输液,促进已吸收毒物的排泄。

(3)血液净化疗法及血液灌流主要用于急性药物或毒物中毒,特别是脂溶性毒物和与蛋白质结合的毒物,常规治疗无效,临床症状进行性加重时。

(4)密切观察患者体温、脉搏、血压、呼吸、瞳孔、意识、呼吸频率及节律、循环状况,观察呕吐物及大小便情况。

(5)第一时间留取患者血、尿、洗胃液等标本,尽早做毒物鉴定,为抢救治疗提供准确依据。

【主要护理问题】

1. 有误吸的危险　与洗胃致反复呕吐有关。

2. 口腔黏膜改变　与用药后唾液缺乏及药物腐蚀有关。

3. 急性意识障碍　与药物过量副作用有关。

4. 清理呼吸道无效　与意识障碍不能自主咳痰有关。

第五节　捂热综合征

【定义】　捂热综合征是婴儿因捂闷或过度保暖所致的以缺氧、高热、大汗、抽搐、昏迷、循环障碍为主的临床症候群,可引起机体代谢紊乱和多脏器功能损害,常发生在寒冷季节,是冬春季节儿科常见的危重症,严重者或治疗不及时可遗留神经系统后遗症或导致患儿死亡。

【护理措施】

(1)严密监测患儿生命体征变化,观察体温波动情况,发热患儿遵医嘱予以物理或药物降温措施。

(2)保持患儿呼吸道通畅,迅速改善缺氧症状,根据血气分析结果选择合适的给氧方式,一般用氧无改善者行机械通气。

(3)开放两条静脉通道,积极纠正脱水、电解质紊乱和酸中毒。合理补液,正确记录 24 小时出入量,注意液体输注速度不宜太快,以免发生脑水肿。

(4)密切观察患儿神志及肌张力情况,严格遵医嘱应用脱水剂,观察颅内高压症状,出现抽搐立即遵医嘱给予止惊处理。

(5)观察尿量及血压变化并详细记录。发生循环衰竭征象如四肢厥冷、皮肤具花斑纹、脉搏细弱或消失等,立即遵医嘱使用洋地黄制剂及保护心肌的药物。严格控制输液速度,并严密观察输注部位血管情况,防止液体外渗。

(6)患儿生命体征稳定后,宜早期行高压氧治疗。

【主要护理问题】

1. 体温过高　与捂闷过久有关。

2. 体液不足及电解质紊乱　与出汗过多、体液丢失过多有关。

3. 意识障碍 与捂闷过久致缺氧有关。

4. 皮肤完整性受损 与大量出汗、皮肤潮湿有关。

5. 营养失调:低于机体需要量 与营养摄入不足有关。

第六节 蜂 蜇 伤

【定义】 蜂蜇伤是一种常见于山区或乡村地区的生物性损伤。单只或成群毒蜂尾部的毒刺刺入皮肤后,其内的毒液迅速扩散入血,对组织和脏器产生损害,轻者可引起局部红肿、疼痛、瘙痒,重者可致全身严重变态反应,甚至引起多器官损伤、衰竭。该病进展迅速,如不进行合理的救治,患者可在数日内死亡。

【护理措施】

1. 病情观察

(1)中枢神经系统功能监测及护理:密切观察患者神志、瞳孔大小、对光反射、肢体活动、肌张力,采用床栏和保护性约束等安全防护措施。

(2)呼吸系统监测及护理:密切观察患者呼吸频率、节律的变化,有无呼吸困难等。若患者出现呼吸衰竭,必要时行呼吸机治疗。

(3)循环系统监测及护理:密切观察患者心率、心律、血压,遵医嘱正确用药。

(4)胃肠功能监测及护理:密切观察患者有无腹痛、腹胀和呕血、便血症状。

(5)肝脏支持及凝血功能的监测:定期监测肝功能、血小板、出凝血时间、凝血酶原时间等指标并动态观察其变化。观察有无皮肤瘀斑、注射部位渗血及消化系统、泌尿系统、呼吸系统等症状。

(6)肾功能监测及护理:严格记录 24 小时出入量,观察患者尿量、颜色的变化,对于少尿及无尿、持续肾功能异常者应尽早行连续性肾脏替代治疗(CRRT)。

2. 局部护理 观察蜂蜇伤部位的皮肤情况,有无水疱、渗液、感染、化脓,局部症状较轻者遵医嘱用季德胜蛇药片数片碾碎,温水搅拌成糊状外敷。头皮有伤口者须剃光头观察伤口情况并用药物外敷。

3. 饮食护理 病情允许行肠内营养时应给予高热量、富含维生素、高蛋白饮食。在病情初期给予无盐、低钾、含水量少的食物,待水肿减轻、尿量增加,改为低盐饮食。

4. 心理护理 适当的沟通交流可以获得患者的密切配合。护理人员在实施治疗和护理措施的同时,应表现出对患者的关心,耐心回答患者的每个问题,取得其信任,鼓励患者树立战胜疾病的勇气和信心。

5. 健康教育 提高公众认识,提倡做好个人防护,使公众掌握蜂蜇伤后的简单的自我救治方法,并知晓应及时来院就诊。

【主要护理问题】

1. 疼痛 与蜂蜇伤有关。

2. 皮肤完整性受损 与蜂蜇伤及治疗需要绝对卧床有关。

3. 有感染的危险 与置入各类导管有关。

4. 有出血的危险 与凝血功能障碍有关。

5. 焦虑/恐惧 与患者担心病情有关。

第七节 连续性肾脏替代治疗

【定义】 连续性肾脏替代治疗(CRRT)是基于扩散、超滤、对流和吸附的生理学原理来模拟肾脏功能,连续、缓慢、等渗地清除过多体液、内毒素等物质的肾脏替代治疗方式。

【护理措施】

1.严密监测生命体征 行 CRRT 过程中,应密切监测患者的体温、心率、血压、呼吸、血氧饱和度,及时发现和处理各种异常情况。在行 CRRT 过程中体温的监测不容忽视。大量置换液的输入更可能发生热原反应,需要在配制和更换置换液时严格执行无菌操作,密切观察患者体温变化,高热时及时采取降温措施;而长时间的体外循环又会导致患者低体温,当发生低体温时,则要做好保暖措施。

2.液体管理 每班动态监测患者出入量,采用量入为出的原则及时调整净超滤量,保持患者总入量与总出量(超滤量＋尿量)平衡。

3.血电解质及血气的监测 严格遵守无菌技术操作规程,从血液透析管引血端正确采集标本,并及时送检。

4.血管通路的管理 血液透析管妥善固定,维持通畅,无脱落、弯折、贴壁、漏血等,局部敷料保持清洁干燥,接头部位保持无菌。采用正确的冲/封管技术,维持导管功能。

5.并发症的观察及预防

(1)出血:体外循环中抗凝剂的应用可使出血风险明显增加。对于有明显出血倾向的患者,使用生理盐水预充后行枸橼酸抗凝,对于无出血风险或轻度出血风险的患者,方可使用肝素盐水预充,使用肝素盐水预充的管路和血液净化器,上机前需用生理盐水冲净。行 CRRT 过程中加强对患者各种引流液、大便颜色、伤口渗血等情况的观察,及早发现出血并发症,及时调整抗凝剂的用量或改用其他抗凝方法。

(2)凝血:患者在行 CRRT 时肝素用量少甚至不用肝素,治疗时间长,极易发生体外凝血。为此,采用肝素抗凝的患者,上机前给予肝素负荷量,达到抗凝要求再引血。在行 CRRT 过程中保持血流量充足,血液循环通畅。同时严密监测动脉压、静脉压、跨膜压及波动范围,并做好记录,以便及时采取处理措施。

6.注意观察各种报警系统 掌握机器常见报警识别方法,及时查找机器报警原因并正确处理。

【主要护理问题】

1.体液过多 与肾脏不能排出足够液体和电解质有关。

2.有感染的危险 与中心静脉插管、营养状态差引起的衰竭状态、免疫力降低有关。

3.皮肤完整性受损 与肾病引起的水肿有关。

4.营养失调:低于机体需要量 与厌食、食欲减退、恶心、呕吐有关。

第八节 淹 溺

【定义】 淹溺又称溺水,是人淹没于水或其他液体中,呼吸道和肺泡被液体、污泥、杂草等物堵塞或咽喉、支气管发生痉挛,引起窒息和缺氧,肺泡失去通气和换气功能,最后造成呼吸停止和心搏骤停而死亡。

【护理措施】

1.即刻护理措施 及时、安全地清除淹溺者口鼻内泥沙、杂草等,清除呕吐物,保持呼吸道通畅,给予高流量吸氧,必要时做好气管插管或气管切开的准备。尽快建立静脉通道。

2.输液护理 对淡水淹溺者,应严格控制输液速度,从小剂量、低速度开始,防止短时间输入大量液体而加重血液稀释和引发肺水肿。对海水淹溺者,出现血液浓缩症状的应及时遵医嘱输入 5% 葡萄糖和血浆,切忌输入生理盐水。

3.复温护理 迅速将低体温者移入温暖环境,室温调到 22~25 ℃,并使用复温装置,使患者体温在短时间内升至正常,并注意保暖。

4.密切观察病情变化 密切观察患者生命体征、意识和尿液的变化,观察有无咳痰,痰液的颜色、性状和量,有条件者监测中心静脉压。

5. 做好心理护理 对因呼吸困难缺氧而烦躁不安者,应多陪伴,并做好解释工作。对自杀淹溺者应尊重其隐私权,注意引导其树立正确人生观,并加强看护以防其再次自杀。

【主要护理问题】

1. 清理呼吸道无效 与大量液体进入呼吸道及呼吸道痉挛有关。

2. 体液过多 与大量液体进入血液循环有关。

3. 体温过高 与淹溺导致误吸及下丘脑体温调节中枢障碍有关。

4. 潜在并发症 心搏、呼吸骤停。

5. 恐惧 与回忆起淹溺经历有关。

6. 皮肤完整性受损 与长期卧床有关。

第九节 电 击 伤

【定义】 电击伤俗称触电,通常是指人体直接触及电源或高压电,经过空气或其他导电介质传递,电流通过人体时引起全身或局部组织损伤和功能障碍,重者可发生心搏、呼吸骤停。电击伤可以分为超高压电击伤或雷击、高压电击伤和低压电击伤三种类型。

【护理措施】

1. 即刻护理措施 心搏骤停或呼吸停止者按心肺复苏流程进行复苏,应尽早尽快建立人工气道和机械通气,充分供氧,配合医生做好抢救。

2. 用药护理 尽快建立静脉通道,遵医嘱补液,恢复循环血量。应用抗生素预防感染,注射破伤风抗毒素预防破伤风。

3. 合并伤的护理 注意观察患者有无合并伤存在,颈部损伤者给予颈托保护,可疑脊柱骨折患者卧硬板床保护脊柱。

4. 严密观察病情变化 定时监测患者生命体征,注意观察意识及瞳孔变化;做好心电监护,及时发现心律失常;根据心肌酶谱检查判断有无心肌损伤;观察尿液颜色和量的变化,准确记录尿量。

5. 加强基础护理 做好皮肤及口腔护理,观察受伤部位的血液循环情况,保持局部伤口敷料清洁干燥。

【主要护理问题】

1. 组织灌注不足 与心搏骤停有关。

2. 心律失常 与心肌受损有关。

3. 有伤口感染的危险 与电击伤有关。

4. 心理问题 与患者年龄和突然受伤有关。

第十节 介 入 治 疗

【定义】 介入治疗是指利用现代高科技手段对病灶进行微创性治疗的方法,就是在医学影像设备的引导下,将特制的导管、导丝等引入人体,对体内病灶进行诊断和局部治疗。

【护理措施】

(1)全身麻醉手术后未清醒者转入麻醉恢复室,完全清醒2小时后转回病房,去枕仰卧6小时。

(2)遵医嘱给予吸氧、持续心电监护,关注生命体征,尤其是心率(律)、血压的变化,严格记录24小时出入量。

(3)穿刺点护理:术后穿刺点局部加压包扎,盐袋(1～2 kg)压迫4～6小时,术肢制动24小时;注意观察穿刺点局部伤口有无渗血、红肿、疼痛等情况,如伤口出血,可用纱布按压穿刺点,并报告医生行进一步处理。留置鞘管时,注意观察鞘管周围有无渗血,妥善固定,防止扭曲、弯折、滑脱。

(4)注意观察足背动脉搏动情况,如发现足背动脉消失或下肢皮肤苍白、发凉、肢端肿胀,应及时通知医生处理。

(5)患者麻醉清醒6小时后可适量饮水,如无不适,可给予适量流质饮食,注意观察进食情况,倾听患者有无头痛、恶心、视物模糊等症状。

(6)关注患者尿量及尿液颜色、性状,发现异常及时通知医生,如患者排尿困难且膀胱充盈,可予热敷膀胱或按摩膀胱区协助排尿,必要时给予导尿。

(7)遵医嘱应用抗凝剂,密切观察有无出血倾向,如牙龈出血、尿血、皮肤瘀斑等。

(8)术后1周内尽量避免行走,术后3个月内避免剧烈运动。

【主要护理问题】

1.疼痛　与手术有关。

2.生活自理能力缺陷　与医疗限制有关。

3.知识缺乏　缺乏特定信息。

4.潜在并发症:出血　与动脉伤口及使用抗凝剂有关。

第十一节　暴发性心肌炎

【定义】　暴发性心肌炎又称急性重症病毒性心肌炎,是由病毒、细菌、毒素和自身免疫反应等引起的严重的、广泛的心肌细胞损害,具有共同临床表现的一组疾病。其临床表现为急性心力衰竭、心源性休克或致死性心律失常,甚至阿-斯综合征。小儿暴发性心肌炎是一种危及生命的心肌感染性疾病,临床少见,起病急、进展快,死亡率高(约25%),新生儿死亡率尤高(约75%)。因消化道疾病引起的心肌炎多可发生心源性休克,进展迅速,要引起重视。

【护理措施】

1.环境　保持病房温度适宜,嘱患儿卧床休息,采取舒适体位,限制活动量,做好口腔护理。

2.休息　急性期绝对卧床休息,至少卧床8周,一切生活活动均在床上进行。恢复期至少半日卧床,共6个月。

3.饮食护理　遵医嘱给予患儿低盐饮食,选择高热量、高蛋白、富含维生素、清淡、易消化饮食,少量多餐,多食新鲜蔬菜和水果,保持大便通畅。

4.密切监测生命体征　遵医嘱给予持续心电监护、吸氧。重症者准备好抢救药品、复苏气囊、除颤仪、心脏临时起搏器等抢救用物,必要时启动体外膜肺氧合(ECMO),以备患儿病情突变时抢救急用。

5.保持患儿处于安静状态　治疗护理尽量集中进行,对于烦躁不安的患儿遵医嘱给予适量镇静剂。

6.病情观察重点　暴发性心肌炎起病急骤,在起病24～48小时可出现急性心功能不全、阿-斯综合征或严重心律失常。临床主要表现为胸闷、乏力、面色苍白、呕吐、腹痛以及恶性心律失常等。如药物治疗无效,仍反复出现严重心律失常如病态窦房结综合征、Ⅲ度房室传导阻滞合并室性心动过速、心室扑动交替出现时,需及时安装心脏临时起搏器,维持心输出量,保障有效血液循环。

7.严格控制入量　应用输液泵控制静脉输液速度,避免短时间内输入大量液体而增加心脏负担。

8.用药护理

(1)洋地黄:使用洋地黄时注意观察药物毒性反应,服药期间如有心率减慢、出现新的心律失常、恶心、呕吐、嗜睡等症状,应及时报告医生并停用洋地黄类药物。洋地黄与钙剂避免同时使用,应间隔4小时,以免增加毒性反应。

(2)利尿剂:使用利尿剂时应注意维持水、电解质平衡。

(3)严格遵医嘱按时按量用药。

9.出院指导

(1)强调休息对心肌炎恢复的重要性,预防呼吸道和消化道感染。

(2)携带抗心律失常药物出院的患儿,向患儿家属讲解药物名称、剂量、使用方法、作用及副作用,嘱患儿家属定期复诊。

【主要护理问题】

1.活动无耐力 与心肌收缩力下降、组织供氧不足有关。

2.舒适度改变 与心前区不适、胸痛有关。

3.有坠床的危险 与精神萎靡、疲乏无力有关。

4.皮肤完整性受损 与长期卧床有关。

第十二节 脊髓损伤

【定义】 脊髓损伤是由于外界直接或间接因素导致脊髓在相应节段出现各种运动、感觉、括约肌及自主神经功能障碍的疾病。

【护理措施】

(一)非手术治疗护理

1.体位护理 急性期取仰卧位,睡硬板床,保持脊柱于功能位;呈轴线翻身,保持颈、躯干在同一水平线,翻身动作应轻柔,杜绝拖拉;训练床上大小便。

2.饮食护理 给予高蛋白、高热量、富含膳食纤维的饮食。避免摄入辛辣、刺激性食物。

3.疼痛护理 操作集中进行,动作应轻柔,给予脱水剂以减轻脊髓水肿,必要时给予镇痛药以缓解疼痛。

4.皮肤护理 每2小时进行轴线翻身,动作应轻柔,避免用力拉扯;保持床单位干净整洁,防止局部皮肤长时间受压致循环障碍,提前给予泡沫敷料或者液体敷料预防骨隆突处受压。

5.心理护理 主动关心患者,倾听其主观感受,鼓励其保持乐观心态。

(二)手术治疗护理

1.术前护理 完善相关检查;进行适应性训练,如床上大小便、深呼吸及有效咳嗽、排痰等;清洁手术区皮肤;遵医嘱予以术前用药,必要时备血。

2.术后护理

(1)体位护理:手术结束后4~6小时,每2小时进行轴线翻身,保持颈、躯干在同一水平线,防止扭转造成损伤。动作轻柔,杜绝拖拉,减轻伤口疼痛。保持床单位干净整洁,防止发生继发性损伤。

(2)饮食护理:全身麻醉清醒后6小时,无恶心、呕吐者方可进食,先给予流质饮食,后视情况改为半流质饮食或普通饮食。多吃蔬菜、水果,保持大便通畅。对于进食少、昏迷患者,遵医嘱给予鼻饲喂养或补充静脉营养物质。

(3)管道护理:妥善固定导管,保持各管道通畅,每班观察各管道的引流量、颜色、性状等,发现异常及时通知医生,并做好交接班。

(4)伤口护理:每班观察伤口敷料情况,发现渗血、渗液及时通知医生更换敷料。

(5)皮肤护理:骨隆突处皮肤使用人工皮、泡沫敷料等,按摩受压皮肤,防止压疮发生。

(6)每班观察四肢皮肤血液循环、温度、颜色、肿胀等情况,必要时测量双下肢周径,预防深静脉血栓形成。

（三）健康指导

1. 饮食指导　给予高蛋白、富含膳食纤维、低脂肪、易消化食物为宜，如鱼肉、瘦肉、鸡蛋、蔬菜、水果等。

2. 基础护理　注意卧床休息，保持安静；感觉障碍者，预防烫伤、冻伤、跌倒、坠床事件的发生；保持大便通畅，必要时使用开塞露或其他导泻剂。患儿勤换纸尿裤，便后及时清理，保持床单位清洁。

3. 导尿管维护指导　注意手卫生，活动身体时避免牵拉导尿管。出院后仍需间歇性导尿的患者，指导其家属掌握导尿管的护理方法。

4. 康复指导

（1）出院时佩戴颈托、腰托者，应注意翻身时保持头、颈、躯干在同一水平线，以免脊柱扭曲而损伤。

（2）肢体运动感觉障碍者，加强被动功能锻炼，保持肢体于功能位，穿预防深静脉血栓形成的弹力袜。

（3）卧床患者应注意预防压疮，体瘦者骨隆突出垫软枕或柔软衣物，皮肤保持清洁干燥，避免翻身时拉扯。

5. 出院指导　嘱患者 3 个月后复诊，有异常随诊。

【主要护理问题】

1. 有感染的危险　与长期卧床、留置导尿管、伤口易被大便污染有关。

2. 皮肤完整性受损　与长期卧床、神经功能障碍有关。

3. 疼痛　与脊髓水肿压迫神经有关。

4. 躯体移动障碍　与肌无力、肢体瘫痪有关。

5. 焦虑/恐惧　与环境陌生、担心疾病预后有关。

6. 清理呼吸道低效　与咳嗽无力有关。

第十三节　静脉血栓栓塞

【定义】　深静脉血栓形成（deep vein thrombosis，DVT）是血液在深静脉内不正常凝固引起的静脉回流障碍性疾病，常发生于下肢。血栓脱落可引起肺动脉栓塞（pulmonary embolism，PE），DVT 与 PE 统称为静脉血栓栓塞（venous thromboembolism，VTE），是同种疾病在不同阶段的表现形式。

浅静脉血栓（superficial vein thrombosis，SVT）是指血管受到损伤或者血液受到内源性因素影响，导致凝血因子激活，形成血栓，阻塞浅表静脉血液回流。一般人群的下肢浅静脉血栓患病率为 3‰～11‰。

【护理措施】

1. 休息　嘱患者卧床休息、抬高患肢、避免用力排便，以及增加巡视次数、每日测量患者双下肢周径等。

2. 围手术期护理　术中尽量缩短手术时间，减少血管损伤，避免长时间使用止血带；尽量避免下肢行静脉穿刺或留置管道，防止静脉损伤；术后早期进行功能锻炼，抬高患肢，促进血液回流；围手术期适当补液，防止血液处于高凝状态。

3. 饮食护理　指导患者合理膳食，避免高脂肪饮食，以清淡、低脂肪、富含维生素和膳食纤维的饮食为宜，多饮水，避免血液高凝状态。

4. 物理预防　使用梯度加压弹力袜，预防血液瘀滞，可减轻由于血管壁损伤造成的内皮过度牵拉。使用间歇充气加压装置防止血液凝集，促进血液流动。

5. 抗凝护理　常见的药物包含普通肝素、低分子肝素、华法林等。高出血风险的危重患儿，应先采取物理措施，风险降低后再使用药物预防。DVT 高危患者可应用药物联合物理预防。

6. 病情观察

（1）注意观察患者肢体的末梢循环情况，皮肤颜色、温度，有无疼痛、肿胀、麻木，有无动脉搏动、感觉异常、静脉充盈情况等。

（2）定期测量并记录双下肢周径，测量位置为髌骨下 10 cm 及髌骨上 20 cm，若有异常应及时通知医生，警惕血栓的形成。

（3）重视患者主诉，如患者主诉胸闷、呼吸困难，应及时向医生汇报，严密监测患者生命体征，防止发生肺栓塞。

（4）药物不良反应的观察：对于使用抗凝剂的患者，要注意观察患者的出血情况，包括全身皮肤、口腔、鼻腔、伤口、引流情况，以及有无意识障碍、恶心、呕吐等脑出血症状。

（5）动态关注患者的各项凝血功能指标，尤其是纤维蛋白原、D-二聚体的结果。

7. 心理护理 在临床工作中应注重与患者保持沟通，及时了解患者的心理问题，与医生、患者家属协作，解决患者的心理问题，建立良好的护患关系。

【主要护理问题】

1. 疼痛 与患者下肢静脉回流受阻和肿胀有关。

2. 活动无耐力 与患者下肢肿胀限制活动有关。

3. 有出血的倾向 与使用抗凝剂有关。

第十四节 热 射 病

【定义】 热射病即重症中暑，是由于暴露在高温高湿环境中机体体温调节功能失衡，产热大于散热，导致核心温度迅速升高，超过 40 ℃，伴有皮肤灼热、意识障碍（如谵妄、惊厥、昏迷）及多器官功能障碍的严重急性疾病，是中暑最严重的类型。热射病就是源于热暴露导致的直接细胞损害和全身炎症反应之间的复杂的相互作用，进而导致脏器损害或多器官功能障碍综合征（MODS）的过程。

【护理措施】

1. 体位管理 急性期和危重期患者绝对卧床休息，降低耗氧量。保持患者于舒适体位，患者昏迷期间，保持肢体于功能位。

2. 降温 密切监测体温变化，遵医嘱采用物理和药物降温措施，如使用冰毯、冰帽、静脉输注冷生理盐水等，必要时行血液净化治疗，迅速降低机体核心温度。

3. 气道保护与氧疗 保持呼吸道通畅，及时清除口腔、气道分泌物。无特殊禁忌证者，床头抬高 15°～30°，用氧过程中观察患者意识、发绀程度、呼吸、心率变化，必要时行机械通气治疗。

4. 循环监测与液体复苏 快速建立至少两条静脉通道，遵医嘱给予补液治疗，监测患者尿液的颜色、性状、量及血压、四肢末梢循环的变化。

5. 控制抽搐 密切监测患者意识、瞳孔、四肢肌张力的变化，遵医嘱给予镇静剂、调节中枢药物。

6. 饮食护理 病情允许时应给予高热量、高蛋白、富含维生素的流质或半流质饮食。重症患者遵医嘱予以鼻饲，保证足够的营养供给，鼻饲前后抬高床头防止反流。

7. 基础护理 做好基础护理，重视口腔、皮肤护理，防止并发症的发生。

8. 并发症护理

（1）监测动脉血气、神志、瞳孔、脉搏、呼吸的变化。

（2）密切监测血压、心率，有条件者可监测中心静脉压、肺动脉楔压、心输出量等，防治休克。

（3）监测尿液、尿色、尿比重，监测肌酐、尿素氮的值，以观察肾功能状况。

（4）观察患者的巩膜、皮肤颜色，转氨酶等数值，观察患者肝功能的情况。

（5）严密监测凝血酶原时间、凝血活酶时间、血小板计数和纤维蛋白原，以防弥散性血管内凝血。

（6）监测有无水、电解质紊乱，及时发现由于补液过量引起的低钠血症。

(7)观察与高热同时存在的其他症状,如是否伴有寒战、大汗、咳嗽、呕吐、腹泻、出血等,以协助明确诊断。

9.康复护理　危重患者早期行床旁康复训练,防止足下垂、肌萎缩、关节僵硬等,病情稳定后,鼓励患者进行适量的康复锻炼,以促进身体功能的恢复。

10.心理护理　热射病后患者可能伴有情绪波动,可能会遗留神经系统损害,应给予心理支持,动态评估患者心理状态,给予心理疏导,鼓励患者积极面对疾病。

【主要护理问题】

1.体温过高　与体温调节中枢功能障碍有关。

2.组织灌注不足　与体液丢失有关。

3.低效性呼吸型态　与肺的顺应性降低、呼吸肌疲劳有关。

4.意识障碍　与疾病有关。

5.营养失调:低于机体需要量　与机体消耗增加有关。

6.有发生废用综合征的危险　与长期卧床有关。

7.有感染的危险　与机体免疫力降低和侵入性操作有关。

8.有受伤的危险　与癫痫发作有关。

9.潜在并发症　休克、多器官功能衰竭、弥散性血管内凝血。

第十五节　弥散性血管内凝血

【定义】　弥散性血管内凝血（disseminated intravascular coagulation，DIC）是在许多疾病基础上,致病因素损伤微血管体系,导致凝血活化,全身微血管血栓形成,凝血因子大量消耗并继发纤溶亢进,引起以出血及微循环衰竭为特征的临床综合征。

【风险评估】

1.症状与体征

(1)多发性出血倾向。

(2)不易以原发病解释的微循环衰竭和休克。

(3)多发性微血管栓塞症状、体征,皮下、黏膜栓塞坏死及早期出现肾、肺、脑等脏器功能不全。

(4)DIC分期及各期特点见表27-1。

表27-1　DIC分期及各期特点

分　期	基　本　特　点	表　现
高凝期	凝血系统被激活,血中凝血酶增多,导致微血栓形成	血液处于高凝状态
消耗性低凝期	凝血因子和血小板因消耗而减少,继发纤维蛋白原减少,纤溶过程逐渐加强	出血
继发纤溶亢进期	纤溶系统异常活跃,纤维蛋白降解产物形成,且具有很强的抗凝作用	出血十分明显

2.评估出血倾向　皮肤、黏膜、伤口及穿刺部位或内脏出血。

3.评估微血管栓塞表现　如皮肤发绀、坏死、脱落等。

【护理常规及安全防范措施】

1.一般护理

(1)休克患者取中凹卧位,呼吸困难严重者可取半坐卧位。

（2）迅速建立外周静脉通道。选择较为粗大的血管,保证药液的迅速给予,后即建立中心静脉通道,应用血管活性药物,确保血管活性药物的匀速泵入,减少换泵所致的循环波动。

（3）给予吸氧,改善缺氧症状,必要时行机械通气。

（4）缺血组织应给予保暖,避免在患肢静脉或动脉穿刺,以防加重组织缺血;注意观察患者皮肤、甲床等微循环的动态变化。

（5）加强皮肤护理,预防压疮。协助排便,必要时留置导尿管。

（6）给予高蛋白、富含维生素、易消化的食物或半流质饮食,禁食过硬、粗糙、辛辣的食物。必要时禁食。

2. 药物治疗护理

（1）熟悉 DIC 救治过程中各种常用药物的名称、给药方法、主要不良反应及其预防和处理方法。

（2）遵医嘱准确应用有关药物。肝素的主要不良反应是出血。

（3）治疗过程中,注意观察患者的出血状况,监测各项实验室指标,如凝血酶原时间（PT）或活化部分凝血活酶时间（APPT）。

3. 病情观察

（1）严密观察患者病情变化,及时发现休克或重要器官功能衰竭。

（2）出血的观察:注意观察出血部位、范围及其严重程度,持续、多部位的出血或渗血,特别是手术切口、穿刺点和注射部位的持续性渗血,是发生 DIC 的先兆。应及时正确采集和送检各类检验标本,关注血小板计数、出凝血时间和大便潜血试验等检验结果。根据检验结果有针对性地为患者输注凝血因子、凝血酶原复合物、血小板等。

（3）严密监测患者生命体征、神志和尿量的变化,记录 24 小时出入量。

（4）观察患者皮肤颜色与温度,有无皮肤黏膜和重要器官栓塞的症状和体征。如皮肤黏膜的瘀斑是否进展为界限清楚的紫黑色皮肤坏死;是否出现呼吸窘迫,表现为不明原因的呼吸快、血氧饱和度低;是否出现急性肾衰竭,表现为少尿或无尿;是否出现心脏微血栓,表现为心跳加快、心功能不全等。

（5）进行口腔护理、翻身、静脉操作时观察有无出血,进行吸痰、叩背等操作时动作应轻柔,避免诱发出血。

4. 心理护理　主动安慰关心患者,缓解其不良情绪。

【应急预案】

（1）患者发生出血倾向,立即通知医生,考虑 DIC 发生时,应立即给予吸氧,以纠正缺氧。

（2）迅速建立静脉通道,根据医嘱用药,预防失血性休克,纠正酸中毒及电解质紊乱。

（3）备好急救药品和抢救器械,配合医生积极抢救。

（4）遵医嘱进行抗凝治疗,补充血小板及凝血因子和新鲜血浆,给予抗纤溶药。

（5）严密观察患者生命体征、意识状态及瞳孔大小,记录 24 小时尿量。

【技术规范】　静脉血栓栓塞风险评估技术规范。

静脉血栓栓塞（VTE）包括深静脉血栓形成（DVT）和肺动脉栓塞（PE）,是全球性的医疗保健问题。VTE 风险评估技术是使用标准化的静脉血栓栓塞风险评估量表对住院患者进行风险评估从而采取有效的预防措施。

（一）适应证

（1）每位患者入院时均应进行 VTE 风险评估,特别是 VTE 高风险科室的住院患者。

（2）手术患者建议采用 Caprini 评估表,非手术患者建议采用 Padua 评分量表,儿童采用儿童静脉血栓风险因素评估表。

（二）目的

（1）有效识别高危人群,及时预防。

(2)降低住院患者 DVT/PE 发生率,甚至死亡的风险。

(3)根据评分能够尽早进行危险分级并给予规范化治疗,进行个体化和精细化管理。

(4)为制订治疗方案和护理计划提供依据。

(三)住院患者发生 VTE 的危险因素

1. 静脉内膜损伤

(1)ECMO 治疗。

(2)留置中心静脉导管(CVC)≥3 天。

(3)留置外周中心静脉导管(PICC)≥3 天。

(4)植入静脉输液港。

(5)血液净化治疗。

(6)危重创伤(下肢长骨骨折、复杂骨盆骨折、脊髓损伤)。

(7)心脏手术(体外循环手术)。

(8)脑部手术、恶性肿瘤手术、骨科腰部以下手术等四级手术;经导管介入治疗。

(9)血流感染阳性(血培养阳性)。

2. 血液高凝状态

(1)恶性肿瘤维持化疗期。

(2)D-二聚体升高(>10 倍)。

(3)应用激素>7 天。

3. 静脉血液瘀滞

(1)入住 ICU。

(2)制动时间>72 小时。

4. 其他

(1)有静脉血栓史或家族史。

(2)年龄≤6 个月。

(四)出血风险评估

1. 患者因素　凝血功能障碍;血小板计数<50×10⁹/L。

2. 基础疾病　活动性出血,如未控制的消化性溃疡、出血性疾病或出血等;既往内出血史或其他大出血史;未控制的高血压(收缩压>180 mmHg 或舒张压>110 mmHg);可能导致严重出血的颅内疾病,如急性脑卒中(3 个月内),严重颅脑或急性脊髓损伤。

(五)评估工具

(1)儿童采用儿童静脉血栓风险因素评估表,该表包含 16 个 VTE 形成的危险因素,基本涵盖了手术患儿和住院患儿可能发生 VTE 的所有危险因素。

(2)根据各危险因素对 VTE 发生的影响赋予分值,对患儿进行 VTE 风险评估,所有危险因素分值累加即为患儿发生 VTE 风险的总分,由此可将 VTE 分为 3 个等级:低风险(3~4 分);中风险(5~6 分);高风险(≥7 分)。

(六)预防措施

根据 VTE 风险等级和患儿的具体情况采取预防措施,包括基础预防、物理预防、药物预防。

(1)基础预防:加强健康教育,早期进行功能锻炼,注意勤翻身,尽早下床活动。

(2)物理预防:使用足底静脉泵、间歇充气加压装置;梯度压力弹力袜需在医生指导下使用。

(3)药物预防:无出血倾向或凝血功能正常时,根据医嘱采用抗凝剂治疗。

VTE 低风险患儿:采取基础预防措施。

VTE 中风险患儿:采取基础预防和物理预防相结合的措施。

VTE 高风险患儿:评估患儿出血风险,出血风险低者首选药物预防,联合应用基础预防和物理预防;出血风险高或活动性出血患儿,应用基础预防和物理预防,一旦出血风险降低仍应采取药物预防,注意观察用药后不良反应。

(七)评估时机

(1)入院 8 小时内评估:新生儿、PICU 患儿、恶性肿瘤患儿、危重创伤患儿。

(2)入院第 8 天评估:全院所有住院第 8 天患儿(第一次评估)。

(3)术后返回病房 8 小时内;术后第 4 天;心脏手术、脑部手术、恶性肿瘤手术、骨科腰部以下手术等四级手术及经导管介入治疗者。

(4)PICC、CVC 置入第 3 天。

(5)静脉输液港植入、ECMO 治疗、血液净化治疗 8 小时内。

(6)复评时机:低、中风险每周评估 1 次;高风险至少每 3 天评估 1 次;转科、危险因素变化时当天完成评估。

第十六节　感染性休克

【定义】　感染性休克也称脓毒性休克,是指由微生物及其毒素等产物所引起的脓毒症伴休克,导致组织细胞缺血缺氧、代谢紊乱、功能障碍,甚至发生多器官功能衰竭。

【风险评估】

1.意识　密切观察患者神志、瞳孔的变化,发现异常及时通知医生并配合处理。

2.皮肤黏膜　注意观察患者皮肤黏膜的色泽、弹性;注意观察患者穿刺部位有无红肿、渗漏;长期卧床消瘦患者注意观察骶尾部皮肤。

3.血压　密切监测患者血压,迅速建立两条静脉通道,准确记录 24 小时出入量。

4.咳嗽　观察痰液的颜色、性状及量,咳嗽严重者头偏向一侧,以免发生窒息。

5.电解质、血气　密切观察患者动脉血气分析结果及电解质分析结果,根据结果及时予以处理。

6.体温　密切观察患者体温变化,遵医嘱予以处理。

【护理常规及安全防范措施】

1.密切观察病情变化,监测生命体征

(1)持续监测体温、脉搏、血压、中心静脉压(CVP),体温低于正常者给予保温,高热者给予降温。

(2)若原来烦躁的患者突然嗜睡,或已经清醒的患者突然昏睡,提示病情恶化;相反,由昏睡转为清醒,烦躁转为平静,提示病情好转。

(3)面色苍白、甲床发绀、肢端发凉、出冷汗,都是微循环障碍、休克的表现,若全身皮肤具花斑纹、瘀斑则提示 DIC。

(4)详细记录尿量。

2.药物治疗护理

(1)迅速建立两条静脉通道,遵医嘱正确合理使用抗生素,严密观察病情变化,及时反馈。

(2)使用血管活性药物时密切监测患者血压、CVP、出入量,同时也要注意穿刺部位血管的护理,以防渗血、渗液。

(3)加强血糖监测,将患者血糖控制在合理的水平,防止发生低血糖。

(4)对于经液体复苏后还需升压药维持血压者,可给予小剂量的糖皮质激素治疗。

(5)可给予适当镇静剂,监测肝肾功能,防止出现应激性溃疡、深静脉血栓形成、DIC等并发症。

3.积极控制感染

(1)遵医嘱及时应用抗生素,观察其疗效及不良反应。

(2)按时雾化排痰,保持呼吸道通畅。必要时予以气管插管行机械通气治疗。

(3)做好皮肤护理、口腔护理,防止新发感染。

(4)有创面的部位按时给药,促进愈合。

4.维持水、电解质平衡　准确记录24小时出入量,监测血清中电解质的浓度,观察水、电解质紊乱表现。

5.心理护理　主动安慰关心患者,为患者提供生理和心理支持。

【应急预案】

(1)患者发生感染性休克,立即通知医生,予以心电监护、吸氧,监测血氧饱和度、血压、呼吸、心率,记录尿量,监测动脉血气。

(2)迅速建立两条静脉通道,根据医嘱用药,积极扩容治疗,补充血容量,纠正酸中毒及电解质紊乱。

(3)备好急救药品和抢救器械,配合医生积极抢救。

(4)遵医嘱使用血管活性药物,根据血压调整速度,维持呼吸循环稳定。

(5)加强抗感染治疗,维持水、电解质、酸碱平衡。

(6)严密观察患者呼吸情况,若出现呼吸困难,立即予以机械通气治疗。

【技术规范】　中心静脉压监测技术规范。

中心静脉压(central venous pressure,CVP)是指右心房或靠近右心房的上下腔静脉的压力,主要用于评估血容量、前负荷和右心功能,一般通过外周中心静脉导管(PICC)来测量。

(一)目的

(1)可以预测有效循环血量和心功能。CVP是临床观察血流动力学的主要指标之一,它受心功能、循环血量及血管张力三个因素影响。

(2)可以指导临床治疗。CVP正常值为5~12 cmH$_2$O,如CVP呈明显升高趋势或由低值升至明显高值,提示循环血量有可能已经不足且心功能处于代偿状态,应停止或暂缓输液(输血)。尽管已输注大量液体,CVP仍然处于正常值时,则提示输入的液体并不过量。CVP变化一般较动脉压变化早。

(二)注意事项

1.保持管路系统连接正确、通畅　维持输液加压袋300 mmHg的压力,使压力传感器内的液体以每小时3~5 mL的速度持续冲洗导管。

2.间断测量CVP　需在每次测量前后按照深静脉置管规范要求进行冲封管。

3.测量管路选择　管路系统长度适宜,管腔内无气泡,避免不必要的三通开关,以最大限度减少管路对测量的影响;选择与中心静脉导管尖端开口相连接的腔进行测量;连接时注意不可选择血管活性药物所在管路,避免因测量影响给药。

4.传感器位置　一般将仰卧位时第4肋间与腋中线交点定为零点,此定位要求在每次测量CVP时均应使患者仰卧,床头摇平,并将压力传感器置于与零点同一水平处;也可定位于胸骨角垂直向下5 cm处,此定位在半坐卧位(60°)时同样适用。

5.判断管路通畅程度　每次测量前均应判断管路通畅程度;测量前进行方波试验,出现正确的衰减波形则表示管路通畅;测量时,观察是否出现正确的CVP波形;如波形不满意,可先检查导管回血情况,并用生理盐水进行脉冲式冲洗后再次测量。

6.数值读取选择　应选择患者平静时测量,躁动患者应待其平静10~15分钟再次测量;在平静呼气末进行读数,因呼气末时呼吸肌松弛且胸腔内压稳定于静息水平,CVP等于跨膜压,测量结果更为准确。

7.测量部位选择　一般选择颈内静脉(首选)或锁骨下静脉置管测量CVP;股静脉置管由于受腹腔内

压影响较大,不推荐作为测量途径。

8.测压过程注意预防中心静脉导管相关感染

(1)保持管路密闭、无菌,如出现漏液或怀疑管路污染应立即更换;测量过程中保持管路密闭,测量前后进行冲封管、连接/更换管路系统等导致管路连续性中断的操作时应严格遵守无菌原则,断开的各接头应用碘伏严密消毒,不得污染。

(2)测压前后严格执行手卫生;测压管路与中心静脉连接处应用无菌巾覆盖,每天更换无菌巾;管路冲洗液建议每 24 小时更换,压力监测装置更换时间参考产品说明书,建议 96 小时更换。

(3)测压过程中正确旋转三通开关,避免回血;测压结束后,冲洗管路,避免血液残留;冲洗管路时严防气体进入体内造成空气栓塞。

参 考 文 献

[1] 北京协和医院.临床护理常规[M].北京:人民卫生出版社,2012.

[2] 北京儿童医院.护理诊疗常规[M].北京:人民卫生出版社,2016.

[3] 刘大为.实用重症医学[M].北京:人民卫生出版社,2010.

[4] 郑显兰.儿科危重症护理学[M].北京:人民卫生出版社,2015.

[5] 张波,桂莉.急危重症护理学[M].北京:人民卫生出版社,2017.

[6] 中华医学会儿科学分会.儿科心血管系统疾病诊疗规范[M].北京:人民卫生出版社,2015.

[7] 丁淑贞,于桂花.神经外科临床护理[M].北京:中国协和医科大学出版社,2016.

[8] 李小寒,尚少梅.基础护理学[M].6 版.北京:人民卫生出版社,2017.

[9] 中华医学会血液学分会血栓与止血学组.弥散性血管内凝血诊断中国专家共识(2017 年版)[J].中华血液学杂志,2017,38(5):361-363.

[10] 邵小平,杨丽娟,叶向红,等.实用急危重症护理技术规范[M].2 版.上海:上海科学技术出版社,2020.

[11] 邵小平,黄海燕,胡三莲.实用危重症护理学[M].上海:上海科学技术出版社,2021.

[12] 中华护理学会静脉输液治疗专业委员会.静脉导管常见并发症临床护理实践指南[J].中华现代护理杂志,2022,28(18):2381-2395.

第五篇　手术室部分

第二十八章　普外科手术配合

肠道手术是小儿普外科常见手术，包括胃、十二指肠、小肠、结肠、肛管、直肠手术等。随着外科技术的不断发展，小儿肝胆、胃肠外科手术也逐渐开展了各类新技术、新业务，特别是微创手术广泛应用于肝胆、胃肠外科手术中，缩短了手术时间，减轻了患儿的痛苦。这要求手术室护士熟练掌握各类仪器和设备的使用等（如超声刀、微波刀等各类腹腔镜手术器械的装卸、使用及保养）。

第一节　肠套叠手法复位术

1. 适应证　小儿肠套叠。

2. 麻醉方式　气管插管全身麻醉。

3. 手术体位　仰卧位。

4. 手术切口　右上腹横切口，右下腹斜切口，右侧经腹直肌切口。

5. 手术用物　手术衣、手术巾、剖腹探查包，0 号带针线、2-0 带针线、4-0 带针线、5-0 可吸收线，10 号、15 号刀片，电刀，吸引器头及连接管，橡皮引流管、引流袋、导尿包及一次性导尿管、敷贴、2% 普鲁卡因、生理盐水、1 mL 注射器等。

6. 手术步骤及手术配合　见表 28-1。

表 28-1　手术步骤及手术配合

手术步骤	手术配合
（1）常规消毒铺巾	递海绵钳夹持活力碘棉球消毒皮肤，视情况不贴手术薄膜时递 4 把巾钳或贴手术薄膜时待干贴皮膜
（2）由第 11 肋骨尖向内 2 横指处逐层切开皮肤、皮下组织进腹	递 10 号刀片切开皮肤，递干纱布垫 2 块用于切口拭血，递电刀切开，递直钳钳夹止血
（3）常规开腹后探查腹腔，观察肠套叠部位	递腹腔拉钩暴露术野
（4）缓缓挤压套叠处近端，将套入部分缓缓挤出。若已复位的肠管有撕裂，则行修补术	递湿开腹垫包裹肠管，递 4-0 带针线或 5-0 可吸收线行肠管修补术
（5）如发现肠壁水肿、淤血，浆肌层下出现小块出血或黑点区，行热敷或封闭肠管	递热生理盐水纱布垫包裹该段肠管，或抽取 2% 普鲁卡因 1 mL 加生理盐水配成 0.25% 普鲁卡因行肠管封闭
（6）将肠管还纳腹腔	递 0 号带针线行连续缝合腹膜，依次递 2-0 带针线行间断缝合，皮肤用 4-0 带针线缝合或 5-0 可吸收线缝合

续表

手 术 步 骤	手 术 配 合
(7)放置橡皮引流管引流	递组织钳、酒精棉球消毒皮肤,递 10 号刀片从腹壁切口下方另戳小口引出固定,递 2-0 带针线固定,递橡皮引流管连接引流袋
(8)切口盖酒精纱布,敷贴包扎,橡皮引流管处用剪口纱布包扎,并用胶布固定	递酒精纱布、敷贴

第二节 肠粘连梗阻松解术

1.适应证 小儿肠粘连梗阻。

2.麻醉方式 气管插管全身麻醉。

3.手术体位 仰卧位。

4.手术切口 右侧经腹直肌切口、右侧脐下横切口。

5.手术用物 同肠套叠手法复位术用物,另备 0 号、1 号、4 号丝线,2-0、4-0 可吸收线,7 号带针线,20 mL 注射器等。

6.手术步骤及手术配合 见表 28-2。

表 28-2 手术步骤及手术配合

手 术 步 骤	手 术 配 合
(1)切开皮肤和皮下组织	递 2 块小开腹垫给术者和助手,递有齿镊给术者试皮,递手术刀切开皮肤和皮下脂肪,递血管钳给助手钳夹止血,或用电刀边切边止血,收回手术刀、有齿镊,递湿开腹垫,递血管钳钝性分离肌肉
(2)切开腹膜	暴露腹膜,术者用弯钳提起腹膜,助手同法将对侧腹膜提起,递 15 号刀片切开一小口,术者将手指伸入腹腔内,边探查边用电刀切开腹膜,递长无齿镊和腹腔剪,有切口粘连的肠管在直视下沿粘连边缘正常腹膜处用电刀或剪刀切开
(3)探查梗阻及松解粘连	进入腹腔后递湿盐水纱布保护肠管,探查梗阻部位,发现有纤维束带压迫时,在纤维束带附着处递 2 把 14 cm 弯血管钳,从两端夹好纤维束带,从中间用组织剪剪开,带 4 号丝线打结,递线剪剪线,解除梗阻,粘连疏松处用 14 cm 弯血管钳做钝性分离,致密的粘连用腹腔长组织剪分离并注意止血
(4)肠壁肌层及肠系膜修补	松解过程中损伤的肠壁浆肌层或肠系膜用 4-0 带针线或 5-0 可吸收线做间断缝合修补
(5)检查肠管及腹腔引流	粘连松解后,做一次全面检查,证实全部肠管均已通畅,准备腹腔引流管,用活力碘消毒腹壁右下方皮肤,递皮刀切开一小口,将 18 cm 弯血管钳从切开口伸入腹腔夹出引流管,用 2-0 带针线固定引流管,接好引流袋,另备 20 mL 注射器抽取防粘连剂,取下注射器针头备用
(6)清理腹腔	更换干净湿开腹垫清理腹腔,检查有无出血,器械护士、巡回护士一起清点器械、敷料、针线,确保数量无误
(7)缝合切口	用弯血管钳将腹膜边缘夹好,用 7 号带针线或 2-0 可吸收线缝合腹膜,并在完全关腹前注入准备好的防粘连剂,用 2-0 带针线间断缝合腹膜减张。用 2-0 带针线和 4-0 可吸收线间断缝合肌层、筋膜层及皮下组织,用酒精消毒伤口皮肤,器械护士和巡回护士再次清点器械、敷料、针线,确保数量无误。用 4-0 带针线或 5-0 可吸收线缝合皮肤

手 术 步 骤	手 术 配 合
(8)切口包扎	切口盖无菌酒精纱布,用敷料包扎,引流管处用剪口纱布包扎,胶布固定,必要时用绷带或宽胶布加压包扎
(9)器械清洗及消毒	仔细清洗器械,上油保养,打包,灭菌后备用

第三节　腹腔镜下疝囊高位结扎术

1. 适应证　婴幼儿斜疝。

2. 麻醉方式　气管插管全身麻醉。

3. 手术体位　仰卧位。

4. 手术切口　脐孔内下缘、左右麦氏点外上方。

5. 手术用物　手术衣、手术巾、手套、简疝包、11 号刀片、4 号丝线、5-0 可吸收线、3M 透明敷贴、无菌保护套、医用胶等。

腹腔镜器械:气腹针 1 根、3.5 mm 套管 2 个、疝气针 1 根、气腹管、30°镜头、分离钳等。

6. 手术步骤及手术配合　见表 28-3。

表 28-3　手术步骤及手术配合

手 术 步 骤	手 术 配 合
(1)消毒皮肤	递组织钳钳夹活力碘棉球消毒皮肤
(2)准备腹腔镜用物	连接、检查、调节腹腔镜摄像系统
(3)做切口	
①脐孔内下缘、左右麦氏点外上方分别做 0.5 cm 切口	递 11 号刀片切开,递干纱布 1 块拭血
②建立气腹	提起脐孔周围腹壁组织,于脐孔切口插入气腹针,连接 CO_2 输入管,建立气腹后,取出气腹针
③置入 3.5 mm 套管	分别在脐孔、内下缘、左右两侧插入套管
	在病变疝内环口体表投影处做约 0.2 cm 的微小切口
(4)探查腹腔,检查双侧疝环口的情况,确认患侧疝囊内环口穿刺点。用 11 号刀片在病变疝内环口体表投影处做长约 0.2 cm 的微小切口	递 30°镜头和分离钳。递 11 号刀片
(5)在腹腔镜监视下做疝气针切口后行疝囊高位结扎操作	
①经小切口刺入疝气针,针上带一根 2-0 抗菌可吸收线,两头对齐,在腹膜外沿内环口的内半周腹膜进行分离直至内环口的一半时刺入腹腔,用分离钳将线从疝气针上取下,置于腹腔内,然后经同一切口退针	递穿好 2-0 抗菌可吸收线的疝气针、分离钳
②同方法再次将带有一根 2-0 双线的疝气针刺入,在腹膜外沿内环口的外半周进行分离,直至与第一针汇合时出针,以分离钳配合松开第二针钩上的线少许,使之呈套圈状,分离钳经此套圈将第一次留置于腹腔内的线提起	递穿好 2-0 抗菌可吸收线的疝气针、分离钳
③然后退出疝气针,提拉第二缝线至腹腔外,可将第一缝线完整环绕内环口一周,将线头和线尾打结,线结埋藏于皮下,用线剪剪断线头。在打结时,应将阴囊内气体挤回腹腔,以免术后发生阴囊气肿。若为双侧,同法进行操作	递线剪。行结扎时,协助取患侧抬高 15°~30°体位

续表

手 术 步 骤	手 术 配 合
(6)彻底检查术野	检查有无出血及损伤,缝合时注意避开血管、精索及输尿管,清点器械
(7)放出腹腔内 CO_2 气体,拔出套管,取回内镜及器械,关闭电源	排出 CO_2 气体,消除气腹,取出内镜及腔镜器械并妥善放置
(8)伤口处理	用活力碘消毒脐部伤口及疝气针伤口,用干纱布拭干,递有齿镊及医用胶贴合伤口,用 3M 透明敷贴覆盖伤口

第四节 腹腔镜下阑尾切除术

1.适应证 急慢性阑尾炎。

2.麻醉方式 气管插管全身麻醉。

3.手术体位 仰卧位。

4.手术切口 腹腔镜切口。

5.手术用物 手术衣、手术巾、阑尾器械包、11 号刀片,0 号、4 号带针线,医用胶,3M 透明敷贴、无菌保护套、手套等。

腹腔镜器械:气腹针、套管(5 mm、10 mm)、光纤、气腹管、30°镜头、分离钳、肠钳、超声刀、圈套器等。

6.手术步骤及手术配合 见表 28-4。

表 28-4 手术步骤及手术配合

手 术 步 骤	手 术 配 合
(1)消毒皮肤	递海绵钳夹持活力碘棉球消毒皮肤
(2)准备腹腔镜用物	连接、检查、调节腹腔镜摄像系统
(3)做切口	
①经脐下穿针建立气腹	递 2 把布巾钳提起腹壁,将气腹压力调节至 8~10 mmHg。建立气腹成功后,经脐下环形切开皮肤约 1 cm,置入 5 mm 套管,并经该套管插入 30°镜头,使用前用活力碘棉球擦拭镜头,用干纱布蘸干后使用
②于左、右麦氏点分别置入 10 mm 套管、5 mm 套管	两套管孔分别置入超声刀、肠钳,探查腹腔,超声刀参数调至"2"
(4)分离钳辅助下提起阑尾,以超声刀常规处理阑尾系膜	处理完毕,于 10 mm 套管处套入转换套筒,将圈套器从转换套筒内置入腹腔,距阑尾根部 0.5 cm 出圈套,结扎阑尾,取出肠钳,置入剪刀,剪断结扎线。拿出圈套器后,置入超声刀,切断阑尾。将阑尾残端用超声刀处理后,分离钳连同转换套筒置入 10 mm 套管内,将切除阑尾用分离钳套入转换套筒内一同从 10 mm 套管取出。必要时,用分离钳夹住活力碘纱条套入转换套筒,清理阑尾残端
(5)清点器械、纱布、缝针无误后,放出残气,拔出套管,关闭各仪器	清点器械、敷料等数目。排出 CO_2 气体,消除气腹,取出内镜及腔镜器械并妥善放置
(6)伤口处理	用 4 号带针线缝合腹膜、肌层、皮下组织,缝合后用医用胶粘合伤口,用 3M 透明敷贴覆盖伤口。脐部切口先垫酒精纱布,再贴 3M 透明敷贴

第五节　腹腔镜下胆总管囊肿切除术

1. 适应证　新生儿及婴儿先天性胆总管囊肿扩张症。

2. 麻醉方式　气管插管全身麻醉。

3. 手术体位　仰卧位,腰部垫高。

4. 手术切口　腹腔镜切口。

5. 手术用物　手术衣、手术巾,布巾钳、分离钳、肠钳,50 mL、10 mL注射器,探查包,钛夹及钛夹钳,一次性无菌保护套3个,敷贴4~5个,0号、1号、4号、7号丝线,11号刀片,8×24三角针,5-0可吸收线3根,2-0带针丝线,4号、7号带针线,蚊式钳,引流管、尿袋、导尿包等。

腹腔镜器械:腔镜探查包、电凝、超声刀、套管、气腹管、光纤、30°镜头等。

6. 手术步骤及手术配合　见表28-5。

表 28-5　手术步骤及手术配合

手术步骤	手术配合
(1)消毒皮肤	递活力碘棉球消毒皮肤,连接、检查、调节腹腔镜摄像系统、CO_2气腹系统及电切割系统
(2)做第一切口,置入套管	递布巾钳2把,提起脐,活力碘棉球消毒后用11号刀片切开,将10 mm套管置入腹腔,取出套管管芯,用7号丝线(三角针)固定套管,置入腹腔镜,建立气腹,压力为8~10 mmHg
(3)在内镜监视下分别做右上腹腋前线肋缘下、右中腹直肌外缘和左上腹直肌外缘切口	递11号刀片切开,递3个5 mm套管并用7号丝线固定
(4)在内镜监视下对肝脏进行悬吊	递7号带针线进行肝脏悬吊后递2把蚊式钳进行固定
(5)胆总管囊肿穿刺	递10 mL注射器
(6)分离并切除胆囊,切开胆总管探查肝总管,胆囊管开口及通向十二指肠的开口,逐层切除扩张的胆总管囊壁,切除游离的胆囊、胆囊管	递3 mm分离钳、电凝分离胆总管、胆囊,递4号丝线(10 cm长)结扎
(7)将空肠由脐处拖出,将近端空肠与远端空肠进行原位吻合	递蚊式钳分离肠系膜分支血管,递1号丝线结扎。递肠钳2把,夹肠管两端,用电刀切断。递活力碘消毒棉球,递5-0可吸收线缝合
(8)将空肠放入腹腔内与胆肠进行吻合	递10 mm套管,用7号丝线(三角针)固定。递5-0可吸收线留10 cm左右长度对胆肠进行吻合
(9)探查腹腔	用腹腔镜检查腹腔内有无血、肠扭转等情况
(10)冲洗腹腔,吸净液体,放置引流管	递50 mL注射器抽无菌生理盐水冲洗腹腔。递腹腔引流管,递2-0带针丝线固定引流管
(11)放出腹腔CO_2气体,取出套管	清点物品数目
(12)缝合切口,覆盖切口	递活力碘棉球消毒切口后,用2-0带针丝线缝合腹膜,对合皮肤处涂医用胶,贴敷贴覆盖切口

第六节 肾上腺神经母细胞瘤切除术

1. 适应证 肾上腺神经母细胞瘤。

2. 麻醉方式 气管插管全身麻醉。

3. 手术体位 仰卧位,患侧垫高。

4. 手术切口 患侧第 11 肋间上横切口。

5. 手术用物 剖腹探查包(另备长血管钳、持针器、剪刀等深部组织器械),大号、中号、小号"S"形腹腔拉钩,镊子、手术衣、治疗巾,10 号、15 号刀片,电刀及电刀清洁片,微波刀,钢尺,无菌灯柄,吸引器,导尿包,引流管,引流袋,20 mL 注射器 2 个,套管,1 号、4 号、7 号丝线,2-0、4-0 带针线,2-0 可吸收线,4-0、5-0、6-0 Prolene 线,无菌蒸馏水等。

6. 手术步骤及手术配合 见表 28-6。

表 28-6 手术步骤及手术配合

手 术 步 骤	手 术 配 合
(1)消毒铺巾,术野贴手术薄膜	活力碘棉球消毒皮肤,铺治疗巾,递手术薄膜,递干纱布垫 1 块协助贴膜,铺治疗巾显露手术切口
(2)由第 11 肋间前段向前方做一斜切口至腹直肌外缘,切开皮肤、皮下组织	递 2 块干纱布垫于切口拭血,递电刀切开,用弯血管钳钳夹止血
(3)横向切开腹外斜肌、腹内斜肌,剪开腹直肌前鞘	递电刀、组织剪、弯血管钳钳夹止血
(4)顺肌纹切开腹直肌、腹横筋膜,推开腹膜外脂肪、腹膜及肾周筋膜	递甲状腺拉钩牵开腹直肌前鞘,递电刀,递湿纱布垫止血
(5)牵开腹直肌,横切腹直肌后鞘、肾周筋膜,牵开腹膜,显露肿瘤	递电刀切开止血,递"S"形腹腔拉钩牵开腹膜,显露肿瘤
(6)常规探查腹腔,切开胃结肠韧带或肝结肠韧带,将腹膜和肠管推向对侧	递腹腔拉钩暴露术野,递长弯钳分离胃结肠韧带周围组织,递电刀切开韧带,递 2-0 带针线结扎,递湿纱布垫拭血
(7)切开肾周筋膜,分离脂肪囊,显露肾脏,沿肾脏表面分离出肾上极,在肾脏的上内侧找到金黄色的肾上腺	递电刀切开肾周筋膜前层,递中弯钳钝性分离肾周脂肪囊周围组织,游离肾周脂肪囊,即可显露肾上腺及肿瘤
(8)分离肾上腺周围脂肪组织,结扎肾上腺静脉,切除肾上腺,显露肿瘤	递中弯钳钝性分离肾上腺周围组织,电刀止血,充分显露肾上腺静脉,4-0 带针线贯穿缝扎 1 次后,切断肾上腺静脉,完整地切除肾上腺
(9)分离肿瘤,留取标本	用微波刀电凝止血,逐渐分离肿瘤,递吸引器吸净脱落的肿瘤组织。注意不要损伤肾静脉,肝、脾静脉及胰尾
(10)切除淋巴结	探查肿瘤部位及四周,若有转移淋巴结,递 1 号丝线结扎,递电刀分离。注意留好标本

手 术 步 骤	手 术 配 合
(11)缝合切口	
①冲洗切口	递无菌蒸馏水冲洗,清点物品
②切口处放置引流管	递活力碘棉球消毒皮肤,递15号刀片切开,递中弯钳钝性分离,置入引流管,递2-0带针线固定
③缝合各肌层	递有齿镊、2-0可吸收线缝合
④缝合皮下组织	递海绵钳夹持活力碘棉球消毒皮肤,递有齿镊、2-0带针线间断缝合,再次清点物品
⑤缝合皮肤	递有齿镊、4-0带针线缝合
⑥对合皮肤	递有齿镊2把
(12)覆盖切口	递组织钳夹持酒精棉球消毒皮肤,递纱布覆盖

第二十九章 泌尿外科手术配合

　　小儿泌尿外科疾病主要包括先天性肾积水、隐睾、尿道下裂等,要熟练配合手术必须要熟练掌握肾脏、输尿管、膀胱等重要器官的解剖知识。在术前检查和与患儿沟通时,特别要注意保护患儿隐私。腹腔镜下肾盂输尿管成形术手术时间较长,患儿处于侧卧位时,既要保证术者手术需要,也要使患儿感觉舒适和安全,手术过程中注射亚甲蓝液后要及时观察导尿管引流出尿液的颜色及量,并反馈给术者。

第一节　离断式肾盂输尿管成形术

　　1. 适应证　肾积水。

　　2. 麻醉方式　气管插管全身麻醉。

　　3. 手术体位　仰卧位。

　　4. 手术切口　患侧肾区上腹部横切口。

　　5. 手术用物　手术衣,手术巾,剖腹探查器械包,泌尿精密器械 9 件,手术薄膜,吸引器,电刀,电刀清洁片,润滑油,剥离子,2-0、4-0 带针线,3-0 丝线,2-0、4-0、5-0、6-0 可吸收线,敷贴,6 号双腔导尿管,6 号、8 号单腔导尿管,10 号刀片,亚甲蓝液,10 mL、50 mL 注射器,开腹垫,小方纱等。

　　6. 手术步骤及手术配合　见表 29-1。

表 29-1　手术步骤及手术配合

手 术 步 骤	手 术 配 合
(1)术野贴手术薄膜	递手术薄膜、干纱布垫 1 块,协助贴膜
(2)由第 11 肋骨向内达脐上 2 横指切开皮肤、皮下组织	递有尾开腹垫于上腹部横切口两侧,递 10 号刀片、电刀
(3)横向切开腹外斜肌、腹内斜肌,剪开腹直肌前鞘	递电刀、组织剪,递弯血管钳钳夹止血
(4)顺肌纹切开腹直肌、腹横筋膜,推开腹膜外脂肪、腹膜及肾周筋膜	递电刀、甲状腺拉钩,递湿开腹垫
(5)牵开腹直肌,横向切开腹直肌后鞘、肾周筋膜,牵开腹膜,显露肾区	递电刀及小号"S"形腹腔拉钩
(6)分离出扩张的肾盂,提起输尿管,分别在输尿管上段、外侧、肾上下极肾盂做牵引及标记	递 10 mL 注射器,递吸引器抽吸肾内积液,递 8 号单腔导尿管穿过并提起输尿管,递直蚊式钳牵引 8 号单腔导尿管末端,再递 4×12 圆针、3-0 丝线做牵引及标记
(7)切除无蠕动功能的输尿管狭窄段,将 6 号单腔导尿管插入输尿管内做支架	递小剪刀、尖嘴镊,递 6 号单腔导尿管
(8)注射亚甲蓝液于输尿管支架管,检查输尿管是否通畅	用 50 mL 注射器抽取 49 mL 生理盐水+1 mL 亚甲蓝液,巡回护士观察尿液颜色及量,如尿袋有蓝色尿液,则可证实输尿管通畅
(9)确认输尿管通畅后再次行输尿管膀胱冲洗	用 50 mL 注射器抽取 30 mL 生理盐水冲洗
(10)修剪肾盂,保留肾盂最下方肾盂舌状瓣,将此舌状瓣和纵向切开的上段输尿管缝合	递小剪刀、尖嘴镊,递 6-0 可吸收线缝合

续表

手 术 步 骤	手 术 配 合
(11)缝合肾盂,行肾盂造瘘	递5-0可吸收线缝合肾盂,递6号双腔导尿管行肾盂造瘘
(12)行肾窝引流	递橡皮引流管
(13)分别固定引流管	递有齿镊、2-0带针线分别固定引流管
(14)缝合切口	
①缝合各层肌肉及腹膜	清点物品,递无齿镊、2-0可吸收线缝合腹膜及各肌层
②缝合皮下组织	递海绵钳夹持活力碘棉球消毒皮肤,递有齿镊、4-0带针线行间断缝合,再次清点物品
③缝合皮肤	递有齿镊、5-0可吸收线缝合皮肤
④对合皮肤	递有齿镊2把
(15)覆盖切口	递海绵钳夹持活力碘棉球消毒皮肤,递敷贴覆盖切口

第二节 尿道成形术

1. 适应证 尿道下裂。

2. 麻醉方式 喉罩置入全身麻醉。

3. 手术体位 仰卧位。

4. 手术切口 阴茎切口。

5. 手术用物 手术衣,治疗巾,尿道成形包,4×12圆针,0号、4号、7号丝线,2-0、5-0、6-0可吸收线,2-0、4-0带针线,电刀,润滑油,15号、11号刀片,6号、8号单腔导尿管,引流袋,1 mL、10 mL注射器,电刀清洁片等。

6. 手术步骤及手术配合 见表29-2。

表 29-2 手术步骤及手术配合

手 术 步 骤	手 术 配 合
(1)麻醉后常规消毒、铺巾	递海绵钳夹持活力碘棉球,递无菌治疗巾
(2)阴茎头处做牵引	递4×12圆针和0号丝线缝合阴茎头,递蚊式钳做牵引
(3)切开阴茎皮肤,牵开两侧皮肤,切开阴茎筋膜,形成包皮岛	递11号刀片、小剪刀、8号单腔导尿管
(4)缝合黏膜,包绕导尿管	递6-0可吸收线缝合黏膜
(5)分离阴茎头皮下隧道,切开远端皮肤,形成新的瘘口,引出新尿道,将其末端穿过隧道	递蚊式钳、11号刀片
(6)缝合阴茎皮瓣	递5-0可吸收线
(7)覆盖切口	递海绵钳夹持活力碘棉球消毒皮肤,递敷贴覆盖切口

第三节 睾丸下降固定术

1. 适应证 隐睾或睾丸下降不全。

2. 麻醉方式 喉罩置入全身麻醉。

3.手术体位 仰卧位,双腿稍分开。

4.手术切口 腹股沟切口。

5.手术用物 手术衣,手术巾,疝气包,电刀,10号、15号刀片,1号丝线,2-0带针线,5-0可吸收线等。

6.手术步骤及手术配合 见表29-3。

表29-3 手术步骤及手术配合

手术步骤	手术配合
(1)斜向切开腹股沟皮肤、皮下组织,显露腹股沟管前壁	递有齿镊、10号刀片
(2)切开腹外斜肌腱膜,显露睾丸	递甲状腺拉钩,递电刀止血
(3)切开睾丸表面疝囊及睾丸系膜	递无齿镊、蚊式钳提起两侧组织,递组织剪剪开
(4)分离疝囊	递蚊式钳3把提起睾丸系膜,递组织剪剪断睾丸系膜,递1号丝线结扎止血
(5)横断疝囊,结扎疝囊颈部	递组织剪剪开疝囊,递2-0带针线荷包缝合疝囊颈部
(6)剪开精索外侧韧带及结缔组织,游离精索	递甲状腺拉钩牵拉暴露术野,递蚊式钳、无齿镊游离精索
(7)沿腹壁筋膜深面分离至阴囊最低处	协助进行徒手分离
(8)阴囊做一个小切口,分离阴囊皮肤与内膜间隙,形成内膜外囊袋	递15号刀片切开阴囊,递无齿镊2把牵拉切口两侧后,递蚊式钳分离阴囊皮肤与内膜间隙
(9)撑开内膜,做阴囊壁切口	递电刀做切口后,递中弯血管钳引导睾丸
(10)缝合内膜、阴囊壁切口	递无齿镊2把、5-0可吸收线
(11)缝合腹股沟管	递2-0带针线
(12)缝合、覆盖切口	递5-0可吸收线做皮内缝合后,递酒精小纱布垫于伤口,再用3M透明敷贴覆盖伤口

第四节 肾切除术

1.适应证 肾功能丧失。

2.麻醉方式 气管插管全身麻醉。

3.手术体位 侧卧位。

4.手术切口 第11肋间切口或第12肋间切口。

5.手术用物 手术衣,手术巾,剖腹探查器械包,泌尿精密器械9件,自动牵开器,开腹垫,10号、15号刀片,电刀,6号、8号单腔导尿管,引流管,引流袋,1号、4号、7号丝线,2-0、4-0带针线,2-0、5-0可吸收线,吸引器,敷贴等。

6.手术步骤及手术配合 见表29-4。

表29-4 手术步骤及手术配合

手术步骤	手术配合
(1)术野贴手术薄膜	递手术薄膜、干纱布垫1块,协助贴膜
(2)由第11肋间前段向前方做一斜切口至腹直肌外缘,切开皮肤、皮下组织	递干纱布垫2块用于切口拭血,递电刀切开皮肤、皮下组织,递直钳钳夹止血

续表

手术步骤	手术配合
(3)切开背阔肌、腹外斜肌,显露第12肋尖	递甲状腺拉钩牵开,递电刀切开,递湿纱布垫拭血
(4)切开腰背筋膜及肋间组织	递15号刀片切开
(5)推开肾周筋膜、腹横筋膜、腹膜,显露胸膜反折,剪断部分膈肌脚	递湿纱布垫,使用钝性分离手法,再递组织剪剪断部分膈肌脚
(6)切开腹外斜肌、腹内斜肌、腹横肌,显露肾周脂肪组织	递电刀切开,用手指伸入腹肌下边推开腹膜、腹膜外脂肪边切开,递"S"形拉钩牵开
(7)切开肾周筋膜,分离脂肪囊,显露肾脏	递10号刀片切开,递中弯钳分离,递4号丝线结扎止血
(8)充分游离肾脏,剪断其周围粘连组织	递自动牵开器,递"S"形拉钩显露术野,递长弯钳分离肾脏,递组织剪剪断其周围粘连组织,递4号丝线结扎
(9)显露输尿管	递直角钳分离输尿管,递中弯钳夹持8号单腔导尿管穿过并提起输尿管,递直蚊式钳牵引输尿管末端
(10)向远端游离输尿管并切断	递中弯钳、梅氏剪行锐性分离,递2把中弯钳钳夹末端输尿管,递15号刀片切断,递7号丝线结扎
(11)分离肾蒂周围组织,集束切断肾蒂血管	递直角钳、长弯钳分离并钳夹肾蒂周围组织,递梅氏剪剪断,递4号丝线结扎止血,递3把肾蒂钳钳夹肾蒂血管,递15号刀片切开,递4号、7号丝线双重结扎或缝扎
(12)清理肾周创面组织	递长镊、梅氏剪清理,递4号丝线结扎止血
(13)缝合切口 ①冲洗切口 ②切口处放置多孔引流管 ③缝合各肌层 ④缝合皮下组织 ⑤缝合皮肤 ⑥对合皮肤	 递生理盐水冲洗,清点物品 递中弯钳置入引流管,递2-0带针线固定 递有齿镊、2-0可吸收线缝合 递海绵钳夹持活力碘棉球消毒皮肤,递有齿镊、2-0带针线间断缝合,再次清点物品 递有齿镊、4-0带针线缝合 递有齿镊2把
(14)覆盖切口	递海绵钳夹持活力碘棉球消毒皮肤,递纱布敷料覆盖

第五节　经腹膜后间隙腹腔镜肾盂输尿管成形术

1.适应证　婴幼儿肾积水、输尿管狭窄。

2.麻醉方式　气管插管全身麻醉。

3.手术体位　侧卧位。

4.手术切口　腹腔镜切口。

5.手术用物　手术衣,手术巾,泌尿外科腔镜探查包,导尿包,11号刀片,2-0、4-0带针线,2-0、4-0、5-0

可吸收线,6 号、8 号双腔导尿管,球囊扩张器,引流管,引流袋,吸引器,无菌保护套,敷贴,润滑油,双 J
管等。

腹腔镜器械:30°镜头、超声刀、电凝、气腹管、套管、超声刀等。

6.手术步骤及手术配合 见表 29-5。

表 29-5 手术步骤及手术配合

手 术 步 骤	手 术 配 合
(1)常规消毒皮肤,铺巾导尿,夹闭导尿管	递活力碘棉球消毒皮肤,连接、检查、调节腹腔镜摄像系统、CO_2 气腹系统及电凝切割系统
(2)取第 12 肋下方腋后线纵向切口	递 11 号刀片切开,递蚊式钳 1 把,递干纱布垫 1 块用于拭血
(3)钝性分离肌层至腹膜后间隙	递 16 号血管钳游离组织,递甲状腺拉钩牵开切口
(4)置入球囊扩张器,撑开腹膜后间隙	递球囊扩张器,内注入 300~500 mL 空气,压迫 3~5 分钟止血,然后取出球囊扩张器
(5)用食指在肾周筋膜外下进行分离,并在食指引导下于腋中线、腋前线与髂前上棘交界处皮肤做 5 cm 横向切口,分别置入 10 mm 套管	递 2-0 带针线固定套管,分别置入分离钳、超声刀、30°镜头
(6)在内镜监视下钝性分离肾周脂肪,暴露肾下极及肾盂输尿管连接部。分离肾盂输尿管狭窄段,"V"形剪开肾下极及肾盂输尿管连接部	递分离钳、超声刀游离肾周脂肪,递剪刀"V"形剪开肾下极及肾盂输尿管连接部
(7)肾盏与输尿管末端吻合并放置双 J 管引流	递持针器、5-0 可吸收线连续缝合肾盂和输尿管,留一小口,置入双 J 管,再次进行缝合,并检查有无活动性出血
(8)内镜下检查术野,冲洗腹膜后腔,吸净液体,放置引流管	递生理盐水冲洗,递吸引器吸头吸净液体,递引流管及 4-0 带针线固定引流管
(9)放出腹膜后腔 CO_2 气体,取出套管	清点物品
(10) 缝合切口,覆盖切口	递活力碘棉球消毒皮肤,递 2-0 带针线缝合各肌层,对合皮肤,覆盖敷贴

第六节 输尿管钬激光碎石术

1.适应证 输尿管上段结石、部分肾结石、输尿管狭窄和闭锁、尿道肿瘤的诊断和治疗。

2.麻醉方式 气管插管全身麻醉。

3.手术体位 截石位。

4.手术入路 经尿道口入路。

5.手术用物 手术衣、手术巾、输尿管镜器械包、灌注泵、50 mL 注射器、3000 mL 灌注液、导尿管、一次性无菌润滑油、腹腔镜系统、钬激光系统等。

6.手术步骤及手术配合 见表 29-6。

表 29-6 手术步骤及手术配合

手 术 步 骤	手 术 配 合
(1)协助医生摆好患者体位	用软棉垫包裹患者肢体予以保护,妥善固定,防止坠床

续表

手术步骤	手术配合
(2)消毒铺巾	递活力碘纱布消毒会阴部,铺脑外科护皮膜,连接各种仪器导线及操作部件,连接好导光束、摄像系统、灌注泵
(3)置入输尿管镜	置入输尿管镜鞘,连接灌注液,必要时协助医生用 50 mL 注射器加压灌注,检查并确认病变部位
(4)钬激光碎石	连接钬激光光纤,打开空气开关,旋转钥匙,开启电源,选择直径,调节激光参数,按下待机按钮,使其处于备用状态;通过输尿管镜鞘操作孔置入钬激光,进行碎石操作
(5)保留标本	递操作钳取出标本,将标本集中收集在生理盐水纱布上,送病理检查;观察输尿管肾盂有无出血,记录出入量,手术结束

第三十章　眼科手术配合

　　儿童眼科手术以直肌后徙术居多,上睑下垂手术可以大大改善患儿的眼部外形,内眼手术以白内障超声乳化吸除＋人工晶状体植入术较常见。眼科手术器械非常精密,术中使用时应轻拿轻放,注意不能碰撞器械。准备器械时,将精密器械放置妥当,保证其在清洗、消毒过程中不被损坏。

第一节　白内障晶体囊外摘除术

　　1. 适应证　先天性白内障。

　　2. 麻醉方式　气管插管全身麻醉。

　　3. 手术体位　仰卧位。

　　4. 手术切口　角巩膜缘板层切口。

　　5. 手术用物　手术衣,治疗巾,斜视器械包,白内障特殊器械包,1 mL、5 mL 注射器,4×12 圆针,4-0丝线,10-0 带针线等。

　　6. 手术步骤及手术配合　见表 30-1。

表 30-1　手术步骤及手术配合

手术步骤	手术配合
(1)消毒铺巾,协助患者抬头,用治疗巾包裹头部,用布巾钳固定	用 0.5% 活力碘常规消毒眼部周围皮肤
(2)用开睑器撑开患侧上、下睑,双眼各滴 1% 盐酸肾上腺素 2滴,显微镜下观察	递开睑器,备 1% 盐酸肾上腺素,递 1 mL 注射器
(3)用眼科有齿镊夹住上直肌止端,4×12 圆针、4-0 丝线贯穿上直肌止端,稍后方肌腱与巩膜之间缝牵引线 1 针,使眼球处于下转位,用蚊式钳固定	递眼科有齿镊,4×12 圆针穿 4-0 丝线,递蚊式钳
(4)做 11~12 点钟角巩膜缘板层切口,用 5 mL 注射器针头于切口处刺入前房,房水缓缓流出	以穹隆部为基底做结膜瓣切口,递 5 mL 注射器针头刺入前房
(5)用自制截囊针,从穿刺孔进入前房,针尖向下,以切口为支点,向心性密集点刺行开罐式截囊	递 1 mL 注射器,针头改为套囊针
(6)双管注吸针头伸入前房,一边注水一边吸出皮质,使瞳孔通光区透明	递双管注吸针头注入灌注液做水分离,分离晶状体核及皮质,协助边灌注边吸净皮质
(7)用 10-0 带针线、显微铲形针缝合角巩膜缘切口 1 针,向前房内注入消毒空气,8-0 尼龙线缝合固定球结膜	递 10-0 带针线间断缝合角巩缘切口,递 8-0 带针线缝合球结膜
(8)球结膜下注射庆大霉素 20000 单位、地塞米松 2 mg、阿托品0.2 mg	递抽吸好庆大霉素 20000 U＋地塞米松 2 mg＋阿托品0.2 mg 的 5 mL 注射器,将药注射于结膜下
(9)将红霉素涂于切口,用棉纱布垫覆盖,绷带包扎	协助在切口处涂抹红霉素眼膏,遮盖术眼并妥善固定

第二节 上睑下垂额肌硅胶悬吊术

1.适应证 先天性上睑下垂。

2.麻醉方式 气管插管全身麻醉。

3.手术体位 仰卧位。

4.手术切口 上重睑处切口。

5.手术用物 手术衣,治疗巾,上睑下垂器械包,硅胶条,特殊微掰直硅胶悬吊针,1/2 弯圆针,4-0 带针线,3×6 圆针,8×14 圆针,三角针,0 号、3-0、5-0 丝线,7-0 Prolene 线,11 号刀片,1 mL、2 mL 注射器等。

6.手术步骤及手术配合 见表30-2。

表 30-2　手术步骤及手术配合

手术步骤	手术配合
(1)常规消毒铺巾,暴露术眼,用亚甲蓝液在从内至外 4.5～5 mm 处做三个标识,画术眼上重睑线,距眉上 1 cm 处画两处长约 1 cm 预切皮肤切口指示线	递亚甲蓝液、1 mL 注射器,拆线,另递抽吸好普鲁卡因肾上腺素注射液的 1 mL 注射器,注入画线处皮下
(2)于术眼上重睑处切开皮肤,去除睑板前宽约 2 mm 的一窄条眼轮匝肌,剪开眶隔,去除少许疝出的脂肪	递 11 号刀片,睑板垫沾取眼膏,伸入穹隆部保护眼球,递眼科剪,协助压迫止血
(3)在距眉上两处预切皮肤切口指示线处切开皮肤,深达骨膜	备大量纱布,供压迫止血用
(4)将硅胶条穿硅胶悬吊针自眼轮匝肌和睑板间,向上穿入,至眉上切口处穿出,各形成 2 对"V"形硅胶条,其低端用 3×6 圆针穿 3-0 丝线缝合固定于睑板中上 1/3 交界处,提拉额部硅胶条尾端,见上睑重睑良好,上睑缘达角膜上缘,将尾端用 4-0 带针线或者 1/2 弯圆针穿 0 号丝线固定缝合于相应额肌上,用 5-0 丝线间断缝合,关闭上睑皮肤切口,连续缝合眉上切口	备消毒硅胶条、3×6 圆针、3-0 丝线、4-0 带针线、1/2 弯圆针、5-0 丝线。涂红霉素眼膏,固定上提下睑的护眼线,用敷料覆盖术眼,加盖纱布,术眼加压包扎

第三节 眼部迷芽瘤切除术

1.适应证 眼部迷芽瘤。

2.麻醉方式 气管插管全身麻醉。

3.手术体位 仰卧位。

4.手术切口 球结膜切口。

5.手术用物 手术衣,治疗巾,眼科斜视包,4×12 或 5×14 圆针,3-0 丝线,7-0 Prolene 线,11 号刀片,5 mL、1 mL 注射器等。

6.手术步骤及手术配合 见表30-3。

表 30-3 手术步骤及手术配合

手 术 步 骤	手 术 配 合
(1)开睑	递开睑器撑开上、下睑
(2)将普鲁卡因肾上腺素注射于球结膜下与迷芽瘤之间,使之分离(止血作用)	递 5 mL、1 mL 注射器与普鲁卡因肾上腺素注射液
(3)牵引角巩膜缘球结膜	递结膜有齿镊,4×12 或 5×14 圆针、3-0 丝线缝合,递蚊式钳牵引
(4)剪开球结膜	递眼科镊、眼科剪剪开球结膜,递棉棒拭血
(5)分离瘤体	递结膜剪剥离瘤体
(6)切除瘤体及部分结膜	递结膜有齿镊夹持瘤体,递结膜剪剪除部分结膜
(7)缝合结膜囊	递眼科镊,递 7-0 Prolene 线缝合
(8)包扎切口	递眼膏涂于切口,用纱布覆盖,胶布固定

第四节 睑内翻矫正术

1.适应证 较为严重的先天性睑内翻或轻度瘢痕性睑内翻。

2.麻醉方式 气管插管全身麻醉。

3.手术体位 仰卧位。

4.手术切口 距睑缘 3 mm,与睑缘平行处并延长到内、外眦角切开皮肤和皮下组织。

5.手术用物 手术衣、治疗巾、眼科斜视包、1 mL 注射器、11 号刀片、7-0 Prolene 线、4×12 圆针、0 号丝线等。

6.手术步骤及手术配合 见表 30-4。

表 30-4 手术步骤及手术配合

手 术 步 骤	手 术 配 合
(1)于穹隆部放睑板垫,保护角膜	递睑板垫
(2)距睑缘 3 mm,与睑缘平行处并延长到内、外眦角切开皮肤和皮下组织	递 11 号刀片切开皮肤,用生理盐水棉棒拭血
(3)剥离并显露眼轮匝肌	递结膜有齿镊提夹切缘,递结膜剪做切缘内上、下剥离以显露眼轮匝肌,用生理盐水棉棒拭血
(4)切除一窄条眼轮匝肌纤维	递结膜有齿镊提夹眼轮匝肌纤维一侧,递结膜剪剪出一窄条眼轮匝肌纤维,用生理盐水棉棒拭血
(5)削薄睑板	递结膜有齿镊提夹睑板,递 11 号刀片将弯厚的睑板削至正常睑板厚度
(6)缝合皮肤	递眼科有齿镊、4×12 圆针、0 号丝线缝合皮肤,递弯蚊式钳先结扎中央缝线,然后各加缝一针,扎紧,递剪刀剪除缝线
(7)包扎伤口	进行术眼涂红霉素眼膏,纱布覆盖,胶布固定等操作

第五节 内直肌或外直肌后徙术

1.适应证 矫正水平或垂直斜视。

2.麻醉方式 气管插管全身麻醉。

3.手术体位 仰卧位。

4.手术切口 球结膜切口。

5.手术用物 手术衣,治疗巾,眼科斜视包,1 mL、5 mL 注射器,4×12 圆针,三角针,0 号丝线,7-0 Prolene 线等。

6.手术步骤及手术配合 见表 30-5。

表 30-5 手术步骤及手术配合

手 术 步 骤	手 术 配 合
(1)开睑	递开睑器撑开上、下睑
(2)距角膜 1.5 mm 处做结膜切口再向右呈放射状剪开球结膜,长度为 5~7 mm	递结膜有齿镊提夹球结膜
(3)分离球结膜与筋膜	递结膜剪
(4)显露上直肌	递结膜有齿镊提夹上直肌附着点的两侧,递结膜剪各剪去一小孔,并垂直分离巩膜,充分显露上直肌
(5)沿上直肌向后分离巩膜与筋膜	递结膜弯剪
(6)分离上直肌与巩膜	递斜视钩从一侧小孔伸入,顶着巩膜在上直肌下滑动,从对侧小孔穿出,钩住整个上直肌
(7)预置缝线,剪断上直肌	递结膜有齿镊夹起上直肌附着点后 1.5 mm 处的两侧,用 4×12圆针、0 号丝线预置缝线 2 针,递结膜剪从附着点处剪断上直肌
(8)将预置缝线固定在附着点上	递圆规测量巩膜上徙后的距离
(9)缝合球结膜	递眼科有齿镊、4×12 圆针、0 号丝线
(10)包扎切口	5 mL 注射器抽吸庆大霉素 20000 U＋地塞米松 5 mg,涂眼膏于术眼结膜囊内,用纱布覆盖,胶布固定

第三十一章 耳鼻喉科手术配合

小儿鼾症是小儿耳鼻喉科发病率非常高的疾病。食管、气管异物也是耳鼻喉科急诊常见疾病,人工耳蜗手术数量随着社会关注度的增高也日益增多。鼾症手术方式为等离子显微系统辅助下行双扁桃体和腺样体切除术,术中为了保证等离子刀头的使用,应备好冰盐水。耳鼻喉科危急手术多为支气管异物取出术,这类患儿病情重,情况紧急,首先为患儿建立通畅的静脉通道,其次吸引器要处于完好备用状态。随着社会及家庭经济条件明显改善,人工耳蜗手术的无菌要求更为严格,器械护士要使无菌台保持无菌状态,特别是植入人工耳蜗时,要重新铺一套无菌巾,确保人工耳蜗植入过程达到最佳无菌状态。

第一节 鼓膜切开置管术

1.适应证 鼓膜积液、中耳炎。

2.麻醉方式 气管插管全身麻醉。

3.手术体位 仰卧位,头偏向一侧,患耳在上。

4.手术切口 鼓膜弧形切口。

5.手术用物 手术衣、治疗巾、置管器械包、置管特殊显微器械包、吸引管、手套、10 mL 注射器等。

6.手术步骤及手术配合 见表31-1。

表 31-1 手术步骤及手术配合

手术步骤	手术配合
(1)消毒皮肤	递活力碘棉球、消毒钳消毒皮肤
(2)弧形切开鼓膜	准备显微镜,递耳科枪状镊、鼓膜切开刀切开鼓膜
(3)吸引鼓膜内分泌物	将 10 mL 注射器连接显微吸引器头吸取分泌物
(4)冲洗鼓膜内	用 10 mL 注射器抽取 3% 过氧化氢溶液,连接显微吸引器头,沿鼓膜切口冲洗鼓膜内腔并用吸引器吸干,依此法使用地塞米松、泰利必妥溶液冲洗鼓膜内腔
(5)鼓膜置管	递置管安装器装好 T 管送入鼓膜内
(6)填塞外耳道口	递吸引器头吸取积液,递酒精棉球填塞外耳道口,进行纱布包扎,胶布固定

第二节 鼻内镜下鼻息肉摘除术

1.适应证 鼻息肉。

2.麻醉方式 气管插管全身麻醉。

3.手术体位 半坐卧位。

4.手术切口 鼻黏膜切口。

5.手术用物 手术衣、治疗巾、置管包、鼻息肉特殊器械包、碘仿纱条、明胶海绵、鼻内镜、冷光源、吸引装置等。

6.手术步骤及手术配合　见表31-2。

表31-2　手术步骤及手术配合

手 术 步 骤	手 术 配 合
(1)消毒皮肤	递海绵钳夹持酒精棉球消毒
(2)准备鼻内镜系统	用无菌保护套套好内镜,安装镜头,接好光源
(3)鼻内镜检查	鼻内镜检查鼻腔荔枝样新生物(鼻息肉)
(4)摘除鼻息肉	准备好鼻息肉圈套器,安装钢丝,将圈套器向上移至鼻息肉根蒂部,收紧钢丝摘除息肉或用鼻息肉钳钳取鼻息肉
(5)覆盖切口	递枪状镊夹持明胶海绵覆盖切口并用止血材料填塞鼻腔

第三节　等离子下扁桃体伴腺样体切除术

1.适应证　鼾症。

2.麻醉方式　气管插管全身麻醉。

3.手术体位　仰卧位,颈仰伸位,肩部垫高,头向后仰。

4.手术切口　咽腭部沿前后柱黏膜做弧形切口。

5.手术用物　手术衣、治疗巾、等离子器械包、开口器特殊器械包、等离子刀头、一次性8号吸痰管、吸引器管、吸引器头、一次性保护套等。

6.手术步骤及手术配合　见表31-3。

表31-3　手术步骤及手术配合

手 术 步 骤	手 术 配 合
(1)消毒口周皮肤	递海绵钳夹持酒精棉球消毒皮肤
(2)放置开口器,连接吸引器管、吸引器头	上开口器
(3)切除扁桃体	递等离子刀切开舌腭弓黏膜,沿被膜融切扁桃体,仔细止血
(4)切除腺样体	在70°内镜下沿腺样体下端融切,达筋膜后鼻孔通畅,仔细止血
(5)检查切口	检查有无出血

第四节　人工耳蜗植入术

1.适应证　耳毒性药物所致的中毒性耳聋,头颅外伤所致的语后聋,双耳0.5～4 kHz范围听力损失超过90 dB,小儿先天性耳聋和非先天性语前聋。

2.麻醉方式　气管插管全身麻醉。

3.手术体位　去枕侧头仰卧位,术耳朝上,两侧用棉垫固定。

4.手术切口　耳后直切口或倒"J"形切口。

5. 手术用物 手术衣,治疗巾,人工耳蜗基础包,置管特殊器械,人工耳蜗模具,弯头柄,电刀,双极电凝,电钻头,面神经导线5根,面神经探测笔,灯柄,记号笔,脑外科护皮膜,骨科护皮膜,骨蜡,无菌保护套,无菌显微镜套,明胶海绵,2 mL、5 mL、10 mL注射器,15号刀片,3-0、4-0可吸收线,4-0 Prolene线,导尿包,棉垫,纱布,弹力绷带,输血器等。

6. 手术步骤及手术配合 见表31-4。

表 31-4　手术步骤及手术配合

手 术 步 骤	手 术 配 合
(1)消毒铺巾,术野贴手术薄膜	递海绵钳夹持活力碘纱布消毒术区,以耳为中心,上至发际内4～5 cm,下达颈部内侧略过鼻中线,如此反复涂抹3遍,避免活力碘流进耳道内,手术薄膜贴于术野皮肤上
(2)分层切开皮肤和骨膜	递记号笔标记切口入路,递15号刀片切开皮肤,递纱布拭血,递电刀止血
(3)制作放入植入体的骨槽	备好磨钻及各型号的钻头,递1条湿生理盐水纱布条,用于填塞止血、分离或保护皮肤皮下组织,递乳突撑开器暴露术野,磨骨槽时用无菌生理盐水冲洗
(4)开放乳突	递磨钻开放乳突,递生理盐水冲洗骨屑
(5)开放面神经隐窝	递探针、剥离子,避免损伤面神经,备2个较小的1％盐酸肾上腺素棉球用于压迫止血
(6)磨耳蜗底周,暴露中阶	递小电钻头钻透骨壁,进入耳蜗鼓阶,用配好的20 mL抗生素冲洗已磨好的骨槽,用吸引管吸净骨屑
(7)置入电极	在蜗内电极植入孔内注入玻璃酸钠,用专用电极叉将人工耳蜗的蜗内电极插入耳蜗鼓阶,用筋膜固定,用抗生素浸泡过的明胶海绵填塞在耳蜗周围,其作用是保护耳蜗及电极,有抗菌和止血作用
(8)放置参照电极	递刀、小镊子、双极电凝剥离颞部筋膜层,蜗内电极置入颞肌下
(9)分层缝合骨膜、皮下组织和皮肤	递3-0可吸收线缝合筋膜、皮下组织,递4-0 Prolene线行皮内缝合
(10)伤口包扎	递无菌纱布、棉垫覆盖伤口,递弹力绷带缠绕固定

第五节　支气管镜下异物取出术

1. 适应证 临床上确诊或疑似气管支气管异物。

2. 麻醉方式 气管插管全身麻醉。

3. 手术体位 仰卧位,头、颈伸出手术台,双肩与手术床平齐,头向后仰(配专科人员协助患者维持上述体位)。

4. 手术切口 无切口。

5. 手术用物 手术衣、治疗巾、异物包、支气管镜、支气管异物钳、冷光源、光纤、吸引器、牙垫、10 mL注射器、手套等。

6. 手术步骤及手术配合 见表31-5。

表 31-5　手术步骤及手术配合

手 术 步 骤	手 术 配 合
(1)消毒口周皮肤	递海绵钳夹持酒精棉球消毒皮肤
(2)支气管镜检查:术者右手持支气管镜沿舌背中部进咽喉部,于舌根后下方暴露会厌、咽喉,通过声门,看见隆突后,一段支气管镜先进入右侧支气管,自上而下查看右支气管及各肺叶支气管开口处有无异物,若未见异物,将支气管镜退至气管隆嵴附近后转入左侧支气管,检查左上叶支气管和左下叶支气管内有无异物,如病情危急,可依据 X 线片显示结果直接进入异物所在部位进行检查	递支气管镜,连接光源光纤及负压吸引装置
(3)取出异物:术者右手持异物钳夹住异物后,如异物较小,异物钳可以从支气管镜内顺利通过,如异物较大,异物钳退至支气管镜远端开口,使异物紧靠镜口,将异物、异物钳与支气管镜一起退出声门,经声门时,应使异物的长轴转至和声门裂平行的位置,以减小阻力,并尽量通过	递异物钳、长吸引器
(4)取出异物后,检查异物是否完整	递支气管镜、异物钳
(5)必要时可行支气管肺泡灌洗术	递 10 mL 注射器连接长吸引器,抽吸 3～5 mL 肺泡灌洗液,从支气管镜口进入冲洗,可反复 3～4 次,准确记录注入量和吸出量(肺泡灌洗液:20 mL 生理盐水＋6 滴盐酸肾上腺素注射液)
(6)再次检查,吸净支气管内分泌物	递支气管镜、长吸引器
(7)退出支气管镜	—

第六节　耳廓再造术

1. 适应证　耳廓畸形。

2. 麻醉方式　气管插管全身麻醉。

3. 手术体位　仰卧位,取肋骨处垫高,术耳朝上。

4. 手术切口　耳后切口及胸部切口。

5. 手术用物　手术衣,治疗巾,大整形基础器械包,骨膜剥离器,肋软骨剥离子,钢丝剪,26 号钢丝,电刀,吸引器,显影纱布,2 mL、5 mL、10 mL、20 mL 注射器,输液三通阀,输液用延长管,10 号吸痰管,迷你吸脓套,3-0、5-0 丝线,4-0、5-0、6-0 可吸收线,4-0 钛镍记忆合金线,4-0 带针线,11 号、15 号刀片等。

6. 手术步骤及手术配合　见表 31-6。

表 31-6　手术步骤及手术配合

手 术 步 骤	手 术 配 合
(1)常规消毒铺巾,设计切口,注药,并按压数分钟	递亚甲蓝液,设计切口,用 5 mL 注射器抽取提前配制的药液(30 mL 生理盐水＋10 mL 利多卡因注射液＋0.2 mL 盐酸肾上腺素注射液)给术者

手 术 步 骤	手 术 配 合
(2)剔除残耳软骨:牵开皮瓣,翻开残耳附近胸锁乳突肌区皮肤及皮下组织,保留耳屏间切迹处直径 1 cm 的皮下蒂(利于止血),保留残耳软骨表面的皮肤,将残余的耳软骨剔除	递 5-0 丝线、剪刀
(3)耳垂转移:将残余耳垂以根部为蒂向后转位,与残耳的胸锁乳突区皮瓣相连	递 6-0 可吸收线
(4)切取肋骨:切开皮肤直至筋膜层,用电刀止血,推开肌层与软骨膜之间的纤维层,暴露肋软骨联合根部,用刀切开软骨膜后,分离软骨膜,切取肋骨	递 11 号刀片切开皮肤及筋膜,递电刀、生理盐水纱布止血。递 11 号刀片切开软骨膜,递骨膜剥离器和肋软骨剥离子分离软骨膜。递钢尺垫于肋骨下方,避免切取肋骨时伤及胸膜
(5)冲洗伤口,并保留一段时间,同时请麻醉医生进行鼓肺,确认无气泡逸出,确认胸膜完整后,关闭胸腔切口	递抗生素溶液冲洗伤口,递 3-0 丝线缝合软骨膜及肌层,递 5-0 丝线缝合皮下组织,递 4-0、5-0 可吸收线做皮内缝合,递敷贴覆盖加压包扎
(6)雕刻耳支架	铺一个无菌方桌并固定滑轮,上面放置耳膜、亚甲蓝液、雕刻刀、11 号刀片、4-0 带针线、生理盐水纱布、5 号针头、钛丝、持针器、蚊式钳,雕刻板垫于取出的肋骨下方以便于雕刻,雕刻时,要保证手术室光线明亮,以利于医生细致操作
(7)放置支架后引流。在耳后方 5 cm 处做一小切口,用自制的 10 号吸痰管与三通阀连接,做成负压引流管。通过皮下隧道,将前端放置在耳甲腔处	递 11 号刀片、自制的 10 号吸痰管、三通阀,递 6-0 可吸收线,在头皮处固定引流管
(8)将耳支架包埋于耳垂及残耳皮瓣内,固定耳支架,缝合皮肤	递 4-0 带针线,将耳支架固定于腔隙内,递 6-0 可吸收线缝合皮肤
(9)冲洗腔隙,保持负压	递庆大霉素稀释溶液冲洗再造的腔隙,两根引流管末端连接 20 mL 注射器,拔出针栓并加以固定,保持负压状态
(10)保持头偏向一侧,固定引流装置	递红霉素眼膏,在切口处涂红霉素眼膏保护切口,递胶布,将注射器负压装置固定于面颊部,防止引流管脱落

第三十二章　心胸外科手术配合

　　先天性心脏病是胎儿时期心脏血管发育异常所致的心血管畸形,常见的先天性心脏病手术有动脉导管未闭术、房间隔缺损修补术、室间隔缺损修补术、法洛四联症矫治术、大动脉转位(TGA)矫治术。体外循环手术过程中,要做好患儿的体温控制,进入体外循环后患儿体温降至 33 ℃,患儿头部给予冰枕保护脑细胞。体外循环停止前要及时调节好室温及水毯温度,以帮助患儿复温。由于手术时间长,应给予患儿防压疮措施,在复温和降温过程中,要保护患儿的皮肤,使之不受损伤。心脏病手术步骤多,器械护士必须熟练掌握手术配合步骤,遇到紧急情况及时做出反应,以最快的速度配合医生处理,要有全面的理论知识及熟练的操作能力。

第一节　室间隔缺损修补术

　　1.适应证　室间隔缺损分流量超过 50% 或伴有肺动脉高压的婴幼儿。

　　2.麻醉方式　气管插管全身静脉复合麻醉。

　　3.手术体位　仰卧位,垫胸枕。

　　4.手术切口　胸骨正中切口。

　　5.手术用物　手术衣,体外敷料,胸骨锯,手套,11 号、15 号刀片,7 号、10 号丝线,导尿包,手术薄膜,电刀,吸引器,胸撑,体外器械包,深静脉置管包(5.5F,5F 三腔导管,4F 双腔导管),Prolene 线(根据患儿年龄确定型号),2-0、4-0 带针线,2-0、4-0、5-0 可吸收线,带针钢丝或 1 号丝线,敷贴,18 号灌注针,硅胶圈套管,胸腔引流管,胸腔闭式引流瓶等。

　　6.手术步骤及手术配合　见表 32-1。

表 32-1　手术步骤及手术配合

手 术 步 骤	手 术 配 合
(1)消毒皮肤	递卵圆钳、活力碘棉球消毒皮肤
(2)铺手术巾,术野贴手术薄膜	递手术巾、手术薄膜、1 块干纱布垫,协助贴膜
(3)自胸骨切迹起沿前胸正中线向下达剑突下方4~5 cm 胸壁白线上段切开皮肤、皮下组织	递 15 号刀片切开皮肤、皮下组织,递电刀止血,递干纱布拭血
(4)切开剑突,游离胸骨和心包	递小直角钳,撑开胸骨上窝处肌肉组织,递长弯钳游离胸骨后壁
(5)纵向锯开胸骨	递胸骨锯锯开胸骨,并递骨蜡涂在骨髓腔止血
(6)显露胸腺、前纵隔及心包	递胸撑撑开胸骨,扩大术野
(7)切开心包,显露心脏	递无损伤长镊夹起心包,递长组织剪剪开心包,递 2-0 带针线悬吊心包
(8)剪开升主动脉与肺动脉之间的结缔组织	递无损伤长镊、组织剪或电刀剪开动脉外壁
(9)在选定的主动脉插管处做主动脉荷包和灌注针荷包并圈套*	递 Prolene 线做主动脉荷包,用心脏停搏液灌注荷包,荷包线上圈套固定
(10)在右心耳基部做荷包并圈套,右心房外侧壁做荷包并圈套	同步骤(9)

续表

手 术 步 骤	手 术 配 合
(11)于上腔静脉、肺静脉游离处剪开心包反折,游离上腔静脉并套阻断带	递长剪刀剪开心包膜,递直角钳游离并绕过上腔静脉后壁,用长弯钳夹阻断带并递给助手,上圈套固定
(12)沿下腔静脉下缘心包反折区,绕过下腔静脉后壁游离下腔静脉并套阻断带	递肾蒂钳游离下腔静脉,递长弯钳夹阻断带并递给助手,上圈套固定
(13)主动脉和上、下腔静脉插管	递长弯组织剪剪开血管外膜,递11号刀片切开主动脉,随即递主动脉导管插入主动脉,收紧圈套,递10号丝线固定;递侧壁钳、长剪刀剪开右心耳,递上腔静脉导管插入上腔静脉,收紧圈套;递10号丝线固定,递11号刀片切开心房壁,递下腔静脉导管插入下腔静脉,收紧圈套并固定
(14)主动脉处置灌注针阻断主动脉,阻断上、下腔静脉,降温后开始体外循环转流	递主动脉阻断钳阻断主动脉,递中弯血管钳收紧阻断带阻断上、下腔静脉,灌注心肌保护液降温
(15)经右心房修补室间隔缺损,切开右心房,置左心房引流管,牵开瓣膜,根据室间隔缺损大小、形状选择适宜补片	递11号刀片切开右心房,递长剪刀向上、下延长切口,递长弯钳放置左心房引流管,递心内拉钩给助手牵开右心房壁,查找室间隔缺损后递补片给术者
(16)修补室间隔缺损	递合适的Prolene线行间断或连续缝合关闭缺损,选用涤纶补片或自体心包补片
(17)关闭右心房,心脏复温,开放主动脉、腔静脉,主动脉根部排气	递合适的Prolene线缝合右心房,松开阻断带,递Jack钳排气
(18)心脏复搏,拔除主动脉导管和上、下腔静脉导管,检查有无出血	递11号刀片切断固定线,拔管,备Prolene线补漏
(19)放置胸管	递2-0带针线固定胸管
(20)胸骨止血,关胸,固定胸骨	递骨蜡封涂骨髓腔或电灼止血,递带针钢丝或4-0带针线固定胸骨(视患儿年龄大小)
(21)缝合肌肉、皮下组织和皮肤	递4-0可吸收线间断或连续缝合肌肉、皮下组织,递5-0可吸收线行皮内缝合
(22)覆盖切口	递酒精棉球消毒切口皮肤,递敷贴覆盖切口

注:*"圈套"指用束带将主动脉管、束管进行绑扎。

第二节　房间隔缺损修补术

1.适应证　房间隔缺损。

2.麻醉方式　气管插管全身静脉复合麻醉。

3.手术体位　仰卧位,垫胸枕。

4.手术切口　胸骨正中切口。

5.手术用物　手术衣,体外敷料,胸骨锯,手套,11号、15号刀片,7号、10号丝线,导尿包,手术薄膜,电刀,吸引器,灯柄,胸撑,体外器械包,深静脉置管包(5.5F、5F三腔导管,4F双腔导管),Prolene线(根据患儿年龄确定型号),2-0、4-0、5-0可吸收线,带针钢丝或4-0带针线,敷贴,阻断带,18号灌注针,硅胶圈套管,胸腔引流管,胸腔闭式引流瓶等。

6. 手术步骤及手术配合 见表 32-2。

表 32-2 手术步骤及手术配合

手 术 步 骤	手 术 配 合
(1)消毒皮肤	递卵圆钳、活力碘棉球消毒皮肤
(2)铺手术巾,术野贴手术薄膜	递手术巾、手术薄膜、1块干纱布垫,协助贴膜
(3)自胸骨切迹起沿前胸正中线向下达剑突下方4～5 cm胸壁白线上段切开皮肤、皮下组织	递15号刀片切开皮肤、皮下组织,递电刀止血,递干纱布拭血
(4)切开剑突,游离胸骨和心包	递小直角钳,撑开胸骨上窝处肌肉组织,递长弯钳游离胸骨后壁
(5)纵向锯开胸骨	递胸骨锯锯开胸骨,并递骨蜡涂在骨髓腔止血
(6)显露胸腺、前纵隔及心包	递胸撑撑开胸骨,扩大术野
(7)切开心包,显露心脏	递无损伤长镊夹起心包,递长组织剪剪开心包,递2-0带针线悬吊心包
(8)剪开升主动脉与肺动脉之间的结缔组织	递无损伤长镊、组织剪或电刀剪开动脉外壁
(9)在选定的主动脉插管处做主动脉荷包和灌注针荷包并圈套	递Prolene线做主动脉荷包,用心脏停搏液灌注荷包,荷包线上圈套固定
(10)在右心耳基部做荷包并圈套,右心房外侧壁做荷包并圈套	同步骤(9)
(11)于上腔静脉、肺静脉游离处剪开心包反折,游离上腔静脉并套阻断带	递长剪刀剪开心包膜,递直角钳游离并绕过上腔静脉后壁,用长弯钳夹阻断带并递给助手,上圈套固定
(12)沿下腔静脉下缘心包反折区,绕过下腔静脉后壁游离下腔静脉并套阻断带	递肾蒂钳游离下腔静脉,递长弯钳夹阻断带并递给助手,上圈套固定
(13)主动脉和上、下腔静脉插管	递长弯组织剪剪开血管外膜,递11号刀片切开主动脉,随即递主动脉导管插入主动脉,收紧圈套,递10号丝线固定;递侧壁钳、长剪刀剪开右心耳,递上腔静脉导管插入上腔静脉,收紧圈套;递10号丝线固定,递11号刀片切开心房壁,递下腔静脉导管插入下腔静脉,收紧圈套并固定
(14)主动脉处置灌注针阻断主动脉,阻断上、下腔静脉,降温后开始体外循环转流	递主动脉阻断钳阻断主动脉,递中弯血管钳收紧阻断带阻断上、下腔静脉,灌注心肌保护液降温
(15)切开右心房,暴露房间隔缺损	递11号刀片切开右心房,递组织剪向上、下延长切口,递心房拉钩牵拉心房壁
(16)直接缝合修补房间隔缺损,或者用补片法修补房间隔缺损	以Prolene线连续缝合,最后一针结扎前递Jack钳,鼓肺排气后结扎
(17)关闭右心房,心脏复温,开放主动脉、腔静脉,主动脉根部排气	递合适的Prolene线缝合右心房,松开阻断带,递Jack钳排气
(18)心脏复搏,拔除主动脉导管和上、下腔静脉导管,检查有无出血	递11号刀片切断固定线,拔管,备Prolene线补漏
(19)放置胸管	递2-0带针线固定胸管

续表

手 术 步 骤	手 术 配 合
(20)胸骨止血,关胸,固定胸骨	递骨蜡封涂骨髓腔或电灼止血,递带针钢丝或4-0带针线固定胸骨(视患儿年龄大小)
(21)缝合肌肉、皮下组织和皮肤,覆盖切口	递4-0可吸收线缝合肌肉、皮下组织,递5-0可吸收线缝合皮肤。用敷贴覆盖伤口

第三节 法洛四联症矫治术

1.适应证 诊断明确、不合并其他心内畸形的法洛四联症。

2.麻醉方式 气管插管全身静脉复合麻醉。

3.手术体位 仰卧位,垫胸枕。

4.手术切口 胸骨正中切口。

5.手术用物 手术衣,体外敷料,胸骨锯,手套,11号、15号刀片,7号、10号丝线,导尿包,手术薄膜,电刀,吸引器,灯柄,胸撑,体外器械包,深静脉置管包,Prolene线(根据患儿年龄确定型号),2-0、4-0、5-0可吸收线,带针钢丝或4-0带针线,敷贴,阻断带,18号灌注针,硅胶圈套管,胸腔引流管,胸腔闭式引流瓶等。

6.手术步骤及手术配合 见表32-3。

表 32-3 手术步骤及手术配合

手 术 步 骤	手 术 配 合
(1)消毒皮肤	递卵圆钳、活力碘棉球消毒皮肤
(2)铺手术巾,术野贴手术薄膜	递手术巾、手术薄膜、1块干纱布垫,协助贴膜
(3)自胸骨切迹起沿前胸正中线向下达剑突下方4~5 cm胸壁白线上段切开皮肤、皮下组织	递15号刀片切开皮肤、皮下组织,递电刀止血,递干纱布拭血
(4)切开剑突,游离胸骨和心包	递小直角钳,撑开胸骨上窝处肌肉组织,递长弯钳游离胸骨后壁
(5)纵向锯开胸骨	递胸骨锯锯开胸骨,并递骨蜡涂在骨髓腔止血
(6)显露胸腺、前纵隔及心包	递胸撑撑开胸骨,扩大术野
(7)切开心包,显露心脏	递无损伤长镊夹起心包,递长组织剪剪开心包,递2-0带针线悬吊心包
(8)剪开升主动脉与肺动脉之间的结缔组织	递无损伤长镊、组织剪或电刀剪开动脉外壁
(9)在选定的主动脉插管处做主动脉荷包和灌注针荷包并圈套	递Prolene线做主动脉荷包,用心脏停搏液灌注荷包,荷包线上圈套固定
(10)在右心耳基部做荷包并圈套,右心房外侧壁做荷包并圈套	同步骤(9)
(11)于上腔静脉、肺静脉游离处剪开心包反折,游离上腔静脉并套阻断带	递长剪刀剪开心包膜,递直角钳游离并绕过上腔静脉后壁,用长弯钳夹阻断带并递给助手,上圈套固定

续表

手 术 步 骤	手 术 配 合
(12)沿下腔静脉下缘心包反折区,绕过下腔静脉后壁游离下腔静脉并套阻断带	递肾蒂钳游离下腔静脉,递长弯钳夹阻断带并递给助手,上圈套固定
(13)主动脉和上、下腔静脉插管	递长弯组织剪剪开血管外膜,递11号刀片切开主动脉,随即递主动脉导管插入主动脉,收紧圈套,递10号丝线固定;递侧壁钳、长剪刀剪开右心耳,递上腔静脉导管插入上腔静脉,收紧圈套;递10号丝线固定,递11号刀片切开心房壁,递下腔静脉导管插入下腔静脉,收紧圈套并固定
(14)主动脉处置灌注针阻断主动脉,阻断上、下腔静脉,降温后开始体外循环转流	递主动脉阻断钳阻断主动脉,递中弯血管钳收紧阻断带阻断上、下腔静脉,灌注心肌保护液降温
(15)裁剪并处理自体心包补片	递组织剪剪下心包补片,用0.5%戊二醛溶液浸泡15分钟,生理盐水冲洗3遍备用
(16)横向切开右心室探查	递4-0带针线于右心室流出道缝合2针,递蚊式钳钳夹线尾,递11号刀片于线间切开右心室,递组织剪扩大切口,递心内拉钩牵开切口以充分暴露室间隔缺损,探查室间隔缺损位置和大小、漏斗部肌厚度及有无肺动脉瓣膜部狭窄
(17)切除梗阻部分,解除右心室流出道狭窄	递组织剪或11号刀片切除漏斗部肥厚肌肉及增厚的膈束和壁束
(18)修补室间隔缺损	递Prolene线间断或连续缝合关闭缺损,取自体心包补片
(19)右心室流出道成形	递Prolene线将自体心包补片或人工补片双层连续缝合至右心室纵向切口的边缘,加宽流出道
(20)右心室测压并关闭切口	递套管针头或心导管测压,递Prolene线褥式缝合右心室切口
(21)心脏复温,开放主动脉、腔静脉,主动脉根部排气	递温生理盐水冲洗,松开动脉阻断钳,松开上、下腔静脉阻断带,利用冷灌针头处微压吸引排气
(22)心脏复搏,拔除主动脉导管和上、下腔静脉导管,检查有无出血	递11号刀片切断固定线,拔管,备Prolene线补漏
(23)放置胸管	递2-0带针线固定胸管
(24)胸骨止血,关胸,固定胸骨	递骨蜡封涂骨髓腔或电灼止血,递带针钢丝或4-0带针线固定胸骨(视患儿年龄大小)
(25)缝合肌肉、皮下组织和皮肤,覆盖切口	递2-0或4-0可吸收线间断或连续缝合肌肉、皮下组织,递5-0可吸收线行皮内缝合,递酒精棉球消毒切口处皮肤,递敷贴覆盖切口

第四节　大动脉转位(TGA)矫治术

1.适应证　大动脉转位。

2.麻醉方式　气管插管全身静脉复合麻醉。

3.手术体位　仰卧位,胸骨正中垫以胸骨垫。

4.手术切口 胸骨正中切口。

5.手术用物 手术衣,体外敷料,胸骨锯,手套,11 号、15 号刀片,7 号、10 号丝线,导尿包,手术薄膜,电刀,吸引器,灯柄,胸撑,体外器械包,冠状动脉探条,深静脉置管包,Prolene 线(根据患儿年龄确定型号),2-0、4-0、5-0 可吸收线,带针钢丝或 4-0 带针线,敷贴,18 号灌注针,硅胶圈套管,胸腔引流管,胸腔闭式引流瓶等。

6.手术步骤及手术配合 见表 32-4。

表 32-4 手术步骤及手术配合

手 术 步 骤	手 术 配 合
(1)消毒皮肤	递卵圆钳、活力碘棉球消毒皮肤
(2)铺手术巾,术野贴手术薄膜	递手术巾、手术薄膜、1 块干纱布垫,协助贴膜
(3)自胸骨顶端至剑突切开皮肤、皮下组织,暴露胸骨	递有齿镊、15 号刀片切开皮肤、皮下组织,电凝止血,递干纱布拭血
(4)切开剑突,游离胸骨和心包	递长无损伤镊提夹剑突,递电刀切开剑突,递长弯血管钳钝性剥离胸骨与心包
(5)纵向锯开胸骨并止血	递线剪纵向剪开剑突软骨,递小直角拉钩暴露胸骨顶端,递胸骨锯锯开胸骨,并递骨蜡填塞止血
(6)显露胸腔,切开心包并固定	递胸撑撑开胸腔,递长无损伤镊钝性剥离心包,递电刀切开心包,递 2-0 带针线悬吊心包于胸撑上显露术野,留心包固定备用
(7)游离主动脉做主动脉荷包线	递长镊子、组织剪、电刀剪开主动脉外膜,递大弯钳分离,递 Prolene 线做主动脉荷包缝合后上阻断管(8 号导尿管),递 14 cm 直钳固定
(8)从荷包线中央将主动脉剪开一个小口,主动脉插管	递组织剪剪开荷包缝线内血管外膜,递 11 号刀片在血管壁上切一个小口,随即递主动脉导管插入,收紧荷包线止血,递 7 号丝线结扎,将收紧荷包线的阻断管与主动脉导管绑扎在一起
(9)游离上、下腔静脉,并上阻断管	递梅氏剪或电刀游离上、下腔静脉,上腔递直角钳,下腔递肾蒂钳游离并递 10 号丝线牵引阻断,收缩阻断管并用 14 cm 直血管钳固定
(10)做上、下腔静脉荷包,并行上、下腔静脉插管	递 Prolene 线做荷包,收缩阻断管并用 14 cm 血管钳固定,上腔以侧壁钳钳夹右心角,剪刀剪开,插入上腔静脉导管并固定。下腔递长镊,递 11 号刀片切开,插入下腔静脉导管并固定
(11)做主动脉灌注针荷包,并灌注心脏停搏液	递 Prolene 线做灌注荷包,递收缩阻断管并递 14 cm 血管钳进行固定,插灌注针,阻断主动脉,阻断上、下腔静脉,切开右心房,灌注心脏停搏液(15 mL/kg)
(12)分别游离主动脉、肺动脉干和左、右肺动脉,并使之完全分开	递长无损伤镊,递电刀切断粘连,递直角钳分离组织,递电凝止血
(13)检查冠状动脉起始情况,在预移植部位做标记	递长无损伤镊,递 Prolene 线在肺动脉干冠状动脉移植部位缝一针做标记
(14)合并室间隔缺损者以自体心包补片修补,关闭右心房	递长无损伤镊,递 11 号刀片切开右心房,递 Prolene 线、带垫片及心包补片修补室间隔缺损,用 Prolene 线关闭右心房
(15)离断肺动脉和主动脉,探查左、右冠状动脉	递圆头解剖剪于肺总动脉和主动脉根部上 1～1.5 cm 处剪断肺动脉干和主动脉,递冠状动脉探条探查左、右冠状动脉

续表

手 术 步 骤	手 术 配 合
(16)离断左、右冠状动脉,游离两侧冠状动脉至能够移植于肺动脉干相应部位	递长无损伤镊、尖头解剖剪沿冠状动脉开口 1~2 mm,沿主动脉壁周围开口 2~3 mm;呈"纽扣"状递电刀,递尖头直角钳解剖并游离左、右冠状动脉
(17)移植左、右冠状动脉	递尖头解剖剪剪开肺动脉干标记处,递 Prolene 线将左、右冠状动脉吻合于肺动脉干
(18)交换主动脉和肺动脉位置	递长无损伤镊夹紧主动脉远心端开口处,放开主动脉控制钳,与左、右肺动脉交换前后位置
(19)连接新主动脉,开放新主动脉	递 Prolene 线将移植冠状动脉的肺动脉干与主动脉远端吻合形成新主动脉,并开放
(20)修补原主动脉根部,连接新肺动脉	递长无损伤镊、Prolene 线及心包补片修补剪取冠状动脉的原主动脉根部,递 Prolene 线将修补后的原主动脉根部与肺动脉远端吻合形成新肺动脉
(21)开放上、下腔静脉后,分别在右上肺静脉、上腔静脉及上腔静脉处置入左、右心房测压管监测压力变化	递长无损伤镊、Prolene 线在右上肺静脉处行"U"形缝合,将左心房测压管置入左心房;右心房测压管通过上腔静脉导管孔置入上腔静脉,缝钱打结固定;心房测压管另一端连接三通开关,与测压硬管及监护仪连接
(22)停体外循环,拔除右心房导管,拔除主动脉导管	停体外循环后,递长无损伤镊、11 号刀片切断 10 号丝线,松开控制带后拔除右心房导管,退出控制带将荷包线打结。血压稳定后,递长无损伤镊、11 号刀片切断 10 号丝线,松开控制带,拔除主动脉导管,退出控制带,荷包线打结,递 Prolene 线在荷包处缝一"U"字并结扎
(23)放置胸腔闭式引流管,关闭胸腔	于切口下 2~3 cm 处放置胸腔闭式引流管,递 2-0 可吸收线固定。松解心包固定线,止血,递 11 号刀片切断心包固定线,递电凝,递丁纱布擦拭,递骨蜡填塞骨髓腔止血。递带针钢丝缝合胸骨,递 4-0 可吸收线连续皮下缝合,递 5-0 可吸收线行皮内连续缝合,递皮肤胶封闭皮肤切口

▏第五节 纵隔肿瘤切除术▕

1.适应证 纵隔肿瘤。

2.麻醉方式 气管插管静脉复合麻醉。

3.手术体位 侧卧位。

4.手术切口 前纵隔肿瘤取前胸外侧切口,后纵隔肿瘤取后外侧切口。

5.手术用物 手术衣,胸科器械包,胸撑,肋骨合拢器,11 号、15 号刀片,10 号切皮刀,胸腔闭式引流管,2-0、4-0 带针线,1 号、4 号、7 号丝线,消融电极,手术薄膜,2-0、4-0、5-0 可吸收线,敷贴等。

6.手术步骤及手术配合 见表 32-5。

表 32-5　手术步骤及手术配合

手术步骤	手术配合
(1)消毒皮肤,术野贴手术薄膜	递活力碘棉球消毒皮肤,递干纱布 1 块,协助贴膜
(2)自第 5 或第 6 肋肋骨起,前至锁骨中线的肋骨与肋软骨交界处,与肋间平行至肩胛下角,后至脊柱与肩胛骨中线,稍后上延至第 5 胸椎平面逐层切开皮肤、皮下组织	递有齿镊、10 号切皮刀、电刀切开皮肤、皮下组织,边切边止血
(3)切开肋间肌、胸膜,入胸	递蚊式钳、压舌板将肋间肌、胸膜切开,递胸撑
(4)游离纵隔肿瘤	递长镊、剥离子或电刀,将肿瘤包膜剥离,递 4 号丝线分别结扎血管远、近端
(5)冲洗纵隔,彻底止血	递温生理盐水冲洗纵隔,电凝止血
(6)于切口下缘肋间肌放置胸腔闭式引流管,并固定	递胸腔闭式引流管(根据患者年龄选择合适的型号),递 7×20 皮针、4 号丝线固定胸腔闭式引流管
(7)关胸	递肋骨合拢器将肋骨拉拢,递 2-0 可吸收线间断缝合 3～4 针
(8)逐层缝合各层肌肉	递 2-0 或 4-0 可吸收线缝合各层肌肉
(9)缝皮	递 5-0 可吸收线行皮内缝合
(10)覆盖伤口	递敷贴覆盖切口

第六节　胸腔镜下漏斗胸矫正术

1.适应证　按漏斗胸指数(F2I)判断适应证:5 岁以上 F2I>0.3 者,3～5 岁 0.2<F2I<0.3 者。

2.麻醉方式　气管插管全身麻醉。

3.手术体位　仰卧位。

4.手术切口　肋间切口。

5.手术用物　开胸止血器械包,手术衣,手套,电刀,吸引器,导尿包,0 号带针线,带针钢丝,11 号、15 号刀片,4-0、5-0 可吸收线,手术薄膜,钢丝钳,钢丝剪,一次性保护套,敷贴,固定器械,导引丝等。

胸腔镜器械:5 mm 套管(2 个)、30°镜头(2 个)、气腹管(1 个)等。

6.手术步骤及手术配合　见表 32-6。

表 32-6　手术步骤及手术配合

手术步骤	手术配合
(1)消毒、铺巾,术野贴手术薄膜	用 0.5%活力碘棉球常规消毒铺巾
(2)固定光纤、气腹管、信号连接线、电刀和吸引器	递纱布捆绑,巾钳固定,防止滑脱
(3)切开皮肤,置套管,注入 CO_2,置入 30°镜头	递 11 号刀片,递电刀止血
(4)沿肋间切口充分分离胸骨下肌层、筋膜,止血	递电刀,递平头拉钩牵开视野
(5)由肋间隙进入,在胸腔镜指引下至胸骨凹陷最低处,至对侧肋间隙处	在胸腔镜下,导引板由肋间隙进入,至对侧肋间隙
(6)根据患儿胸廓形状、漏斗胸指数,用弯折器对专用钢板进行塑形	测量患儿漏斗胸指数,协助使用折弯器根据患儿的胸廓形状对专用钢板进行塑形

续表

手 术 步 骤	手 术 配 合
(7)用导引丝连接导引板及专用钢板,回抽,将专用钢板牵引至胸骨凹陷低点处,翻转固定于两侧肋骨外缘处,以带针钢丝固定,金属支架板条固定卡口	递线剪剪断导引丝,递带针钢丝、钢丝剪
(8)以 30°镜头探查有无出血,排出 CO_2 气体,用 4-0 可吸收线缝合肌层,用 5-0 可吸收线行皮内缝合,消毒皮肤,以无菌敷贴覆盖伤口	递 2-0 带针线缝合肋间隙,递 4-0 可吸收线缝合肌层,递 5-0可吸收线行皮内缝合。消毒皮肤,递无菌敷贴覆盖伤口

第三十三章 整形外科手术配合

　　小儿整形外科以先天性唇裂、腭裂手术为主，其次有瘢痕切除术、植皮术、皮瓣移植术，各部位血管瘤切除术也较为常见。在唇裂、腭裂及耳廓畸形患儿手术过程中，要注重患儿及其家属的心理护理，为患儿及其家属做术前宣教时，应态度和蔼，声调平和，详细介绍手术室的环境及手术过程，消除患儿不良情绪，使之积极配合手术治疗。

第一节 甲状舌骨囊肿(瘘)切除术

1. 适应证 甲状舌骨囊肿(瘘)。

2. 麻醉方式 气管插管全身麻醉。

3. 手术体位 仰卧位。

4. 手术切口 沿囊肿(瘘)做横向切口或横梭形切口。

5. 手术用物 手术衣，疝气器械包，电刀，10号刀片，1号团线，5-0可吸收线，橡皮引流片，两爪或三爪拉钩等。

6. 手术步骤及手术配合 见表33-1。

表 33-1 手术步骤及手术配合

手术步骤	手术配合
(1)术野常规消毒、铺巾	递海绵钳夹持活力碘棉球消毒皮肤，递4把巾钳固定，递开腹垫垫于患者颈部两侧
(2)切开皮肤、皮下组织及颈阔肌	递10号刀片，递电刀、弯蚊式钳止血，若有出血，递1号团线结扎
(3)沿囊壁分离囊肿	递拉钩拉开皮肤，若囊肿破裂，递开腹垫以保护伤口不被黏液污染
(4)完整剥离囊肿	递拉钩在舌骨体部将肌肉拉开，递组织剪将附着于舌骨中段两侧的瘘管剪断
(5)切断舌骨下连接的囊肿和连接的瘘管，结扎瘘管	递电刀切开下颌骨及颏舌骨肌，中间纤维向深部分离，递1号团线结扎瘘管并将瘘管切除
(6)彻底止血，清洁术野	递干净的开腹垫清洁术野
(7)缝合瘘管残端周围组织，将舌骨两端靠拢并缝合，缝合颈阔肌和皮下组织。缝合皮肤，放置橡皮引流片	递5-0可吸收线逐层缝合，递橡皮引流片
(8)覆盖伤口	递干纱布擦净伤口，递纱布覆盖伤口，递敷贴

第二节 唇裂修补术

1. 适应证

(1)出生后3个月身体健康者,可行唇裂修补术。

(2)2～3岁患儿的唇裂修补,可同时矫正唇裂的继发性畸形及进行口轮匝肌复位。

(3)唇裂修补术后2年,矫正唇裂继发性畸形。

2. 麻醉方式 气管插管全身麻醉。

3. 手术体位 仰卧位,肩下垫软枕。

4. 手术切口 沿唇周按标记线切开。

5. 手术用物 大整形器械包,唇裂小拉钩,手术衣,钢尺,11号、15号刀片,吸引管,吸引器,1 mL、5 mL、10 mL注射器,4-0带针线,5-0可吸收线,4-0团线、0.1%盐酸肾上腺素注射液,2%利多卡因,亚甲蓝液等。

6. 手术步骤及手术配合 见表33-2。

表33-2 手术步骤及手术配合

手 术 步 骤	手 术 配 合
(1)消毒面部皮肤及口腔(含气管导管)	递海绵钳夹持活力碘棉球消毒
(2)固定头部	常规铺巾,递长镊、大开腹垫垫于患者颈部两侧
(3)防止血液流入咽部	递干纱布塞入患者口腔内,防止血液流入咽部
(4)用亚甲蓝液做标记	递钢尺,用1 mL注射器针头蘸亚甲蓝液刺入皮肤内做标记
(5)唇周注入配制好的药液防止出血	用10 mL注射器抽取10 mL生理盐水、10 mL 2%利多卡因于治疗杯内,用5 mL注射器抽取5 mL 0.1%盐酸肾上腺素注射液并滴6～8滴于治疗杯内,余下的0.1%盐酸肾上腺素注射液全部注入1块湿生理盐水纱布上备用(止血)。用1 mL注射器抽取配制好的药液注入唇周皮肤
(6)按标记线切开	递11号刀片,按标记做全层或2/3层切开
(7)止血	递弯蚊式钳及上述0.1%盐酸肾上腺素纱布按压止血,必要时递4-0团线结扎
(8)松解鼻翼与唇裂交界处,以减小缝合后上唇的张力,帮助改正鼻塌陷畸形	递整形专用镊、15号刀片,沿骨膜上一直游离到鼻翼基部周围,游离后创面暂时填入生理盐水纱布止血
(9)缝合黏膜	递整形专用镊,口腔侧黏膜创缘用4-0带针线做间断缝合,皮肤侧用5-0可吸收线先在定点处缝针,然后依次间断缝合
(10)切开黏膜和部分肌层,修复唇红	递11号刀片切开黏膜和部分肌层,递5-0可吸收线修复唇红,并缝合肌层
(11)清洗切口及周围皮肤,封盖切口	患侧鼻孔塞支架管支撑固定,递组织钳夹持活力碘棉球消毒切口及其周围皮肤,并用纱布条覆盖切口,胶布固定

第三节 并指分离并植皮术

1. 适应证

(1)先天性手指畸形,包括短指畸形、小手畸形。

(2)远节指关节常因指深屈肌腱未能止于末节指骨的正常位置,导致手指屈曲无力、握物乏力或受限。

(3)因瘢痕增生造成指蹼粘连变浅为小手畸形伴并指。

2. 麻醉方式 气管插管全身麻醉。

3. 手术体位 仰卧位,患肢外展90°。

4. 手术切口 切开并指间皮肤及皮下组织。

5. 手术用物 手部器械包,手术衣,电动止血仪和止血带,无菌驱血带,10号、15号、11号刀片,电刀,5-0可吸收线,4×12三角针,3-0、4-0丝线,钢尺,亚甲蓝液,无菌棉球,凡士林油纱布,干纱布,消毒纸片(无菌手套内包装纸),绷带,敷贴等。

6. 手术步骤及手术配合 见表33-3。

表33-3 手术步骤及手术配合

手术步骤	手术配合
(1)常规消毒铺巾,患肢使用止血带	递开腹垫、无菌驱血带驱血
(2)用无菌棉球蘸亚甲蓝液画线做标记	递直蚊式钳夹少许蘸有亚甲蓝液的无菌棉球做标记
(3)再次消毒患肢切口处皮肤	递组织钳夹持活力碘棉球消毒
(4)切开并指间皮肤及皮下组织	递有齿镊、11号刀片,递干纱布拭血
(5)取皮样	用消毒纸片留取皮样,切口用干纱布暂时包扎
(6)消毒供皮区皮肤(一般取腹部或大腿内侧皮肤)	递组织钳夹持活力碘棉球消毒皮肤
(7)供区皮肤切口用亚甲蓝液定样	递放有皮样的消毒纸片,递直蚊式钳钳夹蘸有亚甲蓝液的棉球定样
(8)切开皮肤并止血	
①切开表皮,沿真皮与皮下脂肪间层处直接切剥取下	递组织钳夹提一处皮缘,递10号刀片,直接切剥皮片,递干纱布垫拭血,递弯蚊式钳、电刀止血,必要时递4-0丝线结扎止血
②切开皮肤、皮下组织及深筋膜浅面,剪去皮瓣上脂肪,制成全厚皮片	递10号刀片、组织剪去除皮瓣上脂肪
(9)游离供皮区创缘皮瓣,直接对合缝合	递组织钳提夹皮瓣,递弯蚊式钳及整形弯剪游离创缘,递5-0可吸收线间断缝合脂肪,再行连续皮内缝合
(10)覆盖切口	递组织钳夹持活力碘棉球消毒皮肤,递生物医用胶黏合皮肤,递纱布条覆盖,递敷贴粘贴
(11)将取下的皮片铺在手部受皮面上缝合	递整形有齿镊、4×12三角针穿3-0丝线间断缝合(线不剪断)
(12)松止血带	检查指端血液循环、伤口出血情况
(13)覆盖伤口,加压包扎	递凡士林油纱布、干纱布(内塞适量棉球)覆盖切口,用留下的线头加压包扎
(14)打包包扎	将留下的线分成数组,将棉花或压软的纱布逐层堆在移植皮片上达到适当厚度,然后用留下的线交叉绑扎
(15)石膏外固定	准备石膏、绷带做外固定

第四节　腭裂修复术

1.适应证　先天性腭裂、获得性腭裂。

2.麻醉方式　气管插管全身麻醉。

3.手术体位　仰卧位,头向后仰,肩下垫软枕使头部与肩部成60°角。

4.手术切口　沿梨骨侧裂隙做切口。

5.手术用物　大整形器械包,腭裂特殊器械,手术衣,手套,吸引器,10号、11号刀片,4-0丝线,5 mL、10 mL注射器,0.1%盐酸肾上腺素注射液,2%利多卡因注射液,碘仿纱布条,带线纱布,4-0带针线,4×12圆针或三角针等。

6.手术步骤及手术配合　见表33-4。

表33-4　手术步骤及手术配合

手术步骤	手术配合
(1)器械护士台上的准备	铺好无菌器械台,提前15～30分钟刷手,整理器械,与巡回护士清点用物 配制药液:每10 mL生理盐水中加入3滴0.1%盐酸肾上腺素注射液,遵医嘱加入10 mL 2%利多卡因注射液
(2)常规消毒铺巾	递海绵钳夹持活力碘棉球消毒面部
(3)固定气管导管	递大开腹垫垫在患者颈部两侧,递4-0带针线固定气管导管,递酒精棉球消毒口腔,递带线纱布塞于口腔内,防止血液流入咽部,注入配制好的药液
(4)切开两侧腭侧	递10号刀片于两侧腭侧、离齿槽嵴1～2 mm处做一侧纵向切口,前起自尖牙的腭侧,后达上颌结节,并向后外方达舌弓外侧,深达骨面,出血时可用含有肾上腺素的止血纱条填塞压迫止血
(5)剥离翼钩	递剥离子剥离在翼板附近及突起的翼钩,从而减小两侧软腭相对缝合后的张力
(6)缝合及切口处理	递4×12圆针穿4-0丝线缝合,直至腭垂顶端、软腭肌层及口腔黏膜,在两侧松弛切口中轻轻地填塞碘仿纱条,取出口腔内的纱布并吸净口腔内分泌物
(7)清点用物	与巡回护士清点器械台上用物,清洗和保养器械,协助好麻醉医生进行拔管,整理患者用物

第五节　下颌血管瘤切除术

1.适应证　下颌血管瘤。

2.麻醉方式　气管插管全身麻醉。

3.手术体位　仰卧位,肩下垫软枕,头后仰并转向对侧。

4.手术切口　在血管瘤部位沿皮纹做梭形切口。

5.手术用物 可根据血管瘤大小准备整形器械包,手术衣,手套,电刀,15 号或 11 号刀片,4-0 团线,5-0 可吸收线,1 mL、5 mL、10 mL 注射器,敷贴,1%盐酸肾上腺素注射液,亚甲蓝液,2%利多卡因注射液,0.9%氯化钠等。

6.手术步骤及手术配合 见表 33-5。

表 33-5　手术步骤及手术配合

手 术 步 骤	手 术 配 合
(1)常规消毒、铺巾	递海绵钳夹持活力碘棉球消毒术区
(2)用蘸有亚甲蓝液的棉球做切口标记	递直蚊式钳夹少量蘸有亚甲蓝液的棉球画线做标记
(3)配制药液	用 5 mL 注射器抽吸药液,沿瘤体边缘均匀注入,使瘤体膨出,与基底正常组织分离,并起到止血的作用
(4)沿肿瘤边缘均匀注射配制好的药液	递 15 号刀片切皮,递电刀切开皮下组织,分离瘤体,边切边止血
(5)沿血管瘤做梭形切口	递血管钳边切边止血,递 4-0 团线结扎大血管,小心分离以避免出血,递用 1%盐酸肾上腺素注射液浸透的纱布用于瘤体切下后压迫创面止血
(6)分离血管瘤	递血管钳和电刀分离瘤体,若分离过程中出血递 0 号团线进行结扎
(7)逐层缝合	递 5-0 可吸收线缝合皮下组织,并做皮内缝合
(8)覆盖切口	递单层纱布覆盖切口,递敷贴封闭切口
(9)保留并固定标本	妥善保管标本,并用 10%福尔马林固定,同病理检查单一起放于送检处

第三十四章　神经外科手术配合

　　神经外科手术无菌要求高,在套显微镜无菌保护套时,要协助医生操作,避免污染保护套外侧无菌面,脑棉片应根据手术情况剪成合适的大小,细小的脑棉片要着重清点。特殊的显微器械要轻拿轻放,以防损坏。巡回护士在术前应检查使用的显微镜、电钻、铣刀、双极电凝等是否完好,以保证手术顺利进行。术中密切观察患儿生命体征的变化,根据术前检查结果备血,以供紧急输血时使用。由于神经外科手术时间较长,术前要做好压疮评估,并给予相应的保护措施,使用压疮贴等防护用品有效地给予皮肤保护,为患儿提供安全、高质量的护理。

▏第一节　额叶肿瘤切除术▕

　　1.适应证　额叶占位性病变。

　　2.麻醉方式　气管插管全身麻醉。

　　3.手术体位　仰卧位。

　　4.手术切口　起自鼻根上 3~4 cm,沿中线矢状缝上行至发际稍后,以弧形拐向下方至颞部,终止于颧弓缘,皮瓣呈马蹄形。

　　5.手术用物　脑外基础器械包,显微器械包,脑牵开器包,颅骨电钻,手术衣,手套,钢尺,脑棉片,明胶海绵,双极电凝,电刀,骨蜡,无菌护皮膜,无菌显微镜套,吸引器管,吸引器头,冲洗器,10 号、11 号刀片,2-0、3-0、4-0带针线,起子,钢板,螺钉等。

　　6.手术步骤及手术配合　见表 34-1。

表 34-1　手术步骤及手术配合

手术步骤	手术配合
(1)术野常规消毒、铺巾、铺无菌护皮膜	递海绵钳夹持沾力碘纱布消毒
(2)切开皮肤、皮下组织	递 10 号刀片切开皮肤、皮下组织,递干纱布擦血,递电刀或双极电凝止血,递头皮钳及头皮夹止血
(3)保护切口	递头皮钩将皮瓣固定于无菌巾上,皮瓣下垫一长纱布垫,递生理盐水纱布覆盖于皮瓣上
(4)切开并固定骨膜	递 10 号刀片、脑膜剥离子分离骨膜
(5)颅骨钻孔	递颅骨电钻钻孔,钻孔时递冲洗器冲水,递剥离子将骨沫保存于小药杯内,递生理盐水纱布或明胶海绵填入孔内止血
(6)锯骨瓣	递线锯引导器、神经剥离子、线锯条及线锯柄,将骨瓣锯开或用颅骨切削器锯骨瓣
(7)撬开骨瓣	递骨膜剥离子撬开骨瓣,递湿纱布包裹骨瓣,递组织钳固定
(8)清洗切口,止血,保护术野	递鹰嘴咬骨钳咬骨,递骨蜡止血,递冲洗器冲洗切口,递脑棉片保护脑组织,更换细吸引器头及电凝,为术者洗手或换手套
(9)切开脑膜	递脑膜钩提起脑膜,递 11 号刀片切开脑膜,递脑膜剪扩大切口,递脑棉片保护脑组织

手术步骤	手术配合
(10)固定脑膜	递4-0带针线,将脑膜固定于皮瓣的帽状腱膜上,递自动牵开器或脑压板牵开脑膜
(11)上显微镜,探查肿瘤,取瘤,将病变组织与脑组织分离	递双极电凝边凝边切除肿瘤,根据需要递大小不等的明胶海绵和脑棉片,逐步将病变组织游离出来,或递取瘤钳将病变组织分块取出
(12)准备关颅	清点脑棉片、缝针、纱布
(13)缝合硬脑膜	递4-0带针线缝合硬脑膜
(14)冲洗切口	递生理盐水冲洗切口,换粗吸引器头
(15)缝合骨瓣	递起子、钢板、螺钉固定
(16)缝合帽状腱膜	递2-0带针线缝合
(17)缝合皮下组织	递活力碘棉球消毒,递2-0带针线间断缝合皮下组织
(18)缝合皮肤	递3-0带针线间断缝合皮肤

第二节 急性硬脑膜下血肿清除术

1.适应证 外伤引起的急性硬脑膜下血肿所致的颅内压增高。

2.麻醉方式 气管插管全身麻醉。

3.手术体位 仰卧位或侧卧位。

4.手术切口 根据血肿部位确定。

5.手术用物 脑外基础器械包,颅骨电钻,手术衣,手术巾,电刀,10号、11号刀片,2-0、3-0、4-0带针线,双极电凝,骨蜡,脑棉片,明胶海绵等。

6.手术步骤及手术配合 见表34-2。

表34-2 手术步骤及手术配合

手术步骤	手术配合
(1)消毒皮肤,铺巾,贴手术薄膜	递海绵钳夹持活力碘纱布消毒,递手术巾、布巾钳,递手术薄膜、1块干纱布垫,协助贴膜
(2)弧形切开皮肤、皮下组织及帽状腱膜层	递干纱布垫2块放于切口两侧,递10号刀片切开头皮,递头皮夹钳夹持头皮止血,递3 mm侧孔吸引器头持续吸引
(3)游离皮瓣止血,用头皮拉钩拉开皮瓣,暴露骨板	递10号刀片游离皮瓣,递双极电凝止血,递头皮拉钩牵开皮瓣
(4)切开并剥离骨膜	递10号刀片切开骨膜,递骨膜剥离子剥离骨膜
(5)于血肿骨板上方钻孔	递颅骨电钻钻孔,递冲洗器抽吸生理盐水,边钻边滴生理盐水于孔周,递骨蜡止血
(6)切开硬脑膜(此时淤血立即喷出),颅内高压迅速缓解	递骨膜钩钩起脑膜,递11号刀片切开脑膜,递吸引器头吸除血块
(7)轻轻压下脑皮质,进一步排出血块	递脑压板

续表

手 术 步 骤	手 术 配 合
(8)锯开骨瓣:在需切开骨瓣的边缘钻一小孔,再用电铣刀切开颅骨瓣,扩大硬脑膜切口	递电动或气动开颅钻,递骨蜡止血,递脑膜剪剪开硬脑膜
(9)检查并清除脑室内积血,清理血肿,彻底止血	递吸引器头吸除残余血块及碎化脑组织,递双极电凝止血
(10)在硬脑膜下放置引流管	递引流管,用弯血管钳协助放置引流管
(11)缝合硬脑膜	清点用物,递 4-0 带针线缝合硬脑膜,递生理盐水冲洗
(12)放置橡皮引流条覆盖骨板,缝合骨膜	递橡皮引流条、弯血管钳协助覆盖骨瓣,递颅骨锁固定或 2-0 带针线行间断缝合
(13)缝合帽状腱膜	递 2-0 带针线行间断缝合
(14)缝合皮肤,覆盖切口	递海绵钳夹持活力碘纱布消毒皮肤,递 3-0 带针线行间断缝合(或用皮肤缝合器),递纱布、棉垫覆盖切口,递绷带包扎

第三节 脑室-腹腔分流术

1.适应证 各类型的脑积水,包括阻塞性脑积水、交通性脑积水、常压性脑积水等。

2.麻醉方式 气管插管全身麻醉。

3.手术体位 仰卧位,头转向左侧,右肩下垫一小枕。

4.手术切口 头部切口＋剑突下切口。

5.手术用物 脑外基础器械包,手术衣,颅骨电钻,脑室-腹腔分流管,金属通条,10 号、11 号刀片,2-0、4-0 带针线,2-0 丝线等。

6.手术步骤及手术配合 见表 34-3。

表 34-3 手术步骤及手术配合

手 术 步 骤	手 术 配 合
(1)术野贴手术薄膜	递手术薄膜、1 块干纱布垫,协助贴膜
(2)头部切口和置管	
①于耳廓上方 4～5 cm 处向后 4～5 cm 位置,做小马蹄形切口,切开皮瓣、骨膜	递 10 号刀片切开头皮、皮下组织、帽状腱膜,递电刀电凝止血,递组织剪适当分离头皮四周与骨膜
②于皮瓣中央偏下方颅骨处钻孔,孔径大小需与贮液器底座相当	递 10 号刀片切开骨膜,递骨膜剥离子剥离骨膜
③脑室穿刺,置入导管,在导丝引导下,将脑室管通过硬膜孔置入右侧脑室前角,剪取适当长度的导管,接在贮液器底座接头上	递骨钻和合适的钻头,将骨孔缘修理工整,递骨蜡止血。电凝硬脑膜表面,递脑膜钩,递 11 号刀片切一小口,递带导丝导管及线剪
④将贮液器底座放入颅骨钻孔内,将阀门近端接在贮液器出口和导管接头上	递贮液器底座,递阀门
(3)剑突下正中做切口,长 2～3 cm,直达腹膜	递 10 号刀片、电刀,递纱布拭血,递甲状腺拉钩牵开切口显露腹腔
(4)持金属通条穿越皮下,经颈、胸到腹部切口,打通留管隧道	递金属通条做隧道

续表

手术步骤	手术配合
(5)于金属通条头端孔上拉出通条,留置导管,将腹腔导管上端接在阀门出口端	递 2-0 丝线将导管绑扎于金属通条头端
(6)切开腹膜,暴露肝脏左叶部分,将脑室-腹腔分流管末端(在腹腔内长度约 15 cm)置于肝脏膈面	递弯蚊式钳吊起腹膜,递 10 号刀片切一小口,递组织剪扩大切口,递长镊、16 号弯血管钳置管
(7)将导管固定在肝圆韧带上	递 2-0 带针线缝扎并固定导管
(8)关腹	清点用物,递 2-0 带针线缝合腹膜、鞘膜、皮下组织,递 4-0 带针线缝合皮肤
(9)覆盖切口	递活力碘棉球消毒皮肤,递纱布覆盖切口
(10)缝合头部切口,覆盖切口	递 2-0 带针线、4-0 带针线缝合帽状腱膜、皮下组织、头皮,递活力碘棉球消毒皮肤,递纱布覆盖切口,头部敷料外套加压网状帽

第四节 脑桥小脑角肿瘤手术

1.适应证 脑桥小脑角占位性病变。

2.麻醉方式 气管插管全身麻醉。

3.手术体位 侧卧位、俯卧位。

4.手术切口 枕下开颅,旁正中切口。

5.手术用物 脑外基础器械包,脑外显微外科器械包,脑牵开器包,颅骨电钻,手术衣,手套,钢尺,脑棉片,明胶海绵,双极电凝,电刀,骨蜡,吸引器管及吸引器头,10 号、11 号刀片,0 号、2-0、3-0、4-0 带针线,手术薄膜,干纱布垫,三角针等。

6.手术步骤及手术配合 见表 34-4。

表 34-4 手术步骤及手术配合

手术步骤	手术配合
(1)术野常规消毒、铺巾、铺手术薄膜	递手术薄膜、1 块干纱布垫,协助贴膜
(2)切开皮肤、皮下组织	递 10 号刀片切开皮肤、皮下组织,递双极电凝止血,递乳突牵开器牵开切口
(3)切开筋膜,分离骨膜与颈肌附着处	递 10 号刀片切开筋膜,递骨膜剥离子剥离骨膜
(4)暴露枕骨,钻孔	递颅骨电钻钻孔
(5)咬除枕骨	递鹰嘴咬骨钳咬除枕骨,递骨蜡止血
(6)冲洗切口,保护硬脑膜	递冲洗器冲洗切口,递脑棉片保护硬脑膜,更换细吸引器头
(7)切开脑膜	递脑膜钩提起脑膜,递 11 号刀片切开胸膜,递脑膜剪扩大切口
(8)固定脑膜	递 4-0 带针线悬吊脑膜
(9)上显微镜,探视脑桥小脑角	递脑自动牵开器,充分暴露脑桥小脑角
(10)取瘤	递显微剪刀切开包膜,递双极电凝边凝边切除,根据需要递大小不等的明胶海绵和脑棉片,逐步将病变组织游离出来,也可用取瘤钳将病变组织分块取出

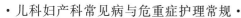

续表

手 术 步 骤	手 术 配 合
(11)准备关颅	清点物品
(12)缝合硬脑膜	递 4-0 带针线缝合硬脑膜
(13)缝合枕肌	递 0 号带针线缝合枕肌
(14)缝合筋膜	递 2-0 带针线缝合筋膜
(15)缝合皮下组织	递活力碘棉球消毒,递 2-0 带针线缝合皮下组织
(16)缝合皮肤	递 3-0 带针线、三角针缝合皮肤

第三十五章 骨科手术配合

　　骨科是外科领域中发展较快的一门专业学科。骨科同类病变有多种不同的治疗方法,对手术室护士的专业知识及操作技能要求较高。骨科外来器械较多,器械护士要做好术前器械准备工作,提前上台熟悉器械。Salter 骨盆截骨术和脊柱手术应用自体血回收技术较多,应由专人进行血液回收操作,器械护士与血液回收人员密切配合,尽可能多地回收有效血液。

第一节 Salter 骨盆截骨术

　　1.适应证 髋关节脱位。

　　2.麻醉方式 气管插管全身麻醉。

　　3.手术体位 仰卧位,患侧臀部垫高 10 cm。

　　4.手术切口 髋关节外侧切口。

　　5.器械用物 基础器械包,特殊器械包,手术衣,骨科电钻,骨科摆锯,10 号、11 号刀片,0 号、2-0、4-0 可吸收线,2-0、4-0 带针线,导尿管,冲洗器,吸引管及吸引器头,电刀,骨蜡,4 号、7 号丝线,7×20 圆针、10×20 1/2 弯三角针、10×20 1/2 弯圆针等。

　　6.手术步骤及手术配合 见表 35-1。

表 35-1 手术步骤及手术配合

手 术 步 骤	手 术 配 合
(1)消毒皮肤	递 2%碘酊消毒,75%酒精脱碘,铺巾待干,贴手术薄膜
(2)切开皮肤	递干开腹垫 2 块、有齿镊、10 号刀片,递电刀止血
(3)暴露髋关节囊:用甲状腺拉钩牵开阔筋膜张肌和缝匠肌间隙,用骨膜剥离子剥离附近髂骨翼的股骶软骨外侧、臀中肌的前侧部分和臀小肌至髋臼上缘核坐骨大切迹的前侧,用干开腹垫填塞,止血,用刀切开股直肌,用 7×20 圆针穿 7 号丝线缝扎,将股直肌翻转固定	递甲状腺拉钩、骨膜剥离子、干开腹垫 递 11 号刀片、持针器、剪刀
(4)清理关节囊(即真臼):用 2 把 COCO 钳提起关节囊,用 11 号刀片做与髋臼缘平行的切口,用 0 号可吸收线做牵引,用弯血管钳夹线固定,剥离并切断关节囊与股骨间的粘连及狭窄部分,切除肥厚的圆韧带,清理髋臼内的脂肪组织和纤维组织,检查髋臼深度和股骨头的形状,小心地把股骨头放入髋臼内	递 2 把 COCO 钳、11 号刀片 递 10×20 1/2 弯三角针穿 0 号可吸收线做牵引 递 14 cm 弯血管钳、无损伤钳和 11 号刀片清理关节囊
(5)股骨旋转截骨+缩短:根据旋转的角度,考虑所截骨的长短、位置,并做测量,用薄刃宽骨刀做标记。切开两侧骨膜,用骨撬板撬起两侧的股骨,电钻上 3 号或 4 号钻花,钻孔近侧上两个螺丝针。用 COCO 钳固定股骨,将线锯绕过坐骨切迹进行截骨。保留所截骨头,用骨锉锉平所截两侧骨头,旋转对位良好后,固定钢板螺丝,冲洗,缝合骨膜,逐层缝合。用 4-0 带针线缝合皮肤	递测量尺、骨刀。递电钻上 3 号或 4 号钻花,递 COCO 钳,夹线锯,递骨锉截骨。递冲洗器冲洗,递 2-0 可吸收线缝合骨膜,递 4-0 带针线缝合皮肤

续表

手 术 步 骤	手 术 配 合
(6)冲洗切口,缝合关节囊	递冲洗器,递生理盐水冲洗切口,递 10×20 1/2 弯三角针穿 0 号可吸收线,重叠缝合关节囊,剪去静脉注射针头,保留软管插入关节囊,将海洛特*注射到关节囊内

注:*海洛特为透明质酸钠防粘连凝胶。

第二节　肱骨开放复位、克氏针内固定、石膏外固定

1.适应证　肱骨髁上骨折、肱骨外髁骨折。

2.麻醉方式　气管插管全身麻醉。

3.手术体位　仰卧位。

4.手术切口　经肱骨外上髁做纵向切口。

5.手术用物　疝气器械包,骨科器械包,手术衣,治疗巾,气压止血仪,止血带,克氏针,骨科电钻,10 号、11 号刀片,2-0、4-0 可吸收线,4-0 丝线,手术薄膜,驱血带,干纱布等。

6.手术步骤及手术配合　见表 35-2。

表 35-2　手术步骤及手术配合

手 术 步 骤	手 术 配 合
(1)患肢上止血带,术野贴手术薄膜	递治疗巾 1 块,上止血带,用驱血带驱血,协助贴手术薄膜
(2)自肱骨外上髁做纵向切口,切开皮肤、皮下组织及深筋膜	铺干纱布 2 块于切口两侧拭血,递有齿镊、10 号刀片
(3)切开、剥离骨膜,显露肱骨下端	递 11 号刀片、骨膜剥离子剥离骨膜
(4)复位骨折断端,从内、外髁各打入 1 枚克氏针,电透下复位	递骨锤、克氏针固定
(5)缝合骨膜、肱三头肌、筋膜及皮下组织	递无齿镊和 2-0、4-0 可吸收线
(6)缝合皮肤,覆盖切口	递有齿镊、4-0 丝线缝合皮肤,递敷贴覆盖切口
(7)行石膏固定	备绷带、棉垫、石膏

第三节　经皮克氏针固定

1.适应证　上肢骨折,特别是肱骨骨折。

2.麻醉方式　喉罩或气管插管全身麻醉。

3.手术体位　仰卧位。

4.手术切口　根据骨折部位确定。

5.手术用物　经皮克氏针包,手术衣,治疗巾,手套,绷带,棉垫,骨科电钻等。

6.手术步骤及手术配合　见表 35-3。

表 35-3　手术步骤及手术配合

手 术 步 骤	手 术 配 合
(1)消毒皮肤、铺巾	递活力碘纱布消毒皮肤,常规铺巾,递小治疗巾及绷带包裹肢体末端

续表

手 术 步 骤	手 术 配 合
(2)骨折断端复位	协助手法复位,递绷带固定骨折断端于屈曲位,协助C形臂X射线机透视复位情况
(3)根据骨折部位,选择进针点,行克氏针固定	递克氏针刺过骨膜后,递骨科电钻行克氏针固定
(4)检查骨折固定情况	协助C形臂X射线机透视固定情况
(5)弯曲克氏针,用石膏固定	递三用钳及弯针器,弯曲克氏针尾端,递纱布覆盖,递绷带包扎

第四节　膝关节镜下滑膜切除术

1.适应证　膝关节损伤、膝关节炎。

2.麻醉方式　喉罩或气管插管全身麻醉。

3.手术体位　仰卧位。

4.手术切口　膝关节处做小切口。

5.手术用物　疝气器械包,膝关节镜器械,手术衣,无菌止血带,驱血带,吸引器,11号刀片,4-0带针线,脑外护皮膜,5 mL注射器,冲洗液及冲洗管等。

6.手术步骤及手术配合　见表35-4。

表35-4　手术步骤及手术配合

手 术 步 骤	手 术 配 合
(1)消毒皮肤,铺无菌单	递活力碘纱布消毒皮肤,铺无菌巾
(2)连接冷光源、吸引管、摄像头及输液器	摄像头套好无菌保护套,并连接膝关节镜,将膝关节镜各部件按使用顺序依次排列于无菌桌上
(3)向关节腔注入生理盐水,使关节腔膨胀,放入镜鞘及膝关节镜	递11号刀片切开皮肤,递小弯钳扩大切口,递5 mL注射器向关节腔注入生理盐水,使关节腔膨胀,先递镜鞘,再递膝关节镜
(4)行滑膜切除或取组织进行活检	递回旋切割刀或组织钳
(5)检查完毕,缝合切口	递4-0带针线缝合切口,包扎切口

第三十六章　新生儿手术配合

新生儿手术以先天性疾病的手术为主,包括先天性巨结肠手术、先天性幽门狭窄手术、先天性脐膨出手术等。新生儿体重低,体温调节中枢还没有发育成熟,因此术中的保暖及皮肤保护尤为重要,术前要调节室温至 24~26 ℃,手术床用加温毯加温并盖上保护被以保暖,术中使用的消毒液、冲洗液用恒温器加温后再使用,输液时可使用输液加温器加温,摆放体位时,患儿肢体用棉垫包裹,既可以保暖又可以起到保护皮肤避免受压的作用。

第一节　腹腔镜下巨结肠根治术

1. 适应证　婴幼儿先天性巨结肠。

2. 麻醉方式　气管插管全身麻醉。

3. 手术体位　仰卧位转截石位。

4. 手术切口　腹腔镜切口,经肛门环形切口。

5. 手术用物　手术衣,新生儿剖腹探查包,圆盘肛门拉钩,6 号球囊导尿管及导尿包,电刀(针式),11 号、15 号刀片,4-0 丝线,2-0、4-0 带针线,4-0、5-0 可吸收线,吸引器头及连接管,凡士林纱布,剥离子,肠钳,10 mL 注射器,敷贴等。

腹腔镜器械:腹腔镜巨结肠包,套管,超声刀,30°镜头,电凝,气腹管等。

6. 手术步骤及手术配合　见表 36-1。

表 36-1　手术步骤及手术配合

手术步骤	手术配合
(1)消毒皮肤,导尿,术野贴手术薄膜	递海绵钳夹活力碘棉球依次消毒术野皮肤,递 6 号球囊导尿管导尿,如果是男性患儿,递护皮膜向上固定患儿阴囊,并用无菌巾包裹患儿双脚
(2)准备腹腔镜用物	连接、检查、调节腹腔镜摄像系统
(3)建立气腹	活力碘消毒后递 11 号刀片切开,将 3.5 mm 套管置入腹腔,取出套管管芯,置入腹腔镜 30°镜头,建立气腹,压力为 8~10 mmHg
(4)在腹腔镜直视下于右下腹麦氏点附近和脐与耻骨联合中点偏左 2 cm 处做横向切口并固定套管	递 11 号刀片,将 5 mm 套管置入腹腔,可置入超声刀、电凝、抓钳等腔镜器械,递 4-0 带针线固定套管
(5)探查全腹腔,找到肠管狭窄段、扩张段的位置,并做好标记	递腹腔镜分离钳、抓钳探查全腹腔,递约 8 cm 长 4-0 带针线,递腹腔镜、持针器做标记
(6)取肠壁组织做快速冰冻切片	递腹腔镜专用剪刀在痉挛段上端正常肠管处取肠壁组织做快速冰冻切片,检查有无正常神经节细胞
(7)游离肠系膜,打开盆底腹膜反折,离断直肠上 1/3 部	递超声刀、电凝游离肠系膜
(8)暂时解除气腹及腹腔镜影像系统,转为会阴部手术	关闭气腹,保管好腹腔镜器械,加盖无菌巾,转为会阴部手术,递布巾钳悬吊双脚,递无菌小夹巾垫高屁股,递肛门拉钩

手术步骤	手术配合
(9)做肛门环形切口并牵引	递有齿镊、干开腹垫、11 号刀片切开直肠黏膜,递 4-0 带针线牵引,沿切缘缝牵引线
(10)游离直肠黏膜及止血	递湿开腹垫、弯钳、长镊、剥离子逐渐向上游离直肠黏膜;递电刀止血,同时沿切缘缝牵引线
(11)切开直肠黏膜	递电刀环形切开直肠黏膜并止血,逐渐游离直肠黏膜并进入腹腔;递电刀切开直肠肌鞘
(12)分离肠系膜,分离肠管	递血管钳分离肠系膜,递长剪刀或电刀断开肠系膜,必要时用 4-0 丝线结扎止血;递线剪剪线,由肛门拖出肠管,包括痉挛段、移行段的直肠近端和乙状结肠直至标记处
(13)等待病理检查结果	递湿开腹垫保护肠管及切口
(14)切除病变肠管	若病理检查结果正常,递肠钳或直角钳固定肠管,递 15 号刀片切下病变肠管
(15)消毒残端,缝合固定	递组织钳夹活力碘棉球消毒肠管残端(2 次);递 4-0 可吸收线、长镊将结肠与肛门切缘皮肤对齐缝并固定
(16)再次建立气腹,检查结肠有无扭转、腹腔有无出血	递分离钳及无损伤抓钳检查腹腔
(17)关闭气腹,缝合切口	递 5-0 可吸收线缝合切口,递敷贴覆盖伤口
(18)固定并包扎切口	患儿肛门 3 点钟、9 点钟处用 4-0 带针线牵引固定,递凡士林纱布包裹自制引流管(吸引器连接管),将 9 cm×10 cm 敷贴正中十字剪开,穿过引流管,粘贴覆盖切口

第二节 脐膨出修复术加脐成形术

1. 适应证 先天性脐膨出。

2. 麻醉方式 气管插管全身麻醉。

3. 手术体位 仰卧位。

4. 手术切口 沿脐膨出的囊膜基底部的皮肤缘做环形切口。

5. 手术用物 新生儿剖腹探查包,手术衣,手术巾,0 号、1 号丝线,2-0、4-0 带针线,4-0 可吸收线,10 号、15 号刀片,电刀(针式),吸引器头及连接管,导尿管及导尿包,敷贴等。

6. 手术步骤及手术配合 见表 36-2。

表 36-2 手术步骤及手术配合

手术步骤	手术配合
(1)环绕脐膨出的囊膜基底部的皮肤缘圆形切开皮肤、皮下组织	递 10 号刀片切开(尽量保留正常皮肤),递针式电刀边凝血边切开
(2)切开腹膜,结扎脐动脉、脐静脉及残留脐尿管	递组织钳提起脐,递 15 号刀片小心切开腹膜,递蚊式钳钳夹,递 1 号丝线依次结扎脐动脉、脐静脉及残留脐尿管
(3)分离并切除囊膜组织	递长镊、弯蚊式钳小心分离囊膜与膨出的内脏间的粘连,递组织剪剪除膨出的囊膜组织

续表

手 术 步 骤	手 术 配 合
(4)将全部肠管提出切口外检查,确定无其他畸形	递长镊、无齿海绵钳将肠管拉出切口外,递湿纱布垫保护,递无齿镊协助检查
(5)扩大腹腔容积,还纳肠管	递组织剪沿切口各方向适当分离腹肌及皮下组织,做腹壁减张,扩大腹腔容积,依序还纳肠管
(6)分离腹壁各层,缝合腹膜及腹直肌前、后鞘	递弯蚊式钳逐层解剖,分离腹壁各层,递 2-0 带针线、4-0 可吸收线逐层间断缝合腹膜及腹直肌前、后鞘
(7)脐成形 ①在脐位置皮缘左侧做一楔形皮瓣切除 ②右侧距皮缘 1 cm 处做三角形皮瓣切除 ③中间留出 1 cm 的皮条,切除皮条下脂肪 ④将皮条缝合固定于腹直肌鞘 ⑤对合缝合楔形缺口	 递有齿镊、10 号刀片 递有齿镊、10 号刀片 递无齿镊、组织剪 递无齿镊、4-0 可吸收线 递有齿镊、4-0 可吸收线
(8)覆盖切口	递组织钳夹活力碘棉球擦拭切口,递敷贴覆盖切口

第三节　腹腔镜下幽门环肌切开术

1.适应证　先天性肥厚性幽门狭窄。

2.麻醉方式　气管插管全身麻醉。

3.手术体位　仰卧位。

4.手术切口　腹腔镜切口。

5.手术用物　手术衣,导尿管及导尿包,11 号刀片,5-0 可吸收线,吸引器头及连接管等。

腹腔镜器械:腹腔镜幽门器械包,30°镜头,套管,气腹管等。

6.手术步骤及手术配合　见表 36-3。

表 36-3　手术步骤及手术配合

手 术 步 骤	手 术 配 合
(1)术野常规消毒、铺巾	递活力碘棉球消毒皮肤并协助铺巾
(2)准备腹腔镜用物	连接、检查、调节腹腔镜摄像系统
(3)在脐下缘及左、右上腹各置入 1 个套管	递 11 号刀片,递干纱布止血
(4)在右上腹固定胃幽门部,暴露幽门管前方无血管区	递无损伤抓钳
(5)自左上腹套管置入幽门刀,自幽门胃端到十二指肠端切开幽门肌层	递幽门刀,递幽门分离钳
(6)检查幽门通畅情况,将胃内气体挤入十二指肠,当气体顺利通过,且无气体及肠液外溢时,证明松解成功	巡回护士在台下经胃管注 30 mL 空气至胃内,观察气体通过幽门处是否通畅
(7)检查有无出血	递无损伤抓钳检查出血情况,递 5-0 可吸收线
(8)关闭气腹,缝合切口	递 5-0 可吸收线缝合切口,递护皮膜封闭切口

第四节　先天性食管闭锁和食管-气管瘘切除吻合术

1.适应证　先天性食管闭锁、食管-气管瘘。

2.麻醉方式　气管插管全身麻醉。

3.手术体位　左侧卧位。

4.手术切口　右腋下斜切口。

5.手术用物　新生儿剖腹探查包,新生儿精密器械,手术衣,开腹垫,引流管,引流袋,导尿包及导尿管,10号、15号刀片,2-0、4-0带针线,2-0、4-0、5-0可吸收线,电刀,电刀清洁片,吸引器头及连接管,敷贴,绷带,剥离球,胸管等。

6.手术步骤及手术配合　见表36-4。

表36-4　手术步骤及手术配合

手术步骤	手术配合
(1)消毒皮肤	递海绵钳钳夹活力碘棉球消毒皮肤
(2)铺手术巾,术野贴手术薄膜	递手术巾、手术薄膜、1块干纱布垫,协助贴膜
(3)于右腋下做斜切口,长约6 cm,分离肌层,取第3、4肋间,打开肋间肌	递15号刀片,递电刀止血,递干纱布拭血
(4)钝性分离右侧胸膜并将其推至前方	递胸撑撑开胸骨上窝处肌肉组织,递长弯钳游离胸骨后壁
(5)暴露胸膜后,结扎奇动脉	递2-0带针线结扎奇动脉
(6)探查闭锁食管近端与远端距离	递丝线或6号导尿管做牵拉,暴露术野
(7)远端食管与气管可见一瘘管,结扎瘘管,并缝合修补瘘口	递2-0带针线结扎瘘管
(8)检查有无漏气	递无损伤镊、湿纱布垫
(9)游离闭锁食管近端与远端,无张力间断吻合近、远端	递5-0可吸收线
(10)通过吻合口将胃管置入胃内,检查吻合口有无漏液	巡回护士上胃管并固定好胃管
(11)留置1根胸腔闭式引流管于胸膜后,固定	递2-0带针线固定胸腔闭式引流管
(12)间断绕肋缝合关胸,分层缝合肌层及皮下组织,间断缝合皮肤,用组织胶粘合伤口,胸腔闭式引流管外接水封瓶	递2-0或4-0可吸收线间断或连续缝合肌肉、皮下组织,递5-0可吸收线行皮内缝合
(13)覆盖切口	递活力碘棉球消毒切口处皮肤,递敷贴覆盖切口

第三十七章　妇产科手术配合

　　妇产科手术包括妇科手术、产科手术、计划生育手术三大部分,较常见的术式有子宫下段剖宫产术、输卵管妊娠切开去除术、卵巢囊肿剔除术、子宫切除术等。妇产科手术往往是由急诊入手术室进行,患者心理上会产生严重的恐惧和不安,手术护士在详细询问患者病史、过敏史、了解患者心理状态基础上,一定要陪伴患者,鼓励患者表达感受。妇产科手术麻醉后,注意观察患者生命体征,预防仰卧综合征。随着微创手术的广泛开展,越来越多的妇产科手术采用腔镜手术方式,科学合理地摆放体位,有利于手术医生顺利完成手术和预防手术并发症。

第一节　子宫下段剖宫产术

　　1. 适应证　中央性胎盘前置、骨盆狭窄、产道梗阻、巨大儿等。

　　2. 麻醉方式　腰硬联合麻醉。

　　3. 手术体位　仰卧位。

　　4. 手术切口　下腹部横切口。

　　5. 手术用物　剖宫产器械包,手术衣,0 号、4-0 可吸收线,敷贴,23 号、10 号刀片,吸引器连接管,3-0丝线,5 mL 注射器等。

　　6. 手术步骤及手术配合　见表 37-1。

表 37-1　手术步骤及手术配合

手　术　步　骤	手　术　配　合
(1)术野皮肤准备	递海绵钳夹活力碘纱布消毒皮肤 3 次,上至剑突,下至大腿上 1/3 处,两侧至腋中线
(2)铺治疗巾	铺治疗巾显露手术切口
(3)于耻骨联合上方两横指剖腹,钝性打开腹膜,暴露子宫	用短有齿镊确定切口位置及长度,递 23 号刀片,递止血垫拭血,递 3-0 丝线结扎;递组织剪剪开腱膜;递中弯血管钳夹住腹膜,递 23 号刀片划开一小口,递组织剪再逐步扩大切口
(4)探查并保护腹腔	夹两块湿开腹垫保护腹壁组织,防止胎儿附属物污染腹壁
(5)切开子宫下段子宫膀胱腹膜反折,以手指分离并下推膀胱,充分显露子宫下段	递腹腔拉钩牵开两侧腹壁,显露术野,递血管钳钳夹子宫膀胱腹膜反折,递组织剪弧形剪开子宫膀胱腹膜反折
(6)全层切开子宫下段	将方形拉钩用生理盐水润湿后用于暴露术野,递 10 号刀片切开子宫,递组织剪弧形剪开子宫全层
(7)血管钳刺破胎膜,娩出胎儿	胎儿娩出前,应将术野区域金属硬物、锐器撤离,避免误伤即将娩出的胎儿,胎儿娩出后,立即将 2 把血管钳分别递给术者和助手,再将组织剪递给术者剪断脐带,并将抽吸有 20 U 缩宫素的注射器交予术者行子宫体注射并收回

续表

手 术 步 骤	手 术 配 合
(8)检查胎盘,清理子宫	胎盘娩出后,放入弯盘内,用有齿海绵钳夹干开腹垫擦拭宫腔,待术者检查完胎盘后,再将胎盘交予台下人员处理。接触到宫腔的器械、止血垫分开放置
(9)缝合子宫肌层、腹膜反折,清理腹腔	递长无齿镊、0 号可吸收线连续缝合子宫肌层、腹膜反折处,递长无齿镊夹持干净的生理盐水纱布垫检查并清理腹腔
(10)关闭腹腔	关闭腹腔前、后清点物品,递 0 号可吸收线连续缝合腹膜,间断缝合肌层,递短有齿镊、0 号可吸收线连续缝合腹膜前鞘,递 4-0 可吸收线行皮内缝合

第二节 腹腔镜下输卵管妊娠切开去除术

1.适应证 宫外孕。

2.麻醉方式 气管插管全身麻醉。

3.手术体位 仰卧位或截石位。

4.手术切口 腹腔镜切口。

5.手术用物 手术衣,冲洗装置,一次性无菌保护套,小敷贴,11 号刀片,5 mL、10 mL 注射器,2-0 带针线等。

腹腔镜用物:宫腹腔镜包,单、双极电凝,腹腔镜吸引器头,30°镜头,套管,气腹管等。

6.手术步骤及手术配合 见表 37-2。

表 37-2 手术步骤及手术配合

手 术 步 骤	手 术 配 合
(1)消毒皮肤,准备腹腔镜用物	递海绵钳夹活力碘纱布消毒皮肤,连接、检查、调节腹腔镜摄像系统、CO_2 气腹系统及电切割系统
(2)做第一切口,置入套管,建立气腹	递布巾钳 2 把,提起脐,用 11 号刀片在脐下 1 cm 处切开,将气腹针置入腹腔,用装有 10 mL 生理盐水的注射器连接气腹针确定其进入腹腔后,连接气腹管,打开气腹机,压力为 8～10 mmHg;拔出气腹针,再递 10 mm 套管置入腹腔,取出套管管芯,置入腹腔镜,压力为 10～14 mmHg
(3)在内镜监视下分别做左、右侧腹部切口	递 11 号刀片切开皮肤,递 2 个 5 mm 套管
(4)探查盆腔,找到异位妊娠部位,切开取胚	置入单极电凝,在异位妊娠部位切开一个小口,递操作钳将绒毛组织取出,取出的标本集中收集在盐水纱布上,送病理检查
(5)电凝止血	将单极电凝取出,置入双极电凝,沿切口边缘止血,若双极电凝上有血痂,用湿生理盐水纱布擦拭干净,以免影响止血效果
(6)冲洗盆腔	连接冲洗装置,取出双极电凝,置入吸引器头,用生理盐水进行冲洗,检查切口有无出血、盆腔有无积血,此时患者取头高脚低位,吸净盆腔内生理盐水

手术步骤	手术配合
(7)注射药物	用 5 mL 注射器抽吸甲氨蝶呤,接上注射器针头,将药物推至针头端,针头置入套管内,向异位妊娠部位的组织内注射药物
(8)放出腹腔 CO_2 气体,取出套管	清点物品
(9)缝合切口,覆盖切口	递活力碘纱布消毒切口,递 2-0 带针线缝合皮肤,递敷贴覆盖切口

第三节　腹腔镜下卵巢囊肿剔除术

1.适应证　卵巢非赘生性囊肿,如卵巢滤泡囊肿、巧克力囊肿,以及较小的卵巢囊肿。

2.麻醉方式　气管插管全身麻醉。

3.手术体位　仰卧位。

4.手术切口　腹腔镜切口。

5.手术用物　手术衣,冲洗装置,一次性无菌保护套,小敷贴,11 号刀片,5 mL、10 mL、50 mL 注射器,2-0 带针线等。

腹腔镜用物:宫腹腔镜包,单、双极电凝,腹腔镜吸引器头,30°镜头,套管,气腹管等。

6.手术步骤及手术配合　见表 37-3。

表 37-3　手术步骤及手术配合

手术步骤	手术配合
(1)消毒皮肤,准备腹腔镜用物	递海绵钳夹活力碘纱布消毒皮肤,连接、检查、调节腹腔镜摄像系统、CO_2 气腹系统及电切割系统
(2)做第一切口,置入套管	递布巾钳 2 把,提起脐,用 11 号刀片在脐下 1 cm 处切开,将气腹针置入腹腔,用装有 10 mL 生理盐水的注射器连接气腹针确定其进入腹腔后,连接气腹管,打开气腹机,压力为 8～10 mmHg,拔出气腹针,再递 10 mm 套管置入腹腔,取出套管管芯,置入腹腔镜,压力为 10～14 mmHg
(3)在内镜监视下分别做左、右侧腹部切口	递 11 号刀片切开皮肤,递 2 个 5 mm 套管
(4)检查腹腔,暴露囊肿,剔除囊肿	用单极电凝切开卵巢囊肿表面包膜、囊皮,吸净内容液,递分离钳剥离卵巢囊肿的囊壁,取出囊壁及内容物,递双极电凝于卵巢剥离面电凝止血
(5)取出标本,缝合卵巢	递分离钳夹取标本经套管取出,递持针器夹 3-0 可吸收线缝合卵巢
(6)冲洗盆腔	连接冲洗装置,置入吸引器头,递生理盐水进行冲洗,检查切口有无出血、盆腔有无积血,此时患者取头高脚低位,吸净盆腔内生理盐水
(7)放出腹腔 CO_2 气体,取出套管	清点物品
(8)缝合切口,覆盖切口	递活力碘消毒切口,递 2-0 带针线缝合皮肤,递敷贴覆盖切口

第四节 腹腔镜下子宫切除术

1. 适应证 子宫肿瘤、子宫体部非肿瘤性病变、子宫颈肿瘤或非肿瘤性病变、附件病变、盆腔其他病变。

2. 麻醉方式 气管插管全身麻醉。

3. 手术体位 截石位。

4. 手术切口 腹腔镜切口。

5. 手术用物 手术衣，吸引器连接装置，冲洗装置，一次性无菌保护套，小敷贴，11 号刀片，5 mL、10 mL、50 mL 注射器，2-0 带针线，1-0 可吸收线，导尿管，明胶海绵，T 形引流管，长针头等。

腹腔镜用物：单、双极电凝，超声刀，腹腔镜吸引器头，30°镜头，套管，气腹管等。

6. 手术步骤及手术配合 见表 37-4。

表 37-4 手术步骤及手术配合

手 术 步 骤	手 术 配 合
(1)消毒腹部、会阴部及阴道，准备腹腔镜用物	递海绵钳夹活力碘纱布消毒皮肤，连接、检查、调节腹腔镜摄像系统、CO_2 气腹系统及电切割系统
(2)放置导尿管，消毒子宫颈，上举宫杯	递导尿管、引流袋、10 mL 注射器，配合术者放置举宫杯
(3)做第一切口，置入套管	递布巾钳 2 把，提起脐，递 11 号刀片在脐下 1 cm 处切开，将气腹针置入腹腔，用装有 10 mL 生理盐水的注射器连接气腹针确定其进入腹腔后，连接气腹管，打开气腹机，压力为 8~10 mmHg，拔出气腹针，再递 10 mm 套管置入腹腔，取出套管管芯，置入腹腔镜，压力为 10~14 mmHg
(4)打开双侧膀胱腹膜，切开阔韧带后叶	递双极电凝切开双侧骨盆漏斗韧带，递单极电剪剪开双侧阔韧带前、后叶至子宫颈内口水平
(5)切断双侧宫旁组织	递双极电凝止血
(6)切断双侧子宫血管	递双极电凝止血并切断子宫动、静脉
(7)切断双侧主韧带和子宫骶韧带	递双极电凝逐次切断主韧带和子宫骶韧带，环形切下子宫
(8)自阴道取出子宫，缝合阴道残端	递 1-0 可吸收线 8 字缝合阴道残端，阴道内放置 1 根 T 形引流管，阴道残端放置模具
(9)冲洗盆腔	连接冲洗装置，置入吸引器头，用生理盐水进行冲洗，检查切口有无出血、盆腔有无积血，此时患者取头高脚低位，吸净盆腔内生理盐水
(10)放出腹腔 CO_2 气体，取出套管	清点物品
(11)缝合切口，覆盖切口	递活力碘消毒切口后，递 2-0 带针线缝合皮肤，递敷贴覆盖切口

第三十八章　达芬奇机器人手术配合

规范达芬奇机器人手术(后文简称机器人手术)配合及操作规程的目的是保障护理质量和护理安全。指导手术室护士正确评估、使用、维护设备,减少操作过程中的安全隐患,最大限度地保证患者及医护人员安全。

第一节　机器人胆总管囊肿切除术

1.适应证　新生儿及婴幼儿先天性胆总管囊肿扩张症。

2.麻醉方式　气管插管全身麻醉。

3.手术体位　仰卧位。

4.手术切口　腹中线脐上方1~2 cm处置入第一套管,平行于第1套管置入部位,左、右各8 cm处置入第2、第3套管,在距离第2或第3套管上7 cm处置入辅助套管。

5.手术用物

(1)基础用物:剖腹探查包,手术衣,气腹管,肠钳,导尿包,记号笔,硅胶导尿管,10号、11号刀片,2-0、4-0带针线,2-0、5-0可吸收线,3-0不可吸收线,电刀,吸引管,吸引器头,腹腔引流管,钢尺,润滑油,敷贴,医用胶,止血材料,生理盐水等。

(2)机器人手术用物:机器人单极电凝钩,机器人双极电凝,机器人30°镜头,机器人持针器,机器人中心立柱保护套,机器人机械臂保护套,机器人8 mm套管,机器人套管转换器,机器人单极线,机器人双极线,保温杯,血管钳等。

6.手术步骤及手术配合　见表38-1。

器械护士提前20分钟上手术台,整理器械台,清点手术器械、纱布和缝针。

巡回护士协助器械护士按顺序逐个将机器人机械臂覆盖保护套,放置于空置保护区内。

表38-1　手术步骤及手术配合

手术步骤	手术配合
(1)消毒腹部,备套管穿刺	递海绵钳夹活力碘纱布消毒皮肤,连接腹腔镜所用的管道线路,检查、调节CO_2气腹系统及电切割系统
(2)在脐处布置镜头孔	根据术前做好的手术切口标记,递11号刀片做套管孔
(3)连接达芬奇机器人手术系统	将达芬奇机械臂推车放置于对应手术区域,将第1、第2、第3套管与对应机械臂连接,放置机器人双极电凝、机器人30°镜头、机器人单极电凝钩,辅助腹腔镜器械进入辅助孔
(4)在内镜监视下对肝脏进行悬吊	递2-0带针线进行肝脏悬吊,递血管钳进行固定
(5)分离并切除胆囊,切开胆总管,探查胆总管、胆囊管开口及通向十二指肠的开口,逐层切除扩张的胆总管囊壁,切除游离的胆囊、胆囊管	递机器人双极电凝止血,递血管钳阻断胆总管、肝总管血管
(6)内镜监视下寻找空肠位置,将近端空肠与远端空肠进行端侧吻合	递机器人双极电凝提起空肠,递机器人单极电凝钩切断空肠,递5-0可吸收线行端侧吻合

续表

手术步骤	手术配合
(7)用血管钳提起横结肠,在结肠系膜无血管区用机器人单极电凝钩切开一个孔,将关闭的空肠远端经孔上提,进行胆管-空肠吻合	递机器人单极电凝钩在远端空肠 5 cm 处切开一个小口,用 5-0 可吸收线进行胆管-空肠吻合
(8)探查腹腔	检查腹腔内有无出血及肠扭转情况
(9)冲洗腹腔,吸净液体,放置腹腔引流管	递 50 mL 注射器抽无菌生理盐水冲洗腹腔,递腹腔引流管,递 2-0 可吸收线固定腹腔引流管
(10)撤除机器人器械和机械臂	撤除套管连接的机器人单极电凝钩、双极电凝、30°镜头,将机械臂推车退出手术区域
(11)放出腹腔 CO_2 气体,取出套管	清点手术物品
(12)缝合切口,覆盖切口	递活力碘消毒切口,递 2-0、5-0 可吸收线缝合筋膜、腹膜、皮下组织,皮肤对合处涂抹医用胶,递敷贴覆盖伤口

第二节　机器人经腹全子宫切除术

1. 适应证　子宫肌瘤、子宫内膜癌未转移者。

2. 麻醉方式　气管插管全身麻醉。

3. 手术体位　截石位。

4. 手术切口　腹中线脐上方 1～2 cm 处置入第 1 套管,在脐至髂前上棘之间,距离第 1 套管外侧 8 cm 处置入第 2、第 3 套管,在距离第 2 或第 3 套管上 7 cm 处置入辅助套管。

5. 手术用物

(1)基础用物:宫腹腔镜包,手术衣,导尿管,11 号刀片,5 mL、10 mL 注射器,开腹垫,气腹管,2-0 带针线,0 号可吸收线,长针头,引流管,吸引管等。

(2)机器人手术用物:机器人电剪,机器人双极电凝,机器人 30°镜头,机器人持针器,机器人中心立柱保护套,机器人机械臂保护套,机器人 8 mm 套管,机器人套管转换器,机器人单极线,机器人双极线,保温杯等。

6. 手术步骤及手术配合　见表 38-2。

器械护士提前 20 分钟上手术台,整理器械台,清点手术器械、纱布和缝针。

巡回护士协助器械护士按顺序逐个将机器人机械臂覆盖机械臂保护套,放置于空置保护区内。

表 38-2　手术步骤及手术配合

手术步骤	手术配合
(1)消毒腹部、会阴部及阴道,备套管穿刺	递海绵钳夹活力碘纱布消毒皮肤,连接腹腔镜所用的管道线路,检查并调节 CO_2 气腹系统及电切割系统
(2)在脐处布置初始内镜穿刺孔	根据术前做好的手术切口标记线,递 11 号刀片做套管孔
(3)放置导尿管,消毒子宫颈,上举宫杯	递导尿管、引流袋、10 mL 注射器,配合术者放置举宫杯
(4)连接达芬奇机器人手术系统	将达芬奇机械臂推车放置于对应手术区域,将第 1、第 2、第 3 套管与对应机械臂连接,放置机器人双极电凝、30°镜头、电剪

续表

手 术 步 骤	手 术 配 合
(5)打开双侧膀胱腹膜,切开阔韧带后叶	递机器人双极电凝切开双侧骨盆漏斗韧带,递机器人电剪剪开双侧阔韧带前、后叶达子宫颈内口水平,打开膀胱腹膜反折,下推膀胱
(6)切断双侧宫旁组织	递机器人双极电凝分离左侧宫旁组织,递机器人电剪进行切断,同法处理右侧
(7)切断双侧子宫血管	递机器人双极电凝切断左侧子宫动、静脉,同法处理右侧
(8)切断双侧主韧带和子宫骶韧带	递机器人双极电凝切断主韧带和子宫骶韧带,环形切下子宫,递活力碘消毒,在阴道残端放置做好的阴道模具
(9)自阴道取出子宫,缝合阴道残端	递机器人持针器持0号可吸收线8字缝合阴道残端,缝合后检查切口
(10)撤除机器人器械和机械臂	撤除套管连接的机器人电剪、双极电凝和30°镜头,机械臂推车退出手术区域
(11)冲洗盆腔	检查有无出血、盆腔有无积血,此时患者取头高脚低位,吸净盆腔内生理盐水和其他液体,放置引流管
(12)放出腹腔 CO_2 气体	取出阴道模具,清点手术台上物品
(13)缝合切口,覆盖切口	递2-0带针线缝合切口,递针线缝合皮肤,递敷贴覆盖切口

第三十九章　日间手术中心疾病护理常规

第一节　一般护理常规

【术前护理】

(1)做好术前宣教。要求患儿作息规律、睡眠充足,注意保证患儿健康、营养均衡,防止发生感染。

(2)护理评估和辅助检查。评估患儿健康史、身体状况、营养状况等,遵医嘱完善各项检查(体重、营养状况、心肺功能、血常规等)。

(3)术前 4 小时做好皮肤护理,保持术区皮肤清洁、完整,无毛发及破损,若行腹部手术应注意脐部清洁。术前 6 小时,根据医嘱通知患儿禁食时间,以减少胃内容物,避免术中或术后出现反流而导致误吸。术前 1 小时,进行输液和肌内注射阿托品/东莨菪碱,以补充机体能量,减少呼吸道分泌物,指导术前排便、排尿。

(4)用物准备。

①全身麻醉手术患儿准备护理垫 1~2 片。

②阴茎部位手术者准备开裆裤 2 条,支被架 1 个。

③准备润唇油、面盆、口杯、吸管各 1 个。

(5)心理护理。针对不同年龄阶段患儿的心理特点,评估患儿及其家庭需求,邀请患儿及其家属共同参与,实施以家庭为中心的个体化心理干预措施。让患儿及其家属了解手术方式,掌握术前准备要点,积极配合。

【术后护理】

(1)护理评估与病情观察。了解麻醉和手术方式、手术过程及术中情况,评估伤口、静脉置管、术后不适等情况。密切观察术后 1 小时内患儿各项生命体征,发现异常及时联系医生处理。

(2)体位管理。去枕仰卧 2~3 小时,头偏向一侧,防止呕吐、误吸。备好吸痰用物,使用床挡保护患儿。

(3)饮食护理。麻醉清醒 2 小时后可饮水 20~30 mL,15 分钟内如无呕吐,可给予易消化的半流质饮食,逐步恢复进食量。术后第 1 天恢复普通饮食,给予高蛋白、高热量、富含维生素及膳食纤维、易消化的饮食,保持大便通畅,以利于伤口愈合。

(4)伤口护理。保持伤口敷料清洁干燥、包扎完好,避免碰撞,注意观察渗血、渗液情况。阴茎有伤口者注意观察阴茎头血液循环,使用支被架,防止衣被擦碰伤口,指导患儿家属适当约束患儿四肢。

(5)疼痛护理。术后使用量表进行疼痛评估,遵医嘱给予药物、非药物镇痛。

(6)排泄护理。大小便不能自控的患儿建议使用纸尿裤,便后及时用温水清洗臀部。若因麻醉引起尿潴留的患儿,可先行膀胱区按摩或热敷、听流水声等,以刺激排尿。

(7)心理护理。协助、指导患儿完成生活护理,减轻或消除患儿及其家属恐惧、焦虑心理。向患儿家属讲解疾病相关护理知识,使患儿家属树立信心,能积极配合治疗。满足患儿心理需求,提高患儿依从性。

(8)术后 3~4 小时予以出院指导。

①保持伤口清洁干燥,防止伤口感染。

②予以高热量、高蛋白、易消化饮食,保持大便通畅,降低腹压。

③用药指导:包皮手术后局部使用消炎药物(活力碘、金因肽、黄柏液),发放药物使用指导单,详细介绍用药细则。

④康复指导:扳机指术后第1天开始活动患指,积极活动患侧拇指防止肌腱粘连复发。腹腔镜患儿术后1周内,尽量平躺、侧卧,不要站立;术后第2周至1个月,可以走路,但仍需避免剧烈运动,以减少复发风险。

第二节　腹股沟斜疝

【定义】　小儿腹股沟斜疝多因胚胎期睾丸下降过程中腹膜鞘状突未能闭塞所致。典型症状是腹股沟区有可复性包块,站立、哭闹、活动时出现,安静、仰卧时消失。

【护理措施】

(一)术前护理

1.用物准备　行开腹手术的腹股沟斜疝患儿准备0.5 kg盐袋和1条干净毛巾。

2.病情观察　指导患儿家属减少患儿哭闹的方法,保持大便通畅,避免腹压增高导致疝内容物嵌顿。

(二)术后护理

1.伤口护理　开腹手术伤口处给予0.5 kg盐袋压迫止血,保持伤口干燥。

2.病情观察　观察阴囊肿胀消退情况。

3.体位与活动　卧床休息3~5天,减少哭闹,3个月内避免剧烈运动。

(三)健康指导

1.饮食指导　术后进食清淡、易消化、富含膳食纤维的食物,多饮水。

2.行为指导　预防感冒,避免咳嗽,保持大便通畅,必要时使用开塞露,防止腹压增高引起疝复发。

3.出院指导　术后1个月内注意休息,避免剧烈运动;告知患儿家属有疝复发的可能,如出现复发,应及时就医。

【主要护理问题】

1.焦虑/恐惧　与担忧手术预后等因素有关。

2.舒适度改变(呕吐)　与应用麻醉药等因素有关。

3.有切口感染的危险　与手术创伤、机体抵抗力下降有关。

4.潜在并发症:疝复发　与机体修复、腹压增高有关。

第三节　鞘膜积液

【定义】　鞘膜积液是由于某种因素,在睾丸下降时鞘状突的鞘膜(由腹膜衍生而来)分泌和吸收功能失去平衡,导致积液超过正常量而形成囊肿。鞘膜积液可见于小儿各个年龄段,多见于男性患儿。

【护理措施】

(一)术前护理

观察患儿阴囊有无肿胀、腹股沟有无肿块,肿胀明显的患儿,应适当卧床休息,减少哭闹。

(二)术后护理

1.病情观察　注意阴囊有无肿胀及血肿,必要时可间断冰敷阴囊以减轻水肿。

2.伤口护理 术后予以 0.5 kg 盐袋压迫伤口 6 小时,防止伤口出血。

3.体位与活动 术后仰卧 1 周,减少活动以减轻阴囊水肿。如患侧阴囊明显肿大,可进行理疗、热敷或将阴囊用毛巾垫起。

（三）健康指导

1.饮食指导 术后进食高蛋白、高热量、富含维生素、易消化、富含膳食纤维的食物,多食蔬菜、水果。

2.伤口指导 术后患侧阴囊暂时性肿大是局部正常组织反应,术后数天可消退,告知患儿及其家属不用担心,切勿用手挤压肿大的阴囊和睾丸。

3.出院指导

(1)注意休息,术后 3 个月内尽量减少哭闹及增加腹压的活动,防止鞘状突结扎处重新断裂开放,导致鞘膜积液复发。

(2)术后 3 个月至半年门诊复查。

【主要护理问题】

1.舒适度改变 与疼痛等有关。

2.潜在并发症 阴囊水肿、阴囊血肿等。

第四节 包茎包皮过长

【定义】 包茎是指包皮口过小,使包皮不能上翻显露出阴茎头。包皮过长是指包皮遮盖阴茎头和尿道外口,而包皮口并不小,可以上翻显露出阴茎头。

【护理措施】

（一）术前护理

术前如果包皮、阴茎头有红肿及流脓,可遵医嘱予以抗生素治疗。

（二）术后护理

1.伤口护理 观察伤口渗血、渗液情况,一旦发现活动性出血,应立即用无菌纱布加压包扎,在加压包扎期间应密切观察阴茎头的血液循环情况。术后疼痛较明显的患儿,应合理镇痛。

2.体位与活动 术后患儿需卧床休息 1 周,以减轻阴茎水肿及出血。

（三）健康指导

1.饮食指导 术后给予高蛋白、高热量、富含维生素和膳食纤维、易消化的食物,避免食用生冷、辛辣刺激性食物,以利于伤口愈合,保持大便通畅。

2.伤口指导 术后 1～3 天伤口一般会水肿(3 天后水肿会逐渐消退),3～5 天伤口会有渗液(黄色分泌物),均属正常现象,可外涂活力碘,每天 2～3 次。

（四）出院指导

(1)术后第 7 天开始遵医嘱用 1∶10 日舒安洗液泡洗阴茎伤口,每天 2～3 次,每次 10 分钟,以达到消炎、去除干痂的目的。

(2)术后 1 周内穿开裆裤(伤口缝线脱落或结痂时可穿宽松的棉质裤子),避免摩擦、碰撞伤口引起出血,术后 1 周可下床活动,但避免久坐久站,防止阴茎肿胀或出血,术后 2 周可适当活动,术后 1 个月内避免剧烈运动、避免骑跨运动或碰撞会阴部,防止外伤或伤口出血。

(3)术后 2 周内缝线或吻合器可自行脱落,如未脱落须到门诊处理。

(4)术后 2 周门诊复查,发现异常及时就诊。

【主要护理问题】

1. 舒适度改变　与阴茎疼痛、水肿、炎症等有关。

2. 排尿困难　与尿道外口梗阻、水肿有关。

3. 潜在并发症　感染、出血。

第五节　扳　机　指

【定义】　先天性扳机指为拇指长屈肌腱鞘纤维鞘壁先天性狭窄，又称手指腱鞘狭窄。多为单独发生，最常见于拇指。其发生率约占上肢先天性畸形的2.2%。提倡早发现、早治疗。治疗不及时会影响患儿拇指骨、关节的发育，影响手的外形及功能。

【护理措施】

1. 术前护理　患肢剪指甲，术前每天及术日晨用肥皂水泡洗患肢15～20分钟。改掉吸吮拇指的不良习惯。

2. 术后护理

(1)观察患指末梢血液循环，抬高患肢，增强回心血量，减轻伤口肿胀，患肢保暖。

(2)功能锻炼。术后第1天开始活动患指，防止肌腱粘连，增强伸肌力量。

3. 健康指导

(1)功能锻炼。术后早期行指间关节屈伸功能锻炼，每天3～4次，每次5～10分钟，持续1～3个月，以增强伸肌力量，防止肌腱粘连。

(2)出院指导。术后10～12天根据伤口愈合情况拆线。术后1个月专科门诊复诊。

【主要护理问题】

1. 疼痛　与手术切口有关。

2. 感知觉改变　与患指末梢血液循环不良有关。

3. 潜在并发症　肌腱粘连。

第六节　乳腺纤维腺瘤

【定义】　乳腺纤维腺瘤是由纤维组织和上皮组织异常增生所致的良性肿瘤，是乳房良性肿瘤中较常见的一种。对于肿块较深的多发肿物常采用局部麻醉下乳房肿块微创旋切术。

【护理措施】

1. 术前护理

(1)无须禁饮食，可进食清淡、无刺激食物。

(2)术前备皮，清洁患侧乳房(乳头、乳晕)和腋窝处皮肤。

2. 术后护理

(1)监测患者生命体征，遵医嘱应用止血药。

(2)取斜坡位或半坐卧位，以减轻张力，缓解疼痛。

(3)早期局部用胸带加压包扎，避免皮下积血、积液，保持伤口敷料干燥。

(4)告知患者伤口加压包扎止血的重要性，取得患者的配合。如有胸带移位，及时告知医生重新进行包扎。

3. 病情观察重点

(1)观察胸带是否包扎过紧，患者是否有胸闷、呼吸困难等不适，必要时调整胸带松紧度。

(2)观察伤口敷料有无渗血、渗液。

4.健康指导

(1)定期复查,密切观察伤口恢复情况,保持伤口周围清洁干燥,避免伤口感染的发生。

(2)指导患者定期做乳房的自我检查,发现异常及时就诊。

【主要护理问题】

1.舒适度改变 与术后伤口加压包扎有关。

2.焦虑 与担心疾病预后、乳房外观恢复情况有关。

第四十章　内镜检查手术配合

第一节　纤支镜下气管异物取出术

【环境要求】

检查室每日定时使用空气消毒机进行消毒,手术完毕后用现配的含氯制剂拖地,用消毒湿巾擦拭检查床、主机及台面,床单、被套、枕套如有污染随时更换,减少院内交叉感染。注意对患儿进行保暖,保持室温20～24 ℃、相对湿度50％～60％。

【术前护理】

1.检查前评估

(1)了解患儿术前检查是否完善,核查术前准备情况。

(2)了解患儿病史及信息,掌握患儿年龄、性别及吸入异物的种类、异物在支气管内沉积的部位、异物吸入至就诊的时间等。

(3)评估患儿口腔和鼻腔有无出血、破溃,注意牙齿有无松动。

(4)核对申请单,使用个人数字助理(PDA)核对信息,检查静脉留置针是否通畅。

2.饮食　对于无明显呼吸障碍的患儿,术前禁食6～8小时,禁饮2小时,以排空胃内容物,防止呕吐、误吸。

3.护士准备

(1)选择合适型号的内镜,开诊前常规消毒内镜,保证内镜能正常运行,无故障。检查吸引器,备好吸引管、吸痰管,连接内镜。

(2)准备手术中常用的取异物器械。

(3)准备灌洗用37 ℃无菌生理盐水、注射器、复苏气囊、喉镜、气管插管、急救车等物品。

(4)准备术中需要的药品(如布地奈德气雾剂、乙酰半胱氨酸、利多卡因、咪达唑仑、盐酸肾上腺素、凝血酶、垂体后叶素等)。

4.心理护理　做好解释工作,向患儿及其家属说明手术目的及流程,缓解患儿及其家属的焦虑和恐惧情绪,取得配合。

【术中配合】

(1)患儿取仰卧位,松开衣扣,用纱布遮挡患儿眼睛,并将患儿妥善固定于手术床上,防止坠床。

(2)为患儿连接好静脉留置针、心电监护仪等。

(3)配合麻醉医生动态给药及插管,观察用药过程中的反应。完成插管后,护士连接气管镜专用三通管。

(4)术中严密观察患儿的面色、血氧饱和度、心率及血压等的变化,一旦发生呼吸抑制、血氧饱和度下降等情况,应配合医生进行相应处理。

(5)异物取出时,选择合适的器械并再次检查确认所需器械在有效期内及开闭情况;以抛物线式递给医生送入活检孔道,并配合其将异物取出;抽出器械时必须用纱布包裹,防止痰液、血液飞溅;将取出的异物存放妥当,手术完毕后交给患儿家属;一次性器械应毁形处理并将条形码依次贴在报告单及专用本上留存。

(6)配合医生进行灌洗等治疗。灌洗液为 37 ℃无菌生理盐水,严格无菌操作,每次灌洗均应记录灌洗量,按要求留取肺泡灌洗液,配合给药治疗,肺内给药前须取下痰杯,留取标本并按要求及时送检。

(7)手术完毕后退出支气管镜,进行床旁预处理。

(8)协助麻醉医生拔管,整理用物(如影像学资料、病历、患儿衣物及床单位等),确定患儿意识清醒、生命体征稳定后,取下心电监护仪、血氧饱和度监测仪等。将患儿推至苏醒室观察,达到离室要求后与病房医护人员做好交接。

(9)按《软式内镜清洗消毒技术规范》(WS 507—2016)消毒清洗内镜。

【术后护理】

1.卧位 术后取侧卧位或去枕仰卧,头偏向一侧,防止呕吐、误吸。

2.饮食 麻醉清醒 2～4 小时后少量饮水及进流质食物,30 分钟后如无呕吐,可进普通食物。

3.呼吸困难护理 遵医嘱雾化吸入,以减轻和预防喉头水肿。雾化方法同术前,雾化后擦净口鼻。吸氧过程中氧流量由医务人员调节,患儿及其家属不可自行调节。吸氧时注意保持吸氧管通畅,防止扭曲及挤压。

4.保持呼吸道通畅 及时清理口腔分泌物,防止误吸。

5.发热护理 观察体温变化,腋下体温达到 38.5 ℃及以上时,遵医嘱给予药物降温;腋下体温达到 37.5～38.4 ℃时遵医嘱给予物理降温。

6.并发症观察 注意观察患儿呼吸频率、深度、节律的变化和口唇颜色变化,观察有无胸痛、呼吸困难、突然剧烈哭闹、烦躁等气胸表现,发现患儿异常时及时通知医生。

7.心理支持 向患儿家属讲解疾病相关护理知识,积极配合治疗。针对不同年龄阶段患儿心理特点,给予安抚,缓解患儿及其家属的紧张焦虑情绪。

【主要护理问题】

1.清理呼吸道无效 与呼吸道分泌物过多、痰液黏稠、无力排痰有关。

2.气体交换受损 与肺部炎症有关。

3.体温过高 与灌洗液未完全吸收有关。

4.有误吸的危险 与麻醉未完全苏醒和呼吸道分泌物未及时清除有关。

5.并发症 呼吸衰竭、肺出血、误吸、气胸、皮下气肿等。

第二节　胃镜下异物取出术

【环境要求】

检查室每日定时使用空气消毒机进行消毒,手术完毕后用现配的含氯制剂拖地,用消毒湿巾擦拭检查床、主机及台面,床单、被套、枕套如有污染随时更换,减少院内交叉感染。注意给患儿保暖,保持室温 20～24 ℃、相对湿度 50%～60%。

【术前护理】

1.术前评估

(1)了解患儿术前检查是否完善、有无上呼吸道感染、发热、咳嗽等情况。

(2)评估患儿的病情、意识、合作程度及禁食、禁饮情况。

(3)评估患儿口腔和鼻腔有无出血、破溃,牙齿有无松动等情况。详细询问患儿过敏史及疾病史,向患儿家属说明手术目的、配合事项,取得其同意。

(4)了解患儿有无其他手术禁忌证。核对申请单,使用 PDA 核对信息,检查静脉留置针是否通畅。

（5）了解患儿病史,详细询问吞入的异物种类、发生时间及有无胸痛、腹痛等。

2.饮食 术前禁食 6～8 小时,禁饮 2 小时,以排空胃内食物,防止呕吐、误吸。

3.患儿准备 术前 10～30 分钟口服去泡剂。

4.护士准备

（1）选择合适型号的胃镜,开诊前常规消毒胃镜,保证胃镜能正常运行。检查吸引器,备好吸引管。连接胃镜,开主机,检查镜面是否清晰、图像是否正常,送气、送水按钮是否正常,吸引是否充足,及时发现并排除故障。

（2）准备手术中常用的取异物器械:器械的选择主要取决于异物的性质和形状。准备生理盐水、灭菌水、注射器、输液器等,备好急救物品及器材,如复苏气囊、气管导管等。

（3）准备手术中需要的药品（如去甲肾上腺素、凝血酶等）。

5.心理护理 由于患儿及其家属对手术缺乏了解,存在不同程度的焦虑及紧张情绪,如担心麻醉意外及可能的手术并发症,甚至担心对智力及记忆力有影响。做好术前的健康宣教,缓解患儿及其家属的紧张焦虑情绪。

【术中配合】

（1）患儿取左侧卧位,双腿微曲,头部略向后仰,使咽喉部与食管成直线,将一次性垫巾垫于患儿颌下方,准备好咬口。

（2）配合麻醉医生动态给药及插管,观察用药过程中的反应。麻醉插管后,护士应固定好咬口,防止患儿咬口脱落、咬伤舌头及咬破胃镜等情况发生。

（3）手术中严密观察患儿的面色、血氧饱和度、心率及血压的变化,将患儿口角放低以流出口水,口腔分泌物较多时应及时吸出,保持呼吸道通畅,一旦发生呼吸抑制、血氧饱和度下降等情况,应配合医生进行相应处理。

（4）取异物时,选择合适的器械并再次检查确认所需器械在有效期内及开闭情况;以抛物线式递给医生送入活检孔道,并配合其将异物取出;抽出器械时用纱布包裹,防止黏液、血液飞溅;将取出的异物存放妥当,手术完毕后交给患儿家属;使用的一次性器械应毁形处理并将条形码依次贴在报告单及专用本上留存。

（5）协助麻醉医生拔管,整理患儿衣物及床单位,确定患儿意识清醒,生命体征稳定后,取下心电监护仪、血氧饱和度监测仪等。将患儿推至苏醒室观察,达到离室要求后与病房医护人员做好交接。

（6）按《软式内镜清洗消毒技术规范》（WS 507—2016）消毒清洗胃镜。

【术后护理】

1.卧位 术后取侧卧位或去枕仰卧位,头偏向一侧,防止呕吐、误吸。

2.饮食 麻醉清醒 2～4 小时后饮少量水,如无呕吐及呛咳,30 分钟后可进食。

3.头晕、头痛护理 遵医嘱行心电监护,监测血氧饱和度,备好吸痰、吸氧用物。遵医嘱给予吸氧,保持吸氧管通畅,防止其扭曲及受挤压。

4.误吸护理 保持呼吸道通畅,遵医嘱吸痰。

5.腹胀、腹痛 观察患儿腹胀、腹痛情况,如腹胀、腹痛严重,及时通知医生进行处理。

6.并发症观察 密切注意患儿面色,如突发剧烈哭闹、烦躁等出血穿孔表现,及时通知医生。

7.饮食护理 选择营养丰富、清淡、易消化食物。

8.心理支持 主动与患儿及其家属沟通,缓解患儿紧张和焦虑情绪。

【主要护理问题】

1.疼痛 与消化道黏膜损伤、糜烂及溃疡有关。

2.知识缺乏 与缺乏异物取出术知识有关。

3.有窒息及吸入性肺炎危险 与胃内容物反流或异物堵塞咽喉及呼吸道分泌物未及时清除有关。

4.并发症 黏膜损伤、出血、感染、穿孔及误吸。

第三节 结肠透析治疗

【环境要求】

治疗室每日定时使用紫外线灯照射进行空气消毒,结束后用现配的含氯制剂拖地,用消毒湿巾擦拭检查床、主机及台面,床单、被套、枕套如有污染随时更换,减少院内交叉感染。注意给患儿保暖,保持室温20~24 ℃、相对湿度50％~60％。

【治疗前护理】

1.治疗前准备

(1)评估患者的病情、意识、合作程度,了解禁食、禁饮情况。

(2)详细询问患者疾病史,向患者及其家属说明检查目的、配合事项,取得其同意,签署知情同意书。

(3)了解有无结肠灌洗禁忌证。

(4)核对申请单及患者身份。住院患者:核对手腕带信息。门诊患者:核对 ID 卡信息。

(5)了解患者既往是否有肠梗阻、肠穿孔、肠破裂、肠出血、肛门狭窄、肛周脓肿、肛门手术等病史,解释操作过程中可能出现的并发症。

(6)准备长方形卫生纸一包、一次性护理垫一张。

2.饮食 治疗前禁食、禁饮 2 小时,防止操作时呕吐,引起误吸。

3.护士准备

(1)治疗前检查仪器设备是否正常,确保其处于备用状态。

(2)调节好机器的各类参数。

(3)备齐用物:一次性肛门管、液体石蜡棉球、纱布、海绵钳、长方形托盘、一次性橡胶手套等。

4.心理护理 由于患者及其家属对结肠透析知识缺乏了解,存在不同程度的焦虑及紧张情绪,应详细向患者及其家属解释操作目的、方法与优点,做好宣教工作,加强心理护理,解除思想顾虑及缓解恐惧情绪。

【治疗中护理】

(1)患者取左侧卧位,左腿伸直、右腿弯曲向左倾斜,将裤子脱到可视肛门以下,以免弄脏患者衣裤。

(2)选择合适的一次性肛门管。

(3)插管前为患者进行肛门指检。取出一次性肛门管,用液体石蜡棉球润滑一次性肛门管前端和肛门,减小插管时的摩擦力;操作时顺应肠道解剖结构,手法轻柔,缓慢插入,忌强行插入及反复插管。

(4)治疗过程中注意观察患者腹胀、腹痛情况及患者的反应、面色、呼吸等。

(5)当水流入进行灌洗时,嘱患者做缓慢深呼吸,轻轻按摩腹部,以减轻不适感。

(6)仔细观察排出物的颜色、性质、量及有无血性物排出。

【治疗后护理】

(1)治疗结束后轻轻拔出一次性肛门管,擦净肛门周围的污物,协助患者排便,嘱其尽量排空大便。

(2)观察患者腹胀、腹痛情况,如严重腹胀、腹痛,及时通知医生进行处理。

(3)饮食护理。选择营养丰富、清淡、易消化食物。

(4)心理支持。主动与患者及其家属沟通,缓解患者紧张和焦虑情绪。

【主要护理问题】

1.腹痛、腹胀 与灌洗时灌入大量水有关。

2.知识缺乏 与患者及其家属对结肠透析知识缺乏了解有关。

3.并发症 出血、穿孔及误吸。

第四节 结肠镜下结肠息肉切除术

【环境要求】 检查室每日定时使用空气消毒机进行消毒,手术完毕后用现配的含氯制剂拖地,用消毒湿巾擦拭检查床、主机及台面,床单、被套、枕套如有污染随时更换,减少院内交叉感染。注意给患儿保暖,保持室温 20～24 ℃、相对湿度 50%～60%。

【术前护理】

1.术前评估

(1)了解患儿术前检查是否完善,评估患儿有无上呼吸道感染,如发热、咳嗽等情况,检查静脉留置针是否通畅。

(2)评估患儿肠道准备情况,行肠道准备:遵医嘱口服聚乙二醇电解质散、乳果糖或行结肠透析、磷酸钠盐灌肠、开塞露通便等,排大便后用清水清洗并更换检查裤。禁用甘露醇清洁灌肠,以防产生爆炸性气体。

(3)评估病情,了解用药史、过敏史、家族史,掌握适应证及禁忌证。了解息肉的部位、大小、形态。向患儿家属介绍手术的必要性、手术方式、手术风险及可能出现的并发症。

2.饮食 术前禁食 6～8 小时,禁饮 2 小时,以排空胃内食物,防止手术后呕吐、误吸。

3.护士准备

(1)选择合适型号的内镜,开诊前常规消毒内镜,保证内镜能正常运行。检查吸引器,备好吸引管。连接肠镜,开主机,检查镜面是否清晰、图像是否正常,送气、送水是否正常,吸引是否充足,及时发现并排除故障。

(2)准备手术中常用器械:高频电发生器、止血夹、息肉切除器等。还需准备灭菌水、液体石蜡棉球、无菌巾、注射器、复苏气囊、喉镜、气管导管等。

(3)准备手术中需要的药品(如去甲肾上腺素、凝血酶等)。

4.心理护理 由于患儿及其家属对手术缺乏了解,存在不同程度的焦虑及紧张情绪,担心出血、穿孔等并发症的发生,因此做好术前健康宣教,缓解患儿及其家属紧张、焦虑的情绪。

【术中配合】

(1)患儿取左侧卧位,并根据需要改变体位。

(2)配合麻醉医生动态给药及插管,观察用药过程中的反应,严密观察患儿的面色、血氧饱和度、心率及血压的变化,保持呼吸道通畅,一旦发生呼吸抑制、血氧饱和度下降等情况,应配合医生进行相应处理。

(3)选择合适的器械并再次检查确认所需器械在有效期内及开闭情况;以抛物线式递给术者送入活检孔道,打开息肉切除器套住息肉,注意掌握合适的力度,并注意通电时间。电凝之前,蒂不能抓得过紧,否则会因机械切割导致出血。息肉切除后,观察残端蒂有无出血或渗血现象,止血夹装置的前端交给术者,插入活检孔内,将夹子对准病变部位压紧,护士将手柄释放。抽出器械时用纱布包裹,防止黏液、血液飞溅;将息肉标本妥善固定,填写标本登记本,使用的一次性器械应毁形处理并将条形码依次贴在报告单及专用本上留存。

(4)协助麻醉医生拔管,整理患儿衣物及床单位,确定患儿意识清醒,生命体征稳定后,取下心电监护仪、血氧饱和度监测仪等。将患儿推至苏醒室观察,达到离室要求后与病房医护人员做好交接。

(5)按《软式内镜清洗消毒技术规范》(WS 507—2016)消毒清洗内镜。

【术后护理】

(1)休息。小息肉切除后卧床休息 1～2 日,较大息肉、有蒂息肉切除或凝固范围较大者,应卧床休息 2～3 日,避免剧烈活动,注意密切观察患儿生命体征变化,观察有无胸痛、腹痛、腹胀、肠鸣音异常等情况。

（2）饮食。术后禁食1日，根据患儿术后情况进行饮食调整，如无并发症发生，可进流质饮食3日，选择高蛋白、富含维生素、高热量饮食，禁食粗纤维、生硬、辛辣等刺激性食物。禁食及少量进食期间，遵医嘱给予静脉补液。

（3）潜在并发症的观察与护理。密切观察患儿腹胀、腹痛的部位、性质、程度和持续的时间以及大便的颜色、性状和量。术后2周内避免过度疲劳和剧烈运动，以免引起迟发性出血，保证充足的睡眠和休息，避免长时间热水沐浴。1个月内忌辛辣、刺激性食物，发现异常及时就诊。

（4）遵医嘱定期复查。

【主要护理问题】

1.知识缺乏 缺乏结肠息肉切除相关知识。

2.焦虑 与担心日后再发息肉及恶变有关。

3.有窒息及吸入性肺炎危险 与呼吸道分泌物未及时清除有关。

4.并发症 肠黏膜损伤、出血、感染、穿孔及误吸。

第五节 消化道狭窄扩张术

【环境要求】 检查室每日定时使用空气消毒机进行消毒，手术完毕后用现配的含氯制剂拖地，用消毒湿巾擦拭检查床、主机及台面，床单、被套、枕套如有污染随时更换，减少院内交叉感染。注意给患儿保暖，保持室温20~24℃，相对湿度50%~60%。

【术前准备】

1.术前评估

（1）了解患儿术前检查是否完善，评估患儿有无上呼吸道感染、发热、咳嗽等情况。

（2）评估患儿的病情、意识、合作程度及禁食、禁饮情况。

（3）评估患儿口腔和鼻腔有无出血、破溃，牙齿有无松动等情况。详细询问患儿过敏史及疾病史，向患儿及其家属说明手术目的、配合事项，取得其同意。

（4）评估有无其他手术禁忌证。了解狭窄的原因及程度。做好与患儿及其家属的沟通，包括消化道狭窄扩张的作用、方法、并发症等，取得患儿及其家属的配合。

（5）核对申请单，使用PDA核对患儿信息，检查静脉留置针是否通畅。

2.饮食 术前禁食6~8小时，禁饮2小时，以排空胃内食物，防止手术后呕吐、误吸。

3.患儿准备 术前10~30分钟口服去泡剂。

4.护士准备

（1）备超细和普通胃镜各一条，开诊前常规消毒胃镜，保证胃镜能正常运行。检查吸引器，备好吸引管。连接胃镜，开主机，检查镜面是否清晰、图像是否正常，送气、送水是否正常，吸引是否充足，及时发现并排除故障。

（2）准备检查中常用器械：器械的选择主要取决于狭窄的部位和有无瘢痕。主要用物包括：球囊、探条、导丝、生理盐水、灭菌水、注射器、液体石蜡棉球等，备好急救物品及器材，如复苏气囊、气管导管等。

（3）准备手术中需要的药品（如去甲肾上腺素、凝血酶等）。

5.心理护理 由于大部分消化道狭窄患儿需要反复多次扩张治疗，费用高，影响学业，治疗效果欠佳等，患儿及其家属存在焦虑及紧张情绪，做好术前、术后健康宣教，缓解患儿及其家属紧张、焦虑情绪尤为重要。

【术中配合】

（1）患儿取左侧卧位，双腿微曲，头部略向后仰，使咽喉部与食管成直线，将一次性垫巾垫于患儿颌下方,准备好咬口。

（2）配合麻醉医生动态给药及插管,观察用药过程中的反应。麻醉插管后,护士应固定好咬口,防止患儿咬口脱落、咬伤舌头及咬破胃镜等情况发生。

（3）手术中严密观察患儿的面色、血氧饱和度、心率及血压的变化,将患儿口角放低,流出口水,口腔分泌物较多时应及时吸出,保持呼吸道通畅,一旦发生呼吸抑制、血氧饱和度下降等情况,应配合医生进行相应处理。

（4）球囊扩张。

①胃镜直视下观察消化道狭窄处,选择型号合适的球囊。

②压力泵中注满水,并排除气体。

③球囊前端涂抹液体石蜡,并送入活检孔道,当球囊中点位于目标处时,连接压力泵,并向球囊内缓慢注水,根据医嘱加压到合适的压力。遵医嘱保持一定时间后抽出球囊内的水,该过程可反复多次。由于球囊扩张时可能会滑出消化道狭窄段,因此给球囊加压时,须固定好镜身和导管,使扩张起来的球囊恰好位于狭窄处,起到扩张狭窄处的作用。

（5）探条扩张。

①胃镜直视下观察,选择合适型号的探条。

②通过活检孔道置入软头硬质导丝,退出胃镜固定导丝。

③探条前端涂抹液体石蜡,沿导丝送入探条,此时应用手扶好患儿头部。

④遵医嘱维持一定时间后抽出探条。

⑤观察后再次扩张,可重复操作。术中严密观察患儿的面色、血氧饱和度、心率及血压的变化。口腔分泌物较多时应及时吸出,保持呼吸道通畅,一旦发生呼吸抑制、血氧饱和度下降等情况,应配合医生进行相应处理。填写标本登记本,使用的一次性器械应毁形处理并将条形码依次贴在报告单及专用本上留存。

（6）协助麻醉医生拔管,整理患儿衣物及床单位,确定患儿意识清醒、生命体征稳定后,取下心电监护仪、血氧饱和度监测仪等。将患儿推至苏醒室观察,达到离室要求后与病房医护人员做好交接。

（7）按《软式内镜清洗消毒技术规范》(WS 507—2016)消毒清洗胃镜。

【术后护理】

1.卧位 术后取侧卧位或去枕仰卧位,头偏向一侧,防止呕吐、误吸。

2.饮食 术后禁食 6 个小时后可进流质饮食,24 小时后酌情继续进流质或半流质饮食。

3.误吸护理 保持呼吸道通畅,遵医嘱吸痰。

4.并发症观察 注意观察皮下气肿、气促、胸痛、呕吐、腹胀等异常情况。

5.饮食护理 选择营养丰富、清淡、易消化食物。

6.心理支持 主动与患儿及其家属沟通,缓解患儿及其家属的紧张和焦虑情绪。

【主要护理问题】

1.知识缺乏 缺乏疾病相关知识及消化道狭窄扩张手术知识。

2.有窒息及吸入性肺炎的危险 与呼吸道分泌物未及时清除有关。

3.并发症 黏膜损伤、出血、感染、穿孔及误吸。

第六节 超声内镜检查

【环境要求】 检查室每日定时使用空气消毒机进行消毒,检查完毕后用现配的含氯制剂拖地,用消毒湿巾擦拭检查床、主机及台面,床单、被套、枕套如有污染随时更换,减少院内交叉感染。注意给患儿保暖,保持室温 20～24 ℃、相对湿度 50%～60%。

【检查前护理】

1.检查前评估

(1)了解患儿术前检查是否完善,评估患儿有无上呼吸道感染等情况。

(2)评估患儿病情、意识、合作程度。

(3)详细询问患儿过敏史及疾病史,向患儿及其家属说明检查目的、注意事项,取得其同意。

(4)评估有无其他手术禁忌证。核对申请单,使用 PDA 核对信息,检查静脉留置针是否通畅。

(5)检查上消化道时,评估患儿口腔和鼻腔有无出血、破溃及牙齿有无松动等情况。

(6)检查下消化道时应行肠道准备:遵医嘱口服聚乙二醇电解质散、乳果糖或行结肠透析、磷酸钠盐灌肠、开塞露通便等,排大便后用清水清洗并更换检查裤。

2.饮食 禁食禁饮 6～8 小时,以排空胃内食物,防止检查后呕吐、误吸。

3.患儿准备

(1)上消化道检查前 10～30 分钟口服去泡剂。

(2)下消化道检查前换好检查裤。

4.护士准备

(1)备超声内镜、普通内镜各一条,开诊前常规消毒内镜,保证内镜能正常运行。检查吸引器,备好吸引管,连接超声内镜及内镜系统,打开主机,检查镜面是否清晰、图像是否正常,送气、送水是否正常,吸引是否充足,及时发现问题、排除故障。

(2)准备咬口、灭菌水、注射器等,备好急救物品及器材(如复苏气囊、气管导管等)。

(3)准备检查中需要的药品(如去甲肾上腺素、凝血酶等)。

5.心理护理 超声内镜主要用于了解消化道及检查邻近脏器,确定有无淋巴转移、黏膜下肿物。患儿及其家属会产生不同程度的紧张、焦虑情绪,所以检查前、后要做好健康宣教,缓解患儿及其家属的紧张、焦虑情绪尤为重要。

【检查中配合】

(1)检查时患儿取左侧卧位,双腿微曲,头偏低,稍后仰,使咽喉部与食管成直线,将一次性垫巾垫于患者颌下方,准备好咬口。

(2)全麻检查时配合麻醉医生动态给药及插管,观察用药过程中的反应。麻醉插管后,护士应固定好咬口,防止患儿咬口脱落、咬伤舌头及咬破内镜等情况发生。

(3)检查中严密观察患儿的面色、血氧饱和度、心率及血压的变化,将患儿口角放低以流出口水,口腔分泌物较多时应及时吸出,保持呼吸道通畅,一旦发生呼吸抑制、血氧饱和度下降等情况,应配合医生进行相应处理。

(4)检查中配合医生,使探头靠近病灶,保持探头处于最佳位置,注射器抽吸好灭菌水备用,并通过超声内镜向消化道内注水,使超声内镜图像显示清晰。注水应缓慢,以免过度膨胀引起患儿呕吐,特别是食管病变检查须注无菌水时,患儿的头应偏低,以防误吸,发生窒息,整个操作过程应精神集中,确保超声内镜不移位。

(5)协助麻醉医生拔管,整理患儿衣物及床单位,确定患儿意识清醒、生命体征稳定后,取下心电监护仪、血氧饱和度监测仪等。将患儿推至苏醒室观察,达到离室要求后与病房医护人员做好交接。

(6)按《软式内镜清洗消毒技术规范》(WS 507—2016)消毒清洗内镜。

【检查后护理】

1.卧位 检查后取侧卧位或去枕仰卧位,头偏向一侧,防止呕吐、误吸。

2.饮食 麻醉清醒 2～4 小时后饮少量水,如无呕吐及呛咳,30 分钟后可进食。

3.头晕、头痛护理 遵医嘱行心电监护,监测血氧饱和度,备好吸痰、吸氧用物。遵医嘱给予吸氧,保持吸氧管通畅,防止其扭曲及受挤压。

4.误吸护理 保持呼吸道通畅,遵医嘱吸痰。

5.腹胀、腹痛 观察患儿腹胀、腹痛情况,如严重腹胀、腹痛,及时通知医生进行处理。

6.并发症观察 注意观察有无误吸、出血、消化道穿孔等情况发生。

7.饮食护理 遵医嘱选择清淡、易消化的流质饮食。

8.心理支持 主动与患儿及其家属沟通,缓解患儿紧张和焦虑情绪。

【主要护理问题】

1.知识缺乏 缺乏疾病相关知识。

2.有窒息及吸入性肺炎危险 与大量注水有关。

3.潜在并发症 咽喉部损伤、梨状窝穿孔、消化道穿孔、消化道出血、吸入性肺炎、窒息、贲门黏膜损伤等。

第七节 胶囊内镜检查

【环境要求】 检查室每日定时使用紫外线灯照射进行空气消毒,检查完毕后用现配的含氯制剂拖地,用消毒湿巾擦拭检查床、主机及台面,床单、被套、枕套如有污染随时更换,减少院内交叉感染。注意给患儿保暖,保持室温 20～24 ℃、相对湿度 50%～60%。

【检查前护理】

1.检查前评估

(1)检查前 3 日内应未做过钡餐或钡灌肠检查。

(2)检查前行腹部 CT 或腹部 B 超以排除消化道狭窄或梗阻。

(3)评估患儿能否自行吞服胶囊,有无吞咽障碍;有无胶囊内镜检查适应证与禁忌证。

(4)患儿身份识别:门诊患儿,核对患儿姓名及身份标识号码(ID);住院患儿,使用 PDA 扫码,核对手腕带信息及检查申请单。

(5)评估肠道准备情况,口服聚乙二醇电解质散或乳果糖或行结肠透析等肠道准备。

2.饮食 检查前禁食 8～12 小时。检查前 1 日仅能摄入低纤维食物和清水,晚餐摄入半流质食物。便秘患儿检查前 2 日开始少渣饮食。不得摄入有颜色的食物、药物及饮料。

3.患儿准备

(1)胶囊内镜吞服前 10～30 分钟,服用去泡剂(西甲硅油或二甲硅油)提高黏膜观察清晰度。

(2)如患儿年龄偏小,未吞服过类似胶囊,可在检查前 1 日做胶囊吞服训练。

4.护士准备

(1)不能自行吞服胶囊患儿,检查当日准备胃镜 1 条、圈套器、异物网篮等,协助送入胶囊。

(2)确保胶囊内镜及电极品质完好,电池充电完成,数据记录仪初始化。

5.心理护理

(1)吞服胶囊前营造轻松愉快的环境,避免患儿精神紧张导致喉肌痉挛、胶囊吞服失败。

(2)向患儿及其家属说明检查目的、过程及注意事项,以取得患儿的配合。

【检查中护理】

(1)输入患儿相关信息,建立患儿信息档案及记录检查项目。

(2)按照检查部位粘贴好传感器,将传感器与数据记录仪连接。

(3)核对胶囊有效期及型号,输入胶囊编号、通道编号并核对正确无误后,清空图像记录仪中的数据。

(4)打开胶囊包装并与机器连接进行匹配。

(5)吞服胶囊:打开胶囊包装后取出胶囊。患儿手持胶囊,镜头对准自己面部,在图像监视界面下患儿可以看到自己的图像,待数据记录仪指示灯正常闪烁后,让患儿处于坐位或卧位将胶囊放入口腔,饮水少许吞服。

(6)自行吞服胶囊失败的患儿可用胃镜辅助送入胶囊。

(7)检查过程中实时监视胶囊行进的位置及患儿情况。

(8)图像数据的下载与备份:胶囊内镜检查结束后,取下传感器,按照界面提示下载数据,保存于电脑上建立的患儿病历资料文档中。数据记录仪中的数据保持到下次检查前再清除。

【检查注意事项】

(1)患儿取右侧卧位有利于胶囊尽快通过幽门,如果胶囊内镜卡在食管或长时间(4 小时)不能进入十二指肠,则使用促胃动力药或胃镜将胶囊内镜送至十二指肠内。

(2)在整个检查过程中,不能撕下传感器的导联线。

(3)在整个检查过程中,患儿不要接近强电磁波信号源,以免造成信号干扰。

(4)检查过程中尽量走动,避免剧烈运动,不要撞击身上的数据记录仪。

(5)检查过程中不能进食,如出现饥饿感,可饮少许糖水或静脉补液。

(6)患儿使用便盆排便,以便观察胶囊排出情况。

【检查后护理】

(1)交代患儿及其家属注意观察胶囊排出情况。

(2)胶囊滞留(2 周以上)未排出者,可行腹部 X 线检查,确定胶囊所在的位置。

(3)胶囊滞留的处理方法。

①治疗原发病,改善肠道炎症环境后促进胶囊排出。

②用小肠镜取出。

③行外科手术或腹腔镜手术取出。

【主要护理问题】

1. 疼痛 与疾病本身或胶囊滞留有关。

2. 知识缺乏 缺乏胶囊内镜检查相关知识。

3. 焦虑 与肠道疾病病程迁延,担心检查结果有关。

4. 潜在并发症 胶囊误吸、胶囊滞留、对胶囊包壳材料过敏等。

第八节 小肠镜检查

【环境要求】 检查室每日定时使用空气消毒机进行消毒,检查完毕后用现配的含氯制剂拖地,用消毒湿巾擦拭检查床、主机及台面,床单、被套、枕套如有污染随时更换,减少院内交叉感染。注意给患儿保暖,保持室温 20~24 ℃、相对湿度 50%~60%。

【检查前护理】

1. 检查前评估

(1)了解患儿检查是否完善,有无上呼吸道感染等情况。

(2)了解患儿有无小肠镜检查的禁忌证,如严重心、肺等器官功能障碍,了解患儿能否耐受或配合小肠镜检查。

(3)评估患儿病情、意识、合作程度。

(4)核对申请单,使用 PDA 核对信息,检查静脉留置针是否通畅。

(5)经口进镜时,评估患儿口腔和鼻腔有无出血、破溃及牙齿有无松动等情况。

(6)经肛门进镜时,评估肠道准备情况,遵医嘱口服聚乙二醇电解质散、乳果糖,或行结肠透析、磷酸钠盐灌肠、开塞露通便等,至大便呈清水样。

2. 饮食

(1)经口进镜者,检查前禁食禁饮 8~12 小时。

(2)经肛门进镜者,禁食 12 小时,检查前 2 日进少渣饮食,检查前 1 日进流质饮食。

3. 患儿准备

(1)经口进镜检查前 10~30 分钟口服去泡剂。

(2)经肛门进镜患儿,更换小肠镜专用检查裤。

4. 护士准备

(1)器械准备:小肠镜、主机及光源、气泵、外套管、小肠镜活检钳、注射针及其他相关附件、润滑剂、纱布、染料、牙垫、治疗巾、食用油等。

(2)双气囊小肠镜气囊及外套管的安装:

①向外套管的注水通道注入 10~20 mL 水,以减小外套管和镜身之间的摩擦。

②将外套管套于镜身上,然后将气囊套于内镜头端,用橡胶圈将气囊的两端固定,注意勿覆盖内镜头端的注气孔,否则气囊不能充盈。

③用专用软管将外套管与内镜的气囊管道分别与气泵相连,检查气泵注气、放气情况,确认气泵使用状态正常后,按压控制面板上的内镜气囊及外套管气囊的充气、放气键,使气囊充气,检查气囊是否能够正常充盈。随后将充盈的气囊浸没在水中,检查气囊是否漏气。确认气囊完好可以使用后,将气囊中的气体排空。

5. 心理护理　向患儿及其家属说明检查目的、注意事项,因小肠镜检查麻醉时间较长,因担心麻醉意外及并发症的发生,患儿及其家属会感觉紧张、焦虑。护士应注意患儿情绪变化,及时给予患儿精神上的支持。

【检查中配合】

(1)经口进镜患儿戴好咬口并妥善固定,于嘴角下垫一治疗巾,防止口水污染检查床及患儿衣物。经肛门进镜患儿垫护理垫,以防粪便污染患儿衣物及床单位。

(2)在检查过程中注意观察患儿面色、心率、呼吸、血氧饱和度及血压的变化。口腔分泌物较多时及时清除,保持呼吸道通畅。

(3)检查过程中,充分使用润滑剂将外套管外面和小肠镜镜身润滑,以利于顺利插入。护士右手扶稳固定接近操作部的外套管头端,方便医生插镜;左手固定接近口腔或肛门端的外套管,两手用力外展,使暴露在身体外的外套管成一直线,保持患儿与体外镜身始终处于直线状态,以便医生进镜。

(4)因双气囊小肠镜外套管和镜身长度相差 55 cm,因此进外套管时不能超过镜身的 155 cm 刻度。

(5)当小肠镜向深部插入困难时,协助患儿变换体位,或通过按压患儿腹部,配合医生拉回镜身,反复将肠腔套叠在内镜上,减少肠袢形成。经常调整镜身并在腹壁外进行手法防袢,使内镜推进顺利。

(6)检查过程中严密观察患儿病情变化,经口进镜插入外套管时动作应柔和,减少外套管与咽喉摩擦引起的不适。经肛门检查患儿,术中会出现腹胀、腹痛,注意观察有无出血、穿孔等并发症。

(7)发现病变后,配合检查者进行活检、染色、注射、标记等内镜下处置。

(8)协助麻醉医生拔管,整理患儿衣物及床单位,确定患儿意识清醒、生命体征稳定后,取下心电监护仪、血氧饱和度监测仪等。将患儿推至苏醒室观察,达到离室要求后与病房医护人员做好交接。

(9)按《软式内镜清洗消毒技术规范》(WS 507—2016)消毒清洗内镜。

【检查后护理】

1. 卧位　全身麻醉下小肠镜检查的患儿,检查后 2 小时内取去枕仰卧位或侧卧位,防止呕吐、误吸及跌倒坠床发生。

2. 饮食　检查后 6 小时内禁食、禁饮,经口进镜及取活组织患儿摄入清淡、温凉、半流质食物 1 日。经肛门进镜检查患儿当日勿摄入产气食物,如牛奶、豆浆等。

3.咽喉部不适 经口进镜患儿,因内镜外套管反复摩擦,可能会出现咽喉部疼痛及异物感,一般2～3日会自行消失,严重者可含服消炎片。

4.腹胀、腹痛 观察腹胀、腹痛情况,如轻微腹胀、腹痛,嘱患儿多行走,进行腹部顺时针按摩,以促进排气。如严重腹胀、腹痛,及时通知医生处理。

5.头晕、头痛护理 遵医嘱行心电监护,监测血氧饱和度,备好吸痰、吸氧用物。遵医嘱给予吸氧,保持吸氧管通畅,防止其扭曲及受挤压。

6.误吸护理 保持呼吸道通畅,遵医嘱吸痰。

7.心理支持 积极主动与患儿及其家属沟通,缓解其紧张、焦虑情绪。

【主要护理问题】

1.腹痛 与经肛门小肠镜检查及患儿疾病本身有关。

2.咽部不适 与小肠镜外套管反复摩擦咽喉部有关。

3.潜在并发症 轻症急性胰腺炎,消化道出血、穿孔。

4.有误吸的危险 与全身麻醉及呼吸道分泌物清理不及时有关。

参 考 文 献

[1] 高兴莲,田莳.手术室专科护士培训与考核[M].北京:人民卫生出版社,2018.

[2] 北京协和医院.临床护理常规[M].北京:人民卫生出版社,2012.

[3] 杨泳茹.小儿手术室工作手册[M].武汉:武汉大学出版社,2011.

[4] 何丽,李丽霞,李冉.手术体位安置及铺巾标准流程[M].北京:人民军医出版社,2014.

[5] 高兴莲,郭莉.手术室专科护理学[M].北京:科学出版社,2014.

[6] 崔福荣,张谨.现代手术室规范化管理实用手册[M].北京:人民卫生出版社,2013.

[7] 肖翠萍,王巧玲,潘德华.儿童内科疾病护理[M].武汉:湖北科学技术出版社,2015.

[8] 席惠君,张玲娟.消化内镜护理培训教程[M].上海:上海科学技术出版社,2014.

[9] 许春娣.儿科消化内镜诊疗技术[M].北京:人民卫生出版社,2017.

[10] 刘长庭.纤维支气管镜诊断治疗学[M].2版.北京:北京大学医学出版社,2009.

[11] 中华医学会消化内镜学分会小肠镜和胶囊内镜学组.中国小肠镜临床应用指南[J].中华消化内镜杂志,2018,35(10):693-702.

[12] 国家消化系统疾病临床医学研究中心(上海),国家消化内镜质控中心,中华医学会消化内镜学分会胶囊内镜协作组,等.中国小肠胶囊内镜临床应用指南(2021,上海)[J].中华消化内镜杂志,2021,38(8):589-614.

[13] 李小寒,尚少梅.基础护理学[M].6版.北京:人民卫生出版社,2017.

[14] 智发朝,山本博德.双气囊内镜学[M].北京:科学出版社,2008.

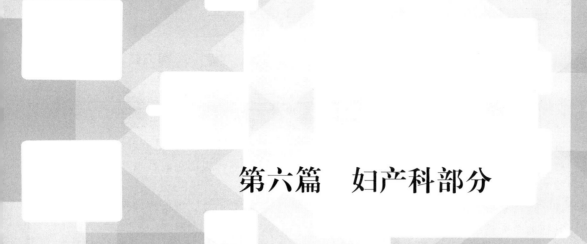

第六篇　妇产科部分

第四十一章　妇科疾病护理常规

第一节　妇科一般护理

1.入院护理　热情接待,做好入院处理和宣教,详细介绍住院环境及设施。及时完善首次护理评估和安全风险评估,做好安全教育。危重患者及时正确制订护理计划。

2.环境与休息　保持病室整洁、安静、光线明亮,每日开窗通风 2 次,每次 30 分钟。保持室温 18~22 ℃、相对湿度 50%~60%。急性期卧床休息,治疗护理尽量集中进行。

3.饮食　摄入高蛋白、低胆固醇、清淡、易消化、富含维生素食物,忌辛辣刺激性食物,鼓励多饮水。糖尿病患者摄入糖尿病治疗饮食。

4.卧位　根据病情取舒适、合适体位,急腹症、急性出血患者应卧床休息。

5.皮肤　保持局部皮肤清洁、干燥。外阴瘙痒者禁止搔抓、热水冲洗或涂抹刺激性药物,使用柔软无菌会阴垫,减少摩擦,勤换内裤,衣着宽松合体。

6.排泄　多饮水,保持大便通畅,避免便秘,必要时使用缓泻剂。

7.病情观察

(1)按分级护理要求加强巡视,严密观察生命体征和病情变化,发现异常及时通知医生处理,并及时、客观地完善护理记录。

(2)观察阴道分泌物的量、性质及阴道出血情况,必要时保留阴道分泌物及会阴垫备查。

(3)观察腹部疼痛部位、性质和持续时间,如有异常阴道出血及剧烈下腹部疼痛,应及时报告医生并做好记录。

8.用药护理

(1)局部用药:行坐浴或阴道冲洗操作时注意温度、药物浓度,以防灼伤;应用栓剂时,应指导患者采用正确的阴道给药方式。

(2)全身用药:遵医嘱给药,严密观察用药疗效及不良反应。

9.心理护理　评估患者心理状况,适度进行心理疏导及相关知识介绍,缓解紧张、恐惧情绪,取得其信任和配合。

10.正确留取各种标本　取样、送检及时,标本容器清洁、干燥。

11.健康指导

(1)加强疾病相关知识宣教,指导进行适当体育锻炼,避免过度劳累,增强机体抵抗力。

(2)指导保持外阴清洁、干燥的方法。经期、治疗期间禁止性生活。

(3)做好出院用药、康复锻炼、随访及复诊时间等健康指导。

第二节　生殖系统炎症一般护理

1.饮食　摄入高热量、高蛋白、富含维生素、易消化食物,忌摄入油腻、辛辣、生冷、寒凉的食物。

2.卧位　急性炎症期应卧床休息。

3.皮肤　注意个人卫生,经常更换内裤,不穿化纤内裤及紧身衣物,宜穿纯棉内裤,保持外阴清洁、干燥。

4.排泄　鼓励患者多饮水,摄入富含粗纤维的食物,保持大小便通畅,避免便秘。

5.心理护理　耐心向患者解释,告知及时就医的重要性,并鼓励患者坚持治疗和随访。对待慢性病患者要及时了解其心理状况,尊重患者,耐心倾听,主动向患者解释各种诊疗的目的、作用、方法、不良反应和注意事项,缓解患者的焦虑情绪。

6.用药护理

(1)对需局部用药治疗者,指导其进行会阴部清洁,告知用药方法及注意事项。

(2)向患者讲解有关药物的作用和不良反应,使患者明确不同剂型药物的应用方法,以保证疗程和疗效。

7.病情观察

(1)注意观察体温的变化,如有异常情况,及时报告医生。

(2)观察阴道分泌物的量和性状、用药反应等情况;阴道出血者应观察出血量及排出物,根据肉眼观察排出物情况及医嘱进行标本固定并送病理检查。

(3)白带异常者应观察白带性质、气味、颜色、量,以协助诊断。

8.健康指导

(1)向患者及其家属讲解常见生殖系统炎症的病因、诱发因素、预防措施,并与患者及其家属共同讨论适用于个人、家庭的防治措施,以保证疗程和疗效。

(2)告知妇科相关检查可能导致的不适。

(3)穿纯棉宽松内裤,以减少局部刺激;治疗期间勿去公共浴池、游泳池,浴盆、浴巾等用具应消毒,并禁止性生活。

(4)注意经期、孕期、分娩期和产褥期的卫生。

(5)定期进行妇科检查,及早发现异常,并积极治疗。

第三节　妇科腹部手术一般护理

1.术前护理

(1)心理护理:告知患者疾病及手术相关知识,缓解其紧张、恐惧情绪。重视患者情绪反应,耐心倾听和解答患者疑惑。

(2)完善术前检查:指导完善血常规、凝血功能、肝功能、肾功能、心电图和胸部 X 线等检查,必要时根据病情和合并症,完善特殊检查。深静脉血栓形成风险评估为中高风险者需完善术前血栓筛查,如 D-二聚体测定、下肢血管超声等。

(3)术前常规准备。

①皮肤准备:术前 1 日完成皮肤准备。范围:上自剑突,下至大腿上 1/3 前内侧及会阴部,两侧至腋后

线,剔除阴毛。清洁脐部。指导个人卫生,更换干净衣物。

②胃肠道准备:普通腹部手术患者,术前 1 日进无渣半流质食物。盆腔广泛根治术等复杂腹部手术患者,术前 3 日进无渣半流质食物。术前禁食 6 小时(合并胃肠功能障碍者术前禁食 8 小时),禁饮 2 小时;遵医嘱口服肠道抗生素;术前 1 日遵医嘱行灌肠准备。

③阴道准备:术前每日行阴道擦洗 1~2 次,必要时遵医嘱予以阴道用药。

④其他:手术前 1 日,必要时遵医嘱进行药敏试验及交叉配血试验,备齐手术用药。

(4)病情重点观察。

①合并高血压患者,术前严密监测血压,仔细观察有无头晕、头痛等高血压急症症状,遵医嘱按时指导其口服降压药,发现异常及时报告医生对症处理。

②合并糖尿病患者,术前积极控制血糖及相关并发症。严格指导患者采取糖尿病饮食。

③观察有无异常情况,如阴道流血异常增多、发热、月经来潮、腹痛加剧等,及时通知医生并积极协助处理。

(5)健康指导:术前加强营养,适当锻炼,提高机体抵抗力;注意保暖,预防上呼吸道感染;术前 4 周戒烟、戒酒,保持口腔清洁。

2.术日晨准备 监测生命体征,告知患者取下活动义齿、饰品及贵重物品等交给家属保管,勿化妆,更换干净、宽松衣物。备好病历及术中用物,再次检查手术部位标记,与手术室人员核对交接。

3.术后护理

(1)病情观察:手术当日每小时监测生命体征,生命体征平稳后遵医嘱定期监测。对复杂疑难大手术、急危重症患者,每 15~30 分钟监测生命体征 1 次,病情稳定后改为每小时或遵医嘱监测生命体征,做好记录。及时发现内出血或休克早期征兆。

(2)体位管理:根据麻醉类型及手术方式安置体位。全身麻醉患者清醒前,取仰卧位,头偏向一侧;硬膜外麻醉患者,取仰卧位 6 小时;蛛网膜下腔麻醉患者,取仰卧或头低位 6 小时。躁动不安者应加用床挡,以免发生坠床意外。若病情允许,抬高双下肢 20~30 cm,以利于下肢静脉回流,降低术后下肢深静脉血栓形成发生率,6 小时后取低半坐卧位。

(3)休息与运动:麻醉清醒后指导患者进行双下肢踝泵运动。指导麻醉未清醒者家属被动按摩患者双下肢;术后 4 小时鼓励患者每 2~3 小时床上翻身 1 次;术后第 2 日,鼓励并协助患者尽早下床活动。

(4)饮食指导:麻醉清醒后无恶心、呕吐,病情允许时即可少量饮水(每小时 10~15 mL)。术后禁食 4~6 小时,之后可进米汤等流质食物。术后第 1 日,可摄入米汤、稀饭、面条等易消化、少渣食物,腹胀者忌牛奶、甜食、豆浆等产气食物。如手术涉及肠道或肠粘连严重,遵医嘱禁饮禁食至肛门排气。

(5)伤口护理:密切观察患者切口有无渗血、渗液,切口及周围皮肤有无发红以及切口愈合情况,保持敷料干燥,发现异常及时通知医生予以处理。根据手术方式,遵医嘱给予腹带包扎腹部,1~2 kg 沙袋压迫腹部切口 6~8 小时。

(6)管路护理:区分引流管放置部位和作用,做好管道标识,妥善固定,按时挤压,保持引流管通畅;更换引流袋时,严格无菌操作,观察引流液的颜色、性状、量并做好记录;判断有无术后出血、感染等并发症;应做好持续胃肠减压者的口腔护理;指导患者及其家属活动时妥善固定导管,防止意外脱管。术后 24 小时内引流液量应不超过 200 mL,应为淡血性或浆液性。若每小时引流液量超过 100 mL 并为鲜红色,则考虑有内出血,应立即通知医生。

(7)疼痛护理:鼓励患者表达疼痛感受,正确实施疼痛评估,合理运用缓解疼痛的方法,必要时遵医嘱给予镇痛药,观察镇痛效果及不良反应。

(8)用药指导:遵医嘱使用抗生素预防感染。根据病情需要给予静脉营养支持,注意观察用药效果及不良反应。

(9)心理护理:及时关注患者情绪,认真倾听患者主诉或不适,耐心予以心理疏导,使患者对手术康复过程有正确认识,积极配合治疗,促进术后康复。

4. 预防深静脉血栓形成护理

(1)手术患者术前完成深静脉血栓形成风险评估和健康指导。

(2)除有活动性出血、出血风险高等人群之外,对于合并存在深静脉血栓形成高风险因素(如活动受限、肥胖、深静脉血栓形成病史)或行开腹或腹腔镜下腹盆腔复杂手术的肿瘤患者,术前、术后应遵医嘱予以低分子肝素预防治疗。

(3)择期大手术患者在手术前 12 小时内不使用大剂量低分子肝素,4 小时内不使用大剂量普通肝素。

第四节　妇科宫腔镜手术一般护理

1. 术前护理

(1)辅助检查:完善术前辅助检查,遵医嘱备血。

(2)阴道准备:术前进行阴道擦洗,每日 2 次。

(3)皮肤准备:注意个人卫生、皮肤清洁,按手术要求备皮。备皮范围:上至耻骨联合上 10 cm,下至会阴、肛门周围,两侧达腹股沟、臀部、大腿内侧上 1/3。

(4)子宫颈准备:术前根据医嘱予以阴道后穹隆置米索前列醇或子宫颈扩张棒操作,以软化子宫颈,利于扩宫。

(5)心理准备:评估患者心理状况,给予鼓励,缓解其紧张、恐惧情绪,使其积极配合手术。

2. 术后护理

(1)体位与活动:全身麻醉患者清醒前,取仰卧位,头偏向一侧;术后预防下肢静脉血栓形成,鼓励患者尽早下床活动。

(2)饮食护理:麻醉清醒后无恶心、呕吐,病情允许时即可少量饮水(每小时 10～15 mL)。术后禁食 4～6小时后进半流质食物,术后第 1 日采取普通饮食。

(3)会阴护理:术后注意保持会阴部的清洁,遵医嘱擦洗会阴部,每日 2 次,预防感染。

(4)病情观察要点。

①术后密切监测生命体征及排尿情况,有排尿困难者先诱导排尿,必要时遵医嘱予以导尿。

②观察阴道出血量及有无腹痛,如有大量鲜血流出,应及时报告医生,遵医嘱予以处理。

③保持各引流管通畅,将引流管标识清楚并妥善固定好,观察引流液的颜色、性状、量。

(5)健康指导。

①2 周内阴道可有少量出血及流液,应保持会阴部清洁,如出血量增多,应及时就诊。

②2 周内禁止性生活及盆浴。

第五节　妇科会阴部手术一般护理

1. 术前护理

(1)全身情况准备:了解全身脏器功能,正确评估患者对手术的耐受力,若有贫血、高血压、心脏病、糖尿病等内科合并症,予以纠正。观察患者生命体征、有无月经来潮。根据医嘱备血。

(2)肠道准备:涉及肠道手术患者,术前 3 日进无渣饮食,根据医嘱口服肠道抗生素。术前 1 日晚禁饮禁食 8 小时,术前 1 日晚和术日晨行清洁灌肠;不涉及肠道手术患者,仅术前 1 日予以洗肠液洗肠。

(3)阴道准备:术前 3 日进行阴道擦洗,每日 2 次。

(4)皮肤准备:按手术要求备皮。备皮范围:上至耻骨联合上 10 cm,下至会阴、肛门周围,两侧达腹股沟、臀部、大腿内侧上 1/3;特别应注意脐部的清洁,并注意勿损伤皮肤。注意个人卫生、皮肤清洁。

（5）膀胱准备：嘱患者进入手术室前排空膀胱，根据医嘱留置导尿管。

（6）心理准备：评估患者心理状况，讲解疾病相关知识，缓解其紧张、恐惧情绪，使其积极配合手术。

2.术后护理

（1）体位与活动：根据麻醉类型及手术方式安置体位。全身麻醉患者清醒前，取仰卧位，头偏向一侧；硬膜外麻醉患者，取仰卧位6小时；蛛网膜下腔麻醉患者，取仰卧位或头低位6小时。处女膜闭锁及有子宫无阴道患者，术后应取半坐卧位，以利于经血流出；行外阴癌根治术后的患者应仰卧，取双腿外展屈膝位，膝下垫软枕，减小腹股沟及外阴部张力，以利于伤口的愈合；阴道修补术、子宫脱垂患者手术后应取仰卧位，以免引起阴道和会阴部水肿；尿瘘修补术患者取健侧卧位，以减少尿液对伤口的浸泡。

（2）饮食护理：术后禁食、禁饮6小时，麻醉清醒后按医嘱进清淡流质食物，如米汤、萝卜水，肠功能恢复后进流质食物，逐渐过渡到半流质饮食、普通饮食，饮食宜清淡、易消化并富含粗纤维。

（3）切口护理：观察局部皮肤有无红肿热痛、渗血、渗液，注意阴道分泌物的颜色、性质、量，保持会阴部清洁、干燥，每日擦洗外阴2次。

（4）各种管道的护理：保持导尿管及其他各种引流管通畅，标识清楚各种引流管并妥善固定好，观察引流液的颜色、性状、量。

（5）肠道护理：防止大便对伤口的污染及排便对伤口的牵拉，控制首次排便时间；涉及肠道手术者排气后应抑制肠蠕动，可遵医嘱用药；术后第5日给予缓泻剂，软化大便，避免排便困难。

（6）疼痛护理：正确评估患者疼痛情况，理解患者，采取不同的方法缓解疼痛，必要时根据医嘱使用镇痛药。

（7）避免增加腹压：避免增加腹压的动作，如长期下蹲、咳嗽、用力排便等。

（8）健康指导。

①出院后休息3个月，保持会阴部清洁，禁止性生活及盆浴3个月。

②术后2个月避免提举重物、久蹲、久坐、久站等增加腹压的动作，注意防止腹泻、便秘，必要时使用缓泻剂。

第六节　化疗患者一般护理

【护理措施】

1.环境与休息　保持病室内环境整洁，每日开窗通风2次。保持室温18～22 ℃、相对湿度50%～60%。定期消毒空气，及时消除房间内异味，减少不必要的探视。

2.心理护理　及时掌握患者及其家属心理状态，做好患者心理疏导，鼓励家属为患者提供精神支持，帮助患者正确认识和对待疾病，增强信心。

3.病情观察

（1）密切监测体温，及时发现感染征象。

（2）观察有无牙龈出血、鼻出血、皮下淤血或阴道活动性出血等倾向。

（3）观察有无上腹部疼痛、恶心、腹泻等肝损害症状和体征。

（4）观察有无腹痛及腹泻次数、性状，并正确收集大便标本。

（5）观察有无尿频、尿急、血尿等膀胱炎症状。

（6）观察有无皮疹、色素沉着等皮肤反应。

（7）观察有无肢体麻木、肌肉软弱、偏瘫等神经系统副作用。

4.用药护理

（1）准确测量并记录体重：每次化疗前及用药中，在早上、空腹、排空大小便后进行体重测量，冬季应酌情减去衣物重量。

（2）正确使用药物：联合用药时，应根据药物性质合理用药，根据药物毒副作用正确指导患者饮水及准确监测尿量。

（3）合理使用并保护静脉血管：严格遵守化疗用药静脉输液原则，正确冲封管（详见本章第四十九节PICC维护技术规范）。

5.化疗毒副作用护理

（1）胃肠道反应：常规化疗前后予以止吐剂；避免用药前后2小时进食；鼓励摄入高热量、高蛋白、富含维生素、低脂肪、易消化食物，避免油腻、过甜食物；严密观察有无电解质紊乱，指导应用音乐疗法、指压按摩等方法缓解恶心、呕吐症状。

（2）口腔黏膜炎：每日进行口腔评估，观察有无红肿、红斑、溃疡、疼痛等；指导应用保持口腔清洁的方法，每次餐后及睡前选用软毛牙刷和含氟牙膏刷牙，勤换牙刷；使用不含酒精的盐溶液漱口；避免食用或饮用可能加重口腔黏膜损伤、疼痛或不适的食物及饮料，包括过热、过酸、辛辣、粗糙食物；戒烟戒酒；指导佩戴义齿患者妥善护理义齿，减少对口腔黏膜的刺激；有龋齿患者，应加强对残根的清洁处理。

（3）血小板减少：密切观察有无出血征象，注意防止出血，勿碰伤，减少活动。密切监测升血小板药物所带来的不良反应，并及时处理。

（4）骨髓抑制：遵医嘱定期监测白细胞计数，根据骨髓抑制程度，遵医嘱给予升白细胞、输血等治疗。对重度骨髓抑制者实施保护性隔离，谢绝探视，指导其减少活动，增加卧床休息时间，加强营养。

6.健康指导

（1）讲解化疗护理常识、化疗药物可能的毒副作用及引起的不适症状。

（2）指导患者利用松弛疗法缓解自身的焦虑和不安情绪，可通过与患者亲切交谈、音乐疗法等分散其注意力，减轻其恶心、呕吐反应。

（3）告知化疗造成的脱发并不影响生命器官，化疗结束后就会长出头发；可以佩戴假发，以维持自我形象。

（4）教会化疗患者自我护理方法。免疫力低下时，避免去公共场所，减少感染。加强皮肤管理，保持皮肤清洁，着柔软棉质衣物。保持口腔清洁，进食前后用生理盐水漱口。保持外阴部清洁，每日用温水清洗外阴部。

第七节 前庭大腺炎症

【定义】 前庭大腺炎症由病原体侵入前庭大腺所致，可分为前庭大腺炎、前庭大腺脓肿和前庭大腺囊肿。本病生育期妇女多见，幼女及绝经后期妇女少见。

【护理措施】

1.急性期护理 急性炎症期应卧床休息，用1∶5000高锰酸钾溶液坐浴，每日2次，每次15分钟，保持局部清洁、干燥，禁止搔抓、热水烫洗及涂抹刺激性药物。

2.术前护理 皮肤准备同会阴部手术；遵医嘱予以抗生素及镇痛药，并观察疗效和有无副作用。

3.饮食护理 平衡膳食，摄入清淡、易消化食物，多摄入新鲜蔬菜和水果，保持大便通畅。

4.术后护理

（1）卧床休息，减小活动时的摩擦。

（2）脓肿切开术后局部放置引流条引流，每日更换引流条。

（3）擦洗外阴，每日2次。伤口愈合后，使用药液坐浴，每日2次，每次15分钟。

5.病情观察重点

（1）术前观察局部包块大小、是否有波动感及局部有无红肿、破溃。

（2）动态评估局部疼痛情况。

（3）观察有无体温升高、腹股沟淋巴结肿大，行走步态有无受限。

（4）注意观察伤口有无出血、红肿等，严密观察体温、血常规的变化，及时了解感染的程度。

6. 健康指导

（1）注意性生活卫生和个人卫生，经期和产褥期禁止性生活，养成性生活后清洗外阴的习惯。

（2）保持外阴清洁、干燥，做好经期、孕期、分娩期、产褥期卫生，每日清洗外阴，更换舒适、柔软纯棉内裤。

（3）脓肿破溃者要使用柔软无菌会阴垫，减少摩擦和感染的机会。

第八节　婴幼儿外阴阴道炎

【定义】　婴幼儿外阴阴道炎是因婴幼儿外阴皮肤黏膜薄、雌激素水平低及阴道内异物等所致的外阴阴道继发感染。常见于 5 岁以下婴幼儿，多与外阴炎并存。

【护理措施】

1. 皮肤护理　注意个人卫生，保持外阴清洁干燥，尽量避免搔抓外阴致皮肤破损。勤换内裤，出现症状时应及时治疗。

2. 用药护理　针对病原体选择相应口服抗生素治疗，若阴道内有异物，应及时取出。小阴唇粘连者外涂雌激素软膏后，多可松解，严重者应分离粘连，并涂抗生素软膏。

3. 饮食护理　予清淡、易消化饮食，注意营养均衡，多摄入新鲜的蔬菜和水果，以保证大便通畅，多饮水保证体内水分，防止发生合并性尿道感染。

4. 病情观察要点

（1）注意观察体温的变化，如有异常情况，及时报告医生。

（2）观察阴道分泌物的量、性状和用药反应等。

（3）白带异常者应观察白带性状、气味、颜色和量。

5. 健康教育

（1）向患儿及其家属进行健康宣教，讲解炎症的病因、诱发因素、预防措施。

（2）清洗患儿外阴时，先洗阴道的前庭，后洗肛门。

（3）穿纯棉内裤，减少局部刺激，洗浴用品专人专用，避免共浴。

第九节　急性子宫颈炎

【定义】　急性子宫颈炎，又称急性宫颈炎，是指以子宫颈管黏膜柱状上皮感染为主，局部充血、水肿，上皮组织变性、坏死，黏膜、黏膜下组织、腺体周围见大量中性粒细胞浸润，腺腔中可有脓性分泌物。急性子宫颈炎可由多种病原体引起，也可由物理因素、化学因素刺激或机械性子宫颈损伤、子宫颈异物伴感染所致。

【护理措施】

1. 病情观察重点

（1）观察阴道分泌物的颜色、性状、气味，有无外阴瘙痒及灼烧感，有无尿频、尿急、尿痛等症状。

（2）注意观察患者的生命体征，出现高热时宜采用物理降温。

（3）遵医嘱予以抗生素治疗，根据不同情况采用经验性抗生素治疗及针对病原体的抗生素治疗，并观察用药后反应和效果，治疗时间一般应选择在月经干净后 3～7 日。

(4)注意阴道分泌物的实验室检查结果,根据不同病原体选择不同药物。

2.心理护理 对病程较长、疾病反复不愈者给予关心并耐心开导,减轻和消除其心理负担,鼓励其坚持治疗,避免因治疗不彻底而造成病情反复。

3.健康指导

(1)养成良好的生活习惯,增强抵抗力,避免过度劳累。

(2)纠正不良饮食习惯,注意饮食营养,鼓励患者多饮水。

(3)病原体为沙眼衣原体及淋病奈瑟球菌的子宫颈炎患者的性伴侣应进行检查及治疗。

(4)定期随访,评估治疗效果。

第十节 慢性子宫颈炎

【定义】 慢性子宫颈炎,又称慢性宫颈炎,是指子宫颈间质内有大量淋巴细胞、浆细胞等慢性炎症细胞浸润,可伴有子宫颈腺上皮及间质的增生和鳞状上皮化生。慢性子宫颈炎可由急性子宫颈炎迁延而来,也可为病原体持续感染所致,病原体与急性子宫颈炎相似。

【护理措施】

1.病情观察重点

(1)密切监测患者体温变化,注意有无尿路刺激征。

(2)观察阴道分泌物的量、性状、气味、颜色及有无阴道出血。

(3)观察有无发热及下腹部疼痛、肛门坠痛。

2.物理治疗及处理

(1)每日消毒外阴 2 次,保持外阴清洁、干燥。

(2)患者应常规筛查子宫颈癌,急性生殖器炎症是物理治疗禁忌证。

(3)物理治疗多在月经干净后 3～7 日进行,治疗前 1 周禁止性生活。

(4)术后 1～2 周脱痂时可有少量血水或少许流血,出血较多者,需急诊处理,局部用止血粉或行压迫止血。

3.心理护理 耐心开导病程较长、疾病反复不愈者,减轻和消除其心理负担,鼓励其坚持治疗。

4.健康指导

(1)物理治疗后创面愈合期为 4～8 周,2 个月内应禁止性生活和盆浴,避免剧烈运动。

(2)2 次月经后 3～7 日复查,效果欠佳者可进行第二次治疗。

(3)定期复查,发现子宫颈炎时予以积极治疗;治疗前常规行子宫颈刮片细胞学检查和(或)人乳头瘤病毒(HPV)检测,必要时行阴道镜检查及活检,以排除癌变可能。

第十一节 盆腔炎性疾病

【定义】 盆腔炎性疾病是指女性上生殖道的一组感染性疾病,主要包括子宫内膜炎、输卵管炎、输卵管卵巢脓肿、盆腔腹膜炎。

【护理措施】

1.卧位休息 急性期取半坐卧位,以利于炎症局限;慢性盆腔炎患者可自由活动,可取舒适体位。

2.合理用药 遵医嘱使用抗生素,药物治疗前告知患者用药剂量、方法及注意事项,以维持药物在体内的适当浓度从而保证疗效,并观察用药后反应和效果。

3.病情观察

(1)监测患者生命体征变化,观察有无发热及发热程度。

(2)观察有无下腹痛及腹痛程度、性质,观察有无压痛、反跳痛、腹肌紧张。

(3)脓肿持续存在或脓肿破裂者,及时配合医生完善术前准备。

(4)观察患者是否易疲劳及疲劳程度,评估患者的营养状况。

4.健康指导

(1)保持良好卫生习惯,注意性生活卫生,减少性传播疾病的发生;注意经期卫生,经期禁止性生活,以防反复感染。

(2)及时治疗下生殖道感染及盆腔炎性疾病,遵医嘱执行治疗方案,防止后遗症发生。

(3)纠正不良饮食习惯,加强营养,积极锻炼身体,注意劳逸结合,避免过度疲劳,防止受凉。

5.心理护理 耐心倾听,关心患者,解除其思想顾虑,增强其对治疗的信心。

第十二节　生殖器结核

【定义】 由结核分枝杆菌引起的女性生殖器炎症称为生殖器结核,又称结核性盆腔炎,多见于20～40岁妇女,也可见于绝经后的老年妇女。一旦确诊生殖器结核,应转至结核病专科医院治疗。

【护理措施】

1.活动与休息 急性期至少休息3个月,慢性患者可以从事较为轻松的工作和进行较为轻松的学习,要注意劳逸结合,适当参加体育锻炼,增强体质。

2.饮食指导 做好营养评估,科学合理搭配饮食,摄入高蛋白、富含维生素、易消化食物。

3.用药指导 遵医嘱用药,指导患者按时、按量、按疗程接受药物治疗,观察药物的毒性反应,详细告知患者各种抗结核药物的使用注意事项及不良反应。

4.病情观察

(1)观察是否有低热、消瘦、盗汗、乏力、食欲不振、腹水和体重减轻等症状。

(2)观察有无月经异常、白带增多。

(3)观察药物毒性反应,是否有眩晕、口麻、耳鸣、四肢麻木、恶心、呕吐、肝功能损害等异常情况,若有,及时报告医生。

5.健康指导

(1)加强营养,适当休息,增强机体抵抗力及免疫力。

(2)指导患者正确服药,并观察药物不良反应。

(3)告知患者随诊的时间、地点和联系方式。

第十三节　子宫内膜异位症

【定义】 当具有生长能力的子宫内膜腺体和间质出现在子宫体以外的部位时,称为子宫内膜异位症。临床表现因病变不同而不同,主要为痛经、下腹痛、不孕、月经失调及其他症状。

【护理措施】

1.手术治疗 详见本章第三节"妇科腹部手术一般护理"。

2.非手术治疗护理

(1)心理护理:应根据患者及其家庭需求,制订个体化治疗和护理方案。

（2）用药护理：遵医嘱正确和规范使用孕激素类药物、促性腺激素释放激素激动剂、口服避孕药等，及时观察用药疗效及不良反应，给予对症处理。

3. 病情观察重点

（1）观察疼痛程度及性质、部位，月经时间及月经期出血量。

（2）严密观察患者的病情、意识、面色，监测生命体征的变化。

4. 健康指导

（1）有生殖道梗阻的患者（如先天性生殖道畸形、闭锁、狭窄和继发性子宫颈粘连、阴道狭窄等）需及早治疗，避免引起经血逆流及滞留。

（2）向患者讲解药物知识、治疗作用，明确使用剂量、服用时间、不良反应及注意事项，避免随意停药。

（3）初潮年龄早和月经周期短的患者要注意预防子宫内膜异位症，当出现临床症状时需及时就诊。

（4）注意经期卫生保健，月经期避免剧烈运动、性生活、妇科检查和盆腔手术操作。多采取腹部热敷、侧卧位休息，以利于经血流出，必要时遵医嘱给予解痉镇痛药。

（5）药物治疗期间，定期复查肝功能；告知坚持遵医嘱用药的重要性及定期复查的必要性，提高疗效，减少复发。

第十四节　子宫腺肌病

【定义】 当子宫内膜腺体和间质侵入子宫肌层时，称为子宫腺肌病，多发生于 30～50 岁经产妇，临床主要症状为经量增多、月经期延长和逐渐加重的进行性痛经。

【护理措施】

1. 手术治疗 详见本章第三节"妇科腹部手术一般护理"。

2. 非手术治疗护理

（1）心理护理：应根据患者及其家庭需求，制订个体化治疗和护理方案。

（2）用药护理：遵医嘱正确和规范使用孕激素类药物、促性腺激素释放激素激动剂、口服避孕药等，及时观察用药疗效及不良反应，给予对症处理。

3. 病情观察重点

（1）观察疼痛程度及性质、部位，月经时间及月经期出血量，如有异常情况，及时处理。

（2）子宫动脉栓塞术后严密监测患者生命体征的变化，观察术侧肢体皮温、血液循环、活动及穿刺点压迫情况，及时发现术后并发症，积极对症处理。

附　子宫动脉栓塞术

【定义】 子宫动脉栓塞术（UAE）是在局部麻醉下行股动脉穿刺，置入导管，在 X 线数字减影血管造影下通过同轴导丝的引导，超选择性插管至子宫动脉并注入栓塞剂的一种技术。目前，临床应用于治疗子宫肌瘤、子宫腺肌病、瘢痕妊娠等疾病。

【护理措施】

1. 术前护理

（1）心理护理：详细讲解手术方式和过程以及对疾病治疗的优势，减轻患者紧张、恐惧心理，提高患者对术后疼痛的认识和耐受力。

（2）术前辅助检查：完善 B 超、心电图、胸部 X 线、磁共振及凝血功能等检查，了解患者阳性检查结果。

（3）饮食护理：指导患者多摄入蔬菜、水果等易消化食物，保持大便通畅，必要时遵医嘱予以口服乳果糖、开塞露塞肛等措施辅助排便。

(4)术前常规准备:术前1日做好穿刺部位皮肤准备,保持皮肤清洁,指导患者穿宽松、舒适衣物,教会患者足部踝泵运动的方法。

(5)术日晨常规准备:监测生命体征,建立静脉通道,避免穿刺下肢血管,以免影响观察下肢血液循环。遵医嘱备齐手术操作所需用物及药物。

2. 术后护理

(1)体位与活动:

①术后指导患者家属进行穿刺点局部点压式按压1小时,穿刺点予1 kg沙袋压迫6小时,弹性绷带加压包扎24小时。

②穿刺侧肢体制动8小时,避免髋关节屈曲,8小时后,穿刺侧肢体适当弯曲及向健侧翻身。

③术后24小时可下床活动,指导下床活动技巧,防止发生直立性低血压。

④指导术后尽早进行踝泵运动及双下肢按摩方法,防止下肢深静脉血栓形成。

(2)病情观察重点:

①术后返回病房后,取仰卧位,持续心电监护4～6小时,严密观察阴道出血情况,发现异常及时报告医生。

②术后3小时内,每30分钟到1小时观察并记录穿刺点有无血肿、渗血、渗液,并观察下肢皮肤颜色、温度、感觉及足背动脉搏动情况。

③严密监测患者体温,向患者解释发热原因,减轻其焦虑心理,根据发热程度,指导患者多饮水,保持皮肤清洁,必要时遵医嘱给予药物降温、抗感染等治疗。

(3)皮肤护理:卧床期间,协助患者勤翻身,严密观察受压皮肤状况,积极预防压疮的发生。

(4)疼痛护理:正确评估疼痛部位、程度、性质、持续时间及有无伴随症状等,指导使用呼吸调节、听音乐、聊天等分散注意力的方法减轻疼痛,必要时遵医嘱给予镇痛药。禁止使用热水袋或"暖宝宝"热敷下腹部。

(5)饮食护理:根据手术麻醉方式,指导患者进食进饮。卧床期间宜少量多餐,摄入营养丰富、易消化、高蛋白、富含维生素食物。

(6)导尿管护理:留置导尿管24小时,妥善固定,保持导尿管通畅,观察小便颜色、性状、量,保持会阴部清洁。

第十五节 外生殖器发育异常

【定义】 外生殖器发育异常常见的是处女膜闭锁,又称无孔处女膜,系发育过程中,阴道末端的泌尿生殖窦组织未腔化所致。临床表现以生育期周期性下腹痛,进行性加剧为主要症状,严重者引起肛门坠胀和尿频等症状。

【护理措施】

1. 心理护理 青春期女性遇异常情况常表现为恐惧、害怕,应关注患者及其家属的心理感受,讲解手术过程和良好预后,消除其顾虑,缓解其紧张情绪。

2. 术后体位与活动 术后取头高脚低位或半坐卧位。术后1日鼓励患者早下床活动,以利于阴道积血排出;保持阴道引流通畅,防止处女膜创缘粘连而再次闭锁。

3. 外阴护理 保持外阴敷料清洁、干燥,妥善固定敷料,防止敷料脱落污染。每日护理外阴2次直至积血排尽。

4. 导尿管护理 术后留置导尿管1～2日,妥善固定导尿管,保持导尿管通畅,指导患者多饮水。

5. 病情观察重点

(1)术后密切观察体温变化,有无感染征象。遵医嘱给予抗生素预防感染。

(2)观察阴道积血引流是否通畅,外阴敷料有无渗血、渗液,发现异常及时报告医生进行处理。

6.健康指导

(1)保持外阴清洁,勤更换内裤,出院1周内每日用1∶5000高锰酸钾溶液清洁外阴。

(2)术后1个月、3个月到医院复查,观察伤口情况。

(3)加强医学知识的宣教,注意月经来潮时经血流出是否通畅。正确鉴别痛经与再次发生处女膜粘连闭锁腹痛的区别,如月经期经血量少,伴有腹痛及肛门憋坠感,应及时就诊。

第十六节 阴道发育异常

【定义】 阴道发育异常是因副中肾管的形成和融合过程异常以及其他致畸因素所致。临床常见于先天性子宫阴道缺如综合征(MRKH综合征),阴道闭锁、阴道横隔、阴道纵隔及阴道斜隔综合征。

【护理措施】

1.心理护理 青春期女性遇异常情况常表现为恐惧、害怕,应关注患者及其家属的心理感受,讲解手术过程和良好预后,消除其顾虑,缓解其紧张情绪。

2.术前、术后常规护理 同本章第五节"妇科会阴部手术一般护理"。

3.术前特殊准备

(1)根据患者年龄选择适当型号的阴道模型及丁字带,消毒后备用。

(2)对游离皮瓣阴道成形术者,准备一侧大腿中部皮肤,备皮消毒后用无菌巾包裹,以备术中使用。

(3)拟行腹膜阴道成形术者和拟行乙状结肠阴道成形术者,术前做好肠道准备。

4.术后特殊护理

(1)腹膜阴道成形者,需排气后方可进食;乙状结肠阴道成形术者,术后禁食时间延长,应根据情况决定进食时间。

(2)术后7日取出阴道纱条,改为阴道模型,每日1次,1周后隔日更换1次。避免因便秘而腹压增加导致阴道模型脱出。

5.病情观察重点

(1)术后注意观察创面是否渗血、渗液。

(2)拟行腹膜阴道成形术者和拟行乙状结肠阴道成形术者,应观察人工阴道血液循环情况,分泌物的量、性状,有无感染,并控制首次排便时间。

6.疼痛的护理 患者首次更换模型时,疼痛明显,需提前半小时予以镇痛药。

7.健康指导

(1)出院前教会患者及其家属更换阴道模型方法,鼓励患者坚持使用阴道模型,每日夜间放置、日间取出,每日消毒更换。

(2)青春期女性应用阴道模型至结婚有性生活为止;告知已婚者术后应到医院复查,确定阴道伤口完全愈合后方可有性生活。

第十七节 盆腔脏器脱垂

【定义】 盆腔脏器脱垂是指盆腔器官脱出于阴道内或阴道外。可单独发生,但一般情况下是联合发生的。轻症患者无明显症状,重度脱垂可出现不同程度的腰骶部酸痛或下坠感、尿频、排尿困难和压力性尿失禁等。临床上可分为阴道前壁脱垂、阴道后壁膨出、子宫脱垂和阴道穹隆脱垂。

【护理措施】

1. 非手术治疗

(1)心理护理:关注患者心理感受,讲解疾病知识和预后,消除其顾虑,缓解其紧张情绪,做好患者家属的指导工作,协助患者早日康复。

(2)改善患者一般情况:加强营养,卧床休息,积极治疗原发病。

(3)教会患者盆底肌锻炼方法:进行凯格尔(Kegel)锻炼,指导收缩肛门运动,用力使盆底肌肉收缩 3 秒以上后放松,每次 10～15 分钟,每日 2～3 次。

(4)教会患者子宫托放取方法:

①绝经后妇女使用前 4～6 周,应涂抹阴道雌激素霜剂。

②子宫托每日早上放入阴道,睡前取出消毒后备用,避免放置过久压迫生殖道导致糜烂、溃疡,甚至坏死形成瘘道。

③保持外阴清洁,月经期和妊娠期停止使用子宫托。

④定期复查。第 1、3、6 个月时到医院检查,以后每 3～6 个月复查 1 次。

2. 手术治疗

(1)术前、术后护理:同本章第五节"妇科会阴部手术一般护理"。

(2)病情观察重点:

①观察阴道出血量和阴道分泌物的性状,及时发现出血、感染等异常情况。

②观察有无排尿困难、尿频、尿痛等尿潴留和膀胱刺激征症状,发现异常及时报告医生。

(3)健康指导:

①保持外阴清洁,注意会阴部的分泌物有无异味。

②指导绝经后阴道黏膜萎缩者术后正确使用雌激素,每周 2 次,至少半年。

③术后 3 个月避免剧烈咳嗽、深蹲等增加腹压的动作及负重运动。

④禁止性生活 3 个月,或经复诊确认阴道黏膜修复完好后方可有性生活。

第十八节　压力性尿失禁

【定义】　压力性尿失禁是指腹压突然增加导致的尿液不自主流出,但不是由逼尿肌收缩压或膀胱壁对尿液的张力压所引起。其特点是正常状态下无遗尿,但腹压突然增高时尿液自动流出,也称真性压力性尿失禁、张力性尿失禁、应力性尿失禁。80%患者伴有阴道前壁膨出。

【护理措施】

详见盆腔脏器脱垂护理。

第十九节　生 殖 道 瘘

【定义】　生殖道瘘指由各种原因导致生殖器与毗邻器官之间形成异常通道。临床上以尿瘘最常见,其次为粪瘘。两者同时存在时称为混合性瘘。

【护理措施】

1. 心理护理　理解患者的痛苦,取得患者信任,了解患者心理活动,耐心倾听患者提出的问题,稳定患者情绪,鼓励患者积极配合治疗和护理。

2. 体位管理 根据病变位置,指导患者取瘘孔高于尿液面体位。

3. 鼓励患者多饮水 病情允许时,患者每日饮水量应大于 3000 mL,必要时遵医嘱予以静脉补液以保证液体摄入量。

4. 手术治疗

(1)术前护理。详见本章第五节"妇科会阴部手术一般护理"。积极控制外阴炎症,用 1:5000 高锰酸钾溶液坐浴,每日 1~2 次,每次 15~20 分钟。老年患者阴道局部涂擦含雌激素软膏。有尿路感染者积极控制感染后再手术。

(2)术后护理。

①体位管理:根据患者瘘孔位置采取正确体位,瘘孔在侧面者应取健侧卧位,瘘孔在膀胱后底部者,应取俯卧位。

②导尿管护理:术后留置导尿管 7~14 日。妥善固定导尿管,并保持通畅;行膀胱造瘘者,保持膀胱引流通畅。

③肠道护理:防止大便对伤口的污染及排便对伤口的牵拉,控制首次排便时间;涉及肠道手术者,应在排气后抑制肠蠕动,遵医嘱予以药物;术后第 5 日予以缓泻剂软化大便,避免排便困难。

(3)病情观察重点。

①术后注意导尿管有无移位、堵塞;观察尿液的性状及量,当出现尿液混浊或肉眼血尿时,应报告医生并检查尿常规。

②观察引流管及造瘘管是否通畅。

5. 健康指导

(1)保持外阴清洁,避免外阴皮肤刺激。

(2)多饮水,避免剧烈咳嗽、用力排便等增加腹压的动作。

(3)遵医嘱继续服用抗生素或雌激素药物。

(4)出院后 3 个月内禁止性生活和重体力劳动,遵医嘱定期到门诊复查。

第二十节 外阴良性肿瘤

【定义】 外阴良性肿瘤较少见,主要有来源于上皮的外阴乳头瘤、汗腺瘤及来源于中胚叶的纤维瘤、脂肪瘤、平滑肌瘤和神经纤维瘤,而淋巴管瘤、血管瘤等罕见。

【护理措施】

1. 术前护理 详见本章第五节"妇科会阴部手术一般护理"。

2. 术后护理 详见本章第五节"妇科会阴部手术一般护理"。

3. 健康指导

(1)出院后休息 3 个月,注意逐渐增加活动量,避免重体力劳动。

(2)术后第 1 年每个月复查 1 次,术后第 2 年每 3 个月复查 1 次。

第二十一节 外阴鳞状上皮内病变

【定义】 外阴鳞状上皮内病变是指与人乳头瘤病毒(HPV)感染相关的临床和病理改变,或有进展为浸润癌潜在风险的局限于外阴鳞状上皮内的一组病变。多见于 45 岁左右的妇女,近年在年轻妇女中有增加的趋势,约 50% 的患者伴有其他部位的上皮内病变,约 38% 患者的病变可自行消退,仅 2%~4% 患者的病变进展为浸润癌。

【护理措施】

1. 对症护理

(1)药物治疗:遵医嘱局部用药,观察用药效果及不良反应。

(2)激光治疗:观察患者自觉症状及会阴部皮肤弹性、颜色。

(3)手术治疗:详见本章第五节"妇科会阴部手术一般护理"。

2. 健康指导

(1)保持外阴清洁、干燥,注意个人卫生,尽量避免搔抓外阴致皮肤破损。

(2)预防肛门、生殖道瘤样病变,减少免疫抑制以及吸烟等危险因素。

(3)高级别鳞状上皮内病变大部分由 HPV16 型感染所致,故应及时诊治 HPV 感染。

(4)定期体检,加强随访,以早发现、早诊断、早治疗,防止病情恶化。

(5)增强体质,提高自身免疫力,注意劳逸结合,多参加体育锻炼,多摄入富含维生素的新鲜蔬果。

第二十二节　外阴恶性肿瘤

【定义】　外阴恶性肿瘤占女性生殖道原发恶性肿瘤的 $3\%\sim5\%$,以鳞状细胞癌最常见,其他的包括恶性黑色素瘤、基底细胞癌、前庭大腺癌、疣状癌、肉瘤等。

【护理措施】

1. 心理护理　讲解外阴恶性肿瘤的相关知识,鼓励患者表达自身存在的问题,给予有针对性的指导,让患者以积极的态度面对疾病。

2. 术前、术后护理　详见本章第五节"妇科会阴部手术一般护理"。

(1)需植皮者,还应备皮。外阴局部有脓性分泌物者,应给予清创换药,保持局部清洁,遵医嘱使用抗生素。

(2)术后可在腘窝处垫一软枕以增加舒适度。对翻身困难者,可用软枕交替抬高臀部,预防压疮的形成。

3. 病情观察重点

(1)观察伤口及植皮区情况。

(2)观察引流液性状。

(3)观察体温情况及有无感染征象。

(4)观察留置导尿管位置。

4. 放疗患者皮肤护理

(1)轻度损伤表现为皮肤红斑,然后转化为干性脱屑,此期可在保护皮肤的基础上继续照射。

(2)中度损伤表现为水疱、溃烂和组织皮层丧失,此时应停止放疗,待其痊愈,注意保持皮肤清洁、干燥,避免感染,勿刺破水疱,可涂 1% 甲紫溶液或用无菌凡士林纱布包裹。

(3)重度损伤表现为局部皮肤溃疡,应停止照射,避免局部刺激,除保持局部清洁、干燥外,可用生肌散或抗生素软膏。

5. 化疗护理　详见本章第六节"化疗患者一般护理"。

6. 健康指导

(1)普及性卫生知识,改变不良性行为,采取有效措施预防和治疗性传播疾病。

(2)定期体检,必要时行 HPV 检测。

(3)告知患者外阴根治术后应按时复查,做好随访。术后第 1 年,每 1～2 个月复查 1 次;第 2 年,每 3 个月复查 1 次;第 3～4 年,每半年复查 1 次;第 5 年及以后,每年复查 1 次。

第二十三节 子宫颈鳞状上皮内病变

【定义】 子宫颈鳞状上皮内病变是与子宫颈浸润癌密切相关的一系列子宫颈病变,常发生于 25~35 岁妇女,大部分低级别病变可自然消退,但高级别病变具有癌变潜能,可能发展成浸润癌,被视为子宫颈癌的癌前病变。通过筛查发现子宫颈病变,及时治疗高级别病变,是预防子宫颈癌的有效措施。

【护理措施】

1. 拟行全子宫切除术 详见本章第三节"妇科腹部手术一般护理"。

2. 拟行子宫颈锥形切除术

(1)术前详细介绍手术治疗过程、目的和优势,告知可能出现的不适、并发症及注意事项。

(2)按子宫颈锥形切除术做好手术配合。

3. 病情观察重点

(1)观察阴道出血情况,阴道填塞纱布条止血者,24 小时内取出纱布条,做好护理记录和交接班。

(2)观察阴道分泌物和流出液的颜色、性状及量,发现异常及时上报医生并协助对症处理。

4. 健康指导

(1)指导患者术后保持外阴清洁,勤换内裤和会阴垫,避免剧烈运动和重体力劳动。

(2)告知患者在手术 1 周后若出现脱痂或少量出血为正常现象,应定期去门诊为伤口换药,术后性生活恢复时间需根据伤口复诊情况,要避免感染或创面出血。

(3)子宫颈锥形切除术后及时关注病理结果。如病理报告为可疑浸润癌,或患者年龄大,且没有生育要求,可行全子宫切除术。

(4)指导子宫颈癌是可以预防、治愈的,定期进行子宫颈癌的筛查。

第二十四节 子宫颈癌

【定义】 子宫颈癌是常见的妇科恶性肿瘤,高发年龄为 50~55 岁。由于子宫颈癌筛查的普及,现已可以早期发现和治疗子宫颈癌和癌前病变,其发病率和死亡率明显下降。子宫颈癌早期常无明显症状和体征,随病变发展,可表现为接触性出血、阴道排液,晚期根据癌灶累及范围出现不同的继发性症状,如尿频、尿急、便秘、肾盂积水、尿毒症及贫血、恶病质等全身衰竭症状。

【护理措施】

1. 术前、术后护理 详见本章第三节"妇科腹部手术一般护理"。

2. 术后康复护理

(1)膀胱功能康复:术后需留置导尿管 7~14 日,拔除导尿管前指导患者进行功能锻炼。嘱患者拔管后 1~2 小时排尿 1 次,如不能,应及时处理,必要时重新留置导尿管。

(2)残余尿量测定:拔除导尿管后 4~6 小时测残余尿量 1 次。残余尿量小于 100 mL,说明膀胱功能恢复。残余尿量大于 100 mL 则需继续留置导尿管,实施间歇性导尿。

①间歇性导尿:根据患者膀胱容量、压力和残余尿量确定导尿次数,一般每日 4~6 次,当残余尿量小于 100 mL 时,可停止间歇性导尿。

②制订个体化饮水计划和排尿日记,指导患者定时饮水,限制饮水总量。

a.晨起 6:00 开始至 22:00,每 2 小时饮水 200 mL,均匀摄入,避免短时间内大量饮水。

b.如摄入流质食物(粥、汤、果汁等),需要减去相应分量的饮水量,各类饮食宜清淡,避免摄入大量汤类、可乐、咖啡、浓茶及西瓜等利尿之物。

c.如在非计划内感到口渴,可适当少量饮水,24小时内饮水量不超过2000 mL。

(3)双J管置入护理。

①严密观察尿液的颜色、量及性状。如患者出现鲜红色血尿,嘱其多卧床休息,及时报告医生。

②遵医嘱行膀胱冲洗。冲洗速度根据尿液颜色而定,最快不超过80滴/分;如出现膀胱刺激征,应鼓励患者多饮水,增加排尿次数,防止发生尿路感染;准确记录尿量、冲洗量和排出量;控制冲洗液温度为25～30 ℃,以防膀胱痉挛等并发症发生。

③输尿管支架可引起患者腰部不适,应嘱患者卧床休息,取健侧卧位或半坐卧位,以利于尿液引流。

④鼓励患者早期下床活动,但应避免突然下蹲、过度弯腰及剧烈活动,防止咳嗽、用力排便等增加腹压的动作,以防双J管滑脱或上下移位。

⑤对于带管出院患者,指导居家自我观察和护理。出现排尿困难、尿频、血尿时应多饮水,减少活动,如尿中有血块、出现发热等,及时就诊;根据病情,术后1～3个月返院拔管。

3.放疗护理 详见本章第二十二节"外阴恶性肿瘤"。

4.化疗护理 详见本章第六节"化疗患者一般护理"。

5.病情观察重点

(1)观察阴道流血的量、颜色、性状等,了解有无接触性出血史(如妇科检查后、性生活后)。观察阴道排液的性状、气味及有无脱落的组织。

(2)观察患者是否伴有疼痛,了解疼痛的程度、持续时间、性质以及伴随症状。

6.健康指导

(1)保持外阴清洁、干燥,勤换会阴垫。

(2)普及子宫颈癌知识,加强妇女保健,积极治疗子宫颈炎及子宫颈上皮内瘤变。有性生活的妇女常规接受子宫颈刮片细胞学检查,每1～2年普查1次;已婚妇女,尤其是绝经前后月经异常或有接触性出血者,应及时就医。

(3)术后3～6个月避免重体力劳动,术后3个月内禁止盆浴及性生活。

(4)定期随访,出院后第1个月进行第1次随访;之后2年内每3个月复查1次;3～5年每6个月复查1次;第6年开始,每年复查1次。

第二十五节 子宫肌瘤

【定义】 子宫肌瘤是女性生殖器常见的良性肿瘤,多无明显症状,仅在体检时发现。症状与肌瘤部位、大小和有无变性相关,最常见症状为经量增多及月经期延长,其他症状为下腹包块、白带增多及邻近器官压迫症状等。按肌瘤与子宫肌壁的关系,子宫肌瘤可分为肌壁间肌瘤、浆膜下肌瘤和黏膜下肌瘤。子宫肌瘤常为多个,若各种类型肌瘤发生在同一子宫,则称为多发性子宫肌瘤。

【护理措施】

1.手术治疗 详见本章第三节"妇科腹部手术一般护理"。

2.病情重点观察

(1)阴道流血量大者,严密观察并记录生命体征,准确评估出血量。做好防跌倒/坠床风险评估和预防。

(2)巨大肌瘤、出现局部压迫症状者,遵医嘱予以导尿或应用缓泻药,以缓解尿潴留、便秘症状。

(3)黏膜下肌瘤脱出阴道者,应保持局部清洁,防止感染。

(4)浆膜下肌瘤蒂扭转发生急性腹痛者,需紧急完善术前准备。

3.用药护理

(1)遵医嘱应用止血药和宫缩剂,正确调节药物浓度和滴数。

（2）重度贫血者给予输血、补液、抗感染治疗以及紧急刮宫术。

（3）对于症状轻、近绝经年龄或全身情况不能耐受手术者,遵医嘱予以药物保守治疗,如皮下注射促性腺激素释放激素类似物、口服米非司酮片等,严密观察用药效果及不良反应。

4.健康指导

（1）对子宫肌瘤小、症状不明显,或已近绝经年龄采取保守治疗患者,指导每3～6个月随访1次,若子宫肌瘤明显增大或出现症状,需进一步治疗。

（2）对接受药物治疗患者,详细指导药物名称、用药目的、剂量、方法以及可能出现的不良反应和应对措施。

（3）指导手术患者术后1个月复查,并依据术后复查结果评估性生活恢复时间和日常活动恢复程度。

第二十六节　子宫内膜癌

【定义】　子宫内膜癌是发生于子宫内膜的一组上皮性恶性肿瘤,为女性生殖道恶性肿瘤之一,以异常阴道出血为最常见症状,其次为血性或浆液性阴道排液和下腹胀痛,可分为雌激素依赖型（Ⅰ型）和非雌激素依赖型（Ⅱ型）,Ⅱ型预后不良。

【护理措施】

1.手术治疗　详见本章第三节"妇科腹部手术一般护理"。

2.术后康复护理　详见本章第二十四节"子宫颈癌"。

3.病情重点观察

（1）密切观察患者阴道流血的量、颜色、性状及有无疼痛等情况,发现异常情况及时报告医生并记录。

（2）术后6～7日阴道残端感染可致残端出血,需严密观察并记录出血情况,患者应减少活动,指导其进行床上肢体运动。

4.用药护理　用药前需向患者及其家属做好解释及指导,注意观察孕激素治疗的不良反应,如有无潮热、畏寒等类似围绝经期表现,有无骨髓抑制、不规则阴道流血、恶心、呕吐,有无水钠潴留、药物性肝炎等不良反应,出现异常及时报告医生。

5.放疗护理　详见本章第二十二节"外阴恶性肿瘤"。

6.化疗护理　详见本章第六节"化疗患者一般护理"。

7.健康指导

（1）指导患者保持心情愉快,以利于疾病的康复。

（2）告知患者及其家属出院有关事宜,定期复查,及时发现异常情况,确定处理方案。

（3）根据患者康复情况,指导日常体力活动程度和恢复性生活时间,阴道局部可使用水溶性润滑剂等增进性生活舒适度。

（4）随访时间:75%～95%的复发发生在术后2～3年,术后2～3年每3个月随访1次,3年后每6个月随访1次,5年后每年随访1次。

第二十七节　子 宫 肉 瘤

【定义】　子宫肉瘤在临床上少见,恶性程度高,来源于子宫肌层、肌层内结缔组织和内膜间质,也可继发于子宫平滑肌瘤,多见于40岁以上妇女。早期症状不明显,随着病情发展,可出现阴道不规则流血伴腹痛、腹部包块,压迫膀胱或直肠而出现尿频、尿急、尿潴留、排便困难等,晚期出现全身消瘦、贫血或出现肺、脑转移症状。

子宫肉瘤治疗原则以手术为主。Ⅰ期和Ⅱ期患者行筋膜外子宫及双侧附件切除术,Ⅲ期和Ⅳ期患者应考虑手术、放疗和化疗综合治疗。

【护理措施】 详见本章第二十六节"子宫内膜癌"。

第二十八节　卵巢上皮性肿瘤

【定义】 卵巢上皮性肿瘤指肿瘤来源于卵巢表面的生发上皮。生发上皮由胚胎发育时所具有的原始体腔上皮衍生而来,具有分化为各种内生殖器上皮的潜能。这种上皮性肿瘤如果向输卵管上皮分化,就形成浆液性肿瘤;如果向子宫颈黏膜分化,就形成黏液性肿瘤;如果向子宫内膜分化,就形成子宫内膜样肿瘤。上皮性肿瘤根据良恶性的不同,又分为良性肿瘤、恶性肿瘤和交界性肿瘤。

【护理措施】

1. 手术治疗 详见本章第三节"妇科腹部手术一般护理"。

2. 病情观察重点

(1)若体位改变后突然出现一侧下腹部剧痛,伴恶心、呕吐甚至休克,考虑卵巢上皮性肿瘤蒂扭转的可能,需及时协助处理急腹症。

(2)若出现腹部压痛、腹肌紧张,可能有腹水;若出现盆腔原存在的肿块消失或缩小,可能发生肿瘤破裂,需立即手术。

(3)观察阴道出血情况,如有异常出血、分泌物恶臭,要考虑感染的可能。

(4)对存在大量腹水影响呼吸及卧位者,应严密观察并记录其生命体征、腹水性质及不良反应。注意一次放腹水量不应超过 3000 mL,速度不宜过快,放腹水后腹部可用沙袋加压,以防腹压骤降而休克。

3. 健康指导

(1)术后不宜久坐,加强腹式呼吸锻炼。

(2)不滥用激素类药物及补品,摄入高蛋白、富含维生素 A 的食物,避免高胆固醇饮食,高危妇女宜预防性口服避孕药。

(3)宣传卵巢上皮性肿瘤的高危因素,30 岁以上妇女每年进行 1 次体检,高危人群无论年龄人小,最好每半年接受 1 次检测,必要时行 B 超检查和检测血清糖类抗原 125(CA125)等肿瘤标志物。

(4)术后 6～8 周避免提重物及使用阴道棉条,以减少内出血及感染的可能,注意防止腹泻、便秘及盆腔充血,以利于身体恢复。

(5)患者需长期接受随访和监测。有腹痛、腹胀、阴道出血等不适时随诊。复诊时间:术后第 1 年每个月 1 次,术后第 2 年每 3 个月 1 次,术后第 3～5 年视病情每 4～6 个月 1 次,术后 5 年以上者每年 1 次。

4. 放疗护理 详见本章第二十二节"外阴恶性肿瘤"。

5. 化疗护理 详见本章第六节"化疗患者一般护理"。

第二十九节　卵巢非上皮性肿瘤

【定义】 常见的卵巢非上皮性肿瘤有生殖细胞来源的、性索间质细胞来源的以及转移性肿瘤来源的肿瘤。此病大约占卵巢恶性肿瘤的 1/10。大部分患者可出现亚急性下腹部疼痛,很可能与肿瘤内出血、瘤体坏死以及肿瘤膨胀牵拉等有关。

【护理措施】 详见本章第二十八节"卵巢上皮性肿瘤"。

第三十节 卵巢转移性肿瘤

【定义】 卵巢转移性肿瘤是由其他器官或组织转移至卵巢形成的肿瘤,又称为卵巢继发性肿瘤,占卵巢肿瘤的 5%~10%。其中常见的卵巢转移性肿瘤是库肯伯格瘤(Krukenberg tumor)。

【护理措施】 详见本章第二十八节"卵巢上皮性肿瘤"。

第三十一节 葡 萄 胎

【定义】 葡萄胎是指妊娠后人胎盘绒毛膜滋养层细胞增生,间质高度水肿,而形成大小不一的水泡,水泡间借蒂相连成串,形如葡萄,又称水泡状胎块。葡萄胎分为完全性葡萄胎和部分性葡萄胎两类。

【护理措施】

1.病情观察重点

(1)观察腹痛及阴道流血情况。

(2)观察阴道排出物内有无水泡状组织。

(3)清宫后抽血监测人绒毛膜促性腺激素(HCG)含量,了解有无异常阴道流血、咳嗽等转移灶症状。

2.清宫手术 执行本章第四十节"手术流产"护理常规。

3.预防性化疗 不作为常规推荐。

4.子宫切除术护理 执行本章第三节"妇科腹部手术一般护理"。

5.健康指导

(1)向患者及其家属讲解有关葡萄胎的疾病知识,让患者及其家属了解坚持正规的治疗和定期随访是根治葡萄胎的基础,让他们懂得监测 HCG 的意义。

(2)饮食中缺乏维生素 A 及其前体胡萝卜素和动物脂肪者,发生葡萄胎的概率明显增高,因此指导患者摄入高蛋白、富含维生素 A、易消化的食物。

(3)适当活动,保证睡眠时间和质量,以提高机体的免疫力。

(4)保持外阴清洁和室内空气清新,每次刮宫术后禁止性生活及盆浴 1 个月,以防感染。

(5)有效避孕 1 年,HCG 成对数下降或阴性后 6 个月方可再次妊娠,但对 HCG 下降缓慢者,应延长避孕时间。

(6)葡萄胎患者清宫术后必须定期随访,清宫术后每周复查 1 次 HCG,直至连续 3 次正常。以后每月随访 1 次,共随访 6 个月;再每 2 个月随访 1 次,共随访 6 个月,自第 1 次 HCG 阴性后共计随访 1 年。

第三十二节 妊娠滋养细胞肿瘤

【定义】 妊娠滋养细胞肿瘤 60% 继发于葡萄胎妊娠,30% 继发于流产,10% 继发于足月妊娠或异位妊娠,其中侵蚀性葡萄胎继发于葡萄胎妊娠,绒毛膜癌(简称绒癌)可继发于葡萄胎妊娠,也可继发于非葡萄胎妊娠。侵蚀性葡萄胎恶性程度低于绒癌,预后较好。绒癌恶性程度极高,发生转移早且广泛,在化疗药物问世以前,其死亡率超过 90%,但随着诊断技术及化疗的发展,绒癌预后已得到极大的改善。

【护理措施】

1.心理护理 评估患者及其家属对疾病的心理反应,让患者宣泄痛苦心理及失落感;详细解释患者所担心和疑惑的问题,减轻患者的心理压力,帮助患者及其家属树立战胜疾病的信心。

2. 病情观察重点

(1)严密观察病情:严密观察患者腹痛及阴道出血情况,记录出血量,出血多时除密切观察患者血压、脉搏、呼吸外,还应配合医生做好抢救工作,及时做好手术准备。

(2)动态观察并记录 HCG 的变化情况,识别转移灶症状,发现异常立即通知医生并配合处理。

3. 做好治疗配合 接受化疗者按化疗患者护理常规护理,手术治疗者按妇科腹部手术一般护理常规实施护理。

4. 有转移灶者提供对症护理

(1)阴道转移患者的护理:禁止做不必要的检查和使用阴道扩张器,尽量卧床休息,密切观察阴道有无破溃出血;配血备用,准备好各种抢救器械和物品;若发生破溃大出血,应立即通知医生并配合抢救,用长纱布条填塞阴道,取出时必须做好输液、输血及抢救的准备工作,遵医嘱用抗生素预防感染。

(2)肺转移患者的护理:卧床休息,呼吸困难者取半坐卧位并予以吸氧。遵医嘱给予镇静剂及化疗药物;一旦咯血,立即通知医生,取头低患侧卧位,保持呼吸道通畅,轻叩背部,以排出积血,同时进行止血抗休克治疗。

(3)脑转移的护理:绝对卧床休息,以防造成意外损伤,观察颅内压增高的症状,记录出入量;遵医嘱静脉补液,给予止血剂、脱水剂和吸氧、化疗等治疗,严格控制补液总量及补液速度,防止颅内压增高。

5. 健康指导

(1)鼓励患者进食,推荐其摄入高蛋白、富含维生素、易消化的食物,以增强机体抵抗力。

(2)注意休息,不过度劳累,有转移症状出现时,应卧床休息,待病情缓解后再适当运动。

(3)注意保持外阴清洁,以防感染。节制性生活,做好避孕指导。

(4)应严密随访,第 1 次在出院后 3 个月,然后每 6 个月 1 次至出院后 3 年,此后每年 1 次至出院后 5 年,以后可以每 2 年 1 次。随访期间应严格避孕,应于化疗停止 12 个月后方可妊娠。

第三十三节 胎盘部位滋养细胞肿瘤

【定义】 胎盘部位滋养细胞肿瘤是指起源于胎盘种植部位的一种特殊类型的妊娠滋养细胞肿瘤,临床上罕见,多数呈良性,一般不发生转移,预后良好。

【护理措施】

1. 术前、术后护理 详见本章第三节"妇科腹部手术一般护理"。

2. 化疗护理 详见本章第六节"化疗患者一般护理"。化疗期间密切观察患者腹痛及阴道流血情况。

3. 健康指导

(1)注意休息,避免劳累,保持外阴清洁,防止感染,节制性生活。

(2)治疗结束后应严密随访:第 1 次在出院后 3 个月,然后每 6 个月 1 次至出院后 3 年,此后每年 1 次至出院后 5 年,以后每 2 年 1 次。

(3)随访期间应严格避孕,一般于化疗停止 12 个月后方可妊娠。

第三十四节 异常子宫出血

【定义】 异常子宫出血(AUB)是妇科常见的症状和体征,指与正常月经的周期频率、规律性、经期长度、经期出血量、经血性状中的任何一项或几项不符,源自子宫腔的异常出血。根据有无排卵,可分为无排卵性异常子宫出血和排卵性异常子宫出血。

【护理措施】

1.病情观察重点

(1)生命体征:有缺氧症状时,可给予吸氧;出现休克征象时应立即报告医生,积极配合抢救。

(2)出血量及性质:注意收集患者会阴垫以估计出血量;因出血多导致贫血的患者应卧床休息;贫血严重者,遵医嘱做好配血、输血、止血等措施,以维持患者正常血容量。

(3)月经周期:观察月经周期是否缩短、延长或出现其他紊乱。

(4)感染相关征象:观察体温、子宫体压痛等,监测白细胞计数等。

2.手术护理 行刮宫术者的护理详见本章第四十节"手术流产";行宫腔镜手术治疗者的护理详见本章第四节"妇科宫腔镜手术一般护理"。

3.健康指导

(1)用药指导:使用激素治疗时指导患者用药,详细讲解药物作用、副作用、剂量、服用方法、服用时间等;按时督促患者服药,并观察用药后反应。

(2)休息与活动:贫血患者应卧床休息,如厕、洗漱时应有人陪伴,以防晕厥时摔伤。避免情绪过度紧张及劳累,保证充分休息和睡眠。

(3)加强营养:注意纠正贫血及代谢紊乱。

附　子宫内膜息肉

【定义】 子宫内膜息肉是子宫局部内膜过度生长所致,数量可为一个或多个,直径从数毫米至数厘米不等,可分无蒂和有蒂两类。息肉由子宫内膜腺体、间质和血管组成,在异常子宫出血原因中,21%～39%由子宫内膜息肉引起。

临床表现:70%～90%为经间期出血、月经量过多、经期延长或不规则出血。单发、较小的子宫内膜息肉常无症状,仅在B超检查、诊刮或切除子宫后剖检标本时发现。若息肉较大或突入子宫颈管,易继发感染、坏死,分泌具有恶臭的血性分泌物。

【护理措施】 详见本章第三十四节"异常子宫出血"。

第三十五节　闭　经

【定义】 闭经是常见的妇科症状,表现为无月经或月经停止。根据既往有无月经来潮,分为原发性闭经和继发性闭经两类。原发性闭经指年龄超过14岁,第二性征未发育,或年龄超过16岁,第二性征已发育,月经还未来潮。继发性闭经指正常月经建立后,月经停止6个月,或按自身原有月经周期计算停止3个周期以上。

【护理措施】

1.减轻或消除诱发闭经的原因 对于应激或精神因素所致闭经者,应给予耐心的心理治疗,缓解紧张和焦虑情绪;对于因体重下降引起的闭经者,应供给足够营养,保持标准体重;对运动性闭经者,应适当减少运动量;对于因肿瘤、多囊卵巢综合征等引起的闭经者,应进行特异性治疗。

2.治疗配合

(1)激素水平测定:保证患者在正确的时间收集检查样本。

(2)激素治疗:严格遵医嘱正确用药,不得擅自停服、漏服和随意更改药量,并监测用药效果。

(3)手术治疗:行宫腔镜手术治疗者,详见本章第四节"妇科宫腔镜手术一般护理";行根治性手术治疗者,详见本章第三节"妇科腹部手术一般护理"。

3.健康指导

(1)指导合理用药,说明激素治疗药物的作用、不良反应、剂量、具体服用方法和服用时间等。

(2)指导患者做好服药和治疗的随访。

第三十六节　多囊卵巢综合征

【定义】　多囊卵巢综合征是一种常见的妇科内分泌疾病。持续无排卵、雄激素水平过高和胰岛素抵抗及卵巢多囊样改变是其重要特征,其是月经紊乱的常见原因。

【护理措施】

1.调整生活方式　肥胖患者控制饮食、增加运动量,以降低体重,提高胰岛素敏感性,恢复排卵。

2.药物治疗　讲解生活方式的改变对多囊卵巢综合征的影响,讲解使用激素药物的治疗作用、不良反应及具体服药方法。

3.手术治疗　参见本章第三节"妇科腹部手术一般护理"。

4.健康指导

(1)心理护理:鼓励患者说出自己的想法,缓解其精神压力,使其放松心情;督促患者加强锻炼,控制体重。

(2)以低脂肪、高蛋白饮食为主,戒烟、戒酒,少摄入动物脂肪,鼓励摄入新鲜低糖水果、蔬菜和粗粮,避免摄入辛辣刺激性食物。

第三十七节　自　然　流　产

【定义】　妊娠不足28周、胎儿体重不足1 kg而终止者,称为流产。流产发生于妊娠12周以前称为早期流产,发生在妊娠12周至不足28周称为晚期流产。

停经、腹痛及阴道出血是流产的主要症状。按自然流产的不同发展阶段,临床上将其分为先兆流产、难免流产、不全流产和完全流产。此外流产有3种特殊情况,为稽留流产、复发性流产、流产合并感染。

【护理措施】

1.心理护理　加强心理护理,稳定孕妇情绪,增强保胎信心。

2.保胎治疗　先兆流产孕妇绝对卧床休息,给予高蛋白、富含维生素、高热量普通饮食,保持大便通畅,防止便秘;遵医嘱使用黄体酮等保胎药物,避免妇科检查,尽量减少刺激。

3.终止妊娠　妊娠不能继续者做好终止妊娠的准备,行清宫术者执行手术流产护理常规。

4.病情观察重点

(1)观察先兆流产孕妇是否有腹痛加重、阴道流血量增多等,同时注意孕妇的情绪状态。

(2)妊娠不能继续者严密监测体温、血压及脉搏,观察孕妇面色、腹痛情况、阴道流血情况及有无休克征象。

(3)监测孕妇的血常规,观察阴道分泌物的性状、颜色及气味等,发现感染征象及时报告医生,并遵医嘱行抗感染处理。

5. 健康指导

(1)先兆流产孕妇绝对卧床休息,禁止性生活、灌肠等,减少刺激。

(2)保持会阴部清洁,使用无菌会阴垫。

(3)流产后 1 个月返院复查,无异常后方可恢复性生活。

(4)讲解自然流产相关知识,加强营养,注意休息,为再次妊娠做好准备。

第三十八节 异位妊娠

【定义】 受精卵在子宫体腔以外着床发育称为异位妊娠。在异位妊娠中,以输卵管妊娠最常见,占异位妊娠的 95% 左右。

输卵管妊娠以壶腹部妊娠最多见,约占 78%,其次为峡部、伞部妊娠,间质部妊娠较少见。另外,在偶然情况下,可见输卵管同侧或双侧多胎妊娠,或宫内与宫外同时妊娠,尤其多见于辅助生殖技术受孕者和促排卵受孕者。

【护理措施】

1. 手术治疗护理

(1)休息与活动:卧床休息,避免使腹压增大的动作,防止腹部妊娠包块破裂。

(2)病情观察:监测患者生命体征,观察患者腹痛及阴道流血情况。

(3)术前准备:备皮,指导禁食、禁饮。建立静脉通道,抽血并做交叉配血试验备用。对于出现剧烈腹痛有休克症状者,应积极做好急诊手术术前准备工作,迅速备好抢救物品,给予吸氧、输液、输血以纠正休克、扩充血容量等抢救治疗,注意保暖。

(4)术后护理:参见本章第三节"妇科腹部手术一般护理"。

(5)心理护理:介绍手术方式及注意事项,安慰患者,减少和消除紧张、恐惧心理。

2. 非手术治疗护理

(1)休息与活动:卧床休息,避免腹压增加,减少异位妊娠破裂的机会。

(2)病情观察:观察生命体征,重视患者的主诉,注意阴道流血量及腹痛情况,了解外出血与腹腔内出血是否相符。如出血增多、腹痛加剧、肛门坠胀感明显等,立即报告医生,给予相应处理。

(3)化疗护理:遵医嘱使用化疗,观察用药效果及副作用,按妇科化疗护理常规执行。

(4)监测治疗效果:遵医嘱正确留取血标本,以监测治疗效果。

3. 健康指导

(1)保守治疗期间加强营养,指导摄入含铁蛋白、易消化的食物,以促进血红蛋白的增加,增强患者抵抗力。

(2)保持会阴部清洁,及时更换会阴垫,保持大便通畅,避免突然改变体位和增加腹压动作,禁止灌肠及使用镇痛药。

(3)保持良好的卫生习惯,预防盆腔感染,发生急性炎症时应彻底治疗。

(4)再次妊娠最好在术后 1 年后;发生妊娠后及早行 B 超检查,以排除再次异位妊娠的可能。

第三十九节 妊娠剧吐

【定义】 妊娠剧吐指妊娠早期孕妇出现严重持续的恶心呕吐,并引起脱水、酮症甚至酸中毒,需住院输液治疗。有恶心呕吐的孕妇中通常只有 0.3%～1.0% 发展为妊娠剧吐。

【护理措施】

1.心理护理 讲解妊娠生理及孕吐相关知识,消除患者不必要的思想顾虑,提高患者心理舒适度。

2.饮食指导 若进食量不足,遵医嘱适当补液;呕吐停止后适当进食,饮食以清淡、易消化为主。

3.卧位与休息 做好个人卫生,保持环境整洁、舒适,呕吐后及时清理呕吐物,用温水漱口,以免因异味刺激加重呕吐,呕吐严重时应卧床休息。

4.用药指导 用药目的主要是纠正脱水及电解质紊乱,每日静脉补液量为 3000 mL 左右,补充维生素 B_6、维生素 B_1、维生素 C 等。

5.病情观察重点

(1)注意观察呕吐物的颜色、性状、量和患者呕吐频率。

(2)注意观察患者体重、面色、皮肤、尿量、脉搏等情况,防止发生脱水。

(3)注意监测患者的血常规、肝功能、肾功能、电解质等,评估患者病情严重程度。

6.健康指导

(1)生活规律,保证充足的睡眠,保持室内空气清新,每日通风 2 次,每次 30 分钟。

(2)饮食宜清淡、富有营养、易消化,少量多餐。

(3)妊娠期汗腺分泌旺盛,应勤洗澡,宜淋浴,以免造成上行感染,每晚清洗会阴部以保持清洁,并勤换内裤。

(4)保持大便通畅,便秘时可予蜂蜜调服。

第四十节　手术流产

【定义】 手术流产是采用手术方法终止妊娠,包括负压吸引术(妊娠时间<10 周者)和钳刮术(妊娠时间≥10 周者)。

【护理措施】

1.术前护理

(1)做好解释工作,介绍手术流产的步骤,消除患者顾虑,使其配合手术。

(2)术前测体温,体温超过 37.5 ℃者暂缓手术,告知医生进行处理。

(3)术前排空膀胱,准备好手术环境及用物,安置患者体位。

(4)遵医嘱执行术前用药并记录。

2.术中护理

(1)做好会阴部及阴道消毒准备。

(2)配合医生查找并核对宫腔吸出物,协助完成手术操作及术中用药治疗。

(3)观察患者一般情况,并安抚患者,警惕羊水栓塞、子宫穿孔等并发症的发生。若发生,积极配合抢救。

3.术后护理

(1)观察并记录患者的腹痛及阴道流血情况。

(2)观察患者血压、脉搏等一般情况,倾听患者的主诉。

(3)麻醉手术患者,术后禁食、禁饮 2 小时,如无恶心、呕吐等症状,可逐渐恢复进食。

4.健康指导

(1)嘱受术者保持外阴清洁,1 个月内禁止性生活及盆浴,预防感染。

(2)术后休息 2 周。若有腹痛及阴道流血增多症状,随时就诊。

(3)积极实施"流产后关爱"服务,向患者及其家属宣传避孕相关知识,帮助患者及时落实科学的避孕方法,避免重复流产。

(4)多摄入高蛋白、富含维生素、易消化的食物,忌辛辣刺激性食物。

第四十一节 药 物 流 产

【定义】 药物流产是用药物而非手术终止早期妊娠的一种避孕失败的补救措施。目前临床应用的药物为米非司酮和米索前列醇,米非司酮是一种类固醇类的抗孕激素制剂,具有抗孕激素和抗糖皮质激素作用。米索前列醇是前列腺素类似物,具有兴奋子宫和软化子宫颈作用。两者配伍应用于早期妊娠,完全流产率达 90% 以上。

【护理措施】

1. 药物流产前的准备 协助医生严格核对孕妇药物流产的适应证和禁忌证,签署知情同意书。关注患者心理变化,介绍药物流产相关知识,陪伴患者,减轻其思想顾虑。

2. 药物指导 耐心详细地讲解米非司酮、米索前列醇的使用剂量、次数、用药方法及不良反应等,告知患者遵医嘱服药,不可出现漏服、少服或者多服现象,不可提前或推迟服药。

3. 病情观察重点

(1)密切观察患者阴道出血、腹痛等情况。

(2)用药后若出血时间长、出血量较多、疑为不全流产时,应及时行清宫术,遵医嘱应用抗生素预防感染。

4. 健康教育

(1)患者在服药 6 小时内会出现阴道少量出血,胎囊随之排出,指导患者使用专用便器或一次性杯子收集妊娠排出物。

(2)服药过程中部分患者可出现恶心、呕吐或腹泻等胃肠道症状。

(3)药物流产后注意休息,保持外阴清洁,1 个月内禁止性生活及盆浴,预防感染。

(4)提供系统、规范的"流产后关爱"服务项目,帮助患者选择科学的避孕方法,避免重复流产。

第四十二节 输卵管绝育术

【定义】 输卵管绝育术是一项操作简单、副作用少,并且安全有效的绝育方法。其避孕原理是把输卵管通道封闭,使卵子无法与精子结合,从而达到避孕目的。

【护理措施】

1. 术前护理

(1)做好解释工作,提供身心支持,解除患者思想顾虑,使其以最佳状态接受绝育术。

(2)完成术前皮肤准备,术前 1 日沐浴。

(3)术前无须禁食,但不宜进食过多。

(4)术前排空膀胱,无须留置导尿管。

2. 术后护理

(1)术后静卧 4~6 小时之后可下床活动。

(2)除行硬膜外麻醉外,患者无须禁食。

(3)注意观察患者生命体征变化及腹部伤口情况。

(4)同时行手术流产者,注意观察阴道流血情况,并做好会阴部护理。

3. 病情观察重点

(1)观察体温、血压、脉搏及有无腹痛。

(2)观察伤口有无红肿及渗液、渗血。

4. 健康指导

(1)术后休息 3～4 周,术后 1 个月内禁止性生活及盆浴。

(2)术后 1 个月复查,若有发热、腹痛等异常情况,应及时就诊。

第四十三节　中期妊娠引产

【定义】　孕妇患有严重疾病不宜继续妊娠或防止先天性畸形儿出生时需要终止中期妊娠,可以采取依沙吖啶(利凡诺)引产和水囊引产,适用于妊娠 13 周至不足 28 周者。

1. 依沙吖啶(利凡诺)引产　依沙吖啶是一种强力杀菌剂,将其注入羊膜腔内或羊膜外宫腔内,可使胎盘组织变性坏死,增加前列腺素的合成,促进子宫颈软化、扩张,引起子宫收缩,分为羊膜腔内注入法和羊膜外宫腔内注入法。

2. 水囊引产　将消毒水囊放置在子宫壁和胎膜之间,囊内注入一定量 0.9% 氯化钠溶液,以增加子宫腔压力和机械性刺激子宫颈管,诱发子宫收缩,促使胎儿和胎盘排出。

【护理措施】

1. 术前护理

(1)认真做好孕妇身心状况评估,协助医生严格掌握适应证及禁忌证。

(2)告知患者手术过程及可能出现的情况,取得其积极配合。

(3)患者术前 3 日禁止性生活,术前每日擦洗阴道 1～2 次。

(4)依沙吖啶引产者需行 B 超检查以定位胎盘及穿刺点,要做好穿刺部位皮肤准备。

2. 术中护理　注意观察孕妇生命体征,识别有无呼吸困难、发绀等羊水栓塞症状,做好抢救准备。

3. 术后护理

(1)卧床休息,防止突然破水。

(2)注意监测引产者生命体征,严密观察并记录子宫底高度、子宫收缩出现的时间和强度、胎心与胎动消失的时间及阴道流血等情况。

(3)产后仔细检查胎盘、胎膜是否完整,有无软产道裂伤。

(4)注意观察产后宫缩、阴道流血及排尿情况,若妊娠月份大的产妇引产后出现泌乳,需指导其及时采取回奶措施。

(5)保持外阴清洁、干燥,预防感染。

4. 病情观察重点

(1)观察患者全身反应,偶见体温升高,一般不超过 38 ℃。多发生在应用依沙吖啶后 24～48 小时,胎儿排出后体温很快下降。

(2)观察患者阴道流血情况。

(3)观察患者子宫底高度变化、子宫收缩强度。

5. 健康指导

(1)引产后患者应注意休息,加强营养,避免摄入发奶食物。

(2)鼓励患者表达内心焦虑、恐惧和孤独等情绪,给予同情、宽慰、鼓励和帮助。

(3)术后 6 周内禁止性生活及盆浴,科学避孕。

(4)出院后若出现发热、腹痛及阴道流血量多等异常情况,及时就诊。

第四十四节 不 孕 症

【定义】 凡婚后未避孕,有正常性生活、同居1年而未曾受孕者,称为不孕症。

【护理措施】

1.保持皮肤清洁 需长期进行肌内注射药物(如黄体酮等)的患者,应经常变换注射部位,以免形成硬结;每次注射前要检查注射部位的皮肤有无红肿及感染。

2.加强营养 保证饮食平衡;保持良好的生活方式,注意劳逸结合。

3.心理护理 设法解除夫妇双方的思想顾虑,保持愉快的心情、健康的心态。

(1)不孕夫妇准备接受检查或治疗前,详细说明各项步骤及准备事项,以缓解他们的担心及焦虑情绪。

(2)倾听并了解他们的感受,及时给予心理疏导。

(3)评估不孕夫妇双方对不孕症相关知识的掌握程度,了解有无错误观念,并进行科学指导。

(4)介绍各辅助生殖技术的方法、过程及相关的费用,发放辅助生殖技术相关宣传资料。

(5)指导不孕夫妇提高妊娠率的技巧,鼓励患者与配偶讨论性感受。

4.用药指导

(1)指导患者在月经周期遵医嘱正确按时服药。

(2)说明药物的作用及副作用。

(3)提醒患者及时报告药物的不良反应(如潮热、恶心、呕吐、头痛等)。

(4)指导患者在妊娠后立即停药。

5.病情观察重点

(1)观察月经周期及排卵情况。

(2)观察不孕夫妇双方有无不良嗜好。

(3)观察不孕夫妇双方的情绪反应是否影响生活,有无婚姻危机。

6.健康指导

(1)加强营养以满足机体需要,不孕夫妇双方绝对戒烟、戒酒。

(2)建立良好的生活习惯,避免劳累,合理锻炼,增强体质,避免肥胖。

(3)指导预测排卵期的方法。指导不孕夫妇掌握好性生活时机(最好在排卵前2～3日或排卵后24小时性生活)及受孕技巧,以提高妊娠率。

第四十五节 辅助生殖技术并发症

一、卵巢过度刺激综合征

【定义】 卵巢过度刺激综合征(OHSS)是促排卵治疗引起的严重并发症,是一种人体对促排卵药物产生的过度反应,以双侧卵巢增大、体内雌激素水平过高、毛细血管通透性增加、第三体腔积液及相关的病理生理过程为主的临床症状,严重时可危及患者生命。

【护理措施】

1.轻度OHSS 不需特殊处理,注意观察病情,等待自行缓解。

2.中度OHSS

(1)卧床休息,避免剧烈活动。

(2)每日测量体重、腹围的变化并记录。记录 24 小时出入量,注意腹痛的部位及伴随症状,减少不必要的妇科检查和腹部检查。

(3)饮食护理。鼓励患者进食,少量多餐,摄入易消化、高蛋白、富含维生素食物,保持大便通畅。

(4)症状严重者予以对症处理。

3. 重度 OHSS

(1)休息与活动:绝对卧床休息,一般宜取半坐卧位,抬高双下肢,适当进行床上下肢锻炼,必要时用毛巾热敷,促进下肢血液循环,正确穿着医用弹力袜,以预防下肢静脉栓塞发生。

(2)病情观察:观察和记录生命体征,注意患者的皮肤弹性和湿度,是否有出血点、水肿等全身情况;观察并记录体重(每日晨固定时间空腹、排空膀胱、穿单衣测体重)、腹围的变化,记录 24 小时出入量。及时完成各项实验室检查。

(3)饮食护理:鼓励患者进食,少量多餐,摄入易消化、高蛋白、富含维生素食物。

(4)输液管理:重度 OHSS 入院时往往处于低血容量状态,需迅速建立静脉通道,合理安排输液顺序,按晶体、胶体结合的原则;保持电解质平衡,纠正低血容量,血容量不足时,慎用利尿剂。

(5)对症处理:对重度 OHSS 伴有胸腔积液、腹水及少尿等症状,影响呼吸时予以吸氧,并协助腹腔穿刺释放腹水,以缓解症状。腹水可通过胸导管穿过横膈进入胸腔,如放出腹水,胸腔积液可自行吸收,因此较少行胸腔穿刺。外阴水肿时,应保持外阴清洁,予以 50% 硫酸镁溶液湿热敷。

(6)心理护理:关心体贴患者,向患者解释 OHSS 的相关知识,了解患者的心理状态,介绍成功治疗的案例以增强患者战胜疾病的信心。在进行各项检查治疗时事先说明,以缓解患者焦虑情绪。

二、多胎妊娠减胎术

【定义】 多胎妊娠是指一次妊娠子宫腔内同时有 2 个或 2 个以上的胚胎。由于辅助生殖技术(ART)的广泛运用,多胎妊娠发生率增加,多胎妊娠是 ART 的常见并发症之一。减胎术是目前处理多胎妊娠的重要手段,减胎术的途径主要为超声引导下经阴道减胎术和超声引导下经腹减胎术,手术方式有胚胎抽吸、机械绞杀、药物注射 3 种常见方法。

【护理措施】

1. 术前护理

(1)了解患者实施的辅助生殖技术情况,包括妊娠胎儿数、孕周、孕囊着床位置等。

(2)术前准备:术前 1 日遵医嘱予以药敏试验、皮肤准备和阴道准备。

(3)保胎治疗:继续使用保胎药物。

(4)健康教育:向患者及其家属解释多胎妊娠减胎术的必要性及减胎术后可能发生的危险,协助签署知情同意书;介绍减胎术的方法,分享减胎术成功的病例,增加患者及其家属信心;关心、体贴患者,及时答疑解惑;取得患者信任,使患者主动配合手术。

2. 术中护理

(1)环境准备及用物准备:备好手术用物;必要时遵医嘱准备 10% 氯化钾溶液。

(2)协助患者取膀胱截石位(经腹减胎术患者取仰卧位):保持静脉通道通畅,观察有无不良反应。

(3)病情观察:监测生命体征,观察病情。

(4)心理护理:通过肢体、语言交流,减轻患者紧张情绪,安慰患者,减轻不必要的焦虑、恐惧情绪。

3. 术后护理

(1)病情观察:监测生命体征,严密观察患者有无腹痛及阴道出血。

(2)预防感染:术后予以抗生素,使用无菌会阴垫并勤更换,保持外阴清洁,禁止不必要的妇科检查,以减少对子宫的刺激。

(3)保胎治疗:予以硫酸镁静脉滴注,预防子宫收缩,继续进行黄体支持。

(4)饮食指导:保持合理的饮食结构,注意膳食搭配,鼓励患者摄入高蛋白、富含维生素、易消化的食物,以增强机体抵抗力,保持大便通畅。

(5)健康指导:术后 48 小时复查 B 超,观察被减胎孕囊胎心有无复跳及其余孕囊胎心搏动是否正常;术后 1 个月内禁止盆浴,术后 3 个月内禁止性生活;继续使用保胎药物,指导用药注意事项;定期产前检查,观察胎儿的生长发育情况,指导围产期保健,定期随访。

三、卵巢扭转

【定义】 卵巢扭转是一种严重的妇科急腹症,在使用促排卵药物后,卵巢囊性增大,比重不均匀,故易发生卵巢扭转。

【护理措施】

1. 保守治疗

(1)完善术前辅助检查:了解辅助生殖技术应用情况和相关辅助检查结果。

(2)卧位与休息:卧床休息,取俯卧位和患侧卧位有助于不全扭转卵巢的复位,减轻卵巢扭转引起的不适症状。

(3)饮食指导:摄入易消化、富含蛋白质及维生素的食物,少量多餐,保持大便通畅。

(4)心理护理:营造安静、舒适的环境,进行心理疏导,释放心理压力,使患者积极配合治疗。

(5)病情观察重点。

①严密监测患者生命体征,评估腹痛的性质和程度。若腹痛经体位复位和手法复位后不能缓解,并呈持续性、进行性加重,B 超检查提示卵巢蒂血流消失,应做好术前准备。

②合并妊娠者密切观察有无阴道流血、腹痛等先兆流产的征象,遵医嘱行保胎治疗。

(6)健康指导:向患者及其家属介绍卵巢扭转发生的原因、诱因及临床表现,避免剧烈运动及突然的体位改变,及时排空膀胱,出现急腹痛时及时通知医护人员。

2. 手术治疗

(1)术前护理。

①密切监测患者生命体征;完善各项术前检查;备皮,做好药敏试验;建立静脉通道,抽血并行交叉配血试验备用。

②对于出现剧烈腹痛、有休克症状者,做好急诊手术的术前准备工作,并迅速备好抢救物品,进行吸氧、输液、输血等抢救治疗,以纠正休克、扩充血容量。还应注意保暖。

③心理护理:耐心与患者及其家属进行沟通,缓解患者及其家属焦虑、恐惧、紧张情绪,详细讲解手术治疗的重要性、简单介绍手术方式及过程,取得患者及其家属信任,增加其信心,使其以积极的心态配合手术治疗。

(2)术后护理。

①病情观察:监测生命体征;保持引流管通畅,妥善固定引流管,观察引流液的颜色、性状、量并记录。

②休息与活动:卧床休息,避免剧烈运动;病情稳定后,协助患者翻身以促进肠蠕动,鼓励患者早期下床。

③饮食指导:加强饮食护理,胃肠功能恢复后鼓励患者多摄入新鲜蔬菜和水果,保持大便通畅。

④预防感染:遵医嘱使用抗生素;观察切口部位及敷料情况,根据医嘱使用沙袋或腹带。

四、取卵术后并发症

【定义】 辅助生殖技术(ART)在不孕症治疗中的应用日益广泛,但由于很多操作在 B 超引导下进行,操作不当或者患者盆腔内器官解剖位置有变异时,易伤及邻近的肠道、膀胱、子宫、血管等,可能导致出血、感染、内脏损伤等并发症。

【护理措施】

1. 出血 经阴道 B 超引导下穿刺取卵术后阴道出血的常见原因为阴道壁、子宫颈穿刺点出血或穿刺针经过阴道壁血管,少数由穿刺针划伤阴道壁或子宫颈引起。

(1)穿刺点压迫止血:如阴道壁或子宫颈穿刺点少量出血,可用纱布压迫止血,24 小时内取出。出血量多时,可用血管钳短时钳夹止血,并予以止血药。

(2)病情观察:术后严密观察患者病情,监测患者生命体征的变化;压迫止血后取纱布时再次检查出血情况,仍有出血者再行阴道纱布填塞,向患者及其家属做好解释,告知相关注意事项。

(3)尽早识别休克征象:当患者出现急腹痛症状,有烦躁不安、胸闷、出冷汗以及脉细弱、血压下降等休克征象时,应立即开放静脉通道,吸氧并注意保暖,急查血常规、凝血功能,应用止血药,做好急诊手术的术前准备。

(4)心理护理:患者有明显出血时,会出现恐惧、焦虑、紧张等情绪,主动关心和安慰患者,同时做好患者家属的思想工作,避免患者及其家属过度紧张,使其积极配合治疗和护理。

2. 感染 阴道 B 超引导下穿刺取卵术后并发的感染主要有盆腔炎、输卵管卵巢脓肿、腹膜炎、术后不明原因发热及骨髓炎等。

(1)预防:术前有明显生殖道感染及身体其他部位的明显感染,应视为手术禁忌证,应暂缓使用 ART。术前应注意外阴、阴道、子宫颈的清洁,术前 1~2 日予阴道擦洗;术中应用生理盐水彻底清洗阴道,尤其需注意隐匿部位(如阴道穹隆部)的清洗。对于有感染高危因素的患者,术前使用抗生素。

(2)取卵术后病情观察:监测生命体征、体温变化;盆腔炎临床症状一般在取卵后 1~7 日出现,表现为发热、盆腔腹膜刺激征;如确诊为盆腔炎,应放弃后续 ART 治疗,术后使用抗生素,如感染严重,已形成盆腔脓肿,应做好术前准备。

(3)在治疗过程中应向患者做好解释,使其积极配合治疗。

第四十六节　妇科手术并发症

一、出血

【定义】 妇科手术出血的高危因素为子宫穿孔、动静脉瘘、子宫颈妊娠、剖宫产瘢痕部位妊娠、凝血功能障碍及腹腔镜术中穿刺损伤等。

【护理措施】

1. 建立静脉通道 迅速建立 2 条以上静脉通道,周围静脉萎陷或肥胖患者穿刺困难时,立即进行中心静脉穿刺,必要时监测中心静脉压(CVP)。

2. 严密病情观察 密切观察患者的生命体征、意识、面色、肢端温度及颜色、尿量等指标。

3. 做好体位管理 如患者出现休克,迅速取休克体位,头和躯干抬高 20°~30°,下肢抬高 15°~20°。

4. 保持呼吸道通畅 遵医嘱给予吸氧,出血休克者调节氧流量为每分钟 6~8 L,呼吸困难者,必要时协助医生进行气管插管或气管切开,辅助呼吸。

5. 维持正常体温 严密监测体温,每 4 小时 1 次,休克患者注意保暖,可采取加盖被服或调高室内温度等方法,禁用热水袋或电热毯加温。

6. 准确记录出入量 为临床治疗提供依据。

7. 用药护理

(1)遵医嘱应用宫缩抑制剂、血管收缩剂和扩张剂、止血剂,进行输血等。

(2)用药观察,给药从低浓度、慢速度开始,每 5~10 分钟监测血压 1 次,血压平稳后 15~30 分钟监测血压 1 次。

（3）输注血管收缩剂时避免药物外渗，加强输液巡视，如注射部位红肿、疼痛，应立即更换注射部位，外渗部位及时给予对症处理。

8.病情观察重点

（1）术后严密观察患者手术切口，若切口敷料活动性渗血，应怀疑切口出血。

（2）注意观察引流液的性状、量和颜色，如引流液为血性液体，并持续超过每小时 100 mL，应警惕内出血。

（3）仔细评估有无低血容量性休克的早期表现，如烦躁、心率增快、脉搏细弱、尿量减少等。

二、感染

【定义】 感染是指病原体入侵机体引起的局部或全身炎症反应。妇科手术后的常见感染有切口感染、肺部感染及全身感染。

【护理措施】

1.切口感染

（1）术后密切观察切口情况：保持切口清洁，敷料干燥，如切口出现渗血、渗液等异常情况，及时报告医生并协助处理。

（2）指导合理饮食：对合并有贫血、糖尿病、营养不良或肥胖手术患者，应给予合理饮食指导，加强营养支持，增强机体抗感染能力。

（3）严重感染者，留取伤口分泌物送检：根据药敏试验结果，遵医嘱合理使用抗生素、切口局部进行理疗等，若需二期缝合，做好术前准备。

2.肺部感染

（1）营造舒适环境：保持室温 18～22 ℃、相对湿度 50%～60%，维持每日液体摄入量为 2000～3000 mL。

（2）鼓励早期下床活动：术后协助患者取低半坐卧位，病情允许情况下鼓励尽早下床活动。

（3）指导有效咳嗽、咳痰及深呼吸：教会患者保护切口和有效咳嗽、咳痰方法，术后卧床期间鼓励患者每小时重复做有效深呼吸 5～10 次，每小时协助翻身、拍背 2～3 次，以促进排出气道分泌物。

（4）遵医嘱合理应用抗生素和祛痰药物：痰液黏稠者给予雾化吸入。

3.全身感染

（1）密切监测患者体温变化：发热者及时补液，维持体液平衡，指导物理降温，必要时遵医嘱给予药物降温，保证充足休息和睡眠，保持皮肤清洁、干燥。

（2）加强营养：指导摄入高热量、富含维生素、高蛋白、易消化的食物，对不能进食者，做好口腔护理，遵医嘱给予胃肠外营养支持，必要时输注血浆、白蛋白。

（3）正确采集血标本：寒战、高热发作时，在使用抗生素前正确采集血标本并及时送检。

（4）遵医嘱及时、准确应用抗生素：观察药物疗效及不良反应，必要时对严重感染者实行保护性隔离。

三、深静脉血栓形成

【定义】 深静脉血栓形成是血液在深静脉内不正常凝固、阻塞管腔，导致静脉回流障碍的一种疾病，是常见的术后血栓类疾病，多发生于左下肢。

【护理措施】

1.体位与活动 急性期患者卧床休息 1～2 周，禁止热敷、按摩，避免肢体活动幅度过大，避免用力排便；卧床休息时，患肢应高于心脏平面 20～30 cm，以减轻肿胀和疼痛；下床活动时，穿医用弹力袜。

2.饮食护理 指导摄入低脂肪、富含纤维素食物，病情允许情况下建议每日饮水 1500～2500 mL。

3.缓解疼痛 指导各种非药物方法缓解疼痛，必要时遵医嘱给予镇痛药。

4. 用药护理 遵医嘱给予抗凝药、溶栓药等,严密观察用药效果及不良反应。

5. 病情观察重点

(1)使用抗凝药物等期间,严密观察患者有无切口渗血或血肿,有无牙龈出血、消化道或尿道出血表现,监测凝血功能,发现异常及时报告医生。

(2)严密观察患者是否出现胸痛、呼吸困难、咯血、血压下降甚至晕厥等肺栓塞表现,若出现异常,立即报告医生,配合抢救。

①患者立即仰卧,避免深呼吸、咳嗽及剧烈翻动。

②严密监测生命体征,绝对卧床。

③给予高浓度氧气,每分钟 6～8 L,必要时协助医生行气管插管及机械通气。

④遵医嘱给予镇静、镇痛药,缓解患者焦虑、恐惧情绪。

6. 健康指导

(1)指导患者术前掌握预防深静脉血栓形成知识,鼓励患者术后早期下床活动或进行床上踝泵运动。

(2)用药期间指导避免碰撞及跌倒,做好口腔护理,使用软毛牙刷刷牙。

(3)指导按时、按量、规律服药,定期复查肝功能、肾功能等,如有异常及时复诊。

(4)指导患者正确穿脱医用弹力袜,正确使用弹力绷带,保持健康生活方式。

四、子宫穿孔

【定义】 子宫穿孔高危因素包括子宫颈狭窄、子宫颈手术史、子宫过度屈曲、子宫腔过小、扩宫力量过强、哺乳期子宫、剖宫产后瘢痕子宫妊娠等,子宫穿孔是人工流产术的严重并发症。

【护理措施】

1. 密切监测患者生命体征 观察患者面色、意识等,及早发现休克早期表现。

2. 建立静脉通道 疑似内出血休克时,迅速建立 2 条以上静脉通道,积极行抗休克处理。

3. 用药护理 遵医嘱给予缩宫素止血,抗生素预防感染,观察用药效果及不良反应。

4. 完善紧急术前准备 穿孔破口大、有内出血或怀疑脏器损伤时,立即做好剖腹探查或经腹腔镜手术的术前准备。

5. 心理护理 安抚患者及其家属,缓解其紧张、恐惧情绪。

6. 术后做好避孕宣教 讲解人工流产术对人体的伤害,合理落实避孕措施,避免再次意外妊娠。

五、肠梗阻

【定义】 肠梗阻是指肠内容物由于各种原因不能正常运行并顺利通过肠道。妇科手术后肠梗阻的类型主要为麻痹性肠梗阻,临床表现为呕吐、腹胀、腹痛及停止排便、排气。

【护理措施】

1. 有效体位管理 指导患者取低半坐卧位,减小腹肌张力,以利于呼吸。

2. 呕吐护理 指导呕吐时坐起或将头偏向一侧,及时清理口腔内呕吐物,以防发生误吸或坠积性肺炎;呕吐后及时漱口,保持口腔清洁;观察和记录呕吐物颜色、量和性状。

3. 缓解疼痛与腹胀 确定无肠绞窄后,遵医嘱给予阿托品、山莨菪碱等药物,缓解患者腹痛症状;遵医嘱给予胃肠减压,先将胃内容物抽出,再行持续低负压吸引。胃肠减压期间护理如下。

(1)保持胃肠减压管道通畅和减压装置的有效负压,正确做好标识管理。

(2)观察引流液的颜色、量和性状并正确记录。如发现引流出血性液体,及时报告医生。

(3)胃肠减压期间需禁食,指导患者定期含漱生理盐水或漱口液,保持口腔清洁、湿润。

4. 病情重点观察

(1)严密监测患者生命体征,以及腹痛、腹胀和呕吐变化。

（2）严密观察有无绞窄性肠梗阻表现,如腹痛加剧、腹胀不对称、腹膜刺激征、呕吐物、胃肠减压物或肛门排出物为血性、体温升高、脉率增快、白细胞计数升高,甚至休克早期表现。

5. 健康指导

（1）鼓励患者术后早期下床活动或尽早在床上活动,以促进机体特别是胃肠功能的恢复。

（2）调整合理饮食,少摄入辛辣刺激性食物,宜摄入高蛋白、富含维生素、易消化食物,避免饭后剧烈运动。

（3）保持大便通畅,便秘者指导腹部按摩、调整饮食等方法,必要时给予缓泻剂,避免用力排便。

（4）指导患者自我监测,如出现呕吐、腹胀、腹痛及停止排便、排气等不适,及时就诊。

六、人工流产综合征

【定义】 人工流产综合征是指部分手术者在术中或手术刚结束时出现恶心、呕吐、心动过缓、心律不齐、血压下降、面色苍白、头晕、胸闷、大汗淋漓,甚至出现晕厥和抽搐等迷走神经兴奋症状,也称人工流产综合反应。

【护理措施】

1. 病情观察及护理重点

（1）患者出现恶心、呕吐、心律不齐、面色苍白等症状时应当停止手术操作,给予吸氧,保持患者呼吸道通畅,予以心电监护,监测患者血压及血氧饱和度水平,开放静脉通道,根据情况调整输液速度,遵医嘱予以阿托品 0.5～1.0 mg 静脉推注。

（2）密切观察患者生命体征（如体温、脉搏、呼吸、血压）的变化。

（3）严密观察患者阴道出血情况。

（4）对有感染可能者,应给予抗生素预防感染。

2. 健康指导

（1）2 周内或阴道出血干净前禁止盆浴,避免性生活 1 个月,以防生殖器官感染。

（2）术后休息 2 周,1 个月后应随访 1 次。

七、TURP 综合征

【定义】 TURP 综合征是由于单极宫腔电切术时,体内吸收大量非电解质灌流介质后所引起的一系列症状和体征。患者首先表现为心率缓慢和血压增高,继而出现血压降低、恶心、呕吐、头痛、视觉模糊、焦虑不安、精神紊乱和昏睡。这些症状是由血容量增加、稀释性低钠血症和血浆压降低所致。如果诊断和治疗不及时,还可能出现抽搐、心血管功能衰竭,甚至死亡。

【护理措施】

1. 病情观察及护理重点

（1）密切观察患者生命体征及意识状态,加强巡视,观察患者意识、呼吸、血压、脉搏的变化。

（2）如患者出现烦躁、恶心、呕吐、头痛、心动过缓、呼吸困难、血压升高、咳泡沫样痰等表现,应警惕TURP 综合征的可能性,应立即通知医生;采取半坐卧位;遵医嘱予以吸氧,纠正缺氧状态;同时监测肺水肿情况。建立静脉通道,根据血钠浓度再决定是否应用氯化钠。

（3）观察尿量及检验结果,准确记录 24 小时尿量。

2. 健康指导

（1）术后 6 小时指导患者适当在床上进行翻身活动,6～8 小时后可下床活动并逐渐增加活动量。

（2）2 周内阴道可有少量出血及流液,应保持会阴部清洁,如出血量增多,应及时就诊。

（3）术后 1 个月禁止性生活及盆浴。

八、气体栓塞

【定义】 腹腔镜下二氧化碳(CO_2)气体栓塞是在人工气腹建立过程中或气腹状态下,CO_2气体进入患者血液循环系统,引起血液循环紊乱并造成严重后果的一种病理状态。CO_2气体栓塞的发病率极低,一旦发生却是致命的。

【护理措施】

1. 抢救治疗

(1)立即暂停手术,寻找引起气体栓塞的原因,解除气腹,防止气体继续进入。

(2)立即给予纯氧吸入,置换出其他气体,并使用呼气末正压通气,从而提高动脉血氧饱和度及外周组织的氧合度。

(3)立即取头低、脚高、左侧卧位,以免阻塞肺动脉口,从而防止发生栓塞。

(4)采取快速排出气体措施,使用中心静脉导管或肺动脉导管从右心室排出空气,尽可能抽出气体。

(5)维持呼吸、循环稳定,进行镇静、镇痛及抗休克治疗,补液以扩充血容量,提升静脉压,减少气体继续进入。

(6)一旦发生呼吸、心搏骤停,立即行心、肺、脑复苏。

(7)监测血流动力学、有创血压、呼气末二氧化碳分压($PETCO_2$),必要时进行脉搏指数连续心输出量监测。

(8)抢救成功后,尽早结束手术,转入重症监护病房(ICU)行进一步治疗。

2. 病情观察及护理重点

(1)注意对CO_2气体栓塞的观察,注意$PETCO_2$与动脉血二氧化碳分压($PaCO_2$)的监测。

(2)密切观察患者病情变化,包括生命体征、意识、瞳孔、CVP、SpO_2、尿量,皮肤温度、颜色、伤口引流情况和血流动力学结果,以及痰液颜色、性状、量和血气分析结果等,如有异常,及时通知医生并处理。

(3)当患者病情发生变化时,积极、高效地配合医生进行抢救。

(4)体位管理:术后第1日取头低、脚高、左侧卧位,促进气体的排出;术后第2日若经心脏彩色超声未检测到心脏有明显的气泡,患者临床症状改善,生命体征、循环逐渐趋于稳定,$PETCO_2$正常,则在监测生命体征的前提下,先将患者双下肢放平,观察2小时,若生命体征稳定,再取仰卧位,观察2小时,逐渐恢复到正常体位。

(5)根据医嘱准确记录出入量,记录每小时尿量、腹腔引流量。

(6)加强皮肤护理,由于体位的原因,患者可出现颜面部、球结膜的水肿和压疮等。针对水肿,护理人员帮助患者每2小时轻微移动头部,眼部用纱布遮盖,并采取一系列预防压疮的有效措施,如使用气垫床,受压部位应用聚酯泡沫敷料保护,头部、骶尾部均应用脂肪垫等。

第四十七节 妇科操作配合

一、人工流产术

1. 适应证

(1)妊娠10周内要求终止妊娠者。

(2)患有严重疾病不适合继续妊娠者。

2. 麻醉方式 静脉复合麻醉或无。

3. 手术体位 膀胱截石位。

4. 手术用物 隔离衣、一次性手术帽、鞋套、清宫包(阴道扩张器 1 个、子宫颈钳 1 把、子宫探针 1 个、子宫颈扩张器 1 套、不同型号的吸管各 1 个、有齿卵圆钳 2 把、刮匙 1 个、弯盘 1 个、洞巾 1 块)、无菌手套 1 副、吸引连接管、0.5%活力碘、棉球、子宫腔防粘连药物(遵医嘱)等。

5. 手术步骤及手术配合 手术步骤及手术配合见表 41-1。

表 41-1　手术步骤及手术配合

手 术 步 骤	手 术 配 合
(1)受术者取膀胱截石位。常规消毒外阴和阴道,铺无菌巾。双合诊复查子宫位置、大小及附件等情况	术前核对患者信息,建立静脉通道;协助患者取膀胱截石位;递活力碘棉球消毒外阴及阴道;给予心电监护及吸氧
(2)用阴道扩张器扩张阴道,消毒阴道及子宫颈管,用子宫颈钳钳夹子宫颈前唇	打开手术包,双人核对、清点手术用物
(3)顺子宫方向,用探针探测子宫腔方向及深度,根据子宫腔大小选择吸管。用子宫颈扩张器扩张子宫颈管,注意由小号到大号,循序渐进使用,扩张到比选用吸头大半号或 1 号。将吸引连接管连接到负压吸引器上,缓慢送入子宫底部,遇到阻力时略向后退。在 B 超引导下,按孕周及子宫腔大小给予负压,一般控制在 400~500 mmHg,按顺时针方向吸子宫腔 1~2 圈。感到子宫壁粗糙,提示组织吸尽,此时将橡皮管折叠,取出吸引连接管。用小号刮匙轻轻搔刮子宫底及两侧子宫角,检查子宫腔是否吸干净。必要时重新放入吸引连接管,再次用负压吸子宫腔 1 圈	递吸引连接管,并协助医生连接至负压吸引器上;协助 B 超引导
(4)取下子宫颈钳,用棉球拭净子宫颈及阴道血迹,术毕	拭净外阴血迹,评估患者术中状态
(5)将吸出物过滤,测量血液及组织容量,检查有无绒毛。若未见绒毛,则须送病理检查	将吸出物送病理检查,并双人核对、清点器械;停心电监护及氧气;协助患者穿好裤子

二、宫内节育器放置术

1. 适应证

(1)育龄妇女采用宫内节育器避孕,无禁忌证者。

(2)要求紧急避孕并且愿意以后继续避孕,无禁忌证者。

2. 麻醉方式 静脉复合麻醉或无。

3. 手术体位 膀胱截石位。

4. 手术用物 隔离衣、一次性手术帽、鞋套、上环器械包(阴道扩张器 1 个、子宫颈钳 1 把、子宫探针 1 个、卵圆钳 2 把、放环器 1 个、剪刀 1 把、弯盘 1 个、洞巾 1 块)、无菌手套、节育器、活力碘、棉球等。

5. 手术步骤及手术配合 手术步骤及手术配合见表 41-2。

表 41-2　手术步骤及手术配合

手 术 步 骤	手 术 配 合
(1)双合诊检查子宫大小、位置及附件等情况	术前核对患者信息;协助患者取膀胱截石位,必要时给予心电监护及吸氧

续表

手 术 步 骤	手 术 配 合
(2)常规消毒铺巾,排好器械,用阴道扩张器暴露子宫颈后消毒子宫颈与子宫颈管,以子宫颈钳钳夹子宫颈前唇,用子宫探针顺子宫位置探测子宫腔深度	递活力碘棉球消毒外阴及阴道
(3)用放环器将节育器推送到子宫腔,节育器上缘必须抵达子宫底部,在距宫口2 cm处剪断节育器的尾丝	递放环器及节育器;协助进行节育器放置术
(4)观察无出血即可取出子宫颈钳和阴道扩张器	双人核对、清点器械;协助患者穿好裤子

三、宫内节育器取出术

1.适应证

(1)使用宫内节育器时出现不良反应或并发症,经处理无效。

(2)带器妊娠(包括宫内孕和宫外孕)。

(3)改用其他节育方法。

(4)已绝经1年以上者或宫内节育器使用期限已到需要更换者;符合计划生育要求,想再生育者。

2.手术体位 膀胱截石位。

3.手术用物 隔离衣、一次性手术帽、鞋套、取环器械包(阴道扩张器1个、子宫颈钳1把、子宫探针1个、卵圆钳2把、取环钩1个、血管钳1把、弯盘1个、洞巾1块)、无菌手套、活力碘、棉球等。

4.手术步骤及手术配合(以带铜T形宫内节育器为例) 手术步骤及手术配合见表41-3。

表41-3 手术步骤及手术配合

手 术 步 骤	手 术 配 合
(1)排空膀胱后取膀胱截石位,常规消毒外阴	术前核对患者信息;协助患者取膀胱截石位,必要时给予心电监护及吸氧
(2)铺无菌洞巾,排好器械	递活力碘棉球消毒外阴及阴道
(3)放入阴道扩张器暴露子宫颈,用子宫颈钳钳夹子宫颈前唇向外牵拉,如子宫过度屈曲,则尽量向外牵拉,使子宫体呈水平位,用子宫探针测子宫腔深度及节育器位置	协助用B超对子宫腔内的节育器进行定位,评估是否有异物残余
(4)用取环钩(或取环钳)将节育器取出,并与患者确认	双人核对、清点器械;协助患者穿好裤子

四、经腹羊膜腔穿刺术

1.适应证

(1)13周至不足28周患有严重疾病不宜继续妊娠者。

(2)妊娠早期接触导致胎儿畸形的因素,发现胚胎异常者。

(3)孕妇产前诊断。

2.手术体位 仰卧位。

3.手术用物 隔离衣、一次性手术帽、鞋套、无菌手套、羊膜腔穿刺包(卵圆钳2把、穿刺针1个、弯盘1个、洞巾1块、纱布4块、棉球若干)、5 mL及10 mL注射器各1个、0.5%活力碘1瓶、0.2%依沙吖啶(利凡诺)2支、无菌敷贴等。

4.手术步骤及手术配合 手术步骤及手术配合见表41-4。

表 41-4　手术步骤及手术配合

手术步骤	手术配合
(1)患者取仰卧位,做好穿刺点标记,常规消毒腹部皮肤,铺无菌洞巾	术前核查患者信息;协助患者取仰卧位,配合医生确定穿刺点;递活力碘棉球消毒腹部皮肤
(2)将穿刺针垂直刺入腹壁,穿刺阻力第一次消失表示进入腹腔,继续进针又有阻力表示进入子宫壁,阻力再次消失表示已达羊膜腔	递穿刺针
(3)拔出针芯,有羊水溢出,连接无菌注射器,抽取少量羊水,再向羊膜腔内注入 0.2% 依沙吖啶	递无菌注射器,协助医生抽取药液
(4)将针芯插入穿刺针内,迅速拔针,敷以无菌纱布,按压 5 分钟,粘贴无菌敷贴	递无菌纱布、无菌敷贴;双人核对、清点器械;协助患者整理衣裤

五、子宫颈环形电切术

1. 适应证　子宫颈细胞学检查多次阳性,而子宫颈活检阴性者;子宫颈活检为子宫颈高级别上皮内病变(高级别鳞状上皮内病变,包括 CIN Ⅱ、CIN Ⅲ、子宫颈原位癌)需确诊者;疑为早期浸润癌,为明确病变累及程度及确定手术范围者。

2. 手术体位　膀胱截石位。

3. 手术用物　无菌包 1 个(阴道扩张器 1 个、子宫颈钳 1 把、卵圆钳 2 把、洞巾 1 块、弯盘 1 个)、高频电切仪 1 台、电刀 1 把、电凝球 1 个、电极板 1 片、棉球若干、无菌纱布 2 块、无菌手套 1 副、活力碘 1 瓶、标本袋 1 个等。

4. 手术步骤及手术配合　手术步骤及手术配合见表 41-5。

表 41-5　手术步骤及手术配合

手术步骤	手术配合
(1)常规消毒铺巾,排好器械,用阴道扩张器暴露子宫颈后消毒子宫颈与子宫颈管,用子宫颈钳钳夹子宫颈前唇	术前核查患者信息,嘱患者排空膀胱,取下患者身上佩戴的金属物品交由患者家属保管 检查高频电切仪设备是否完好及是否处于备用状态 行心电监护及血氧饱和度监测(根据血氧饱和度测量值评估是否给氧) 协助患者取膀胱截石位,脱下一侧裤腿(注意保暖及保护隐私) 调节无影灯,协助医生打开无菌包,双人核对、清点手术用物,递活力碘棉球、电刀、电凝球
(2)连接电刀,切除组织	将电极板严密贴合于患者大腿处 打开高频电切仪开关,调节装置的吸力 协助医生连接电刀,点击电切模式,初始能量调节至 40 W
(3)查看出血位置	将切下的组织装入标本袋中,使用标本固定液浸泡保存
(4)连接电凝球,电凝止血	协助医生连接电凝球,点击电凝模式,初始能量调节至 45 W
(5)手术完成后用无菌纱布压迫创面止血。若有动脉出血,可缝扎止血,或加用吸收性明胶海绵、止血粉止血	递无菌纱布 2 块

续表

手　术　步　骤	手　术　配　合
(6)观察患者阴道出血情况、有无头晕及血压下降等出血反应,无出血即可取出子宫颈钳和阴道扩张器	双人核对、清点器械;协助患者穿好衣裤;送患者回病房
(7)开具病理标本送检单	打印患者病理标本条形码贴于标本袋上,将病理标本单及标本袋置于指定地点送检

六、妇科危重症护理常规

【定义】　妇科患者危重症发生率高、发病急、病情重,临床常见输卵管妊娠破裂,黄体破裂,急性盆腔炎,化疗后 3、4 级骨髓抑制,常合并中重度低钾、菌血症、肠梗阻、心律失常、肺栓塞、弥散性血管内凝血、脓毒血症和休克等。早期危重症状包括面色苍白、胸闷、头晕、心慌、晕厥、肛门坠胀感。早期发现妇科患者危重病情变化,识别潜在风险是提高患者抢救成功率、降低病死率的关键。妇科危重症早期预警评估量表见表 41-6。

表 41-6　妇科危重症早期预警评估量表

项　　目	3分	2分	1分	0分	1分	2分	3分
疾病类型				类型1	类型2	类型3	类型4
体温/℃		≤35.0		35.1～38.4		≥38.5	
呼吸/(次/分)		<8		8～24		25～35	>35
心率/(次/分)		<40	40～50	51～100	101～110	111～120	>120
收缩压/(mmHg)	<70	70～79	80～89	90～139	140～179	180～219	≥220
意识				清醒			不清醒
每小时尿量/mL	无	≤30					
血氧饱和度/(%)	≤85	86～90	91～95	96～100			
下腹痛				中度以下		中度及以上	
血红蛋白浓度/(g/L)	≤50	51～65	66～80	>80			
阴道流血量/(mL/h)				<50		≥50	
相关症状				无		1种症状	2种及以上症状

　　注:疾病类型 1 为无任何并发症或合并症的妇科疾病;类型 2 为合并妇科急腹症,下肢静脉血栓,化疗后 3、4 度骨髓抑制的妇科疾病;类型 3 为合并中度低钾、菌血症、肠梗阻、心律失常等的妇科疾病;类型 4 为合并肺栓塞、弥散性血管内凝血、脓毒血症、重度低钾、休克的妇科疾病。相关症状包括面色苍白、胸闷、头晕、心慌、晕厥、肛门坠胀感。

第四十八节　输卵管妊娠破裂

【定义】　输卵管妊娠破裂多见于妊娠 6 周左右的输卵管峡部妊娠。受精卵着床于输卵管黏膜皱襞间,胚泡生长发育时绒毛向管壁方向侵蚀肌层及浆膜,最终穿破浆膜,导致输卵管妊娠破裂。输卵管肌层血管丰富,短期内可发生腹腔内大量出血,使者出现休克,出血量远比输卵管妊娠流产多,腹痛剧烈,也可反复出血,在盆腔与腹腔内形成积血和血肿,孕囊可自破裂口排入盆腔。

【风险评估】

1.病情风险评估 评估休克指数、失血程度分级及弥散性血管内凝血风险。

(1)典型症状为停经后腹痛与阴道流血,当腹腔内出血不多时,血压可代偿性轻度升高;当腹腔内出血较多时,可出现面色苍白、脉搏快而细弱、心率加快和血压下降等休克症状。快速识别失血性休克及进阶情况,实时监测休克指数,观察生命体征,并评估休克程度,休克指数正常值为 0.5~0.8。休克指数增大的程度与失血量呈正相关,休克指数=脉搏/收缩压,休克指数与失血量、休克程度的关系见表 41-7。

表 41-7 休克指数与失血量、休克程度的关系

休克指数(SI)	失血量/(%)	休克程度
1.0~<1.5	20~<30	血容量减少
1.5~<2.0	30~<50	中度休克
≥2.0	50~70	重度休克

(2)综合心率、血压情况、呼吸频率、神经系统症状等对失血程度进行分级,见表 41-8。

表 41-8 失血程度分级

分 级	失血量/mL	失血量占血容量比例/(%)	心率/(次/分)	血压情况	呼吸频率/(次/分)	每小时尿量/mL	神经系统症状
I	<750	<15	<100	正常	14~<20	>30	轻度焦虑
II	750~<1500	15~<30	≥100	下降	20~<30	>20~30	中度焦虑
III	1500~<2000	30~<40	≥120	下降	30~<40	>10~20	焦虑、恍惚
IV	≥2000	≥40	>140	下降	≥40	0~10	恍惚、昏睡

(3)弥散性血管内凝血(DIC)风险,临床表现为皮肤、黏膜及注射部位出血,阴道出血不凝或凝血块较软,甚至发生血尿、咯血和呕血。

2.护理风险评估

(1)正确识别患者身份,防止给药错误。

(2)大量输液、输血时,防止发生输液、输血反应。

(3)输液、输血过程中采集血标本,会导致实验室检查结果异常。

(4)各种护理风险评估:Barthel 指数评定量表、成人疼痛行为评估量表、跌倒/坠床风险预警评估表、压疮风险评估量表(Braden 量表)、手术科室住院患者静脉血栓栓塞症(VTE)评估表(Caprini 评估表)及护理安全评估表。

【护理常规及安全防范措施】

1.环境与体位 将患者安置于抢救室,设施、设备应完善,立即取中凹卧位,头胸部抬高 10°~20°,下肢抬高 20°~30°,保持呼吸道通畅,注意保暖。

2.病情观察

(1)意识状态:意识改变,如烦躁、淡漠、谵妄、昏迷等,这是反映脑低灌注的重要指标。

(2)生命体征监测:密切监测生命体征,遵医嘱给予吸氧,根据患者血氧饱和度情况调整氧流量,每分钟 4~6 L。

(3)尿量:观察患者尿量情况,充分补液后若每小时尿量仍小于 0.5 mL/kg,提示肾功能受损。

(4)阴道出血量:观察患者腹痛及阴道流血颜色、性状、量及有无凝血块等情况。

(5)皮肤:保持床单位整洁及会阴部的清洁,观察皮肤颜色、温度及穿刺部位有无出血点。毛细血管充盈时间>2 秒提示外周组织低灌注。

3.术前护理

(1)迅速扩充血容量:立即建立至少2条静脉通道,首选外周大静脉(选取型号20G或更大的静脉留置针)进行穿刺,大量快速输液过程中,应密切观察血压、呼吸、脉搏、尿量的变化,做好护理记录。

(2)输血治疗:做好输血准备,根据医嘱及血液制品种类调整输入速度,密切观察患者生命体征变化及有无输血反应,做好记录。

(3)术前准备:指导患者禁食、禁饮,完善相关辅助检查。

4.术后护理 抗休克同时按一般妇科腹部手术常规实施护理。

5.心理护理 关注患者及其家属的心理变化,做好健康教育,提供情感支持,避免不良情绪影响治疗及手术。

6.护理安全管理

(1)正确识别患者身份,严格执行查对制度和危重患者抢救制度等。

(2)正确采集血标本,选择合适穿刺部位采血,在未输血及输液肢体进行采集。

(3)患者在移动或转运时,密切观察患者意识状态及活动能力,合理使用防护栏、扶手等。长时间卧床患者防止皮肤压疮、深静脉血栓形成及跌倒/坠床发生,根据风险程度评定,正确实施护理措施。

(4)低体温患者提高环境温度,使用电热毯保暖时防止烫伤。

(5)加强导管护理,妥善固定导管,保持引流通畅,一旦发生导管脱落,应保持镇静,根据导管种类立即采取相应的应急程序。

【应急预案】

(1)立即通知医生,将患者移至抢救室,给予抗休克处理,取中凹体位,注意保暖。

(2)严密监测生命体征,持续心电监护,观察患者意识状态、皮肤颜色、温度、尿量等。

(3)迅速扩容,选择大号留置针建立2条静脉通道,快速补液,必要时行中心静脉穿刺。如血压仍不回升,遵医嘱加入多巴胺或者去甲肾上腺素静脉滴注。

(4)给予吸氧,氧流量需控制在每分钟4~6 L,必要时加压面罩给氧,提高肺静脉血氧浓度。严重呼吸困难者,必要时行气管插管。

(5)积极主动协助医生做好阴道后穹隆穿刺,以明确诊断,避免因误诊而延误病情。

(6)抗休克的同时,及时做好术前准备,急查血、备皮、备血、留置导尿管等,尽快通知手术室接患者。

(7)及时完成抢救护理记录。

(8)安抚患者家属情绪,做好心理护理及健康教育。

【技术规范】

1.吸氧护理技术规范 详见第二篇第二十一章第二十节相关内容。

2.心电监护仪使用技术规范

(1)放置电极片时,应避开伤口、瘢痕、中心静脉导管、起搏器及电除颤时电极板放置的部位。

(2)袖带松紧应适宜,以在肢体和袖带之间可以插入一根手指为宜,确保袖带缠绕肢体不过紧,否则可能引起肢体远端变色甚至缺血。

(3)对于连续监测者应定时更换测量部位,避免引起疼痛、上臂瘀点和瘀斑、上肢水肿、静脉淤血等并发症。

(4)患者严重休克或体温过低时,测压将不准确,因为流向外周的血流量减少,导致动脉搏动降低。

(5)禁止在静脉输液或有动脉置管的肢体端测量血压,否则在袖带充气期间,可能导致导管周围的组织损伤。

(6)监测血氧饱和度时,要求患者指甲不能过长,指甲上不能有任何染色物、污垢或感染灰指甲。

(7)在连续监测中每4小时更换1次动脉血氧饱和度传感器监测位置,每2小时评估1次患者皮肤的完整性。

(8)血氧探头放置位置应与测血压手臂分开,因为在测血压时会阻断血流,导致测不出血氧或测出的血氧不准确。

3.静脉输血技术规范

(1)在取血和输血过程中,要严格执行无菌操作及查对制度。

(2)输血前后及输两袋血之间需要输注少量生理盐水,防止发生不良反应。

(3)血液内不可随意加入其他药品,防止血液凝集或溶解。

(4)严格掌握输血速度,谨慎对待年老体弱、严重贫血、心力衰竭患者,滴速宜慢。

(5)输完的血袋送回输液科保存 24 小时,以备患者在输血后发生输血反应时查找原因。

4.VTE 风险评估技术规范

(1)患者出现病情变化,如手术、分娩、病情恶化时须进行评估。

(2)低风险患者每周评估 1 次;中风险患者每周至少评估 2 次;高风险患者每日评估 1 次;遇抢救情况可延长至抢救结束后 6 小时内完成评估。

(3)在患者住院的全过程中,需动态评估 VTE 可能性,争取早预警、早识别、早发现、早报告、早诊断。

(4)一旦发生 VTE,应尽快请专科会诊,尽早给予规范治疗,进行个体化和精细化管理。

(5)VTE 的药物预防措施存在着一些不可预期的风险,包括皮下出血和淤血,手术部位和切口出血,肝素诱导血小板减少症(HIT),脑出血和消化道出血,甚至死亡。

(6)机械预防过程中可能会出现肢体的变化,应该关注肢体的颜色、温度、供血等情况。

第四十九节 化疗后骨髓抑制

【定义】 骨髓抑制是传统化疗药物引起的较常见血液学毒性,临床表现为外周血细胞数量减少,包括白细胞(含中性粒细胞)和血小板减少及血红蛋白水平降低,可单独出现,也可互相兼夹,也可出现严重感染等并发症,甚至导致死亡。

目前化疗后骨髓抑制分级采用世界卫生组织(WHO)骨髓抑制分级标准,见表 41-9。

表 41-9 WHO 骨髓抑制分级标准

分级指标	白细胞/($\times10^9$/L)	粒细胞/($\times10^9$/L)	血小板/($\times10^9$/L)	血红蛋白/($\times10^9$/L)
0 级	≥4	≥2	≥ 100	≥ 110
1 级	3.0~3.9	1.5~1.9	75~99	95~109
2 级	2.0~2.9	1.0~1.4	50~74	80~94
3 级	1.0~1.9	0.5~0.9	25~49	65~79
4 级	<1.0	<0.5	<25	<65

【风险评估】

(一)病情风险评估

1.发热性中性粒细胞减少(FN)风险评估 患者腋温>38.1 ℃或 2 小时内连续 2 次腋温>37.8 ℃,且中性粒细胞减少(中性粒细胞绝对值(ANC)<0.5×10⁹/L)或预计 ANC<0.5×10⁹/L,应考虑 FN。须评估患者高风险因素,包括:年龄>65 岁且接受足剂量强度化疗;既往化疗或放疗;持续性中性粒细胞减少;肿瘤累及骨髓;近期外科手术和(或)开放性创伤;肝功能不全(胆红素>2.0 mg/dL);肾功能不全(每分钟肌酐清除率<50 mL);既往发生过 FN;恶性血液、淋巴系统疾病;慢性免疫抑制如人类免疫缺陷病毒(HIV)感染;营养/体能状况差以及患者疾病类型、治疗类型(根治性化疗、新辅助/辅助化疗或姑息化疗等)和化疗方案(药物选择、剂量强度、剂量密度等)。妇科恶性肿瘤患者发生 FN 风险及对应方案见表 41-10。

表 41-10　妇科恶性肿瘤患者发生 FN 风险及对应方案

肿瘤种类	发生 FN 风险	方　　案
子宫颈癌	中(10%～20%)	顺铂＋紫杉醇
卵巢癌	高(>35%)	多西他赛(适用于对紫杉醇耐药的卵巢癌患者,包括上皮性卵巢癌患者)
	中(10%～20%)	卡铂＋多西他赛(Ⅰc～Ⅳ期上皮性卵巢癌或原发性腹膜癌行一线化疗的患者)
子宫肉瘤	中(10%～20%)	多西他赛

2. 肿瘤化疗相关贫血风险评估　肿瘤患者血红蛋白水平≤110 g/L 以及血红蛋白基线水平高的患者,其降幅≥20 g/L 时,提示应进行贫血风险评估。

3. 化疗致血小板减少症(CIT)风险评估　患者外周血中血小板计数低于 $100×10^9$/L,须评估高风险因素,主要包括以下 3 种。

(1)患者自身因素:体力状态差、重度营养不良、合并疾病(肝硬化、脾功能亢进、自身免疫性疾病等)、既往有出血病史、血小板基线水平较低等。

(2)肿瘤因素:实体肿瘤骨髓浸润、肿瘤相关性脾功能亢进、肿瘤诱导的弥散性血管内凝血(DIC)等。

(3)治疗相关因素:化疗(联合化疗、化疗周期数多),包括使用多西他赛、铂类、紫杉醇、5-氟尿嘧啶等妇科常用药物。

(二)护理风险评估

选择合适的风险评估工具,并结合患者病情,及时完成风险等级评估,制订相关护理措施,病情变化后再次评估,同时动态评估护理措施的效果并及时调整。常用评估工具及预警值有以下几种。

(1)每日评估患者化疗用药后不良反应,包括恶心、呕吐、口腔黏膜炎、腹泻、便秘程度等。

(2)Barthel 指数评定量表,评分 61～99 分为轻度依赖,评分 40～60 分为中度依赖,评分<40 分为重度依赖。

(3)跌倒/坠床风险预警评估表,评分为 2 分,提示患者有跌倒/坠床风险;评分≥3 分提示有跌倒/坠床高风险。

(4)压疮风险评估量表(Braden 量表),15～18 分提示低危,13～14 分提示中危,10～12 分提示高危。

(5)手术科室住院患者 VTE 评估表(Caprini 评估表),1～2 分提示低危,3～4 分提示中危,≥5 分提示高危。

【护理常规及安全防范措施】

1. 保护性隔离　单间隔离,病房外悬挂明显隔离标识,限制探视,严格无菌操作和实施保护性隔离技术。保持病房整洁,每日开窗通风 2 次,定期空气消毒,每日严格消毒地面、家具 2 次;进入病房的人员应穿戴灭菌后的一次性隔离衣、帽子、口罩、手套及鞋套,未经消毒处理的物品不可带入病房;接触他人前、后均应做好手卫生;患呼吸道疾病的医护人员不得接触患者。

2. 心理护理　鼓励患者放松心情,树立战胜疾病的信心,积极配合后续治疗。

3. 病情观察

(1)观察患者生命体征,观察有无嗜睡、意识改变,如意识改变,则同时观察瞳孔大小、对光反射、眼球运动有无改变。

(2)密切监测体温,及时发现感染征象。若患者外周血白细胞计数(WBC)<$1.0×10^9$/L,体温高于38.1 ℃,应注意观察患者是否有心率增快、四肢湿冷、血压下降等,警惕发生感染性休克。

(3)观察有无穿刺点、伤口、牙龈出血、鼻出血、皮肤瘀点或阴道活动性出血等出血倾向,尽量减少有创性治疗和操作;观察有无头痛、视物模糊、喷射性呕吐等,警惕颅内出血;观察有无其他原因可解释的肠鸣音活跃、呃逆、尿量减少、腹痛、腹胀等,警惕消化道出血。

(4)观察患者有无头晕、乏力、持续心动过速、呼吸急促、胸痛、劳力性呼吸困难等贫血表现。

4. 用药护理

(1)根据 FN 风险分级,遵医嘱使用重组人粒细胞集落刺激因子与聚乙二醇化重组人粒细胞刺激因子,高热时遵医嘱予以补液及退热药,观察患者用药后骨痛程度及其他不良反应。

(2)根据肿瘤化疗相关贫血和化疗致血小板减少症风险等级,遵医嘱予以输血、补充促红细胞生成素和铁剂、输注血小板等对症治疗。口服铁剂患者,应指导其餐后服用以减轻胃肠道不良反应,同时服用维生素 C 可促进口服铁剂的吸收。对口服铁剂不耐受或无反应患者,遵医嘱静脉输注蔗糖铁,须注意初次输注蔗糖铁时,滴注速度宜慢,以防发生铁剂严重过敏反应,输注过程中加强巡视,防止铁剂输液外渗。

(3)严密监测患者用药后效果及不良反应,如出现发热、寒战、全身不适、膝关节痛、头痛、头晕、血压升高、心力衰竭、心律失常或者心悸、胸闷等药物不良反应,立即报告医生协助处理。

(4)遵医嘱每日正确测量患者体重,准确记录 24 小时出入量。

5. 营养支持 鼓励少量多餐,摄入清淡、高蛋白、高热量、富含维生素和铁的易消化食物,避免摄入辛辣、坚硬及过热食物。保持大便通畅。

6. 预防深静脉血栓形成 正确评估患者血栓风险,做好基础预防指导。若患者病情允许,指导每日饮水 2000～2500 mL。每日定期进行踝泵运动,每次 15～20 分钟,每日 3～5 次。适当下床活动,必要时遵医嘱给予机械预防和药物预防措施。

7. 预防跌倒 正确评估患者跌倒风险因素,做好患者及其家属预防跌倒健康教育,鼓励其主动参与预防措施的制订,床头悬挂防跌倒警示标识,将患者日常所需用物放置于方便取用处,必要时,指导患者家属 24 小时看护,保持患者在视线范围内,每班床边交接跌倒风险因素和预防措施执行情况。

8. 健康指导

(1)讲解化疗药物可能发生的毒副作用及不适症状。

(2)严格遵医嘱服用提升白细胞的药物,每周复查血常规、生化指标等。

(3)注意室内通风,保持空气新鲜,尽量不去人群聚集的公共场所,外出时佩戴口罩。

(4)保持皮肤及会阴部清洁,着柔软棉质内衣。

(5)保持口腔清洁,进食前、后用生理盐水漱口,使用软毛牙刷刷牙。

(6)指导患者根据病情适当调整卧床休息时间,避免疲劳,避免磕碰,日常活动中谨防跌倒。

【应急预案】

(1)立即实行保护性隔离,将患者安置在单间,限制探视。

(2)治疗护理时严格无菌操作,治疗护理尽量集中进行,应减少不必要的有创操作。

(3)密切观察患者生命体征、意识变化。遵医嘱给予心电监护、吸氧,准确记录 24 小时出入量。

(4)严密监测患者体温,遵医嘱予提升白细胞的药物治疗,高热时遵医嘱予以补液及退热药。

(5)严密观察患者皮肤、黏膜有无出血倾向,必要时绝对卧床休息,防跌倒、磕碰。

(6)建立静脉通道,遵医嘱予输注浓缩红细胞、血小板,行抗感染、抗休克治疗。

(7)正确、及时做好护理记录。

【技术规范】

1. 吸氧护理技术规范 详见第二篇第二十一章第二十节相关内容。

2. 静脉输血技术规范

(1)在取血和输血过程中,要严格执行无菌操作及查对制度。

(2)输血前、后及输两袋血之间需要输注少量生理盐水,防止发生不良反应。

(3)血液内不可随意加入其他药品,防止血液凝集或溶解。

(4)严格掌握输血速度,谨慎对待年老体弱、严重贫血、心力衰竭患者,滴速宜慢。

(5)输完的血袋送回输液科保存24小时,以备患者在输血后发生输血反应时检查分析原因。

3. VTE 风险评估技术规范

(1)患者出现病情变化,如手术、分娩、病情恶化时须进行评估。

(2)低风险患者每周评估1次;中风险患者每周至少评估2次;高风险患者每日评估1次;遇抢救情况可延长至抢救结束后6小时内完成评估。

(3)在患者住院全过程中,需动态评估VTE可能性,做到早预警、早识别、早发现、早报告、早诊断。

(4)一旦发生VTE,应尽快请专科会诊,尽早给予规范治疗,进行个体化和精细化管理。

(5)VTE药物预防措施存在着一些不可预期的风险,包括皮下出血和淤血、手术部位和切口出血、肝素诱导血小板减少症(HIT)、脑出血和消化道出血,甚至死亡。

(6)机械预防过程中可能会出现肢体的变化,应该关注肢体的颜色、温度、供血等情况。

4. 外周中心静脉导管(PICC)维护技术规范

(1)严格执行查对制度和无菌操作技术。

(2)输液前应评估导管功能,应使用装有10~20 mL生理盐水的注射器回抽血液,见回血后行脉冲式冲管,再输注药物。输液完毕,封管应使用10 mL及以上注射器或一次性专用冲洗装置。

(3)每班观察PICC置管处局部情况(观察穿刺点有无发红、肿胀、渗血及渗液,导管有无移动,贴膜有无潮湿、脱落、污染和维护日期)。

(4)无菌透明敷料应至少每7日更换1次,无菌纱布敷料应至少每2日更换1次;若出现穿刺部位渗血、渗液及敷料松动、污染等完整性受损情况,应及时进行维护。

(5)PICC可用于加压输液或输液泵输液,但不能用于高压注射泵推注造影剂。

(6)去除敷料时要自下而上,切忌将导管带出体外,尽可能不污染贴膜下皮肤及导管。

(7)告知患者及时维护的目的和重要性,指导日常维护注意事项和功能锻炼。

参 考 文 献

[1] 安力彬,陆虹.妇产科护理学[M].7版.北京:人民卫生出版社,2022.

[2] 谢幸,孔北华,段涛.妇产科学[M].9版.北京:人民卫生出版社,2018.

[3] 谭严,王玉.妇科护理学[M].北京:中国医药科技出版社,2018.

[4] 李乐之,路潜.外科护理学[M].5版.北京:人民卫生出版社,2014.

[5] 张学红,何方方.辅助生殖护理技术[M].北京:人民卫生出版社,2015.

[6] 王祎祎,汪沙,段华.2019年ERAS协会更新的"妇科肿瘤围术期管理指南"解读[J].中华妇产科杂志,2019,54(11):788-792.

[7] 赵宇,王悦,谢幸.加速康复外科理念下妇科手术并发症预防和术后管理[J].实用妇产科杂志,2021,37(2):85-87.

[8] 中华医学会外科分会,中华医学会麻醉学分会.中国加速康复外科临床实践指南(2021版)[J].中国实用外科杂志,2021,41(9):961-992.

[9] 郎景和,陈春林,向阳,等.子宫肌瘤及子宫腺肌病子宫动脉栓塞术治疗专家共识[J].中华妇产科杂志,2018,53(5):289-293.

[10] 莫伟,向华,阳秀春,等.股动脉穿刺介入术后制动时间的循证证据研究[J].介入放射学杂志,2019,28(1):85-88.

[11] 王巍,潘凌亚.循证观念改善临床结局:妇科/肿瘤加速康复指南2019年更新及解读[J].协和医学杂志,2019,10(6):582-588.

　　[12]　苑学儒,薛雨.宫腹腔镜联合电切术术中并发空气栓塞的急救护理[J].解放军护理杂志,2015,32(9):51-52.

　　[13]　刘美峰,韩小云,秦薇.1例腹腔镜下左半肝切除术中并发CO_2气体栓塞的急救护理[J].中华护理杂志,2016,51(11):1392-1394.

　　[14]　中国临床肿瘤学会指南工作委员会.中国临床肿瘤学会(CSCO)肿瘤放化疗相关中性粒细胞减少症规范化管理指南(2021)[J].临床肿瘤学杂志,2021,26(7):638-648.

　　[15]　中华医学会肿瘤学分会肿瘤支持康复治疗学组.肿瘤治疗相关血小板减少症的临床管理专家共识[J].肿瘤,2021,41(12):812-827.

　　[16]　中国抗癌协会肿瘤临床化疗专业委员会,中国抗癌协会肿瘤支持治疗专业委员会.中国肿瘤化疗相关贫血诊治专家共识(2019年版)[J].中国医学前沿杂志(电子版),2019,11(12):78-85.

　　[17]　中国优生科学协会肿瘤生殖学分会.输卵管妊娠诊治的中国专家共识[J].中国实用妇科与产科杂志,2019,35(7):780-787.

　　[18]　中国医师协会急诊分会,中国人民解放军急救医学专业委员会,中国人民解放军重症医学专业委员会,等.创伤失血性休克诊治中国急诊专家共识[J].中华急诊医学杂志,2017,26(12):1358-1365.

　　[19]　乔成平,曾丽华,赵蕾,等.妇科患者危重病情变化早期预警评估表的构建及验证[J].中华护理杂志,2021,56(1):21-27.

第四十二章 产科疾病护理常规

第一节 产前一般护理常规

1.环境与休息 保持病室整洁、安静,每日开窗通风2次,每次30分钟。保持充足睡眠与休息。

2.产前评估 评估孕妇年龄、职业、既往孕产史、手术史及用药史。

3.饮食 指导摄入高蛋白、富含维生素、易消化食物;定期测量体重,监测体重增长情况。

4.卧位 正常孕妇可自由活动及采取自觉舒适体位,避免久站;有下肢水肿及仰卧位低血压者,宜取侧卧位。胎膜早破、胎先露尚未衔接的孕妇应绝对卧床,预防脐带脱垂。

5.皮肤 孕妇出汗较多,应着宽松、吸汗透气、便于穿脱的棉质衣物。皮肤瘙痒者避免搔抓皮肤,可在医生指导下合理用药;水肿者避免长久站立,休息时注意经常变换体位,避免局部长期受压。

6.排泄 妊娠晚期由于胎先露部下降进入盆腔压迫膀胱,孕妇出现尿频,甚至腹压稍增加即出现尿液外渗现象。此现象产后可逐渐消失,孕妇无须减少液体摄入量来缓解症状,但应注意,夜间上下床排尿时应避免滑倒摔伤。

7.病情观察 严密观察产程进展,监测胎心音变化。

(1)了解孕妇一般情况及孕期产前检查情况。

(2)指导孕妇自测胎动,注意监测胎心率并记录,若发现异常,立即给氧并报告医生。

(3)严密观察宫缩及胎心率变化,注意临产征兆及异常情况的发生(如阴道出血、胎膜早破等)。

(4)出现规律且逐渐增强的子宫收缩,持续30秒或30秒以上,间歇5~6分钟,并伴随进行性子宫颈管消失、宫口扩张和胎先露部下降,即进入临产状态,需严密观察胎心率变化及产程的进展。

8.健康指导

(1)讲解分娩的过程、可能会出现的现象及应对措施,使孕妇树立阴道分娩的信心。

(2)宣传母乳喂养的好处和方法,提高孕妇母乳喂养的意识。

(3)讲解妊娠晚期测胎动的方法及意义。

第二节 产后一般护理常规

1.环境与休息 保持病房整洁、安静,每日开窗通风2次,每次30分钟。保证充分休息及睡眠,嘱产妇学会与新生儿同步休息,生活有规律。

2.饮食 产后1小时鼓励产妇摄入流质或清淡半流质食物,以后可摄入普通饮食。食物应富有营养,含足够热量和水分。哺乳期应多摄入高热量、高蛋白、富含维生素及富含矿物质的食物和汤汁,同时适当补充维生素和铁剂,避免摄入辛辣刺激性食物及麦芽类食物。

3.卧位 正常分娩产妇采取自觉舒适体位,会阴部有伤口的产妇取健侧卧位。

4.皮肤 保持床单位清洁、整齐,及时更换会阴垫及衣服、被单。产妇出汗较多,应着宽松、吸汗透气、便于穿脱、便于哺乳的棉质衣服。

5.排泄 产后4小时内鼓励产妇多饮水和及时排尿,以防子宫收缩不良而发生产后出血,若不能自行排尿,可用热敷按摩、暗示、肌内注射新斯的明等方法促进排尿,必要时导尿。保持大便通畅,若产后2~3

日仍未排大便,查找原因并报告医生予以必要的干预。

6. 病情观察

(1)产后2小时在分娩室严密观察产妇的生命体征、子宫收缩情况及阴道出血量,注意子宫底高度及膀胱是否充盈。观察2小时无异常后,产妇及新生儿返回病房,分娩室护士与病房护士认真进行母婴交接核查。

(2)产后即刻、30分钟、1小时、2小时各观察1次子宫收缩情况、子宫底高度、恶露的量和性质并记录;24小时内每2小时观察1次,以后每日同一时间评估子宫复旧情况及恶露情况。评估前如膀胱充盈,则应及时排空膀胱;子宫收缩不良时应按摩腹部(子宫部位),遵医嘱给予子宫收缩剂;如恶露有异味,配合医生做好血及组织培养标本的采集,遵医嘱使用抗生素。

(3)产后当日,禁止用热水袋外敷镇痛,以免子宫肌肉松弛造成出血过多。

(4)观察体温变化,每日监测生命体征,如体温超过38 ℃,应向医生报告并查找原因。

(5)观察会阴部伤口有无红肿疼痛,产妇有无肛门坠胀感,发现异常及时报告医生,检查软产道并清除阴道壁及会阴部血肿。

(6)用活力碘擦洗会阴部,每日2次,外阴有水肿者可用50%硫酸镁溶液湿热敷,切口红肿者可用95%酒精湿敷。

(7)会阴部有缝线者,每日观察切口有无红肿、硬结及分泌物。若切口感染或愈合不佳,可在产后7日起予1:5000高锰酸钾溶液坐浴;勤换会阴垫,大便后用水清洗,保持会阴部清洁、干燥。

7. 母乳喂养 保护、促进、支持母乳喂养,做好早接触、早吸吮、早开奶,于产后半小时内开始哺乳刺激泌乳。指导有效的喂养方法,母婴分离的产妇指导挤奶方法,并提供储奶服务。

8. 健康指导和心理护理

(1)促进精神放松,保护个人隐私,耐心倾听产妇诉说,积极回答产妇提出的问题。

(2)尊重风俗习惯,指导正确的产褥期生活方式。注意个人卫生和保持会阴部清洁、干燥。

(3)产后6~12小时即可起床做轻微活动,以促进血液循环,利于伤口愈合,预防下肢静脉血栓形成。

(4)产褥期避免负重劳动或蹲位活动,以防止子宫脱垂。鼓励产妇适当活动和做缩肛运动,促进盆底功能恢复。

9. 新生儿护理

(1)新生儿居室的温度与湿度应随气候温度变化调节,房间宜向阳,光线应充足,空气应流通。室内温度应保持在24~26 ℃,相对湿度应为50%~60%。

(2)新生儿出生后,将其右脚印及母亲右手拇指印印在病历上。新生儿双手腕系上写有母亲姓名、新生儿性别、住院号的手圈。新生儿床应配有床围,床上不放危险物品,如有锐角的玩具、过烫的热水袋等。

(3)指导母乳喂养,按需哺乳,有母乳喂养禁忌证的新生儿应采用人工喂养。新生儿喂奶时如发生呛奶、呕吐和唇周及面色发绀等异常情况,应暂停喂养,取侧卧位,给予拍背,清除口鼻呕吐物,直到哭声响亮,面色转为红润。

(4)定时给新生儿测体温,根据体温采取适当的保暖、降温措施。观察呼吸道通畅情况,保持新生儿处于侧卧位,预防窒息。

(5)保持皮肤清洁。正常新生儿可每日洗澡,沐浴时室温控制在26~28 ℃,水温控制在38~42 ℃为宜。沐浴在喂奶后1小时进行。勤换纸尿裤,由前至后清洗会阴部并轻轻擦干,必要时局部涂鞣酸软膏。新生儿皮肤娇嫩,容易破损,衣着应宽松,质地柔软,不宜钉扣子或别针;接触时动作轻柔。

(6)在新生儿脐部残端未脱落时,每日用75%酒精消毒脐部2次,保持脐部干燥、清洁,若发现脐部发红或有脓性分泌物,及时处理。

(7)新生儿常规注射乙肝疫苗、卡介苗并进行新生儿疾病筛查工作。房间内应配有手消毒液,以备医护人员接触新生儿前消毒双手。医护人员必须身体健康,定期体检。若患有呼吸道、皮肤黏膜、肠道传染性疾病等,应暂时避免接触新生儿。新生儿患有脓疱疮、脐部感染等疾病时,应采取相应的消毒隔离措施。

(8)观察新生儿的生命体征、大小便及喂养情况。注意观察新生儿发育、反应、皮肤颜色及有无瘀斑、产伤或感染灶等。

(9)头皮血肿的新生儿应尽量少动,头部稍垫高,予健侧卧位,动态观察头皮血肿的变化。

(10)讲解新生儿常见的生理状态,如生理性体重下降、生理性黄疸、乳腺肿大、假月经、新生儿红斑及粟粒疹等,指导相应的护理措施。

第三节　剖宫产一般护理常规

环境与休息　保持病室整洁、安静,每日开窗通风 2 次,每次 30 分钟。

【术前护理常规】

1.肠道准备　术前 8 小时开始禁止摄入肉类和高脂肪类食物,术前 6 小时开始禁止摄入清淡饮食。

2.皮肤准备　术前 1 日或当日完成手术区域(上自剑突下,下至两大腿上 1/3 处及外阴,两侧至腋中线)剃毛备皮。

3.特殊准备　确定血型及行交叉配血试验,备齐手术用药;行留置导尿术;协助家属准备好手术室用物(新生儿衣物、湿纸巾等)。

4.心理护理　安慰并鼓励患者,缓解其恐惧、紧张情绪。

5.PDA 交接　与手术室护士核对患者信息,使用 PDA 做好交接工作。

【术后护理常规】

1.饮食　术后禁食 6 小时,之后根据情况摄入流质或半流质饮食,如米汤、稀饭等,忌摄入甜食等易产气食物,防止肠胀气。肛门排气后可恢复普通饮食,保证摄入充足的蛋白质、维生素和纤维素。

2.卧位　术后 6 小时内去枕仰卧,避免呕吐物误入气管而引起窒息或肺部并发症。病情稳定的患者,术后次日晨取半坐卧位,以利于恶露排出,降低腹部伤口的张力,缓解疼痛,促进舒适。

3.皮肤　术后保持皮肤清洁、干燥,及时更换护理垫,术后 6 小时协助翻身,预防压疮的形成。

4.排泄　术后留置导尿管期间,注意观察患者引流管是否通畅,避免引流管受压、扭曲,观察尿量的颜色及性状,发现异常及时报告医生。术后 24 小时拔除导尿管,指导产妇术后 3~4 小时自行排尿,注意产妇第一次排尿的时间和量。

5.病情观察

(1)与手术室护士认真交接患者神志、生命体征、血氧饱和度、皮肤和各种管道情况,了解术中情况,使用 PDA 核对交接。

(2)监测生命体征变化,若体温超过 38.5 ℃,应向医生报告并查找原因。

(3)观察腹部伤口敷料有无渗液及渗血,并标记范围,及时报告医生更换敷料。

(4)评估子宫收缩及阴道流血状况,了解子宫底高度及轮廓是否清晰,按摩子宫动作应轻柔,注意观察阴道出血的量、颜色、性状,并做好记录。

(5)观察恶露情况,如有异味,配合医生做好血及组织培养标本的采集,遵医嘱使用抗生素。

6.母乳喂养　术后 1 小时内协助进行母婴喂养,早接触、早吸吮、早开奶。

7.预防深静脉血栓形成

(1)下肢恢复知觉后,指导产妇在床上做膝关节屈伸和踝关节自主运动,促进下肢血液回流。

(2)拔除导尿管后协助患者离床活动,避免穿紧身衣,同时注意保暖,促进肠蠕动及血液循环,预防肠粘连及深静脉血栓形成。

(3)观察患者双下肢皮肤颜色、温度、肿胀程度及感觉,特别记录疼痛的部位、程度和游走方向,以助于判断血栓的部位。

8. 健康指导

（1）保持良好的情绪，合理的营养、睡眠和活动。

（2）保持外阴部清洁，及时更换卫生垫，观察恶露性状及量，注意个人卫生，预防产褥期感染。

（3）产褥期禁止性生活及盆浴。

（4）强调母乳喂养的重要性，坚持母乳喂养，告知产妇遇到喂养问题时的咨询方法。

（5）产后42日复查，2年内严格避孕。

9. 新生儿护理 同产后一般护理常规。

第四节 子宫颈环扎术护理常规

【术前护理常规】

1. 辅助检查和治疗 遵医嘱完善各项化验检查。术前检查血、尿常规，凝血功能及阴道清洁度，如有感染，先对症治疗，预防感染。

2. 休息 患者需要绝对卧床休息，协助生活上不能完全自理患者做好生活护理。进行床上排便训练，保持心情舒畅，保证充足睡眠。

3. 皮肤及术前准备 做好会阴部备皮，术前禁饮禁食6小时，禁灌肠，留置导尿管。

4. 用药护理 遵医嘱使用抑制宫缩药物，如硫酸镁，用药期间严密观察患者血压、尿量及膝腱反射。

5. 心理护理 评估孕妇心理状况、紧张焦虑的程度，耐心向孕妇及其家属做好解释，缓解其紧张情绪。

【术后护理常规】

1. 一般护理 术后去枕仰卧6小时，之后孕妇仍需卧床，协助做好基础护理。指导孕妇及其家属定时活动或按摩下肢，防止下肢静脉血栓形成。

2. 病情观察 孕妇术后早期应绝对卧床休息，睡眠欠佳者遵医嘱使用镇静剂。重视患者主诉，严密观察宫缩情况，阴道流液、流血情况及生命体征变化，如有异常，及时报告医生。

3. 用药护理 术后遵医嘱使用抑制宫缩的药物，如硫酸镁，用药过程中严密观察呼吸、尿量、膝腱反射的情况。如出现镁中毒反应，遵医嘱给予10%葡萄糖酸钙10 mL静脉推注。

4. 胎儿监测 密切观察胎心、胎动情况。嘱孕妇以侧卧位为主，以改善血供情况，利于胎儿发育。

5. 管道护理 固定好导尿管及保持引流管的通畅，防止牵拉和滑脱。长期留置导尿管者遵医嘱进行消毒及更换尿袋。

6. 预防感染 术后遵医嘱给予抗生素预防感染，必要时给予会阴部擦洗，以保持外阴清洁。

7. 饮食 术后6小时可摄入清淡、易消化、粗纤维食物，多饮水，保持大便通畅，防止便秘。必要时用缓泻剂、开塞露软化大便。

8. 心理护理 耐心、详细地向患者讲解各项护理操作的目的及术后注意事项等相关知识。

9. 健康指导 根据病情嘱患者卧床休息，避免重体力劳动及增加腹压的动作。教会孕妇自数胎动，做好自我监测。保持外阴清洁，定时产前门诊复查，如出现阴道流血、流液，及时就诊。

第五节 早 产

【护理措施】

1. 预防早产

（1）做好孕期保健工作，指导孕妇加强营养，保持平静的心情。

（2）慎做肛门检查和阴道检查,减少刺激。

（3）积极治疗合并症。

2.用药护理 常用的宫缩抑制剂有硫酸镁、利托君、阿托西班及硝苯地平,硫酸镁用药过程中应密切观察孕妇有无镁中毒迹象。

3.预防新生儿合并症的发生 监测新生儿胎心及胎动变化,遵医嘱给予糖皮质激素如地塞米松等,以促进胎肺成熟。

4.为分娩做准备 若早产已不可避免,应尽早决定合理的分娩方式,同时充分做好早产儿保暖和复苏的准备。

5.心理护理 为孕产妇提供心理支持,帮助孕产妇重建自尊,以良好的心态承担早产儿母亲的角色。

6.病情观察重点

（1）监测胎心及胎动情况。

（2）严密观察宫缩及阴道出血情况。

（3）密切观察硫酸镁用药反应及副作用:呼吸频率应不低于 16 次/分;每小时尿量应不少于 25 mL;膝腱反射应存在;记录 24 小时尿量。

7.健康指导

（1）卧床休息,以侧卧位为宜,避免诱发宫缩的活动。

（2）保持会阴部清洁,预防感染,遵医嘱使用抗生素。

（3）子宫颈内口松弛的孕妇,应于妊娠 12～14 周或更早的时候行子宫颈环扎术。

（4）因早产发生母婴分离时,做好乳房护理及指导。

8.高危新生儿护理

（1）按母婴同室新生儿护理执行。

（2）早产儿遵医嘱注射维生素 K_1,预防出血。新生儿窒息、胎膜早破者遵医嘱给予抗生素预防感染。

（3）密切观察新生儿生命体征变化。正常体表温度为 36～37 ℃、呼吸频率为 35～45 次/分,观察有无呼吸急促、呼吸费力、点头呼吸、鼻翼扇动、三凹征等。正常心率为 120～160 次/分。观察新生儿面色有无青紫、尿量的变化以及有无惊厥、意识障碍、皮疹等伴随症状。

（4）观察新生儿呕吐的类型（如溢乳、一般呕吐、反复呕吐、喷射性呕吐）,同时观察呕吐物的颜色、性状、量、腹型及大便情况,并观察有无腹胀等伴随症状。

（5）详细记录高危新生儿病情变化,并严格交接班。

（6）备齐抢救用物如负压吸引器、氧气和药物等,一旦病情发生变化,及时配合抢救。

（7）向产妇及其家属讲解高危新生儿相关注意事项,早期识别高危征兆。加强皮肤护理,接触新生儿前、后注意洗手,预防感染。

第六节 过期妊娠

【护理措施】

（1）指导患者取侧卧位。每日行胎心监测及氧气吸入,指导孕妇自测胎动。

（2）配合医生做好终止妊娠及新生儿抢救的准备。行剖宫产手术者,积极完善术前准备,按剖宫产一般护理常规执行。

（3）临产后严密监测胎心。注意宫缩强弱及频率、催产素用量及滴速。

（4）心理护理。使孕妇及其家属以良好的心态接受终止妊娠。

（5）病情观察重点。

①严密观察胎心及胎动变化,如胎动明显减少,提示胎儿宫内缺氧。

②新生儿出生后,密切观察面色、呼吸、肌张力等。

(6)健康指导。

①加强产科知识宣教,妊娠晚期按时产检,遵医嘱及时住院分娩。

②指导孕妇自测胎动方法,重视日常监测。

第七节 胎 盘 早 剥

【护理措施】

1. 纠正休克 迅速开放静脉通道,遵医嘱输血、输液补充血容量,抢救中给予吸氧、保暖等。

2. 早期识别 重点关注血管病变、子宫内压力骤减、机械性损伤、高龄多产、胎盘早剥史等其他高危因素,以早期发现胎盘早剥。

3. 及时终止妊娠 配合医生做好终止妊娠的准备。必要时做好新生儿抢救准备。

4. 预防并发症 遵医嘱应用宫缩抑制剂,防止发生产后出血。

5. 心理护理 向孕妇及其家属提供相关信息,使其积极配合治疗和护理。

6. 病情观察重点

(1)严密监测生命体征,及时发现凝血功能障碍、失血性休克、急性肾衰竭、羊水栓塞等并发症。

(2)严密观察阴道流血、腹痛、子宫张力增高和子宫压痛等情况。

(3)连续监测胎心以判断胎儿在宫内情况。

7. 健康指导

(1)加强产前检查,积极预防和治疗妊娠期高血压疾病。

(2)避免腹部外伤。

(3)妊娠晚期或分娩期,避免长时间仰卧。

(4)加强营养,摄入高蛋白、富含维生素、含铁丰富、易消化食物以纠正贫血。

(5)发生母婴分离时,做好乳房护理指导,保持泌乳通畅。

(6)心理护理。向孕妇及其家属提供相关信息,说明积极配合治疗与护理的重要性。

第八节 前 置 胎 盘

【护理措施】

(1)休息与活动。阴道流血期间减少活动量,注意休息。

(2)饮食。摄入高蛋白、高热量、富含维生素、富含铁的食物,纠正贫血。多摄入粗纤维食物,保证大便通畅,注意饮食卫生,不摄入过冷食物,以免腹泻诱发宫缩。

(3)禁止肛门检查和不必要的阴道检查。

(4)协助治疗。遵医嘱开放静脉通道,采取相应的止血、输血、扩容等措施,根据病情和孕周,遵医嘱给予糖皮质激素促胎肺成熟,做好大出血的抢救准备。

(5)终止妊娠。需要终止妊娠者做好剖宫产手术准备。经评估可阴道试产者,应在备足血源的前提及严密监测下进行。

(6)分娩后观察阴道流血情况。做好处理产后出血和抢救新生儿的准备。

(7)预防感染。保持会阴部清洁,必要时遵医嘱行会阴部擦洗、使用抗生素。

(8)病情观察重点。

①严密观察孕妇生命体征变化,准确记录阴道出血量,注意识别病情危重的指征。

②严密监测胎心音及胎动变化,遵医嘱给予吸氧及胎心监护。

(9)健康指导。

①建议孕妇多摄入高蛋白、高热量、富含维生素、富含粗纤维的食物,保证大便通畅。

②注意个人卫生,及时更换会阴垫。

③协助患者生活护理,将日常生活用品放于患者伸手可及的地方。

④卧床休息,采取侧卧位,改善子宫胎盘血液供应,避免过度活动。

⑤心理护理。向孕妇及其家属提供相关信息,说明积极配合治疗与护理的重要性。

第九节　羊水量异常

【护理措施】

1. 休息与卧位　保证足够的休息、睡眠,适当活动,取侧卧位以改善子宫胎盘循环,提高舒适度。

2. 饮食　羊水多者给予低钠饮食。

3. 配合医生抽取羊水　放羊水速度不宜过快,预防感染;密切观察孕妇血压、心率、呼吸变化,监测胎心并预防早产。

4. 分娩准备　分娩时做好阴道助产或剖宫产和抢救新生儿的准备,胎儿出生后应认真全面评估,识别畸形。

5. 心理护理　及时给予心理疏导,增强信心,减轻焦虑,理性对待妊娠和分娩结局。

6. 病情观察重点

(1)动态监测孕妇的子宫底高度、腹围与体重,及时发现异常情况并向医生汇报,协助处理。观察羊水过多者有无呼吸困难、不能仰卧等症状。

(2)动态监测胎心、胎动及宫缩变化。

(3)产后注意宫缩及阴道出血情况。

7. 健康指导

(1)指导多摄入蔬菜和水果,防止便秘。

(2)减少可能增加腹压的活动。

(3)教会孕妇自我检查宫内胎儿情况的方法和技巧。

第十节　多胎妊娠

【护理措施】

1. 休息与卧位　适当增加每日卧床休息时间,减少活动量,产兆若发生在 34 周以前,应给予宫缩抑制剂。分娩期保证足够的摄入量及睡眠,保持良好体力。

2. 饮食　多摄入高蛋白、富含维生素、必需脂肪酸含量高的食物,注意补充铁、叶酸及钙剂,满足妊娠需要。

3. 病情观察重点

(1)动态监测孕妇的子宫底高度、腹围与体重,评估胎儿生长发育情况及胎位变化。

（2）严密观察胎心、胎位、宫缩及产程进展，做好输血、输液、抢救新生儿准备。若可疑胎头受压，应行会阴后侧切术。

（3）第一个胎儿娩出后，胎盘侧脐带必须立即夹紧，以防第二个胎儿失血。助手应在腹部固定第二个胎儿使之为纵产式，并密切观察胎心、宫缩及阴道流血情况，及时进行阴道检查以了解胎位及排除脐带脱垂，及早发现胎盘早剥等异常情况。

（4）若发现脐带脱垂、胎盘早剥，立即用产钳助产或臀牵引，迅速娩出胎儿。第二个胎儿娩出后立即使用缩宫素。

（5）注意产后子宫收缩情况，产后观察子宫收缩、阴道出血、血压、脉搏情况，准确评估阴道出血量。

4.健康指导

（1）休息时取侧卧位，以改善子宫胎盘循环。

（2）少量多餐，适当增加铁、维生素的供给，满足多胎妊娠需求；预防贫血、妊娠期高血压疾病等，以防胎儿生长发育受限。

（3）指导多胎母乳喂养的正确方法。

第十一节　死　　胎

【护理措施】

1.心理护理　加强心理护理，预防产后抑郁症，尽量避免与其他母婴同房，理解孕妇心情，在情感上给予安慰和关怀。

2.分娩准备　配合医生做好引产准备，引产过程中密切观察宫缩情况，若出现先兆子宫破裂情况，配合医生做好术前准备。

3.分娩后检查　检查胎儿有无畸形，脐带有无扭转、打结，积极帮助查找死胎原因，避免下次妊娠再次发生死胎。

4.病情观察重点

（1）注意宫缩及阴道出血情况，防止产后出血。

（2）胎儿死亡时间≥3周仍未排出者，遵医嘱进行凝血功能检查，产时注意观察出血倾向，防止发生弥散性血管内凝血（DIC）。

（3）注意观察患者的心理状况。

5.健康指导

（1）保证营养，多摄入蔬菜，忌生冷、寒冷、辛辣刺激性食物，可适当活动。

（2）指导回奶，避免摄入促进乳汁分泌的食物，适当冷敷以减轻乳房肿胀。

（3）积极查找死胎原因，必要时夫妻双方应做全面检查，积极治疗合并症，在医护人员指导下，选择合适时机再次妊娠。

（4）注意个人卫生，预防感染，产后常规复查，避孕半年，计划妊娠前做孕前咨询。

第十二节　妊娠期高血压疾病

【护理措施】

1.环境　保持环境安静，避免噪声、强光及精神刺激，各项治疗护理集中进行，动作轻柔。

2.休息　注意休息，保证充足优质的睡眠，休息及睡眠时取侧卧位，改善子宫胎盘循环。

3. 饮食 给予高蛋白、富含维生素、易消化食物,补充铁及钙剂,全身水肿者应限制食盐摄入。

4. 吸氧 给予间断氧气吸入。

5. 监测 监测血压、脉搏、呼吸、尿量、胎心音、胎动及体重变化。

6. 用药护理 硫酸镁用药过程中应注意膝腱反射必须存在;患者呼吸频率应不低于 16 次/分;每 24 小时尿量应不少于 400 mL 或每小时尿量应不少于 17 mL。

7. 子痫护理

(1)绝对卧床休息,住单人病室,避免声光刺激,专人护理。

(2)备好急救物品,准备好舌钳、压舌板、开口器,防止抽搐时发生舌咬伤。

(3)子痫发作时保持呼吸道通畅,立即给氧。

(4)除去患者衣带、耳环、义齿,交由家属保管,解松衣服,床上加床挡以免坠床。

(5)密切监测生命体征,留置导尿管,监测尿量,记录出入量。

(6)遵医嘱正确应用降压、解痉、镇静、利尿、扩容等药物治疗,观察疗效,及时处理不良反应。

(7)做好终止妊娠的准备,严密观察病情及产兆,做好母婴抢救的准备。

(8)产后 24~48 小时仍需注意子痫的发生。

8. 病情观察重点

(1)密切观察病情变化,及早发现脑出血、脑水肿、急性肾衰竭等并发症。

(2)严密监测血压变化,观察有无头晕、眼花、头痛、胸闷等自觉症状。

(3)密切观察阴道出血情况。

9. 健康指导

(1)注意休息,保证充足优质的睡眠,每日休息时间不少于 10 小时。

(2)保证摄入足够蛋白质、蔬菜、维生素、铁及钙剂,全身水肿者应限制食盐摄入。

(3)加强胎儿监护,自数胎动。

(4)加强产前检查,及时治疗妊娠期高血压疾病。

附 溶血肝功能异常血小板减少综合征(HELLP 综合征)

【护理措施】

(1)休息与卧位。保持环境安静,保证充分休息,取侧卧位,床边放置急救药品及物品。

(2)用药护理。遵医嘱用药,贫血者给予抗贫血治疗,肝功能异常者行护肝治疗,血小板减少者给予大剂量糖皮质激素治疗。

(3)对症治疗。做好备血、手术及抢救准备。

(4)预防感染。加强皮肤、会阴部及口腔护理,预防感染。

(5)其他同妊娠期高血压疾病护理。

(6)病情观察重点。观察患者有无上腹部疼痛、恶心、呕吐、全身不适等非特异性症状,及时完成实验室检查,以明确诊断。

(7)健康指导。

①注意休息,保证充足的睡眠,每日休息时间不少于 10 小时。

②保证摄入足够蛋白质、维生素、铁及钙剂,全身水肿者应限制食盐摄入。

③加强胎儿监护,自数胎动。

④加强产前检查,及时治疗妊娠期高血压疾病。

第十三节 胎膜早破

【护理措施】

1. 卧位与休息 胎先露未衔接者,应绝对卧床休息,抬高臀部,防止脐带脱垂。发现脐带脱垂立即抬高床尾并给予吸氧,配合医生紧急处置。

2. 胎儿监测 胎膜破裂时立即监测胎心音,观察羊水颜色、量及性状,如有异常,立即给氧并报告医生。

3. 基础护理 落实基础护理,协助满足孕妇的基本生活需求。

4. 预防并发症

(1)积极预防卧床时间过久导致的并发症,如血栓形成、肌萎缩等。

(2)预防感染,保持外阴清洁,做好会阴部消毒,禁止灌肠,避免不必要的肛门检查及阴道检查。胎膜破裂超过12小时者根据医嘱使用抗生素预防感染,注意观察患者体温情况。

5. 期待疗法

(1)促进胎儿肺成熟:妊娠小于35周者应给予糖皮质激素(如地塞米松肌内注射),促进胎肺成熟。

(2)抑制宫缩:妊娠小于34周者,建议给予宫缩抑制剂48小时抑制宫缩。

6. 终止妊娠 妊娠足月者或终止妊娠的益处大于期待疗法者,胎膜破裂12小时尚未临产者,应给予引产或剖宫产。

7. 病情观察重点

(1)评估患者的胎心、胎动、羊水性质及羊水量、无应激试验(NST)及胎儿生物物理评分等。

(2)评估有无宫缩、脐带脱垂、胎盘早剥等并发症。

(3)评估孕妇有无宫内感染,警惕绒毛膜羊膜炎症状,如孕妇体温升高、脉搏加快、胎心率加快、子宫底有压痛、阴道分泌物有异味、外周血白细胞计数升高等。

8. 健康指导

(1)指导孕妇监测胎动情况。

(2)妊娠后期禁止性生活,避免腹压突然增加的动作,避免提重物。

(3)积极预防和治疗生殖道感染,补充维生素、钙、锌等营养素。

(4)子宫颈功能不全者,应于妊娠12～14周行子宫颈环扎术并卧床休息。

第十四节 妊娠期肝内胆汁淤积症

【护理措施】

1. 卧位与休息 适当卧床休息,以侧卧位为主,以增加胎盘血流量。

2. 皮肤护理 注意因瘙痒可能造成的皮肤损伤。对重度瘙痒患者采取预防性的皮肤保护措施,建议患者勿留长且尖的指甲,戴柔软的棉质手套等。

3. 胎儿监测 自数胎动,监测胎心音,及时发现胎儿宫内缺氧并采取相应处理措施。做好新生儿复苏的准备。

4. 用药护理 遵医嘱给予护肝、降胆汁酸、预防出血、促胎肺成熟、改善瘙痒症状等药物治疗,观察用药效果,及时处理不良反应。

5.病情观察重点

(1)注意皮肤瘙痒、黄疸情况,观察有无恶心、呕吐、缺乏食欲等表现,注重患者主诉,及时处理。

(2)观察胎心音、胎动变化,注意胎儿有无宫内缺氧。

6.心理护理 了解患者需求,鼓励其配合治疗,指导患者家属多陪伴患者,使患者保持愉悦心情。

7.健康指导

(1)指导定期产检,妊娠晚期适当缩短产前检查间隔,重点监测血总胆汁酸水平和肝功能。

(2)指导自数胎动,胎动增多、减少、消失是胎儿宫内缺氧的危险信号,应立即就诊。

第十五节　妊娠合并心脏病

【护理措施】

1.卧位与休息 保证充分休息,避免过度劳累及情绪激动,急性心力衰竭期取半坐卧位或端坐卧位。

2.饮食 保证合理的高蛋白、富含维生素饮食的摄入及铁剂的补充,每日食盐摄入量不应超过 5 g。

3.胎儿监测 妊娠期进行胎儿心脏病的筛查;密切监测胎心音、胎动变化。

4.用药护理 在预防产后出血时禁用麦角新碱,以防静脉压增高;使用输液泵控制输液滴速和补液量(每分钟不超过 40 滴),以免增加心脏额外负担。

5.预防产后出血与感染 观察子宫收缩及评估出血量,给予结构异常性心脏病患者抗生素以预防感染。

6.母乳喂养 心脏病妊娠风险低且心功能Ⅰ级者建议哺乳;对于严重的心脏病产妇,即使心功能Ⅰ级,也建议人工喂养。

7.病情观察重点

(1)持续监测生命体征及尿量,随时评估孕产妇的心功能状态。

(2)注意孕妇的主诉,如咳嗽、咳痰,询问是否有气急、发绀等症状。

(3)观察早期心力衰竭表现:轻微活动后即出现胸闷、心悸、气短;休息时心率>110 次/分,呼吸频率>20 次/分;夜间常因胸闷而坐起呼吸,或到窗口呼吸新鲜空气;肺底部出现少量持续性湿啰音,咳嗽后不消失。

8.预防心力衰竭

(1)胎儿娩出后腹部应立即持续 24 小时放置沙袋,以防血压骤降诱发心力衰竭。

(2)严重和复杂心脏病者应持续行心电监护、中心静脉压(CVP)和血氧饱和度监测、动脉血气分析、尿量监测,直至生命体征平稳。定期监测电解质情况。

(3)分娩期、术后给予有效的镇痛,以减轻疼痛引起的应激反应。

(4)产后出血、感染和血栓栓塞是严重的并发症,极易诱发心力衰竭,应重点预防。

9.心理护理 加强心理护理,鼓励产妇倾诉自己的感受,并给予理解和安慰,减少产后抑郁症的发生。

10.健康指导

(1)嘱孕妇卧床休息期间经常变换体位,活动双下肢,以防血栓形成。

(2)指导多食蔬菜、水果,防止便秘加重心脏负担。

(3)指导孕妇及其家属掌握相关知识,包括如何自我照顾、限制活动程度、诱发心力衰竭的因素及预防措施、早期心力衰竭的症状和体征,以及遵医嘱服药的重要性等。

第十六节 妊娠合并急性病毒性肝炎

【护理措施】

1. 环境与休息 为孕产妇提供安全、温馨、舒适的环境,避免各种不良刺激。保证充足睡眠,避免重体力劳动。

2. 饮食 给予富含优质蛋白、富含维生素、富含碳水化合物、低脂肪饮食,保持大便通畅。合并重症肝炎时,每日蛋白质摄入量应少于 0.5 g/kg。

3. 防止感染 严格执行传染病防治法有关规定,注意口腔护理、会阴部擦洗等护理操作,预防感染。

4. 母乳喂养 经过主动以及被动免疫后,不管乙型肝炎病毒表面抗原(HBsAg)阳性产妇乙型肝炎病毒 e 抗原(HBeAg)是阳性还是阴性,其新生儿都可以母乳喂养,无须检测乳汁中有无乙型肝炎病毒(HBV)DNA。因病情严重不宜哺乳者应尽早回奶,回奶禁用雌激素等对肝有损害的药物。

5. 母婴阻断 正确处理产程,防止母婴传播。严格执行操作程序,避免软产道损伤及新生儿产伤等以免引起疾病在母婴之间传播。产后新生儿尽早应用免疫球蛋白和乙肝疫苗可有效阻断母婴传播。

6. 用药护理 遵医嘱使用护肝对症支持疗法,应用对肝损害较小的广谱抗生素预防感染。

7. 病情观察重点 严密监测生命体征,记录出入量,监测凝血功能,观察产妇有无皮肤黏膜出血倾向。产后注意观察宫缩及阴道出血情况。

8. 心理护理 评价母亲角色的获得,协助建立良好的亲子关系,提高产妇的自尊心。

9. 健康指导

(1)根据产妇肝炎类型向产妇及其家属介绍肝病的临床特点、传染途径、隔离知识以及妊娠注意事项。

(2)指导慢性肝炎患者加强营养,规律生活,注意休息,避免饮酒,适当锻炼,保持心情愉快,提高机体免疫力,这有益于病情稳定。

(3)产褥期 HBeAg 阳性产妇应做好避孕措施,以免再次妊娠影响身体健康。

第十七节 妊娠合并缺铁性贫血

【护理措施】

1. 休息 劳逸结合。轻度贫血者可适当下床活动,重度贫血者注意卧床休息,避免意外伤害。

2. 饮食 增加营养,摄入含铁丰富的食物。

3. 胎儿监测 重度贫血易造成胎儿生长受限、胎儿窘迫、早产、死胎或死产等,密切监测胎心音及胎动情况,及时发现宫内缺氧征象。

4. 用药护理 正确补充铁剂,首选口服制剂,对胃肠道功能紊乱和消化不良者给予对症处理。深部肌内注射及静脉补铁者,注意观察注射部位,防止渗漏。

5. 输血治疗 血红蛋白水平<70 g 者建议输血。接近预产期或短期内须行剖宫产术者,应少量、多次输血,避免加重心脏负担而诱发急性左心衰竭。

6. 预防感染 严格执行无菌操作,遵医嘱应用广谱抗生素预防和控制感染。加强口腔护理,有溃疡的孕妇遵医嘱局部用药。

7. 病情观察重点

(1)贫血患者对失血耐受性较差,易发生失血性休克,应严密观察阴道出血量。

(2)防止产程过长,可阴道助产缩短第二产程,避免发生产伤。

8.健康指导

(1)妊娠期鼓励摄入含铁丰富的食物,如猪肝、鸡血等。

(2)建议孕妇定期检测血常规。

(3)进行预防跌倒/坠床等相关知识的健康教育。

第十八节　妊娠合并甲状腺疾病

【护理措施】

1.饮食　应给予甲状腺功能亢进(简称甲亢)患者高蛋白、富含维生素、高热量饮食,少量多餐,忌食含碘量高的海产品。

2.胎儿监测　加强胎心监测,注意胎心及胎动变化。给予吸氧,改善胎儿供氧。

3.用药护理　妊娠早期根据医嘱服用药物,在控制甲亢发展的同时保证胎儿的正常发育。

4.母乳喂养　应定期筛查乳母服用抗甲状腺药物的新生儿的甲状腺功能,并建议乳母分次服用抗甲状腺药物,在哺乳后立即服用药物。

5.病情观察重点

(1)严密监测孕妇心率、呼吸及胎心变化,减少刺激。

(2)注意观察有无甲状腺危象表现,如焦虑、烦躁、大汗淋漓、恶心、厌食、呕吐、腹泻、大量失水引起虚脱、休克甚至昏迷、体温＞39 ℃、心动过速(心率＞130 次/分)、脉压增大等。

(3)观察新生儿有无甲亢或甲状腺功能低下(简称甲减)的症状和体征。

6.心理护理　缓解患者焦虑、恐惧情绪;鼓励家属缓解孕妇的心理压力。

7.健康指导

(1)坚持定期产检,按时服用抗甲状腺药物,严密监测母儿的健康状况。

(2)避免精神刺激和感染疾病,预防早产。

第十九节　妊娠合并梅毒

【护理措施】

1.孕产妇护理

(1)孕妇入院后做好隔离,生活及医疗垃圾单独处理,以防交叉感染,同时医务人员做好个人防护。

(2)产时尽量缩短第二产程,避免梅毒螺旋体通过产道感染胎儿,减少胎儿与产道的摩擦,以防止由产道引起的母婴传播。

(3)驱梅治疗时应注意监测患者有无发热、宫缩、胎动减少,胎心监护是否提示出现暂时性晚期减速等吉海反应表现。

(4)产妇乳头和乳房有破损时不实行母乳喂养,直到完成治疗和创面愈合。

2.新生儿护理

(1)新生儿娩出后,及时清理其口鼻腔中的分泌物,吸尽口中羊水,处理好脐带,清除全身母血、羊水等,以减少产时传播和新生儿感染梅毒螺旋体的机会。

(2)新生儿沐浴时,浴盆专用,并使用一次性巾单,护理人员做好个人防护。

3.病情观察重点

(1)关注妊娠期梅毒血清学检查情况,驱梅治疗时应注意监测和预防吉海反应。

(2)观察孕产妇皮肤的完整性。

(3)观察新生儿皮肤黏膜有无皮疹,肝、脾及全身淋巴结有无肿大,发现异常及时报告。

4.心理护理 鼓励患者及其家属,帮助其建立治愈的信心和生活的勇气,积极配合治疗。

5.健康指导

(1)预防感染,注意个人卫生及环境卫生,同时指导患者家属做好消毒隔离。

(2)做好出院指导及终末处理,保护患者隐私。

(3)治疗期间避免性生活,性伴侣应同时进行检查及治疗。

(4)经充分治疗后,随访2～3年。第1年每3个月随访1次,以后每半年随访1次。

第二十节　妊娠合并糖尿病

【护理措施】

1.饮食 应根据妊娠前体重和妊娠期的体重增长速度制订个体化饮食方案,宜摄入低脂肪、少油、少盐、富含纤维素食物。

2.胎儿监测 密切监测胎心音及胎动,及早发现胎儿窘迫。

3.用药护理 使用胰岛素治疗的孕前糖尿病合并妊娠(PGDM)孕妇在进食不规律或孕期运动时,需警惕低血糖(心悸、手抖、冷汗等)的发生,遵医嘱监测血糖。胰岛素用量应根据病情、孕期进展及血糖水平加以调整,一般从小剂量开始,逐渐调整至血糖水平达标。

4.母乳喂养 产后积极鼓励母乳喂养,以减少产妇胰岛素的应用,并降低新生儿发生糖尿病的风险。

5.新生儿护理 无论体重大小均按高危儿处理,尤其是妊娠期血糖控制不满意者所生的新生儿需给予监护,注意保暖、吸氧,30分钟内行末梢血糖检测,提早喂糖水、开奶,防止新生儿低血糖。同时密切注意新生儿是否发生呼吸窘迫综合征。

6.病情观察重点

(1)观察妊娠期是否出现不明原因恶心、呕吐、乏力、头痛甚至昏迷等糖尿病酮症酸中毒症状,观察孕妇有无皮肤瘙痒,尤其是外阴瘙痒。严密监测孕妇血糖,减少并发症的发生。

(2)密切监测胎心音及胎动,及早发现胎儿窘迫。

(3)密切观察新生儿是否发生低血糖和呼吸窘迫综合征。

7.心理护理 提供心理支持,为孕妇讲解糖尿病相关知识,减少并发症的发生。

8.健康指导

(1)指导孕妇自测胎动的方法。

(2)指导孕妇自行监测血糖或尿糖。教会孕妇高血糖、低血糖的症状识别及紧急处理步骤。教会孕妇注射胰岛素的正确方法。

(3)严格控制饮食,注意热量的摄取、营养素的分配比例及餐次的分配比例,增加膳食纤维的摄入;坚持适度的运动,正确控制饮食及体重增长。

(4)注意个人卫生及环境卫生,预防感染。

第二十一节　妊娠合并血小板减少性疾病

【护理措施】

(1)密切观察有无皮下或黏膜出血点、紫癜及瘀斑等出血症状。

（2）加强对妊娠晚期使用激素者的血压及血糖的监测。

（3）出血多时及时正确止血。鼻出血时，使患者仰卧，头偏向一侧，局部冷敷；牙龈出血时，协助医生用明胶海绵等压迫出血部位，此时饮食改为软食，勿过热、过硬，以免引起牙龈损伤和疼痛。

（4）各种穿刺后按压局部30分钟以上，并严密观察有无血肿。

（5）密切观察自然分娩者产后阴道出血情况，及时发现有无阴道血肿。准备行剖宫产术者，必要时做好围手术期输血准备。

（6）产后应立即检测新生儿脐血血小板，并动态观察新生儿血小板是否减少。注意新生儿黄疸的发生，注意新生儿有无出血倾向，如头皮血肿、颅内出血等，必要时转入儿科治疗。

（7）病情观察重点。

①注意观察皮肤黏膜出血点及瘀斑的范围和数量及颜色深浅的程度，观察有无出血倾向。

②严密观察生命体征的变化，观察有无腹痛、头痛、呕吐及大便的颜色及性状，观察有无其他部位出血。

③定期监测血小板变化。

（8）健康指导。

①一旦出现严重出血倾向，及时就医就诊，及早治疗。

②注意预防出血并发症，嘱孕产妇避免感冒，因感冒会诱导本病发作。

③在医生指导下治疗，特别注意避免应用可能减少血小板的药物。

④遵医嘱坚持治疗，定期复查。

第二十二节　妊娠合并阑尾炎

【护理措施】

1. 卧位与休息　术后6小时予半坐位或侧卧位交替，并开始床上自主活动，促进肠蠕动，预防肠粘连，同时预防腹胀、上呼吸道感染等术后并发症的发生。

2. 饮食　保证孕妇康复和胎儿生长发育，术后孕妇肠蠕动恢复后按流质饮食→半流质饮食→普通饮食的顺序给予营养素齐全的高营养饮食，以利于孕妇康复及胎儿的健康成长。

3. 对症处理　急性阑尾炎一经确诊，应遵医嘱在积极抗感染的同时立即做好各项术前准备。

4. 用药护理　选择对胎儿生长发育无影响的抗生素，应注意妊娠3个月内禁止应用甲硝唑、四环素、庆大霉素等药物，避免应用抑制胎儿呼吸的药物，如巴比妥类镇静剂和吗啡类镇痛药。

5. 切口护理　妊娠使腹壁张力增加，咳嗽时用双手按压固定切口，如术后腹胀明显，可用腹带包扎，防止切口裂开和切口疝的发生。有引流管者，保证引流管通畅，按时更换引流袋。

6. 病情观察重点

（1）妊娠早期观察有无发热、恶心、呕吐、转移性腹痛等症状，注意右下腹有无明显压痛、反跳痛与肌紧张；妊娠中、晚期临床表现不典型，应注意压痛点位置的改变。

（2）严密观察孕妇的生命体征，术后应定期观察腹部切口情况，检查有无渗血、渗液及红肿热痛等情况，观察敷料及引流管情况。

（3）观察胎心变化，监测胎动。

7. 心理护理　主动与孕妇及其家属交流，耐心倾听其内心感受，缓解其过度的担忧情绪。

8. 健康指导

（1）术后肠蠕动恢复、排气后可进半流质饮食，阑尾炎穿孔或已有腹膜炎者禁食3～5日，待肠蠕动恢复后再进食。

(2)指导孕妇及其家属掌握早产征象,出现早产先兆时及时就诊。

第二十三节 产褥感染

【护理措施】

1.环境与休息 保持病室安静、清洁、空气新鲜;保持床单、衣物及用物清洁;保证产妇充足的休息与睡眠。

2.卧位 休息时鼓励采取半坐位或抬高床头,以利于炎症的局限及恶露的流出。下肢静脉栓塞者需卧床休息,并抬高患肢。

3.饮食 给予高热量、高蛋白、丰富维生素、易消化食物,鼓励多饮水。

4.对症处理

(1)高热时行物理降温,降温期间密切观察体温变化,并记录降温效果。

(2)会阴部伤口、腹部伤口感染者,及时切开引流;盆腔脓肿者,可经腹部或后穹隆切开引流;子宫腔感染者应清除子宫腔内容物;伤口疼痛者给予镇痛药。

5.用药护理 遵医嘱合理使用抗生素,同时注意药物是否影响哺乳。

6.病情观察重点

(1)密切观察生命体征变化,观察有无寒战、乏力等症状。

(2)观察产妇会阴部或腹部伤口有无红肿热痛、硬结及脓性分泌物,有无裂开。

(3)观察子宫底的高度、硬度及有无压痛,恶露的量、颜色、性状、气味等情况。

7.心理护理 充分告知产妇及其家属病情和治疗方案,以消除其不必要的疑虑和担心。

8.健康指导

(1)鼓励产妇产后早期下床活动,指导并协助其保持会阴部清洁,采取半坐位或抬高床头。

(2)指导产妇正确进行母乳喂养和乳房护理。

(3)注意合理膳食,营养均衡。

(4)养成良好的卫生习惯,便后及时清洁会阴部,勤换会阴垫,会阴部清洁用物及时清洁消毒。产褥期严禁性生活,不宜盆浴。

(5)指导产妇及其家属识别产褥感染征象,如畏寒、发热、腹部或会阴部伤口水肿、疼痛、恶露异常等。

第二十四节 产后抑郁症

【护理措施】

1.环境与休息 提供温馨、舒适的环境,让产妇多休息,保证足够的睡眠。鼓励产妇在白天从事多次短暂的活动。

2.饮食 合理安排饮食,保证摄入充足的营养,使产妇有良好的哺乳能力。

3.防止意外发生 做好安全防护,恰当安排产妇的生活与居住环境。抑郁症产妇的睡眠障碍主要表现为早醒,自杀、自伤等意外事件往往在此期间发生。

4.用药护理 在专科医生指导下用药,根据以往疗效及患者特点个体化选择药物,尽量选用不进入乳汁的抗抑郁药。

5.病情观察重点

(1)观察产妇有无情绪改变,产后抑郁症最突出的症状是持久的情绪低落,表现为表情阴郁、无精打采、易流泪和哭泣。

（2）观察产妇有无认知改变，如对事务缺乏兴趣，自卑、自责、内疚、思维和反应迟钝，思考问题困难，对生活失去信心、无望和无助感、性欲减退，甚至企图自杀，有伤婴或杀婴倾向。

（3）观察有无行为改变，如意志活动减退、注意力不集中等。

（4）观察有无生理改变，如失眠或者睡眠过度、食欲缺乏或增加、体重显著下降或增加等。

6. 心理护理　让产妇感到被支持、尊重、理解，增强产妇信心、自我控制能力和良好交流的能力，激发其内在动力去应对自身问题。同时，鼓励和指导产妇家属给予产妇更多的关心和爱护，减少或避免不良的精神刺激和压力。

7. 健康指导

（1）为产妇及其家属提供心理咨询途径，帮助其树立信心和调整孕期不良心态。

（2）及时向产妇及其家属传授育婴知识，指导其正确进行母乳喂养、新生儿护理及正确增进母婴情感交流和互动。

（3）指导产妇及其家属正确使用抗抑郁药及观察副作用，不能随意增减剂量及骤然停药，出现喉咙痛、头痛、持续恶心/呕吐、心跳加速等情况及时向医生报告，起床或站立时应缓慢起身以预防直立性低血压发生，注意口腔卫生。

第二十五节　药物引产术后

1. 环境与休息　保持病房整洁、安静，每日开窗通风 2 次，每次 30 分钟。

2. 饮食　摄入高蛋白、富含维生素、易消化食物。

3. 卧位　产妇用药后应卧床 2 小时，出现宫缩后及时告知医务人员，并在孕妇起床活动前再次检查并确保药物仍然在阴道内。

4. 皮肤　保持会阴部清洁，产妇休息时应经常变换体位，避免局部组织长期受压。

5. 排泄　鼓励孕妇每 2~4 小时解小便 1 次，以免膀胱充盈影响宫缩及胎头下降。

6. 病情观察重点

（1）药物放置后，孕妇应仰卧 20~30 分钟以利于栓剂吸水膨胀，保证栓剂固定，避免脱落。

（2）2 小时后检查，如位置正常，产妇可下床活动，如位置不正常，可重新放置。

（3）药物放置后遵医嘱常规监测宫缩和胎儿情况。

（4）药物放置 2~3 小时后，产妇可能会出现微弱、过频、非痛性宫缩。观察宫缩出现的频率、持续时间和强度，警惕宫缩过强。宫缩过频的标准：10 分钟内不少于 6 次宫缩。宫缩过强的标准：宫缩压大于 60 mmHg，宫缩持续时间不低于 1 分钟。

（5）发生细小、过频宫缩时，产妇通常没有疼痛感。如果胎心正常，可继续观察，或酌情应用宫缩抑制剂。

（6）药物放置后 12 小时，以及出现临产、破膜、宫缩异常、胎儿窘迫或其他异常情况时应取出栓剂。

（7）发生过强宫缩或子宫过度刺激时，应及时取出栓剂，大多可在撤药后自行恢复。

（8）若撤药后不能自行恢复，可酌情使用宫缩抑制剂，如硫酸镁或盐酸利托君片。

（9）在取出栓剂 30 分钟后，经过评估无规律宫缩，方可静脉滴注缩宫素。

7. 健康指导和心理护理

（1）促进孕妇精神放松，保护孕妇个人隐私，耐心倾听、积极回答孕妇提出的问题。给予孕妇精神支持和鼓励，使其积极配合。

（2）告知孕妇用药后注意事项，出现宫缩后及时告知医务人员。

第二十六节　水囊引产观察

【护理措施】

1.环境与休息　环境应舒适,温湿度适宜,私密性好。孕妇可适当下床活动,但不可离开房间以免发生意外。

2.饮食　摄入高蛋白、富含维生素、易消化食物。

3.皮肤　保持会阴部清洁,引产后休息时应经常变换体位,避免局部组织长时间受压。

4.排泄　鼓励孕妇每 2～4 小时解小便 1 次,以免膀胱充盈影响宫缩及胎头下降。

5.病情观察

(1)放置水囊后,定时测量体温,注意观察有无寒战、发热等感染症状。

(2)密切观察宫缩及胎儿情况,若出现规律性宫缩,应取出水囊并遵医嘱对症处理。

(3)观察有无阴道出血和软产道损伤情况。

(4)观察胎膜破裂征象,评估羊水量、颜色和性状;严密观察生命体征,识别有无呼吸困难、发绀等羊水栓塞症状,做好抢救准备。

6.健康指导

(1)促进孕妇精神放松,保护孕妇个人隐私,耐心倾听、积极回答孕妇提出的问题。给予孕妇精神支持和鼓励,使其积极配合引产。

(2)告知孕妇放置水囊后的注意事项,出现宫缩后及时告知医务人员。

第二十七节　总产程及产程分期

一、第一产程的护理

【护理措施】

1.记录临产时间　每 4 小时测体温、脉搏、血压 1 次,根据产妇情况可酌情增加检查次数;进行疼痛评估,了解疼痛的部位及程度。

2.饮食　鼓励产妇进食,摄入高热量、易消化、清淡的食物,少量多餐。在呕吐明显无进食或因剖宫产概率高而需禁食时,可静脉补液给予营养支持,以保证产妇的精力和体力。

3.排尿　鼓励产妇每 2～4 小时排尿 1 次,避免膀胱充盈影响宫缩及胎头下降。排尿困难者,必要时导尿。

4.活动　鼓励产妇适当活动,采取站、蹲、走等多种方式,有利于产程进展。

5.胎心率监测　在潜伏期每小时听胎心 1 次,活跃期每 15～30 分钟听胎心 1 次。有异常者持续胎心监护,立即吸氧,取左侧卧位,同时通知医生。

6.观察宫缩　潜伏期每 2～4 小时观察 1 次,活跃期每 1～2 小时观察 1 次,一般需连续观察至少 3 次宫缩,并记录宫缩的持续时间、间歇时间、强度及节律性。

7.观察子宫颈扩张及胎先露下降情况　潜伏期每 2～4 小时检查阴道 1 次,活跃期每 1～2 小时检查阴道 1 次,根据宫缩情况和产妇临床表现可酌情增减检查次数。

8.破膜及羊水的观察　一旦破膜,立即听胎心并记录胎心率、破膜时间、羊水量及性状,胎头高浮者应卧床休息,防止脐带脱垂,必要时持续胎心监护,保持会阴部清洁,预防感染。

9.人文关怀 陪伴分娩,为产妇提供心理支持,如言语或身体接触;安慰并耐心讲解分娩过程,指导产妇在宫缩时做深呼吸,轻揉或按压孕妇腰骶部。

【健康指导】

(1)鼓励产妇家属充分陪伴和参与待产过程,鼓励产妇树立自然分娩的信心,缓解其紧张、焦虑情绪。

(2)关注产妇分娩疼痛,指导产妇进行呼吸调节及全身放松训练。

(3)指导休息和饮食,注意保持体力。

二、第二产程的护理

【护理措施】

1.持续胎心监护 每5分钟监测胎心、宫缩等情况1次,如有异常,及时报告医生并处理。

2.宫口开全后检查及处理 初产妇宫口开全需2小时、经产妇需1小时,须行阴道检查(评估羊水性状、胎方位、胎头下降幅度、产瘤及胎头变形情况),报告医生并做相应处理。

3.接产准备 初产妇胎头拨露,经产妇宫口近开全,会阴膨隆紧张时,应做好接产准备。

4.阴道助产缩短第二产程 若产妇患有妊娠期高血压疾病或慢性高血压眼底有出血,心脏病、心功能Ⅱ级以上,瘢痕子宫,高度近视(近视度数≥600°),特别是患有视网膜剥脱,或出现胎儿窘迫,则须缩短第二产程。高危妊娠分娩时,须做好抢救新生儿的准备工作,产科医生、新生儿科医生、麻醉医生到场。

5.消毒外阴 产妇取仰卧屈膝位,双腿外展,暴露外阴,用0.5%活力碘纱布自上而下、由内向外消毒:阴阜→小阴唇→大阴唇→大腿内侧上1/3→会阴→肛门周围。

6.接产 评估是否须行会阴切开术并向产妇做好解释,防止发生严重会阴裂伤;指导产妇宫缩时屏气用力。胎儿娩出后检查子宫底高度,遵医嘱予缩宫素20 U静脉滴注及缩宫素10 U肌内注射。

7.新生儿处理 胎头娩出后及时清除口腔、鼻腔的黏液及羊水,必要时使用吸痰管吸引,待脐动脉搏动消失后断脐,并用0.5%活力碘消毒。根据新生儿Apgar评分标准进行评分。

【健康指导】

(1)选择合适的体位,调整产床或提供分娩凳、分娩球指导产妇采用自由体位,如侧卧位、手膝位、坐位、站立位等。

(2)指导产妇用力,宫口开全后引导产妇用力,每次宫缩时深吸气后屏气,然后紧闭双唇和声门,如排便样向下用力,时间尽可能长久,也可中间短暂换气后再次屏气用力,宫缩间歇期指导产妇自由呼吸并放松全身肌肉。

(3)及时告知产妇产程进度,鼓励产妇增强信心,引导其配合助产士操作,安全顺利分娩。

三、第三产程的护理

【护理措施】

(1)随时注意产妇阴道出血情况,如有胎盘剥离征象,及时娩出,切忌在胎盘剥离前挤压子宫和用力牵引脐带。

(2)仔细检查胎盘、胎膜是否完整,胎盘边缘有无断裂的血管,以免遗漏副胎盘。如发现胎盘或胎膜不完整,需报告医生手取或用器械清宫。

(3)胎盘娩出后注意宫缩及阴道出血情况,检查软产道裂伤情况并及时缝合,会阴侧切者按解剖层次缝合。

(4)行人工剥离胎盘指征如下:胎儿娩出30分钟后,胎盘未自然剥离者;胎盘未完全剥离而阴道活动性出血多者。

(5)新生儿护理。快速擦干新生儿身体,进行体格检查,为其戴好手腕圈后,立即将其放在产妇胸前进行早接触、让其早吸吮;同时观察新生儿觅食、吸吮、吞咽情况,全过程不得少于30分钟。

【健康指导】

(1)指导产妇进行母乳喂养及会阴部伤口护理。

(2)指导产妇及时自行解小便,排空膀胱。

(3)指导产妇进食,预防跌倒/坠床。

四、产后 2 小时观察

【护理措施】

1. 监测生命体征 产后 2 小时每 30 分钟监测 1 次并记录,警惕有无休克、心力衰竭、血压升高等现象发生。

2. 注意宫缩及产后出血 合理应用宫缩抑制剂,注意子宫底高度,准确测量出血量,观察出血的颜色、量,有无凝血块,谨防 DIC 的发生。

3. 协助产妇排空膀胱 膀胱充盈影响子宫收缩,易引起产后出血,尤其是对于第二产程长和阴道助产的产妇。

4. 倾听产妇的主诉 如心慌、憋气、头晕、头痛、会阴或肛门肿胀痛等。产妇胎盘娩出后,主诉腰痛加剧,并无其他症状,但监测不到血压、脉速时,应警惕羊水栓塞。

5. 观察要点 注意产妇有无面色苍白、发绀、烦躁不安或表情淡漠、多汗、无力等症状。

6. 做好新生儿护理 观察新生儿皮肤颜色、呼吸及吸吮情况,注意新生儿口鼻分泌物颜色及性状,发现异常及时报告医生处理。

【健康指导】

(1)告知产妇家属准备清淡、易消化的半流质食物,鼓励产妇摄入,以利于体力恢复。

(2)指导产妇保持会阴部伤口清洁、干燥,勤换卫生垫,如有不适,随时告知医护人员。

(3)告知产妇产后 2~4 小时尽早解小便,不能自行排尿者,根据病情予以诱导排尿或导尿。

(4)指导产妇观察阴道出血量,出血量多于月经量,或出现心慌、脉速、冒冷汗等不适时及时告知医护人员。

(5)告知产妇母乳喂养的好处,指导有效的喂养方法;协助产妇做好新生儿的肌肤接触。

第二十八节 产力异常

一、子宫收缩乏力

子宫收缩乏力(宫缩乏力)根据宫缩的极性、对称性和节律性是否正常,分为协调性宫缩乏力和不协调性宫缩乏力。

【护理措施】

(一)协调性宫缩乏力

1. 第一产程的护理

(1)保证休息,缓解精神紧张与恐惧情绪。

(2)补充营养、水分、电解质,鼓励产妇摄入易消化、高热量食物。

(3)保证直肠和膀胱的空虚状态。

(4)加强宫缩。

①人工破膜:适用于宫口扩张不小于 3 cm、无头盆不称、胎头已衔接而产程延缓者。

②缩宫素静脉滴注:适用于胎心良好、胎位正常、头盆相称者。

③地西泮静脉推注:地西泮能使子宫颈平滑肌松弛,软化子宫颈,促进宫口扩张,适用于宫口扩张缓慢及子宫颈水肿者。

④刺激乳头。

经过上述处理,试产 2～4 小时产程仍无进展或出现胎儿窘迫、产妇体力衰竭时,立即做好剖宫产的术前准备。

2. 第二产程的护理

(1)做好阴道助产和抢救新生儿的准备,密切观察产程进展。

(2)无头盆不称,但第二产程期间出现宫缩乏力时,应加强宫缩,给予缩宫素静脉滴注促进产程进展。

(3)胎头双顶径已达坐骨棘平面以下,等待自然分娩或行阴道助产结束分娩;若胎头还是未衔接或出现胎儿窘迫征象时,应行剖宫产术。

3. 第三产程的护理

(1)预防产后出血及感染,遵医嘱胎儿前肩娩出时可给予缩宫素 20 U 静脉滴注,同时给予缩宫素 10 U 肌内注射,加强宫缩。

(2)破膜时间超过 12 小时、总产程超过 24 小时、阴道助产操作多者,应给予抗生素预防感染。

(3)密切观察宫缩、阴道出血情况及生命体征各项指标。

(二)不协调性宫缩乏力

(1)处理原则:调节宫缩,恢复正常节律性和极性。

(2)做好沟通与心理护理,指导产妇缓解疼痛的方法。

(3)遵医嘱给予适当的镇静剂,让产妇充分休息,休息后不协调性宫缩多能恢复为协调性宫缩,在协调性宫缩恢复前禁用缩宫素。若宫缩仍不协调或出现胎儿窘迫征象,或伴有头盆不称、胎位异常等,应立即报告医生,做好剖宫产和抢救新生儿的准备。

(4)不协调性宫缩已被纠正,但宫缩较弱时,按协调性宫缩乏力处理。

【健康指导】

(1)提供心理支持与鼓励,稳定产妇情绪。

(2)指导产妇调整呼吸,减轻疼痛。

(3)合理补充营养及水分,保证休息,及时排空大小便。

(4)指导自由体位,利用重力作用,采用分娩球、行走等方式促进宫缩。

二、子宫收缩过强

(1)协调性子宫收缩过强(宫缩过强):宫缩的节律性、对称性和极性均正常,仅宫缩力过强、过频,产程常短暂。

(2)不协调性子宫收缩过强(宫缩过强):包括强直性宫缩和子宫痉挛性狭窄环。

【护理措施】

1. 分娩前护理

(1)有高危妊娠因素或异常分娩史的孕妇在预产期前1～2 周不宜外出,宜提前住院待产,以防院外分娩,造成损伤和意外。

(2)嘱产妇卧床休息,最好取左侧卧位。

(3)产妇主诉有便意时,先判断宫口大小及胎先露下降情况,以防分娩发生意外,做好接生与抢救新生儿的准备。

(4)与产妇做好沟通,缓解其焦虑与紧张的情绪。

2.分娩期护理

(1)指导产妇做深呼吸,不向下屏气,提供缓解疼痛、减轻焦虑的支持性措施。

(2)严密观察产妇情况及产程进展,发现异常及时报告医生并协助处理,遵医嘱使用宫缩抑制剂。

(3)接生时防止会阴部撕裂,若有子宫颈、阴道及会阴部撕裂伤,应及时发现并予以缝合。

(4)新生儿遵医嘱给予肌内注射维生素 K_1,以预防颅内出血。

【健康指导】

(1)指导产妇分散注意力,缓解焦虑和紧张情绪。

(2)指导产妇减轻疼痛的常用技巧,调整呼吸及适当按摩腰骶部等。

(3)注意胎动,发现异常及时报告医生。

第二十九节 产 道 异 常

【护理措施】

(1)试产过程中有明显头盆不称、不能经阴道分娩者,做好剖宫产术的围手术期护理。

①心理护理:为产妇及其家属提供心理支持、人文关怀,缓解产妇恐惧情绪,使其安全度过分娩期。

②保证良好产力:安慰产妇使其放松心情,保证营养及水分的摄入,必要时补液。

③若胎位正常、胎儿不大、胎心正常,可经阴道试产者,应专人守护,严密观察产程进展、胎心率及羊水情况,发现异常及时报告医生。

④轻度头盆不称者试产 2~4 小时,若胎头仍不能入盆、宫口扩张缓慢,应停止试产,及时行剖宫产术。

⑤指导产妇休息,监测宫缩强弱,勤听胎心。

(2)阴道试产病情观察重点。

①观察产妇体形、腹形,身材是否矮小,是否有悬垂腹、跛足,米氏菱形窝是否对称等,以判断产道情况。

②测量子宫底高度和腹围,估计胎儿大小,四步触诊判断胎位是否正常,行胎头跨耻征检查。

③观察产程进展及胎先露下降情况。

(3)产后遵医嘱给予宫缩抑制剂、抗生素,预防产后出血及感染,加强会阴部护理,保持外阴清洁。

(4)手术助产或胎头长时间在产道受压的新生儿应按有产伤处理,严密观察颅内出血或其他损伤症状。

【健康教育】

(1)向产妇及其家属讲解分娩的可能性及优点,增强其信心。

(2)认真、及时解答产妇及其家属提出的疑问,使其了解目前产程进展状况,以取得良好的配合。

(3)保持外阴清洁,每日冲(擦)洗会阴部,使用消毒的会阴垫。

(4)胎先露长时间压迫阴道或尿道出现血尿时,应及时留置导尿管,必须保证导尿管通畅,以防止发生生殖道瘘。做好留置导尿管产妇的管道护理,防止感染。

第三十节 胎位及胎儿发育异常

【护理措施】

(1)加强孕期保健,通过产前检查及时发现并处理异常情况,孕 30 周前胎儿多能自行转为头先露,孕

30周后胎位仍未能纠正者,可指导其排空膀胱,松解裤带,取膝胸卧位。

(2)有明显头盆不称、胎位异常或确诊为巨大胎儿的产妇,应做好剖宫产围手术期护理。

(3)心理护理:针对产妇及其家属的疑问、焦虑和恐惧,在执行医嘱时应给予充分解释;并将产妇与胎儿的情况及时告诉产妇及其家属,鼓励其更好地与医护人员配合。

(4)阴道分娩者。

①鼓励进食,必要时补液,保持体力,宫缩间歇时注意休息。

②严密观察胎心率和产程进展,加强分娩监护,减少母儿并发症。

③防止胎膜早破,待产中应减少活动,尽量减少肛门检查,禁止灌肠。一旦胎膜早破,立即观察胎心,抬高床尾,预防脐带脱垂。

④协助医生做好阴道助产及新生儿复苏抢救的准备。

⑤产后注意宫缩情况,并仔细检查软产道、胎盘、胎膜的完整性,防止产后出血,预防感染。

⑥仔细检查新生儿有无产伤,应加强观察和护理并指导喂养。

【健康教育】

(1)分娩过程中为增加舒适感,可应用分娩球及导乐仪、按摩脊柱两侧及骶骨部位和药物镇痛等方法缓解产妇的疼痛。

(2)鼓励孕妇活动,增强孕妇顺利分娩的信心。

(3)临产过程中指导孕妇深呼吸,避免过早用力屏气。

(4)指导产程中合理饮食,及时排空膀胱。

第三十一节 胎儿窘迫

【护理措施】

1. 急性胎儿窘迫护理

(1)一般处理:指导孕妇改变体位,给予吸氧,立即停用缩宫素,更换输液器,输注平衡液,阴道检查排除脐带脱垂并评估产程进展。对可疑胎儿窘迫者行连续胎心监护。

(2)病因治疗:若为不协调性宫缩过强,或因缩宫素使用不当引起宫缩过频、过强,应立即停止使用缩宫素,遵医嘱给予硫酸镁或其他 β 受体兴奋剂抑制宫缩。

(3)尽快终止妊娠:如宫口开全,应尽快助产结束分娩,如短时间无法经阴道分娩,且有进行性胎儿缺氧和酸中毒证据、干预后无法纠正者,应尽快手术终止妊娠。

(4)做好新生儿复苏准备:通知新生儿科医生到场并配合新生儿抢救工作。

2. 慢性胎儿窘迫护理

(1)一般处理:取左侧卧位,给予低流量氧气吸入,加强胎心监护,指导孕妇记录胎动情况。

(2)期待疗法:孕周小,估计胎儿娩出后存活可能性小时,尽量保守治疗延长胎龄,同时促进胎肺成熟,争取胎儿肺成熟后终止妊娠。

(3)尽快终止妊娠:根据产程进展、胎心监护结果和胎动情况决定分娩方式。

①Ⅲ类电子胎心监护图形,但宫口未开全或预计短期内无法经阴道分娩者,应立即行剖宫产术。

②宫口开全、骨盆各径线正常者,胎头双顶径已达坐骨棘平面以下,一旦诊断为胎儿窘迫,应尽快行阴道助产术结束分娩。

3. 心理护理

(1)对于胎儿不幸死亡的产妇,尽可能安排单独病房。

(2)做好产妇及其家属的安慰工作,鼓励其说出内心的感受。

4.病情观察重点

(1)密切观察胎心率变化及胎动情况。

(2)新生儿出生后观察其哭声、面色、张力情况,根据 Apgar 标准评分,根据评分结果迅速进行复苏抢救,复苏成功后再次评分。

【健康教育】

(1)定期产前检查,及时发现胎心率异常、羊水胎粪污染,胎儿生物物理评分低(不超过 4 分提示胎儿缺氧,5~7 分提示可疑胎儿缺氧)、胎儿多普勒超声血流异常(S/D≥3.0)等提示胎儿窘迫。

(2)指导孕妇自测胎动方法,每 2 小时胎动计数少于 10 次或减少 50% 应及时告知医生。

第三十二节 新生儿复苏

【护理措施】

1.做好新生儿急救复苏准备 准备急救药物及器械(如气管导管、复苏气囊、血氧饱和度仪等),并确保其功能正常。

2.卧位 保持呼吸道通畅,维持新生儿头部轻度仰伸,呈鼻吸气位。急救时动作应轻快,避免不必要的刺激,防止颅内出血和吸入性肺炎。

3.急救方法 原则上先清理呼吸道,后刺激呼吸中枢。

(1)注意保暖:室内温度设置为 24~26 ℃。提前预热辐射保暖台,将其温度设置为 32~34 ℃。所有婴儿均须擦干头部并保暖,维持新生儿腋下体温在 36.5~37.5 ℃。

(2)吸痰:用吸引球或吸痰管清理气道,先口后鼻。当羊水胎粪污染时,首先评估新生儿有无活力:有活力时,继续初步复苏;无活力时,应在 20 秒内完成气管插管及胎粪吸引。

(3)正压通气:新生儿复苏成功的关键是建立有效的通气。如果新生儿有呼吸、心率>100 次/分,但呼吸困难或持续发绀,应监测脉搏、血氧饱和度,可常压给氧或行持续气道正压通气。经上述处理,血氧饱和度仍不能达到目标值者,可考虑正压通气。

4.观察要点 复苏后监测患儿的生命体征、血氧饱和度、面色、哭声、肌张力,观察新生儿复苏效果,复苏成功后注意病情变化。

5.做好病情解答 帮助患儿家属树立信心。

6.健康指导

(1)加强围产期保健,及时处理高危妊娠。

(2)加强胎儿监护,避免和及时纠正宫内缺氧。

第三十三节 新生儿头皮血肿

【定义】 新生儿头皮血肿是常见的产伤之一,多见于顺产分娩儿,是胎头在下降过程中受骨盆挤压、摩擦致骨膜下血管破裂,血液蓄积于颅骨与骨膜之间而引起的局部包块。

【护理措施】

(1)体位护理:每 2 小时更换体位,以健侧卧位为主;避免头部血肿受压,忌热敷血肿处,头部可垫冰枕。

(2)血肿处禁止行头皮静脉穿刺;头部制动,放置"头部制动"标识牌。

（3）遵医嘱肌内注射维生素 K_1，防止出血加重。

（4）可用云南白药、莫匹罗星软膏、酒精、凝血酶等药物局部治疗，每日 2 次，持续 2 周。

（5）如血肿面积过大，需对局部血肿进行穿刺时，配合医生严格执行无菌操作，避免感染。

（6）注意黄疸出现的时间及程度，测量胆红素值，引起高胆红素血症时需进行照蓝光治疗。

（7）病情观察重点：

①观察头皮血肿增长或缩小的情况，每班测量血肿范围并记录，如有异常及时报告医生。

②注意体温变化及血肿局部有无发热、红肿等感染症状。

③观察皮肤、巩膜颜色及患儿精神状态，警惕胆红素脑病。

（8）测量血肿方法：

①发现血肿时同医生一起用记号笔标记血肿的范围。

②用软皮尺沿血肿的弧度测量血肿的横直径与竖直径。

【健康指导】

（1）头皮血肿一般不需要特殊处理即可自行吸收、消失，但恢复时间可因血肿的大小而不同，正常情况下多在 2 周至 3 个月内恢复。

（2）避免刺激及局部摩擦，减少哭闹，取健侧卧位。

（3）如有发热、黄疸加重等异常情况，及时随诊。

第三十四节 缩宫素静滴引产

【护理措施】

（1）助产士需对宫缩进行认真的评判，连续观察，每次至少观察 10 分钟，应坚持床旁数宫缩次数。

（2）缩宫素静脉滴注（简称静滴）引产过程中必须有专人负责观察记录。每 4 小时记录 1 次血压、脉搏，每 15～30 分钟记录 1 次胎心、宫缩、阴道流血量、羊水性状、药液滴速及主诉。

（3）使用欣普贝生（地诺前列酮栓）至少 30 分钟，经综合评判后，才能使用缩宫素静滴引产。

（4）先给予乳酸钠林格注射液 500 mL，使用 20G 静脉留置针，调节好输液滴速后，再加入缩宫素并将药液摇匀，输液泵泵入，即乳酸钠林格注射液 500 mL＋缩宫素 2.5 IU 静滴。起始剂量为 8 滴/分，每 20 分钟增加 8 滴，也可从 8 滴/分开始，每次增加 4 滴，直至出现有效宫缩（10 分钟内出现 3 次宫缩，每次宫缩持续 30～60 秒，伴有子宫颈的缩短和宫口扩张），最大滴速为 40 滴/分。如达到最大滴速时仍未出现有效宫缩，可增加缩宫素浓度，给予乳酸钠林格注射液 500 mL＋缩宫素 5 IU 静滴，先将滴速减慢，再根据宫缩情况进行调整。增加缩宫素浓度后，最大滴速为 40 滴/分。

（5）如遇以下临床表现，须立刻停用缩宫素。

①先兆子宫破裂或子宫破裂（原因不明的阴道出血、脉搏忽然加快、胎心率减慢或消失、血尿、病理性缩复环、宫缩忽然减弱或消失）。

②宫缩过强（强直性子宫收缩、子宫痉挛性狭窄环）、宫缩过频（每 10 分钟超过 5 次）。

③一过性低血压。

④过敏反应（出现胸闷、气促、寒战，甚至休克）。

⑤胎心监测频繁出现重度晚期减速或变异减速。

（6）因缩宫素等宫缩抑制剂引起的胎心异常（反复性晚期减速、延长减速、胎儿心动过缓、微小变异、变异缺失、胎儿心动过速、反复性变异减速）的处理措施如下。

①通知责任医生。

②停止静滴缩宫素,必要时给予子宫松弛药物。

③改变体位,取左侧或右侧卧位。

④给予吸氧,每分钟 8～10 L。

⑤如孕妇没有禁忌证,可加快静脉输液(乳酸钠林格注射液)速度。

⑥如胎心率不能恢复正常,应做好剖宫产术前准备。

(7)缩宫素静滴引产中破膜后要观察羊水性状,立即听胎心,行胎心监护,如有以下情况,暂停缩宫素静滴引产。

①初产妇行人工破膜前暂停缩宫素滴注,1 小时后根据宫缩、宫口扩张等情况继续缩宫素静滴引产;自然破膜后,暂停缩宫素滴注 2 小时后根据宫缩、宫口扩张等情况,继续缩宫素静滴引产。

②经产妇行人工破膜前暂停缩宫素滴注,人工破膜 2 小时后根据宫缩、宫口扩张等情况继续缩宫素静滴引产;自然破膜后,暂停缩宫素静滴引产,观察宫缩、宫口扩张等情况,如 2 小时后无规律宫缩,告知医生。

(8)缩宫素停用后再次使用:如停用短于 30 分钟,再次使用缩宫素的剂量为前次剂量的一半;如停用超过 30 分钟,再次使用缩宫素的剂量为初始剂量。

【健康教育】

(1)告知孕妇保证营养、水分的摄入及充分的睡眠,必要时补液。鼓励孕妇定时排空膀胱。

(2)告知孕妇不能自行调节输液滴速。一旦发生腹部持续剧烈疼痛、寒战、胸闷、呼吸困难和不明原因的呛咳,要及时告知医护人员。

第三十五节　导乐陪伴分娩

【护理措施】

1.监测生命体征　每 4 小时测量生命体征 1 次。

2.一般护理　关心产妇饮食及液体摄入量,宫缩间歇时,鼓励摄入高热量、易消化、清淡饮食。协助产妇做好个人卫生护理。

3.排尿　临产后指导产妇每 2～4 小时排尿 1 次,防止膀胱充盈影响胎头下降,延长产程。膀胱充盈但排尿困难采取诱导排尿措施无效者,遵医嘱给予一次性导尿。

4.心理护理　产妇的精神状态影响宫缩和产程的进展,安慰产妇并耐心沟通,使产妇与助产人员密切合作,以便顺利分娩;关心产妇,尊重产妇,注意产妇隐私保护。

5.休息与活动

(1)临产后,鼓励并协助产妇在室内活动,可采取站、蹲、走等方式,以利于产程进展。

(2)根据病情,需绝对卧床者协助采取舒适卧位。

(3)如病情需要,使用镇静剂后应卧床休息,拉床栏,防止坠床。

(4)胎膜已破者由医生评估胎头衔接情况,胎先露低的孕妇可下床活动。

(5)助产士可以使用导乐仪来帮助孕妇缓解宫缩疼痛。

6.产程观察　临产后,每 2～4 小时监测胎心并检查宫口扩张情况。宫口开 2 cm 后,每 2～4 小时检查 1 次;宫口开 6 cm 后,每 1～2 小时检查 1 次,直至宫口开全。每半小时监测胎心 1 次,可通过胎心监护连续观察和记录胎心率的动态变化。胎膜已破者需密切观察羊水的颜色、性状、量,如发现羊水粪染或混有血液,应及时报告医生。如阴道流血量多于月经量、色鲜红,应及时报告医生,并采取相应措施。

【健康教育】

(1)孕妇的心理状况是顺利分娩的重要因素,要鼓励孕妇树立自然分娩的坚定信念。

（2）自由体位活动是减轻疼痛简单、有效的方法,宫缩不强且未破膜的待产妇可在室内走动或使用分娩球,破膜待产妇由医生评估后决定是否可以下床活动。

（3）活跃期宫缩频繁,每次宫缩都要消耗能量,要注意不断鼓励孕妇补充食物与水分,保持体力。

第三十六节 非药物镇痛

【护理措施】

（1）一般护理:营造温馨、安全、舒适的产房,提供分娩球等辅助用具协助产妇取舒适体位,及时补充能量和水分,定时督促排尿,减少不必要的检查。

（2）指导孕妇应用分娩球、分娩椅、自由体位法、按摩、音乐疗法、经皮电刺激镇痛疗法、豆袋热敷疗法等非药物镇痛方法缓解疼痛。

①分娩球:协助孕妇将双腿分开,坐于分娩球上,缓慢旋转髋关节,以利用骨盆活动减轻疼痛,促进胎头下降。

②分娩椅:使用分娩椅有助于放松会阴部,便于孕妇打开骨盆,利于胎头下降,同时给予腰背部按摩,以缓解腰背部不适。

③自由体位法:护理人员应嘱孕妇根据自身需求调整体位,以提高孕妇的舒适度,减轻疼痛,缩短产程。

④按摩:护理人员可沿孕妇脊柱两侧向骶骨部位按摩,嘱孕妇放松,保持适中力度,动作轻缓,提高孕妇的舒适度。

⑤音乐疗法:护理人员可为孕妇播放轻柔、舒缓的音乐,使孕妇心情愉悦。

⑥经皮电刺激镇痛疗法:采用分娩镇痛导乐仪镇痛,根据孕妇主诉及宫缩疼痛情况适当增加频率,达到镇痛目的。

⑦豆袋热敷疗法:将豆袋热敷于孕妇腰骶部,促进局部血液循环,缓解疼痛。使用时注意豆袋的温度,避免烫伤。

（3）按照疼痛评估护理单,及时做好评估记录,评价非药物镇痛效果。

（4）应用非药物镇痛方法时,密切监测孕妇生命体征及胎心率变化。

（5）密切留意孕妇是否有疲劳现象,每次活动时间控制在30分钟内为宜,出现阴道流血、头晕、气促、心悸、全身肿胀、肢体麻痹及胎儿活动减慢等自觉不适症状时,应及时提醒孕妇停止活动。

【健康教育】

（1）陪伴人员协助孕妇进行非药物镇痛相关运动,以孕妇自我感受及承受能力为准。

（2）指导孕妇活动,应用非药物镇痛方法,做好心理护理,帮助孕妇建立自然分娩的信心。

第三十七节 椎管内镇痛

【护理措施】

（1）做好疼痛评估,疼痛评分3分以上可告知医生,产妇宫口开2 cm后由产妇提出需求,医生评估无禁忌证后可以椎管内给药镇痛。

（2）静脉通道:麻醉前建立静脉通道并保持畅通。

（3）疼痛评分:分娩镇痛后30分钟内在疼痛护理单上对产妇进行评分。

（4）心电监护:连续监测产妇生命体征、血氧饱和度、心电图;间断监测血压、体温。实施椎管内镇痛后

30 分钟,麻醉医生每 15 分钟记录血压、血氧饱和度、心率、呼吸及评估肌力、镇痛效果,助产士每 30 分钟测血压、血氧饱和度、心率、呼吸并记录于分娩室待产记录单上,严密观察产妇血压、血氧饱和度、心率及是否出现低血压(收缩压<90 mmHg)、恶心、呕吐等不良反应,下肢活动是否正常等,若有异常,应立即联系麻醉医生进行处理。

(5)胎心监护:麻醉前后予胎心监护,后按常规进行胎心监护,胎心异常者及时报告医生。

(6)在产程中关注产妇体温变化,每隔 4 小时测量体温 1 次,如果超过 37.5 ℃,须通知医生。

(7)观察穿刺部位有无渗血、渗液,管道有无滑脱、扭曲,遇到麻醉泵报警时,立即通知麻醉科医生处置。

(8)实施分娩镇痛的产妇,产后助产士应观察子宫收缩及产后出血情况和新生儿呼吸情况。

(9)分娩后伤口处理完毕及时关闭麻醉泵,产后观察 2 小时,若无特殊情况,请麻醉医生拔管。

【健康教育】

(1)向产妇及其家属讲解椎管内药物镇痛的利与弊,获得产妇及其家属的同意后方可进行,使产妇能够按照自己的意愿采取相应方法生产。

(2)密切监测产妇及胎儿,告知产妇如有不适及时告知医护人员。

(3)行椎管内镇痛术后必须卧床 30 分钟,30 分钟后需待麻醉医生评估肌力正常后方可下床活动。

(4)正确评估自身的疼痛程度,理性使用镇痛泵的自控按键。

第三十八节 子 痫

【定义】 子痫是妊娠期高血压综合征患者发生的急性脑病,发作前可有不断加重的严重表现,也可发生于无血压升高或升高不显著、尿蛋白阴性的病例。通常产前子痫占比较大,产后 48 小时约占 25%。子痫抽搐进展迅速,是造成母儿死亡的主要原因,应积极处理。

【风险评估】

1.详细询问健康史 患者妊娠前及妊娠 20 周前有无高血压征象;是否存在妊娠期高血压综合征的诱发因素,既往病史中有无原发性高血压、慢性肾炎、糖尿病等;此次妊娠后血压变化情况,是否伴有蛋白尿、水肿。注意询问孕妇有无头痛、视物模糊、上腹部不适等症状。

2.重点评估 重点评估有无靶器官受累表现,包括如下内容。

(1)颅内血管严重受累的表现:颅内血管受累可出现高血压脑病、子痫,甚至颅内出血等,因而应该评估孕妇有无意识改变、剧烈头痛、恶心等症状。颅内血管严重受累时可出现颈抵抗或者病理反射阳性,颅内和头面部水肿严重时可出现严重的球结膜水肿,因而需要评估孕妇有无颈抵抗、病理反射以及球结膜水肿,还要评估血压变化以及眼底血管情况,必要时进行颅内磁共振成像(MRI)检查。

(2)心脏和肺受累的表现:孕妇外周血管阻力增加,容易出现急性左心衰竭,而由于妊娠期高血压综合征,孕妇血液呈浓缩状态,因而其心力衰竭特点为低排高阻型,即外周阻力增加,心输出量减少,表现为血压升高,超声心动图显示射血分数下降。同时,患者可能出现肺水肿。需要评估患者有无早期心力衰竭的表现,如夜间阵发性呼吸困难、胸闷、憋气、咳嗽、咳痰、出入量正平衡、体重明显增加、不能仰卧需要半坐卧等。护理过程中需要进行生命体征、心电和血氧饱和度监护,观察患者是否出现心率增加、呼吸加快以及血氧饱和度下降等表现。必要时进一步做血气分析、超声心动图以及血脑利尿钠肽(BNP)等检查。

(3)肝受累的表现:肝脏受累可以出现 HELLP 综合征。HELLP 综合征严重时可以出现肝被膜下破裂,表现为剑突下疼痛,伴肩背部疼痛,肝功能异常时可出现恶心、食欲缺乏、厌油腻等症状。体征上可出现肝区叩痛,血小板数量减少时可出现皮肤自发性出血点甚至瘀斑,胆红素升高时可出现皮肤和巩膜黄染。很多患者由于出现食欲缺乏、恶心等表现,容易将剑突下疼痛主诉成胃痛,因而临床评估时需要谨慎。辅助检查出现血小板数量减少、乳酸脱氢酶水平升高、转氨酶水平升高。

(4)肾受累的表现:肾功能受损,可出现尿量减少,辅助检查显示血肌酐(CRE)升高。

(5)下肢血栓的表现:妊娠期高血压综合征孕妇血液呈高凝状态,容易出现下肢深静脉血栓形成,表现为双下肢不对称性水肿和腓肠肌压痛等。因而需要评估孕妇双下肢水肿程度以及皮肤颜色改变情况、双侧大腿和小腿腿围是否一致、腓肠肌有无压痛。

(6)子宫、胎盘受累的表现:子宫、胎盘受累表现为胎儿生长受限、胎动减少或消失,严重者出现胎盘早剥,甚至胎死宫内。护理上需要评估孕妇有无腹痛及阴道出血,以及胎动减少或消失情况,并进行胎心监护,必要时行腹部 B 超检查。

3. 水肿　观察有无水肿及水肿范围。水肿可分为 4 度,Ⅰ度水肿指足部及小腿有明显的可凹性水肿,休息后不缓解;Ⅱ度水肿指水肿延及大腿,触及大腿部位皮肤有紧绷感;Ⅲ度水肿指水肿延及外阴及腹壁,皮肤紧绷发亮;Ⅳ度水肿指全身水肿,可伴有腹水、胸腔积液。应重视水肿不明显,但体重每周增加大于 0.5 kg 的隐性水肿患者。通常正常妊娠、贫血及低蛋白血症可引起水肿,妊娠期高血压综合征引起的水肿无特异性,因此不能作为妊娠期高血压综合征的诊断标准及分类依据。

4. 抽搐与昏迷　妊娠期高血压综合征最严重的表现。应特别注意抽搐发作的持续时间、间隔时间、神志状况及是否有伴随的意外创伤。

5. 心理社会支持状况　孕妇及其家属缺乏对疾病的认识,病情轻时,孕妇未感到明显不适,心理上往往不予重视;病情加重时,紧张、焦虑、恐惧的心理也随之加重;子痫抽搐的孕妇清醒后常易激惹、感到烦躁,此时家属会极为无助。

【护理常规及安全防范措施】

(1)绝对卧床休息,住单人病室,避免声、光刺激,专人护理,每日休息时间不少于 10 小时。

(2)备好急救物品,准备好舌钳、压舌板、开口器,防止抽搐时咬伤唇、舌。

(3)加强胎儿监护,自测胎动。

(4)子痫发作时保持呼吸道通畅,立即吸氧。

(5)除去患者衣带、耳环、义齿交由家属保管,解松衣服,床上加床挡以免坠床。保证摄入足够量的蛋白质、维生素、铁及钙剂。

(6)遵医嘱监测生命体征,注意有无头晕、眼花、头痛、胸闷、腹部疼痛等症状。

(7)留置导尿管,监测尿量,记录出入量,观察阴道出血情况。及早发现脑出血、脑水肿、急性肾衰竭等并发症。

(8)遵医嘱正确进行降压、解痉、镇静、利尿、扩容、促胎肺成熟等治疗,观察疗效,及时处理不良反应。

(9)做好终止妊娠的准备,严密观察病情及产兆,做好母婴抢救的准备。

(10)产后 24~48 小时仍须注意产后子痫的发生。

【应急预案】

(1)立即报告医生,立即面罩给氧,去枕仰卧,清除口鼻分泌物,松解衣领,保持呼吸道通畅,将压舌板放于两臼齿之间,防舌后坠,同时建立静脉通道。

(2)遵医嘱使用镇静剂:吗啡 10 mg 皮下注射(估计 4 小时内不能分娩者)、地西泮 10 mg 肌内注射或缓慢静脉推注、冬眠合剂(杜冷丁 100 mg＋异丙嗪 50 mg＋氯丙嗪 50 mg,共 6 mL)加入 5% 葡萄糖注射液(GS)500 mL 中静脉滴注或半量冬眠合剂肌内注射、苯巴比妥 0.1~0.3 g 肌内注射。以上药物可足量交替使用。

（3）遵医嘱使用解痉药物：首选 25％硫酸镁 20 mL（5 g）＋25％葡萄糖注射液 20 mL 缓慢静脉推注 5 分钟，25％硫酸镁 20 mL（5 g）＋5％GS 500 mL，以每小时 1～2 g 的速度静脉滴注。

（4）抽搐停止后将患者移入抢救间，拉上避光窗帘，保持房间安静，专人护理，加床栏防坠床跌伤。

（5）遵医嘱做好各项化验，抽血备血，留置导尿管，禁食禁饮，备皮，保持呼吸道通畅，书写特护记录单，记录血压、脉搏、呼吸、体温及出入量等。观察患者一般情况及自觉症状，注意产程进展及胎心状况。注意宫缩松弛程度与阴道出血、早期胎盘早剥的发生。注意观察有无凝血机制障碍出现。

（6）控制血压：收缩压＞160 mmHg 或舒张压＞100 mmHg 时，应静脉给予降压药，如乌拉地尔、硝普钠等维持血压在 140～150/100 mmHg 范围内。

（7）预防感染首选青霉素或头孢类药物。

（8）处理并发症。肾衰竭：应用呋塞米 20 mg 静脉滴注。心力衰竭：应用去乙酰毛花苷 0.2～0.4 mg ＋50％GS 20 mL 静脉缓慢推注。脑水肿、脑疝：应用甘露醇、呋塞米快速脱水并保持脑部低温。

（9）产科处理未临产：抽搐控制 2 小时、短期内不能分娩、血压控制不理想者，行剖宫产术结束分娩。临产：应行阴道助产，缩短第二产程。

【技术规范】

1. 吸氧护理技术规范

（1）严格遵守操作规程，注意用氧安全，切实做好"四防"，即防震、防火、防热、防油。

（2）用氧过程中，应根据患者脉搏、血压、精神状态、皮肤颜色及温度、呼吸方式等有无改善来衡量氧疗效果，同时还可测定动脉血气来判断疗效，从而选择适当的吸氧浓度。

（3）鼻导管持续用氧者，每日清洁鼻孔 2 次，并及时清除鼻腔分泌物，防止鼻导管阻塞。

（4）氧气筒内氧气不可用尽，压力表上指针降至 2～3 kg/cm² 时不可再用，以防止灰尘进入筒内，再次充气时引起爆炸。

（5）湿化瓶中积水不超过湿化瓶容积的 2/3，鼻导管内有积水时及时更换。

2. 心电监护仪使用技术规范

（1）放置电极片时，应避开伤口、瘢痕、中心静脉导管、起搏器及电除颤时电极板放置的部位。

（2）电极片长期应用时易脱落，影响准确性及监测质量。要定期更换电极片及粘贴部分，并注意粘贴处皮肤的清洁。

（3）密切监测患者异常心电波形，排除各种干扰和电极片脱落，及时通知医生处理；带有起搏器的患者要区别正常心律与起搏心律。

（4）躁动者适当约束或应用镇静剂。

（5）把血氧传感器安放在患者食指的适当位置上，探头线应置于手背。

（6）要求患者指甲不过长，无任何染色物、污垢或灰指甲。

（7）在连续监测中要每 4 小时更换 1 次 SpO₂ 传感器位置，每 2 小时评估 1 次患者皮肤的完整性。

（8）血氧探头放置位置应与测血压手臂分开，因为在测血压时会阻断血流，此时测不出血氧或测出的血氧不准确。

（9）根据患者肢体情况选择适当尺寸的袖带，保证记号"9"正好位于适当的动脉之上。袖带松紧适宜，在肢体和袖带之间可以插入一根手指，确保袖带缠绕肢体不过紧，否则可能引起肢体远端变色甚至缺血。

（10）测量部位应与心脏（右心房）保持水平并外展 45°。

（11）对于连续监测者应定时更换测量部位，避免引起疼痛、上臂瘀点和瘀斑、上肢水肿、静脉淤血等并发症。

(12)患者严重休克或体温过低时,测血压将不准确,因为流向外周的血量减少,导致动脉搏动减弱。最好监测动脉血压,避免误差。严重高血压患者因测量时间较长甚至测不出,应选择动脉血压监测。

(13)禁止在静脉输液或有动脉置管的肢体端测量血压,因为在袖带充气期间,可能导致导管周围的组织损伤。

(14)偏瘫、肢体外伤或手术的患者应选择健侧肢体。

3.输液泵使用技术规范 详见第三篇第二十四章第二十节相关内容。

第三十九节 妊娠合并心脏病

【定义】

妊娠合并心脏病是产科严重的合并症,常见的有风湿性心脏病、先天性心脏病、妊娠期高血压疾病性心脏病及围产期心肌病等。由于妊娠和分娩加重了心脏负担,促使心脏功能进一步减退而导致心力衰竭,严重威胁母婴生命安全,是孕产妇死亡的原因之一。

【风险评估】

(1)评估患者有无劳力性呼吸困难、经常性夜间端坐呼吸、胸闷、咳嗽等症状,尤其注意评估有无早期心力衰竭和心功能减退的临床表现。

①早期心力衰竭的临床表现:早期心力衰竭者常表现为轻微活动后即有胸闷、气促及心悸;休息时心率超过110次/分,呼吸频率超过20次/分;夜间常因胸闷而坐起呼吸,或需要到窗口呼吸新鲜空气;肺底部出现少量持续性湿啰音,咳嗽后不消失。

②心力衰竭的临床表现。

a.左心衰竭:表现为夜间阵发性呼吸困难、端坐呼吸、发绀、咳嗽、咳痰、咯血、疲劳、乏力、心悸及少尿等肾功能损害症状。体征:心率加快,初期肺内可闻及哮鸣音,后出现肺部湿啰音,有心脏病体征(除心脏病固有体征外,有心肌肥厚、心腔扩大、肺动脉瓣区第二心音亢进及舒张期奔马律等)。

b.右心衰竭:表现为食欲缺乏、上腹部胀痛、恶心等消化道症状,劳力性呼吸困难,少尿,尿中出现少量蛋白质等,颈静脉征阳性,肝大,下肢水肿,唇、指端可有不同程度的发绀。心脏体征主要为原有心脏病表现。

c.全心衰竭:可同时兼有左心衰竭、右心衰竭的临床表现。

(2)根据纽约心脏病协会(NYHA)心功能分级方法,依据患者的主观感受,按其所能耐受的日常体力活动分为4级。

①心功能Ⅰ级:进行一般体力活动不受限制,运动后也不产生心悸、气短、胸痛等不适。

②心功能Ⅱ级:进行一般体力活动略受限制,休息时无不适,运动后感乏力、心悸、轻度气短或心绞痛。

③心功能Ⅲ级:一般体力活动显著受限制,休息时无不适,轻微活动即感乏力、心悸、轻度气短或心绞痛;还包括目前虽无心力衰竭症状,但过去有心力衰竭病史者。

④心功能Ⅳ级:不能进行任何体力活动,休息时仍有心悸、气短等不适。

世界卫生组织妊娠合并心脏病风险分度见表42-1。

表 42-1 世界卫生组织妊娠合并心脏病风险分度

风 险 分 度	病 情 描 述
1 级(风险与普通人群相当)	轻到中等非复杂病变 肺动脉狭窄 室间隔缺损 动脉导管未闭 二尖瓣脱垂不伴有三尖瓣反流 成功修复的简单缺损 房间隔缺损 室间隔缺损 动脉导管未闭 全肺静脉异位引流 孤立的室性期前收缩和房性期前收缩 未行手术治疗的房间隔缺损
2 级(孕产妇风险较小)	法洛四联症心脏病术后 大多数的心律失常 中等程度的左心室受损
2 级或 3 级(依据病情个体化判断)	肥厚型心肌病 未达到世界卫生组织 4 级的先天性心脏瓣膜病变 不伴有主动脉扩张的马方综合征 心脏移植 机械瓣 完全性大动脉转位 Mustard 术后或 Senning 术后
3 级(显著增加孕产妇风险或需要心脏和产科专家共同决定)	Fontan 术后 发绀性心脏病 其他复杂先天性心脏病 肺动脉高压
4 级(极高风险,需严格避孕或终止妊娠)	严重左心室功能障碍(心功能 Ⅲ、Ⅳ 级或左心室射血分数(LVEF)<30%) 围产期心肌伴有未愈的左心室功能障碍 严重左心室流出道梗阻性疾病 马方综合征伴有主动脉扩张超过 40 mm

(3)评估辅助检查。

①超声心动图:检查显示心腔扩大、心肌肥厚、瓣膜运动异常、心脏结构畸形等。左心室射血分数(LVEF)正常值≥50%,LVEF<30%提示风险大。

②心电图:提示各种心律失常,如心房颤动、心房扑动、三度房室传导阻滞、ST 段及 T 波异常改变等。

③X 线检查:X 线检查显示心脏明显扩大,尤其心腔扩大。必须行 X 线检查者须做好胎儿防护。

④胎儿评估:腹部 B 超检查、电子胎心监护等,评估有无胎儿窘迫及胎儿生长受限等。

(4)评估健康史。

①孕妇初诊时,应详细询问有无心脏病史,特别是风湿性心脏病及风湿热病史,曾接受的治疗经过及心功能状况;了解既往有无心力衰竭史、心脏手术史等。

②评估有无诱发心力衰竭的潜在因素,如上呼吸道感染、妊娠期高血压疾病、重度贫血等。

(5)重点评估孕妇对自己的心功能状况是否了解,以及孕妇及其家属对于妊娠结局的预期等。合并先天性心脏病孕妇的胎儿合并心脏畸形的风险较正常孕妇高,如何使孕妇及其家属正确面对疾病又能积极配合诊疗非常重要。同时,应使孕妇家属能够给孕妇提供更多的心理支持,提高孕妇的应对能力。

【护理措施】

(1)休息:保证充分休息,避免过劳及情绪激动。

(2)饮食:要限制过度加强营养而导致体重过度增长,以整个妊娠期增重不超过 12 kg 为宜。保证合理的高蛋白、富含维生素和铁剂的食物的补充,妊娠 20 周以后预防性应用铁剂防止贫血。适当限制食盐摄入量,一般每日食盐量不超过 5 g。

(3)预防和积极治疗引起心力衰竭的诱因:预防上呼吸道感染,纠正贫血,治疗心律失常。孕妇心律失常发生率较高,若出现频繁的室性期前收缩或快速室性心动过速,必须用药物治疗。防治妊娠期高血压疾病和其他合并症与并发症。

(4)动态观察心脏功能:定期进行超声心动图检查,测定 LVEF、每分钟心输出量、心脏排血指数及室壁运动状态,判断随妊娠进展的心功能变化。

(5)术中胎儿娩出后腹部用沙袋加压,用缩宫素预防产后出血。术后应限制每日液体摄入量和静脉输液速度,继续使用抗生素预防感染 5~10 日。术后应给予有效的镇痛措施,以减轻疼痛引起的应激反应。

【应急预案】

(1)出现心力衰竭症状时,立即给予吸氧,保持输液管道通畅,通知值班医生、科主任和值班护士长。

(2)严格控制输液速度。

(3)遵医嘱协助行辅助检查,急查心电图。

(4)协助医生抢救心力衰竭。

(5)密切观察患者生命体征、出入量,并准确记录。

(6)严格进行床边交接班,加强对该患者的巡视。

【技术规范】

1. 心电监护仪使用技术规范　详见本章第三十八节相关内容。

2. 输液泵使用技术规范　详见第三篇第二十四章第二十节相关内容。

第四十节　羊水栓塞

【定义】　羊水栓塞(amniotic fluid embolism,AFE)是由于羊水进入母体血液循环,而引起的肺动脉高压、低氧血症、循环衰竭、弥散性血管内凝血(DIC)以及多器官功能衰竭等一系列病理生理变化的过程。以起病急骤、病情凶险、难以预测、病死率高为临床特点,是极其严重的分娩并发症。发病率为(1.9~7.7)/10 万,死亡率为 19%~86%。

【风险评估】

(1)根据孕产妇妊娠风险评估表将该疾病分为红色(高风险)。

(2)羊水栓塞属于临床诊断,推荐多学科协作参与抢救处理,特别是有经验的麻醉科医生参与抢救;高质量的心肺复苏非常重要,初始治疗主要是辅助呼吸和强心升压,避免过度输液;使用前列环素、西地那非等药物解除肺动脉高压,也可给予罂粟碱等。

【护理措施】

1. 羊水栓塞患者的处理与配合

(1)呼吸支持治疗:保持呼吸道通畅,尽早实施面罩吸氧、气管插管或人工辅助呼吸,维持供氧以避免呼吸和心搏骤停。

(2)循环支持治疗,维持血流动力学稳定:在羊水栓塞的初始治疗中使用血管活性药物和正性肌力药物,以保证心输出量和血压稳定,并应避免过度输液。

①液体复苏:以晶体液为基础,常用林格液。

②使用去甲肾上腺素和正性肌力药物等维持血流动力学稳定:羊水栓塞初始阶段主要表现为肺动脉高压和右心衰竭。多巴酚丁胺、磷酸二酯酶抑制剂兼具强心和扩张肺动脉的作用,是治疗的首选药物。

③解除肺动脉高压:推荐使用磷酸二酯酶-5抑制剂、前列环素、一氧化氮及内皮素受体拮抗剂等特异性舒张肺血管平滑肌的药物。

④液体管理:需注意管理出入量,避免左心衰竭和肺水肿。

⑤心搏骤停时的处理:一旦出现,应及时实施高质量的心肺复苏,对仰卧位分娩的孕妇应左倾30°,缓解子宫压迫下腔静脉。

(3)抗过敏:尽早使用大剂量糖皮质激素。

(4)处理凝血功能障碍:凝血功能障碍可在羊水栓塞并发心血管系统异常后出现,也可为首发表现,推荐早期进行凝血状态的评估。羊水栓塞引发的产后出血、DIC往往较严重,应积极处理,快速补充红细胞、纤维蛋白原和凝血因子至关重要,尤其需要注意补充纤维蛋白原。

(5)迅速、全面的监测:密切观察孕产妇的生命体征,专人护理,及时测量血压、脉搏、呼吸、血氧饱和度、出入量、凝血功能情况,详细填写护理记录单。

(6)产科处理:分娩前发生羊水栓塞者应考虑立即终止妊娠;出现凝血功能障碍时应配合医生快速实施子宫切除术。

(7)器官功能支持与保护:羊水栓塞急救成功后往往会发生急性肾衰竭、急性呼吸窘迫综合征、缺血缺氧性脑损伤等多器官功能衰竭及重症脓毒血症等。心肺复苏后要给予适当的呼吸、循环等对症支持治疗,保持环境安静,避免不必要的搬动,注意保暖,以继续维持孕产妇的生命体征和内环境稳定。

(8)遵医嘱正确快速输血、输液,及时留取各项化验标本。

2. 病情观察要点

(1)严密观察产妇有无急性呼吸困难或发绀、突发性低血压、心脏停搏、抽搐、意识丧失或昏迷症状。

(2)观察产妇生命体征及尿量变化。注意观察注射部位、手术伤口及阴道出血情况。

(3)注意观察产妇是否出现凝血功能障碍,是否有血管内凝血因子消耗或纤维蛋白溶解增加的实验室证据,是否出现严重的出血,但无其他可以解释的原因。

3. 心理护理

(1)对于神志清楚的患者,应给予安慰和鼓励,使其放松心情,配合治疗和护理。

(2)对于家属的恐惧情绪应表示理解并给予安慰,适当的时候允许家属陪伴产妇。待病情稳定后与患者共同制订康复计划,针对其具体情况提供健康教育与出院指导。

【健康教育】

(1)及早发现如前置胎盘、双胎、巨大儿、羊水过多等诱发因素,告知羊水栓塞的危险性及治疗过程中可能造成的母儿影响。

(2)病情稳定后,应对产妇及其家属进行针对性的康复与心理辅导。对行子宫切除术后的患者,应进一步解释子宫切除对其生理及心理的影响。

【应急预案】

(1)迅速报告医生,建立双静脉通道,监测生命体征,快速大剂量静脉注射地塞米松,可先静脉推注20

mg,继而改为静脉滴注。

(2)改善低氧血症:保持呼吸道畅通,立即加压吸氧,必要时行气管插管术或气管切开术。

(3)解除肺动脉高压:①罂粟碱 30~90 mg 加入 5% GS 20~40 mL 缓慢静脉注射;②阿托品 1 mg 加入 5% GS 10 mL 静脉注射,15~30 次/分,直到患者面部潮红症状好转,但心率>120 次/分者应慎用;③氨茶碱 250 mg 加入 25% GS 10 mL 缓慢静脉推注;④酚妥拉明 5~10 mg 加入 5% GS 250~500 mL 静脉滴注,以每分钟注入 0.3 mg 为佳;⑤氢化可的松 200 mg 静脉注射后再将 500~1000 mg 加入液体中静脉滴注。

(4)抗休克:①补充血容量,应尽快输新鲜血浆,扩容可选用右旋糖酐注射液 500 mL 静脉滴注。②在抢救过程中应测定中心静脉压,了解心脏负荷情况,抽取血液找羊水有形成分。③升压药:多巴胺 10~20 mg 或间羟胺 20~80 mg 加入 10% GS 250 mL 中静脉滴注,根据血压调整滴速。

(5)纠正心力衰竭:去乙酰毛花苷 0.2~0.4 mg+5% GS 20 mL 静脉滴注。

(6)纠正酸中毒,在抢救过程中应及时做血气分析及电解质测定,并根据检测结果决定碱性液的用量。

(7)防治 DIC:补充凝血因子,如新鲜冰冻血浆(FFP)、冷沉淀、血小板。

(8)保护肾,预防肾衰竭:①在补充血容量的情况下仍应给予 20% 甘露醇 250 mL 静脉滴注;②尿量少可给予呋塞米 20~40 mg 加入 25% GS 中静脉缓慢滴注;③如已接近肾衰竭者按肾衰竭处理。

(9)预防感染,选用对肾毒副作用小的广谱抗生素,用药原则是及早、足量、广谱。

(10)不能短期内分娩的应先改善母体的呼吸和血液循环功能并纠正凝血功能障碍,待病情略好转再行剖宫产术终止妊娠。若在第二产程期间发病,在条件允许下可阴道助产结束分娩。若有产后大出血,应积极采取措施,短时间无法止血者可行子宫切除术。

(11)及早备足抢救物品,医护协调配合,动作快捷有序。

(12)密切监测生命体征,注意保暖,保持各腔道通畅,认真做好抢救记录。

(13)救治同时应同步做好新生儿接产及复苏工作。

(14)注意做好患者家属工作以取得配合。

【吸氧护理技术规范】 详见本章第三十八节相关内容。

【心电监护仪使用技术规范】 详见本章第三十八节相关内容。

【输液泵使用技术规范】 详见第三篇第二十四章第二十节相关内容。

【动脉血气标本采集技术规范】

(1)消毒面积应较静脉穿刺大,严格无菌操作,预防感染。

(2)穿刺部位应压迫止血,直至不出血。

(3)饮热水、洗澡、运动等后须休息 30 分钟再取血,避免影响结果。

(4)做血气分析时注射器内不能有空气。

(5)有出血倾向者慎重进行。

第四十一节 子宫破裂

【定义】 子宫破裂(rupture of uterus)是指妊娠晚期或分娩期发生的子宫体部或子宫下段的破裂。子宫破裂直接危及产妇及胎儿生命,是导致母婴死亡的严重产科并发症。子宫破裂多发生于经产妇,尤其是瘢痕子宫的女性。随着剖宫产率的增高及我国人口政策的调整,子宫破裂的发生率有上升的趋势。

【风险评估】

(1)根据孕产妇妊娠风险评估表将该疾病分为红色(高风险)。

(2)典型的子宫破裂根据病史、症状、体征,容易诊断。但若子宫切口瘢痕破裂,症状、体征不明显,则应结合前次剖宫产史、子宫下段压痛、胎心异常、胎先露部上升、子宫颈口缩小等综合判断,B超检查能协助诊断。

【护理措施】

(1)密切观察产程进展,及时发现导致难产的诱因,注意胎心率变化。

(2)严格掌握缩宫素、前列腺素制剂等宫缩抑制剂的使用指征和方法,避免滥用。

(3)注意宫缩的变化,如发生宫缩过强、过频,及时报告医生,如行缩宫素滴注引产术的产妇应立即停用缩宫素,并遵医嘱使用宫缩抑制剂。

(4)待产时若出现宫缩过强及下腹压痛、病理性缩复环、血尿等先兆子宫破裂症状,立即报告医生,停止使用缩宫素及一切操作,呼叫其他工作人员协助抢救,严密监测生命体征变化,遵医嘱给予宫缩抑制剂、吸氧并做好剖宫产的术前准备及新生儿窒息复苏准备。

(5)发现子宫破裂,立即做好即刻剖宫术准备及新生儿窒息复苏准备。开放两条静脉通道,迅速输液、输血,短时间内补足血容量,同时补充电解质及碱性药物,纠正酸中毒;积极抗休克,术中遵医嘱应用大剂量抗生素预防感染。

(6)术后应用大剂量抗生素预防感染,严密观察生命体征、出入量,保持外阴清洁,防止感染。

(7)心理护理。

①向产妇及其家属解释子宫破裂的治疗计划和对再次妊娠的影响。

②对胎儿已死亡的产妇,要帮助其度过悲伤阶段,让其诉说出内心感受,帮助其尽快调整情绪,接受现实。

③为产妇提供舒适的环境,给予生活护理和更多的陪伴,鼓励其进食以恢复体力。

【健康教育】

(1)告知产妇应保证充分的睡眠,摄入富含营养、有足够热量及水分的食物,产后尽早活动进行盆底肌锻炼(Kegel运动)。

(2)宣传孕期保健知识,加强产前检查,有瘢痕子宫、产道异常等高危因素者,应提前住院待产。

(3)做好妇女计划生育指导,子宫体部手术患者应避孕2年以上再孕。

【应急预案】

(1)发现子宫破裂时,立即停用宫缩抑制剂,立即通知值班医生、科主任及护士长。

(2)建立静脉通道,做好输液、输血准备。

(3)吸氧,配合医生抢救休克患者,并遵医嘱执行药物治疗。

(4)监测胎心音。

(5)做好术前准备。

(6)严密观察生命体征及病情变化。

(7)记录病情变化及抢救经过。

【吸氧护理技术规范】 详见本章第三十八节相关内容。

【心电监护仪使用技术规范】 详见本章第三十八节相关内容。

【输液泵使用技术规范】 详见第三篇第二十四章第二十节相关内容。

【体位引流技术规范】

(1)操作前向患者解释引流目的,监测生命体征和肺部听诊情况,行胸部X线检查,明确病变部位。

(2)引流宜在餐前1小时进行,避免引流诱发呕吐。

(3)引流的体位不宜刻板,应采用患者能够接受而又易于排痰的体位。

(4)指导患者有效咳嗽、咳痰,无力咳嗽时辅以背部叩击等措施,提高引流效果。

(5)体位引流的时间可以由每次5～10分钟逐渐延长至15～30分钟,每天2～3次。

(6)头部外伤、胸部创伤和患者状况不稳定者,不宜采用头低位进行引流。

(7)观察患者反应,如有面色苍白、发绀、心悸、呼吸困难、出汗、体力不支及咯血等异常表现,应立即停止引流,并协助医生处理。

(8)每日痰量少于 30 mL 时,可考虑停止体位引流。脓液较多且身体衰弱者进行体位引流时,应提高警惕,以防大量脓痰突然排出,造成窒息。

(9)病变位于不同部位时,先从病变严重或积痰较多的部位开始,然后再引流另一部位。

第四十二节　产后出血

【定义】　产后出血(postpartum haemorrhage,PPH)指胎儿娩出后 24 小时内,经阴道分娩者出血量≥500 mL,行剖宫产术者出血量≥1000 mL,是分娩严重并发症,是我国孕产妇死亡的首要原因。严重产后出血指胎儿娩出后 24 小时内出血量≥1000 mL;难治性产后出血指经过应用宫缩抑制剂、持续性子宫按摩或按压等保守措施无法止血,需要外科手术、介入治疗甚至切除子宫的严重产后出血。

【风险评估】

(1)根据孕产妇妊娠风险评估表将该疾病分为红色(高风险)。

(2)诊断产后出血的关键在于对出血量要有正确的测量和估计,错误地低估出血量将会错过抢救时机。应根据出血量明确诊断并判断原因,及早处理。

【护理措施】

(1)产前详细了解病史和实验室检查情况,考虑有产后出血可能者,临产后应做好产后出血的预防及观察,产后 24 小时内密切注意宫缩和阴道流血情况。

(2)产后严密观察生命体征、子宫收缩及膀胱充盈情况,观察阴道流血的颜色及量,寻找出血原因。产后 1 小时,每 15～30 分钟测量 1 次并记录;产后 2 小时,每 30～60 分钟测量 1 次并记录,发现异常情况立即报告医生。

(3)胎盘娩出后,应立即检查胎盘、胎膜是否完整,有无副胎盘,如有缺损及时清宫。若为胎盘植入,立即做好术前准备。

(4)胎盘娩出后,子宫收缩好、阴道流血为鲜红者,应及时检查软产道,如有裂伤,及时修补缝合。

(5)宫缩乏力引起的出血,常为阵发性出血,颜色暗红,伴有血块,子宫大而软。迅速按摩子宫,刺激宫缩,挤压出子宫腔内积血和凝血块。

(6)出血经久不凝应考虑凝血功能障碍,需重视持续少量出血,遵医嘱急查血,建立双静脉通道,补充血容量,输注新鲜血及血浆。

(7)产妇出现头晕、脉细、乏力、血压下降等症状为休克前期,应立即报告医生,给予输液、输血、吸氧和保暖。产后大出血者应注意预防感染,给予抗生素,准确记录出入量。

(8)早吸吮,刺激子宫收缩,减少阴道出血量,给予心理护理及支持。

(9)准确测量并记录失血量,做好护理记录。

(10)指导患者及时排空膀胱,以免尿潴留影响子宫收缩。嘱患者改变体位宜缓慢,防止直立性低血压。

(11)健康指导。

①加强孕前及孕期保健,定期接受产前检查,不宜妊娠者及时终止妊娠。

②对有产后出血高危因素的孕妇做好早期预防工作,提前入院待产。

③指导患者按摩子宫以促进宫缩。

④产后加强营养,摄入高蛋白、富含维生素、易消化、富含铁的食物,及时纠正贫血。

⑤保持会阴部清洁、干燥,注意产褥期卫生,预防感染。

【安全防范措施】

(1)加强产前保健。产前积极治疗基础疾病,充分认识产后出血的高危因素,高危孕妇应于分娩前转诊到有输血和抢救条件的医院。

(2)积极处理第三产程。循证医学研究表明,积极干预第三产程能有效降低产后出血量和发生产后出血的危险度。

对于具有明显高危因素的产妇(如瘢痕子宫、前置胎盘、多胎妊娠、羊水过多、中重度贫血等),2014 年指南建议可直接将强效宫缩剂卡前列素氨丁三醇作为第三产程的预防性用药,且临床经验表明,应用卡前列素氨丁三醇越早,效果越好。

【应急预案】

1. 一级预警(产后 2 小时内出血量≥400 mL,且出血尚未控制)

(1)一般处理:面罩给氧、心电监护、开放静脉通道 2 条、抽血化验(血常规、凝血常规、交叉配血等)。

(2)止血方式:促宫缩(按摩子宫、肌内注射 10 U 缩宫素、静脉滴注缩宫素 10 U＋平衡液 500 mL 或其他强效子宫收缩药物维持),检查软产道并缝合,检查胎盘、胎膜完整性(必要时手剥胎盘或清宫),检查血液是否凝固(必要时补充凝血因子)。

(3)容量复苏:快速补充晶体液(平衡液 1500 mL)。

(4)记录:时间(团队人员通知及到达时间、出血时间、各项处理开始时间)、出血量、止血方式、补液量、生命体征。

2. 二级预警(出血量为 500～1500 mL)

(1)一般处理:面罩给氧、心电监护、开放静脉通道 2 条、抽血化验(血常规、凝血常规、急诊生化等)。

(2)止血方式:促宫缩(按摩子宫,再次肌内注射 250 μg 卡前列素氨丁三醇)、填塞(子宫腔填塞纱条、水囊),检查软产道并缝合,检查胎盘、胎膜完整性(必要时手剥胎盘或清宫),检查血液是否凝固(必要时补充凝血因子)。

(3)容量复苏:总补液量＝失血量×3,晶体液：胶体液＝3：1。目标:"2 个 100",即收缩压＞100 mmHg,心率＜100 次/分;"2 个 30",即每小时尿量＞30 mL,血细胞比容(HCT)＞30％。

(4)记录:时间(团队人员通知及到达时间、出血时间、各项处理开始时间)、出血量、止血方式、补液量、生命体征。

3. 三级预警(出血量≥1500 mL)

(1)一般处理:面罩给氧、心电监护、开放静脉通道 2 条、抽血化验(血常规、凝血常规、急诊生化)。

(2)止血方式:促宫缩(按摩子宫,再次肌内注射 250 μg 卡前列素氨丁三醇)、填塞(经阴道子宫腔填塞纱条、水囊),手术治疗(B-Lynch 缝合、子宫局部缝合、子宫血管结扎、经腹子宫腔填塞纱条、子宫切除),栓塞,检查软产道并缝合,检查胎盘、胎膜完整性(必要时手剥胎盘或清宫),检查血液是否凝固(必要时补充凝血因子)。

(3)容量复苏:总补液量＝失血量×3,晶体液：胶体液＝3：1,输血(红细胞：血浆：血小板＝6：4：1)。其他高级生命支持。目标:"2 个 100",即 SBP≥100 mmHg,心率＜100 次/分;"2 个 30",即每小时尿量≥30 mL,HCT ≥30％。

(4)记录:时间(团队人员通知及到达时间、出血时间、各项处理开始时间)、出血量、止血方式、补液量、生命体征。

【吸氧护理技术规范】 详见本章第三十八节相关内容。

【心电监护仪使用技术规范】 详见本章第三十八节相关内容。

【输液泵使用技术规范】 详见第三篇第二十四章第二十节相关内容。

┃参 考 文 献┃

[1]　安力彬,陆虹.妇产科护理学[M].7版.北京:人民卫生出版社,2022.

[2]　刘兴会,漆洪波.难产[M].2版.北京:人民卫生出版社,2021.

[3]　姜梅,罗碧如.产科专科护理[M].北京:人民卫生出版社,2021.

[4]　刘兴会,贺晶,漆洪波.助产[M].北京:人民卫生出版社,2018.

[5]　邵小平,杨丽娟,叶向红,等.实用急危重症护理技术规范[M].2版.上海:上海科学技术出版社,2020.

[6]　刘兴会,徐先明,段涛,等.实用产科手术学[M].2版.北京:人民卫生出版社,2020.

[7]　邵肖梅,叶鸿瑁,丘小汕.实用新生儿学[M].5版.北京:人民卫生出版社,2019.

[8]　谢幸,孔北华,段涛.妇产科学[M].9版.北京:人民卫生出版社,2018.

[9]　吴欣娟.妇科、产科护理工作标准流程图表[M].长沙:湖南科学技术出版社,2015.

[10]　李睿哲,姚强.美国妇产科医师学会"多胎妊娠临床实践指南(2021版)"解读[J].现代妇产科进展,2022,31(1):65-67,71.

[11]　中国新生儿复苏项目专家组,中华医学会围产医学分会新生儿复苏学组.中国新生儿复苏指南(2021年修订)[J].中华围产医学杂志,2022,25(1):4-12.

[12]　中华医学会妇产科学分会产科学组.前置胎盘的诊断与处理指南(2020)[J].中华妇产科杂志,2020,55(1):3-8.

[13]　罗凤梅,史晓红,魏素花.晚期足月妊娠Foley尿管水囊引产患者的护理改进[J].护理学杂志,2019,34(13):60-62.

[14]　王芳.足月妊娠行低位水囊引产术的护理效果[J].中国卫生标准管理,2017,8(25):190-191.

第四十三章 乳腺外科疾病护理常规

第一节 乳腺外科一般护理常规

1.环境与休息 每日开窗通风 2 次,每次 30 分钟,保持病房温湿度适宜,创造良好的休息环境,保护患者隐私。

2.饮食 结合疾病的特点,对患者进行相对应的饮食护理。术前宜摄入高热量、高蛋白、富含维生素和膳食纤维的食物。

3.皮肤 保持乳房皮肤清洁卫生,着舒适柔软衣物。

4.疼痛管理 全面动态地评估疼痛情况,采取非药物和药物手段实施镇痛,观察并记录疼痛情况。

5.健康指导

(1)健康体检:20 岁以上的女性,应每月进行一次乳房自检,每 3 年由医生进行一次乳腺体检;35 岁以上者应进行一次乳腺 X 线基础检查;40 岁以上者每年进行一次乳腺体检,每 1～2 年还应进行一次乳腺 X 线检查;50 岁以上者,每年进行一次乳腺 X 线检查。

(2)乳房自我检查:每月一次,最佳时间为月经来潮后的第 10 天,发现异常应及时就医。

6.心理护理 给予患者心理疏导、安慰和鼓励,减轻焦虑,保持良好的生活作息及生活习惯。

第二节 哺乳期乳腺炎

【定义】 哺乳期乳腺炎是在各种原因造成乳汁淤积的基础上,引发的乳腺炎症反应,伴或不伴细菌感染。临床表现为乳房疼痛,排乳不畅,乳腺局部出现肿块,乳房皮肤可出现红肿热痛;伴随炎症的进展,可伴有寒战、高热、脉搏加快等全身症状。

【护理措施】

1.有效移出乳汁 使用吸乳器、手法排乳及乳腺治疗仪等措施有效排出淤积的乳汁,在排乳过程中,吸乳器等吸力适度,吸乳时间不宜过长;乳房严重水肿时避免直接按摩局部,应在该乳腺导管走行的其他无肿胀区域进行适当力度按摩。

2.用药护理 遵医嘱使用抗生素。乳房局部肿胀明显时,遵医嘱给予 25% 硫酸镁溶液冷湿敷。

3.发热护理 密切监测体温变化,体温升高时给予物理降温,必要时遵医嘱药物降温。

4.心理护理 多给予患者心理疏导、安慰和鼓励,使患者树立母乳喂养的信心,保持良好的情绪,保证充分休息。

5.健康指导

(1)指导患者合理膳食,以清淡、营养、易消化食物为主,少吃辛辣油腻等刺激性食物。

(2)加强母乳喂养,按需哺乳,采取正确的哺乳姿势及含接方法。

(3)避免乳房外伤及受压。

(4)保持心情愉悦及充足的睡眠。

第三节 乳 腺 脓 肿

【定义】 哺乳期乳腺炎进展迅速或未得到及时、有效控制,会进一步发展成为乳腺脓肿。目前乳腺脓肿的首选治疗方案为 B 超引导下脓肿穿刺冲洗术,以局部炎症消失,B 超检查无明显液性暗区为治愈标准。对于脓腔大于 3 cm,脓液量较大,穿刺后感染症状不能有效控制者,应行脓肿切开引流术。

【护理措施】

1. 术前护理

(1)完善术前检查。

(2)术前备皮,清洁患侧乳房(乳头、乳晕)和腋窝,去除毛发和污垢。

(3)通过手法排奶或电动吸乳器及时排出乳汁。

2. 术后护理

(1)伤口护理:保持伤口敷料清洁、干燥,如有污染,及时通知医生。

(2)引流管护理:妥善固定引流管,保持引流通畅,防止扭曲、受压,密切观察引流液的颜色、量、性状并记录。

(3)疼痛护理:指导患者取健侧卧位,避免伤口受压,疼痛明显时遵医嘱给予镇痛药。

(4)乳房护理:患侧乳房避免频繁刺激,必要时可考虑断奶;加强对健侧乳房的观察与护理,及时移出乳汁,防止淤积。

(5)用药护理:遵医嘱使用抗生素并观察用药反应。

(6)心理护理:多给予患者疏导、安慰和鼓励,使患者树立母乳喂养的信心,保持良好的情绪状态,保证充分休息。

3. 健康指导

(1)指导患者合理膳食,以清淡、营养、易消化食物为主,少吃辛辣油腻等刺激性食物。

(2)定期复查,密切观察伤口恢复情况,保持伤口周围清洁、干燥,避免伤口感染的发生。

(3)对患者讲解本病的病因及预防方法、母乳喂养知识和技巧等来提高患者的自我护理和自我预防能力。

第四节 非哺乳期乳腺炎

【定义】 非哺乳期乳腺炎是一组发生在女性非哺乳期、病因不明、良性的非特异性炎症性疾病,包括乳腺导管扩张症、导管周围乳腺炎、肉芽肿性小叶乳腺炎。

【护理措施】

1. 术前护理

(1)完善术前相关检查,伴有乳头溢液者,需行乳管镜检查。

(2)遵医嘱给予激素及抗生素治疗,并观察用药后反应。

(3)术前备皮,清洁患侧乳房(乳头、乳晕)和腋窝,去除毛发和污垢。行乳管镜检查后 24 小时避免洗澡。

2. 术后护理

(1)伤口护理:保持伤口敷料清洁、干燥,如有污染及时通知医生。

(2)疼痛护理:指导患者取健侧卧位,避免伤口受压,疼痛明显时遵医嘱给予镇痛药。

(3)引流管护理:妥善固定引流管,保持引流通畅,防止扭曲、受压,密切观察引流液的颜色、量、性状并记录。

(4)用药护理:遵医嘱使用抗生素并观察用药反应。

3. 健康指导

(1)术后1周内减少患侧上肢的活动,避免负重,防止手术部位出血。

(2)定期复查,密切观察伤口恢复情况,保持伤口周围皮肤清洁、干燥,避免发生伤口感染。

(3)注意个人卫生,保持乳头、乳晕区的清洁,避免穿过紧的上衣和文胸,避免乳房外伤。

(4)给予患者疏导、安慰和鼓励,缓解其焦虑情绪,保持良好的生活作息及生活习惯。

第五节　乳腺良性肿瘤

【定义】　乳腺纤维腺瘤是由纤维组织和上皮组织异常增生所致的良性肿瘤,是青年女性中最常见的乳腺良性肿瘤。

【护理措施】

1. 术前护理

(1)完善术前检查。

(2)备皮,去除首饰及其他金属物品、义齿、隐形眼镜等,手术日不化妆,着宽松衣服。

2. 术后护理

(1)体位:术后患者可取仰卧位、半坐卧位的舒适体位。

(2)伤口观察与护理:观察患者是否有胸闷、呼吸困难、疼痛等不适症状及伤口敷料有无渗血、松脱等情况,保持胸带加压包扎的有效性,发生异常及时告知医生处理。

3. 健康指导

(1)指导摄入清淡、无刺激性的食物。

(2)3个月后复查,密切观察伤口恢复情况,保持伤口周围清洁、干燥,避免发生伤口感染。

(3)及时查询病理报告,门诊随诊。

(4)保持心情舒畅,建立有规律的作息及健康的饮食习惯。

(5)1个月内尽量减少上肢剧烈运动,以免影响伤口愈合。

第六节　导管内乳头状瘤

【定义】　导管内乳头状瘤是发生于乳腺导管上皮的良性肿瘤,大多发生在乳晕下方的输乳管内,肉眼可见导管内壁有米粒大小的乳头状结节突入管腔,以间歇性、自主性乳头溢液为主要临床表现。

【护理措施】

1. 术前护理

(1)术前1日行乳管镜检查,在病变导管注入亚甲蓝液定位,乳管镜检查后24小时避免洗澡。

(2)备皮,去除首饰及其他金属物品、义齿、隐形眼镜等,手术日不化妆,着宽松衣服。

(3)术前8小时禁食禁饮。

2. 术后护理

(1)去枕仰卧6小时,保持呼吸道通畅,密切观察生命体征的变化。

(2)保持胸带加压包扎的有效性,如有疼痛、渗血、胸闷,及时告知医生处理。

(3)妥善固定引流管,保持引流通畅,防止扭曲、受压,密切观察引流液的颜色、量、性状。

(4)禁饮禁食,6小时后摄入适量清淡、低脂肪、富含优质蛋白的食物。

3.健康指导

(1)3个月后复查,密切观察伤口恢复情况,保持伤口周围清洁、干燥,避免伤口感染。

(2)及时查询病理报告,门诊随诊。

(3)保持心情舒畅,建立有规律的作息及健康的饮食习惯。

(4)1个月内尽量减少上肢剧烈运动,以免影响伤口愈合。

第七节 乳 腺 癌

【定义】 乳腺癌是女性常见的恶性肿瘤之一,病因尚不明确,临床可表现为乳房无痛性肿块,乳头溢液、凹陷,乳房皮肤呈橘皮样改变,腋窝淋巴结肿大等。

【护理措施】

1.术前护理

(1)完善术前检查。

(2)术前清洁患侧乳房(乳头、乳晕)和腋窝,去除毛发和污垢,防止伤口感染。去除首饰及其他金属物品、义齿、隐形眼镜等,手术日不化妆,着宽松衣服。

(3)心理护理:多与患者沟通,鼓励患者家属陪伴患者,减轻患者对手术的恐惧及紧张心理,帮助患者树立战胜肿瘤的信心,使患者积极面对手术。

(4)饮食护理:摄入高热量、高蛋白、富含维生素的食物,术前8小时禁饮禁食。

2.术后护理

(1)监测生命体征,遵医嘱给予吸氧及心电监护,观察生命体征。

(2)体位:术后去枕仰卧6小时,头偏向一侧,防止呕吐、误吸,麻醉清醒后取舒适卧位。

(3)伤口观察与护理:观察患者是否有胸闷、呼吸困难、疼痛等不适症状及伤口敷料有无渗血、松脱、过紧等情况,保持胸带加压包扎的有效性,发生异常及时告知医生处理。

(4)引流管护理:妥善固定引流管,保持引流通畅,防止扭曲受压,密切观察引流液的颜色、量、性状。

(5)饮食护理:术后禁饮禁食,6小时后可饮适量温水,无不适者可进半流质饮食,次日可进普通饮食,摄入高蛋白、富含维生素、低脂肪、易消化食物。

3.健康指导

(1)活动指导:指导患者术后做踝泵运动,鼓励患者早期下床活动以防止下肢深静脉血栓形成,活动应循序渐进,以不感疲劳为宜。

(2)患肢功能锻炼:应根据病情恢复情况循序渐进。①术后1~2日,练习握拳、伸指、屈腕;②术后3~4日,进行前臂伸屈运动;③术后5~7日,训练患侧的手摸对侧肩、同侧耳朵。注意伤口引流管拔除前,禁止外展患侧肩关节,仅能重复以上几个动作。伤口引流管拔除后:①练习肩关节抬高、伸直、屈曲至90°;②做肩关节爬墙的动作,术后1~2个月使患侧肩关节功能达到术前或对侧同样的状态后,需继续进行功能锻炼。

(3)伤口护理:保持伤口敷料清洁、干燥,不可随意解开绷带。

(4)饮食指导:禁止摄入含雌激素高的食物,如蜂王浆及其制品。建议患者戒烟、戒酒,多摄入新鲜蔬菜、水果及高蛋白食物。

(5)患肢保护:①避免患肢提重物及受压,如佩戴过紧的首饰、测量血压等。②避免患肢长时间下垂及静止不动,应给予适当支持及抬高,以增加淋巴液的回流。③保持患侧皮肤清洁,避免患肢受伤及任何皮肤破损,包括避免在患肢进行注射、抽血等医疗操作及避免对患肢进行强光照射和避免使患肢处于高温环境中。

(6)术后如需妊娠,请咨询主诊医生。

(7)3个月后复查,密切观察伤口恢复情况,保持伤口周围清洁、干燥,避免伤口感染的发生,如有不适,门诊随诊。

(8)化疗患者定期于门诊复查血常规,根据血常规情况决定升白细胞治疗,如有不适,门诊随诊。

第八节 副 乳 腺

【定义】 副乳腺也称为多乳腺或多乳头畸形,是一种异处生长、不健全的乳腺腺体。绝大多数病例表现为腋前或腋下肿胀或隆起,也可有发育完全的乳头。

【护理措施】

1. 术前护理

(1)完善术前相关检查。

(2)术前备皮,清洁患侧乳房和腋窝,去除毛发和污垢。

2. 术后护理

(1)伤口护理:保持伤口敷料清洁、干燥,如有污染,及时通知医生。

(2)引流管护理:妥善固定引流管,保持引流通畅,防止扭曲、受压,密切观察引流液的颜色、量、性状并记录。

(3)疼痛护理:全程并动态评估患者术后疼痛情况,及时实施镇痛措施,观察并记录。

(4)观察重点:观察患侧远端血液循环情况,上肢有无肿胀。肩部应适当制动,腋下可垫软枕。

3. 健康指导

(1)指导禁止摄入海鲜、辛辣食物及活血化瘀的补品,并戒烟、戒酒。

(2)患侧手臂恢复期禁止提举重物。

(3)定期复查,不适随诊。

第九节 乳腺癌术后化疗

【定义】 化疗是指应用抗癌药物杀伤肿瘤细胞,是乳腺癌综合治疗的重要组成部分,按照不同应用时期可分为早期乳腺癌的术后辅助化疗、早期或局部晚期乳腺癌的术前新辅助化疗和晚期乳腺癌的一线、多线解救化疗等。

【护理措施】

(1)环境:保持病室的清洁、空气流通,限制陪护人员人数,必要时行空气消毒。

(2)化疗前完善相关检查。

(3)化疗过程中行心电监护,密切观察患者生命体征的变化,遵医嘱控制输液速度,加强巡视。

(4)静脉通道的护理:首选外周中心静脉导管(PICC)或完全植入人体内的闭合输液装置,即输液港(PORT),正确维护和使用,防止药物外渗。

(5)心理护理:及时掌握患者的心理特点,针对不同的不良情绪采取对应的护理措施,以取得患者的配合,树立其对抗疾病的信心。

(6)不良反应的观察及护理。

①脱发:告知患者脱发是暂时性的,停止化疗后头发可重新生长。脱发后,头皮会较敏感,指导患者化疗前理短头发,购买适合自己的假发或柔软的棉帽,注意保护头皮,不要使用刺激性的香皂、洗发水等。

②发热:密切观察患者体温变化,发热时给予对症处理,嘱患者多饮水。

③胃肠道反应:告知患者注意避免不良气味的刺激,指导少量多餐,遵医嘱应用护胃、止吐药物。当出现呕吐时,及时清除呕吐物,保持口腔清洁。

④神经系统毒性反应:表现为头晕、头痛、睡眠欠佳等。护士应多关心患者,保持病房安静,嘱患者多休息。

⑤化疗后骨髓抑制:详细内容见本章第十二节。

⑥肝功能异常:遵医嘱给予护肝药物对症治疗,大多数患者的肝功能在停药后可恢复正常。

⑦过敏反应:对易引起过敏反应的药物,做好抗过敏的预防处理,一旦发生过敏反应,立即停药并通知医生,遵医嘱使用抗过敏药物,观察用药后的反应,并做好记录。

⑧口腔护理:保持口腔清洁,指导患者应用软毛牙刷清洁牙齿;勿吃坚果、鱼刺等尖锐食物,以免划伤口腔黏膜。

(7)健康指导。

①注意个人防护,避免去人多的公共场合,防止交叉感染。

②以清淡、易消化的高营养、高蛋白、富含维生素的食物为主,注意加强营养,提高免疫力。不宜过饱及进食油腻、辛辣、刺激性食物。

③定期复查,监测血常规,不适随诊。

④指导静脉通道的居家护理及定期维护。

第十节 乳头内陷

【定义】 乳头内陷是指部分或全部乳头位于乳晕皮肤下方。乳头内陷的程度因人而异,轻者仅表现为不同程度的乳头退缩;重者表现为乳头完全淹没于乳晕表面,无法被挤出,常反向生长。

【护理措施】

1.非手术治疗护理

(1)手法牵引:反复多次的牵拉复位纠正内陷。

(2)负压吸引法:包括吸乳器吸引及注射器抽吸。

2.手术治疗护理

(1)术前彻底清洁内陷乳头处的污垢,剔除手术区的毛发。

(2)术后保持伤口清洁、干燥,定期换药。

(3)注意观察乳头颜色,若乳头发白或发绀,考虑局部组织血供差,应及时通知医生。

3.健康指导

(1)乳头轻度凹陷者,适当增加婴儿的吸吮次数,同时注重保护乳头,注意哺乳后的清洁,防止感染。

(2)注意个人卫生,贴身内衣应柔软、舒适并经常换洗。

(3)防止挤压,术后早期勿受外力挤压;内衣不可穿戴过紧,防止乳头遭受挤压。

第十一节 乳腺外科操作配合

超声引导下真空辅助乳腺活检术的相关介绍如下所述。

1. 适应证

(1)超声可见的乳腺可疑病灶活检。

(2)有手术指征的乳房良性病灶(病变最大直径≤3 cm)切除。

(3)新辅助化疗后的疗效判定。

2. 禁忌证

(1)有出血倾向、凝血机制障碍等。

(2)合并严重的心脑血管、肝、肾等原发性疾病,难以耐受手术。

(3)加压包扎困难。

如为靠近乳头乳晕区皮肤的病灶及邻近乳房假体的病灶,超声引导下真空辅助乳腺活检术易引起皮肤及假体损伤。另外,伴有粗大钙化的病灶易损伤旋切刀。因此,操作者应根据经验严格选择该术的适宜人群。

3. 麻醉方式 局麻。

4. 体位选择 根据病灶部位以方便操作为前提,推荐选择仰卧位或45°侧卧位。

5. 手术用物 手术衣、一次性手术帽、无菌手套、鞋套、微创包(血管钳1把、组织钳1把、刀柄1个、治疗碗1个、小量杯1个、一次性孔巾1张)、0.5%活力碘、棉球、无菌套、耦合剂、注射器、生理盐水、利多卡因、盐酸肾上腺素、一次性中单、11号刀片、消毒湿巾、无菌棉垫、无菌纱布、病理标本袋、旋切刀头、胶布、绷带、无菌记号笔等。

6. 手术步骤及手术配合 手术步骤及手术配合见表43-1。

表 43-1 手术步骤及手术配合

手 术 步 骤	手 术 配 合
(1)术前准备	准备手术床,术前核对患者信息、手术方式及部位,协助患者安置体位,配制局麻药物(100 mL 生理盐水+40 mg 利多卡因+1 mg 肾上腺素),准备超声机、真空辅助乳腺活检系统
(2)常规消毒	打开微创包,双人核对、清点手术用物,按照无菌操作将活力碘倒入治疗碗中,投入无菌物品
(3)定位	递超声探头,协助医生用无菌套罩住超声探头
(4)麻醉	将配制好的麻醉药注入小量杯
(5)置入旋切刀,对病灶进行旋切,直至在超声监控下完成既定操作,复检,压迫止血	密切观察患者有无不适等症状
(6)加压包扎,送检标本	与手术医生共同做好标本的确认工作(手术过程中做好标本的"三查"(共同确认标本的名称、部位、数量))。核对无误后将标本放入10%福尔马林溶液中以备送检,并双人清点器械,协助患者穿好衣物

7. 并发症的预防与处理 出血是超声引导下真空辅助乳腺活检最常见的并发症。发生原因除患者自身凝血机制障碍以外,多为术后处理不佳,包括按压时间不够、包扎松脱或移位等。因此,应严格掌握适应证和禁忌证以减少该并发症的发生。患者术后乳腺加压包扎,包扎时间不短于24小时。术后密切观察切口敷料有无活动性渗血或局部皮肤有无青紫、瘀斑情况,发现异常及时告知医生,皮下瘀斑多可在术后2周左右自行吸收、消退,小血肿形成后无须处理,可自行吸收。对于已经发生术后活动性出血者,经压迫无缓解时,应及时切开止血,并清除血肿。

第十二节　乳腺癌化疗后骨髓抑制

【定义】　骨髓抑制是化疗后常见的毒副反应之一,骨髓抑制包括白细胞数量减少、血小板数量减少和血红蛋白水平下降,以中性粒细胞、血小板数量减少为主,可单独出现,也可互相兼夹,还可出现严重感染等并发症,甚至死亡。

目前化疗后骨髓抑制分级采用世界卫生组织(WHO)抗癌药物急性及亚急性毒性反应分级标准,见表43-2。

表 43-2　WHO 骨髓抑制分级标准

分　级	白细胞 /($\times 10^9$/L)	中性粒细胞 /($\times 10^9$/L)	血小板 /($\times 10^9$/L)	血红蛋白 /(g/L)
0 级	≥4	≥2	≥100	≥110
1 级	3.0～3.9	1.5～1.9	75～99	95～109
2 级	2.0～2.9	1.0～1.4	50～74	80～94
3 级	1.0～1.9	0.5～0.9	25～49	65～79
4 级	<1.0	<0.5	<25	<65

【风险评估】

(一)病情风险评估

1.中性粒细胞缺乏伴发热(FN)风险评估　测量患者腋温>38.1 ℃或 2 小时内连续 2 次腋温>37.8 ℃,且中性粒细胞减少(中性粒细胞绝对值(ANC)<0.5×10^9/L)或预计 ANC<0.5×10^9/L,应考虑 FN。须评估患者高风险因素,包括年龄>65 岁且接受足剂量强度化疗;既往化疗或放疗;持续性中性粒细胞减少;肿瘤累及骨髓;近期外科手术和(或)开放性创伤;肝功能不全(胆红素>2.0 mg/dL);肾功能不全(每分钟肌酐清除率<50 mL),既往发生过 FN,恶性血液、淋巴系统疾病;慢性免疫抑制如人类免疫缺陷病毒(HIV)感染;营养/体能状况差以及患者疾病类型、治疗类型(根治性化疗、新辅助/辅助化疗或姑息化疗等)和化疗方案(药物选择、联合或序贯、剂量强度、剂量密度)。乳腺癌发生 FN 风险分级化疗方案见表43-3。

表 43-3　乳腺癌发生 FN 风险分级化疗方案

风险分级	化疗方案
高风险(>20%)	剂量密集型 AC-T TAC(多西他赛＋多柔比星＋环磷酰胺) TCH(多西他赛＋卡铂＋曲妥珠单抗) TC±H(多西他赛＋环磷酰胺±曲妥珠单抗)
中风险(10%～20%)	AC(多柔比星＋环磷酰胺) AC-T±HP(多柔比星＋环磷酰胺序贯多西他赛±曲妥珠单抗、帕妥珠单抗 FEC-T(氟尿嘧啶＋表柔比星＋环磷酰胺序贯多西他赛) 多西他赛每三周方案 紫杉醇每三周、每两周方案 TH(周疗紫杉醇＋曲妥珠单抗)
低风险(<10%)	—

2. 肿瘤化疗相关贫血风险评估 肿瘤患者血红蛋白水平低于 110 g/L 以及血红蛋白基线水平高的患者,其降幅≥ 20 g/L 时,提示应进行贫血评估。

3. 肿瘤化疗所致血小板减少症(CIT)风险评估 患者外周血中血小板计数低于 $100×10^9/L$,须评估高风险因素,主要包括以下 3 种。

(1)患者自身因素:如体力状态差、重度营养不良、合并疾病(肝硬化、脾功能亢进、自身免疫性疾病等)、既往有出血病史、基线血小板水平较低等。

(2)肿瘤因素:如实体肿瘤骨髓浸润、肿瘤相关性脾功能亢进、肿瘤诱导的弥散性血管内凝血(DIC)等。

(3)治疗相关因素:如化疗(联合化疗、化疗周期数多),包括使用多西他赛、铂类、紫杉醇类、5-氟尿嘧啶等乳腺外科常用药物。

(二)护理风险评估

选择合适的风险评估工具,并结合患者病情,及时完成风险等级评估,制订相关护理措施,病情变化后再次评估,同时动态评估护理措施效果并及时调整。常用评估工具及预警值有以下几种。

(1)每日评估患者化疗用药后不良反应,包括恶心、呕吐、口腔黏膜炎、腹泻、便秘程度等。

(2)Barthel 指数评定量表:评分 61~99 分为轻度依赖,评分 40~60 分为中度依赖,评分<40 分为重度依赖。

(3)跌倒/坠床风险预警评估表:评分为 2 分,提示患者有跌倒/坠床风险;评分≥3 分,提示跌倒/坠床高风险。

(4)压疮风险评估量表(Braden 量表):15~18 分提示低危,13~14 分提示中危,10~12 分提示高危。

(5)手术科室住院患者 VTE 评估表(Caprini 评估表):1~2 分提示低危,3~4 分提示中危,≥5 分提示高危。

【护理常规及安全防范措施】

1. 保护性隔离 单间隔离,病房外悬挂明显隔离标识,限制探视,严格执行无菌操作和保护性隔离技术。保持病房整洁,每日开窗通风 2 次,定期空气消毒,每日严格消毒地面、家具 2 次;进入病房人员应穿戴灭菌后的一次性隔离衣、帽子、口罩、手套及鞋套,未经消毒处理物品不可带入病房内;接触别人前后均应做好手卫生;凡患呼吸道疾病者不得接触患者。

2. 心理护理 鼓励患者放松心情,树立战胜疾病的信心,积极配合后续治疗。

3. 病情观察

(1)观察患者生命体征,观察有无嗜睡、意识改变,如有意识改变,同时观察瞳孔大小、对光反射、眼球运动有无改变。

(2)密切监测体温,及时发现感染征象。若患者外周血 WBC<$1.0×10^9/L$,体温高于 38.1 ℃,应注意观察是否有心率增快、四肢湿冷、血压下降等,警惕发生感染性休克。

(3)观察有无穿刺点、伤口、牙龈出血、鼻出血、皮肤瘀点或阴道活动性出血等出血倾向,尽量减少有创治疗和操作;观察有无头痛、视物模糊、喷射性呕吐等,警惕颅内出血;有无没有原因可解释的肠鸣音活跃、呃逆、尿量减少、腹痛、腹胀等,警惕消化道出血。

(4)观察患者有无头晕、乏力、持续心动过速、呼吸急促、胸痛、劳力性呼吸困难等贫血表现。

4. 用药护理

(1)根据 FN 风险分级,遵医嘱使用重组人粒细胞集落刺激因子与聚乙二醇化重组人粒细胞刺激因子,高热时遵医嘱予以输液及退热药,观察患者用药后骨痛程度及其他不良反应。

(2)根据肿瘤化疗相关贫血和化疗致血小板减少症风险等级,遵医嘱予以输血、补充促红细胞生成素和铁剂、输注血小板等对症治疗。口服铁剂患者,应指导其餐后服用以减少胃肠道不良反应,同时服用维生素 C 可增强口服铁剂的吸收。对口服铁剂不耐受或无反应患者,遵医嘱静脉输注蔗糖铁,须注意初次输注蔗糖铁时,滴注速度宜慢,以防发生铁剂严重过敏反应,输注过程中加强巡视,防止铁剂输液外渗。

(3)严密监测患者用药后效果及不良反应,如出现发热、寒战、全身不适、膝关节痛、头痛、头晕、血压升高、心力衰竭、心律失常或者心悸、胸闷等药物不良反应,立即报告医生并协助处理。

(4)遵医嘱每日正确测量患者体重,准确记录24小时出入量。

5.营养支持 鼓励少量多餐,摄入清淡、高蛋白、高热量、富含维生素、含铁丰富的易消化食物,避免摄入辛辣、坚硬及过热食物。保持大便通畅。

6.预防深静脉血栓形成 正确评估患者血栓风险,做好基础预防指导。若患者病情允许,指导每日饮水1500～2500 mL。每日定期进行踝关节屈伸运动,每天3～4次,每次20～30组。适当下床活动,必要时遵医嘱给予机械预防和药物预防措施。

7.预防跌倒 正确评估患者跌倒风险因素,做好患者及其家属预防跌倒健康教育,鼓励其主动参与预防措施的制订,床头悬挂防跌倒警示标识,将患者日常所需用物置于方便取用处,必要时,指导患者家属24小时看护,保持患者在视线范围内,每班床边交接跌倒风险因素和预防措施执行情况。

8.健康指导

(1)讲解应用化疗药物可能发生的毒副作用及不适症状。

(2)严格遵医嘱服用升白细胞药物,每周复查血常规和血生化指标。

(3)注意室内通风,保持空气新鲜,尽量不去人群聚集的公共场所,外出时应佩戴口罩。

(4)保持皮肤及会阴部清洁,着柔软棉质内衣。

(5)保持口腔清洁,进食前后用生理盐水漱口,使用软毛牙刷刷牙。

(6)指导患者根据病情适时调整卧床休息时间,避免疲劳,避免磕碰,日常活动谨防跌倒。

【应急预案】

(1)立即实行保护性隔离,将患者安置在单间,限制探视。

(2)治疗护理时严格无菌技术操作,治疗护理尽量集中,应减少不必要的有创操作。

(3)密切观察患者生命体征、意识变化。遵医嘱给予心电监护、氧气吸入,准确记录24小时出入量。

(4)严密监测患者体温,遵医嘱予升白细胞药物治疗,高热时遵医嘱予以输液及退热药。

(5)严密观察患者皮肤、黏膜有无出血倾向,必要时绝对卧床休息,防跌倒、磕碰。

(6)建立静脉通道,遵医嘱予以输注浓缩红细胞、血小板,行抗感染、抗休克治疗。

(7)正确及时做好护理记录。

【技术规范】

1.吸氧护理技术规范 详见第二篇第二十一章第二十节相关内容。

2.静脉输血技术规范

(1)在取血和输血过程中,要严格执行无菌操作及查对制度。

(2)输血前后及输两袋血之间需要滴注少量生理盐水,防止发生不良反应。

(3)血液内不可随意加入其他药品,防止血液凝集或溶解。

(4)严格掌握输血速度,对年老体弱、严重贫血、心力衰竭患者应谨慎,滴速宜慢。

(5)输完的血袋送回输液科保存24小时,以备患者在输血后发生输血反应时检查分析原因。

3.静脉血栓栓塞(VTE)风险评估技术规范

(1)患者出现病情变化,如手术、病情恶化时须进行评估。

(2)低风险患者每周评估1次;中风险患者每周至少评估2次;高风险患者每日评估,遇抢救情况可延长至抢救完毕后6小时内完成评估。

(3)在患者住院全过程中,需动态评估VTE可能性,做到早预警、早识别、早发现、早报告、早诊断。

(4)一旦发生VTE,应尽快请专科会诊,尽早给予规范治疗,进行个体化和精细化管理。

(5)VTE药物预防措施存在着一些不可预期风险,包括皮下出血和淤血、手术部位和切口出血、肝素诱导的血小板减少症(HIT)、脑出血和消化道出血,甚至死亡。

(6)机械预防过程中可能会出现肢体的变化,应该关注肢体的颜色、温度、供血等情况。

4. PICC/PORT 维护技术规范

(1)严格查对制度和无菌操作技术。

(2)输液前应评估导管功能,应使用带有生理盐水 10～20 mL 的注射器回抽血液,见回血后行脉冲式冲管,再输注药物。输液完毕,封管应使用 10 mL 及以上注射器或一次性专用冲洗装置。

(3)每班观察 PICC/PORT 置管处局部情况(观察穿刺点有无发红、肿胀、渗血及渗液;导管有无移动;贴膜有无潮湿、脱落、污染和维护日期)。

(4)无菌透明敷料应至少每 7 日更换一次,无菌纱布敷料应至少每 2 日更换一次;若穿刺部位出现渗血、渗液及敷料松动、污染等完整性受损情况,应及时进行维护。

(5)PICC 可用于加压输液或输液泵给药,但不能用于高压注射泵推注造影剂。

(6)去除敷料时要自下而上,切忌将导管带出体外,尽可能不污染贴膜下皮肤及导管。

(7)告知患者及时维护的目的和重要性,指导日常维护注意事项和功能锻炼。

参 考 文 献

[1] 首都医科大学附属北京妇产医院北京妇幼保健院,北京预防医学会妇女保健分会.哺乳期乳腺炎诊治专家建议[J].中国临床医生杂志,2019,47(11):1276-1281.

[2] 中国妇幼保健协会乳腺保健专业委员会乳腺炎防治与促进母乳喂养学组.中国哺乳期乳腺炎诊治指南[J].中华乳腺病杂志(电子版),2020,14(1):10-14.

[3] 郭冀丹,夏樟秀,钟春嫦.哺乳期乳腺脓肿保留泌乳功能外科治疗的围手术期护理[J].护理实践与研究,2012,9(14):70-71.

[4] 中华预防医学会妇女保健分会乳腺保健与乳腺癌疾病防治学.非哺乳期乳腺炎诊治专家共识[J].中国实用外科杂志,2016,36(7):755-758.

[5] 姜军.现代乳腺外科学[M].北京:人民卫生出版社,2014.

[6] 黄秋学.外科护理学[M].2 版.上海:上海科学技术出版社,2011.

[7] 马飞,徐兵河,邵志敏.乳腺癌随访及伴随疾病全方位管理指南[J].中华肿瘤杂志,2019,41(1):29-41.

[8] 中华预防医学会妇女保健分会乳腺学组.中国乳腺癌患者生活方式指南[J].中华外科杂志,2017,55(2):81-85.

[9] 徐波,陆宇晗.肿瘤专科护理[M].北京:人民卫生出版社,2018.

[10] 王翔,王杰.副乳腺外科治疗策略[J].中国实用外科杂志,2016,36(7):810-811.

[11] 闻曲,成芳,李莉.实用肿瘤护理学[M].2 版.北京:人民卫生出版社,2015.

[12] 佟仲生.乳腺肿瘤内科手册[M].天津:天津出版传媒集团,2017.

[13] 金中奎,邱新光,林晶.乳腺外科围术期处理[M].北京:人民军医出版社,2014.

[14] 中华医学会外科学分会乳腺外科学组.超声引导下真空辅助乳腺活检手术专家共识及操作指南(2017 版)[J].中国实用外科杂志,2017,37(12):1374-1376.

[15] 国家卫生健康委员会医政医管局.乳腺癌诊疗指南(2022 年版)[J].中国综合临床,2024,40(1):1-30.